慢性阻塞性肺疾病

Chronic Obstructive Pulmonary Disease，COPD

名誉主编　钟南山

主　　编　姚婉贞　徐永健

副 主 编　冯玉麟

学术秘书　沈　宁

北京大学医学出版社

图书在版编目（CIP）数据

慢性阻塞性肺疾病/姚婉贞，徐永健主编．—北京：北京大学医学出版社，2007.6
ISBN 978-7-81071-947-6

Ⅰ.慢… Ⅱ.①姚…②徐… Ⅲ.慢性病:肺栓塞—诊疗 Ⅳ.R563.5

中国版本图书馆CIP数据核字(2007)第036325号

慢性阻塞性肺疾病

主　　编：姚婉贞　徐永健
出版发行：北京大学医学出版社（电话：010-82802230）
地　　址：（100083）北京市海淀区学院路38号　北京大学医学部院内
网　　址：http：//www.pumpress.com.cn
E - mail：booksale@bjmu.edu.cn
印　　刷：莱芜市圣龙印务有限责任公司
经　　销：新华书店
责任编辑：常元勋　**责任校对**：杜悦　**责任印制**：郭桂兰
开　　本：787mm×1092mm　1/16　**印张**：42　**字数**：1039千字
版　　次：2007年6月第1版　2007年6月第1次印刷　**印数**：1—3000册
书　　号：ISBN 978-7-81071-947-6
定　　价：108.00元

本书由
北京大学医学部科学出版基金
资助出版

编 著 者 名 单

（按姓氏笔画为序）

丁艳苓　北京大学第三医院

王秋月　中国医科大学附属第一医院

邝土光　北京朝阳医院北京呼吸疾病研究所

孙永昌　北京大学第三医院

冯玉麟　四川大学华西医院

史　亮　沈阳军区总医院

石　彬　中日友好医院

朱　红　北京大学第三医院

李其皓　昆明医学院附属第二医院

刘　蕾　沈阳军区总医院

吴大玮　山东大学齐鲁医院

陈　平　中南大学附属第二医院

陈亚红　北京大学第三医院

陈　萍　沈阳军区总医院

沈　宁　北京大学第三医院

张立强　北京大学第三医院

张志远　沈阳军区总医院

张洪玉　北京朝阳医院北京呼吸疾病研究所

张珍祥　华中科技大学同济医学院附属同济医院

张惠兰　华中科技大学同济医学院附属同济医院

张燕燕　北京大学第三医院

余健民　江西省人民医院

林江涛　中日友好医院

林育红　沈阳军区总医院

周庆涛　北京大学第三医院

周　新　上海第一人民医院

钟小宁　广西医科大学附属第一医院

钟南山　广东省广州呼吸疾病研究所

俞红霞　中日友好医院

赵建平　华中科技大学同济医学院附属同济医院

赵海涛　沈阳军区总医院

姚婉贞　北京大学第三医院
贺　蓓　北京大学第三医院
徐永健　华中科技大学同济医学院附属同济医院
常　春　北京大学第三医院
盖晓燕　北京大学第三医院
韩　伟　上海第一人民医院
谢　华　沈阳军区总医院
谢俊刚　华中科技大学同济医学院附属同济医院
程德云　四川大学华西医院

序

在我国，把慢性阻塞性肺疾病（COPD）作为一种独立的疾病进行全面的临床和基础研究，大概只有十余年的时间。当时主要的推动力来自欧美国家以及随后我国制定的COPD指南。这些指南将COPD的定义进行了描述，并得到广泛认可，为进一步的研究打下了理论基础。虽然关于COPD的定义、范畴，甚至病理生理机制等关键问题，尚存不少争议，但无疑COPD已成为呼吸病学最活跃的研究领域之一。十余年来，我国临床和科研工作者通过不懈努力，在COPD的流行病学、病理生理学、防治等方面均取得可喜成果，不少论文陆续出现在国际主流杂志上，受到一定关注。但与此颇不相称的是，能够集国内本领域专家学者之智慧、能够全面反映国际和国内COPD研究进展、能够满足临床医师和科研人员需要的一本专著，却迟迟不见问世。而国外类似的专著已可见数个版本。

由中华医学会呼吸病学分会COPD学组组织编写的这本《慢性阻塞性肺疾病》，可以说是填补了这一空白。本书由姚婉贞和徐永健两位教授主编，COPD学组的全体成员和其他数十位学者参与编写，大多都是多年从事COPD临床和基础研究的专家和学者，为本书的专业性和权威性打下了基础。本书内容丰富、详实，既有临床工作者关心的COPD临床问题，又有科研人员关心的基础研究部分。临床部分包含了COPD的病因、定义、诊断和防治，是本书的重点。此外还包含了与COPD有关的各种检查和诊断技术。基础部分除了描述COPD的病理、生理、细胞和生化机制的最新进展外，还特别介绍了COPD科学研究的常用方法，相信会受到科研工作者和研究生的欢迎。例如，关于COPD的实验动物研究一章，各位作者根据国内和国外的研究进展，并结合自己的研究心得和体会，全面、详实地介绍了COPD动物模型的建立和相关技术，相信对我国热心于COPD基础研究的学者，会提供重要参考。

本书的问世可以说是恰逢其时。经过十余年的努力工作，我们对我国COPD的流行病学有了初步了解，在诊断、治疗和预防等方面也积累了自己的经验。当前正是需要利用这些知识和经验，来使整个医学界、乃至整个社会更多地了解COPD这一重要的社会性疾病的时候了。否则，我们又如何才能使COPD的发病率、致残率和死亡率下降呢？要达到这一目标，当然需要克服一些困难。首先我们应该使整个医疗卫生系统充分认识到COPD早期诊断的重要性。临床经验和流行病学研究都显示，我国的COPD大部分依然没有得到诊断，即所谓的诊断不足问题，欧美发达国家也存在这种情况。在接诊以呼吸困难或咳嗽为主诉的病人时，很多医务工作者并没有考虑到COPD（当然，除了认识不足外，肺功能测定的不够普及也是客观原因）。其次我们还要提高大众的意识。事实上，绝大多数COPD患者都低估了自己的症状和疾病的严重程度，对疾病的危害认识不足。再者，大众（甚至包括医务工作者）普遍把COPD误解为是“不可逆”的、无法治疗的，往往采取一种“无所作为”的态度，任其自然。这种观点和认识，显然是需要加以转变的！希望《慢性阻塞性肺疾病》一书的出版，不但有助于呼吸专业人员，而且有助于所有的医务工作者认识COPD，为最终战胜这一疾病做出贡献。

钟南山

2006.8.30

序 二

1958年Ciba基金来宾学术研讨会（Ciba foundation Guest Sympstium）就肺气肿及慢性支气管炎定义进行讨论，提出了肺气肿及慢性支气管炎的定义。这次会议还就当时“慢性支气管炎”、“肺气肿”、“哮喘”名称应用的混乱，提出了“慢性非特异性肺疾病”这一概念，并将其分为“慢性支气管炎”和“一般阻塞性肺疾病”两类。Ciba讨论会在慢性支气管炎及阻塞性肺疾病的认识历史中具有重要的意义。此后，1975年美国胸科医师学院（American college of chest physician，ACCP）和美国胸科学会（American Thoracic society，ATS）、1976年Thurlbeck以及1983年Snider进一步提出慢性阻塞性肺疾病（Chronic obstructive pulmonary disease，COPD）和慢性阻塞性肺疾病（Chronic obstructive lung disease，COLD）的名称和定义。但其含义也逐渐由Ciba讨论会强调气道狭窄的结构性改变，而转变为更强调呼气气流减低（气流阻塞）这一生理改变。尽管欧美各国认识到COPD气流阻塞的基本特征，然而在临床实际工作中仍存在概念不准确，应用比较混乱的状况。1995年以来，美国、欧洲等制定了COPD诊治指南，提出了COPD的定义，此后美国国家心肺血研究所（National Heart Lung Blood Institute，NHLBI）与世界卫生组织（World Health Organisation，WHO）共同组织的专家委员会制定了慢性阻塞性肺疾病全球倡议（global initiative for chronic obstructive lung disease，GOLD）并完善了COPD定义，提出COPD是一以气流受限为特征的疾病，得到世界许多国家的响应，COPD防治水平有了很大的提高。

我国从20世纪70年代起对慢性支气管炎，慢性肺源性心脏病防治工作十分重视，做了许多工作。但在COPD的临床工作中对其概念的把握上并不十分准确，1994年的一次讨论会上才明确提出气流阻塞是COPD诊断的必要条件。1995年以后，对欧美及GOLD提出的COPD定义得到我国广大呼吸内科医师的赞同，在1997年制定了我们自己的COPD诊治规范，在2002年进行修订并发表了“慢性阻塞性肺疾病诊治指南”。

回顾近50年来对COPD认识和深化了解的历史，应该说其经历是漫长的，实际上当前它还是处在进一步发展中。但应该说近10年多来的进展是很大的。这10多年的进展，也可以说是我国COPD研究工作的中兴。在此期间，除制定了“COPD诊治指南”，普及COPD理论与实践知识，我们还在中华医学会呼吸分会下建立了COPD学组，扩大了队伍，组织了大型的COPD学术会议。

本书是在2002年来新的COPD学组领导下，组织全国学组成员及有关医师完成的专著，它将反映国内、国外有关COPD的研究成果，必将进一步推动COPD防治及研究工作的进展。本书具有以下特点：①内容充实、全面，既包括了与COPD有关的解剖、生理、病理生理、发病机制，又具有细致的临床与治疗知识；②信息新颖，反映了现代关于COPD新的观念和治疗进展，并对COPD的研究方向进行展望；③注重临床应用，除讨论了COPD的临床特点外，还对COPD与慢性呼吸系统疾病的关系，感染在COPD急性加重中的地位，COPD监测和评估等做了介绍。

在本书出版之际，谨向编著者的辛勤工作表示敬意，对本书的发行表示祝贺。

祝愿我国COPD的防治、研究取得更大成绩。

2006.08.30

前言

在全世界范围内，COPD 的发病率和死亡率都很高，不同国家不同地区虽然有所差异，但均居前 4～5 位之内。在我国 40 岁以上人群发病率为 8.2%，死亡率在农村居第一位。在未来几十年内其发病率和死亡率将会进一步上升。因此需全球共同努力去逆转这一趋势。近几年 COPD 的基础与临床研究都有长足的进展，从定义、发病机制到临床诊治均有一些新发现、新认识、新观点，因此中华医学会呼吸分会 COPD 学组于 2004 年沈阳会议后决定，以 COPD 学组全体成员为基本力量编写此书，以求对我国的 COPD 防治工作出点力。

本书分 4 个部分，全面介绍了与 COPD 相关的呼吸系统的解剖、病理生理、基础知识；COPD 的发病机制、病理生理，力求能反映出当前国内外最新的研究成果。关于临床诊治工作参照目前 GOLD、美国胸科学会（American Thoracic society，ATS）与欧洲呼吸协会（European Respiratory society，ERS）诊治指南，结合我国的情况，用了较大的篇幅进行描述，考虑到我们的服务对象主要是临床工作者。

本书的写作过程得到了钟南山院士莫大的关心和支持，在他的提议下增加了 COPD 的主要研究方法与动物模型的制备，以及适合我国情况的社区管理工作。

关于 COPD 的临床与研究工作进展较快，原本想此著作能反映出 COPD 的前沿认识与研究成果，但由于参加编写工作的作者较多，又均为临床工作者，工作太忙，因此历时 2 年多才得以出版。不免在有些方面可能又落伍了。大多数作者为 COPD 学组成员或在国内 COPD 的研究和临床工作中具有较深的造诣，但由于编者较多，编写风格与繁简程度可能会存在一定的差异。为了便于读者阅读理解及作者的写作完整性，有些内容不可避免地有一些重复，请谅解。

在编写过程中，我们深感自己的水平有限，知识面窄，对问题的认识不够透彻。而 COPD 又是一个较为复杂的疾病，有些观点、认识可能会出现不一致、不准确，甚至是错误的，请各位同道不吝赐教。

姚婉贞　徐永健

2006 年 8 月

目　录

第一部分　呼吸系统基础概论

第二部分　COPD 基础概论

附 录

第一部分

呼吸系统基础概论

第一章　呼吸系统的解剖

呼吸系统由鼻、咽、喉、气道和肺等器官组成（图 1-1），以环状软骨为界，分为上、下呼吸道。上呼吸道包括：鼻、咽、喉；下呼吸道包括：气管、主支气管，叶、段支气管，直至肺泡。呼吸系统主要功能为通气和换气，即吸入氧气，排出二氧化碳。所谓"呼吸泵"作用，即指该系统可使外界空气进入肺内和血液接触，摄取氧气。鼻、鼻窦、咽、喉、气管、支气管及分支，不仅是空气的通道，还具有防御和清除异物，调节空气温度和湿度，嗅觉和发音等功能。

第一节　上呼吸道

（一）鼻（nose）

鼻腔由鼻中隔分为左右两部分，从后鼻孔到鼻咽部。鼻腔侧壁的三个弯曲骨性突起，称为鼻甲。鼻甲下方的沟隙，从上到下分别称为上、中、下鼻道。鼻腔的整个粘膜具有丰富的杯状细胞、腺体和血液供应。当粘膜受外界损伤时，极易出血。

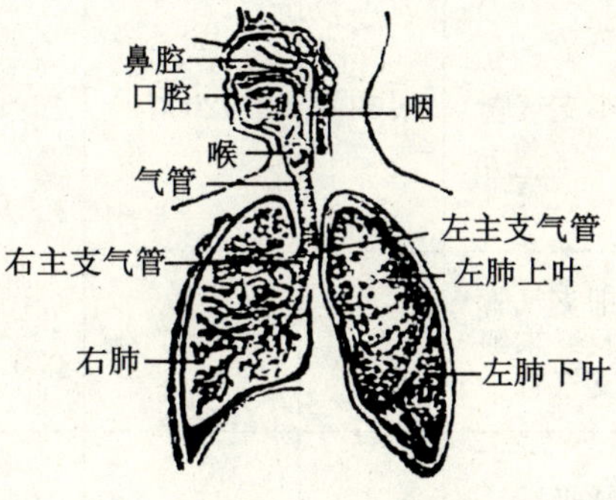

图 1-1　呼吸系统全图

（二）咽（pharynx）

分为三部分。鼻咽部：位于鼻腔后方，其上界为蝶骨及枕骨的基底部，下后界为软腭及悬雍垂。该部与鼻腔的鼻后孔相连，成为正常呼吸的要道。口咽部：位于口腔的后方，往上与鼻咽相连，往下与喉咽相通。该部外侧壁分布有成群的淋巴样组织和扁桃体。喉咽部：位于喉的后部，从喉咽部延伸到环状软骨下缘，向后为食管。

（三）喉（larynx）

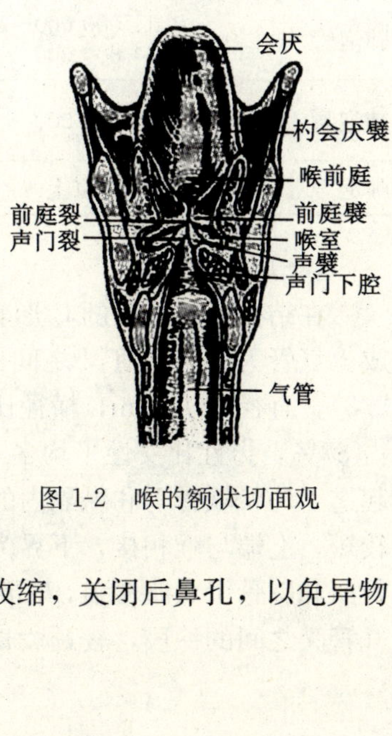

图 1-2　喉的额状切面观

喉部上与喉咽部，下与气管相连，为呼吸要道和发音器官（图 1-2）。喉腔由单个的甲状软骨、环状软骨、会厌软骨以及成对的杓状软骨、小角软骨、楔状软骨、关节、喉肌及韧带等组成。喉腔内部有两对皱襞，上面一对是室襞（也称为假声带）；下面一对为声襞（声带）。两侧声带之间的裂隙为声门，该部为喉腔的最狭窄部分。在平静呼吸时声门随之舒缩，在深呼吸时，声门大开。咳嗽或用力屏气时，声门关成一条裂缝。吞咽时，喉肌收缩，喉口缩小，喉和咽上提并稍提前，会厌封闭喉口，以防止食物进入喉腔和气管内。喉肌收缩，关闭后鼻孔，以免异物返流到鼻腔内。

第二节　下呼吸道

下呼吸道从气管开始，分支为主支气管、叶支气管、段支气管，越分越细，直到肺泡共分 24 级。其中，从气管到终末细支气管为气体的传导部分；从呼吸性细支气管到肺泡为气体的交换部分（表 1-1）。

表 1-1　支气管分支的名称、级数及其结构特点

气管	等级	数目	直径（mm）	软骨	平滑肌	营养	供应范围	位置关系	上皮
气管	0	1	18	U型	连接软骨的缺口处	支气管循环	两肺 单肺 肺叶 肺段 次级小叶	与血管（主要与动脉）伴行，居于结缔组织的包鞘内	纤毛柱状上皮
支气管	1	2	13						
叶支气管	2～3	4～8	7～5	不规则或螺旋形软骨片	螺旋形的平滑肌束				立方上皮
段支气管	4	16（18）	4						
小支气管	5～11	32～2000	3～1						
细支气管及终末细支气管	12～16	4000～65 000	1～0.5	缺如	发达的螺旋形平滑肌束		初级小叶	直接位于肺实质内	立方上皮向扁平上皮过渡
呼吸性细支气管	17～19	13 000～500 000	0.5 以下		平滑肌束介于肺泡之间	肺循环			
肺泡管	20～22	1 000 000～4 000 000	0.3		薄的平滑肌束布于肺泡隔内		肺泡	组成肺实质	肺泡上皮
肺泡囊	23	8 000 000	0.3 以下						
肺泡	24	3亿以上							

（一）气管

在结构上由透明的 C 形软骨环作为支架，内覆粘膜，外被结缔组织及平滑肌纤维所形成。气管为喉与气管叉之间的扁圆形管道。气管软骨环呈 C 形铁蹄形（约占气管周径的 2/3），直径约 1.8cm，横径比矢径大 1/4。其数目为 12～19 个不等，以 14～16 环居多数，占 87%，男性比女性平均多一个软骨环。每一气管软骨环都可能形成倒置的 Y 型叉。气管起迄于环状软骨下和纵隔内的分叉之间，全长约 11cm。可分为颈部和胸部两段。颈段气管较短，上端与喉相接，下界为胸廓上口平面，其后为食管，前面有皮肤、颈部筋膜、胸骨舌骨肌和胸骨甲状肌覆盖，在活体上于颈静脉切迹处可以触及；胸段气管系从胸廓上口平面至气管叉之间的一段，较颈段长，居上纵隔内，两胸膜囊之间。气管的上端紧接喉部，下端则由两根主支气管与心包膜背面的结缔组织纤维固定在纵隔内。气管两端有一定的活动范围，其长度可略有改变，一般在10～12cm之间。由于肺的影响，气管分叉略向右侧偏移。人体所处位置及运动可影响气管的位置及长度。

（二）主支气管

气管在分叉处分为左右支气管（又称主支气管）。左右支气管之间的角度（即气管分叉处夹角），一般为65°～80°，平均70°。该角度大小有重要意义，角度过大提示气管分叉下淋巴结肿大，角度过小提示可能因一侧支气管受压移位所致。支气管壁的构造与气管类似，软骨环相对较小，膜壁相对较大，软骨环的数目左、右不等，右侧的一般为3～4个，左侧一般为7～8个。

（三）支气管树

1. 右支气管　较左支气管粗、短和陡直，平均长度男性为2cm，女性为1.9cm，与气管中轴延长线之夹角为25°～30°，相当于第5胸椎水平经右肺门入右肺。异物坠入右支气管机会较多，吸入性病变如肺脓肿也以右侧为多，尤以右下叶更著。此外，行支气管镜检查或支气管插管也以右侧较容易。

2. 左支气管　较右支气管细长和更趋于水平位，平均长度：男4.8cm，女4.5cm；与气管中轴延长线之夹角为40°～50°；相当于第5胸椎水平经左肺门入左肺。左支气管的长度约为右支气管的2.5倍。支气管管壁的软骨，从叶、段、亚段等支气管起，即逐渐变为不规则的螺旋形或裂解成为不完整的块片。待到达7级分支的小支气管，管径从3.5mm缩小到1～2mm时，软骨片迅速减少直至消失。从细支气管到终末支气管，是气体传导的后5级膜性管道，连续于表层的立方形上皮细胞到此结束。粘膜下层组织逐渐退化变薄，肌纤维从管壁左右侧交织成为双螺旋的结构却有所增加。当肌纤维收缩时，终末细支气管粘膜可呈现出纵形皱襞。细支气管及其分支已无软骨支持，管腔的通畅性就不像软骨性气道，容易受到胸腔内压力波动的影响。细支气管平均分出20根管径约0.5mm的终末细支气管，每根终末细支气管再发出50根左右管径相似的呼吸性细支气管即为气体交换气道。

3. 支气管在肺内的分支　左右支气管肺门处按肺叶分为肺叶支气管（二级支气管），左肺分上、下叶支气管，右肺分上、中、下叶支气管。叶支气管再分为肺段支气管（三级支气管）。每侧肺一般分为10个段支气管，每个段支气管分布于所属区域的肺组织（肺段）。肺段支气管再依次分支为细支气管、终末细支气管。从终末细支气管再向下分支即为呼吸性细支气管，肺泡突出于其壁上。将肺内支气管剥离出来，或在活体用支气管造影剂造影观察时，可见到全部支气管反复分支，犹如树木的分支，故常称为“支气管树”。右支气管在肺内的分支：即从右支气管的1～2.5cm处分出右上叶支气管后，向下成为中间支气管，并由此再发出中叶支气管。主支气管的主干延伸下去即为下叶支气管。肺上叶分出尖支（1）、后支（2）和前支（3）；右中叶分出外侧支（4）和内侧支（5）；右下叶分出背支（6）、内基底支（7）、前基底支（8）、外基底支（9）和后基底支（10）等肺段支气管。左支气管在肺内的分支：左支气管在距离气管分支3cm处进入肺。左上叶支气管分出上、下两支支气管；上支支气管分出尖后支（1＋2）和前支（3），下支为舌支支气管（相当于右肺中叶），分为上舌支（4）和下舌支（5）。左下叶为左支气管向下延伸的气道。分出背支（6）后，又分出内基底支，由内基底支和前基底支合并而成（7＋8）、外基底支（9）和后基底支（10）支气管。由于左上叶的尖支与后支支气管，以及左下叶的内基底与前基底支等支气管，均是合并着的，故左侧的两叶肺内，实际上只有8个段性支气管。

4. 支气管分支的特点及意义　支气管树以一分为二或一分为三的分支到达肺的外周。分支支气管的管径虽小于主干，但其总截面积则大于其主干。气管的管径与4级亚段支气管的总截面积均为2.5cm。但从第5级起，小支气管的总截面积开始增加。随着小支气管的7级分支成2050支时，总截面积即上升到19.6 cm^2。约为气管的8倍。此后又反复分成6万余支终末细支气管时，总截面积达180cm^2，为气管截面积的72倍。临床上将管径小于2mm者称为“小气道”。其中包括部分小支气管和细支气管。小气道具有气流阻力小和极易阻塞等特点，在平静吸气时，空气进入狭窄的鼻咽，产生涡流；到气管和大支气管的分叉处，涡流更为明显，气流阻力显著上升。在肺周围部分，支气管分为数目众多的小气道，管径的总截面积陡然增加，吸入空气到此分散，形成层流，气流阻力迅即下降。故小气道的阻力只占总气道阻力的极小部分，使吸入的空气能均匀地分布到所有肺泡内。另外，小气道为膜性气道，管壁无软骨支持。故当小气道发炎，有痰液阻塞时，或在最大呼气气道外压力大于气道内压力时，小气道极易闭合。如阻塞性肺疾病，其病变多先从小气道开始。

（四）气管与支气管的组织结构

1. 气管和支气管的管壁　组织结构相似，均由粘膜、粘膜下层和外膜构成。尤以软骨性气管及其分支最具有代表性。①粘膜　粘膜上皮为假复层纤毛柱状上皮，上皮表层几乎全由纤毛细胞构成，其间散在一些能分泌粘液的杯状细胞和基底细胞，K细胞及Clara细胞，纤毛细胞和杯状细胞的比例约为5∶1；支气管分支越细，杯状细胞的数目就越少，到细支气管时粘膜仅为一层纤毛细胞和极少的杯状细胞。②粘膜下层　为一疏松的结缔组织层，位于粘膜的固有膜与粘膜下组织之间，二者无明显分界限，有弹力纤维和粘液腺、混合腺等分布其间（其中粘液腺占大多数，包括粘液细胞和浆细胞）并与纤维软骨层中的软骨和环形弹力纤维相连结。③外膜　由透明软骨和纤维组织构成。气管软骨呈马蹄形，缺口位于背侧，由平滑肌束和结缔组织连续，构成膜壁。平滑肌收缩时气管管径变小。随着支气管向外周伸延，支气管中的软骨片越来越小。到达细支气管时，壁内即不再存在软骨，而由一层排列呈螺旋状的平滑肌包绕，当该平滑肌收缩时，支气管变窄变短，在细支气管上皮中有一种无纤毛而浓染颗粒的细胞称Clara细胞，具有分泌功能，与生成肺泡表面活性物质有关。

2. 支气管腺体　①混合腺体由粘液和浆液两类分泌细胞、分泌管和收集管等构成，由导管引入气道腔的开口。主要位于粘膜下层，以中型支气管最多，密度达1个/毫米^2，成人约6000个。②腺体每日的分泌量约4ml，为杯状细胞分泌量的40倍。因而较大气道的分泌物主要由腺体供应。腺体大小及数目变化很大，其内还含有可以分泌组胺、肝素、5-羟色胺的肥大细胞、淋巴细胞和肺K细胞。腺体分泌受诸多因素影响，比如慢性气管炎及支气管炎时，腺泡增多，腺体增大，分泌量增加。另外，腺体分泌受迷走神经的支配。乙酰胆碱的刺激可使之增加，而阿托品抑制其分泌。α及β肾上腺素能制剂的刺激，也可改变腺体的分泌量及成分。组胺、前列腺素、血管活性肠肽等递质，以及钙离子等也能改变腺体分泌的质量。腺体分泌物成分颇为复杂，有多糖、白蛋白、球蛋白、钾离子、钠离子、溶菌酶、转移因子以及某些特殊抗体。呼吸道的某些非特异性免疫功能可能与此有关。杯状细胞和浆液细胞是传导性气道上皮层的分泌细胞。在吸入异物和刺激性气体后，两种细胞的分泌量均明显增加。

3. 支气管的纤毛 ①上下呼吸道除了声带，咽后壁等之外，均分布有纤毛。纤毛是从粘膜纤毛细胞长出，每个细胞约有200根纤毛，每平方厘米（cm^2）有15～20亿根。纤毛长为7～10mm，直径为0.3μm。表面由纤毛外膜覆盖，内部由纵行排列的微管组成。微管的数目、排列方式所有的纤毛都是一致的。②在正常生理状态下，所有的纤毛均以同一个频率（22次/秒），向同一个方向（头端）纤动，它是组成气道的粘液纤毛清除装置的主要成分之一，在维护气管支气管肺树的健康上，具有极为重要的意义，正常成人每天呼吸约900L的空气中绝大部分有害物质是靠纤毛清除掉的；气管和支气管的纤毛呈致密的绒毯状；而末梢气道则呈孤立一簇一簇的。纤毛对外界环境变化甚为敏感，在温度过高或过低以及有害气体（如工业污染、吸烟）的作用下，其正常的纤动机能就要受到影响，当pH低于6.5时，纤毛的纤动就停止；睡眠和重力不影响纤毛的摆动；在病理情况下，如慢性气管炎或支气管炎，腺体过度分泌，纤毛不能有效摆动，粘液不能及时清除，则易阻塞小气道而发生感染，细菌和病毒又可损伤纤毛，加重感染等。另外当气管插管或切开时，直接影响了上呼吸道的湿化功能，可破坏粘液毯，使纤毛运动受影响；某些药物对纤毛运动有影响：如前列腺素能增加支气管粘液浆液的分泌量，阿托品对纤毛清除装置亦具有抑制作用。

（五）气管和支气管的血液供应及淋巴回流和神经支配

1. 气管部分 ①颈段由甲状腺下动脉的气管支分布，该支与甲状腺上动脉的气管支和支气管动脉吻合。②胸段上部主要来自食管动脉的细小分支，小部分来自甲状腺下动脉。③胸段下部的血液来自支气管动脉，后者的分支沿气管向上与来自食管动脉的分支互相吻合，气管周围有静脉丛通过气管静脉引流入甲状腺下静脉。④气管的淋巴丰富，可分为两组。一组位于粘膜，另一组位于粘膜下层。其淋巴管入邻近的淋巴结，如支气管前淋巴结、气管旁淋巴结以及气管支气管淋巴结等，气管粘膜下层的淋巴管，在气管分叉处与动脉周围和支气管周围淋巴管吻合，气管的炎症可沿淋巴管传播到肺。⑤气管的神经来自迷走神经的分支和喉返神经的气管支以及交感神经，它们主要分布到气管平滑肌及粘膜。

2. 支气管部分 ①主要由甲状腺下动脉的气管支、主动脉分出的支气管动脉、肋间动脉和胸廓内动脉的纵隔前动脉供血。②支气管动脉还与肺动脉间有侧支循环，故中、小支气管远端直接由肺动脉供血。③支气管的静脉回流有经气管静脉入甲状腺下静脉，经支气管前静脉入无名静脉，经支气管后静脉入奇静脉，最后均回肺静脉、上腔静脉和后纵隔静脉。④支气管的淋巴也甚丰富，主要注入气管支气管淋巴结。⑤神经来自迷走神经的支气管前支和后支，喉返神经的气管支以及交感神经的分支。

第三节 肺

（一）肺的结构

肺是有弹性的海绵状器官，外形似圆锥形，位于胸膜腔中的纵隔两侧，上端称肺尖，下端称肺底（膈面），内侧称纵隔面，外侧称肋面，肋面与纵隔面在前方的分界线为前缘，在后方的分界线为后缘。膈面、肋面和纵隔面的分界线为下缘。脏层胸膜的斜裂深入肺组织将肺分为上下两叶，右肺因另有水平裂故被分为上、中、下三叶。肺尖钝圆与胸膜顶紧密相贴并突出于胸廓上口以上达颈根部。一般右肺尖稍高于左肺尖，并略偏向前方。肺尖最高点一般位于锁骨内 1/3 的上方 2～3cm 或第一肋软骨上方 3～4cm，但一般不超过第一肋骨颈的高度。肺底呈凹陷形，右侧更明显，与膈肌上部的膈胸膜相接，肋面较凸隆，与胸廓的前、后和外侧壁相接触。其表面有与肋骨相一致的浅沟，称为肋骨压迹。纵隔面大部与纵隔相贴，前面的大部分为纵隔部。后面与胸椎体相接触的小部分为脊椎部。纵隔面与心脏相贴处较凹陷，叫心压迹。由于心脏偏左，故左肺心压迹较右肺明显，心压迹的后上方为肺门，为肺根结构进出肺之处。肺根为出入肺门诸结构的总称，包括支气管、血管（肺动脉、肺静脉及支气管动静脉）、淋巴管及神经等。此外，在肺门处还有淋巴结。肺根所包括的各结构借结缔组织连结成束状，周围有胸膜包裹。左右肺根内各结构的位置关系，因肺的分叶、血管和支气管的行程而有所不同。由上而下，左肺根内为肺动脉、支气管及下肺静脉，右肺根为上叶支气管、肺动脉、支气管及下肺静脉。由前向后的关系两侧相似，均为肺静脉、肺动脉及支气管。

1. 肺叶与肺段　右肺三叶，左肺二叶，外被胸膜，叶间有裂相隔，每叶肺又依支气管和血管的分支，再分为肺段。因此右肺共有 3 叶 10 个肺段，而左肺共有 2 叶 8 个肺段。从诊断的观点来看，了解支气管肺段的位置及其关系无疑是非常必要的。段支气管的主要分支称为亚段，以此类推直到最小的组成肺小叶的细支，或者可以分到单个的终末细支气管所供应的肺组织。肺段在解剖构造和功能上均可认为是一独立单位。在轻度感染时，可局限在一个肺段内，感染严重时则可由一肺段向其他肺段蔓延。综上所述，右肺上叶分尖、后、前三段（S_1、S_2、S_3），中叶分外（S_4）和内（S_5）侧两段，下叶分为背段（S_6）和内、前、外、后（S_7、S_8、S_9、S_{10}）四个基底段。左肺上叶一般分为尖后（S_1+S_2）、前（S_3）、上舌（S_4）与下舌（S_5）四个肺段。因左肺尖段与后段支气管常共干，尖段与后段常合并为尖后段，为包括肺尖和左肺上叶的后上部。上下舌段合称舌叶，相当于右肺中叶。左肺下叶由于前内基底段支气管常共干，故一般左下叶分为背段（S_6）和前内（S_7+S_8）、外（S_9）、后（S_{10}）四个基底段，于是左肺一般分为 8 个肺段。肺段和肺段支气管经常存在许多变异，临床医生尤其应当注意（表 1-2）。亦有将 S_1 称为 B_1，余类推。

表 1-2　支气管肺段

右肺段	段序	左肺段	段序	右肺段	段序	左肺段	段序
上叶		上叶		下叶		下叶	
尖段	S_1	尖后段	S_{1+2}	背段	S_6	背段	S_6
后段	S_2			内基底段	S_7	前内基底段	S_{7+8}
前段	S_3	前段	S_3	前基底段	S_8		
中叶		舌叶		外基底段	S_9	外基底段	S_9
外段	S_4	上舌段	S_4	后基底段	S_{10}	后基底段	S_{10}
内段	S_5	下舌段	S_5				

2. 肺小叶　（图 1-3）

①细支气管以下分支与相应的肺组织即构成肺小叶。按所包括肺组织的多少顺序分为次

级肺小叶、腺泡和初级肺小叶。初级肺小叶是指每个肺泡管和其相连的呼吸区域，包括肺泡囊、肺泡和相伴行的血管、淋巴管、神经等组成，为单根末级呼吸性细支气管所分布的肺组织，系与气体交换有关的单位，其范围很小，无论在正常或病理情况下，以X线检查方法都不能显示出初级小叶，故无X线学的实际意义。②次级肺小叶为结缔组织隔包裹着的最小型肺组织，由30～50个初级小叶构成，3～5个终末细支气管支配一个次级小叶（即3～5个腺泡）。次级小叶呈不规则多面体形状，每边长（直径）1～2.5cm。肉眼可以辨认次级小叶的轮廓。终末细支气管和伴随的肺小动脉由小叶边缘进入小叶中心后继续分支，小叶周边的结缔组织构成小叶间隔，由间隔结缔组织伸向小叶中心形成肺泡间隔并作为终末气道和血管的支持。影响终末气道的一些病理变化如肺炎以及影响肺动脉、毛细血管系的病变如肺栓塞、肺水肿、肺出血等，病变初起时影响小叶的中心部，主要为肺泡由中心向小叶蔓延形成均匀一致、边缘不清的肺泡性病变。间隔结构改变，则引起间质纤维化。肺泡壁、小叶间隔、支气管和血管周围结缔组织的增厚是造成典型的肺间质性疾病的病理基础。③腺泡是气体传导气道的一根终末细支气管所支配的肺实质部分，体积150mm^3，直径1～6mm，其内有呼吸性细支气管、肺泡管、肺泡等，是气体交换场所。一些支气管肺炎，肺水肿等小的结节状病灶，也是腺泡单位被病变侵犯的结果。④呼吸性细支气管平均有3级连续性的分支，表面有纤毛杯状上皮，逐渐减少而变为扁平鳞状细胞，杯状细胞几乎消失，但仍有Clara细胞分布。管壁可见到肺泡，从气管分支到呼吸性细支气管末级分支气道的总数约为233 914根。⑤肺泡管从每根呼吸性细支气管尾端开始，平均有3级系列性短肺泡管之分支。管壁的平滑肌已消失，并全部肺泡化。挤在一起的肺泡有肌纤维、胶原和弹性纤维相互联系。⑥肺泡囊为肺泡管分支尾端形成的约10个肺泡附着的囊状盲端，全肺有肺泡管和肺泡囊，估计为23×10^{6}个。

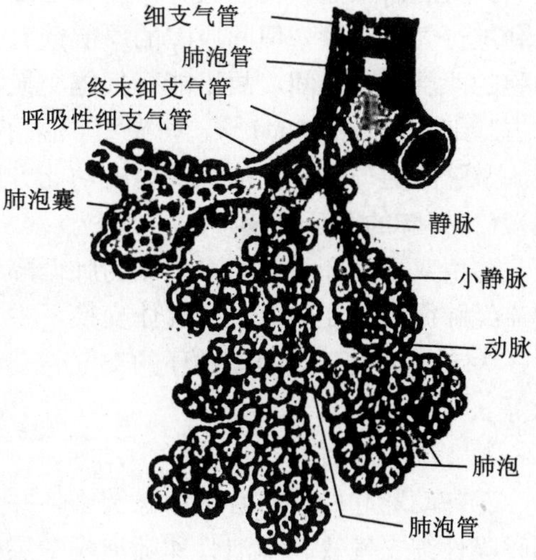

图1-3　气管、支气管、细支气管分支模式图

3. 肺泡　肺泡是气体交换的场所，为多面型薄壁囊泡。它的一面与肺泡囊、肺泡管（或呼吸性细支气管）相通，其他各面则与相邻的肺泡彼此紧密相连。相连接部即为肺泡壁或肺泡隔。肺泡壁表面覆盖有肺泡上皮，壁内有丰富的毛细血管网以及大量的网状纤维、弹力纤维和科恩孔（Kohn's pore），直径10～15μm，为沟通或均衡邻近肺泡内气道的孔道。远端细支气管和邻近肺泡之间有短的上皮细胞覆盖的小交通管道，直径20～30μm，称细支气管-肺泡交通支，或Lambert管道，该通道在维持侧支通气方面起着重要作用。科恩孔只能帮助邻近肺泡的侧支通气，而Lambert管道则提供了多数肺泡通气的途径。肺泡平均直径0.25mm（250μm），肺泡总面积为40～80m^2，成人肺泡总数约3亿个。

4. 肺间质　在肺泡上皮细胞的基底膜与毛细血管内皮细胞的基底膜之间存在一空隙即肺间质，被环行于间质性结缔组织表面的肺泡毛细血管分成为薄层与厚层相交替着的间质腔壁。其薄层由肺泡上皮基膜、纤丝和毛细血管的基膜三者紧密结合，为薄于0.4μm的腔壁，以利进行气体交换，但间质腔的厚层壁有1～2μm宽的结缔组织间隔于肺泡上皮细胞与内皮细胞的两层基膜之间，故不能行气体交换，而体液却极易渗入形成肺水肿。腔内间质细胞数量占肺细胞总数的36.1%，间质组织除了构成肺的支架，对毛细血管网起支撑作用外，还在调节肺的通气血流比值以及免疫功能方面具有重要作用。

（二）肺的循环系统

肺由双重循环系统供血。一为肺循环，即气体交换的功能血管，全身各器官回心静脉血均流经肺循环，在肺内进行气体交换，主要由肺动脉干及其分支，毛细血管和肺静脉组成。另一为支气管循环，即体循环的支气管动静脉，它主要营养气道和胸膜，包括支气管动、静脉等。

1. 肺循环系统

①肺动脉起始于右心室动脉圆锥，并分为左右两支，与支气管平行分支，愈分愈细，直到呼吸性细支气管、肺泡管和肺泡囊壁层，分发出极多分支，构成毛细血管网。整个肺大约有2800亿根毛细血管段。该网具有控制和调节毛细血管内血流量的作用。②肺静脉起自肺泡毛细血管网和胸膜毛细血管网的远端。其小静脉在肺小叶间隔中引流最后汇集于肺门左右两侧肺的静脉，并分别组成上下静脉干，注入左心房。

2. 支气管循环系统

①支气管动脉一般从胸主动脉腹侧相当于气管分叉部位分出，有时来自锁骨下动脉。主要供应支气管直到呼吸性细支气管水平肺组织的营养，更远端的肺组织则由肺动脉支配，支气管动脉在支气管周围的结缔组织中伴随支气管而分支，直到终末细支气管的远端。在支气管壁外膜组织中形成动脉丛，供应粘膜。②支气管静脉分为三组，起源不一。在呼吸性细支气管处均连网回流入肺静脉。在支气管壁及周围的静脉丛，形成支气管肺静脉，也流向肺静脉。另外来自隆突和叶段支气管壁的静脉丛，最后形成真正的支气管静脉，经腔静脉等返回至右心房。支气管静脉丛，起源于毛细血管丛，当管壁肌肉收缩时，不能回流入静脉丛，是造成哮喘患者粘膜水种的原因之一。

（三）肺循环系统之间的交通支

虽然肺循环和支气管循环的含血量不同，但两者之间的血流量却是平衡的。这提示肺动、静脉和支气管动静脉系统之间存在着潜在的交通支，以此能够相互调节及补偿。肺主要有以下3种支气管循环和肺循环的交通支：支气管动脉和肺动脉的交通支；支气管静脉和肺静脉的交通支；肺动脉和肺静脉的交通支。这些交通支在一方病变阻塞时可以及时使病侧血流改善，得以代偿，因此在肺梗塞时有重要作用。

（四）肺的淋巴系统

肺内有极为丰富的淋巴组织，可分为淋巴管丛和淋巴样组织结构。淋巴管内壁每隔1～2mm即有单向漏斗形瓣膜，因此整个肺的淋巴液总是流向肺门的，这在许多病理状况下有极为重要的意义。从肺的外周到中央肺门区有3类淋巴样组织：①在大、中型支气管分叉部位有分化不完整的淋巴样小结。②真正的淋巴结可见于肺叶支气管的初级分支，称为支气管肺淋巴结。③位于气管分支外侧和下部的淋巴结，分为气管、支气管上下两组。根据肺门和纵隔淋巴结肿大的位置，一般可以预测肺部感染或肿瘤原发灶的位置，在右肺，上1/3肺区淋巴液直接引流到气管旁和上部支气管肺的淋巴结；中 1/3 肺区淋巴液直接引流入气管旁及分叉部位；下 1/3 肺区淋巴液则引流到下支气管肺和分叉部位的淋巴结。整个右肺的淋巴液均进入右侧淋巴管，在左肺上 1/3 肺区淋巴液经前纵隔淋巴结或直接进入左气管旁淋巴结；中 1/3 肺区淋巴液经支气管肺的分叉及中央淋巴结直接进入左气管旁淋巴结；下 1/3 肺区淋巴液则引流到支气管肺的分叉及下两组淋巴结以及后纵隔淋巴结。故左肺上部及部分中部经过气管旁淋巴结，进入胸导管；左肺其他部分的淋巴液流入右淋巴管。

（五）肺的神经系统

肺接受内脏运动和感觉两类神经的支配，即由迷走神经和上 6 个胸交感神经节的神经纤维支配。内脏的运动和感觉神经共同维持肺的正常呼吸。迷走神经影响着支气管平滑肌运动和肺血管舒张以及粘液腺的活动。交感神经可影响支气管的扩张。迷走神经中枢在延髓的迷走背核。交感神经上行支终止于延髓的孤束核。

第四节　胸膜和胸膜腔

胸膜起源于中胚层的浆膜，覆盖在肺表面、胸廓内面、膈上面及纵隔的表面。其中，覆盖在肺表面和叶间裂的胸膜称脏层胸膜；覆盖在胸廓内面、膈上面及纵隔的胸膜称壁层胸膜。二者于肺门处会合，向下延伸为肺韧带。胸膜的脏、壁两层在肺根部互相反折延续，围成两个封闭的胸膜腔，腔内为负压。

（一）脏层胸膜

脏层胸膜覆盖于肺表面，在脏层胸膜的间皮细胞下，依次有一层薄的纤维结缔组织（胶原和弹力纤维），一层纤维层，最深层是一层含丰富血管的结缔组织并与在其深处的小叶间隔相连续。当胸膜深入左右肺上叶与下叶之间时，上下叶之间即形成叶间胸膜，X 线片上呈现斜形细线条影，此斜线影即为斜裂，自第 3 胸椎棘突水平斜行第 6 肋软骨抵达第 6 肋软骨处的肺下缘，约距胸骨 5cm 处。当胸膜伸入右肺中叶与上叶之间时也形成叶间胸膜，形成沿第 4 肋软骨水平的一水平线。此线与斜裂在腋后线相遇，此线标志中叶的上限，吸气时可略下降。脏层胸膜主要由支气管动脉支配，其深处尚有少数肺动脉的分支支配。支配胸膜的动脉终端形成一毛细血管网，此毛细血管比肺毛细血管约粗 10 倍，称为巨大毛细血管。脏层胸膜由自主神经支配。其淋巴引流入肺淋巴结。

（二）壁层胸膜

壁层胸膜因其所贴附部位不同，可分为肋胸膜、纵隔胸膜、膈胸膜和胸膜顶 4 部分。肋胸膜衬贴于肋骨及肋间肌内面，由于肋胸膜与肋骨和肋间肌之间有胸内筋膜存在，故较易剥离；纵隔胸膜衬贴在纵隔的两侧面，其中部包绕肺根后移行于脏层胸膜；膈胸膜覆盖在膈的上面，与膈紧密相贴，不易剥离；胸膜顶包被在肺尖的上方，突入颈根，高出锁骨内侧 1/3 段上方 2～3cm，是由肋胸膜与纵隔胸膜上延至胸廓上口平面以上形成的穹隆状结构。壁层胸膜在镜下观察，其浆膜中无基底膜，系由间皮细胞直接覆盖在结缔组织层之上。表层细胞的核呈椭圆形含深染的核仁。不同部位的胸膜其结缔组织层的成分和厚度不同。在心包表面处，结缔组织层几乎是胶原纤维，而覆盖膈肌者则以弹力纤维为主。壁层胸膜主要由肋间动脉和胸廓内动脉的分支分布，膈胸膜和纵隔胸膜由心包膈动脉和支气管动脉供给血液。静脉伴同名动脉而行，分别注入奇静脉、半奇静脉和副半奇静脉及头臂静脉等。壁层胸膜的淋巴分别注入胸骨淋巴结、肋间淋巴结、膈淋巴结、纵隔前后淋巴结及支气管肺淋巴结。壁层胸膜的神经来自脊神经，肋胸膜和膈胸膜的周围部由肋间神经支配；胸膜顶、纵隔胸膜及膈胸膜的中央部由膈神经支配。所以，在前者范围内，其疼痛沿肋间神经向胸壁和腹壁放射，而在后者范围内，其疼痛沿膈神经向颈部和肩部放射。

（三）胸膜腔与胸膜隐窝

胸膜腔是由脏、壁两层胸膜围成的间隙，左右各一，位于肺的周围。一般左胸膜腔低于右胸膜腔。胸膜腔只是一个潜在的腔隙，正常情况下腔内只含少量胸膜液，减少脏壁层胸膜间摩擦的作用。腔内平均压力低于大气压，而且在腔的不同部位压力也不同。壁层胸膜相互移行转折之处的胸膜腔，即使在深吸气时，肺缘也不能充填此空间，这部分胸膜腔称为胸膜隐窝。其中，肋胸膜与膈胸膜相互转折处的胸膜隐窝称肋膈隐窝，它位于胸膜腔的最低部位，在深吸气时肺下缘也不能充填其内，胸膜腔积液时首先聚集于此，为临床抽液的最好部位。在肋胸膜与纵隔胸膜前缘之间，肺前缘不能伸入，称肋纵隔隐窝，由于左肺前缘有心切迹存在，故左侧肋纵隔隐窝较大。在左胸膜腔，膈胸膜与纵膈胸膜之间，由于心尖向左侧突出，而构成膈纵隔隐窝，一般都很小。

第五节　呼　吸　肌

呼吸肌主要分为吸气和呼气两类肌肉。吸气时主肌是膈肌和肋间外肌。呼气时主肌是肋间内肌和肋间最内肌。

（一）膈肌

为胸腹腔之间能活动的扁平肌腱膈，右侧高于左侧（图 1-4）。膈肌中央为中央腱，来自肋部的肌纤维，从下 6 个肋软骨附着于中央腱；肌部可分为三脚，均为起自上部四个椎体和第 12 对肋骨而向下伸延的肌束。在收缩时可增大胸廓的容量（上下径），增强胸内负压，有利气体吸入气道。在两肌脚束之间的第 12 胸椎前方，有呈卵圆形的裂孔，称膈肌裂孔，有主动脉、奇静脉和胸导管通过。膈肌的神经支配主要是膈神经和肋间神经分支，来自腹主动脉的膈下动脉分支是膈肌的主要供血源。

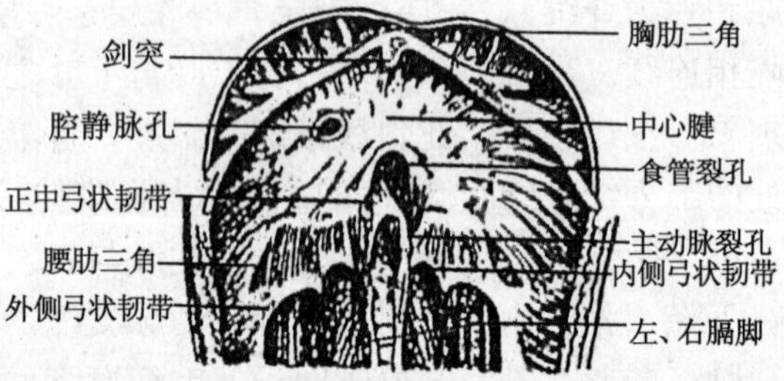

图 1-4　膈

（二）吸气副肌

为斜角肌和胸锁乳突肌，前者收缩可提升肋骨；后者收缩可增加胸廓上部的前后径。

（三）呼气副肌

为腹直肌、腹内斜肌和腹外斜肌，在剧烈活动或严重通气不足时才有所运动。

第六节　胸　　廓

胸廓是由12块胸椎、12对肋、1块胸骨以及它们之间的骨连结、肌肉、血管和神经组成的，成人的胸廓近似圆锥形，前后径小于横径，上窄下宽，容纳胸腔脏器。胸廓有上、下两口和前、后、外侧壁。胸廓上口较小，由胸骨柄上缘、第1肋和第1胸椎体围成，是胸腔与颈部的通道。胸廓下口宽而不整，由第12胸椎、第12、11肋前端、肋弓和剑突围成，由膈肌封闭而使胸腔与腹腔相隔。胸廓前壁较短，由胸骨、肋软骨及肋骨前端构成。后壁较长，由胸椎和肋角内侧的部分肋骨构成；外侧壁最长，由肋骨体构成。

胸廓具有足够的坚硬度以保护其内的胸腔器官，而同时由于肌肉的作用而使肋和膈上升或下降，从而改变胸腔容积而产生呼吸运动。胸廓的形状和大小与年龄、性别、健康状况和所从事的职业等因素有关。新生儿的胸廓，横径较小，肋平举，呈桶状。在13～15岁时，外形与成人相似，并开始出现性差，女性胸廓短而圆、胸骨较短，上口更为倾斜，胸廓容积较男性小。老人因肋软骨钙化，弹性减小，胸廓下塌且变扁变长。佝偻病儿童胸骨明显突出，形成“鸡胸”，肺气肿的老年人，因长期咳喘，胸廓各径增大而成为“桶状胸”。

（一）胸廓的骨架

1. 胸骨　胸骨呈扁平形，居胸廓前方的正中位，自上而下分为胸骨柄、胸骨体和剑突3部分。胸骨柄与胸骨体有纤维软骨结成微隆起的胸骨角。胸骨角固定的解剖学关系，可成为胸部体检时可靠的定位依据。胸骨体除与第2～7肋，共6根肋软骨形成关节外，再向下与剑突结成一体。青年人剑突为透明软骨，随后渐骨化。

2. 肋骨　上7对肋软骨与胸骨之间均构成胸肋关节，故称为真肋。从第8～10对肋骨，其前只能依附于上位的肋软骨，故称为假肋。第11～12对肋骨的前端游离于腹壁的肌组织内，称为浮肋。肋骨分为头、颈和体3部分。在头部的顶端，有两个可分别与相应和其上位胸椎形成关节的牛关节面。位于肋骨背面，肋颈与肋骨接点之间的结节，还与相应胸椎的横突成为关节。肋骨头部及其结节与椎体及横突构成双关节，使肋骨颈有较大限度的旋转度。故在旋转动作中，能带动其下位的强而具弯度的肋体，在横向、前后向和上与下等活动，增大范围，成为胸廓和肺舒缩主要的依靠力量。

（二）肋间肌与膈肌

1. 肋间肌　相邻两肋之间的间隙称肋间隙，肋间隙内有3种肋间肌。

（1）肋间外肌　肌纤维由上一肋骨向下向前走行附于下一肋骨上缘至肋骨软骨连接处，由此处向前即为肋间外膜所代替。

（2）肋间内肌　位于肋间外肌的深面，肌束方向与肋间外肌相反，前部肌束达胸骨外侧缘，后部肌束只到肋角，自肋角向后移行的腱膜即为肋间内膜。

（3）肋间最内肌　位于肋间内肌的深层，肌束方向与肋间内肌相同，由神经、血管束与肋间内肌不完全地分隔开。

2. 膈肌　膈肌是位于胸、腹腔之间，封闭胸廓下口的肌肉，呈穹隆形，由外周肌肉部和中心腱膜部组成。肌肉部起自胸廓下口和腰椎前面，肌纤维向中央移行形成中心腱。

（1）肌部　肌部起自胸廓下口的周缘，依其部位可分为胸骨部、肋部和腰部。胸骨部由两个小的肌束组成，起自剑突后面，两束之间有一不明显的裂隙。

肋部为膈的最大起点，起自下 6 对肋骨和肋软骨的内面，肌纤维在起始部成齿状，自各方面抵达中心腱。

腰部起自上 4 个腰椎，从此向下伸延的肌束按其位置自内而外分为内侧脚、中间脚和外侧脚。两侧内侧脚的腱纤维在主动脉前相互交错会合而成一伸长的主动脉裂孔，主动脉腹部和胸导管自此通过，由于孔周有腱纤维性结构，膈肌收缩时不会压迫穿过其中的血管。两侧内侧脚的部分肌束交错后又向前上方分开，在正中腱的后缘处围成一孔，为食管裂孔，食管和迷走神经由此通过。中间脚起自第 2 腰椎椎体侧面，与内侧脚之间隔以裂隙，隙内通过内脏大神经、奇静脉、半奇静脉等。外侧脚与中间脚之间隔以交感干，肌纤维起自腰大肌表面的腰肋内侧弓和腰方肌表面的腰肋外侧弓。介于上述 3 部分起点之间，往往有三角形的小空隙，是为薄弱区，空隙的尖端指向中心腱，底向周围。在胸骨部与肋部起点之间的空隙称胸肋三角，这些空隙与胸膜腔之间仅隔以两层胸腹膜，比较薄弱，是膈疝容易发生的部位。胸腔感染也可经此蔓延至腹腔，反之亦然。

（2）中心腱　位于膈的中央部，向上凸起，分为前叶和两侧叶，系一光滑尖韧的腱膜，由腱纤维束错综交织而成。这些腱纤维束一部分独立存在，一部分与来自各方面的纤维束相延续。在右叶前叶交界处有腔静脉孔，下腔静脉通过其中。

（三）肋间肌和膈肌的血管与神经

肋间的血管与神经在肋间隙后部，位于每一肋间隙中间，在肋间隙前部，紧贴肋沟前行，并按静脉、动脉、神经的顺序，形成神经血管束，由上向下排列于肋骨下缘的肋骨沟内，因此，在肋角以前的肋骨骨折可损伤肋间血管。肋间的动脉除 1～2 肋间来自锁骨下动脉的肋颈干外，其他各肋间后动脉均来自胸主动脉，肋间后动脉在肋角处常分出一侧副支，沿下位肋的上缘前行，此 2 支至肋间隙前部均与胸廓内动脉和膈肌动脉的肋间前支相吻合，如在肋间隙前部穿刺时，进针部位应在上、下肋之间刺入，在肋间隙后部，即肋角内侧穿刺时应在下位肋的上缘刺入。临床上胸膜腔穿刺常用部位多在肩胛下线或腋后线第 8 或第 9 肋间隙进行。肋间的静脉与动脉伴行，向前注入与胸廓内动脉伴行的静脉，向后注入奇静脉或半奇静脉。肋间神经位于肋间内肌和最内肌之间，该神经在胸、腹壁侧面发出外侧皮支，其本干继续前行，在胸骨侧缘处穿至皮下，则称前皮支。肋间神经的肌支支配肋间肌和腹肌的前外侧群。

1. 膈的动脉　有膈上动脉、膈下动脉、膈肌动脉和心包膈动脉分布。膈上动脉发自胸主动脉下部，分布于膈上面的后部；膈下动脉由腹主动脉上部发出，分布于膈下面；膈肌动脉为胸廓内动脉的终末支之一；心包膈动脉自胸廓内动脉上部发出，伴膈神经心包与纵隔胸膜之间下行，分布至膈肌。上述诸动脉在膈形成广泛的吻合。静脉与动脉伴行，分别注入上、下腔静脉。

2. 膈的神经　分布于膈的神经主要是膈神经，膈神经由第 3、4、5 颈神经前支组成，在前斜角肌前方下降，经胸廓上口入胸腔，在左、右肺根的前方、心包两侧达膈上面。右膈神经进入中心腱，左膈神经进入肌部。其运动成分支配膈肌，感觉成分分布于胸膜、心包及膈下面的腹膜。除膈神经外，还有来自下 6 对肋间神经的感觉纤维分布至膈，但仅分布于膈的周缘。有时尚有副膈神经，发自第 5、6 颈神经，沿前斜角肌前面下行，分布于膈和毛细血管壁。

第七节 纵 隔

纵隔是左右纵隔胸膜之间的所有器官、结构与结缔组织的总称。其自然位置略偏左侧，前界为胸骨及部分肋软骨，后界为脊柱胸段，两侧为纵隔胸膜，向上达胸廓口，向下达膈。通常以胸骨角平面（平对第4胸椎椎体下缘）将纵隔分为上纵隔与下纵隔，下纵隔又以心包为界，分为前纵隔、中纵隔和后纵隔。

（一）上纵隔

上界为胸腔上口，下界为通过胸骨角和第4胸椎体下缘的平面，前界为胸骨柄、胸骨舌骨肌和胸骨甲状肌的起端，后界为第4胸椎体上部及其椎间盘和颈长肌下部，两侧为纵隔胸膜。其中有出入心脏的大血管，即主动脉及其3大支、上腔静脉的上部和左、右头臂静脉；以及迷走神经、心脏神经、膈神经和左喉返神经；另外还有胸导管、胸腺或胸腺残迹，以及食管、气管、气管淋巴结和部分气管支气管淋巴结。胸腺瘤是前上纵隔较常见的肿瘤。

（二）下纵隔

上界即是上纵隔的下界，下界为膈，两侧界为纵隔胸膜。

1. 前纵隔　是胸骨体与心包间的狭窄区，内有胸廓内动脉的纵隔支、纵隔前淋巴结、淋巴管、胸膜的下部、胸骨心包韧带和少量脂肪与结缔组织。

2. 中纵隔　为纵隔下部最宽阔部分，内有心包、心脏以及出入心脏的大血管、奇静脉弓、神经、支气管起始部和淋巴结。

3. 后纵隔　为心包与脊柱下部胸椎之间的部分，其中有胸主动脉，半奇静脉、奇静脉、迷走神经和内脏大、小神经，食管、胸导管以及纵隔后淋巴结等。

由于纵隔中不同解剖部位所含器官不同，常可借以判断纵隔病变的性质。

第八节 呼吸中枢

调节呼吸运动的神经细胞群，称为呼吸中枢。这些神经细胞群分布在大脑皮层、间脑、脑桥、延髓、脊髓等部位。各部位的神经细胞群相互协调与制约，通过对各种传入冲动进行整合以实现对呼吸运动的调节。把脑髓某一局限区域笼统地称为“呼吸中枢”是不确切的。呼吸中枢的各个部位在调节呼吸运动中的作用亦不同，大脑皮层在一定限度内可以随意控制呼吸；保留延髓和脊髓的联系可有一定程度的节律性呼吸，如破坏了延髓则呼吸停止，表明呼吸节律基本上起源于延髓。脑桥可使呼吸节律更为完善；脊髓是脑和呼吸肌之间进行神经联系的通路。

（一）呼吸中枢

1. 延髓呼吸中枢　位于延髓与呼吸活动有关的神经元集中于两个区域，一个是背侧群（DRG），位于延髓的背侧孤束核（NTS），一个是腹侧群（VRG），位于延髓的腹侧，从尾到头，包括后疑核（NRA）、疑核（NA）和Botzinger复合体，背侧群的神经细胞与吸气活动有关，并能接受、综合、调节化学受体，肺和气道机械受体的传入刺激，发出冲动，驱动脊髓的吸气下运动神经元，刺激肋间肌与膈肌完成吸气动作；腹侧群含有吸气与呼气神经元，分别发出冲动至脊髓的吸气与呼气下运动神经元，刺激肋间肌与膈肌的呼吸运动，也能通过舌咽神经发出冲动，刺激上气道肌肉的扩张与收缩，配合完成呼吸动作。呼吸运动能自主地有节奏地进行，其节奏点位于延髓，但具体的位置尚不详，目前认为呼吸运动自主节奏点并不局限于某一点，而是分散地存在于 VRG 和 DRG 之中的一些细胞群，它们可自主地按一定的频率发出冲动，但无论是吸气神经元或呼气神经元，它们之间又互相联系，协调一致地活动。吸气与呼气神经元可互相抑制，即在吸气时呼气神经元受抑制，呼气时吸气神经元受抑制，但这种抑制作用随着吸气与呼气的进行逐渐减弱，因此在吸气末转为呼气，呼气末转为吸气，吸气与呼气的幅度，吸呼转换的时间决定于吸气与呼气神经元本身活动的强弱与周围各种受体传入刺激反馈作用的强弱。

2. 脑桥呼吸调整中枢　脑桥呼吸调整中枢位于脑桥背外侧的内侧旁臂核和脑桥呼吸群(PRG)，它的功能是促进吸气的早期终止，故有利于吸气向呼气的转换。

3. 大脑皮层呼吸中枢　皮层运动区的运动神经元可发出随意的冲动，一条路径是和脑桥、延髓的呼吸中枢相互联系、协调呼吸运动，另一条路径是直接经皮质脊髓束下行，激动脊髓内的呼吸下运动神经元，刺激呼吸肌的运动。

（二）肺受体

肺受体包括如下：

1. 肺牵张受体（PSR）位于气管与支气管的平滑肌内，其神经装置为迷走神经髓鞘纤维，当吸气肺扩张时，这种受体受到刺激，其冲动沿迷走神经纤维传入延髓与脑桥的呼吸中枢，抑制了吸气神经元的活性，使吸气终止，转为呼气，吸气时间变短。另外在呼气的早期，该受体还具有相当的活性，使呼气时间延长，直到肺容量降低到一定程度时，其活性才完全消失，转为吸气。这种反射称为 Hering Breuer 反射，并伴有支气管扩张，心动过速和血管收缩。当肺顺应性降低，例如肺间质纤维化时，吸气时肺牵张受体受到强烈刺激，故呼吸变快变浅，而在气道阻力增高如慢性阻塞性肺疾病（COPD）时，这种受体受到抑制，使吸气时间延长，呼吸深而慢，以上的呼吸模式均有利于节省呼吸功，是机体对疾病的一种适应方式。

2. 肺刺激性受体（PIR）这种受体位于气道上皮细胞之间，其神经装置也是迷走神经髓鞘纤维，主要受化学性或颗粒性刺激物的刺激，特别是组胺的刺激，可反射性地使呼气缩短，呼吸加快，支气管收缩，对变态反应引起的组胺释放所致的支气管收缩起到一定作用。

3. C 纤维　位于肺泡壁与支气管壁之上，位于肺泡壁上的，因其邻近毛细血管，称为 J 受体，其神经装置为迷走神经无髓鞘纤维，在肺淤血或肺水肿时受到刺激，引起浅快呼吸与呼吸困难的感觉。在某些肺疾病伴有组胺、缓激肽、前列腺素释放时受到刺激，可引起喉痉挛、呼吸暂停、心率和血压下降。

（三）化学受体感受体

动脉血氧分压（PaO_2）、动脉血二氧化碳分压（$PaCO_2$）、pH 变化刺激的受体称为化学受体。一种位于延髓腹外侧表面，为中枢性化学受体，另一种位于颈动脉体与主动脉弓，为外周性化学受体。

1. 中枢性化学受体　中枢性化学受体位于延髓两侧第 8～11 对神经根水平的腹外侧面，深度仅有 2mm，非常表浅，与脑脊液仅隔一层室管膜，由一些化学敏感性细胞组成，它们与呼吸中枢DRG、VRG互有联络，当动脉血中CO_2升高时，在血中引起以下的化学反应：

$$CO_2+H_2O \rightarrow H_2CO_3 \rightarrow H^+ + HCO_3^-$$

因血脑屏障对离子较难透过，而对脂溶性的气体则容易透过，因此CO_2很容易地经弥散透过血脑屏障，进入脑脊液，到达这些受体的表面，或直接经毛细血管弥散进入细胞外液，到达这些受体的表面，CO_2在此处又进行与上式同样的反应，生成［H^+］与［HCO_3^-］，因脑脊液和细胞外液缺少阴离子蛋白，［H^+］不易被中和，［H^+］能强烈地刺激这些受体，所产生的信号被传送至呼吸中枢，使呼吸加深加快，排出CO_2，如果CO_2只是短时间的升高，因［H^+］不易被中和，上述方程式能较快地达到平衡。中枢性化学受体是感受高CO_2刺激的主要受体，但每个人的敏感性不同，在某些人，$PaCO_2$增加2mmHg，就能使通气量增加1倍。当$PaCO_2>30$mmHg（1mmHg＝0.133kPa）时，$PaCO_2$的增加才会引起较明显的通气反应，但当$PaCO_2>100$mmHg时，对呼吸就不再起刺激作用，而是抑制。当$PaCO_2$升高时，CO_2不仅弥散入脑脊液和细胞外液，同时也进入脑细胞内，因细胞内有较多的碳酸酐酶（能够促进CO_2和H_2O化合成H_2CO_3）和丰富的阴离子蛋白，后者能中和［H^+］，因此上述方程式中的化学反应向右进行，在细胞内生成较多的［HCO_3^-］，并被排出到细胞外液和脑脊液内，使其［HCO_3^-］增加，中和［H^+］，使pH恢复正常，但因阴离子透过脑细胞膜的速度比较慢，这个过程需要24小时以上才能完成，此时即使$PaCO_2$继续升高，脑脊液和细胞外液也不易被酸化，因此对呼吸的刺激作用减弱，这也可以解释为什么在慢性CO_2升高时，对呼吸的刺激作用逐渐减弱。当$PaCO_2$降低时，经血脑屏障弥散到脑脊液和细胞外液的CO_2减少，因而［H^+］降低，对中枢性化学受体的刺激减弱，对呼吸中枢的作用转向抑制。中枢性化学受体对缺氧的刺激不敏感，但严重低氧时对呼吸中枢有直接的抑制作用。

2. 外周性化学受体　外周性化学受体有两组，一组位于两侧的颈动脉体，在颈总动脉分出颈内与颈外动脉的分叉处，另一组位于主动脉弓处，受体的结构含有Ⅰ型化学敏感细胞，Ⅱ型支柱细胞与神经纤维末梢，Ⅰ型细胞接受低O_2、高CO_2、与［H^+］增加的刺激，在颈动脉体与主动脉弓受体各经舌咽神经与迷走神经将信号传入呼吸中枢，反射性地引起呼吸增强。正常血氧对呼吸无刺激作用，当$PaO_2<70\sim75$mmHg时，才能刺激呼吸增强，对低氧所引起的通气反应，90％依靠颈动脉体，而主动脉体只起10％的作用。外周化学受体对高CO_2刺激的敏感性不如中枢性化学受体，对高CO_2刺激所引起的呼吸增强，前者只起20％的作用，而后者起80％的作用。但对低氧反应的功能，完全依靠外周性化学受体。

（四）胸壁、呼吸肌与上气道粘膜的机械受体

肌梭、肌腱与肌肉关节的受体能感受肌肉的长度、张力与运动的变化，并将这些信号传送至呼吸中枢，以调节吸气、呼气的时间、频率与力量，同时也能通过脊髓反射进行呼吸运动的局部调节。上气道粘膜的压力受体能感受气道内负压的变化，通过神经反射刺激上气道扩张肌收缩而保持气道通畅，某些阻塞性睡眠呼吸暂停患者，在悬雍垂咽软腭成型术后，阻塞性睡眠呼吸暂停依然存在，甚至发生了中枢性睡眠呼吸暂停，其原因之一即可能由于随着咽部软组织的切除，也去除了压力感受器，切断了神经反射弧，使呼吸中枢的驱动与咽扩张肌的活动减弱，容易发生中枢性或阻塞性睡眠呼吸暂停。

（余健民）

本章参考文献

1. 中国医科大学主编．人体解剖学．北京：人民卫生出版社，1978.182-200
2. 徐恩多主编．局部解剖学．第2版，北京：人民卫生出版社，1984.117-120
3. Murray JF，Nadel JA. Textbook of respiratory medicine. 2nded，Philadelphia of USA：WB Saunder Company，1994.3-31
4. 于频主编．系统解剖学．第4版，北京：人民卫生出版社，1996.132-145
5. 罗慰慈主编．现代呼吸病学．北京：人民军医出版社，1997.3-26
6. Baum GL，Crapo JD，Karlinsky JB. Textbook of pulmonary disease. 6thed，Philadelphia of USA：Lippincott Raven Publishers，1998.23-45
7. 余健民主编．呼吸内科临床手册．南昌：江西科技出版社，1999.3-16
8. 丁东杰．呼吸中枢与呼吸调节．中华结核与呼吸杂志，2000，23（9）：527
9. 朱元珏，陈文彬主编．呼吸病学．北京：人民卫生出版社，2003.3-21

第二章 呼吸生理

第一节 肺通气原理

肺通气（pulmonary ventilation）是指外界空气与肺泡之间的气体交换。气体进出肺取决于推动气体流动的动力和阻止气体流动的阻力。动力必须克服阻力，肺通气才能进行。

（一）肺通气的动力

肺泡内的压力称为肺内压（intrapulmonary pressure）。当肺内压低于大气压时气体入肺，引起吸气；反之则气体出肺，引起呼气。即气体进出肺是由于大气和肺泡气之间的压力差引起的。在自然呼吸时，肺内压的变化是由于肺的扩大与缩小。但肺本身没有肌肉，无主动张缩的能力。因此，肺的张缩是由于胸廓的扩大和缩小引起的，而胸廓的扩大和缩小是通过呼吸肌的收缩和舒张实现的。可见，大气压与肺内压的压力差是肺通气的直接动力，呼吸是肺通气的原动力。

1. 呼吸运动　在呼吸时，呼吸肌收缩与舒张引起的胸廓扩大和缩小称为呼吸运动（respiratory movement）。包括吸气运动和呼气运动。主要的吸气肌有膈肌和肋间外肌，主要的呼气肌有肋间内肌和腹肌。此外，还有一些辅助吸气肌，如斜角肌、胸锁乳突肌等。

平静吸气时，膈肌收缩使隆起的穹窿顶下移，从而增大胸腔上下径。成年人膈肌每下降1cm，胸腔容积增大约250ml。膈肌最大可下降7～10cm，使胸腔容积增大约2500ml。因此，膈肌是最重要的吸气肌。当肋间外肌收缩时，肋骨和胸骨向上提，同时肋骨下缘向外侧偏转，从而增大胸腔的前后径和左右径。因此，膈肌和肋间外肌收缩使胸腔的上下、前后和左右径均增大，引起胸腔和肺容量的增大，肺内压低于大气压，外界气体进入肺内，完成吸气。平静呼吸（eupnea）时，呼气运动不需要呼气肌的收缩。因为当膈肌和肋间外肌舒张时，肺依靠其自身的回缩力而回位，并牵引胸廓，使之缩小，从而引起胸腔和肺容积缩小，肺内压高于大气压，肺内气体被呼出，完成呼气。因此，平静呼吸时吸气是主动的，呼气则是被动的。通常将以膈肌舒缩运动为主的呼吸运动称为腹式呼吸（abdominal breathing），以肋间外肌舒缩活动为主的呼吸运动则称为胸式呼吸（thoracic breathing）。正常呼吸运动是腹式和胸式的混合型。

用力呼吸是指劳动或运动时的呼吸。用力吸气时，除膈肌和肋间外肌收缩外，还有斜角肌、胸锁乳突肌等辅助吸气肌收缩，使胸廓进一步扩大，吸气运动增强，吸入气体增加。用力呼气时，除吸气肌舒张外，还有肋间内肌、腹肌等呼气肌收缩使胸腔和肺容积进一步缩小，肺内压升高，呼出更多的气体。由此可见，用力呼吸时吸气和呼气都是主动的。

2. 肺内压的变化　在吸气初期肺内压低于大气压，如果以大气压为0，则肺内压为负值，空气入肺。随着肺内气体量的逐渐增加，肺内压升高，至吸气末若呼吸暂停、声带开放、呼吸道畅通时，此时肺内压与大气压相等，即肺内压为0。反之，在呼气初期，肺内压高于大气压，气体出肺，肺内气体量逐渐减少，肺内压随之下降，至呼气末，肺内压又降至大气压水平，肺内压为0。因此，在平静呼吸过程中肺内压在吸气时为－0.27 ～ －0.13kPa（－2～ －1mmHg），呼气时为0.13 ～0.27kPa（1～2mmHg）。而在用力呼吸时，肺内压变动增大。若呼吸道不够通畅时，肺内压的升降将更大。例如紧闭声门，尽力吸气时，肺内压可低至－13.3 ～ －3.99kPa（－100 ～ －30mmHg）；用力呼气时可高达7.89～18.62kPa（60 ～140mmHg）。

由此可见，肺通气的直接动力是肺内压的周期性变化造成肺内压和大气压之间的压力差。了解这一点有重要的临床意义，病人一旦呼吸停止，则在保持呼吸道畅通的前提下，采用人为的方法，使肺内压和大气压之间产生压力差，即可保持肺通气，这就是人工呼吸（artificial respiration），如用呼吸机进行正压通气，口对口的人工呼吸和节律性地举臂压背挤压胸廓等。

3. 胸膜腔内压　胸膜腔内的压力称为胸膜腔内压（intrapleural pressure），胸膜腔压力是一个单一的反映整个通气器官力学的平均值，但是这种观点在以下几个方面明显简单化了。(1) 由于正常情况下胸膜腔只是脏胸膜和壁胸膜之间的潜在空间，所以无法直接测量胸膜腔压力。(2) 从概念上来说，胸膜腔压力在表面和液体之间存在不同的特点。(3) 受重力影响，肺表面的胸膜腔压力并不是一致的。(4) 胸膜腔压力由肺表面向位于肺内不同深度和位置的肺泡传递是依靠肺泡壁中的支撑结构间的相互作用进行的。结构中可能存在有肺泡之间的交角或者萎陷的肺小叶。尽管如此，平均胸膜腔压力的概念广泛作为评价呼吸系统力学的标准具有很大的实际意义。在人体常采用间接测量法，让受试者吞下一个带有薄壁气囊的导管至下胸段食管。由于位于胸腔段的食管壁薄而柔软，因而在呼吸过程中食管与胸膜腔两者的压力变化值基本一致，食管内的压力可间接反映胸膜腔内压。

测量表明，胸膜腔内压通常比大气压低，为负压。平静呼气末胸膜腔内压约为－0.66 ～ －0.40kPa（－5 ～ －3mmHg），吸气末约为－1.33 ～ －0.66kPa（－10 ～ －5mmHg）。在关闭声门、用力吸气时，胸膜腔内压可降至－11.97kPa（－90mmHg）；用力呼气时，可升高到14.63 kPa（110mmHg）。

胸膜腔内负压是如何形成的？由于胸膜腔内没有气体，少量的浆液所产生的压力可忽略不计。因此，胸膜腔内压只可能是作用于胸膜上的力形成的。而作用于胸廓的大气压因胸廓的阻挡，不可能作用于壁层胸膜，这样胸膜腔内压只能是由作用于脏层胸膜的力构成。因肺泡壁薄而柔软，作用于肺泡壁的力即可作用于脏层胸膜，这就是使肺泡扩张的肺内压和使肺泡缩小的肺回缩力，两者方向相反。

胸膜腔内压 ＝肺内压－肺回缩力

吸气末或呼气末，肺内压等于大气压。若以大气压为0，则

胸膜腔内压 ＝－肺回缩力

由此可见，胸膜腔负压实际上是由肺回缩力造成的。吸气时，肺扩展，肺的回缩力增大，胸膜腔负压增大。呼气时，肺缩小，肺回缩力变小，胸膜腔负压也减少。在平静呼吸过程中胸膜腔内压总是负值。其原因是婴儿出生后自第一次呼吸开始，肺即充气而始终处于扩张状态。同时胸廓生长的速度比肺快，胸廓总是牵引着肺。这样在呼气胸廓缩小时，肺仍处

于扩张状态。因此在正常情况下，肺总是表现出回缩倾向，因而胸膜腔内压总为负值。

胸膜腔负压除维持肺的扩张外，还作用于胸腔内的壁薄而可扩张性大的上、下腔静脉和胸导管，促进静脉血和淋巴液的回流。因此，临床上在胸膜破裂造成开放性气胸（pneumothorax）时，肺将因本身的回缩力而萎陷，使肺通气功能下降。同时静脉血液和淋巴液回流受阻致循环血量减少。此时治疗的关键是使胸膜腔密闭以恢复胸内负压。

（二）肺通气的阻力

肺通气过程中，动力必须克服阻力才能实现肺通气。肺通气的阻力可分为弹性阻力和非弹性阻力，平静呼吸时弹性阻力约占 2/3。

1. 弹性阻力与顺应性　物体对抗外力作用所引起的变形的力称为弹性阻力（elastic resistance），常用顺应性来反映其大小，即在外力作用下弹性组织的可扩张性。若组织容易扩张，则顺应性大，表明弹性阻力小；反之，组织难于扩张时则顺应性小，其弹性阻力大。可见顺应性（C）与弹性阻力（R）成反比关系：C＝1/R。顺应性的大小可用单位压力变化（△P）（即跨壁压的变化）所引起的容积变化（△V）来表示，即：

$$C=\triangle V/\triangle P\ (L/cmH_2O)$$

一般跨肺压为肺内压与胸内压之差，跨胸壁压为胸内压与大气压之差。

肺和胸廓均为弹性组织，均能产生弹性阻力，其大小亦可用顺应性来表示。

（1）肺的弹性阻力与顺应性　肺的弹性阻力包括肺弹性纤维的回缩力和肺泡表面张力，肺的弹性阻力可用肺顺应性表示，即外力作用下肺扩张的难易程度。

肺顺应性（CL）＝肺容积的变化（△V）/跨肺压的变化（△P）(L/cmH_2O)

图 2-1 所展示的压力-容积曲线即为典型的肺顺应性曲线，曲线的斜率反映不同容量时肺顺应性或弹性阻力大小。曲线斜率大，表示肺顺应性大，弹性阻力小；曲线斜率小，则肺顺应性小，弹性阻力大。正常成年人在平静呼吸时，肺顺应性约为 $0.2L/cmH_2O$，位于斜率最大的曲线中段，表明平静呼吸时肺弹性阻力小，呼吸省力。

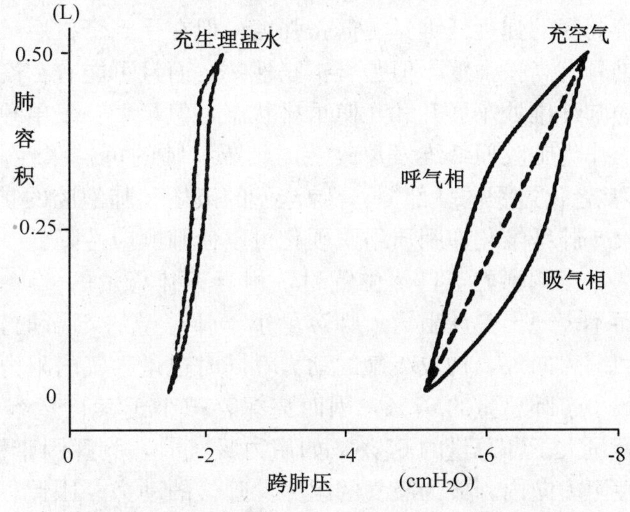

图 2-1　分别用空气和生理盐水改变肺容积时的肺顺应性曲线

影响肺顺应性的因素有：

①肺容积　前已述及，肺容积不同时肺顺应性将随之改变。此外，肺总容量不同，肺顺应性的数值可相差很大。例如，比较大鼠与象的肺顺应性或新生儿与成年人的肺顺应性，可得到象的肺顺应性远远大于大鼠，成年人的肺顺应性大于新生儿。而事实上，大鼠与象或新生儿与成年人相比，肺的弹性阻力相差不大。提示在肺总容量显著不同时，肺顺应性不足以客观

反映肺的弹性阻力。可见，肺顺应性与肺总容量有关。肺总容量大，其顺应性较大；反之，肺总容量较小，则顺应性也较小。如果将肺顺应性除以肺总容量，这就是比顺应性（specific compliance）。

比顺应性＝肺顺应性（L/cmH_2O）/肺总容量（L）

在平静呼吸时，比顺应性＝平静呼吸时的肺顺应性（L/cmH_2O）/功能残气量（L）

即单位肺总容量下的肺顺应性，以排除肺总容量对肺顺应性的影响。经测算得到，大鼠与象的肺比顺应性、新生儿与成年人的肺比顺应性基本相同。若比顺应性发生改变，提示肺弹性阻力发生了改变。

②肺部疾病及肺表面活性物质　当肺充血、肺组织纤维化或肺表面活性物质减少时，肺的弹性阻力增加，肺顺应性降低，患者出现吸气困难；而在肺气肿时，肺弹性纤维被破坏使肺回缩力减小，弹性阻力减小，顺应性增大，患者出现呼气困难。

③呼吸时相　在吸气或呼气时，由于肺的扩张与缩小存在滞后现象，使肺顺应性曲线不重合，提示肺顺应性的大小随呼吸时相而变化。

④体位　当人由直立位变为平卧位时，因重力作用使肺受到挤压，扩张性降低，肺顺应性降低。但同时功能残气量亦减少，此时肺的比顺应性保持不变。

（2）胸廓的弹性阻力和顺应性

①肺组织的生理属性　肺的一系列不同组织构成与肺弹性有关。胸膜、小叶间隔、外周气道平滑肌的正常弹性，肺血管舒缩的弹性以及肺泡壁组织对形成肺弹性回缩力有着重要作用。

肺泡壁的主要组织连接构成部分是胶原纤维和弹性纤维。肺泡壁和支气管与肺泡-毛细血管周围的弹性纤维具有低张强度，但在受到牵拉后，其长度可延伸到静止时的2倍，胶原纤维具有高张强度，但是可扩张性差，而且可能有在高肺容积时限制肺扩张的作用，虽然扩张的肺纤维处于展开和几何重排状态，但是每一条单独的纤维仅有轻度延长。

作为肺胶原纤维发生改变的结果，肺的可扩张性，以肺顺应性来表示，随着年龄增长（正常老化过程的一部分），肺泡壁的破坏和肺泡腔的扩大（肺气肿的特征）肺顺应性增加。相反，肺纤维化即间质组织硬化可以使肺顺应性降低。

②当胸廓处于自然位置时，相当于肺总量的67%左右，胸廓既没有扩大，也无缩小，因而不表现出弹性阻力。肺容量小于肺总量的67%时，胸廓的容积小于其自然容积，其弹性回缩力向外，构成吸气的动力，同时也是呼气的阻力。例如平静呼气或平静吸气时肺容积一般小于肺总量的67%，因而胸廓容积小于其自然容积，胸廓的弹性阻力为吸气的动力。肺容量大于肺总量的67%，如用力吸气时，胸廓因牵引向外而扩大，胸廓倾向于回缩，其弹性阻力向内，成为吸气的阻力，呼气的动力。因此，肺弹性阻力总是为吸气的阻力不同，胸廓的弹性阻力可以是吸气或呼气的阻力，也可以是动力。胸廓的弹性阻力可用胸廓的顺应性（thoracic compliance，C_T）表示：

胸廓的顺应性（C_T）＝胸腔容积的变化（△V）/跨胸壁压的变化（△P）/cmH_2O

正常人胸廓顺应性也是0.2L/cmH_2O。在肥胖、胸廓畸形、胸膜增厚和腹腔内占位病变等情况下，胸廓顺应性降低。

2. 非弹性阻力

(1) 平静呼吸时非弹性阻力（non-elastic resistance）占总阻力的30%，用力呼吸时其比例将增加。肺的全部非弹性阻力有气道对气流的阻力（气道阻力）和在呼吸过程中产生的肺组织摩擦力阻力组成，正常情况下，组织阻力占全肺弹性阻力的10%～20%，但在肺实质病变的情况下可显著增加。气道阻力占非弹性阻力的80%～90%。

(2) 气道阻力　气流阻力的大部分产生于上呼吸道，包括鼻、口、咽、喉和气管。用鼻呼吸时，鼻部的气道阻力将近达到全气道阻力的50%。用嘴平静呼吸时，口、咽、喉和气管构成了全气道阻力的20%～30%，在通气量增加的情况下，例如剧烈运动时达到50%，剩余气道阻力主要产生在中等大小的肺叶、段、以及7级以上的亚段支气管，其余的支气管末梢分支增加了气道数量和支气管树的总横截面积，结果，在正常肺中，外周小气道，尤其是直径<2mm的，所产生的气道阻力仅为全部的10%～20%。

呼吸时所做的功是用以克服呼吸器官弹性和非弹性阻力。非弹性阻力包括气道阻力和呼吸运动时肺、胸廓和横膈等组织的摩擦阻力，该组织阻力仅占阻力的1/5。按阻力的物理性质不同可分为粘性阻力、弹性阻力和惯性阻力，它们之和称为呼吸阻抗。通常所说的呼吸阻力即为粘性阻力。按阻力存在的不同部位又可分为气道阻力、肺组织阻力与胸廓阻力。气道阻力与肺组织阻力之和称为肺阻力，肺阻力与胸廓阻力之和称呼吸总阻力。临床上肺阻力与呼吸总阻力的测定主要也是为了反映气道阻力。

3. 呼吸功　在呼吸过程中，呼吸肌为克服弹性阻力和非弹性阻力实现肺通气所做的功称为呼吸功（work of breathing）。通常以单位时间内的压力变化乘以容积变化来计算。正常人平静呼吸时，呼吸功较小，呼吸耗能仅占全身总耗能的3%。劳动或运动时，呼吸频率、深度增大，呼气也有呼气肌收缩，呼吸功增加。病理情况下，肺通气的弹性或非弹性阻力增大时，也可使呼吸功增大。剧烈运动时，呼吸耗能可升高25倍。因此，能否为呼吸提供足够的能量在很大程度上制约个人的运动能力。不过由于在剧烈运动时全身总耗能也将增大15～20倍，所以呼吸耗能仍只占总耗能的3%～4%。

（三）肺通气功能的评价

肺通气是呼吸的一个重要环节，应用肺量计进行测定，可得到肺容积曲线（如图2-2）。所得到的肺容量及肺通气量等指标可作为衡量肺通气功能的重要指标。

1. 基本肺容积　肺容积（pulmonary volume）是指在不同状态下肺所容纳的气体量。有4种基本肺容积，它们互不重叠，全部相加后等于肺总容量。

(1) 潮气量（tide volume，TV）是指每次吸入或呼出的气量。平静呼吸时潮气量约为500ml。

(2) 补吸气量（inspiratory reserve volume，IRV）指平静吸气末，再用力吸气所能吸入的气量。正常成年人补吸气量约为1500～2000ml。

(3) 补呼气量（expiratory reserve volume，ERV）指平静呼气末，再尽力呼气所能呼出的气量。正常成年人补呼气量约为900～1200ml。

(4) 残气量（residual volume，RV）是最大呼气末存留于肺内不能再呼出的气量，正常成人约为1000～1500ml。支气管哮喘和肺气肿患者，残气量增加。

2. 评价肺通气功能的指标　肺通气时表现的多项基本肺容积相组合的气量称为肺容量

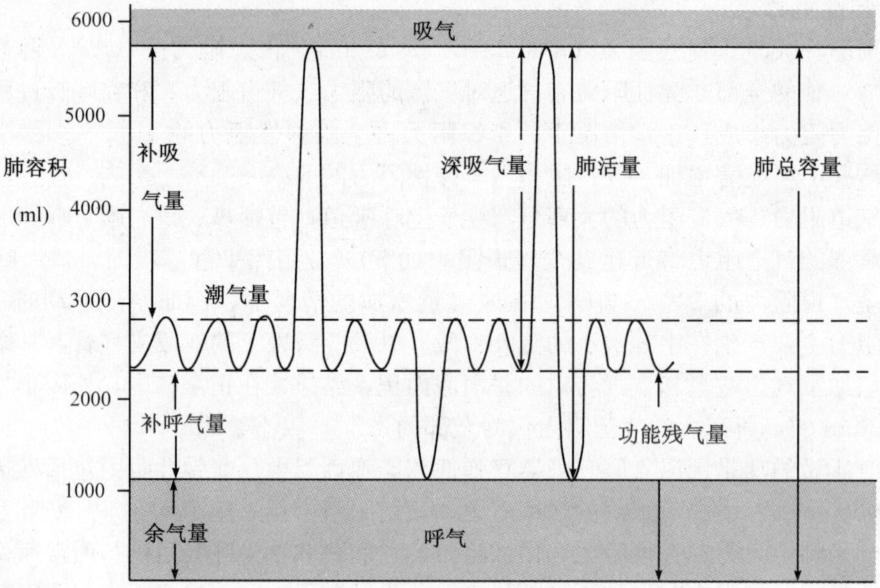

图 2-2 肺容积曲线

(pulmonary capacity)，可作为评价肺通气功能的指标。

(1) 深吸气量（inspiratory capacity，IC）指在平静呼气末做最大吸气时所能吸入的气量，等于潮气量和补吸气量之和。深吸气量一般与肺活量呈平行关系，是衡量最大通气潜力的重要指标。胸廓、胸膜、肺组织和呼吸肌等发生病变时，肺通气功能下降，深吸气量减少。

(2) 功能残气量（functional residual capacity，FRC）指平静呼气末存留于肺内的气量，等于残气量与补呼气量之和。正常成年人约为 2500ml，肺气肿患者的功能残气量增加，肺实质性病变时减小。由于功能残气量对吸入气体的稀释作用，吸气时肺内空气中 PO_2 不致太高，PCO_2 不致太低；反之，呼气时，PO_2 不致升得太高，以保证肺换气的进行。因此，功能残气量的生理意义是缓冲呼吸过程中肺泡气中氧和二氧化碳分压（PO_2 和 PCO_2）的变化。

(3) 肺总容量（total lung capacity，TLC）指肺所能容纳的最大气量，等于潮气量、补吸气量、补呼气量和残气量之和。也等于深吸气量与功能残气量之和。肺总容量可随性别、年龄、身材、运动锻炼情况和体位而变化，成年男性平均约 5000ml，女性约 3500ml。

(4) 肺活量（vital capacity，VC）指最大吸气后做最大呼气所呼出的气量。肺活量等于潮气量、补吸气量和补呼气量之和，也等于肺总容量减去残气量。肺活量与身材、性别、年龄、体位、呼吸肌强弱等有关，一般与身高成正比，男性大于女性，幼年和老年人较小，一般卧位时的肺活量比立位时小 300ml。正常成年男性平均约 3500ml，女性约 2500ml。肺活量反映了肺一次通气的最大能力，一般来说肺活量越大，肺的通气功能越好。

(5) 用力肺活量（forced vital capacity，FVC）指最大吸气后，以最快速度用力呼气时所呼出的最大气量。该指标避免了肺活量不限制呼气时间的缺陷，排除气道阻塞病人在延长呼气时测得的肺活量正常的假象，能更客观地反映肺的通气功能，是反映肺通气功能的较好指标。

（6）用力呼气量（forced expiratory volume，FEV）是指最大吸气后以最快速度用力呼气时在一定时间内所呼出的气量，一般以它所占用力肺活量的百分数来表示，即 FEV_1/FVC%。其中，第 1 秒钟内呼出的气量称为第 1 秒用力呼气容积（the first second of a forced expiration，FEV_1），是临床反映肺通气功能最常用的指标，正常时 FEV_1/FVC% 约为 80%。在哮喘等阻塞性肺部疾病患者，FEV_1 的降低比 FVC 更明显，因而 FEV_1/FVC% 降低；而在肺纤维化等限制性肺部病变患者，因 FVC 降低使 FEV_1 亦下降，故 FEV_1/FVC% 仍可正常甚至超过 80%。因此，FEV_1/FVC% 是评定慢性阻塞性肺病的常用指标，也常用于鉴别阻塞性通气功能和限制性通气功能。

（7）最大呼气中段流量（maximal midexpiratory flow curve，MMEF）指在 FEV 描图上按肺活量等分为 4 等份，取中间二等份容积，除以所占时间，即可计算出 MMEF。该指标的优点是去掉了呼气初始与呼气力量有关的部分，能较好的反映小气道的阻力情况，是测定小气道功能的简单实用的方法。

（8）每分通气量（minute ventilation volume）指每分钟吸入或呼出的气量，等于潮气量乘以呼吸频率。平静呼吸时，正常成年人呼吸频率 12～18 次/分，潮气量为 500ml，则每分静息通气量为 6～9L。每分通气量随性别、年龄、身材和活动量的不同而有差异。

（9）最大随意通气量（maximal voluntary ventilation）也称为最大通气量，指以最大的力量、最快的速度每分钟吸入或呼出的气量。它反映单位时间内充分发挥全部通气能力所能达到的通气量。是估算机体能进行多大运动量的重要生理指标。测定时，一般只测量 10s 或 15s 内最深最快呼出与吸入的气量，再乘以 6 或 4 换算成每分钟的最大通气量。正常成年人最大通气量一般可达 70 ～120L/min。比较每分静息通气量与最大通气量，可以了解通气功能的贮备能力，后者通常用通气贮量百分比表示。

通气贮量百分比＝（最大通气量－每分平静通气量）/最大通气量×100%

通气贮量百分比的正常值等于或大于 93%，小于 70%为通气功能严重损害。

在此基础上可进一步推算出气速指数（air velocity of index，AVI），即最大通气量实际数占预计值的百分数与肺活量实际数占预计值的百分数相比。

气速指数（AVI）＝（最大通气量实测值/预计值%）/（肺活量实测值/预计值%）

气速指数有助于鉴别通气功能损害的类型。正常值为 1，气速指数大于 1 示限制性通气损害，小于 1 示阻塞性通气损害。最大通气量预计值回归方程式：

Baldwin：男［86.4－（0.522×年龄）］×体表面积（m^2）（以 L 表示）

　　　　女［71.3－（0.474×年龄）］×体表面积（m^2）（以 L 表示）

肺活量预计值回归方程式：

Baldwin：男［27.63－（0.112×年龄）］×身高（cm）（以 ml 表示）

　　　　女［21.78－（0.101×年龄）］×身高（cm）（以 ml 表示）

（10）肺泡通气量（alveolar ventilation）指每分钟吸入肺泡的新鲜空气量或每分钟与血液进行气体交换的量。

肺泡通气量＝（潮气量－无效腔气量）×呼吸频率

与每分通气量相比，肺泡通气量比每分通气量小，其差值为无效腔气量×呼吸频率。这是因为每次吸入的气体，一部分将留在从上呼吸道至呼吸性细支气管以前的呼吸道内。由于该段呼吸道内气体不能直接与血液进行气体交换，而呼气时又先将这部分气体排出体外。因此将这一段呼吸道称为解剖无效腔（anatomical dead space），正常成年人其容积约为150ml。此外，进入肺泡的气体，也可因血流在肺内分布不均而未能都与血液进行气体交换，这一部分未能与血液发生气体交换的肺泡容量称为肺泡无效腔（alveolar dead space），正常人的肺泡无效腔接近于零。肺泡无效腔与解剖无效腔之和称为生理无效腔（physiological dead space）。正常人的生理无效腔等于或接近于解剖无效腔。病理情况下，如支气管扩张时解剖无效腔增大，肺动脉部分梗塞时肺泡无效腔增大。

肺泡通气量是反映通气效率的重要指标。例如，某人的潮气量是500ml，呼吸频率是12次/分，则每分通气量为6000ml/min，肺泡通气量为4200ml/min。如果呼吸形式改变，例如潮气量减半而呼吸频率加倍（浅快呼吸）或潮气量加倍而呼吸频率减半（深慢呼吸），此时每分通气量不变，肺泡通气量却发生明显变化。分别为2400ml/min和5100ml/min。可见，在一定的呼吸频率范围内深而慢的呼吸比浅而快的呼吸更为有效。

第二节 肺换气功能

气体交换包括肺泡与血液之间的气体交换（肺换气）以及血液和组织之间的气体交换（组织换气），两者只是发生的部位不同，遵循的物理学原理相同。本节着重讨论肺换气。

（一）气体交换原理

气体分子的运动不断进行而且无定向，最终结果是分子从分压高处向分压低处净转移，这一过程称为气体弥散。机体内的气体交换就是以弥散的方式进行的。

单位时间内气体弥散的容积称为气体弥散速率，它受下列因素的影响。

1. 气体的分压差　在混合气体中，由某一种气体分子运动所形成的压力为该气体的分压。其大小与该气体在混合气体中的容积比例成正比。如空气中，二氧化碳占0.04%，而标准状态下大气压为101.3kPa（760mmHg），则二氧化碳分压为101.3kPa×0.04%，即0.04kPa（0.34mmHg）。

当气体与液体接触时，一部分气体以其分压溶解在液体中。单位分压下溶解于单位容积溶液中的气体量，称该气体在该溶液中的溶解度。一般以1个大气压，38℃时，100ml液体中溶解的气体的毫升数来表示。

两个区域之间的分压差是气体交换的动力，分压差大，则弥散快。必须指出，混合气体或液体中各气体的弥散方向和速率只与该气体本身的分压差有关，而不受其他气体分压差的影响。体内肺泡气、血液和组织液中氧分压（PO_2）和二氧化碳分压（PCO_2）见表2-1。

表2-1　肺泡气、血液和组织中气体的分压［kPa（mmHg）］

指标	肺泡气	动脉血	静脉血	组织
PO_2	15.00（112.5）	13.30（100）	5.32（40）	3.99（30）
PCO_2	5.32（40）	5.32（40）	6.12（46）	6.65（50）

由此可见，在肺部、肺泡气中氧分压［15kPa（112.5mmHg）］大于静脉血［5.32kPa（40mmHg）］，推动弥散的分压差达 9.68kPa（72.5mmHg）。因此，氧由肺泡向血液弥散；而二氧化碳在肺泡气中的分压［5.32kPa（40mmHg）］小于静脉血［6.12kPa（46mmHg）］，分压差为 0.8kPa（6mmHg），从而使二氧化碳由血液向肺泡弥散，形成肺换气，使静脉血变成动脉血。在组织中，动脉血中氧分压［13.30kPa（100mmHg）］大于组织［3.99kPa（30mmHg）］，分压差为 9.31kPa（70mmHg），因此，氧由血液向组织弥散；而动脉血二氧化碳分压［5.32kPa（40mmHg）］小于组织［6.65kPa（50mmHg）］，分压差为 1.33kPa（10mmHg），继而二氧化碳由组织向血液弥散，形成组织换气，使动脉血又变成静脉血。

肺泡气-动脉血氧分压差［$P_{(A-a)}O_2$］指肺泡气氧分压（P_AO_2）与动脉血氧分压（PaO_2）之差值，是判断摄氧的标志，其值受$\dot{V}_A/\dot{Q}$、动静脉分流与弥散等三种因素的影响，故可作为一项综合了解肺气体交换的指标。$P_{(A-a)}O_2$异常说明有上述一项或一项以上的障碍，可进一步测定加以鉴别。进行临床评价时，应注意到低氧血症及高碳酸血症患者的$P_{(A-a)}O_2$正常者，其低氧血症可能完全由肺泡通气不足所致；$P_{(A-a)}O_2$异常增高表示存在肺内分流，V/Q比例失调或弥散功能下降。$P_{(A-a)}O_2$接近于“0”或为负值可能为实验室的误差。连续测定$P_{(A-a)}O_2$有助于了解肺部病变的进展，而且可作为机械通气的适应证或撤机的参考指标。

2. 气体的分子量和溶解度　在相同条件下，各气体弥散速率和各气体分子量的平方根成反比，还与气体在溶液中的溶解度成正比。溶解度与分子量平方根之比称为弥散系数，取决于气体分子本身的特性。氧的分子量为 32，其平方根为 5.6；二氧化碳的分子量为 44，其平方根为 6.6。氧的溶解度为 2.2ml，二氧化碳的溶解度为 51.1ml，是氧的 24 倍。

3. 弥散面积和距离　气体弥散速率与弥散面积成正比。面积越大，弥散的分子总数越多。分子弥散的距离越大，弥散经全程所需的时间越长，因此，弥散速率与弥散距离成反比。

4. 温度　弥散速率与温度成正比。在人体，体温相对恒定，温度因素可忽略不计。

综合上述因素，气体弥散速率应与弥散面积、气体的分压差、气体的溶解度成正比，而与弥散距离、气体分子量平方根成反比，公式表示：

$$\text{气体弥散速率} \propto \frac{\text{弥散面积} \times \text{气体分压差} \times \text{气体溶解度}}{\text{弥散距离} \times \sqrt{\text{气体分子量}}}$$

由此，机体二氧化碳的弥散速率约为氧的 20 倍。临床上，当肺换气出现障碍时，首先受到影响的将是氧的弥散，即缺氧可能早于二氧化碳潴留出现，而且较为严重。

（二）影响肺换气的因素

前已详述气体弥散速率的影响因素，这里只需对肺的弥散面积和弥散距离以及影响肺部气体交换的其他因素再做具体说明。

1. 呼吸膜　呼吸膜（respiration membrane）又称肺泡膜，是肺泡与血液间进行气体交换时必须通过的膜性组织，此膜由六层结构组成，由肺泡面起依次为：含表面活性物质的液体层、肺泡上皮细胞、肺泡上皮基膜层、结缔组织间隙、毛细血管基膜和毛细血管内皮细胞。正常情况下，呼吸膜总面积可达 60 ～100m^2，为气体交换提供了有效的弥散面积，而且膜的总厚度不超过 1μm，通透性很大，这些都十分有利于血液流经肺泡时，能与肺泡气迅速地进行交换。在某些疾病情况下，如肺纤维化、肺水肿等呼吸膜面积减小或（和）膜厚度增加而通透性降低，都会影响到肺换气过程，可能导致低氧血症。

2. 通气/血流比值　正常时，血液通过肺毛细血管的时间约 0.75 秒，但由于肺呼吸膜面积大，且通透性好，只需 0.3 秒就可完成气体交换，血液与肺泡气间的氧分压和二氧化碳分压即达到平衡。这说明正常情况下，血液流经肺泡时，完成气体的交换有充分的时间保证，并且还有很大的贮备能力。

气体交换还依赖于肺泡通气量与肺血流量两者间的配合，即需要适宜的通气/血流比值（指每分钟肺泡通气量与每分肺血流量的比值）。如运动时，机体耗氧量增加，二氧化碳产生量增多，此时不仅需要增大肺泡通气量，以摄入更多氧和排出更多二氧化碳，还要相应的增加肺血流量（即心排血量），才能满足气体交换的需要。换言之，肺泡通气量与肺血流量必须保持一个恰当的比值。这一比值反映了循环功能和呼吸功能的内在关联性。正常人安静时，肺泡通气量约4200ml/min，心排血量约5000ml/min，故正常肺通气/血流比值为 0.84。

肺通气/血流比值正常意味着由右心射出的静脉血通过肺毛细血管时能够进行充分的气体交换，全部成为动脉血，满足全身组织代谢对气体更新的需要。当肺通气/血流比值增大时，表示有部分肺泡气未能与血液进行充分交换，亦即增加了肺泡无效腔。肺泡通气/血流比值失调有下述两种主要形式。

（1）部分肺泡通气不足　肺部病变如肺泡萎陷、肺炎、肺不张、肺水肿等引起病变部位的肺泡通气不足，通气/血流比值减小，部分未经氧合或未经充分氧合的静脉血（肺动脉血）通过肺泡的毛细血管或短路流入动脉血（肺静脉血）中，故又称肺动-静脉分流或功能性分流（functional shunt）。

（2）部分肺泡血流不足　肺血管病变如肺栓塞引起栓塞部位血流减少，通气/血流比值增大，肺泡通气不能被充分利用，又称为死腔样通气（dead space-like ventilation）。

健康成人的肺泡通气量和肺血流量分布是不均匀的。例如，由于重力影响，人体在直立时，肺底部的通气和血流量都大于肺尖部，但血流量的改变更为显著，因此，肺底部通气/血流比值较低，而肺尖较高。但从总体上来说，由于呼吸膜面积远远超过气体交换的实际需要，所以并不影响氧的摄取和二氧化碳的排出。

（四）气体弥散功能

1. 肺弥散功能（pulmonary diffusion function）是指某种分子由高浓度区移向低浓度区，最终达到平衡的一种倾向。弥散是一种随机的被动过程，不需消耗能量。肺泡内气体与肺泡壁毛细血管内血液的氧与二氧化碳进行交换遵照着弥散的原则，亦即气体分子由高分压通过肺泡壁毛细血管膜弥散至低分压，一直达到气体压力平衡为止。

肺弥散过程为肺泡内气体的弥散为气相弥散，O_2的弥散速度比 CO_2稍快，CO_2弥散速率仅为 O_2的 85%。正常吸气过程中，吸入的空气和吸气前已存在于肺泡内的肺泡气之间发生弥散，80%的气体在 0.002 秒的时间内完成弥散过程。气体通过肺泡毛细血管膜的弥散，由于肺泡毛细血管膜含水分，因此气体的弥散速度决定于气体分子量及其溶解度，它受弥散面积、弥散距离和肺泡与毛细血管血液的氧分压差的影响。CO_2通过肺泡毛细血管膜的弥散速率为 O_2的 20 倍，因此实际很少发生 CO_2的弥散障碍，临床上所见的弥散障碍主要是指 O_2

的弥散障碍。气体与血红蛋白的结合，O_2由肺泡气体弥散进入毛细血管和红细胞。

2. 肺弥散容量　肺弥散容量是指各种气体在0.133kPa（1mmHg）分压差的作用下，每分钟通过呼吸膜弥散的气体的毫升数。它是反映呼吸气体通过呼吸膜能力的一个生理指标。正常成年男性安静状态下氧弥散容量为200ml/（min·kPa）[20ml/（min·mmHg）]，二氧化碳的弥散容量为4000～5000ml/（min·kPa）[400～500ml/（min·mmHg）]。由于此时氧和二氧化碳的分压差分别为8.3kPa（62mmHg）和0.8kPa（6mmHg），故安静时两者的最大弥散容量分别为1200ml/min和2500ml/min左右，但实际上机体安静时每分钟的耗氧量约250ml，二氧化碳产生量约200ml，这说明正常情况下，机体的肺换气功能有很好的贮备。劳动和运动时，由于肺毛细血管开放数量增多，弥散面积加大，肺弥散容量还可显著提高。

第三节　呼吸运动的调节

呼吸运动是一种节律性活动，由呼吸肌的协同活动完成。这些肌肉是骨骼肌，并无自动节律性，然而呼吸运动却可以自动地、有节律地进行，这是中枢神经系统调节的结果。与心脏活动的自律性不同的是，呼吸运动也可以是一种随意运动，即在很大程度上，由大脑皮质产生的人的意识可以控制呼吸运动的进行。

正常呼吸运动是在中枢神经系统各级中枢的相互配合调节下进行的。它们在多种传入冲动的作用下，反射性地调节着呼吸运动的频率和深度，从而改变肺通气量以适应机体代谢的需要。

（一）呼吸中枢

呼吸中枢是指中枢神经系统中发动和调节呼吸运动的神经细胞群。这些细胞群分布于大脑皮质、间脑、脑桥、延髓和脊髓等部位。各部位中枢在呼吸节律的产生和调节中的作用不同。正常呼吸运动是在它们的相互协调下进行的。

1. 脊髓　支配呼吸肌的运动神经元胞体位于脊髓前角。其中，支配肋间肌的肋间神经起自胸脊髓，支配膈肌的膈神经起自颈脊髓。但如在脊髓和延髓之间横断，呼吸运动立即停止，说明呼吸的自动节律不是脊髓产生的。脊髓是联系上位脑和呼吸肌的中继站和整合某些呼吸反射的初级中枢。

2. 低位脑干　低位脑干是指延髓和脑桥。实验表明，在动物脑桥与中脑之间横断，呼吸运动并无明显变化，表明低位脑干是呼吸节律产生的部位，而高位脑干尽管也参与呼吸运动的调节，但对呼吸节律的产生并非是必须的。

（1）延髓呼吸中枢　在延髓，有呼吸节律的基本中枢。其中呼吸神经元主要集中在背侧和腹侧两组神经核团内，分别称背侧呼吸组（dorsal respiratory group，DRG）和腹侧呼吸组（ventral respiratory group，VRG）。

①背侧呼吸组（dorsal respiratory group，DRG）　其中多为吸气神经元。大多数吸气神经元交叉到对侧下行至脊髓，主要支配膈运动神经元。DRG还接受来自外周和中枢其他部位的传入冲动，并与脑桥有双向联系。

②腹侧呼吸组（ventral respiratory group，VRG）　是由多个神经元核团组成的复合

体。其中大部分交叉到对侧下行，支配肋间肌和腹肌的运动神经元，也有侧支支配膈肌的运动神经元。VRG也与脑桥有双向联系。

（2）脑桥呼吸调整中枢　在脑桥上部，有抑制吸气的中枢结构，称脑桥呼吸调整中枢。这些神经元主要集中于脑桥的臂旁内侧核（nucleus parabrachial medialis，NPBM）以及邻近的Kolliker-Fuse（K-F）核，合称PBKF核群。PBKF核群与延髓的呼吸神经核团之间有双向联系，主要作用为限制吸气，并促进吸气向呼气转换。

3. 大脑皮质对呼吸运动的调节　大脑皮质对呼吸运动的调节可通过两条途径实现。一是通过脑桥和延髓呼吸中枢的作用，调节呼吸的节律和深度，即自主节律呼吸调节系统。二是通过皮质脊髓束下行，直接支配脊髓呼吸神经元的活动，即随意呼吸调节系统。人类的语言、唱歌等，实际上都依赖于大脑皮质支配下复杂的呼吸运动的配合。

4. 基本呼吸节律形成的假说　呼吸节律是怎样产生的？目前尚未完全阐明，已提出多种假说，以下介绍的是局部神经元回路反馈控制假说。

平静呼吸时，吸气是主动的，呼气是被动的，故可以认为安静时，中枢的呼吸节律主要是吸气活动的节律。有人认为在延髓还有一个吸气切断的结构，其中的神经元一旦兴奋即可切断吸气而转为呼气。根据这一假说，认为延髓中存在着吸气活动发生器（CIAG）和吸气切断机制（IOS）。其基本内容是（图2-3）。

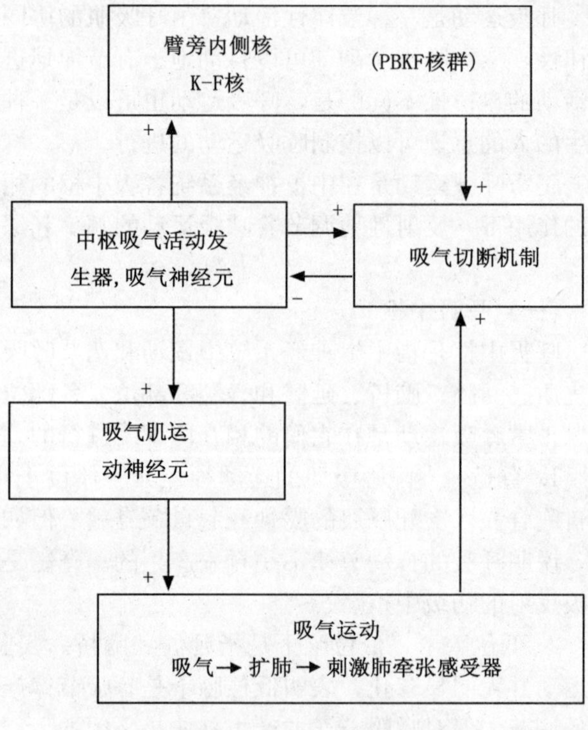

图2-3　呼吸节律形成机制简化模式图

+：表示兴奋；−：表示抑制

（1）吸气活动发生器（CIAG）可通过局部神经元回路联系，引起吸气神经元渐增性兴奋，产生吸气；吸气切断机制（IOS）的活动则使吸气切断而转为呼气。

（2）吸气切断机制（IOS）的活动是由吸气神经元反馈性引起的。在吸气活动发生器（CIAG）的作用下，吸气神经元兴奋时，可分别传向：

①脊髓吸气肌运动神经元引起吸气动作、肺扩张。

②脑桥PBKF核群。

③直接到IOS。

当CIAG开始活动，引发吸气并逐渐加强的同时，通过上述3个方面的作用使IOS的活动也加强，从而抑制CIAG的活动，使吸气中止，转为呼气。

上述假说尚存在许多不完善之处，如CIAG和IOS的确切位置还不能肯定，呼气如何转为吸气，用力呼吸时呼气又是如何成为主动的，目前了解较少，有待进一步研究。

(二) 呼吸运动的反射性调节

呼吸节律虽然产生于中枢神经系统，但呼吸运动可因机体受到各种刺激而反射性加强或减弱，其中比较重要的反射是：

1. 肺牵张反射　肺的扩张或缩小引起的吸气抑制或兴奋的反射称为肺牵张反射或黑-伯反射。该反射包括肺扩张反射和肺缩小反射。

(1) 肺扩张反射　感受器位于气管到支气管的平滑肌内的牵张感受器。当吸气时，肺扩张牵拉呼吸道，使感受器兴奋。传入冲动沿迷走神经传入纤维传至延髓，使吸气切断机制兴奋，从而促进吸气中止，转为呼气。在动物实验中，如切断迷走神经，动物将立即出现深而慢的呼吸。

在人类，肺扩张反射对正常呼吸的调节并不重要。初生儿存在这一反射，约 4～5 天后即消失。在病理情况下，肺扩张反射表现出一定的作用，如肺水肿、肺充血和肺不张等疾病时，出现浅快呼吸，可能与之有一定关系。

(2) 肺缩小反射　当肺缩小时可引起吸气的反射。这一反射在较强的缩肺时才起作用，在平静呼吸时意义不大，但在阻止呼气过深和肺不张等方面可能有一定作用。

从上述反射过程看出，肺牵张反射是一种负反馈调节机制。其生理意义是使吸气不至于过深过长，促使吸气及时转为呼气。

2. 呼吸肌本体感受性反射　呼吸肌尤其是肋间外肌内有肌梭感受器，是呼吸肌的本体感受器。当肌梭受到牵拉时，感受器兴奋传至脊髓，反射性使肌梭所在肌肉收缩加强。这一反射在机体自动调节呼吸强度以克服呼吸阻力时，有重要作用。

3. 防御性呼吸反射

(1) 咳嗽反射　咳嗽是常见而重要的防御性呼吸反射，其感受器分布于喉及以下的呼吸道的粘膜上皮。感受器的传入神经在迷走神经中上行。

咳嗽时，先出现短促、深的吸气，然后声门紧闭，并发生强烈的呼气动作，使胸内压和肺内压均迅速上升。此后声门突然开放，由于压力差极大，肺泡内气体以极高的速度喷出，将存在于气道中的异物或分泌物随之排出体外。但强烈的持续咳嗽可使胸内压显著上升，减少静脉血的回流，对机体可能造成不利影响。长期的慢性咳嗽还可因肺内压持续升高而使肺组织弹性下降，并引起肺循环阻力加大，是形成肺气肿和肺心病的重要原因。

(2) 喷嚏反射　感受器位于鼻部粘膜，传入神经为三叉神经。这一反射过程与咳嗽反射相似，不同的是，腭垂下降，舌压向软腭，而不是声门关闭。其特点是气流主要从鼻腔喷出，以消除鼻腔中的异物。

4. 血压对呼吸的影响　当人体血压升高时，会刺激主动脉弓和颈动脉窦压力感受器，反射性引起呼吸抑制，甚至暂停。反之，当血压降低时，会引起呼吸加快。

5. 疼痛对呼吸的影响　疼痛刺激可引起呼吸加深加快。手术后，若因麻醉太浅引起病人疼痛，导致呼吸加深加快，最终可因二氧化碳排出过多而发生呼吸抑制。

(三) 化学因素对呼吸的调节

血液中化学成分的改变，特别是血液氧分压、二氧化碳分压和 H^+ 水平的变化，可通过刺激化学感受器，改变呼吸中枢的功能状态而调节呼吸运动。呼吸运动的变化又改变了血液中氧分压、二氧化碳分压和 H^+ 的水平。这种负反馈调节环路使得呼吸运动能够与机体代谢水平相适应，在保证机体内环境的相对稳定方面，具有特别重要的意义。

1. 化学感受器　接受血液和脑脊液中化学物质的感受器称化学感受器。以其所在部位不同，分为两类。

（1）外周化学感受器　即颈动脉体和主动脉体，两者分别经窦神经和降压神经传入冲动，然后再分别混入舌咽神经和迷走神经中到达延髓呼吸中枢。外周化学感受器可感受动脉血中氧分压、二氧化碳分压和 H^+ 浓度的变化。当血液氧分压下降、二氧化碳分压升高和 H^+ 浓度升高时，传入冲动增多，可使呼吸运动加强。相比较而言，颈动脉体的作用更重要。

（2）中枢化学感受器　位于延髓腹侧浅表部位，左右对称，与延髓呼吸中枢是分开的，但有神经纤维联系。

中枢化学感受器的敏感刺激是脑脊液中 H^+ 浓度的变化。当脑脊液中 H^+ 浓度升高时，中枢化学感受器兴奋，并传至呼吸中枢而加强呼吸运动。血液中的二氧化碳较易通过血-脑屏障，在脑脊液中，二氧化碳与水在碳酸酐酶的作用下化合生成碳酸，后者再离解为 H^+ 和 HCO_3^-，而 H^+ 对感受器有刺激作用（图 2-4）。血液中的 H^+ 因不易透过血-脑屏障而对中枢化学感受器的作用不大。

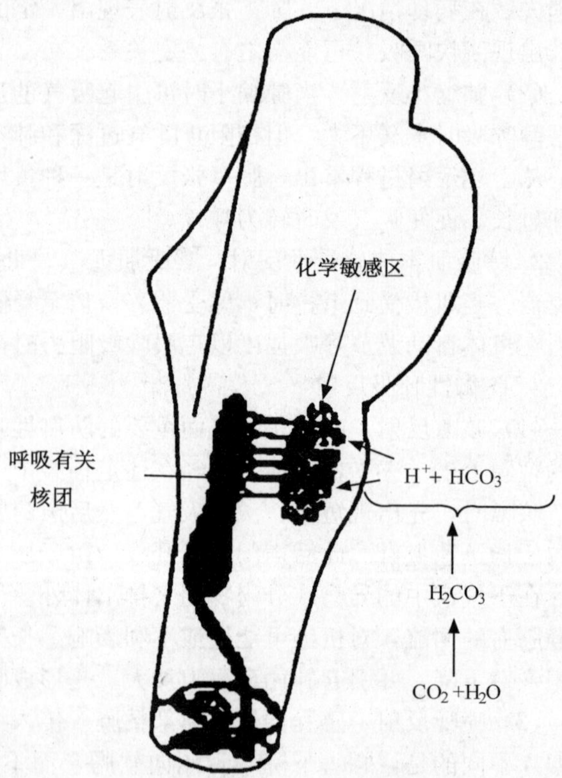

图 2-4　PCO_2 升高时，刺激呼吸的机制

2. CO_2、H^+ 和低 O_2 对呼吸的影响

（1）二氧化碳对呼吸的影响　二氧化碳是调节呼吸运动的最重要的化学因素。当动脉血中二氧化碳分压升高时，可使呼吸运动加强，肺通气量加大。二氧化碳分压下降时，则出现相反效应，即出现呼吸运动的减弱甚至暂停，直到二氧化碳分压回升后才恢复正常呼吸运动。可见，二氧化碳不仅调节呼吸运动，也是维持呼吸中枢正常兴奋性所必须的。机体在代谢过程中不断产生二氧化碳，通过呼吸感受器作用于呼吸中枢，调节肺通气量的大小，从而使动脉血和肺泡气中二氧化碳分压保持正常水平。

二氧化碳刺激呼吸的作用是通过两条途径实现的：①刺激中枢化学感受器再经神经联系兴奋呼吸中枢。②刺激外周化学感受器，冲动经窦神经和迷走神经传入延髓呼吸中枢，反射性地引起呼吸加强。这两条途径以前者为主。如二氧化碳分压长期维持在较高水平，则在几天后，感受器出现适应现象，其刺激呼吸加强的效应逐渐下降。

外界空气中，正常时二氧化碳浓度约 0.04%，如吸入气中二氧化碳含量增多，可立即引起呼吸运动加强，肺通气量随即加大，最大可增加数倍。但当吸入气中二氧化碳浓度过高时，肺泡气和动脉血中二氧化碳分压过度升高，将导致二氧化碳对中枢神经系统的麻醉作用，呼吸抑制。机体出现呼吸困难、头痛、意识丧失等症状，甚至发生惊厥。

（2）H^+浓度对呼吸的影响　当机体发生酸中毒时，血中 H^+浓度升高，将引起呼吸运动的明显加强。H^+主要通过外周化学感受器刺激呼吸。由于 H^+难以通过血-脑屏障，故其对中枢化学感受器无明显作用。

（3）低氧对呼吸的影响　当动脉血氧分压下降时，可出现呼吸运动的加强。其特点是：

①低氧是通过刺激外周化学感受器起作用的，如切断外周化学感受器的传入神经，低氧兴奋呼吸的效应即消失。

②低氧对呼吸中枢有直接的抑制作用，但外周化学感受器的传入冲动对呼吸中枢的兴奋作用可在一定范围内对抗低氧对呼吸中枢的直接抑制作用，而表现为呼吸运动的加强。只有在严重缺氧的情况下，才表现为呼吸的抑制。

③从通气现象来看，低氧对正常呼吸运动的调节似乎作用不大，因为只有在动脉血氧分压下降至 10.7kPa（80mmHg）时，才会出现可觉察到的肺通气量的增加，对于在海平面地带生活的人，这一般是不会发生的。但在一些特殊情况下，低氧刺激呼吸的作用有着特别重要的意义。如严重肺心病、肺气肿等患者，肺部气体交换受到限制，导致动脉血中二氧化碳分压升高而氧分压下降，并可刺激呼吸增强。但以后随着中枢化学感受器对二氧化碳的适应，二氧化碳的刺激效应逐渐减弱，此时，低氧成为维持和加强呼吸的主要刺激因素，因为外周化学感受器对低氧适应很慢。

调节呼吸的各种体液因素是相互联系、相互影响的。在同一时间内，常常不单是一个因素在变化。例如，当低氧和 H^+浓度增加时，都可以提高二氧化碳对呼吸的刺激效应。因此，在探讨呼吸运动的调节时，必须全面地、动态地进行观察和分析，综合考虑，才能得到正确的结论。

3. 呼吸对海拔的适应　急性暴露于低气压下，氧分压降低，引起通气量立即增加。该过程由外周化学感受器介导。持续暴露于低气压，人类的通气量持续升高数天，并同时引起 $PaCO_2$的逐渐降低，该过程称为习服。造成习服与失习服的原因可能有如下三条：

（1）存在未被实验证明确切位置的中枢化学感受器，感受器组织间液或者感受器内部发生缓慢的 pH 值改变时，pH 值改变触发了习服与去习服。

（2）一段时间后，低氧可引起某些化学介质的产生，如谷氨酸盐，这些化学物质对呼吸的刺激作用出现和消失是缓慢的。

（3）这种逐渐的呼吸变化并不只针对低氧，大多数导致过度通气的机制都可以引起长时间持续的刺激，尽管有始动机制，例如长时间刺激颈动脉窦神经中枢端存在。

（李其皓）

本章参考文献

1. 王庭槐．生理学．北京：高等教育出版社，2004.

2. 邱一华，彭律平．生理学．北京：科学出版社，2004.

3. Fishman，A P，Elias，JA，et al. Fishman' Pulmonary Diseases and Disorders. New York：McGraw-Hill，1998.
4. 蔡柏蔷，李龙芸．协和呼吸病学．北京：中国协和医科大学出版社，2005.

第三章 呼吸系统的代谢、防御和免疫功能

第一节 肺的代谢功能

肺不仅是一个气体交换器官，而且还是一个具有多种代谢功能的内分泌器官。它参与了许多物质的生成、释放、激活、灭活的过程。肺的代谢功能是肺的呼吸功能的重要部分，它包括肺内生物活性物质、脂质及蛋白质构成肺组织的结缔组织及肺泡巨噬细胞、肺内活性氧等的代谢。

(一) 肺的生物化学过程

肺的生物化学过程包括中间代谢、蛋白质合成和脂质代谢等。与其他细胞一样，肺实质细胞利用中间代谢以储存能量，不同的是它的代谢途径能够通过产生三磷酸腺苷（ATP）而对缺氧产生相当的耐受性。肺的代谢以无氧酵解为主，其特点是生成的乳酸多，氧耗量少。肺可利用葡萄糖产能并合成脂质和糖原。在肺中 60%葡萄糖以无氧酵解生成乳酸，10%通过三羧酸循环完成氧化，4%经磷酸戊糖途径提供还原型辅酶 II（NADPH）。NADPH 可用于合成脂肪酸、表面活性物质，还可以使谷胱甘肽（GSH）活性升高，脂肪酸利用增强。此时肺的氧化性代谢增强，对其他组织供氧量则相对消减。

肺的蛋白质代谢包括：①分泌蛋白质，如合成肺表面活性物质的载体蛋白。②含有蛋白水解酶，主要为溶酶体酶。③合成分泌型抗体和干扰素，具有一定的免疫学效应。④含有多种酶，如血管紧张素转换酶（ACE）、超氧化物歧化酶（superoxide dismutase，SOD）等。合成蛋白质的过程多在肺泡 II 型上皮细胞（alveolar type Ⅱ cell，ATⅡ）中进行。

脂质是肺的重要成分，而且代谢极为活跃。肺的脂类可进行氧化、酯化、合成磷脂、三酰甘油及脂肪酸、生成肺泡表面活性物质（pulmonary Surfactant，PS）。PS 是由肺泡Ⅱ型上皮细胞的薄层小体和细支气管 Clara 细胞分泌的类脂蛋白复合物，内含 80%～90%的脂质，其中磷脂占 80%左右。它覆盖于肺泡和终末细支气管表面，有降低肺泡表面张力，参与肺的防御，调节局部免疫和炎症反应等重要作用。PS 被肺泡巨噬细胞（PAM）及其他细胞摄取后，经磷酸脂酶分解或在肺泡、终末细支气管表面降解。PS 的缺乏可导致急性呼吸窘迫综合征（ARDS）等疾病的发生。

(二) 肺内重要生物活性物质的代谢

肺是许多重要的生物活性物质的代谢场所，如脂质（前列腺素、白三烯等）、肽类（血管紧张素、激肽等）、蛋白质类（激肽释放酶等）、胺类（5-羟色胺、组胺等）。这些活性物质可于肺泡内合成并释放至肺循环被活化和降解，并参与维持和调节肺的生理功能及炎症与免疫反应，且在一些肺部疾病的发病机制中起重要作用。

1. 前列腺素（prostaglandin，PGs） PGs 是一组含有一个五碳环和二条不饱和脂肪酸侧链的 20 碳化合物。它是细胞膜磷脂分解的花生四烯酸（arachidonic acid，AA）经环氧化

酶作用而成的产物。按其五碳环结构不同分为A、B、C、D、E、F等九族，按其侧链上的不饱和侧链数目分为A_1、A_2或$F_{1\alpha}$、$F_{2\alpha}$等。

肺组织含有PGs最多，也是合成与代谢PGs最主要的场所。许多因子均可激活肺细胞膜磷脂酶A_2（phospholipase A_2，PLA_2），使细胞膜磷脂裂解形成AA，AA在环氧化酶作用下形成极不稳定的中间产物——内过氧化物（PGG_2、PGH_2等），内过氧化物迅速转变为各种PG。PG在肺内代谢灭活的场所是内皮细胞，它在15羟脱氢酶的作用下氧化为15酮化合物而失活。肺对PG的灭活具有选择性，如PGA、PGI_2及其代谢产物6-酮-PGE，通过肺后并不失去活性。其他PG经一次肺循环后的代谢转化率为：PGE_2为82%，$PGE_1$75%、$PGF_2\alpha$58%、$PGA_2$38%。而血栓素A_2（TXA_2）的半衰期仅30秒。

PGs主要在肺组织局部起调节作用：①前列环素（prostacyclin，PGI_2）对肺及全身血管有强烈舒张作用，对支气管平滑肌的松弛作用较小，能对抗血小板的凝集作用。②血栓素A_2（thromboxane A_2，TXA_2）使肺血管和支气管收缩，促进血小板凝集，活化中性粒细胞，使肺毛细血管通透性增加，引起支气管粘膜水肿。TXA_2和PGI_2是一对相互拮抗的调节物，它们之间的比例改变可导致调节功能的变化。在缺氧性肺动脉高压，TXA_2/PGI_2的升高可能参与作用，PGI_2治疗肺动脉高压亦有一定作用。③其他PG，如PGD_2、PGE_2和$PGF_{2\alpha}$等是血管及气道平滑肌收缩剂，同时尚可增加微血管的通透性，其中$PGF_{2\alpha}$可使肺动脉压升高，心搏出量增加。而PGA_1、PGE_1等对肺血管及气道平滑肌有舒张作用，PGE_1可降低肺血管阻力并增加心排出量。

2. 白三烯（leukotriene，LTs） LTs和PGs均是细胞膜磷脂在磷脂酶A_2催化下产生的AA代谢产物。AA在脂氧化酶的作用下首先转变为5-氢过氧化花生四烯酸(5-HPETE)，进而经脱水酶作用生成中间产物LTA_4，LTA_4可水解形成LTB_4，或由谷胱甘肽转硫酶作用形成LTC_4，然后进一步转化降解为LTF_4；LTC_4则在肺内转化为LTD_4或LTE_4。LTC_4、LTD_4、LTE_4、LTF_4统称为硫肽白三烯（sulfidopeptide leukotriene）或肽脂白三烯（peptide lipid leukotriene）。现已明确，过去所谓的过敏性慢反应物质（slow-reacting substance of anaphylaxis，SRS-A）在化学结构上是LTC_4、LTD_4和LTE_4的混合物。

LTB_4具有强大的化学激动和趋化作用，使白细胞在炎症区域内聚集并加强活动，LTB_4、LTC_4、LTD_4使血管通透性增高，导致炎症渗出。这种作用在呼吸系统疾病的发生发展中极为常见而且重要。同时SRS-A在速发型过敏性哮喘中也起到重要作用。支气管炎和哮喘病人肺中，中性粒细胞（neutrophil）和嗜酸性粒细胞（eosinophil，Eos）增多与呼吸道内LTB_4水平的增高成正相关。LTC_4、LTD_4都是引起支气管痉挛的介质，能促进支气管分泌粘液，引起支气管粘膜水肿，阻塞气道而导致哮喘发作。LTC_4还可减慢气管粘膜纤毛的运动，妨碍异物清除。动物试验还表明LTC_4可增加气道阻力，降低肺顺应性。此外，LTC_4、LTD_4及LTE_4均能使肺循环血管收缩阻力增加，肺动脉压升高。有人还观察到LTs诱发TXA_2合成释放增加。因此，LTs在缺氧性肺动脉高压中起介导作用。

3. 血小板激活因子（platelet-activating factor，PAF） 细胞受刺激后，通过磷脂酶A_2作用于细胞膜的醚链磷脂，产生溶血性血小板激活因子（lyso-PAF），在乙酰水解酶作用下成为PAF。PAF是目前所知的最强的嗜酸性粒细胞趋化因子（eotaxin），对中性粒细胞、肥大细胞（mast cell）和血小板亦有趋化和活化作用。因此在炎症过程中起重要作用。PAF

引起炎症细胞聚集，继而引起炎症细胞的递质释放。如嗜酸性粒细胞的毒性蛋白释放，对气道粘膜炎症和气道高反应性（airway hyperreactivity，AHR）有重要影响。PAF 还可使血管通透性增加。

4. 肾素-血管紧张素系统（renin-angiotensin system，RAS） 肝脏合成分泌入血的或局部的血管紧张素原（angiotensinogen）在肾素作用下转变为血管紧张素Ⅰ（angiotensin Ⅰ，AngⅠ），在血管紧张素转换酶（angiotensin coverting enzyme，ACE）作用下形成有活性的血管紧张素Ⅱ（angiotensinⅡ，AngⅡ）。肺的血管内皮细胞在体内含 ACE 最丰富，是 AngⅠ转变为 AngⅡ的主要场所。RAS 在机体的心血管活动和水、电解质平衡调节中起十分重要的作用，可调节局部的血流和血管紧张度，促进心肌和血管平滑肌的生长和代谢。

在病理情况下，如肺结节病（sarcoidosis）患者，ACE 明显升高，经糖皮质激素治疗后，ACE 可下降至恢复正常。急性缺氧时 ACE 的活性下降，使 AngⅡ生成减少，同时因为 ACE 又是激肽酶，也使扩血管的缓激肽分解灭活减少，可以缓解缺氧性肺血管收缩。

5. 缓激肽（bradykinin kallidin，BK） 缓激肽（BK）为九肽化合物，与胰激肽（kallidin），蛋胺酰胰激肽（methionyl kallidin）同属于血管舒缓素-缓激肽系统。血浆 α_2 球蛋白中的激肽原在激肽释放酶的作用下形成激肽。后者可被激肽酶Ⅰ和激肽酶Ⅱ灭活。肺含丰富的激肽释放酶原和激肽酶Ⅱ即 ACE。支气管哮喘、肺水肿、过敏反应、内毒素和出血性休克、感染、烧伤、胰腺疾病时，血管舒缓素原大量激活，激肽产生增多。

缓激肽是最重要的激肽，具有很强的血管活性作用，能收缩肺静脉，被动扩张肺动脉，对体循环血管也起扩张作用。BK 对支气管平滑肌的作用是先收缩后舒张。人吸入 BK 后可诱发哮喘。但 BK 不在肺内储存，经一次循环后 80%以上的 BK 即被灭活。

6. 神经肽（neuropeptides） 气道及肺血管的许多功能受神经-内分泌调控。这种调控系统涉及大量位于神经元和（或）分泌细胞中的调节肽。这些肽常与其他多肽或传统的神经介质共存，称为神经肽，起神经递质或神经调节剂的作用。神经肽分布广泛，在气管、支气管的血管周围及腺体和平滑肌束周围均可见含神经肽 Y（neuropeptide Y，NPY）、血管活性肠肽（vasoactive intestinal peptide ，VIP）等的神经纤维。

神经肽可直接和特异性的受体结合起作用，亦可经调节其他激素或神经递质而起作用，最终影响气管、支气管、血管的张力及腺体的分泌和炎性介质的释放。如 VIP 可舒张支气管和肺血管，刺激腺体分泌和肥大细胞释放炎性介质。P 物质（substance P）可能与气道收缩、分泌及水肿的介导有关。P 物质增多和（或）VIP 缺乏可能是哮喘气道反应性增高的原因之一。

7. 内皮素（endothelin，ET） ET 是由血管内皮细胞所合成分泌的活性肽，是迄今所知体内作用最强、作用最持久的一种收缩血管物质。人体内主要存在的 ET 可分为 4 种：ET_1、ET_2、ET_3及血管活性肠收缩肽（vasoactive intestinal contractor peptide，VICP），主要以 ET_1为主。肺内的 ET 广泛分布于肺血管、呼吸道上皮、粘膜腺体和拟交感神经节。ET 与细胞受体结合后，通过激活 Ca^{2+} 通道使细胞外的 Ca^{2+} 内流及产生三磷酸肌醇和动员细胞内储存的 Ca^{2+} 释放而使平滑肌收缩。ET 还激活磷脂酶 A_2产生 TXA_2、PGD_2、$OGF_{2\alpha}$ 等活性物质，加强血管的收缩反应。此外，ET 还是一种强大的促血管平滑肌增殖剂，同时还影响成纤维细胞、上皮细胞的增殖。

慢性缺氧时，肺动脉对 ET 的反应性明显增高，患者血中 ET 含量与肺动脉高压呈正相关。文献报道，缺氧先引起一氧化氮（NO）下降，再引起 ET 合成增加以及引起其他细胞因子释放，如 IL-1、TNF、血小板源生长因子（PDGF）等，这可能是导致肺动脉持续收缩的一个因素，也是影响慢性缺氧的肺血管重建的重要环节。此外，ET 在哮喘、ARDS 的发病机制中亦有一定的作用。

8. 一氧化氮（nitric oxide，NO） NO 是一氧化氮合成酶（nitric oxide synthase，NOS）利用 L-精氨酸和分子氧生成的。NOS 可分为：Ⅰ型即神经型 NOS（nNOS），Ⅱ型即诱导型（iNOS），Ⅲ型即内皮型（eNOS）。Ⅰ型和Ⅲ型为 Ca^{2+}/钙调素依赖性，属固有型 NOS（cNOS），随时可合成 NO，并发挥其生物效应。iNOS 为非钙依赖性，其表达受细胞因子（如 IFN-γ 等）和脂多糖（LPS）的诱导调节，在生理条件下，其基因一般不表达，但诱导剂可诱导生成 iNOS。iNOS 起效慢但作用持久，糖皮质激素可抑制 iNOS。

NOS 广泛分布于呼吸系统各组织细胞中，气道上皮细胞、肺血管平滑肌细胞、血管内皮细胞、肺泡巨噬细胞等均有 NOS 的表达。肺组织浸润的炎症细胞（如中性粒细胞、巨噬细胞），肺成纤维细胞等可表达 iNOS。支配肺的非肾上腺素能非胆碱能（non-adrenergic non-cholinergic，NANC）神经的递质之一即是 NO。NO 作为 NANC 的神经递质，对气道有双重作用：一方面，由Ⅰ和Ⅲ型 NOS 激活局部产生的少量 NO 可调节肺血管的舒张状态，改善肺局部通气/血流比值，防止血小板凝集和白细胞粘附，调节气道平滑肌的舒张并杀伤病原性微生物，调节气道张力及炎症和免疫反应。另一方面，iNOS 在局部可产生大量的 NO，扩张支气管粘膜的血管，增加毛细血管后静脉血流，致气道粘膜充血水肿，并阻塞气道。同时 NO 与炎性细胞生成的超氧阴离子（O_2^-）等自由基可诱导或加重气道损伤并可致气道高反应性（AHR）。哮喘患者呼出气中含高浓度的 NO 是炎症反应的结果，与哮喘发作及严重程度密切相关。iNOS 表达及活性增加在急性肺损伤（ALI）的发病过程中亦起重要作用。此外，临床上的肺动脉高压也与 NO 生成障碍有关，且可用吸入 NO 治疗肺动脉高压。

9. 肺生物胺 肺的主要生物胺包括 5-羟色胺（5-hydroxytryptamine，5-HT）、去甲肾上腺素（noradrenaline，NA）、儿茶酚胺（catecholamine，CA）等。5-HT 和 NA 通过内皮细胞的单胺氧化酶（monoamine oxidase，MAO）灭活。

5-HT 经肺循环一次即有 80%以上被清除，NA 约为 20%～30%，而肾上腺素和异丙肾上腺素却无改变。5-HT 可收缩血管，增加血管通透性，促进血小板凝集。5-HT 及 NA 清除不足，可使肺静脉收缩，肺毛细血管压升高，肺内血流动力学发生异常变化。

除上所述物质外，肺还与组胺（histamine）、心房利钠多肽（atrial natriuretic polypeptide，ANP）、降钙素（calcitonin，CT）及亮脑啡肽（leu-enkephalin）等生物活性物质的代谢有关。

（三）肺内结缔组织的代谢

肺内结缔组织主要是胶原、弹性蛋白、蛋白多糖和糖蛋白 4 类大分子物质。其中以胶原所占的比重最大，占肺实体的 15%～20%，它广泛分布于肺内各种结构中，尤其是间质组织。胶原在体内经由前胶原蛋白代谢为原胶原蛋白，再转化为胶原纤维。肺内共有Ⅴ型胶原，正常Ⅰ/Ⅲ型胶原之比为 2/1。当肺纤维化时，胶原的总含量并不一定增加，但比例发生改变，一般是Ⅰ型胶原的量相对增加。肺内弹性纤维由微纤维和弹性蛋白构成，在肺气肿时弹性纤维大部断裂。蛋白多糖和糖蛋白均构成肺间质组织，当某些肺部病变时，其结构和比例（数量）均有变化。

（四）肺泡巨噬细胞的代谢

肺泡巨噬细胞（pulmonary alveolar macrophage，PAM）是肺的重要免疫防御细胞，它可受多种物质刺激而活化，但肺部出现炎症或免疫反应时，可释放多种活性介质参与炎症的调控。某些疾病与此有密切关系，如过敏性肺泡炎、结节病等。此外，巨噬细胞还可参与和增强抗肿瘤作用。

（五）肺内活性氧的代谢

机体每天吸入的一部分氧可成为带有毒性的活性氧（O_2^-、$OH^\cdot$、H_2O_2），这些物质可直接损伤组织细胞。另外，机体也存在防止活性氧损伤的机制，如活性氧可在超氧化物歧化酶（SOD）或过氧化氢酶（catalase）的作用下被代谢，从而失去毒性。临床上一些肺部疾病，如特发性肺纤维化（idiopathic fibrosis of the lung，IPF）、ARDS等可能与活性氧代谢紊乱有关。

（钟小宁）

本节参考文献

1. 邓伟吾主编．实用临床呼吸病学．北京：中国协和医科大学出版社，2004. 35-37
2. 罗慰慈主编．现代呼吸病学．北京：人民军医出版社，1997. 59-76
3. 黄念秋，吴善主编．现代老年呼吸病学．北京：人民军医出版社，1998. 30-41
4. 蔡柏蔷，李龙芸主编．协和呼吸病学．北京：中国协和医科大学出版社，2004. 81-91
5. 俞森洋主编．现代呼吸治疗学．北京：科学技术文献出版社，2003. 21-22
6. 秦桂玺，佟学一，肖伟主编．老年呼吸病学．北京：科学出版社，2003.
7. 王鸣歧．肺的代谢功能与呼吸系统疾病．中华结核和呼吸杂志，1990，13（1）：53-56
8. Montuschi P，Barnes PJ. Exhaled leukotrienes and prostaglandins in asthma. J. Allergy Clin. Immunol.，2002，109：615-620
9. Richter M and Sirois P. Effects of eicosanoids，neuromediators，and bioactive peptides on murine airways. Eur. J. Pharmacol.，2000，389：225-234
10. William W B. Leukotrienes and inflammation. Am. J. Respir. Crit. Care Med.，1998，157（6）：S210-213
11. Henderson W R，et al. A role for cysteinyl leukotrienes in airway remodeling in a mouse asthma model. Am. J. Respir. Crit. Care Med.，2002，165：108-116
12. Carlos H C. Serezani，et al. Leukotrienes enhance the bactericidal activity of alveolar macrophages against Klebsiella pneumoniae through the activation of NADPH oxidase. Blood，2005，106（3）：1067-1075
13. Metters KM. Leukotriene receptors. J Lipid Mediat Cell Signal，1995，12：413-427
14. Giovanni dav，et al. Enhanced Thromboxane Biosynthesis in Patients with Chronic Obstructive Pulmonary Disease. Am. J. Respir. Crit. Care Med.，1997，156（6）：1794-1799
15. Nagase T，et al. Airway responsiveness in transgenic mice over expressing platelet-activating factor receptor. Roles of thromboxanes and leukotrienes. Am. J. Respir. Crit. Care Med.，1997，156：1621-1627
16. McHowat J，et al. Endothelial PAF following thrombin stimulation utilizes Ca^{2+}-independent phospho-

lipase A_2. Biochemistry，2001，40：14921-14931

17. Michel CC and Curry FE. Microvascular permeability. Physiol.，1999，Rev. 79：703-761
18. Montrucchio G，et al. Role of plateletactivating factor in cardiovascular pathophysiology. Physiol.，2000，Rev 80：1669-1699
19. Prescott SM，et al. Platelet-activating factor and related lipid mediators. Annu. Rev. Biochem.，2000，69：419-445
20. Kanazawa H，et al. Association between the angiotensin-converting enzyme gene polymorphisms and tissue oxygenation during exercise in patients with COPD. Chest，2002，121：697-701
21. Bataineh A，Raij L. Angiotensin II，nitric oxide，and end-organ damage in hypertension. Kidney Int Suppl.，1998，68：14-19
22. R Forth and H Montgomery. ACE in COPD：a therapeutic target? Thorax，2003，58：556-558
23. Sabine Blouquit，et al. Effects of endothelin-1 on epithelial ion transport in human airways. Am. J. Respir. Crit. Care Med.，2003，29：245-251
24. Roland M. et al. Sputum and plasma endothelin-1 levels in exacerbations of chronic obstructive pulmonary disease. Thorax，2001，56：30-35
25. J Pepke-Zaba，et al. The endothelin system and its role in pulmonary arterial hypertension（PAH）. Thorax，2005，60：443～444
26. Peter König，et al. NOSIP and its interacting protein，eNOS，in the rat trachea and lung. Journal of Histochemistry and Cytochemistry，2005，53（2）：155-164
27. Yoshitaka fujii，et al. Contribution of macrophages to pulmonary nitric oxide production in septic shock . Am. J. Respir. Crit. Care Med.，1998，157（5）：1645-1651
28. Fabio L M. Ricciardolo，et al. Nitric oxide in health and diseaseof the respiratory system . Physiol.，2004，Rev. 84：731-765
29. Fabian Spö hr，et al. Role of endogenous nitric oxide in endotoxin-induced alteration of hypoxic pulmonary vasoconstriction in mice. Am. J. Physiol. Heart Circ. Physiol.，2005，289：H823-831
30. Paul Egermayer，et al. Role of serotonin in the pathogenesis of acute and chronic pulmonary hypertension . Thorax，1999，54：161-168

第二节　呼吸系统的防御功能

成人在静息状态下，每天吸入的空气达 12 000L 以上，其中可能含有大量微生物，有害的粉末或毒物，这些都可成为肺部炎症、肿瘤及全身性疾病的原因。所幸的是呼吸系统的防御功能可将这些致病因子排出、灭活及消除。当吸入的致病因子过多或作用过强，或肺的防御功能降低时，就可能发生疾病。

呼吸系统的防御功能包括以下几个方面：①调节吸入空气的温度和湿度；②阻挡空气中的可吸入颗粒物及有害气体；③气道表面的净化；④反射性保护功能；⑤肺泡的防御功能。

（一）对吸入空气的温度和湿度的调节

吸入气的温化、湿化是保证气道粘膜纤毛粘液活动正常的重要条件，而上呼吸道尤其鼻腔是调节吸入气体温度和湿度的主要部位。鼻腔横截面积大，有鼻甲构成多个皱褶，吸入气流进入鼻腔后即可扩布而与鼻粘膜表面有最大的接触，有利于有效地吸收其温度和湿度。鼻腔内壁均由粘膜覆盖，而鼻甲的存在增加了鼻腔粘膜的表面积。成人鼻腔的容积仅约 $30cm^3$，其表面的粘膜面积却达 $160cm^2$ 左右。鼻粘膜表面布有丰富的毛细血管网，它与深层组织中易于膨胀的小动脉网相连。鼻孔周围的皮肤对空气温度的改变极为敏感，冷空气刺激可促使深层动脉网和表层毛细血管网充血和血流量增加，散发出较多的热量，同时粘膜的充血肿胀使弯曲的鼻腔孔道变狭窄，从而使空气得以充分温化。据研究，吸入自－20℃至55℃外界环境的空气通过鼻腔后可达到平均温度33℃上下，同时湿度也受到相应的调节。吸入气流经过鼻腔而到达鼻咽水平时，其相对湿度可提高到75%～80%。一般鼻粘膜上每天为湿化吸入气流所提供的水分可达1000ml左右，这主要由粘膜充血渗出及鼻腔粘膜内丰富的腺体和杯状细胞分泌的粘液提供。此外，水蒸气饱和的呼出气也部分地补偿吸入气温化、湿化所消耗的水分和热量。

口腔、咽腔对吸入气也有一定的温化和湿化作用，但其效能远不及鼻腔。

临床上建立各种形式的人工气道时，吸入气流可因改道绕过鼻腔，或由于吸入鼻腔的气流量过大而得不到鼻腔的有效温化和湿化。在这些情况下均须以人工手段对吸入气进行有效的温化和湿化或气雾化处理，阻止气道粘膜干燥，分泌物过度粘稠所可能引起的肺不张和肺部感染。

（二）阻挡空气中的可吸入颗粒物及有害气体

1. 阻挡空气中的可吸入颗粒物　空气中悬浮有大量微粒（包括细菌、孢子、花粉、烟尘等），其中直径>10μm的微粒在吸入时几乎完全被鼻毛挡阻，直径≤10μm的微粒进入气道主要随其大小、轻重的差异，通过惯性冲撞、引力沉积或扩散作用而粘附在不同水平的气道粘膜上。气流速度、有无涡流、是否张口呼吸、呼吸的频率和深度，以及微粒的形态和亲水性也都是影响微粒沉积的因素。

（1）惯性冲撞作用　微粒的惯性冲撞主要发生在气流方向改变之际，微粒由于惯性运动而撞击在障碍物上。一般而言，绝大部分5～10μm大小和半数3μm左右的微粒撞击而粘附在鼻咽部和咽后壁的粘膜上。其余较小的3～10μm的微粒常撞击而粘附于气管隆突和第1～2级支气管分叉处，主要通过纤毛运动被清除。

（2）引力沉积作用　由于支气管树分支的特点，直径<2mm的小气道的总横截面积远较大气道为大，所以小气道内的气流速度也就相应远较大气道为低，以层流为主。直径为0.6～5μm大小的微粒易在此处受引力沉积作用的影响而沉积于各级终末细支气管和呼吸性细支气管的管壁上。而悬浮于气流中直径为0.1～0.5μm大小的微粒约20%可长驱直入肺泡内。由于小气道区域（细支气管）的分泌腺体已不复存在，杯状细胞在终末细支气管已逐渐消失，呼吸性细支气管的纤毛柱状上皮细胞数目也已锐减。这样，显然此区域对致病性病原体、粉尘及其他有害微粒的净化清除能力大为减弱。这常是老年人、小孩和COPD患者引起肺部感染乃至反复发生慢性感染性炎症的原因。

（3）扩散作用　直径<0.1μm的微粒，其惯性冲撞力不足，引力沉积作用也很小，但它可受气体分子的碰撞，产生分子运动（Brown运动）而自由扩散。但以Brown运动方式滞留于肺内的微粒（包括细菌及病毒）中将有50%可随同呼吸而呼出。

2. 拦截有害气体的吸入　对于吸入空气中的水溶性的低浓度气体（如二氧化硫、氨、氯等），几乎能被上呼吸道全部吸收而防止其对下呼吸道的损伤作用。而低溶解度的臭氧、氮氧化合物等则可能长驱直入，被吸至呼吸性细支气管和肺泡部位而引起闭塞性细支气管炎和（或）肺水肿。

（三）气道表面的净化

传导性气道起自上呼吸道，止于下呼吸道终末细支气管，表面覆有粘液层和粘液纤毛运输系统。微粒被吸入分布到鼻腔后部2/3，以及沉积到从喉到终末细支气管之间者，均由粘液纤毛运输系统清除。位于下鼻道前端者，由粘液带到前方鼻孔内，然后呼出和清除。而到达鼻咽部及部分气管、支气管的微粒常被运输到口咽部被咳出或咽下。

1. 粘膜的结构和组成　粘膜层为气管、支气管壁上的最内层组织，气管、支气管粘膜上皮表层几乎全由纤毛柱状上皮细胞构成，其间夹杂非纤毛的分泌性细胞，包括杯状细胞、Clara细胞等。而纤毛柱状上皮细胞则附着于纤维组织的基底膜（basement membrane）上。基底膜上有基底细胞（basal cell），它与中间型细胞（intermediate cell）均为粘膜上皮层的前体细胞（precursor），两者有不同程度的分化活力，能代替病损的纤毛细胞及杯状细胞。现已知呼吸道粘膜有8种上皮细胞，其中和防御机制有关的主要有以下几种。

（1）假复层纤毛柱状上皮细胞（ciliated pseudostratified columnar epithelium）　假复层纤毛柱状上皮细胞广泛分布于除鼻腔前1/3、咽部及小气道以外整个呼吸道粘膜上，在气管及主支气管部位最为密集，它是吸入毒物的主要滤器及易受攻击的靶细胞。每个纤毛细胞约有200根纤毛，长约5～7μm，越向远端支气管，纤毛越稀越短。

（2）杯状细胞（goblet cell）　杯状细胞是粘膜上具有粘液分泌功能的主要细胞，其顶部的胞质中含有大量粘原颗粒，分泌粘蛋白，与粘膜下腺体分泌的粘液组成粘液层。杯状细胞与纤毛细胞的比例在较大的支气管为1∶5，随上皮层次的减少而渐减少。在细支气管，杯状细胞很少见，终末细支气管上皮没有杯状细胞。在慢性支气管炎时，柱状细胞可大量化生转变为杯状细胞，杯状细胞大量增加，粘液分泌呈亢进状态。

（3）Clara细胞　为无纤毛上皮细胞，Boers等报道，人Clara细胞仅见于终末细支气管和呼吸性细支气管，以其非粘液性非浆液性分泌特性而受到关注。已经证实，Clara细胞具有分泌、前体细胞作用等功能，在细胞保护、气道上皮更新与损伤修复、外源性有毒化学物质的生物转化等方面发挥重要的生理作用。

（4）刷细胞（brush cell）　刷细胞分布于鼻粘膜、肺泡壁、各级支气管上皮，其腔面膜边缘呈刷状皱褶，胞浆中无分泌颗粒，能调节纤毛周围液胶层的厚度。

（5）粘膜下腺体　气道粘膜下腺体为分泌粘液或浆液的主要结构，由粘液细胞、浆液细胞、肌上皮细胞、分泌管和收集管等组成，由导管引入气道腔内的开口。每日的分泌量可达杯状细胞的40倍，是气道内分泌物的主要来源。其分泌功能受副交感神经支配。慢性支气管炎时，腺泡增多，腺体增大，分泌量增加。

2. 传导性气道粘液分泌物的特性及其防御功能

（1）粘液（mucus）的生化特性　传导性气道的粘液分泌物，主要是由上皮层杯状细胞、粘膜下腺体分泌物和组织渗出液等混合形成。正常人每日分泌量约10～100ml。通过组织化学染色方法检查，可知腺体粘液细胞的分泌物主要含4种酸性糖蛋白。其中两种唾液糖蛋白，分别敏感和耐药于神经氨酸酶，两种硫化糖蛋白，具有不同的硫酸盐染色性。

正常的气道粘液的分子构成，其中含有水分95%，大分子的粘液糖蛋白2%～3%，蛋白质0.1%～0.5%，脂质0.3%～0.5%，以及矿物质小分子约1%。粘液的化学结构式以一种蛋白质为主键，由二硫键交联结合到含糖的蛋白质侧键上，是一种分散于溶胶物内的聚合性纤维网眼结构。

（2）粘液的物理特性　气道粘液具有粘着、坚韧、倾斜、旋转和流变等多方面的特性。简言之，气道粘液是一种具有“粘弹性”的凝胶样半固体，这可能是受到二硫键与糖肽亚单位之间交联键的影响。

粘液的流变性很不稳定，当慢性支气管炎、支气管扩张、香烟烟雾、有害气体（二氧化硫、二氧化氮）等存在时，可使粘液分泌量增多，内在的粘液糖蛋白、组织渗出蛋白及脂质成分相应增多，使粘液粘稠度上升。感染时粘液中细菌DNA增加，也使粘稠度升高。肺炎链球菌含有神经氨酸酶，能破坏粘液保护层，使细菌在接触到粘膜时即可致病。除化学成分和呼吸系统疾病外，天气对粘液的流变性也有影响。寒冷季节和（或）湿度低下时，粘液向粘稠转化，而在较高的温度和（或）湿度增大时，分泌物转呈稀薄，易于排出。湿化治疗可增加纤毛周围液胶层的厚度，有利于排出上面所附着的异物。气道粘液的理化性质是否正常，决定了能否为纤毛运动提供适宜的条件。

（3）粘液的防御功能　呼吸道具有多级次的分支，在气管、大支气管的分叉处分布有刺激性受体，管壁还有粘液毯覆盖。此时，管道内气流的速度减慢及其流动方向的改变，使内在尘粒有向其分叉部位沉粘的机会。气道管壁还具有咳嗽、粘液分泌增加和支气管收缩3种防御作用。粘液分泌量可经反射性刺激而增加。粘液的适量增加，使粉尘易于粘着，咳嗽变为更有效，增加异物的咳出量，以保护粘膜上皮。当刺激到鼻咽等上皮组织的受体后，就能增加气管和大支气管分泌粘液的反射性作用，使粘液排出。

气道分泌物中非特异性可溶性因子在防御机制中也起着重要的作用。在极复杂的粘液成分中，具有抗菌作用的是溶菌酶、乳铁蛋白、补体、干扰素、α_1-抗胰蛋白酶，抗糜蛋白酶、防御素等，也有大量具有特异作用的体液与细胞免疫活性物质。（详见第三节呼吸系统的免疫功能）

3. 粘液纤毛运输系统（mucociliary transport system）　粘液腺和杯状细胞所分泌的大量粘液在柱状上皮的表面形成一层粘液层，柱状细胞表面的纤毛则被覆盖其下，由于其外观均匀连续如同纤毛上皮上覆盖的被毯，故被称为粘液毯（mucous blanket）。其总厚度约5～7μm，可分为两层。表层为凝胶层（gel layer），厚约1～2μm，由支气管腺体中的粘液细胞和杯状细胞所分泌。因其性状粘稠，即可有效地粘附外来异物，又能保持液层移动的连续性；而且由于水分透过胶质，还可减少下面液层的水分蒸发和毒性物质地渗入，因而同时有保护作用。粘液层下为浆液层（sero　layer），厚约4～6μm，为腺体的浆液细胞及Clara细胞所分泌，较稀薄，有利于纤毛在其中摆动。

纤毛的节律性摆动是粘液运输的主要动力。纤毛柱状细胞的纤毛浸于浆液层中，顶端插入凝胶层内。纤毛呈麦浪样向前摆动称为有效推进，推动粘液向前移动，然后以较低位置向后回位摆动，为下一次推进做准备，这样来回一次为一个运动周期。同一细胞或相邻细胞的纤毛在摆动时有严密的协调性，摆动频率为每分钟1000次左右。纤毛的转运率从在大气道处的20mm/min到小气道处的1mm/min不等。从气道末端将排出物送至咽部的时间约为34～68min，最后通过咳嗽反射咳出或咽入胃部。

呼吸道的粘液纤毛运输系统是呼吸道自身防御清洁体系的重要组成部分，具有十分重要的意义。吸入气中夹带的尘粒、异物、病菌的大部分被粘液所粘着，最后被清除掉。纤毛的正常运动是需要条件的，如果去除粘液层，纤毛运动就会立即停止。在气管插管，特别是气管切开形成上呼吸道旁道；或者慢性支气管炎粘液分泌过多时，均可因粘液的性状或分泌量的变化而影响纤毛运动。此外，有害气体的吸入如吸烟、大气的工业污染、冷空气的吸入、缺氧以及病毒感染时，纤毛的运动也会有明显的抑制。

(四) 反射性保护功能

传导性气道的反射性保护作用，包括咳嗽、喷嚏、支气管收缩、呼吸暂停等。具有避免过量分泌物或异物吸入鼻腔和气道内的作用；还有咽反射的恶心、呕吐，可以防止食物或胃酸反流吸入到肺组织内的作用，是呼吸系统防御机制的一个重要方面。其主要优点是能使机体对有害刺激做出迅速或即刻的反应，从而防止或避免这些刺激因素对机体的损害甚至致命的影响。

1. 咳嗽反射（cough reflex，CR） 气管、支气管内的过量分泌物或异物，可借咳嗽动作咳吐出来或吞咽入胃，以保证气道通畅，使内在气体易于均匀化以利于气体交换。当吸气肺扩展将达极限咳嗽开始时，反射弧输出神经，先经喉返神经将声门关闭约 0.2s，此时吸气肌强劲收缩，使胸腔、肺泡和腹腔内的压力迅速上升到 6.7～13.3 kPa。待深吸气到末期发生咳嗽，声门突然开放，软骨段气道内的高气压迅速下降，随之引起膜性气道萎陷，使呼气流速持续增加，极快的气流速度反馈到软骨段气道，使软骨环并拢、管壁内陷，进一步使管径缩小，从而使呼气流速达到约 250m/s。咳嗽中对气管、支气管引起缩舒相继的动作，使粘着在管壁的分泌物易于脱落和咳吐出来，小气道内的分泌物还逐渐被挤压到软骨段气道。因此，在清除气道分泌物方面，咳嗽反射是极其有效的。但当慢性支气管炎、支气管扩张、肺气肿或囊性纤维化，气道组织已受到严重损伤后，咳嗽的排痰作用即受到抑制，甚至使分泌物向其他部位或对侧肺播散。

2. 喷嚏反射（sneezing reflex，SR） 它是由鼻粘膜上的感受器受刺激而引起的，由三叉神经传入脑干中枢，其反射动作是悬雍垂、舌根压向软腭，使气流经鼻冲出，以清除鼻腔中的刺激物。

3. 支气管收缩（bronchoconstriction） 通过直接刺激、反射性途径或药物作用，都足以引起支气管平滑肌收缩，因此直接对鼻、喉或气管粘膜刺激，SO_2、NO_2、气雾剂、尘粒等刺激物或冷空气的吸入，以及药物或内分泌性组胺、PGs 等递质的释出，在产生支气管收缩的同时，还会有咳嗽性反射。诱发产生这类反射作用的受体，分布在鼻、咽、喉、气管、支气管树的上皮层内。其冲动经过三叉神经、舌咽神经、喉上神经或迷走神经的传入支到达髓核，再由髓核输出的迷走神经分布到各个呼吸肌，从而成为一个完整的反射弧。在反射性支气管收缩，管径迅速缩小，气道阻力显著增加时，就使刺激物很难以深入支气管-肺组织，起有效的保护作用。

4. 呼吸暂停（apnea） 它实际是短暂的屏气反射，常是突然吸入冷空气或有害气体后发生的，主要是声门关闭、支气管收缩，为机体应付理化刺激入侵呼吸器官的一种强烈防御性本能反射。

（五）肺泡的防御功能

1. 对异物的防御性清除作用 肺泡对异物的防御作用包括以下几个方面。

（1）肺表面活性物质（pulmonary surfactant，PS）在肺防御机制中的作用 PS 主要由肺泡Ⅱ型上皮细胞（alveolar typeⅡcell，ATⅡ）产生，是磷脂蛋白复合物，磷脂约占80%，其余为蛋白及少量碳水化合物。PS 中的蛋白成分主要为肺表面活性物质结合蛋白（surfactant associated proteins，SP），目前已发现 4 种 SP（SP-A，SP-B，SP-C，SP-D），其中以 SP-A 含量最多，约占总 SP 的 50%。PS 除能降低表面张力，增高肺的顺应性外，还具有多种防御保护功能。可认为 PS 是机体内源性的生理性防御和抗损伤因子，其防御和抗损伤作用主要表现为以下几个方面。

①促进吸入异物的排出 形态学研究显示，在气道粘液的凝胶层和溶胶层的交界面上有一层 PS，它有助于凝胶层在溶胶层表面的滑动，有利于粘液纤毛运输系统的转运，促进异物的排出。此外，PS 也可促进沉积于肺泡内的异物颗粒经非纤毛转运机制排出肺泡。有人提出，PS 可通过形成脂质体而包埋异物颗粒，并认为这是将沉积于无纤毛的细支气管和肺泡异物颗粒清除的第一步。

②增强肺泡巨噬细胞（PAM）的吞噬、杀菌和趋化活性 PS 可增强 PAM 的杀菌活性，并作为调理素可促进 PAM 对细菌的吞噬。PS 还可促进中性粒细胞和单核细胞的吞噬活性，提高 PAM 的趋化性，加强 PAM 及单核细胞对肿瘤细胞的细胞毒性。

③抑制淋巴细胞（lymphocyte）增殖，减轻变态反应性肺损伤 PS 在体外可抑制外周淋巴细胞增殖反应，减少 B 淋巴细胞产生免疫球蛋白，并抑制自然杀伤细胞（natural killer cell，NK 细胞）的细胞毒作用。应用肺泡灌洗减少肺泡内 PS 含量后，可明显加重已致敏的豚鼠再次吸入抗原诱发的免疫性肺损伤。因此，有人认为 PS 是一种生理性免疫调控剂，它一方面抑制肺对吸入抗原的变态反应，一方面又增强 PAM 的吞噬、杀菌活性，有助于减少肺内炎症的发生，维护肺的正常结构和功能。

④抗肺过氧化损伤作用 内源性 PS 增多是肺抗过氧化损伤的主要机制之一。实验已证明 PS 就具有超氧化物歧化酶（SOD）和过氧化氢酶的活性，且经气道给予 PS12 小时后，家兔肺泡Ⅱ型上皮细胞的 Cu，Zn-SOD 活性明显增高。

⑤抗弹性蛋白酶损伤 PS 中还具有多种防御因子，如 α_1-抗胰蛋白酶等。弹性蛋白酶可降解弹性蛋白，在肺气肿的发病中起重要作用，给予 PS 后可明显减轻外源性蛋白酶所致的肺气肿。

⑥维持小气道正常功能 PS 不仅对于维持肺泡稳定性具有重要作用，且对于维持小气道功能也很重要。在直径<0.5mm 的终末细支气管中，PS 具有防止细支气管在呼气相萎缩的作用。临床上许多肺部疾患主要侵犯小气道，小气道的炎症及炎性渗出物都可造成 PS 的大量降解。PS 的减少是导致小气道被压缩、萎陷，小气道阻力增高的重要因素之一。

（2）肺泡上皮的防御作用 肺泡上皮细胞彼此紧密连接，形成一道物理屏障，可防止尘粒等有害物质穿透到组织内。由于肺泡Ⅰ型上皮细胞（alveolar typeⅠcell，ATⅠ）间的紧密连接是绝对不渗型（即使肺泡间质腔内的静脉压超过正常几倍时，液体亦不渗入肺泡腔），故可防止小分子物质通过细胞间隙进行播散。这样不仅限制肺泡间质腔内的液体和蛋白样物质渗入肺泡腔，同时亦能抑制肺泡腔内的液体和其他物质进入间质腔。

（3）肺淋巴系统在防御机制中的作用　肺组织具有丰富的淋巴系统，它除了具有体液稳定作用外，在防御机制中还起到重要作用。将抗原注入肺部，其主要的反应并非产生于肺，而是产生于肺相关淋巴结（lung-associated lymph node，LALN）。LALN作为一种有效的过滤器，可通过淋巴管清除肺部抗原及其他特殊物质。大部分抗原沉积于终末气道及肺泡，由肺泡巨噬细胞和中性粒细胞吞噬，随后经粘液纤毛运输系统排出肺外。部分抗原亦可在LALN中被吞噬，并在该处启动免疫反应。特异性IgM、IgG及IgA抗体形成细胞（antibody forming cell，AFC）在LALN产生，释入输出淋巴管后入血。大量AFC可经血流再返入处于免疫状态的肺叶，明显增加肺泡内的特异性抗体，经抗原激发后，即使不再接触任何抗原，肺内抗体的产生仍可以持续多年。

（4）肺毛细血管床的过滤作用　肺有丰富的血管床，是全身血液必经的器官。肺的血管床可截留来自循环的各种栓子，如血栓、脂肪栓、气栓、瘤栓、羊水等，从而对其他器官起保护作用。血栓在肺组织内受到吞噬，在各种蛋白溶解酶的协同作用下，逐渐在肺组织中被清除。

2. 抑菌和灭菌作用　肺泡巨噬细胞（PAM）是终末呼吸单位的主要防御力量。PAM细胞膜上有各种受体，分别与IgG及其免疫复合物和补体C3结合后，起增强细胞免疫力的作用。活化的PAM胞浆中含有高浓度的溶菌酶，具有更强的吞噬和杀菌能力，对吸入性尘粒、微生物以及内源性细胞及其免疫复合物等，几乎能全部吞噬或起中和解毒的作用。此外，PAM还能合成或分泌多种生物活性物质，其中有各种淋巴因子、过敏性慢反应物质（SRS-A）、水解酶及蛋白分解酶、补体，过氧化物、过氧化氢、单态氧等反应性氧合物，以及花生四烯酸代谢物，纤维粘连蛋白等，参与肺部的细胞间调控和免疫应答反应。

3. 选择性渗透作用　肺泡毛细血管膜主要由肺泡上皮细胞和毛细血管内皮细胞组成，除具有气血屏障作用外，还具有选择性渗透的屏障作用。选择性渗透力对保护机体的重要性在于它在防止吸入性有害物质入侵肺组织的同时，还能限制体液和蛋白质过多地渗入到肺泡内。经生理学和超微结构等检查后，发现此种作用是由于肺泡上皮各个细胞之间的连结点极其紧密，故对非脂溶性大分子具有屏障作用。肺泡Ⅰ型上皮细胞的饮液泡对异物具有双向性运输功能，能将血清内的γ-球蛋白和α_1-抗胰蛋白酶等输送到肺泡内。同时又能对新生儿积聚于肺的蛋白性羊水以及水肿液等，从肺泡内选择性地运输到组织内。肺泡Ⅱ型上皮细胞也具有一定的吞噬异物能力，其作用在高氧环境中显著加强。

在肺毛细血管内的低血压，以及血清胶体渗透压等的影响下，肺间质总能处于无水肿液充斥的状态。即使有水肿液的积聚，肺泡腔内的负性排出力，可加速吸引水分，进入淋巴系统。肺毛细血管内皮细胞松弛结合点之间有“微孔”结构。在正常情况下，绝大部分的蛋白质，始终游离于血液内，并不能从内皮细胞进入到间质内。但当肺毛细血管内压增加，使血管伸延变长变薄，内皮细胞间的空隙增宽后，则更大型的蛋白质分子甚至血红蛋白就能自由渗出到间质，成为肺水肿发病机制之一。

（钟小宁）

本节参考文献

1. 罗慰慈主编．现代呼吸病学．北京：人民军医出版社，1997. 100-102

2. 赵景春，平芬主编．实用呼吸病学．石家庄：河北科学技术出版社，2004.22-31
3. 钱元诚主编．呼吸治疗的基础与临床．北京：人民卫生出版社，2003.4-16
4. 邓伟吾主编．实用临床呼吸病学．北京：中国协和医科大学出版社，2004.28-29
5. 孙秀泓，罗自强主编．肺的非呼吸功能基础与临床．人民卫生出版社，2003
6. 穆魁津，何权瀛主编．肺部感染．北京：北京医科大学中国协和医科大学联合出版社，1996.10-18
7. 黄念秋，吴善主编．现代老年呼吸病学．北京：人民军医出版社，1998.43-46
8. 秦桂玺，佟学一，肖伟主编．老年呼吸病学．北京：科学出版社，2003
9. 徐金富，瞿介明．宿主防御呼吸道感染机制研究进展．中国呼吸与危重监护杂志，2002，1（2）：121- 125
10. 王曾礼．重视呼吸道感染时的免疫防御．中国呼吸与危重志，2002，7（2）：65-67
11. 董宗祈．呼吸系统的防御功能及其保护措施．实用儿科临床杂志，2004，19（2）：158-160
12. 宋元林，白春学．呼吸道表面液体层的生理功能与测定．中华结核和呼吸杂志，2003，26（10）：630- 632
13. 刘平平，徐光．鼻腔鼻窦粘液纤毛输送功能的研究进展．西南军医，2004，6（2）：38-40
14. 李倬哲，瞿介明，何礼贤．肺表面活性物质与肺部的免疫调节．国外医学呼吸系统分册，2002，22（2）：98-101
15. Welsh DA，Nason CM. Host defense in respiratory infection . Med. Clin. North. Am.，2001，85：1329-1347
16. J Widdicombe，et al. Relationships among the composition of mucus，epithelial lining liquid，and adhesion of microorganisms. Am. J. Respir. Crit. Care Med.，1995，151（6）：2088-2092
17. James E. Boers，et al. Number and proliferation of basal and parabasal cells in normal human airway epithelium . Am. J. Respir. Crit. Care Med.，1998，157（6）：2000-2006
18. Marina saetta，et al. Goblet cell hyperplasia and epithelial inflammation in peripheral airways of smokers with both symptoms of chronic bronchitis and chronic airflow limitation. Am. J. Respir. Crit. Care Med.，2000，161（3）：1016-1021
19. Ya-ping lou，et al. Platelet-activating factor induces goblet cell hyperplasia and mucin gene expression in airways . Am. J. Respir. Crit. Care Med.，1998，157（6）：1927-1934
20. Boers JE，et al. Number and proliferation of Clara cells in normal human airway epithelium. Am. J. Respir. Crit. Care Med.，1999，159：1585-1591
21. Olof Andersson MD，et al. Clara cell secretory protein levels in bal fluid after smoking cessation. Chest. 2000，118：180-182
22. Lynne Reid，et al. The mysterious pulmonary brush cell - a cell in search of a function. Am. J. Respir. Crit. Care Med.，2005，172：136-139
23. Yuichi majima，et al. Effect of biochemical components on rheologic properties of nasal mucus in chronic sinusitis . Am. J. Respir. Crit. Care Med.，1999，160（2）：421-426
24. Benjamin D M，et al. A study of the cough reflex in idiopathic pulmonary fibrosis. Am. J. Respir. Crit. Care . Med.，2003，168：995-1002
25. Peter G. Gibson. Cough is an airway itch? Am. J. Respir. Crit Care Med.，2004，169：1-9
26. Reid KBM，et al. Surfactant and lung inflammation. Thorax，2005，60：620-622
27. B Mü ller，et al. Impaired recycling of surfactant-like liposomes in type II pneumocytes from injured lungs. Thorax，2003，58：127-134
28. F Rubio1，et al. Linkage of neutrophil serine proteases and decreased surfactant protein-A（SP-A）levels in inflammatory lung disease. Thorax，2004，59：318-323
29. Thomassen M J，Kavuru MS. Human alveolar macrophages and monocytes as a source and target for ni-

tric oxide . 1nt. Immunopharmacol. , 2001, 1 (8) : 1479-1490
30. Cheung DO, et al. Role of pulmonary alveoliar macrophages in defense of the lung against pseudomonas aeruginosa . Infect. Immun. , 2002, 4585-4592

第三节 呼吸系统的免疫功能

呼吸系统的免疫功能是指呼吸系统的免疫组织、免疫细胞识别和排除抗原性异物的功能，是机体全身免疫反应的一部分。正常情况下，它有利于机体排除入侵的病原微生物和异物，对机体起保护作用，但在一定条件下也可以有害。

(一) 呼吸系统免疫的形态学基础

1. 淋巴结　典型的淋巴结具有输入管、输出管、被膜、滤泡和生发中心，主要分布在气管和主支气管周围，即气管、支气管淋巴结和肺门淋巴结，接受肺实质和粘膜的淋巴回流。作为周围免疫器官，淋巴结含有足够的淋巴细胞。

2. 粘膜下淋巴样组织　传导性气道表层纤毛上皮和粘膜下层之间有疏松结缔组织构成的固有层（lamina　propria)，与一般结缔组织不同的是其中细胞显著多于纤维成分。受到某些刺激后，固有层出现炎症，可见大量淋巴细胞、组织细胞和肥大细胞。有人报道，固有层中还存在抗原呈递细胞（antigen presenting cell，APC)，如树突状细胞（dendritic cell，DC)。在邻近大支气管分叉处的粘膜固有层存在集合淋巴结，它含有 1～2 个孤立性淋巴样小结，称为支气管相关淋巴样组织（bronchus associated lymphoid tissues，BALT)。BALT 没有或仅有发育很差的生发中心，表面覆盖单层淋巴上皮细胞，有助于气流中的颗粒与上皮保持接触，便于抗原的捕获。BALT 可能是 IgA 浆细胞前体发育的部位，亦具有 IgA 形成细胞的功能。最近研究表明，BALT 还具有胞饮及运输可溶性抗原的能力。

在远端气道特别是呼吸性细支气管粘膜下存在着淋巴样细胞丛（lymphoid aggregates) 的集结，与 BALT 不同的是淋巴样细胞丛没有生发中心，但可通过胞饮作用运输抗原。

3. 肺实质的淋巴样组织　正常的肺实质中很少有淋巴组织。在支气管连接的远端，围绕着远端气道周围的结缔组织及其肺间隔中，存在少量的淋巴细胞和巨噬细胞。当肺组织发生急性或慢性炎症时，这些细胞浸润就会增加。

4. 支气管肺泡腔中的免疫细胞　从非吸烟健康者支气管肺泡灌洗液（BALF）中分离到的细胞中，巨噬细胞最多，占 80%～90%，淋巴细胞大约占 10%，中性粒细胞、嗜酸性粒细胞的含量均小于 1%，提示在肺部防御和免疫机制中，巨噬细胞的地位十分重要。

根据以上组成成分发挥免疫功能的机制不同，一般把呼吸系统免疫反应分为特异性和非特异性免疫。这两种机制在体内是一个整体，它们相互关联，相互协作，共同完成对呼吸系统的保护作用。

(二) 非特异性免疫

呼吸系统的非特异性防御系统属于先天性的。鼻腔内丰富的血管对吸入空气的温度和湿度有调节作用。鼻前庭的鼻毛可阻挡较大的微粒，喷嚏、咳嗽反射以及传导性气道粘膜上皮纤毛运动可将异物排出体外。呼吸道分泌液中的各种抗微生物因子，包括溶菌酶、α_1-抗胰蛋白酶、干扰素、防御素、乳铁蛋白和补体等，可以消灭入侵的细菌或病毒。肺泡巨噬细胞对侵入异物有吞噬作用。这些非特异性防御机制构成了宿主抗感染的第一道防线。

1. 非特异性体液免疫　呼吸道分泌液中包含有多种非特异性可溶性防御因子，它们在保护呼吸道中起重要作用。

（1）溶菌酶（lysozyme）　是一种低分子蛋白质，由吞噬细胞、粘膜上皮细胞和腺体细胞产生，能使细菌失去胞壁而破坏。其作用是：①有一定的直接杀菌作用；②可在补体和分泌型 IgA 的协同作用下对革兰阳性菌起溶解作用；③强化补体对革兰阴性菌的杀伤作用。

（2）α_1-抗胰蛋白酶（α_1-antitrypsin）　是一种蛋白分解酶抑制剂，可抑制细菌酶类及中性粒细胞、巨噬细胞、胶原细胞、血小板等溶酶体释放的弹性蛋白酶、胶原酶、纤维蛋白溶解酶等。α_1-抗胰蛋白酶缺乏可使肺的炎症部位中性粒细胞和巨噬细胞的过多聚集及炎性产物（包括酶类）的堆积，引起肺组织损害，易致肺水肿及肺间质纤维化的形成。

（3）干扰素（interferon，IFN）　是存在于支气管分泌液中的一种非特异性免疫分子，主要由白细胞、成纤维细胞等在病毒、多核苷酸等刺激下诱导产生。可诱导宿主细胞产生多种酶，干扰病毒的基因转录或病毒蛋白组分的翻译。它分为 α-干扰素（INF-α）和 γ-干扰素（INF-γ）。

INF-α 的作用：①抗病毒作用　通过抑制病毒的核酸转录、蛋白合成及成熟病毒的释放等不同环节而具有广泛的抗病毒作用，还可通过 NK 细胞、巨噬细胞、细胞毒性 T 细胞（CTL）杀伤病毒感染的靶细胞。②免疫调节作用　促进大多数细胞 MHC-I 类抗原的表达，活化 NK 细胞和 CTL。③抑制和杀伤肿瘤细胞　通过促进机体免疫功能，提高巨噬细胞、NK 细胞和 CTL 的杀伤水平。

INF-γ 的主要作用：可诱导单核细胞、巨噬细胞、树突状细胞、皮肤成纤维细胞、血管内皮细胞等表达 MHC-Ⅱ类抗原，使其参与抗原呈递和非特异性免疫的识别过程，协同诱导肿瘤坏死因子（TNF）并促进巨噬细胞杀伤病原微生物等。

此外，INF 对原虫、立克次体及衣原体等的细胞内繁殖也有干扰作用。

（4）补体（complement）　是由 30 余种可溶性蛋白和膜结合蛋白组成，具有酶活性和自我调节作用。补体只有被激活时才表现出生物活性。补体激活的途径有经典途径（classic pathway）、旁路途径（alternative pathway）及 MBL（mannan-binding lectin-associated pathway）途径。激活补体的生物学作用：①介导溶菌、溶细胞　通过抗原-抗体复合物激活经典途径或直接通过旁路途径使靶细胞溶解；②调理作用（opsonozation），促进吞噬　补体激活过程中，靶细胞表面的 C3b 可将结合的靶细胞引致具有相应受体的吞噬细胞表面，起着调理作用；③过敏毒素与炎症反应：C3a、C4a、C5a 称过敏毒素，它们与肥大细胞或嗜酸性粒细胞（eosinophile，EOS）上相应的受体结合后可导致脱颗粒，释放组胺等生物活性介质。C5a 还可趋化中性粒细胞；④清除免疫复合物　补体可结合到免疫复合物上，抑制免疫复合物的增大，还能促吞噬细胞对免疫复合物的清除。

通常，呼吸道分泌液中只有少量的 C3a～C9a 的活性成分。但在炎症反应时，含量可明显增高。必须指出的是，补体的激活，也可导致病理性炎症反应，使机体自身组织受到损伤。

（5）抗微生物肽（antimicrobial peptide）

①防御素（defensin）　是一种含 24～40 个氨基酸的单链阳离子肽，具有 6 个二硫键连

接的半胱氨酸，根据其结构特点分为α防御素和β防御素。人类有6种α防御素（αhuman defensin1～6，HD1～6）和2种β防御素（βhuman defensin1～2，HBD_1，HBD_2）。防御素具有广谱的杀微生物活性，能杀死G^-菌和G^+菌、分支杆菌、真菌和某些包膜病毒。其杀微生物活性取决于其渗透能力或形成生物膜的细孔。防御素也具有免疫调节功能，它能与C_{1q}结合活化补体，刺激上皮细胞产生IL-8，上调粘附分子的表达，增强$CD4^+$ T细胞的增殖和产生细胞因子。

②Cathelicidins　Cathelicidins是一种广谱抗微生物肽。目前，人组织中仅发现一种Cathelicidins，命名为LL-37/hCAP-18。原位杂交证明，接近气道的表面和粘膜下腺体的上皮细胞表达高水平的LL-37/hCAP-18mRNA。体外实验，LL-37/hCAP-18mRNA能杀死大肠埃希杆菌、铜绿假单胞菌、粪肠球菌和金黄色葡萄球菌。其杀菌活性与溶菌酶、乳铁蛋白有协同作用。

（6）乳铁蛋白（lactoferntin）　是支气管粘液腺和中性粒细胞分泌的一种蛋白质，可争夺细菌生长所必须的铁剂而抑制细菌的生长。

（7）肺表面活性物质结合蛋白（surfactant protein，SP）　SP在肺抗病原体非特异性免疫和肺的免疫应答中起重要作用。（详见第二节呼吸系统的防御功能）

此外，参与呼吸道非特异性免疫的分子尚有转铁蛋白（transfertin）、纤维连接蛋白（fibronectin）、抗白细胞蛋白酶（antileukoprotenase）、基质溶菌素（matrilysin）、反应性氮（reactive nitrogen）系统和NO等。

表3-1　呼吸道非特异性免疫的体液因子

因子	抗微生物活性	细胞来源
溶菌酶	溶解和杀死细菌	浆液细胞、PAM、Neu
补体	溶菌、调理作用、趋化作用	PAM、肺泡Ⅱ型上皮细胞、成纤维细胞
纤维连接蛋白	调理作用，增强吞噬和杀菌，抑制细菌粘附、趋化作用，增强细胞因子产生	PAM、成纤维细胞、上皮细胞
乳铁蛋白	杀死和凝集细菌，增强Neu移动和粘附	浆液细胞、Neu
转铁蛋白	抑制微生物生长	非肺来源
LPS结合蛋白	结合LPS，增强LPS诱导的细胞因子产生	非肺来源
防御素（α和β）	渗透通过细菌胞膜，增强Neu粘附，活化补体，刺激细胞因子和趋化性细胞因子产生	上皮细胞、Neu
Cathelicidins	杀菌	上皮细胞
SP-A和SP-D	抑制微生物毒性和粘附，增强吞噬和杀菌、趋化作用，刺激PAM的呼吸爆发，调节细胞因子产生	Ⅱ型肺泡上皮细胞

注：PAM＝肺泡巨噬细胞；Neu＝中性粒细胞；LPS＝脂多糖

2. 非特异性细胞免疫

（1）肺上皮细胞（pulmonary epithelial cell）　呼吸道粘膜的上皮细胞与分泌的粘液组成生理屏障，阻止病原微生物侵入机体。上皮细胞也可通过分泌细胞因子发挥作用。粘膜上皮细胞可从基底膜面摄取 IgA 与多聚免疫球蛋白受体（PIgR）形成的复合物，经细胞转运作用将其运至顶端表面，释放入呼吸道分泌液而发挥相应的防御及免疫功能。

（2）肺巨噬细胞（pulmonary macrophage）　呼吸系统的非特异性细胞免疫主要依靠肺巨噬细胞完成。巨噬细胞来源于骨髓，是单核细胞进入组织以后分化发育而成的一种具有高度吞噬能力的细胞。肺巨噬细胞是常驻在肺内的组织巨噬细胞，它广泛分布于肺泡、气道、肺间质、肺毛细血管壁和胸膜腔，参与机体的防卫、保护以及肺内细胞间通讯。

巨噬细胞的主要功能是：①免疫防御功能　是机体内吞噬能力最强的细胞，可非特异性吞噬、杀死病原体；②抗原呈递功能　加工、传递抗原给 T 细胞及 B 细胞，调节免疫反应，参与特异性免疫；③免疫调节功能　是细胞免疫中的重要效应细胞，致敏 T 细胞释放淋巴因子作用于巨噬细胞，增强其杀伤能力；④免疫分泌功能　可分泌多种生物活性物质，如 IL-1、弹力蛋白酶、胶原酶、溶菌酶、前列腺素、中性粒细胞趋化因子、干扰素、补体等。

肺巨噬细胞可被抗原、内毒素或淋巴因子激活转化为活化巨噬细胞，活化的巨噬细胞有较强的吞噬能力，其吞噬过程大致可分为以下 3 个阶段。

①趋化　巨噬细胞由趋化因子作用聚集到病原菌入侵部位。趋化因子来源于侵入的细菌本身释放的趋化物质，致敏 T 细胞释放淋巴因子中的巨噬细胞趋化因子（macrophage chemotactic factor，MCF），细菌毒素或脂多糖激活补体旁路途径和抗原-抗体复合物激活补体经典途径过程中产生具有趋化作用的 C3a、C5a。

②吞噬　机体通过巨噬细胞膜上的 IgG F_c受体和 C3b 受体与 IgG 和 C3b 结合，发挥调理作用，从而增强巨噬细胞吞噬功能。巨噬细胞与病原菌接触后，通过吞噬和吞饮把细菌摄入细胞内。对于细菌类较大的微粒，巨噬细胞可以伸出伪足将细菌包围，胞浆膜内陷，伪足顶端融合形成一层由细胞膜包绕的吞噬体（phagosome），然后脱离细胞边缘向中心移动。对病毒类微小异物，于附着处的细胞膜内凹，形成吞饮小泡，将病毒包围于小泡内。

③杀灭　巨噬细胞内含有很多溶酶体（lysosome），其中含有蛋白分解酶、多糖酶、脂酶等多种酶类，当细胞被包围形成吞噬体后，溶酶体向吞噬体靠近，包膜互相融合而成吞噬溶酶体（phagolysosome）。此时溶酶体释放出蛋白分解酶等酶类，将细菌消化、杀灭。整个吞噬消化、杀灭过程仅需 10～30 分钟即可完成。

（3）中性粒细胞（neutrophil）　中性粒细胞具有强大的非特异性吞噬和杀菌能力，在机体抗感染免疫中发挥作用。感染发生时，中性粒细胞可迅速从血管移出，最早被募集到感染部位，对各种炎症刺激产生应答。正常状态下，肺泡腔仅有少量中性粒细胞，而肺血管特别是肺毛细血管床含有丰富的中性粒细胞，在肺血管边缘池，其含量为人体中性粒细胞的 40%。肺部感染时，边缘池的中性粒细胞在抗原刺激后 3～4 小时迅速被募集到感染部位，被促炎症因子或组织释放的介质活化，释放多种酶类（溶菌酶、弹性蛋白酶、磷酸酶、脂酶、髓过氧化物酶（myeloperoxidase，MPO）和过氧化氢酶、阳离子蛋白如吞噬素（phagocytin）和白细胞素（leukin）、防御素和细胞因子（TNF-α、IL-1β、IL-6 和 MIP-2）等，杀死和清除病原微生物。遗传性或获得性中性粒细胞缺陷者，肺对感染的易感性增加。

（4）自然杀伤细胞（natural killer cell，NK 细胞） NK 细胞来源于骨髓造血干细胞，部分分布在肺间质。NK 细胞在机体早期抗感染和抗肿瘤中其起重要作用。感染早期，病原微生物刺激吞噬细胞和树突状细胞产生 IFN-α、IFN-β 和 IL-12 等细胞因子。这些细胞因子能激活 NK 细胞，使其活性增强 20～100 倍。活化的 NK 细胞合成和分泌 IFN-γ 和 TNF-α，增强和扩大抗感染作用。因此，NK 细胞在特异性免疫应答建立之前的早期感染中，甚至病毒还未复制时，即可通过其自然杀伤作用和分泌的细胞因子发挥抗病毒和抗胞内寄生菌感染的作用。NK 细胞具有广谱的抗肿瘤作用，是机体抗肿瘤的第一道防线。它能非特异性直接杀伤和（或）经抗体依赖性细胞介导的细胞毒作用（antiboby dependent cell-mediated cytotoxicity，ADCC）杀伤肿瘤细胞。NK 细胞通过分泌穿孔素（perforin）和颗粒酶（granzyme）导致细胞死亡。NK 细胞是一类重要的免疫调节细胞，通过分泌 IFN-γ 和 IL-2 调节机体的免疫功能。它能抑制 B 细胞和骨髓造血干细胞的增殖分化，通过 IL-2 来增强抗原诱导的 T 细胞增殖。

（5）TCRγδT 细胞 TCRγδT 细胞一般不识别抗原肽——MHC 分子复合物，而识别感染后产生的热休克蛋白（HSP）、磷脂、受感染细胞表达的病毒蛋白等。TCRγδT 细胞具有抗感染和抗肿瘤作用，能增强机体早期非特异性免疫功能。也能分泌 IL-2、IL-3、IL-4、IL-5、IL-6、IFN-γ、TNF-α 和 GM-CSF 等多种细胞因子参与免疫调节。

呼吸道 TCRγδT 细胞分布于鼻相关淋巴组织（nasal-associated lymphoid tissue，NALT）和支气管相关淋巴组织（BALT）中。由于从这些部位获得的细胞数量很少，呼吸道 TCRγδT 细胞的特点及其在呼吸道固有免疫应答中的作用尚待深入研究。

（6）M 细胞（微皱褶细胞）（ microfold cell ） 呼吸道的 M 细胞聚集在 NALT 的上皮中。颗粒抗原通过呼吸道在鼻粘膜上快速移动时，这些抗原粘附到上皮，它们就会被 M 细胞所摄取。NALT 优先引流抗原到颈后淋巴结，在颈后淋巴结引起 SIgA 应答，诱导粘膜免疫应答。

（三）特异性免疫

呼吸系统的特异性免疫是后天获得的，可分为体液免疫和细胞免疫。体液免疫是由体液和呼吸道分泌液中免疫球蛋白，特别是分泌型 IgA（secretory immunoglobulin-A，SIgA）来实现的。细胞免疫是通过抗原刺激后产生致敏 T 淋巴细胞来实现的。这些机制构成呼吸道第二道防线，在对抗感染、保护机体中起很重要的作用。特异性免疫一般需在感染后2～3周才能发挥作用。

1. 体液免疫 B 细胞在抗原刺激下，增殖分化为浆细胞（plasma cell，PC）而产生各种免疫球蛋白（Ig，或抗体 Ab），是体液免疫的标志。目前已知人类免疫球蛋白由 IgG、IgA、IgM、IgD、IgE 等 5 类。在许多微生物感染中，抗体有重要的免疫保护作用。它通过与 F_c受体或 C3b 受体的结合，免疫粘附或消除细菌产物的封闭活性而增强吞噬细胞吞噬病原体的调理功能；可中和细菌外毒素的毒性；可与补体协调作用，促使细菌溶解；可抑制细胞外病毒的感染性。

呼吸道免疫球蛋白有两种主要来源：①被动扩散，由血管渗出进入肺组织；②肺组织局部 B 细胞产生，支气管粘膜是产生免疫球蛋白的主要部位。在某些情况下，肺间质和气道内也可产生。分泌型 IgA、IgE 主要由局部合成，IgG 则以血管渗出为主。免疫球蛋白合成后通过被动扩散穿过粘膜屏障，或 SIgA、IgM 由 PIgR 转运通过上皮细胞而到达气道腔。正常呼吸道 SIgA、IgG 和 IgM 约占 BALF 总蛋白的 20%。由口腔至肺泡 SIgA 含量逐渐减少，而 IgG 含量逐渐增加；气管、支气管分泌物以 SIgA 为主，而肺泡液则以 IgG 为主。

（1）IgA　IgA 有分泌型（SIgA）和血清型 IgA 之分。前者由支气管周围淋巴系统合成，常驻于气道粘膜表面和粘液之中，能防御这里蛋白酶的降解作用，又称粘膜局部免疫抗体。后者由全身外周淋巴组织合成后入血，病时经血肺屏障渗入呼吸道中。在抗原刺激下，上呼吸道和支气管粘膜下固有层中的浆细胞合成 SIgA，它是两个单体 IgA 由一个 J 链和一个分泌片（secretory　piece，SP）（糖蛋白）连接而成的二聚体。

SIgA 在气道粘膜局部是防御病毒和细菌感染的重要抗体。它的主要作用有：①阻止细菌附着在粘膜表面　SIgA 能使细菌发生凝集，从而丧失活动能力，同时与细菌抗原结合成复合物刺激杯状细胞，分泌大量粘液起“冲洗”作用，使细菌不能附着其上。②溶解细菌血清型 IgA 和 SIgA 均无直接杀菌作用，但能通过激活补体旁路，与溶酶体、补体共同引起细菌溶解。③调理吞噬　SIgA 与 PAM 膜上的 FcR 结合，增强其吞噬作用。④中和病毒和毒素　SIgA 不需补体参与即能中和呼吸道病毒，如流感病毒、鼻病毒等。另外 SIgA 可覆盖在病毒表面，使其不能吸附在易感细胞上。⑤SIgA 可增强乳铁蛋白的抑菌效果　这是通过抑制与乳铁蛋白竞争游离铁的细菌铁整合剂的产生而起作用的。⑥免疫排除作用　SIgA 对于空气中吸入的某些抗原物质具有封闭作用，使抗原游离于分泌物而易于排出，或使抗原物质限制于粘膜表面，不致进入机体，从而避免超敏反应的发生。

SIgA 的局部免疫作用主要局限于抗原刺激部位，因此局部抗原刺激引起 SIgA 的抗病能力比全身感染或注射的抗病能力强。慢性支气管炎患者痰中 SIgA 减少，且其减少程度与病情一致。病程越长，病情越重，痰中 SIgA 减少越明显。这可能是由于呼吸道粘膜上皮损伤及鳞状上皮化生而使支气管上皮细胞产生分泌片的功能遭到破坏，合成 SIgA 功能降低，因此慢性支气管炎患者易发生反复呼吸道感染。

（2）IgG　在呼吸系统中 IgG 是下呼吸道的免疫球蛋白，其主要作用有：①促进吞噬　IgG 的 Fc 段可与中性粒细胞、巨噬细胞、NK 细胞等的表面 Fc 受体结合，发挥调理作用及抗体依赖细胞介导的细胞毒性作用（antibody-dependent cellmediated cytotoxicity，ADCC）；②激活补体　IgG 与特异性抗原结合的抗原-抗体复合物通过经典途径激活补体使靶细胞溶解。③中和毒素。

IgG 在全身抗病毒、抗细菌、中和毒素中起重要作用，但另一方面 IgG 参与Ⅱ型、Ⅲ型超敏反应而引起组织损伤。慢性支气管炎患者痰和血清中 IgG 水平均降低，故易发生反复感染。对这些人在必要时可每半月注射“丙种球蛋白”，以预防呼吸道感染的发生。因为“丙种球蛋白”的主要成分是 IgG，它的半衰期为 2 周左右。

（3）IgM　是感染早期抗原刺激下体内最早出现的抗体。主要分布于血管内，在呼吸道分泌液中含量很低。其主要作用：①是高效能的抗微生物抗体，也能中和毒素和病毒。②抗原抗体复合物通过经典途径激活补体，特别对 G^- 菌发生溶菌。③在呼吸道急性炎症早期，IgM 含量明显增高，故在呼吸道感染早期即可发挥其抗感染作用。④可调节呼吸道纤毛的正常活动。⑤参与Ⅱ型、Ⅲ型超敏反应。

（4）IgE　正常血清中含量极微，但含量较稳定，半衰期短，仅 2～3 天。IgE 由鼻、咽、扁桃体、呼吸道粘膜下浆细胞产生，其抗原抗体复合物可经旁路途径激活补体，主要作用是引起Ⅰ型超敏反应。IgE F_c段特别容易与嗜碱性粒细胞和肥大细胞表面F_c受体结合，触发细胞内释放介质，发生变态反应。寄生虫感染时IgE增高，但原虫和细菌感染时不升高，IgE能通过ADCC作用杀死蠕虫。

(5) IgD　正常血清中含量很少，很不稳定，易被酶裂解。凝集IgD的F_c碎片在高浓度时能激活补体旁路。IgD的功能不明，其功能被认为可能与变态反应有关。此外，IgD是B细胞的重要表面标志。当SmIgM和膜表面免疫球蛋白D（surface membrane immunoglobin，SmIgD）同时存在时，B细胞受到抗原刺激可被激活。

综上所述，在机体抗感染免疫中粘膜局部主要是SIgA，体液中主要是IgG，血管中主要是IgM，而IgE、IgD与变态反应有关。

2. 细胞免疫　细胞免疫是在抗原刺激下T细胞增殖、分化为致敏T细胞，当再次与相同抗原接触后，致敏T细胞释放各种淋巴因子或致敏T细胞直接杀伤靶细胞。在呼吸系统细胞免疫中淋巴因子起主要作用。

(1) 呼吸系统抗原的摄取与处理　沉降或被捕获到气道粘膜表面，而未被清除的抗原将与气道表面液体（airway surface liquid，ASL）相互作用。抗原在ASL中的溶解度决定它在表面液体中的浓度和穿透上皮细胞的量。若抗原与ASL中的大分子结合，则其有效浓度降低。如同白蛋白结合，其游离浓度降低，但有时白蛋白可以是某些半抗原的携带者。气道上皮的完整性是决定抗原命运的重要因素。炎症、上皮化生或肿瘤均破坏上皮屏障，使抗原极易穿透至肺间质。覆盖于BALT的扁平淋巴上皮细胞可以使抗原不经粘膜屏障，直接穿透至粘膜下淋巴细胞或进入淋巴管。抗原到达间质后的去向大体有3种。①被粘膜下淋巴样组织相伴随的局部吞噬细胞吞噬。②经血流分布至全身。③转运至区域淋巴结。

(2) 肺泡巨噬细胞（PAM）作为抗原呈递细胞　PAM表面有非特异性补体C3受体和特异性$F_c\gamma$受体（$F_c\gamma R$）及HLA-DR抗原。目前已知只有携带HLA-DR抗原的巨噬细胞才能呈递抗原，HLA-DR阴性的巨噬细胞只具有非特异性吞噬作用。表达有HLA-DR抗原的巨噬细胞暴露于外源性抗原后，抗原被内吞并在溶酶体内降解，暴露出抗原决定簇，重新在巨噬细胞表面表达。经此处理的抗原与HLA-DR结合，从而被淋巴细胞识别。然而，这还不足以引起免疫应答，尚需要第二信使，主要是巨噬细胞分泌的IL-1参与调节。淋巴细胞在识别巨噬细胞呈递的非己抗原和接受IL-1作用后，便分泌IL-2和其他细胞，淋巴细胞才得以激活、增殖、分化和发挥效应作用。

(3) 效应T淋巴细胞（effector T lymphocyte）的作用　T细胞介导的细胞免疫有两种基本类型，一是$CD4^+$T细胞（Th1）介导的迟发型超敏反应（delayed type hypersensitivity，DTH），引起以单个核细胞浸润为主的炎症；其二是$CD8^+$细胞毒T淋巴细胞（cytotoxic Tlymphocyte，CTL）介导的特异性细胞毒作用。

①Th_1细胞介导的迟发型超敏反应　抗原活化的Th_1细胞分泌的细胞因子和趋化性细胞因子，募集巨噬细胞至抗原入侵部位并被活化，引起以单核/巨噬细胞浸润为主的局部炎症。如IFN-γ增强巨噬细胞和血管内皮细胞表达MHCⅡ类分子，激活巨噬细胞，诱导释放炎性介质（IL-1、TNF-α和NO等）。TNF-α和TNF-β引起局部组织损伤，使炎症部位的血管内皮细胞粘附分子表达增加。IL-3和GM-CSF可刺激骨髓干细胞产生新的巨噬细胞，趋化

性细胞因子如调节活化正常T细胞表达与分泌的趋化因子（regulated upon actiration，normal T-cell expressed and secreted，RANTES）及巨噬细胞趋化因子（MCF）募集巨噬细胞至炎症部位。

②$CD8^+$CTL介导的细胞毒作用　$CD8^+$CTL在体内以非活化的前体细胞（CTL precursor，CTL_p）形式存在，必须经抗原激活。CTL的活化除需要双信号外，还需要活化的$CD4^+$Th细胞辅助（分泌IL-2、IL-6）才能分化为效应性CTL。CTL特异性杀伤靶细胞的机制是：分泌穿孔素，在靶细胞膜上穿孔，导致细胞溶解；释放颗粒酶，诱发细胞凋亡；活化的CTL高表达FasL，它可与靶细胞表面的Fas分子结合，诱导靶细胞凋亡。研究证明肺病毒感染后一周内肺实质出现大量$CD8^+$CTL。

T细胞介导的细胞免疫的主要作用：抗胞内病原体感染，包括抗病毒、抗胞内菌（嗜肺军团菌、结核杆菌）、抗真菌（荚膜组织胞浆菌、白色念珠菌、皮炎芽生菌）、抗寄生虫（鼠弓形体）感染等；抗肿瘤免疫；移植排斥反应，如由Th1细胞介导的肺移植排斥反应；某些自身免疫病的发病机制。

（四）影响呼吸系统免疫功能的因素

1. 吸烟　烟草燃烧所产生的烟雾中含有20多种化学物质，如尼古丁、一氧化碳、丙烯醛、氯化物等对呼吸道有刺激和毒性损害作用，可使巨噬细胞增多，耗氧量增加，葡萄糖利用和细胞呼吸率均增高，亦可导致细胞活性氧（O_2^- OH_2O_2、$OH^{\cdot}$等）及溶酶体酶释放增加而损伤肺组织。长久吸烟，使巨噬细胞的蛋白质合成、摄取、杀菌能力受损。丙烯醛可抑制巨噬细胞中的Ca^{2+}-ATP酶和Mg^{2+}-ATP酶的活性，干扰收缩性蛋白的功能，影响巨噬细胞的游走和吞噬。吸烟可抑制呼吸道局部淋巴结和脾脏等部位抗体形成细胞的生成。此外，吸烟可抑制呼吸道粘膜纤毛运输系统的功能，使纤毛运动受到抑制，杯状细胞增生，粘液分泌增多。

2. 环境因素　许多有害气体，如NO_2、SO_2和OH^-等能引起巨噬细胞数目减少，降低其吞噬能力和胞内溶酶体活性以及抑制巨噬细胞的代谢等。吸入大量烟雾可抑制PAM对趋化因子的反应。NO_2可抑制INF的合成。吸入碳尘或矽尘可抑制B细胞活性。

慢性缺氧时，如时间短，可通过糖酵解途径供给能量而使巨噬细胞功能损害表现不明显，但随着缺氧时间延长，细胞代谢功能受损，巨噬细胞防御功能降低。急性缺氧可使巨噬细胞ATP产生、葡萄糖的利用及细胞色素氧化酶的活性降低，从而使其吞噬功能降低。高氧环境对机体同样有害。高氧环境中氧自由基生成增多，这可以损害巨噬细胞的结构和功能。高氧使巨噬细胞释放趋化因子增多，使中性粒细胞向肺泡内渗出并吸附在血管内皮细胞上。中性粒细胞和巨噬细胞释放多量过氧化物引起内皮细胞损伤，导致肺水肿。

3. 药物　免疫抑制剂如肾上腺皮质激素或环磷酰胺等，一方面因对骨髓抑制作用而使巨噬细胞产生减少。另一方面可减弱其趋化作用，这可能与封闭或消耗了巨噬细胞膜上趋化物质表面受体有关。免疫抑制剂尚可减少巨噬细胞补体分泌及抑制溶酶体与吞噬体融合。此外，免疫抑制剂对T细胞和B细胞的功能也有抑制作用。

4. 饮食和营养　饮食和营养状态从各方面影响免疫反应。如营养不良时，溶菌酶水平、补体水平降低，吞噬细胞功能下降，影响呼吸道上皮修复和再生，B细胞合成和分泌SIgA减少，细胞免疫功能也明显低下。

(五) 超敏反应引起的肺损伤

超敏反应（hypersensitivity reaction）是指机体受某一抗原刺激后，再次接触相同抗原时，产生的一种以生理功能紊乱或组织损伤为主的特异性免疫应答。超敏反应亦称变态反应（allergy）。Ⅰ型、Ⅱ型和Ⅲ型超敏反应由抗体介导，Ⅳ型超敏反应由T细胞介导。

1. Ⅰ型超敏反应（type Ⅰ hypersensitivity）　Ⅰ型超敏反应是由IgE抗体介导的速发型超敏反应。机体受变应原刺激后，由鼻咽、扁桃体及气管粘膜下固有层淋巴组织中的B细胞产生IgE。IgE为亲细胞抗体，其F_c段可与肥大细胞（mast cell）和嗜碱性粒细胞（basophilic granulocyte）表面的高亲和力$F_c\varepsilon RI$结合，使机体处于致敏状态。当相同的变应原再次进入机体时，与肥大细胞和嗜碱性粒细胞表面的IgE特异性结合，导致细胞膜表面的$F_c\varepsilon RI$交联，触发肥大细胞和嗜碱性粒细胞脱颗粒，释放和合成组胺、LTs、PAF、PGD_2等生物活性介质和细胞因子；这些生物活性介质能刺激支气管平滑肌收缩，使支气管痉挛；使毛细血管扩张，通透性增加；促进气道粘膜腺体分泌增强；引起以嗜酸性粒细胞为主的炎症细胞募集至气道。过敏性鼻炎和过敏性哮喘是临床常见的呼吸道Ⅰ型超敏反应性疾病。

2. Ⅱ型超敏反应（type Ⅱ hypersensitivity）　Ⅱ型超敏反应又称细胞毒型或细胞溶解型超敏反应。Ⅱ型超敏反应发生机制是细胞表面抗原或基质抗原（matrix antigen）与其相应抗体（IgG或IgM）在细胞表面结合后，通过经典途径激活补体导致细胞裂解；或通过抗体和补体的调理作用增强巨噬细胞的吞噬作用；或由NK细胞上的$F_c\gamma R$与结合在靶细胞上的IgG F_c段结合，通过ADCC效应杀伤靶细胞而导致组织损伤。肺出血-肾炎综合征（goodpasture's syndrome）是由自身抗体引起的以肺出血和严重肾小球肾炎为特征的疾病，其发生机制是Ⅱ型超敏反应。

3. Ⅲ型超敏反应（type Ⅲ hypersensitivity）　Ⅲ型超敏反应即免疫复合物型或血管炎型超敏反应。Ⅲ型超敏反应是游离抗原与抗体（IgG、IgM或IgA）结合形成中等大小可溶性免疫复合物，沉积于局部或毛细血管基膜后，通过激活补体释放过敏毒素（C3a、C5a）和趋化因子（C3a、C5a、C567），活化血小板产生血管活性肽类物质，引起以中性粒细胞浸润为主的炎症反应而导致组织损伤。由Ⅲ型超敏反应引起的呼吸道疾病有超敏性肺炎（hypersensitivity pneumonitis）、特发性肺纤维化（IPF）和结节病（sarcoidosis）等。

4. Ⅳ型超敏反应（type Ⅳ hypersensitivity）　Ⅳ型超敏反应又称为迟发型超敏反应，是由致敏T细胞介导，表现为以单个核细胞浸润和细胞变性、坏死为特征的局部超敏反应性炎症。其过程与抗体及补体无关，发生机制见前述（“效应T细胞的作用”）。引起Ⅳ型超敏反应的抗原多为胞内寄生的微生物，结核杆菌是最常见的抗原。除T细胞外，活化的巨噬细胞及中性粒细胞也参与介导Ⅳ型超敏反应中组织的免疫性损伤。Ⅳ型超敏反应可引起肺结核（pulmonary tuberculosis）和肺肉芽肿（pulmonary granuloma）性病变的发生。

（钟小宁）

本节参考文献

1. 俞森洋主编．现代呼吸治疗学．北京：科学技术文献出版社，2003. 21-22
2. 秦桂玺，佟学一，肖伟主编．老年呼吸病学．北京：科学出版社，2003.
3. 赵景春，平芬主编．实用呼吸病学．石家庄：河北科学技术出版社，2004. 31-42

4. 罗慰慈主编．现代呼吸病学．北京：人民军医出版社，1997，102-108
5. 蔡柏蔷，李龙芸主编．协和呼吸病学．北京：中国协和医科大学出版社，2004. 92-115
6. 孙秀泓，罗自强主编．肺的非呼吸功能基础与临床．人民卫生出版社，2003.
7. 邓伟吾主编．实用临床呼吸病学．北京：中国协和医科大学出版社，2004. 29-35
8. 黄念秋，吴善主编．现代老年呼吸病学．北京：人民军医出版社，1998. 49-55
9. 徐金富，瞿介明．宿主防御呼吸道感染机制．中国呼吸与危重监护杂志，2002，1（2）：121-125
10. 王曾礼．重视呼吸道感染时的免疫防御．中国呼吸与危重志，2002，7（2）：65-67
11. 田翠环，俞森洋．β_2 防御素与呼吸系统的防御和损伤，国外医学呼吸系统分册，2004，24（3）：150- 153
12. 章晓红，王曾礼．．呼吸道病毒感染局部细胞免疫研究进展．国外医学呼吸系统分册，2005，25（1）：20-22
13. Blasi F，Tarsia P，Aliberti S. Strategic targets of essential host-pathogen interactions. 2005，72（1）：9-25
14. Medzhitov R，Janeway C Jr. Innate immunity. N. Engl. Med.，2000，343：338-344
15. Samuel C. Cartner，et al. Roles of innate and adaptive immunity in respiratory mycoplasmosis. infection and immunity，1998，66（8）：3485-3591
16. Fedtke I，Gotz F，Peschel A. Bacterial evasion of innate host defenses--the Staphylococcus aureus lesson. International Journal of Medical Microbiology. 2004，294（2-3）：189-194
17. Philipp Markart，et al. Mouse lysozyme m is important in pulmonary host defense against klebsiella pneumoniae infection. Am. J. Respir. Crit. Care Med.，2004，169：454-458
18. Christiane Steinmüller，et al. Local activation of nonspecific defense against a respiratory model infection by application of interferon-γ Am. J. Respir. Cell Mol. Biol.，2000，22（4）：481-490
19. Barrington R，et al. The role of complement in inflammation and adaptive immunity. Immunol. Rev.，2001，180：5-15
20. Christian Taube，et al. Inhibition of complement activation decreases airway inflammation and hyperresponsiveness. Am. J. Respir. Crit. Care Med.，2003，168：1333-1341
21. Josef Johann Schneider，et al. Human defensins. Journal of Molecular Medicine，2005，83（8）：587
22. Sue M. Travis，et al. Bactericidal activity of mammalian cathelicidin-derived peptides. Infection and Immunity，2000，68（5）：2748-2755
23. Mahin Moghaddami，et al. MHC class II compartment，endocytosis and phagocytic activity of macrophages and putative dendritic cells isolated from normal tissues rich in synovium. International Immunology，2005，17（8）：1117-1130
24. Robert D. Stout，Jill Suttles. Functional plasticity of macrophages：reversible adaptation to changing microenvironments. Journal of Leukocyte Biology，2004，76：509-513
25. S Baraldo，ct al. Neutrophilic infiltration within the airway smooth muscle in patients with COPD. Thorax，2004，59：308-312
26. Tay C H，Szomolanyi E，Welsh. RM. Control of infections by NK cells. Curr. Top. Microbiol. Immunol.，1998，230：193-220
27. Adrian C. hayday，et al. γδT cells and the regulation of mucosal immune responses. Am. J. Respir. Crit. Care Med.，2000，162（4）：161-163
28. Thomas A. E，et al. The role of Immunoglobulin E in allergy and asthma. Am. J. Respir. Crit. Care Med.，2001，164（8）：1-5
29. Woodland DI．Cell-mediated immunity to respiratory virus. infections. Curr. Opin. Immunol.，2003，15（4）：430-435

30. Deborah A. Lewinsohn，et al. Mycobacterium tuberculosis - specific $CD8^+$ T cells preferentially recognize heavily infected cells. Am. J. Respir. Crit. Care Med.，2003，168：1346-1352

31. H van der Vaart，et al. Acute effects of cigarette smoke on inflammation and oxidative stress：a review. Thorax，2004，59：713-721

第四章　肺的炎症、损伤和修复

第一节　肺中白细胞的募集和分布

（一）中性粒细胞在肺中的募集

肺调节白细胞聚集的能力是维持肺内环境稳定的一个重要方面。在健康肺组织中，肺实质和间质内主要是巨噬细胞，只有少量的白细胞。肺在持续暴露于外部环境时，可以在不伤害肺组织的情况下，通过募集炎症细胞，识别和处理各种抗原和毒性刺激。然而，当炎症细胞被充分动员起来时，肺的炎症反应是十分强烈的。肺容纳了循环血容量中近一半的中性粒细胞，由于在肺循环中存在白细胞边缘池，肺可以在任何需要的时候募集大量中性粒细胞、单核细胞和淋巴细胞等。

肺边缘池主要指肺的毛细血管，是肺内白细胞的储存库。与其他器官或组织中的中性粒细胞边缘池不同（后者位于毛细血管后小静脉中），肺毛细血管膜的接触结构精细，具有更好的防御优势。外来抗原出现时，可以及时接触结构精细的毛细血管膜，如果中性粒细胞位于毛细血管后的小静脉内，到达外界抗原出现地点的路程会大大延长。

白细胞和肺的正常生理平衡是以毛细血管内大量白细胞为特征的，以保证能够快速启动反应。同时，循环中的白细胞还能够迅速动员（几秒钟之内），使肺毛细血管中的白细胞数量进一步增加，从而显著增加肺对外界侵犯的快速反应能力。现在普遍认为，肺对外来抗原的快速反应强度是急性炎症反应中肺损伤病理改变的中心环节，也可能是肺自我保护的必然结果。在不同条件下，当白细胞从血管腔迁移至肺泡腔时，可能会导致各种显著不同的结果，从肺功能几乎不受影响到气体交换表面近乎完全丧失，如成人呼吸窘迫综合征（ARDS）发生时肺的病理变化。在很多情况下，肺能够耐受大量白细胞在气腔内聚集而不伴有气体交换功能的明显下降，既对入侵微生物产生宿主防御反应，也不影响生命支持的基本功能。肺损伤作为过度炎症反应结果，可以看作是肺抵御微生物入侵而产生防御过程的直接结果。

人们对白细胞聚集的认识多来源于对中性粒细胞的研究，中性粒细胞的聚集是肺炎症发病机制中最早被识别的事件之一。不论是作为肺局部炎症（如肺炎）或是肺病变继发于远处损伤（如继发于败血症的 ARDS）的结果，中性粒细胞均可以快速聚集于气道内，表明中性粒细胞能对很多种类的炎症介质起反应。中性粒细胞的反应还可以因不同类型的外界刺激而改变，这种个体化反应是因细胞表面特异性受体激活和不同的细胞内信号传导通路产生并保持的。选择性的肺刺激可产生特异性细胞聚集，有关机制的研究已成为热点研究领域。对其他种类白细胞的研究不如中性粒细胞的研究多，但这些细胞除有独特的与细胞类型相关的反应机制外，还具有共同的细胞聚集反应。最近，淋巴细胞在肺中的募集受到广泛关注。与其他类型白细胞不同，淋巴细胞的聚集更大程度上依赖于细胞之间的相互作用。

（二）白细胞在肺中滞留的调节

1. 中性粒细胞滞留在肺毛细血管中　肺内中性粒细胞的滞留几乎均在肺毛细血管内。正常的未受到刺激的中性粒细胞进入肺微血管床后，会通过在毛细血管床滞留形成边缘池。尽管白细胞最终会通过毛细血管，但它们可以作短暂的停留，停留时间从1～2秒到几分钟不等。影响未受刺激的中性粒细胞通过时间的因素有许多，包括肺循环。由于升高动脉压或局部血流的增加会减少细胞通过时间，因此肺循环的低压力特点对毛细血管内中性粒细胞的定位具有重要意义。

中性粒细胞在毛细血管内滞留的机制并不十分清楚，但目前受到最多关注的是中性粒细胞的粘附和机械/结构特性。中性粒细胞的平均直径是 $8\mu m$，而肺毛细血管的直径只有 $5.5\mu m$，中性粒细胞必须经过变形才能通过毛细血管。在静息状态下中性粒细胞能够充分变形，但在化学诱导剂的作用下，中性粒细胞细胞骨架的装配和肌动蛋白再分配，使细胞硬度增加，同时，细胞表达更多的与粘附相关的糖蛋白，均增加了中性粒细胞在肺微血管中的滞留。

在肺和系统循环中，中性粒细胞的移动速度均比红细胞慢，但仍要花费相当多的时间和内皮细胞发生静态接触，这是一种非常容易发生粘附反应，同时使中性粒细胞与内皮细胞发生相互作用的条件，从而使中性粒细胞的移动速度进一步减慢。虽然肺毛细血管与系统毛细血管直径相等，但较高的系统循环压不允许中性粒细胞与毛细血管上皮细胞有长时间的接触，这种接触只能发生在毛细血管后小静脉内。因此，在系统血管床中，中性粒细胞在毛细血管后小静脉中滚动向前，在肺循环中，中性粒细胞速度的减慢出现在毛细血管中。

已经证明，补体C5a、肿瘤坏死因子（TNF）、白细胞介素1（IL-1）和脂多糖（LPS）可以刺激中性粒细胞，使其粘附性增加。在缺乏 β_2 整合素的患者，中性粒细胞不能与内皮细胞发生粘附。有研究表明，直接作用于MAC-1（CD11b/CD18）、LFA-1（CD11a/CD18）、P150和95（CD11c/18）家族普通 β 链的抗体，可以大大减少中性粒细胞在皮肤和肠道内的滞留，但对其在肺微血管中的滞留作用影响较小。这些结果提示白细胞机械特性的重要作用，同时表明在肺中存在与系统血管床不同的粘附相关分子以及完全不同的内皮细胞表面。

2. 细胞粘附分子的作用　许多因素可以改变中性粒细胞在肺内微循环中的滞留，尤其是内皮细胞源性粘附分子的表达。应用LPS、TNF、IL-1刺激内皮细胞，可使内皮细胞源性粘附分子上调，从而增强粘附反应。中性粒细胞和内皮细胞的粘着可以很快发生，其中中性粒细胞反应也相当迅速，但是最长的内皮细胞反应却需要4～6小时之久，然而，化学诱导剂可以通过上调已经形成的粘附分子如P-选择素，诱导内皮细胞发生快速反应。

细胞粘附分子（cell adhesion molecules，CAM）是表达于细胞表面或基质中的单链或双链异聚体糖蛋白，通常以受体-配体的形式，分布于相互作用的细胞膜上。CAM在结构上为非多态性，相同类型的细胞可同时表达多种受体和配体，可引起细胞与细胞间、细胞与基质间、或细胞-基质-细胞间的粘附，参与细胞信号传导与活化、细胞增殖与分化、细胞的滚动与移行、炎症应答、肿瘤转移和创伤愈合等一系列重要的生理与病理过程。已经明确一些粘附分子家族，大多数CAM属于四个蛋白质家族，包括选择素家族成员（E-，P-和L-选择素）、粘蛋白样家族（含有 α 和 β 链各一个）、整合素和免疫球蛋白超家族成员，其中有细胞间细胞粘附分子（ICAM-1，-2 和-3，后两种在中性粒细胞粘附反应中无作用）、血管细胞粘附分子（VCAM-1）和血小板内皮细胞粘附分子（PECAM-1）。

选择素为穿膜糖蛋白，广泛分布于白细胞和血管内皮细胞等，可分为胞膜外区，穿膜区和胞浆区，由三个功能区构成。末端为 Ca^{2+} 依赖的凝集素样功能区，可结合配体的唾液酸化的 Lewis 寡糖基团（CD15s）。它包括 3 个分子，即 L-、E-和 P-选择素，大多数循环白细胞表达 L-选择素，而血管内皮细胞表达 E-选择素和 P-选择素。选择素参与白细胞对血管内皮细胞的最初粘附。L-选择素（Mel-14，LAM-1，CD62L）介导淋巴细胞再循环及白细胞粘附于血管内皮并向炎症区域游走，E-选择素，即内皮细胞白细胞粘附分子-1（ELAM-1 或 CD62E），由 IL-1、TNF-α 或细胞内毒素刺激活化血管内皮细胞产生，可介导白细胞或单核细胞于内皮细胞粘附并向炎症部位游走。P-选择素亦称 PAGEM 或 CD62P，储存于血小板的 α 颗粒和内皮细胞的 Weibel-Palate 小体中，经组胺或凝血酶诱导后表达于细胞表面，介导白细胞或单核细胞与内皮细胞和血小板粘附。

粘蛋白样家族是富含丝氨酸与苏氨酸并有大量寡糖基的蛋白质，可以伸展结构显现唾液酸化的糖类，为 L-选择素的配体。例如，白细胞上的 L-选择素，可以识别淋巴结的某些内皮细胞表达的两个粘液素样分子（CD34 和 GlyCAM-1）上的唾液酸化的碳水化合物，而中性粒细胞上的粘液样分子（PSGL-1）可与致炎内皮细胞表达的 E-和 P-选择素相互作用。

整合素为白细胞表达的杂环 4 边形蛋白质，含有 α 和 β 链各一个，促进与血管内皮细胞的粘附和其他细胞间的相互作用。整合素按照其所含有的 β 亚单位分类，不同的白细胞表达不同的整合素，使这些细胞结合到表达不同 CAM 的血管内皮细胞上。有些整合素在活化后才具有结合的高亲和性。由于几种粘附分子含有不同数量的免疫球蛋白样区域，因此分类为免疫球蛋白超家族，包括 ICAM-1、ICAM-2、ICAM-3 和 VCAM，表达于血管内皮细胞，并可结合不同的整合素分子。MAdCAM-1 为重要的细胞粘附分子，含有 Ig 和粘液素样区域。这种分子在粘膜内皮细胞表达，并引导淋巴细胞进入粘膜。它可以通过免疫球蛋白样区域结合整合素，通过粘液素样区域结合选择素。这些粘附分子在循环白细胞进入炎症组织或外周淋巴器官的过程中，具有重要作用。

尽管粘附分子表达的类型还不清楚，但已经非常清楚其对中性粒细胞的滞留有很重要的作用，尤其是在中性粒细胞发生最初的变形之后。有研究已经开始分析粘附分子在肺炎症中的作用。在免疫复合物诱导的大鼠肺炎症反应中，CD11a、L-选择素和 ICAM-1 对调节中性粒细胞在血管腔中聚集可能有重要作用，而 CD11b 和 ICAM-1 对调节中性粒细胞在气道和肺损伤中出现显得更重要，这种调节作用可能与诱导 TNF-α 的表达有关。

3. 白细胞粘附的机制问题　白细胞和内皮细胞的粘附分二步。第一步为中性粒细胞在选择素的影响下沿内皮细胞表面滚动。由于其对决定中性粒细胞发生信号传导的位置非常必要，因此是最重要的一步。在肺微循环中，运动的停止以及白细胞和内皮细胞间发生密切联系更多归因于根本的机械特性而非选择素的介导，比如在一些试验中既没有抑制中性粒细胞的 L-选择素，也没有阻断内皮细胞上的 P-或 E-选择素，也能够显著减少白细胞在肺内的滞留。在缺乏 P-选择素和 ICAM-1 的基因修饰鼠，正常中性粒细胞可以对链球菌所致的肺炎做出反应，在肺中聚集，却不能对肺炎球菌所致的腹膜炎做出反应，在腹膜内聚集，证明肺可能为白细胞聚集提供了“捷径”。

第二步是“触发”，在这一步中，白细胞受到刺激后引起整合素类粘附分子上调和活化以及细胞骨架装配的活化。这些变化对于 β_2 整合素发生作用尤其重要。触发不仅使细胞变得僵硬，从而增加在毛细血管内的滞留，而且使整合素建立“紧密粘附”。触发是如何呈递给白细胞的呢？首先，一些类型的白细胞刺激对于其在系统血管床的滞留是必需的。例如，在缺血再灌注损伤模型中，阻断白细胞介素 8（IL-8）和血小板活化因子（PAF）可以阻碍紧密粘附的形成，但对于白细胞滚动前进的行为无影响。在肺中的情况与此类似，尽管触发（粘附或硬度的改变）的作用可能不同。在肺中，多种过程参与白细胞刺激向毛细血管的传递，包括肺泡巨噬细胞的释放、上皮细胞、成纤维细胞、局部肥大细胞和内皮细胞本身的释放过程。对 C-C（典型的单核细胞、T 细胞和嗜酸性粒细胞化学诱导剂）和 C-X-C 趋化因子（大部分的中性粒细胞化学诱导剂）的认识使我们对在不同病理过程中白细胞聚集特异性机制的理解发生了很大改变。趋化因子是一组含半胱氨酸基序的多肽，根据最初两个保守半胱氨酸的位置将其分为两类。在 C-X-C 亚家族，两个半胱氨酸被一个氨基酸分隔，而在 C-C 亚家族，两个半胱氨酸是连在一起的。

内皮细胞可以通过几种机制将趋化因子呈递给在循环中接近它的细胞。第一，所有趋化因子都有结合肝素的结构域，这些结构域可以将肝素结合并固位于内皮细胞外膜。这不仅可以在高局部浓度下发生呈递，而且还可以为白细胞提供表面结合趋化因子的信号。第二，内皮细胞可以表达趋化因子的 Duffy 抗原受体，这种受体在毛细血管后静脉内有典型表达，但其在肺的研究尚不完全。在白细胞和内皮细胞接触的部位，触发通过上述两种机制发生呈递。

内皮细胞能够合成和分泌（因此表达在其表面）多种 C-C 和 C-X-C 化学因子。在 LPS、IL-1 或 TNFα 的作用下，可以转录表达 IL-8、Gro-α、单核细胞趋化蛋白-1（MCP-1）和 RANTES（regulated activated normal T cells expressed，secreted）。那么，特异性是如何编码入这样的系统内呢？目前，对这个问题尚无明确的答案，但是，有几点值得考虑。体外试验中使用的刺激浓度是相当高的，这种情况几乎只见于病情最严重的病人，而在这些病人中选择性可能已经丧失了。现在还很少有研究更详细地说明这个相对浓度依赖的问题。同样的，大部分研究都是应用单一试剂作为刺激，而在病理情况下，往往是多种刺激共同作用。联合应用 IL-1，TNF-α 和干扰素-γ（INF-γ）刺激内皮细胞比任何一种单一刺激能使其产生更多的 RANTES，这种混合刺激是否能够产生选择性尚不清楚。另外，急性炎症反应的其他组分（例如 IL-4）可以抑制 TNF-α 和 INF-γ 的联合作用。因为 IL-4 可以增强 IL-1 诱导的 MCP-1 和 IL-8 的生产，IL-4 的抑制作用可能是 MCP-1 和（或）IL-8 浓度增加的结果。这些研究支持如下结论，炎症部位的复杂刺激背景对特异性趋化因子的生成非常重要，对因此产生的炎症反应也非常重要。

中性粒细胞在肺毛细血管床滞留本身并不必然伴有肺损伤。例如，在补体片段诱导的兔肺损伤模型中，并没有与中性粒细胞滞留相关的肺通透性改变和明显的组织损伤。另外，在对中性粒细胞滞留没有任何影响的情况下，气管内滴注 CD11b 可以阻断免疫复合物导致的损伤。同样，向人肺内滴注白三烯 B4（LTB4）可以使中性粒细胞募集入肺泡腔，却不伴有明显的肺损伤。然而，粘附可能是损伤出现的重要前奏。离体试验研究表明，激活的中性粒细胞可以通过释放毒性介质，包括氧化剂和弹性蛋白酶，导致内皮细胞的损伤，甚至是在缺乏粘附的情况下。然而，在白细胞糖蛋白缺乏的病人中，中性粒细胞既不能粘附，也不能迁移，局部炎症和损伤缺如，表明粘附对于损伤的出现是必不可少的。

（三）中性粒细胞移动的调节

中性粒细胞必须经过血管内皮细胞、基底膜和肺泡上皮细胞才能由血管腔移动到肺泡腔。在离体试验中，中性粒细胞可以在无外加刺激的情况下通过单层内皮细胞移动。在成纤维细胞、平滑肌细胞和上皮细胞单层中没有这种现象，说明内皮细胞可以易化中性粒细胞移动，但这种现象被认为存在于内皮细胞之间。内皮细胞上 ICAM-1 上调，尤其是伴有 E-选择素共同表达时，可明显的易化中性粒细胞移动通过内皮细胞。

1. 中性粒细胞在移动时细胞体积增加　中性粒细胞在间质中的移动可能受到外部因素的调节，如化学诱导剂组分的强度和细胞的能动性。在对肺 C5a 炎症反应的研究中，应用连续 0.5μm 断层和三维重建技术来测量肺中中性粒细胞的体积。我们发现重建的中性粒细胞在血管腔内体积大致相同，如在小动脉（158μm^3）、毛细血管（128μm^3）和小静脉（128μm^3）中，而在气腔中却有显著增大（266μm^3）。已经移动到腹壁的中性粒细胞（150μm^3）也较腹壁脉管系统的中性粒细胞（100μm^3）明显增大。这种体积的增加要比中性粒细胞在悬浮状态受到刺激后体积的增加（大约 15%）大得多。这种在体观察到的更显著的体积增加表明，这个过程可能对白细胞生物学和炎症过程都有非常重要的作用。

参与悬浮状态中性粒细胞体积反应的主要成分可能是活化的 Na^+/H^+ 反向转运器（NHE），这是一种普遍存在的分子家族，在 SDS 明胶电泳中的迁移位置相当于 110kd 的糖蛋白。这种转运器主要催化一个 Na^+ 和一个 H^+ 的电中性交换。在静息状态下，Na^+/H^+ 交换几乎是失活的，诱导交换需要激活。交换激活后导致 Na^+/H^+ 交换，又通过 Cl^-/HCO_3^- 交换使质子失衡转化为碳酸氢盐失衡，从而使细胞体积增大。最终的结果是 NaCl 进入细胞，使细胞内渗透压增高，从而使水进入细胞。反向转运的抑制剂，如阿米洛利和其类似物，可以抑制离子交换，从而阻断体积改变和碱化。

2. 细胞肿大促进移动　移动中的白细胞会发生根本的形态改变，从圆形的静息状态到复杂的多极化表形，使评价白细胞的体积变得很困难。应用共焦显微镜的光学切片法和三维重建技术测量胶原凝胶中中性粒细胞向甲酰蛋氨酸-亮氨酸-苯丙氨酸（N-formyl-methionyl-leucine-phenylalanine，fMLP）移动过程中细胞体积的变化发现，移动中的中性粒细胞体积可增加 35%～60%，细胞肿大依赖于钠/质子反向转运的激活。体积增加似乎能够易化中性粒细胞的移动，有以下 2 个证据：第一，低张肿大增强中性粒细胞在博伊登室中向 fMLP 的移动，而高张皱缩减低移动。第二，钠/质子反向转运抑制剂减少中性粒细胞移动程度，可以被低张缓冲液所克服，因为低张的缓冲液可以使细胞体积增加至类似正常移动细胞大小。因此，伴随移动的细胞体积的增大可能对理想的移动过程是非常重要的，这表明在启动移动的信号通路中，反向转运的激活是一个重要步骤。

（四）不同白细胞在肺内聚集与不同信号传导途径相关

如上文讲到的，很多过程参与白细胞募集，包括肺毛细血管床的结构以及白细胞和血管内皮细胞间复杂的相互作用。然而，白细胞在肺中的聚集依赖于细胞对促炎症介质的特异性反应能力。由化学诱导剂和促炎症介质引出的大量潜在的细胞内反应被笼统地称为“活化”，中性粒细胞的活化包括特异性功能反应，例如粘附、肌动蛋白装配、超氧化物产生和颗粒酶释放以及更为复杂协同出现的事件，包括增加体积、僵硬和移动。特定的刺激引起特异性功能反应的能力有显著不同，所以，"活化"必须与白细胞所受到的刺激联系起来考虑。很明显，并不是每种刺激对白细胞在肺中的聚集都有相同的诱导作用。白细胞对于众多化学趋化和炎症刺激的选择性反应能力部分源于特异性细胞表面受体的存在。继受体活化之后，细胞内信号机制必须将外部刺激和细胞反应联系起来。

中性粒细胞对化学诱导剂 fMLP（一种来自于细菌细胞壁的甲酰基三肽）做出反应所应用的信号传导途径，是认识最清楚的信号通路之一。fMLP 与人中性粒细胞表面的七次跨膜 G 蛋白相连的受体结合启动了一连串蛋白磷酸化过程，活化 Ras 依赖激酶（Raf 和 MEKK-1），Ras 依赖激酶又进一步磷酸化，再活化 MAP/ERK 激酶（MEK-1，MEK-2），从而激活一系列下游蛋白激酶。另外，中性粒细胞暴露于 fMLP 还会导致第二 MAP 激酶模块的活化，在该模块中，p38 MAPk 通过 MKK3 活化被激活。暴露于 fMLP 后 p42/p44（ERK）和 p38 MAP 激酶激活很快，在 1～2 分钟内即可完成。fMLP 所致人中性粒细胞的活化导致广泛的快速功能反应，包括肌动蛋白的装配、粘附、钙内流、迁移、超氧化物的生成以及颗粒酶的释放。

相对而言，一种完全不同的化学诱导剂 PAF 可以显著活化并只能活化 MAP 激酶级联反应的一个分支。如同 fMPL，在 PAF 存在下，人中性粒细胞的外部刺激可以与七次跨膜的 G 蛋白偶联受体相结合。尽管早期的信号事件并不像 fMLP 启动的反应那么清楚，但已知道 PAF 选择性地激活 p38 MAP 激酶（通过 MKK3），伴有 p42/p44（ERK）MAP 激酶的轻度活化。PAF 所致人中性粒细胞活化导致快速肌动蛋白装配和粘附，但是不能诱发类似于 fMLP 所诱发的功能反应（例如超氧化物的产生和颗粒酶的释放）。PAF 刺激诱发的中性粒细胞迁移比 fMLP 诱发的少也支持如下观点，p42/p44（ERK）MAP 激酶或其他尚未明确的 MAP 激酶家族成员的活化，与这项功能有更多的相关性。

纯化的 LPS 与 CD14 结合，导致 p38 MAP 激酶的活化。然而，LPS 并不能使 Raf、MKK1、MEK-1/MEK-2 或 p42/p44（ERK）MAP 激酶活化。类似于 PAF，LPS 所致的中性粒细胞功能反应包括粘附和肌动蛋白的装配。暴露于 LPS 后诱发的 p38 MAP 激酶的活化和功能反应都比 fMLP 或 PAF 所诱发的时间多 10～20 倍，提示 LPS 结合 CD14 诱发的反应可能为一种不同的"上游"信号机制。因此，细胞对于各种不同刺激产生的不同（可能重叠）的功能反应，会经过不同的细胞内信号传导通路。在很多类型的细胞中，p42/p44 和 p38 MAP 激酶的活化与细胞增殖、存活和死亡相关。

本节参考文献

1. Alfred Fishman, et al. Fishman's Pulmonary Disease and Disorder. 3rded, New York: McGraw-Hill, 1998, 73, 107
2. Richard A. Goldsby, Thomas J. Kindt, Barbara A. Osborna and Janis Kuby. The inflammation process. Immunology. 3 rded, New York: W. H. Freeman and Company, 1998. 350-359
3. 金伯泉．免疫细胞及免疫因子．见：陈敏章主编．中华内科学．北京：人民卫生出版社，1999．699-709

第二节　肺内的肺泡巨噬细胞

巨噬细胞是大吞噬细胞，存在于各种不同的器官当中。在肺内，有大量巨噬细胞（包括巨噬细胞或巨噬样细胞），这些细胞作为常驻细胞，分布在肺的不同部位，包括肺泡和气道内的上皮衬液、上皮组织、间质组织和血管内以及胸膜腔，且具有许多功能。已发现在肺内有各种不同功能的巨噬细胞系细胞，包括血单核细胞、间质和肺泡巨噬细胞（AM）、树枝状细胞和朗格汉斯细胞。已有的证据表明，AM是气道炎症中的重要调节细胞，可以调节下游的效应细胞，如嗜酸性粒细胞等，通过活化或募集这些炎症细胞，产生直接导致组织损伤的介质，合成和释放调节和控制气道炎症的细胞因子，参与气道炎症反应。

（一）肺泡巨噬细胞（AM）的分布和特性

由于可通过支气管肺泡灌洗（BAL）获取，AM是人们研究最多、最为广泛的细胞。在正常非吸烟者，通过BAL可获得10^7细胞，AM占90%以上；在正常吸烟者，细胞总数可增加4倍多，其中近90%的细胞也是AM。这种AM量的不同可能表明，AM可能存在于灌洗池中，当进行BAL时被灌洗出来，使灌洗液中AM数量大量增加，但肺内的AM总数并没有增加。换言之，吸烟引起局部细胞因子的分泌，使更多的细胞进入到气道内。对肺叶亚段进行BAL的结果表明，肺内AM总数为10^9～10^{10}个，也有研究确定，所有肺泡间质细胞的10%～15%为AM。在肺内，从大气管到肺泡均有AM分布。由于AM是清除吸入抗原和病原微生物的第一线防御细胞，因此AM具有发育完备的吞噬功能，可在每小时内几次变换其细胞膜。通过抗原调理、分泌炎症因子（如IFN-γ）直接作用在AM，可以显著增加此能力。

AM是从骨髓细胞，也可能从血单核细胞演化而来，除去动物的骨髓，在20～30天时AM数量开始减少，因此，肺内的AM数量只少部分受到了局部细胞内流的调控。AM也可能发生原位增殖，可以自我维持其数量。另外，一些炎症状态可以显著增强巨噬细胞的原位增殖水平，GM-CSF和MCP-1具有重要作用。肺泡巨噬细胞的更新期为21～28天，其归宿主要是通过粘液纤毛转运系统由气道上行排除，部分细胞可跨越肺泡上皮返回肺间质或进入淋巴管。

AM表面有众多的标志，IgE Fc段受体（FcεRⅡ，CD23）、IgG Fc受体（FcγRⅢ）、CD14、CD16、CD23、CD29、CD33、CD44、CD54、CD63、CD64、CD68、IFN受体CD71、补体受体CD35、粘附分子配体CD11b/CD18、CD11a/CD18以及HLA-Ⅰ和Ⅱ抗原等。在气道炎症中，AM不仅数量增加，其表型与功能均会有相应的改变。

作为免疫系统的哨兵，AM具有多种功能，包括吞噬功能、迁移能力、产生多种酶、毒性氧和氮代谢产物，分泌生物活性物质（包括脂质介导因子和细胞因子），表达一些受体，包括细菌内毒素受体CD14，调理抗体和补体片段受体，介导与卡氏肺孢子虫和结核杆菌甘露糖受体的结合，结合碳水化合物抗原的植物血凝素受体以及细胞因子受体等。

肺泡巨噬细胞不仅是机体的防御细胞，也是肺部的分泌细胞和调节细胞。在生理情况下，AM对机体行使防御保护功能，在疾病时，机体可进一步调动并发挥其对呼吸器官的抗损伤保护作用，另一方面也存在导致肺组织损伤的不利因素。AM在生理和病理情况下的功能主要是通过分泌介质实现的，分泌物质的种类和数量随激活物的性质，细胞亚群以及 AM 自身功能状态而有不同。其中，活性氧、弹性蛋白酶、胶原酶、TXA_2、LTs 和 PAF 等通常认为对肺组织有致损伤作用，而溶菌酶、抗氧化酶、谷胱甘肽、抗蛋白酶和 PGE_2 等对肺损伤有保护作用。这些因子相互作用可改变白细胞和肺内细胞的功能，也可改变免疫损伤部位细胞外基质和纤维蛋白沉积。

AM 的主要分泌物质有细胞因子类，如 IL-1、IL-6 和 IL-8，TNF-α、干扰素 α 和 γ，集落刺激生长因子和 TGFβ；溶菌酶，包括酸性水解酶、中性蛋白酶和抗氧化酶；生物活性脂质，包括环氧合酶产物（TXA_2、PGE_2 等），脂氧合酶产物和血小板活化因子；活性氧和蛋白质，包括抗蛋白酶（胶原酶抑制物、α_1-蛋白酶抑制剂和 α_2-巨球蛋白等），其他抑制物（IL-1 抑制物、中性粒细胞移动抑制因子、成纤维细胞生长抑制因子和脂调素等），结合蛋白（转铁蛋白、铁蛋白等）以及补体成分（C2、C 3、C 4和 C 5）。

（二）肺泡巨噬细胞的募集

人和动物模型的实验均表明，肺巨噬细胞来源于骨髓前体细胞，可能为单核细胞。同时也有大量事实证明，在肺急性炎症期间，循环单核细胞的募集增强，进入肺的单核细胞会增加。许多学者的研究证明，经过体外培养，可诱导单核细胞在几天时间内表达组织巨噬细胞的表型和功能特征。血源细胞，如单核细胞，在循环中平均停留 1～3 天，然后离开循环分化为组织巨噬细胞。可粘附到肺毛细血管，然后移行进入肺间质。移行进入气道，进一步分化为组织巨噬细胞会受到局部组织特异因子的影响，包括趋化细胞因子、基质成分、补体片段、局部释放的抗原、纤维母细胞和上皮细胞间的相互作用以及表面活性物质。

在气道炎症时，如吸烟者和 COPD 患者中，AM 的增多可能是由于在单核细胞选择性趋化因子的作用下，循环中单核细胞的募集增加所致。比如，在 COPD 患者的痰和 BALF 中 MCP-1 增加，巨噬细胞数量和表达也增加。同时，AM 增加可能还与细胞增殖和生存期延长有关。在肺中 AM 的增值率是非常低的，但是最近研究者们发现，采用增殖细胞核抗原（PCNA），检测到巨噬细胞是有增殖的。巨噬细胞有很长的生存期，难以直接测定，但在吸烟者 AM 中，胞浆中抗调亡蛋白 B $Cl\text{-}X_L$ 表达显著增加，$p21^{CIP/WAF1}$ 表达增加，证明在吸烟和 COPD 患者的气道炎症中 AM 的寿命是延长的。

（三）肺泡巨噬细胞的活化

组织巨噬细胞的重要特征是能够与环境相互作用而被活化，这种活化是通过在其发育的不同阶段所表达的许多受体实现的。经典的活化刺激的例子包括，Fc 受体参与的抗原抗体复合物的相互作用、经补体受体与补体的相互作用以及与细胞因子的相互作用。活化可引起细胞增大，增加伪足的伸出，增加细胞膜皱褶和翻折。通常可上调巨噬细胞的一种或全部功能，特别是增强吞噬功能。在鼠 AM 中，有可诱导的一氧化碳合成酶，但在人类是否存在这种酶还有争议。活化后，粘附和趋化受体的表达和功能增强，特别是整和素增加。分泌功能也增强。花生四烯酸代谢较为复杂，在各种活化因素的刺激下，AA 代谢产物的释放可增加也可减少。有些活化信号（特别是 IFN-γ）可有效增加 MHC class II 的表达，增强 T 细胞和抗原呈递的相互作用。在和外界因素相互作用后，巨噬细胞的活化是肺内炎症瀑布样反应的重要一环。

AM 活化后可以释放多种介质，这些介质可分为趋化因子，细胞因子，靶组织（平滑肌和粘液腺等）活化因子和炎症因子。由于这些介质具有多种功能，因而其分类也是相对的。AM释放的趋化因子在气道炎症的调节中具有重要作用。AM活化后可以释放LTB 4、IL-8和补体片段，使中性粒细胞定向募集。而PAF对EOS有较强的趋化作用。趋化因子CC家族成员，包括MIP-1α，MCP-1，MCP-2，及MCP-3，可以调节活化正常T细胞表达和分泌因子（RANTES）。现已发现单核/巨噬细胞也是RANTES的重要来源。激活的AM是肺内前列腺素的主要来源，在不同刺激物作用下的花生四烯酸代谢产物有所不同，AM所分泌的某些前列腺素之间有相对固定的数量比值，在安静时或在酵母聚糖激活下，PGE_2/PGF_2的比值大致为2，也就是具有保护作用的PGE_2占优势。AM的PGs释放量与IL-8分泌量呈平行变化，表明内源性前列腺素在AM分泌IL-8中具有调控作用。

一般来说，AM活化增加介质释放、吞噬功能和微生物杀伤力，目前尚不可能与肺内其他巨噬细胞比较。由于大量的可以收集到的巨噬细胞可能已经被预先活化了，或者是已消耗了部分功能，因此不可能评价AM的相对吞噬作用、微生物杀伤作用、参与炎症的情况和其他巨噬细胞功能。AM是在形态和功能上的异质性群体，如果进行梯度离心，可以再将它们分为若干个亚群，各亚群的膜受体表达、吞噬、分泌活性以及对刺激物的反应性不全相同，小的AM相似血的单核细胞，而大的AM为多核，约有40μm。一般来说，较小的AM吞噬和杀伤功能更有效，这些小细胞可能代表更为年轻、新近迁移为吞噬细胞的AM。

在某些情况下，AM的功能为记忆T淋巴细胞活化的抗原呈递细胞。然而在一般情况下，间质巨噬细胞和血单核细胞的抗原呈递作用更为有效。事实上，AM的主要功能可能是在抗原受体传导信号水平对T淋巴细胞活化进行抑制。动物实验结果也证明，去除AM可增强淋巴细胞的活化。

成熟的巨噬细胞首先需要被激活才能发挥其功能。巨噬细胞的激活过程是一个多步骤、多途径和程序化的过程。首先巨噬细胞在启动信号（外界环境刺激）的刺激下，进入启动状态，进一步在触发信号（生理信号）刺激下进入激活状态，才能发挥其功能。启动信号包括LPS或PMA，触发信号包括干扰素和IL-2。IL-2可以诱导单核细胞原癌基因c-fos的表达，进而诱导克隆刺激因子（CSF）受体表达，CSF与巨噬细胞表面的CSF受体结合可维持巨噬细胞的功能，GM-CSF是巨噬细胞的重要调节因子，可以诱导细胞的增殖和分化，并调控其功能和活化。GM-CSF可以活化单核细胞/巨噬细胞，促进单核细胞趋化，上调F cγ受体表达；GM-CSF还可促进单核细胞的吞噬功能，刺激LTB4释放。同时，AM又是GM-CSF的重要细胞来源。因此，在气道发生炎症时，AM活化分泌GM-CSF，而GM-CSF对AM的功能又可以进一步活化。干扰素也是一种巨噬细胞活化因子，IFN-γ可提高巨噬细胞的杀伤活性，但此功能的活化常需要IL-2和LPS作为第二种生理刺激或环境刺激信号参与才能完成，其中LPS是通过与巨噬细胞表面受体CD14结合而活化巨噬细胞的。

（四）肺泡巨噬细胞在肺炎症中的作用

肺的炎症反应是通过细胞因子、趋化因子和粘附分子的协同作用来调控的。例如，在急性肺损伤时，TNF-α和IL-1β共同作用，上调肺血管内皮细胞上的血管粘附分子，包括细胞间粘附分子-1（ICAM-1）和E-选择素，这些血管粘附分子与中性粒细胞趋化因子介导中性粒细胞在肺泡腔聚集。采用免疫染色技术进行研究，提示肺泡巨噬细胞是这些细胞因子和趋化因子的最初来源，在这种炎症模型中，引起肺间质损伤的氧化因子和蛋白酶既来自募集的中性粒细胞，也来自气道内的肺泡巨噬细胞。NF-κB 是炎症中常见的、重要的转录因子，可以调控急性炎症中涉及的许多细胞因子（TNF-α 和 IL-1β）、趋化因子（IL-8 家族）、ICAM-1 以及 E-选择素的基因转录。研究发现，在肺炎症出现前很长时间，在肺泡巨噬细胞中就发生了 NF-κB 的核转移，提示 AM NF-κB 的活化启动了肺早期促炎症因子的产生。进一步研究还证明，AM NF-κB 的活化早于整个肺组织中 AM 以外的 NF-κB 的活化，肺内其他细胞的 NF-κB 活化需要 AM 活化产物的刺激，而耗竭 AM，可以减弱全肺组织 NF-κB 的活化，降低 BALF 中促炎症因子的含量，如 TNF-α 仅为原来的 48%。如果减少 BALF 中 74%的 AM，MIP-2 即可减少 78%。在 AM 耗竭的小鼠模型中，可使 IgG 免疫复合物诱发的肺血管通透性增加减轻 55%。这些研究结果均进一步肯定了这样一个事实，AM 在肺的炎症反应中具有启动子的作用。

（五）肺内淋巴细胞和巨噬细胞的相互作用

AM 和淋巴细胞都具有重要的功能，影响许多细胞的分化和功能。炎症表现和愈合反应也取决于 AM 和淋巴细胞的相互作用，包括抗原呈递和相互共活化时细胞与细胞的直接接触。

AM 和相关细胞是炎症反应、吞噬、排除侵入抗原和微生物的最初哨兵细胞。在与侵入抗原相互作用后，特别是在较为严重的情况下，AM 活化会引起炎症介质的释放，活化内皮细胞上粘附分子的表达，促进白细胞的移动和活化，包括 PMN，单核细胞，淋巴细胞和嗜酸性粒细胞。储存在内皮细胞的 Weibel-Palade 体的选择素分子快速产生，可引起 PMN 和单核细胞滚动粘附。花生四烯酸产物 LTB4、细菌多肽 fMLP 和补体片段很快参与了对白细胞移动的调控。粘附分子如 VCAM 的最佳表达需要更多的时间，VCAM 可促进淋巴细胞的进入和有趋化作用的细胞因子的表达。

（六）衰老对肺防御机制的影响

许多免疫反应与年龄变化有关，已报告的大多数与衰老有关的变化见于继发免疫，而先天免疫尚未得到很好地研究。随年龄增大，$CD3^{+}$，$CD4^{+}$ 和 $CD8^{+}$ T 细胞数量减少，幼稚 T 细胞减少，记忆 T 细胞（$CD45RO^{+}$）最终占优势，但功能会随年龄逐渐衰落。T 和 B 细胞受体的指令系统差异可能缩小，T 辅助细胞功能下降，对有丝分裂素和抗原增殖反应减弱。Th1 细胞因子谱逐渐转向 Th2 细胞因子谱。同时，Fas 介导 T 细胞调亡会减弱，T 淋巴细胞上 DR 表达增强。随年龄增大，抗体产生功能也会减弱，对特异抗原亲和性下降。相比之下，参与先天免疫的细胞，如吞噬细胞和 NK 细胞功能下降较少，可弥补继发免疫的不足，从而在机体防御中变得更为重要。研究还进一步提示，由于生命周期中持续的抗原压力，免疫状态发生变化，记忆 T 细胞逐步取代幼稚 T 细胞，会导致更多的促炎症因子分泌，如 IL-6 等。

对瑞典人群的研究发现，在老年人中，生存期延长与保持好的免疫状态相关，而生存期变短与一些免疫指标变化相关，如有丝分裂素刺激引起的 T 细胞增殖减弱，$CD8^{+}$ 细胞数量增加，$CD4^{+}$ T 细胞和 CD19 B 细胞数量减少等。相似的结果也见于对荷兰人的研究，外周血 $CD4^{+}$ T 细胞减少（ <400 个/微升）与死亡率增加有关。

通过对动物和老年人 AM 的研究发现，衰老可能引起 AM 的许多功能下降，包括某些类型识别标志物的表达（如 Toll 样受体），吞噬能力的下降，NO 产生减少以及某些细胞因子和趋化因子的分泌减少。由于 Toll 样受体是巨噬细胞对抗原反应和起始先天和后天免疫反应的关键受体，AM 的 Toll 样受体表达和功能的损害，可能造成老年人易于发生呼吸道感染。同时，老年大鼠的 AM 在伴刀豆球蛋白 A 刺激下，NO 产生减少，LPS 刺激时，TNF-α 产生减少，可能与 PKC 活化和迁移有关。衰老对人类 AM 的作用尚不可知。有学者的研究表明，随着年龄的增大，AM 辅助细胞能力减弱，但不能证明年龄对 TNF-α、TGF-β 和 IL-6 自发释放的影响。AM 在促炎症因子的刺激下，产生抗炎症细胞因子的功能可能受到损伤。最近，有研究表明，老年大鼠的 AM 在角叉（菜）胶作用下 IL-10 的产生受到损伤。与年轻大鼠相比，老年大鼠肺内的炎症反应更重。85 岁的老年人的全血标本中，促炎症因子与抗炎症细胞因子产生受损，与慢性疾病无关的死亡危险性增高 2 倍多，这些数据提示，如果先天性免疫细胞产生细胞因子的功能受损，老年人的死亡危险性是增加的。

表 4-1　BAL 中与年龄相关免疫参数变化

继发免疫
$CD4^+/CD8^+$ T 淋巴细胞比例增加
淋巴细胞总数增加
$HLA\text{-}DR^+$ T 细胞增加
B 淋巴细胞减少
IgM，IgA，IgG 浓度增加
先天免疫
中性粒细胞增加
IL-6 和 IL-8 增加
AM 产生超氧化离子增多
其他变化
总蛋白和 α_1-抗胰蛋白酶增加
血管内皮细胞生长因子减少

对正常志愿者研究发现，与青年人相比，健康非吸烟老年人 BAL 中淋巴细胞和中性粒细胞的数量有所增多，T 细胞亚群和活化标志有变化，免疫球蛋白和 IL-6 浓度增加，AM 氧离子产生增加，血管内皮生长因子浓度减少（见表 4-1）。这些变化对免疫监督和抵抗感染是有益的，但是也表明免疫功能失调和对环境因子的反应发生变化。虽然老年人的中性粒细胞趋化功能仍基本完整，但外周血中性粒细胞吞噬能力受损，部分与年龄相关的细胞表面 CD16 表达减少有关。最近的研究还表明，老年人外周血 CD62L 表达下降，而 CD62L 与急性感染时中性粒细胞与内皮细胞表面粘连有关。

本节参考文献

1. Jeffrey L. Curits，Cell-mediated adaptive immune defense of the lung. Proc. Am. Thorac. Soc.，2005，12：412-416
2. Tranceschi C，Bonafe M. Centenarians as a model for healthy aging. Biochem. Soc. Trans.，2003，31：407-461
3. Keith C. Meyer，Aging. Proc. Am. Thorac. Soc.，2005，12：433-439
4. Meye KC，Soergel P. Bronchoalveolar lymphocyte phenotypes change in the normal aging human lung. Thorax，1999，54：697-700

第三节　淋巴细胞在肺内的作用

肺在气体交换过程中不断接受外来感染和非感染抗原，但由于呼吸道结构和功能的特征，使大多数颗粒在到达呼吸性细支气管之前已经被清除。巨噬细胞和淋巴细胞在此过程中发挥着重要作用，但在许多方面，二者对于炎症有着完全不同的反应。巨噬细胞是抗原非特异性的，能被许多炎症刺激激活。而淋巴细胞只存在于脊椎动物体内，能进行抗原特异性免疫应答，能识别自己和异己。

淋巴细胞与巨噬细胞在许多方面相互作用并相互依赖。巨噬细胞能将抗原递呈给淋巴细胞，并且活化淋巴细胞，促进细胞因子的产生，而活化T淋巴细胞产生的细胞因子也会影响巨噬细胞的抗菌作用以及氧化代谢产物的释放。同时，B淋巴细胞产生的调理素抗体也会大大加强吞噬作用。这两种细胞的相互作用是肺抵抗抗原入侵和微生物感染的基础。

（一）肺组织中淋巴细胞的分布与特点

淋巴细胞分布在肺内不同部位，包括气管肺泡间隔（上皮细胞表面）、间质、支气管固有层和上皮内淋巴细胞。淋巴细胞通过与内皮细胞相互作用从淋巴结迁移到血中。淋巴细胞迁移的可能途径如图4-1所示，一些在肺内分布的淋巴细胞离开肺迁移到淋巴结，而另一些淋巴细胞则衰老死亡。

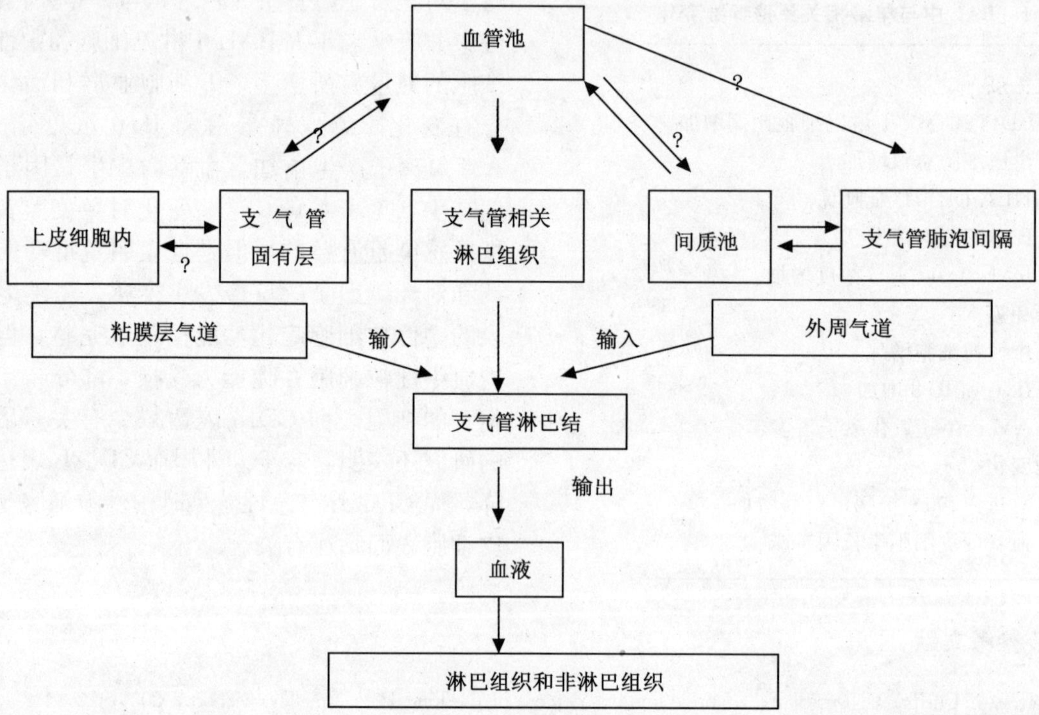

图4-1 淋巴细胞迁移的可能途径

1. 上皮表面的淋巴细胞　上皮表面的淋巴细胞易于从支气管肺泡灌洗液中获得。在正常不吸烟的受试者中，当回收的支气管肺泡灌洗液含细胞数为10^5/ml时，淋巴细胞只占5%～15%，但是不同的炎症反应可以引起细胞数量显著增加。淋巴细胞在血和上皮中完全不同，揭示了在血和肺组织中发生了细胞选择和成熟的过程。近乎70%的上皮淋巴细胞是T细胞，CD4∶CD8的比值和血液类似，但在不同个体变动范围很大。在支气管肺泡灌洗液中，90%以上的T淋巴细胞表达CD45RO，为活化的记忆细胞，一些细胞表达$\alpha_1\beta_1$，为已经被逐渐活化的细胞。与血中T淋巴细胞相比，上皮淋巴细胞更易表达活化时表达的抗原HLA-DR，而$CD8^+$上皮淋巴细胞易表达与细胞毒功能相关的分子标志。在正常上皮淋巴细胞中，有一群非正常的记忆性细胞毒细胞，缺乏辅助因子CD28。在上皮表面的淋巴细胞中也有数量可变的 NK 细胞，但是活化的 NK 细胞群只在间质中发现。在支气管肺泡灌洗液中，也存在 B 细胞，可产生各种类型的抗体。还不清楚在上皮淋巴细胞中是否存在选择性的 B 细胞亚群。上皮中的 T 细胞有可能来自循环系统，在肺内增殖并进一步分化，最后死亡或是迁出。上皮表面和间质 T 细胞表达记忆性淋巴细胞表型，证明细胞分化发生在淋巴细胞进入肺之前。

许多上皮淋巴细胞表达独特的粘附因子——人类粘膜淋巴细胞（Human Mucosal Lymphocyte，HML）-1/$\alpha E\beta_7$ 整合素，这种整合素表达于 40%的上皮淋巴细胞（60%$CD8^+$ 细胞 HML-1 阳性，而只有少量的 $CD4^+$ 细胞表达 HML-1）和肠道淋巴细胞中，但很少存在于血或肺间质淋巴细胞内。上皮源性的转化生长因子（TGF-β_1）可能诱导上皮淋巴细胞 HML-1 的表达。上皮淋巴细胞只存在于气道，可被粘膜纤毛清除或被咳出。更为确切地说，这种淋巴细胞负责监视气道并与上皮细胞作用，这种相互作用可能靠正常上皮表达的 Fas（CD95）与上皮淋巴细胞表达的 Fas 配体来实现。

上皮淋巴细胞受刺激后可增殖，产生细胞因子和抗体，并能发挥细胞毒作用。但与血中的 T 细胞和肺间质中的记忆 T 细胞相比，在一般情况下上皮淋巴细胞对抗原或有丝分裂素刺激后增殖并产生抗体的反应性低，原因尚不清楚，可能是由于 AM 局部产生 TGF-β 与肺表面的脂质以及蛋白质作用，这些物质在气道中可产生免疫抑制作用。

2. 支气管相关淋巴组织　支气管相关淋巴组织是指气道中局限于上皮下的聚集淋巴细胞。这种淋巴细胞的聚集在外观上类似于肠相关淋巴组织。支气管相关淋巴组织和肠道相关淋巴组织在淋巴细胞再循环模式上有相似性，提示这些结构代表了一种常见的粘膜免疫系统。再循环的血液中淋巴细胞进入到支气管相关淋巴组织中，能够有效接触到来自外来环境的抗原。活化的记忆细胞也是局部抗体产生的来源，并能通过循环到达其他粘膜部位，使免疫记忆的范围扩大。

免疫组化研究揭示，在支气管相关的淋巴组织中或周围，以着色有 IgM、IgG 和 IgA 的 B 细胞为主，散在分布的 T 细胞约为 20%，主要是 $CD4^+$ 辅助细胞，提示支气管相关淋巴组织是气道内对抗原或免疫反应的产生局部抗体的中心。

支气管相关淋巴组织出现在正常啮齿类动物的气道中，并且随年龄增加而增加。现有的证据表明，在正常人体缺乏这种结构，只有在感染和炎症反应时才会出现和增加。在慢性气道炎症时，支气管相关淋巴组织出现增生，表明抗原或感染可导致细胞因子释放，或是其他刺激能够促进这类淋巴组织聚集。

3. 间质淋巴细胞　在正常人肺的组织切片中很少看到淋巴细胞。有些学者将肺组织切碎，并用酶消化法除去气道细胞，获取淋巴细胞。结果显示，在正常受试者中，间质淋巴细胞的数量明显不同于从支气管肺泡灌洗液中得到的淋巴细胞。每克湿肺能得到大约 20×10^6 个单核细胞，其中 70%为淋巴细胞。在间质中记忆 T 细胞的富集程度与上皮淋巴细胞相似，但是 CD4∶CD8 在间质中的比值却比血和上皮淋巴细胞要低。在间质中，记忆 T 细胞受刺激后产生细胞因子，IL-2 能刺激其增殖，而有丝分裂素会使增殖反应降低。

以啮齿动物进行研究，用特别方法灌洗肺，可以得到间质淋巴细胞。从每克肺组织中的间质淋巴细胞数量（6×10^9），可以推测肺中间质淋巴细胞的总数，甚至可以推测血淋巴细胞的数量。这种推测无疑在某种程度上反映了血管内淋巴细胞的数量。至于间质淋巴细胞的来源、命运和功能尚不清楚。

4. 血管内淋巴细胞　已在动物实验中（尤其是猪）发现了此类淋巴细胞池。实验包括肺灌注，即将血细胞清除后从肺中慢慢洗脱血管内淋巴细胞池。在人类尚未观察到血管内淋巴细胞池，但是标记的淋巴细胞从静脉内或是动脉内进入都会受到阻断，无法到达肺。这些数据表明在人体内，肺内淋巴细胞的存在并不是毛细血管内血液流动的作用。究竟这种现象表明淋巴细胞在毛细血管的贴壁是由于粘附分子的相互作用，还是毛细血管的缓慢层流或是物理作用尚不清楚。人类血管内淋巴细胞池表型未知，定位于间质和上皮淋巴细胞的血管池的大小和作用亦不清楚。

（二）招募淋巴细胞进入肺

淋巴细胞招募到血管外要经过复杂的过程，包括粘附在内皮细胞，被释放，穿过内皮细胞的迁移，与细胞基质相互作用，对局部产生的趋化物质发生反应。血中T淋巴细胞与内皮细胞的粘附分子相互作用，是T细胞从血中外迁的关键的第一步，受到粘附分子表达水平的严格调控。内皮细胞粘附分子的表达受到促炎症因子（尤其是肿瘤坏死因子（TNF），IL-1和γ-干扰素）的作用，也会显著增加。用这些细胞因子处理内皮细胞能够显著改变其对白细胞（包括某些T细胞亚群）的粘附性。内皮细胞经局部产生的细胞因子或是其他因素刺激活化，可引起T细胞从血管中移出。

T细胞穿过内皮细胞的迁移过程是比较复杂的。T淋巴细胞先是沿着内皮“滚动”，这种结合非常松散，是通过T细胞$\alpha_4\beta_1$整合素与内皮血管细胞整合素分子（VCAM）-1实现的。然后发生紧密结合，需要其他整合素分子，特别是淋巴细胞功能相关抗原（LFA）-1（$\alpha_L\beta_2$整合素）、细胞间粘附分子（ICAM）-1或内皮上的其他配体。趋化因子或趋化性因素常能通过提高整合素对于配体的亲合力来增强粘附性。而整合素亲和力衰减、基质降解酶释放，能解除紧密粘附，使T细胞迁移到基质。

T细胞不断地从血中招募到组织中，然后再返回，平均在血中的半衰期只有大约18个小时。另外，初始T细胞和已活化的记忆细胞在体内迁移的位置截然不同。初始T细胞常移至淋巴组织中，然后与抗原相遇，而记忆细胞一般移至非淋巴细胞，如皮肤和肺。

正常的肺脉管系统能将正在循环的淋巴细胞滞留。淋巴细胞与内皮细胞的相互粘附能调节这种滞留，有些观察者发现粘附分子抗体（尤其是LFA-1）能降低淋巴细胞在肺内的滞留。毛细血管可通过管径大小机械诱捕活化的细胞，并能调节这种滞留。在滞留过程中，嗜中性粒细胞和单核细胞的活化是另一个重要过程。淋巴细胞在活化中会变大，失去可塑性。

淋巴细胞趋化物质参与了T细胞迁移的调节。许多T细胞的趋化物与肺相关，并改变了T细胞的生长与活化。这些趋化物质主要是细胞因子中的趋化因子家族，这种低分子量多肽拥有半胱氨酸重复序列（C-C或是C-X-C），这种结构有强阳离子电荷，并且能够与肝素结合。趋化因子的化学诱导物能够通过结合七次跨膜受体改变白细胞的功能。趋化因子能够结合内皮细胞膜受体中的肝素样结合区，阻止局部产生的化学诱导物信号经血流稀释。人们已经发现趋化因子既能增强内皮细胞的粘附，又能增强多种白细胞（包括T细胞亚群和单核细胞）穿过内皮的迁移作用。趋化因子已被视为T淋巴细胞的辅助生长因子。在肺疾病中，在支气管肺泡灌洗液或组织标本中，可发现多种T细胞趋化物，包括趋化性生长因子IL-2、IL-16和胰岛素样生长因子-1（IGF-1），具有C-X-C的趋化因子IL-8，C-C基序的趋化因子巨噬细胞趋化蛋白-1（AP-1），RANTES，巨噬细胞炎症蛋白（MIP）-1α。许多细胞可产生趋化因子，包括巨噬细胞、内皮细胞和上皮细胞等。

IL-6 是 $CD4^+$ 细胞，包括 T 细胞、单核细胞和嗜酸性粒细胞的化学诱导物。趋化因子和 IL-6 在生理 pH 下带有强阳离子电荷，并且能增加靶 T 细胞的粘附和迁移。IL-16 和趋化因子 MIP-1α 和 RANTES 对肺非常重要，过敏性哮喘患者在受到抗原激惹后能在 4h 内迅速释放这些因子。

（三）肺中淋巴细胞的功能

淋巴细胞在肺内有 3 种功能。（1）产生抗体；（2）细胞毒作用，包括病毒感染细胞的溶解，结合抗体和肿瘤细胞；（3）产生细胞因子。

在肺内 B 淋巴细胞产生抗体用于结合抗原，协助生物活性物质失活和巨噬细胞吞噬。利用鼠肺，人们对肺 B 细胞生成抗体的过程进行了大量的研究。可以移动的具有吞噬作用的细胞（例如巨噬细胞和树突细胞）移动抗原至局部淋巴结，使局部的 T 和 B 细胞能够得到最佳活化。被活化的细胞重新进入循环，移至炎症部位，在局部产生抗体。再次被抗原刺激后，定居的记忆细胞会产生更快的局部反应。一般认为，记忆 B 和 T 细胞的寿命很长，在许多系统中，抗原的持续存在可维持这种记忆性。

肺内有许多类型的细胞毒细胞，包括 NK 细胞（非抗原限制性），抗原限制性细胞毒细胞和一些表现出抗体依赖的细胞毒性细胞。肺内细胞毒细胞的特点是该种 T 细胞不仅有细胞毒作用（非抗原受体调节的杀肿瘤细胞），还高度表达 $CD3^+$。但在血液中，具有 NK 细胞活性的大部分细胞都是 $CD3^-$ 的细胞。肺间质中的 NK 细胞具有活性，而在上皮的淋巴细胞中，虽存在具有 NK 细胞表型的细胞，但是没有功能。

活化的辅助 T 细胞能产生不同的淋巴因子。T 细胞产生淋巴因子的种类是固定的，取决于在环境中的活化。在动物实验中，初始 T 细胞活化后主要产生 IL-2。在增殖和转换为记忆细胞后，辅助 T 细胞能够发生反应Ⅰ和Ⅱ反应，产生 Th1 和 Th2 两类细胞因子群。这两类细胞有截然不同的调节免疫反应的作用。Ⅰ型反应的特征是分泌 IFN-γ，IL-2，TNF-α 和 G/MCSF，其经典反应是活化单核巨噬细胞，产生调理作用的 IgG2，杀伤细胞内病原体，并导致肉芽肿形成。由于 AM 在应对细菌或病毒时，需要外源性干扰素活化 STAT1 依赖效应与机制，因此，此类反应在肺内特别重要。Ⅱ型反应特征是分泌 IL-4、IL-5、IL-10 和 IL-13，参与 IgE 和 IgG4 的产生，经常伴有嗜酸性粒细胞增多，还可下调Ⅰ型反应。由于在病毒引起的大部分肺损伤中，Ⅰ型反应介导参与，下调Ⅰ型反应可能对肺有保护作用，但Ⅱ型反应易导致肺纤维化。在人类，两类细胞表型之间的差别与鼠有些不同，IL-10 既可由 Th1 产生，也可以由 Th2 产生。

Th1 和 Th2 亚群之间存在交叉调节。由于 Th1 或者 Th2 占优势的反应产物可以相互抑制，使得整个免疫反应表现为自我限制。IFN-γ 可抑制 Th2 细胞，而 IL-10 可阻断 Th1 产生细胞因子。这些相互作用提示，如果免疫反应不恰当地走向了一个极端，可能使特异抗原反应发生变化。在疾病过程中，适时终止炎症反应在正常修复反应中十分重要。慢性炎症或炎症后异常的修复过程可能导致肺纤维化，转化生长因子（TGF-β）在此过程中可能具有重要作用。$TGF\text{-}\beta_1$ 的作用机制较为复杂，可对间叶细胞基质的产生和生长进行调节，因子也是一种潜在的免疫抑制剂，对粘膜来源的类 Th2 抑制细胞可能产生免疫调节作用。

最近，已经识别了 T 细胞反应的第三种表型，即调控 T 细胞（T_R）。这种反应经特殊的 CD25+CD4 T 细胞亚群介导、在转录因子 Foxp3 控制下进行。T_R细胞主要从胸腺细胞发育而来，也能在淋巴细胞减少时或慢性抗原刺激下，在外周生成。T_R细胞能抑制 CD4 或 CD8αβT 细胞介导的Ⅰ型反应或Ⅱ型反应。CD25+CD4 T_R细胞的效应子机制可能包括靶器官或组织的调亡，IL-10 和 TGF-β 不参与作用。但是，其他有抑制作用的 T 细胞亚群是经此两种细胞因子产生作用的。

（四）肺中淋巴细胞的活性

T 和 B 淋巴细胞需要抗原特异性信号激活，当抗原抗体相互特异结合后，淋巴细胞被活化。B 细胞受体由具有特异性的单一跨膜抗体分子组成。与宿主防御相关的 T 细胞表达 T 细胞抗原受体（TCR），TCR 由 αβ 或 γδ 变异链的异源二聚体结构组成。在啮齿动物的肺中，许多 T 细胞表达 γδT 细胞受体，而人类大多数细胞表达 αβT 细胞受体。αβ 可变链，识别短肽，在 P-选择素和 CXCL12 的影响下，αβT 细胞前体从骨髓到胸腺发育，在胸腺成熟期间，T 细胞任意发展为 CD8，识别抗原主要组织相容性复合物-Ⅰ（MHC-1）型或 CD4，识别 MHC-Ⅱ型。T 细胞的差异取决于 MHC 背景，抗原接触和受感染的状况。反复病毒感染对有广泛交叉反应的 T 细胞进行选择，可引起一些 CD8 细胞的免疫逃避。这些过程有可能耗尽 T 细胞的差异，减少对感染或免疫的反应。所有脊椎动物拥有二线 T 细胞，其 TCR 含有 γδ 变异链。γδT 细胞在个体发生上不同，在胎儿或出生后很早离开胸腺，在成人时以自我复制的外周细胞群形式持续存在。这些细胞主要占据在不同组织的空穴中，在血液和淋巴组织中是罕见的，而在肠道和气道粘膜中常见。γ -、δ-TCR 变异链常显示有限的变化，甚至基本不变化，对宿主防御的真正作用尚不能肯定。可能作用于早期感染，在动物模型中，γδT 细胞在奴卡菌肺感染中有作用，对预防克雷伯杆菌感染播散也是需要的，但对分支杆菌的反应则非必需。多数研究表明，γδT 细胞通过细菌溶解介导免疫调控作用。缺乏 γδT 细胞的小鼠，对多种抗原显示炎症反应加大，包括结核性炎症。人类 γδT 细胞显示更大的 TCR 变异，γδT 细胞在哮喘发病中的作用研究较多，但尚不能肯定 γδT 细胞缺乏可导致机遇性感染。

与抗体分子相同，T 细胞受体具有高度的抗原特异性，与免疫球蛋白具有同源性结构。B 淋巴细胞的交叉结合膜抗体与抗原结合而被激活，而 T 细胞的激活依赖于抗体结合于抗原递呈细胞（APC）上 MHC 结合的抗原。APC 对于 T 细胞活化提供辅助物质，可出现以下情况：（1）MHC 分子使抗原能够与其结合；（2）内化和处理抗原，包括蛋白酶将抗原分解为片段；（3）许多细胞粘附分子，能与 T 细胞上互补的粘附分子结合，能增强辅助 T 细胞的相互作用并能传递使淋巴细胞活化的信号；（4）产生扩大活化过程的细胞因子，包括 IL-1。

在肺中，APC 包括各种类型的巨噬细胞，但是树突细胞和朗格汉斯细胞是最有效的细胞。这些细胞表达“辅助”细胞的粘附分子，这些分子对辅助细胞功能非常重要，包括 ICAM-1、LFA-2、LFA-3 和 CD28 的配体 B7-1，B7-2 以及 CTLA-4。另外一些细胞在诱导后表达 MHCⅡ型分子，作为弱的辅助细胞，包括局部 B 细胞，上皮细胞，平滑肌细胞和纤维母细胞。有研究认为，初始 T 细胞需要更多的与辅助细胞相互作用才能被抗原激活，而已被活化过的（记忆）T 细胞只需要很少的辅助细胞作用，也可能受到弱辅助细胞相互作用的影响就可以被活化。因为许多肺内的 T 细胞是记忆细胞，因此，在肺炎症反应 T 细胞活化中弱辅助细胞可能起着更重要作用。

尽管受到抗原或者微生物刺激后，T 细胞的应答是需要的，但是已经证明肺内存在大量免疫抑制因素，在不断受到抗原攻击的部位防止不适当或过度的 T 细胞活化，包括表面脂质抑制 T 细胞活化、增殖和细胞因子的产生以及潜在免疫抑制因子 TGF-β_1 和肺泡巨噬细胞的抑制效应。这些抑制效应在各种疾病下可能分别表现为有限度的、减低的或增强的。肺泡巨噬细胞亚群在上皮和间质中有潜在的辅助细胞活性，参与了肺内局部抗原递呈和 T 细胞活化的机制。

（贺 蓓）

本节参考文献

1. Plotkin J, Prockop SE, Lepique A, et al. Critical role for CXCR4 signaling in progenitor localization and T cell differentiation in the postnatal thymus. J. Immunol., 2003, 171: 4521-4527

2. Meyer KC, Ershler, W, Rosenthal N. Immune dysregulation in the aging human lung. Am. J. Respir. Crit. Care Med., 1996, 153: 1072-1079

3. Plotkin J, Prockop SE, Lepique A, et al. Critical role for CXCR4 signaling in progenitor localization and T cell differentiation in the postnatal thymus. J. Immunol., 2003, 171: 4521-4527

4. Rossi FM, Corbel SY, Merzaban JS, et al. Recruitment of adult thymic progenitors is regulated by P-selectin and its ligand PSGL-1. Nat. Immunol., 2005, 6: 626-634

5. King DP, Hyde DM, Jackson KA, et al. Cutting edge: protective response to pulmonary injury requires γδT lymphocytes. J. Immunol., 1999, 162: 5033-5036

6. Jakubzick C, Kunkel SL, Puri RK, et al. Therapeutic targeting of IL-4- and IL-13-responsive cells in pulmonary fibrosis. Immunol. Res., 2004, 30: 339-349

7. Kronenberg M, Rudensky A. Regulation of immunity by self-reactive T cells. Nature, 2005, 435: 598-604

第四节 肥大细胞和嗜酸性粒细胞与肺部炎症

（一）肥大细胞与肺部炎症

1. 肥大细胞的产生及在肺组织中的分布　肥大细胞（Mast cells, MC）的形态呈多样性，通常为圆形或者椭圆形，直径大约 10～15μm，表面有许多放射状突起。细胞核呈圆形，位于细胞中央。细胞浆内充满很多特异性颗粒，用碱性染料（如甲苯胺蓝）染色时呈紫红色。颗粒内含有大量的组胺、肝素、肿瘤坏死因子-α（TNF-α）和其他炎症介质，还含有超氧化歧化酶、过氧化物酶和许多酸性水解酶等。人类肥大细胞来源于 $CD34^+$ 骨髓祖细胞，细胞表面表达的受体酪胺酸激酶（c-kit）（CD117）能够识别循环中祖代肥大细胞，c-kit 是干细胞因子（SCF）的受体，在其他造血干细胞（包括嗜碱性粒细胞）产生的过程中会消失。循环中祖代肥大细胞在表达与 IgG 具有较高亲和性的受体（FcεRI）之前，表达 FcγRIIb 受体，该受体与 IgG 亲和性较低，含有肥大细胞蛋白酶 mRNA，但是缺乏明显的异染性颗粒，而异染性颗粒是成熟肥大细胞的标志。当未成熟肥大细胞与 IL-4 和 IgG 接触以后，表面表达 FcεRI。

肥大细胞来源于骨髓干细胞，在尚未完全分化且具有分裂能力的阶段即离开造血组织经血液到周围组织。肥大细胞分布广泛，但是多位于变应原进入体内的入口部分，如皮肤、呼吸系统和消化系统等部位的粘膜下以及肠系膜、血管、淋巴管的结缔组织中。肺内肥大细胞选择性位于肺外周，如支气管腔和上皮组织内、肺血管周围、支气管周围和内壁、平滑肌、粘液腺和肺泡壁内。肥大细胞是一群极端异质性的细胞群，不同的动物和同一动物不同部位的肥大细胞在形态学和对兴奋剂反应方面存在极大差别。根据肥大细胞不同的表型、生化和个体发育特性，Gallis 认为在啮齿类动物存在两类不同的肥大细胞：结缔组织肥大细胞（Connective tissue mast cells）和粘膜肥大细胞（Mucosal mast cells）。前者主要存在于皮肤、腹膜腔和肺微静脉周围；后者存在于呼吸道上皮、泌尿生殖器和肠粘膜处。在肺内存在这两种肥大细胞。Schwartz 等人用免疫细胞化学的方法证明，依据其细胞内包含中性蛋白酶（Neutral protease）的成分，将人体组织中的肥大细胞分为两类：一类肥大细胞只包含类胰蛋白酶（tryptase），称为粘膜型（MC_T）。另一类肥大细胞既含有类胰蛋白酶（tryptase），又含有胃促胰酶（chymase），称为组织型（MC_{TC}）。早期研究曾认为两类肥大细胞对应于粘膜组织型和结缔组织型肥大细胞，但现已认识到这两类肥大细胞存在于各种组织。这些肥大细胞在组织中的数量在某些病理过程中会发生明显的变化。譬如，过敏和寄生虫性疾病引起 MC_T增加，而 MC_{TC}无明显变化；纤维增生性疾病 MC_{TC}增加，而对 MC_T无明显影响。MC_T与免疫系统功能有着密切的关系，在宿主防御反应中起着重要的作用；MC_{TC}可能与免疫系统无密切关系，主要参与血管生成和组织重塑。然而，这两类肥大细胞都表达 FcεRI。因此，可能都参与了 IgE 依赖性的过敏反应。肺部肥大细胞大部分位于支气管粘膜和粘膜下以及肺泡壁中，它们位于表皮层，甚至游离于支气管腔中，在这些部位中，吸入的变应原能够很容易地与高亲和性 IgE 受体上的特异性 IgE 结合，诱发一系列具有强大功能的炎症介质和支气管收缩物质的释放。

2. 肥大细胞的激活　典型的肥大细胞是通过 FcεRI 而受到激活的，FcεRI 是一种细胞外 α 链四聚体复合物，与 IgE 的 Fc 段结合，一个跨膜 β 链，两个二硫化物相连的跨膜 γ 链参与信号传导。IgE 介导的变态反应性炎症的激活包括两个过程：嗜碱性粒细胞和肥大细胞首先被特异性变应原 IgE 所动员，结合到 FcεRI 的 α 亚单位上；变应原与邻近的 IgE-FcεRI 复合物发生交联而激活嗜碱性粒细胞和肥大细胞。细胞膜上交联的 FcεRI 能够激活两个胞浆酪氨酸激酶：Lyn 和 Syk，它们依次发生磷酸化，激活一系列酶，诱发细胞外钙离子的移动，从而促进炎症介质如组胺的分泌，诱发支气管的收缩，促进粘液的产生和其他急性变态反应症状的发生。

在肥大细胞，诱发其脱颗粒的方式主要有免疫性刺激（如特异性抗原）和非免疫性刺激（如黄蜂毒素 mastoparan、48/80 药物等）。肥大细胞的免疫性刺激主要是由特异性抗原引起。抗原进入机体后，可选择诱导特异性 B 细胞产生 IgE 抗体。肥大细胞膜表面有高亲和力 IgE 受体，IgE 通过 Fc 段与肥大细胞表面相应的 FcεRI 结合，使机体处于对该抗原的致敏状态，当相应抗原再次进入机体时通过与致敏肥大细胞表面两个或两个以上相邻 IgE 抗体特异性结合，使膜表面 FcεRI 交联活化，活化的受体通过其 γ 链 C 端 ITAM 的磷酸化作用，使 Syk 和 Lyn 蛋白酪氨酸激酶（protein tyrosine kinase，PTK）活化，形成肥大细胞脱颗粒的起始信号，进而引起肥大细胞脱颗粒。肥大细胞的非免疫性刺激主要是由一类基本的促分泌剂组成，如 Tridecamer 化合物 48/80 和黄蜂毒素 mastoparan。这类拟受体激动剂能绕过传统的受体而直接激活三聚体 G 蛋白，G 蛋白通过 α、β、γ 3 个亚基向下进一步传递信号，引起肥大细胞脱颗粒。

3. 肥大细胞分泌的介质　肥大细胞在免疫激活后，可释放不同的介质，根据目前的研究，肥大细胞至少可分泌 34 种介质，根据他们在肥大细胞内合成的时间不同可分为两类：预合成的颗粒性介质和新合成的介质。

(1) 预合成的颗粒性介质　此类介质是人们通常所指的肥大细胞分泌性介质，是肥大细胞脱颗粒时释放出的最基本成分。根据激活剂的不同，这些介质在数秒至 6 分钟内达到释放的高峰。这些介质包括组胺、肝素、类胰蛋白酶及蛋白酶等。

①组胺　组胺是肥大细胞和嗜碱性粒细胞内组氨酸脱羧基后产生的一种胺类物质，是肥大细胞和嗜碱性粒细胞脱颗粒的标志物。血浆中的组胺既可来源于组织中 MC，也可来源于血中的嗜碱粒细胞。血浆组胺水平反映这两种细胞的激活状态和数目。组胺能够引起支气管收缩，增加气道粘液分泌，舒张血管，增加静脉通透性。

②蛋白多糖　人类肥大细胞分泌颗粒中存在着多种蛋白多糖，它们能够稳定肥大细胞颗粒中的蛋白酶，其中肝素是一种抗凝剂，能够抑制补体系统，促进血管生长因子如成纤维细胞生长因子的产生。硫酸软骨素也能激活肾素通道，稳定蛋白酶。

③蛋白酶　人类肥大细胞已经纯化的蛋白酶有 3 种，它们是类胰蛋白酶、胃促胰酶和羧基肽酶。中性粒细胞组织蛋白酶 G 也是一种蛋白酶，但是含量很少，它同时具有酶和抗原的特征。文献报道人类纯化的肥大细胞还会释放一种弹性蛋白酶样丝氨酸蛋白酶，但是后来并未证实这种酶的存在。

类胰蛋白酶有 α 和 β 两种形式，α-类胰蛋白酶是不断产生的，随着肥大细胞数目增高，α-类胰蛋白酶的水平会随之增高，α-类胰蛋白酶原的释放不需要 MC 的激活，它反映的是 MC 的总数目；β-类胰蛋白酶是 MC 中的主要酶，它占细胞总蛋白质含量的 20%。β-类胰蛋白酶储存于肥大细胞分泌颗粒中，随着细胞外排而被释放出来，因此它是肥大细胞激活的标志物。当 MC 激活时，它与组胺同时释放，但由于它是蛋白多糖及蛋白水解酶构成的巨大分子，所以弥散至血液的速度较慢。

(2) 新合成的肥大细胞介质　此类介质主要包括脂类介质如白三稀 C4（LTC4）、前列腺素 D_2（PGD_2）和血小板活化因子（PAF）。它们在肥大细胞激活后的 5～30 分钟内释放。在释放炎性介质过程中，人类肥大细胞呈异质性，当 FcεRI 激活以后，肺肥大细胞释放的白三烯较皮肤肥大细胞多 10 倍。LTC4 由肥大细胞、嗜酸性粒细胞和嗜碱性粒细胞以及单核细胞产生，在细胞外转化为代谢产物白三烯 D4（ LTD4）和白三烯 E4（LTE4），肥大细胞产生的这 3 种半胱氨酰白三烯 LTC4、LTD4、LTE4，与特殊受体结合后导致平滑肌收缩，血管扩张，血管通透性增加并增加粘液分泌。PGD_2是一种支气管收缩因子和血管舒张因子，能够增加血管的通透性，PGD_2能够直接激活嗜酸性粒细胞，导致中性粒细胞的化学趋化反应，抑制血小板的聚集。PAF 是一个强大的嗜酸性粒细胞、中性粒细胞、单核细胞和巨噬细胞化学吸引物质，能够直接激活中性粒细胞，PAF 抑制剂能够改善哮喘病人的肺功能。

除了上述预先合成的颗粒性介质和新合成的介质外，肥大细胞分泌一些细胞因子。它们既有预先合成并储存于颗粒中的形式，也可于肥大细胞激活后新产生并于数小时后释放，包括细胞因子：白介素（IL-1、IL-3、IL-4、IL-5、IL-6、IL-9、IL-10 和 IL-13）、巨噬细胞炎症蛋白（MIP-1）、TNF-α；生长因子：GM-CSF，TGF-β、SCF；化学介质：IL-8，RANTES，MCP-1，MCP-3、MCP-4、eotaxin、腺苷、氧自由基。细胞因子在变态反应性炎症的发生发展中起着重要的作用，包括上调 IgE 反应，增强或诱导嗜碱性粒细胞的募集或介质的产生及促进嗜酸性粒细胞的产生和生存，调节激活正常 T 细胞表达和分泌因子，单核细胞和 T 细胞的募集，促进成纤维细胞的募集和激活以及胶原的合成，但肥大细胞蛋白酶能够直接导致基底膜的降解。

4. 肥大细胞与肺部炎症的临床联系　肥大细胞只有激活才能发挥作用，其激活包括 IgE 依赖性和非 IgE 依赖性肥大细胞激活 2 种途径，前者的激活物质主要为抗原和抗 IgE 抗体，它们与肥大细胞表面的 IgE 抗体结合，导致肥大细胞脱颗粒。后者主要为一些小分子的化合物通过将 Ca^{2+} 导入细胞内而激活肥大细胞。

肥大细胞是哮喘发病过程中的重要细胞之一，与非哮喘者相比，哮喘患者支气管肺泡灌洗液（BALF）中肥大细胞的数量增多，光镜和电镜下可见哮喘患者局部抗原激发后 BALF 中的肥大细胞脱颗粒现象，肥大细胞分泌的组胺和类胰蛋白酶的水平增高，肥大细胞激活与气流阻塞程度呈现正相关。肥大细胞源的其他细胞因子、化学因子、蛋白酶以及肥大细胞与其他免疫细胞之间的相互作用均参与哮喘慢性炎症的发展以及气道重塑。

肥大细胞还可能参与慢性阻塞性肺疾病（COPD）的发生。DiStefano 等虽观察到 COPD 患者大气道粘膜下层肥大细胞数并不增加，却没有研究支气管粘膜上皮的肥大细胞浸润情况。Pesci 和 Grashoff 等分别对 COPD 患者支气管活检组织和肺切除标本进行研究，发现在大、小气道的粘膜上皮肥大细胞浸润增加，这同 COPD 患者 BALF 中组胺和类胰蛋白酶水平的升高是一致的。与正常人对照研究发现，COPD 病人与哮喘病人一样，其痰中肥大细胞活化指标产物增加。目前，对肥大细胞在 COPD 发病中的作用仍不清楚。但已知激活的肥大细胞不仅能释放多种炎性介质，如组胺、嗜酸性粒细胞趋化因子（ECF）、中性粒细胞趋化因子（NCF）、PAF、白细胞三烯（LTs）、前列腺素（PGs）、超氧化物阴离子等，引起嗜酸性粒细胞、中性粒细胞和血小板的聚集和活化，导致炎性反应，继而引起平滑肌收缩和气道阻塞，而且还能释放多种细胞因子，如 IL -1、IL-2、IL-4、IL-5、IL-6 和 GM-CSF、IFN-γ 及 TNF-α 等，并已证实某些细胞因子，如 TNF-α、IL-1 等能促进炎症反应、血管生成和组织纤维化。因此，肥大细胞可能参与了 COPD 患者的气道和肺组织的炎症过程和结构重塑。COPD 是一种多种炎症细胞参与的慢性炎症性疾病，中性粒细胞占有重要的地位，肥大细胞亦可能参与其过程。

（二）嗜酸性粒细胞与肺部炎症

1. 嗜酸粒细胞的产生及在肺组织中的分布　嗜酸性粒细胞（eosinophil，EOS）是直径约 10～15μm 的圆形细胞，因其富含嗜酸性颗粒而得名。细胞的嗜酸性颗粒中含有多种酶类，如过氧化物酶、酸性磷酸酶、组胺酶、芳基硫酸酯酶、磷脂酶 D、血纤维蛋白溶酶等；还含有较多的碱性组蛋白，因此使颗粒呈嗜酸性。嗜酸性粒细胞来源于骨髓，受粒-巨噬细胞集落刺激因子（GM-CSF）、IL-2 和 IL-3 的诱导发育成熟。该细胞的寿命很短，在骨髓有 2～6 天的成熟期，在循环中的半寿期约 6～12 小时，在结缔组织中可存活数日。

血循环中的嗜酸性粒细胞约占白细胞总数的3%，但这个数字只占嗜酸性粒细胞总数的一小部分。IgE型超敏反应和寄生虫病时嗜酸性粒细胞数量增多。并且可受趋化因子的作用向局部组织中集聚。正常肺组织中EOS很少，在肺部炎症过程中患者的外周血，支气管肺泡灌洗液，气道上皮和诱导痰中EOS数量增加。哮喘患者支气管粘膜活检标本中EOS明显比正常对照或非哮喘过敏患者多。抗原激发可引起支气管高反应性，导致支气管肺泡灌洗液中EOS数量增加，在气道高反应性患者中，痰中ECP浓度及EOS百分比升高。

2. 肺部炎症中嗜酸粒细胞的活化　嗜酸性粒细胞表达低亲和性IgE受体FcεRⅡ，在正常血清IgE水平时有与IgE结合；约10%～30%的细胞表达FcγRⅢ或FcγRⅡ；约40%～50%的细胞表达补体受体。这些受体与带相应配体的抗原结合可使细胞活化，GM-CSF、IL-1、IL-2、IL-5和TNF-α等细胞因子也可使细胞直接活化。

嗜酸性粒细胞（EOS）肺部浸润是气道炎症的特征之一。在肺部炎症中，EOS在炎症局部的浸润非常重要，但其活化与否更有意义。EOS活化表现有：向细胞外释放主要碱性蛋白（major basic protein，MBP），嗜酸性粒细胞阳离子蛋白（eosinophil　cationic protein，ECP），嗜酸性粒细胞衍生神经毒素（eosinophil　derived neurotoxin，EDN），嗜酸性粒细胞过氧化酶（eosinophil　peroxidase，EPO）等颗粒碱性蛋白；产生PAF、LTC4等脂质介质；产生活性氧；迁徙。EOS的活化后还分泌细胞因子，表达主要组织相容抗原Ⅱ（MHCⅡ）或表达与其配体结合导致细胞活化的受体和粘附分子。

3. 嗜酸粒细胞分泌的介质　EOS的产物一种是通过脱颗粒释放出来的，另一种是EOS受刺激活化后新合成的。前者以颗粒蛋白为代表，后者包括LTC4和PAF为代表的脂类介质和细胞因子。嗜酸性粒细胞介质及其作用见表4-2。

（1）颗粒介质　活化的EOS可释放其颗粒蛋白，除了charcot-L晶体蛋白外，EOS还有4种颗粒蛋白：MBP、ECP、EDN和EPO，这4种介质均具有阳离子毒性和细胞刺激作用，导致局部组织损伤，引起局部炎症反应。EOS颗粒蛋白的许多作用是以其细胞毒性为基础的，MBP、EPO和ECP通过抑制呼吸道粘膜纤毛摆动和损伤气道上皮，引起上皮脱落。颗粒蛋白除了细胞毒作用外，还可刺激其他炎症细胞和EOS本身。MBP可刺激人嗜碱粒细胞、鼠肥大细胞非细胞溶解的组胺释放，MBP、EPO引起血小板释放5-羟色胺（5-HT），EPO可刺激鼠腹膜肥大细胞释放组胺。MBP、EPO还以自分泌方式刺激EOS本身，诱发EOS脱颗粒，而且MBP刺激EOS产生IL-8和LTC4。IL-8有趋化EOS的作用。

（2）脂类介质　活化的EOS能合成和分泌脂质介质，包括LTC4和PAF。LTC4是一种导致平滑肌收缩，支气管狭窄和微血管渗漏的强力介质。PAF具有多种重要的生物学活性，包括活化血小板和白细胞，导致支气管收缩。体外研究表明，PAF对EOS具有强力趋化作用。PAF还可刺激EOS脱颗粒，促进其对血管内皮的粘附，通过上调EOS的代谢促进LTC4和超氧阴离子产生。

（3）细胞因子　EOS能合成和释放多种细胞因子，如IL-3、IL-5、GM-CSF，它们是EOS的增殖分化因子，又可作用于成熟EOS，刺激其游走，脱颗粒，产生脂类介质。这样EOS可能以自分泌方式产生这些因子，增强细胞活力，延迟细胞凋亡。最近有EOS释放IL-4的报道，IL-4可控制IgE产生，并诱导EOS局部聚集。人EOS受到刺激后产生大量单核细胞趋化蛋白-1（MCP-1），MCP-1是组胺释放的强刺激物。此外，EOS还能表达TGF-α

和 TGF-β_1。TGF-α 在促进组织修复中起重要作用，TGF-β_1 通过促进纤维母细胞生长和肌化在炎症修复中起作用。所以 EOS 在变态反应性炎症中可能具双重作用。

（4）氧代谢产物　EOS 可与吞噬细胞一样通过戊糖磷酸途径产生活性氧，包括超氧阴离子，单态氧，$OH^{\cdot}$ 和 H_2O_2。此类产物对微生物具有毒性，过高的氧代谢产物可引起气道的损伤。

表 4-2　嗜酸性粒细胞介质及其作用

介质	作用
主要碱性蛋白（MBP）	损伤支气管上皮细胞，导致其脱落 活化血小板 肥大细胞和嗜碱性粒细胞释放组胺 毒蕈碱 M2 受体拮抗作用 EOS 脱颗粒，产生 IL-8
嗜酸性粒细胞阳离子蛋白（ECP）	细胞毒和神经毒 抑制淋巴细胞增殖 活化肥大细胞
嗜酸性粒细胞衍生神经毒素（EDN）	高度神经毒性 RNA 酶催化活性
嗜酸性粒细胞过氧化酶（EPO）	产生细胞毒性次卤酸 肥大细胞和嗜酸性粒细胞脱颗粒 活化血小板 支气管收缩和气道高反应性 M2 受体拮抗作用
LTC4	支气管收缩 微血管渗漏
血小板活化因子（PAF）	支气管收缩，气道高反应性 嗜酸性粒细胞趋化作用 活化嗜酸性粒细胞 促进嗜酸性粒细胞粘附
氧代谢产物	细胞毒性

4. 嗜酸粒细胞与肺部炎症的临床联系　抗原侵入后肥大细胞受刺激产生的组胺、PAF 或补体刺激血管内皮细胞活化，表达 P-选择素。巨噬细胞、肥大细胞和活化的 EOS 释放的 IL-1、肿瘤坏死因子或细菌脂多糖刺激毛细血管后微静脉的内皮细胞活化，表达 E-选择素。然后 EOS 便借助其表面的 L-选择素，以路易斯寡糖的糖基与血管内皮细胞结合，减慢运动，出现“翻滚”，同时接受炎症区域的巨噬细胞、淋巴细胞、肥大细胞和内皮细胞产生的高浓度的细胞因子、化学因子的刺激，其表面的整合素被激活，包括 LFA-1（淋巴细胞功能抗原-1），Mac-1 和 VLA-4（很晚出现的抗原-4）。另一方面，IL-1 和 TNF-α 诱导血管内皮细胞产生 ICAM-1（细胞间粘附分子-1），ICAM-2 和 VCAM-1（血管细胞粘附分子）。EOS 活化的 LFA-1 或 Mac-1 与血管内皮细胞的 ICAM-1 结合，EOS 上的 VLA-4 与内皮细胞的 VCAM-1 结合，使 EOS 与内皮细胞“牢固粘附”，内皮细胞间隙被“扒开”，使 EOS 进入到细胞外间质，达到跨内皮迁移。最后，EOS 在上皮细胞分泌的趋化因子，如 PAF、GM-CSF 和 RANTES 作用下，渗出血管壁到达组织，按照趋化因子的浓度梯度向炎症组织移行。

EOS 颗粒蛋白对支气管的作用有：

（1）对呼吸道上皮的影响　EOS 颗粒蛋白对支气管上皮有直接损伤作用，MBP 可引起与其剂量和作用时间相关的上皮不同程度的损害。比较 4 种阳离子蛋白，MBP 和 EPO 具有损伤支气管上皮的作用，ECP 作用较弱，EDN 无此作用。

（2）对纤毛的作用　MBP 可降低纤毛摆动频率，导致纤毛活动区丧失。

（3）对上皮分泌功能的影响　MBP 可导致狗气管粘膜短的电流回路增高，氯的净分泌增加而钠的净移动无改变。哮喘急性发作时 MBP 通过刺激支气管上皮氯和水分泌导致气道的分泌异常。

（4）对血管渗透性的影响　MBP 显著扩张微血管。ECP 的作用与 MBP 相当。皮肤注射 MBP 可导致斑疹样改变。

COPD 急性能加重期气道炎症细胞主要以中性粒细胞增高为主，研究表明部分 COPD 加重病人也存在气道 EOS 增高，表现为痰、BALF、支气管粘膜下 EOS 增加，出现 EG-2 阳性 EOS。病毒感染是致 COPD 加重的主要原因之一，这部分病人多伴有气道 EOS 增高。

COPD 急性加重期气道虽然也有 EOS 增高，但其特征和哮喘不同，COPD 加重期 EOS 炎症没有哮喘严重，其原因可能与不同的趋化因子触发 EOS 气道浸润有关。有研究探讨 COPD 加重期气道 EOS 增加和趋化因子的关系，发现加重期气道组织 RANTES 较稳定期增高，气道上皮细胞表达 RANTESmRNA 比稳定期增加了 2 倍，比健康对照增加了 5 倍，并发现 COPD 气道 EOS 增加和痰液 IL-5 没有相关性。说明 RANTES 可能是 COPD 加重中重要的 EOS 趋化因子，而 IL-5 在 COPD 加重中作用不大。

EOS 是哮喘患者气道炎症的主要作用细胞，哮喘患者支气管粘膜活检标本中 EOS 明显比正常对照或非哮喘过敏患者多。哮喘支气管粘膜中 EG2 阳性的细胞多于健康对照，支气管肺泡灌洗液中 ECP 浓度及 EOS 的百分比，支气管粘膜 EOS 和 EG2 阳性细胞的数量均与哮喘症状评分具有相关性，支气管肺泡灌洗液中 EOS 的百分比与肺功能显著负相关。支气管反应性与支气管粘膜 EG2 阳性细胞数量呈正相关；支气管肺泡灌洗液中 EOS 的百分比（或数量）及 MBP 浓度与支气管反应性显著相关。抗原激发可引起支气管高反应性，导致支气管肺泡灌洗液中 EOS 数量增加。有研究发现在气道高反应性患者中，痰中 ECP 浓度及 EOS 百分比亦升高。

（陈　平）

本节参考文献

1. 付杰伟，陈平，向旭东．嗜酸细胞趋化因子在哮喘、慢性支气管炎患者诱导痰中的表达及其与气道炎症的关系．中华结核和呼吸杂志，2002，25（1）：29-32

2. Sutherland ER，Martin RJ. Airway inflammation in chronic obstructive pulmonary disease：comparisons with asthma. J. Allergy Clin. Immunol.，2003，112（5）：819-27；828

3. Rose CE Jr，Sung SS，Fu SM. Significant involvement of CCL2（MCP-1）in inflammatory disorders of the lung. Microcirculation，2003，10（3-4）：273-88

4. Cocks TM，Moffatt JD. Protease-activated receptor-2（PAR2）in the airways. Pulm. Pharmacol. Ther.，2001，14（3）：183-191

5. Dimova-Yaneva DN，Helms PJ. The role of leukotrienes and eosinophil cationic protein in acute respiratory

syncytial virus bronchiolitis. Folia. Med.，(Plovdiv)，2003，45 (3) ：5-11
6. Shakoory B，Fitzgerald SM，Lee SA，et al. The role of human mast cell-derived cytokines in eosinophil biology. J. Interferon Cytokine Res.，2004，24 (5) ：271-281
7. Holgate ST，Peters-Golden M，Panettieri RA，et al. Roles of cysteinyl leukotrienes in airway inflammation，smooth muscle function，and remodeling. J. Allergy Clin. Immunol.，2003，111 (1 Suppl) ：S18-34；discussion S34-36
8. Riffo-Vasquez Y，Spina D. Role of cytokines and chemokines in bronchial hyperresponsiveness and airway inflammation. Pharmacol. Ther.，2002，94 (3) ：185-211
9. Smith LJ. Comparative efficacy of inhaled corticosteroids and antileukotriene drugs in asthma. Bio. Drugs.，2001，15 (4) ：239-249
10. Tsokos GC，Wong HK，Enyedy EJ，etal. Immune cell signaling in lupus. Curr. Opin. Rheumatol.，2000，12 (5) ：355-363
11. 刘爱华，姜 勇．肥大细胞对肺防御功能的调节作用．第一军医大学学报，2000，20 (3) ：s12-s15
12. 刘东方，张春光，吴健民．肥大细胞脱颗粒机制研究进展．国外医学临床生物化学与检验学分册，2004，25 (2) ：2137-2139
13. 谢华，何韶衡，陈 萍，等．哮喘与非哮喘中肥大细胞脱颗粒的研究．免疫学杂志，2003，19 (1) ：53-58
14. Shakoory B，Fitzgerald SM，Lee SA，et al. The role of human mast cell-derived cytokines in eosinophil biology. J. Interferon Cytokine Res.，2004，24 (5) ：271-81
15. Hogan AD，Schwartz LB. Markers of mast cell degranulation. Methods，1997，13 (1) ：43-52
16. 陈谱，何韶衡．变态反应性疾病中嗜酸性粒细胞特异性激活标志物．中华儿科杂志，2004，42 (8) ：637-639
17. Kulka M，Befus AD. The dynamic and complex role of mast cells in allergic disease. Arch. Immunol. Ther. Exp.，2003，51 (2) ：111-120

第五节　细胞因子和肺部炎症及损伤

细胞因子是由机体免疫细胞和非免疫细胞分泌的具有生物活性的小分子蛋白物质的统称，多为低分子量的（15～30kD）蛋白或糖蛋白，可以通过旁分泌、自分泌或内分泌的方式发挥各种各样的生物学作用，如调节细胞的增殖，介导和调节免疫应答，影响细胞的形态、功能，趋化特定的细胞等。可分为白细胞介素、干扰素、肿瘤坏死因子、集落刺激因子、生长因子和趋化性细胞因子。在正常情况下，细胞因子的产生和分泌受机体的严密调节，保持相对平衡状态，在病理情况下，机体受到外来的刺激，引起相应的细胞因子变化，增多或减少，无论是细胞因子的增多还是减少，均可导致病理性改变，甚至多器官损伤。

（一）白细胞介素

白细胞介素（IL）最初是指由白细胞产生又在白细胞间发挥作用的细胞因子，目前报道的已有 18 种。与炎症反应密切相关的白细胞介素有两类，一类是参与致炎反应的白介素，包括 IL-1、IL-6、IL-8 等；另一类为抗炎因子，包括 IL-4、IL-10、IL-13 等。

1. IL-1　IL-1 的分子量为 17.5kD，包括 3 个氨基酸序列高度同源的蛋白质：IL-1α、IL-1β 和 IL-1 受体拮抗剂（IL-1ra）。IL-1α 和 IL-1β 的功能高度重合，IL-1ra 是 IL-1 的拮抗剂。

在一般情况下，大多细胞并不合成 IL-1，只在激活后才被诱导合成 IL-1α 和 IL-1β 前体蛋白。IL-1α 前体主要存在于细胞内和细胞膜上，分离的 IL-1α 前体具有 IL-1 的活性，其在胞浆内经适当的磷酸化后被细胞膜上或细胞外的蛋白酶裂解成成熟的 IL-1α。IL-1β 前体无活性，不经过磷酸化，被胞浆内的 IL-1β 转换酶裂解产生成熟的 IL-1β 才具有活性。IL-1 可由单核巨噬细胞、淋巴细胞、成纤维细胞等细胞产生，具有多方面生物学功能，在调节免疫应答和炎症反应中有重要作用，可促进骨髓释放中性粒细胞，诱导单核细胞和多核粒细胞趋化浸润炎症局部，在局部释放溶酶体酶和其他细胞因子。此外 IL-1 还能引起嗜碱性粒细胞和肥大细胞脱颗粒，释放炎症介质，诱导成纤维细胞增殖，诱导上皮细胞、成骨细胞产生胶原蛋白，诱导破骨细胞、成纤维细胞和软骨等释放胶原酶分解胶原蛋白。IL-1β 可与 TNFα 协同增加血管内皮通透性，加重其诱导的肺损伤。另外 IL-1β 诱导粒细胞在肺内聚集，对粒细胞具趋化和激活作用；刺激前列腺素的释放，增加胶原酶的合成，还能引起多种炎性因子的产生和释放，如 IL-8、上皮细胞中性粒细胞活化因子-78（ENA-78）、单核细胞趋化蛋白（MCP-1）、巨噬细胞炎症蛋白-1（MIP-1）等；激活细胞分泌特异性粘附分子，诱导多种炎性细胞因子在肺内聚集。

2. IL-6　IL-6 也叫干扰素-β_2、B-细胞分化因子和肝细胞刺激因子，基因位于染色体 7p15-21，长度约 5kb，有 5 个外显子和 4 个内含子。为一分子量约 19～28kD 的糖蛋白，含 184 个氨基酸残基，转录后修饰时有 N 糖基化、O 糖基化和磷酸化。IL-1、TNF-α、LPS 可刺激淋巴细胞、单核细胞和成纤维细胞等分泌不同糖基化的 IL-6。在不同组织中，IL-6 表现不同的磷酸化从而行使 IL-6 的不同功能。其主要作用有激活 T 和 B 淋巴细胞的免疫反应，刺激造血干细胞的生长和增加急性期蛋白的合成，激活凝血以及产生致热原样作用。有人认为，IL-6 作为炎症因子参与急性肺损伤的机制有：促进 B 细胞分化成浆细胞和分泌免疫球蛋白，特别是 IgG/IgM；增强 T 淋巴细胞、自然杀伤细胞（NKC）及吞噬细胞的活性，刺激肝细胞分泌急性期蛋白（APP），促进造血祖细胞的繁殖；抑制 TNF-α、IL-1 的分泌，诱导淋巴细胞产生干扰素，诱导 IL-1 及其受体在 T 淋巴细胞中表达；促进垂体分泌肾上腺皮质激素；促星状细胞分泌神经生长因子样活性物质；它还与自身免疫反应性疾病和恶性肿瘤的形成有关。此外，也有报道认为 IL-6 具有抗炎症效应，如诱导皮质类固醇的合成，抑制 T 细胞活化；预先用 IL-6 抗体，能增加急性肺损伤（ALI）实验动物的死亡率；其抗炎作用对于 ALI 过度炎症反应的控制是十分重要的，但是 IL-6 到底是以抗炎为主，还是以促炎为主，尚不太清楚。因此也有人认为，IL-6 具有双重作用，不同条件下发挥不同效应，既表现致炎作用，也有可能在炎症反应中起一定反馈调节作用。

3. IL-4　IL-4 由活化的 T 细胞产生，是一种促进白细胞增殖的因子，也称为 B 细胞生长因子（BCGF-1）或 B 细胞刺激因子（BSF-1），其基因位于染色体 5q23-31，包含 3 个内含子和 4 个外显子，长度约 10kb。IL-4 分子量约 15kD，活性分子为单体。IL-4 的前体为 153 肽，由 24 个氨基酸构成信号肽，成熟的 IL-4 包含 129 个氨基酸残基，含 3 个分子内二硫键，二硫键为 IL-4 活性所必需。IL-4 能抑制 Th1 细胞产生细胞因子，抑制细胞免疫，促进体液免疫，增强特异性和非特异性的杀伤能力。其主要功能是对 B 淋巴细胞的作用，可以增加 B 淋巴细胞表达 MHC-Ⅱ、LFA1（Lymphocyte function associated antrgen 淋巴细胞功能相关抗原）、LFA3 及 CD23。IL-4 诱导增殖的 B 细胞产生 IgM、IgG、IgA，促进 IgE

分泌，IL-4 通过呼吸爆发增强中性粒细胞的吞噬作用，增加中性粒细胞表达膜结合型及可溶性 IL-1RⅡ，此与 IL-4 的抗炎作用有关。其抗炎作用还表现在它能诱导单核细胞凋亡，抑制单核细胞分泌胶原酶，降低细胞外基质的降解，抑制细胞释放超氧化离子和前列腺素 E。IL-4 能诱导成纤维细胞趋化，白细胞间粘附分子-1（ICAM-1），分泌细胞外基质，产生粒细胞集落刺激因子（grannlocyte colonystimalating fator，G-CSF）、巨噬细胞集落刺激因子（gaerophage colony stimulating factor，M-CSF），抑制 IL-1 和 PDGF（血小板衍生生长因子）诱导的成纤维细胞增殖，另外，还能促进血管内皮细胞增殖，增加内皮细胞、平滑肌细胞表达粘附分子 VCAM-1，从而增加细胞粘附，但 IL-4 抑制细胞因子诱导内皮细胞表达 ICAM-1、ELAM（内皮细胞-白细胞粘附分子）。IL-4 能抑制 LPS、IL-6、TNF 诱导的内皮细胞表达前凝血活性，还可以减少肝细胞表达 C-反应蛋白。

4. IL-10　Fioreninot 等人于 1989 年在体外培养小鼠 Th2 细胞株时发现一种可以抑制 Th1 细胞 mRNA 转录的细胞因子，当时命名为细胞因子合成抑制因子，后更名为 IL-10。IL-10 基因位于染色体 1q，包含 5 个外显子和 4 个内含子，长度约 5.1kb。其分子量约 35～40kD，其活性分子为非共价键连接的同二聚体，其前体为 178 肽，由 18 个氨基酸构成信号肽，成熟的 IL-10 有 160 个氨基酸残基，人的 IL-10 有一个 N 糖基化位点和 4 个 Cys 形成的二硫键，是否糖基化不影响 IL-10 在体外的生物学活性。IL-10 是一种重要的抗炎细胞因子和免疫抑制剂，其生物学功能表现为直接抑制炎症细胞活化，进而抑制细胞因子产生，在炎症反应中起着重要作用，在小鼠主要来源于 Th2 细胞，人 IL-10 主要来源于 $CD4^+$（Th0、Th1、Th2）和 $CD8^+$ 的 T 细胞，另外 B 细胞、单核巨噬细胞及正常气道上皮细胞也可产生 IL-10。IL-10 是细胞毒性淋巴细胞分化因子和 B 细胞活化因子，作为人体内自然产生的抗炎介质，可广泛抑制 TNF-α、IL-1β、IL-6、IL-8、巨噬细胞炎性蛋白、细胞间粘附分子-1 等炎症介质，下调单核细胞表达 MHC-Ⅱ类分子，上调 IL-1ra、可溶性 TNF 受体等抗炎介质，有利于体内炎症介质/抗炎介质平衡的重建。IL-10 抑制抗原提呈细胞的活性而起免疫抑制作用，极大地抑制巨噬细胞的活性，使之不能分泌细胞因子，细胞毒性细胞（TC）和自然杀伤细胞（NKC）接触不到这些细胞因子，从而不能刺激 TC 和 NKC 产生免疫功能，因此，IL-10 被认为是细胞因子合成的抑制因子。此外，IL-10 还可以抑制巨噬细胞抗微生物的活性，其机制与 IL-4、TGF-β 不同，但相互之间有协同作用。IL-10 还能抑制 LPS 诱导的组织因子活性及其致促凝血原活性的产生，避免组织因子触发外源性凝血系统，从而起保护作用。IL-10 能够诱导多形核白细胞凋亡。

5. IL-13　Mintyt 和 Mckenziet 于 1993 年首次报告，过去曾称为 P600 蛋白，其基因定位于染色体 5q23-31，位于 IL-4 基因上游约 12kb，长度约 4.6kb，含 4 个外显子和 3 个内含子。主要由活化的 T 细胞产生，B 淋巴细胞、肺泡巨噬细胞、嗜碱性粒细胞、肥大细胞也可表达 IL-13。IL-13 的生物学功能与 IL-4 相似，也是通过阻止 IL-1、TNF 等诱导的内皮细胞等活化及相应的炎症细胞浸润，限制组织损害。IL-13 具有免疫调节和抗炎作用，抑制炎症因子产生。IL-13 可强烈抑制 LPS 诱导的外周血单个核细胞分泌 IL-6、TNF-α、IL-1β、IL-8 等，还可以抑制 LPS 介导的核因子-κB（Nuclear factor-κb ,NF-κB）、激活蛋白-1（Activator potein-1，AP-1）激活，调节细胞因子释放，并可以诱导单核巨噬细胞分化并延长其生存期，促进单核细胞表达 MHC-Ⅱ、CD23，抑制单核巨噬细胞产生致炎性细胞因子和趋化因子如IL-1、IL-6、IL-8等，促进单核巨噬细胞产生IL-1ra，降低IL-1β的mRNA水平，抑制IFNγ或IL-10诱导人单核细胞的ADCC（抗体依赖性细胞介导的细胞毒作用）。

（二）肿瘤坏死因子

肿瘤坏死因子（TNF）是Garwell等在1975年发现的一种能使肿瘤发生出血坏死的物质，根据抗原的不同可分为TNF-α和TNF-β两种，可分别与受体TNFR-1和TNFR-2结合，这两种受体对TNF-α和TNF-β有相同的高亲和力，产生相似的作用。TNF-β主要由活化的T细胞产生，又称淋巴毒素。TNF-α基因长约3.6kb，位于人染色体6p21，在HLA基因群中靠近HLA-A位点。TNF-α为由17kD亚单位形成的多聚体，有157个氨基酸残基，含一个二硫基，没有糖基化位点。前体是233肽，N端76肽能将TNF-α前体固定在细胞膜上，使成熟的分泌型TNF-α保留在细胞表面。TNF主要由活化的单核巨噬细胞产生，抗原刺激的T细胞、活化的NK细胞和肥大细胞也分泌TNF-α。对各种肿瘤细胞均有细胞毒作用，还调控内皮细胞和粒细胞的功能、骨髓细胞系的分化、B淋巴细胞的生长、血管的新生、引起间质细胞释放胶原酶、激活巨噬细胞等，还可以与IL-1协同抑制成纤维细胞增殖。对肺有强烈的毒性，能诱导肺内皮细胞活化、白细胞迁移、粒细胞脱颗粒和毛细血管渗漏。可诱导内皮细胞和巨噬细胞释放IL-1，同时增强组织细胞对TNF-α的敏感性。促进超氧阴离子的产生，而且可以激活中性粒细胞，使其细胞表面表达蛋白分化抗原CD11/CD18水平增高，同时刺激肺微血管内皮细胞，增加其表面细胞间粘附分子-1（ICAM-1），从而促进PMN的聚集、粘附和渗出，释放出溶酶体酶、弹性蛋白酶和大量活性氧、超氧阴离子，对血管内皮细胞及肺泡上皮细胞产生损害作用。

（三）趋化性细胞因子

趋化性细胞因子是一个蛋白质家族，由10余种结构有较大同源性、分子量多为8～10kD蛋白质组成。这些蛋白在氨基端多含有一或两个半胱氨酸，根据半胱氨酸的排列方式又可分为3大亚家族：α、β和γ家族。两个半胱氨酸按Cys-X-Cys（半胱氨酸-任一氨基酸-半胱氨酸）方式排列的趋化性细胞因子属α亚家族，也称CXC趋化性细胞因子，其代表为白细胞介素-8（IL-8），对中性粒细胞有趋化作用；按Cys-Cys方式排列的趋化性细胞因子属β亚家族，也称CC趋化性细胞因子，其代表为单核细胞趋化蛋白-1（MCP-1），可趋化单核细胞；氨基端只有一个半胱氨酸（Cys）的趋化性细胞因子属γ亚家族，也称C趋化性细胞因子，其代表为淋巴细胞趋化蛋白，对淋巴细胞有趋化作用。其生物学作用概述如下：激活细胞粘附分子，促进白细胞与血管内皮细胞的紧密粘附；引导白细胞穿越毛细血管内皮细胞到达炎症部位；激活白细胞，促进白细胞脱颗粒；促进炎症介质的释放。

1. IL-8　基因定位于人4号染色体q12-21区，含有4个外显子和3个内含子，cDNA编码99个氨基酸的前体蛋白，自N端去除20个氨基酸信号肽后形成非糖基化的成熟蛋白，分子量约为8kD，包括77aa、72aa、69aa三种形式，其中以72aa为主要形式，其活性最强。IL-8主要由单核细胞、内皮细胞产生，其他如巨噬细胞、成纤维细胞、肝细胞也可以产生IL-8。多种刺激（病毒细菌产物、IL-1、TNF-α等）均可诱导其产生。IL-8的主要生物学功能是促进粘附分子CD11a，b，c/CD18的表达，增加中性粒细胞与内皮细胞和内皮下基质蛋白的粘附作用，还可以通过刺激磷脂酰肌醇-4-磷酸激酶途径，导致快速、持久的PMN（中性粒细胞）-F-肌动蛋白聚合及微丝、微导管等细胞骨架成分的改变，促进PMN跨内皮向肺内浸润炎症部位。IL-8通过与PMN表面特异性受体结合，通过其受体与G蛋白偶联进行信号传导，导致细胞内游离Ca^{2+}增加，活化蛋白激酶C，激活PMN，导致细胞变形、脱颗粒反应、呼吸爆发、释放溶酶体酶、过氧化物、促进炎症反应引起肺组织损伤。它还能刺激PMN产生白细胞三烯B4（LTB4），LTB4进一步吸引PMN到气道，参与呼吸道炎症反应。

2. 巨噬细胞炎症蛋白（MIP） Wolpe等在1988年首次报告，分为MIP-1、MIP-2。MIP-1为一酸性肝素结合蛋白，可由巨噬细胞、成纤维细胞产生，属CC趋化因子家族，可趋化中性粒细胞、单核细胞，引起中性粒细胞释放活性氧，刺激巨噬细胞产生TNF-α、IL-1、IL-6。MIP-2是碱性蛋白，是肺泡巨噬细胞和气道上皮细胞分泌的细胞因子，属CXC趋化因子家族，为一分子量约为6kD的小分子疏水性蛋白质。MIP-2的特异靶细胞为中性粒细胞，对其起重要的趋化和激活作用。

3. 单核细胞趋化蛋白（MCP） 为碱性蛋白，分为MCP-1、2、3三种，MCP-1、MCP-3已被确定，定位于17号染色体的q11.2-12区，含3个外显子和2个内含子，cDNA编码99个氨基酸，其N末端区域对维持生物活性至关重要。MCP-1、2、3均可以相对特异性地趋化单核细胞，对T淋巴细胞、自然杀伤细胞、嗜碱性粒细胞也有趋化作用。1978年Yoshimura等人用LPS刺激外周血单核细胞，发现一种对单核细胞具有趋化作用的物质，分子量15kD，即MCP-1。它可以促进单核细胞膜上粘附分子CD11a/CD18的表达增加，增强其与内皮细胞的粘附，还可激活单核/巨噬细胞释放超氧阴离子、溶酶体酶。产生IL-1、IL-6，从而参与组织损伤。

（四）生长因子

生长因子（GF）是具有刺激细胞生长作用的细胞因子，包括转化生长因子-β（TGF-β）、表皮细胞生长因子（EGF）、血管内皮细胞生长因子（VEGF）、成纤维细胞生长因子（FGF）等，此外还包括一些没有以生长因子命名的细胞因子也具有刺激细胞生长的作用，如IL-2是T细胞的生长因子，TNF是成纤维细胞的生长因子。

1. TGF-β 基因定位于人类19号染色体的长臂上，为一族由二硫键连接的二聚体蛋白，由两条相同的肽链组成，分子量约为25kD。TGF-β存在于人的血小板、肾、骨和包括肺在内的其他组织中。首次发现TGF-β是由于它具有引起小鼠成纤维细胞产生表型转化的能力，现已证实它对正常细胞或瘤性细胞都有极为广泛的多种调节作用。TGF-β是一种强有力的促成纤维细胞分裂因子，可促进成纤维细胞分裂增殖及其成熟分化。同时也是一种重要的化学趋化因子，可趋化肺泡巨噬细胞、中性粒细胞及淋巴细胞，参与炎性反应。TGF-β在调节细胞的生长、分化和功能方面有重要作用，但细胞对其反应是复杂的，依细胞类型、其他生长因子之存在，细胞在暴露于TGF-β前的激活状态等的不同而表现为生长加速或抑制。一般说来，对能够分泌血小板衍生生长因子（PDGF）并呈自分泌类型对PDGF进行反应的细胞，TGF-β刺激其分裂与增殖；对不能合成PDGF并且不对PDGF起反应的细胞，TGF-β则抑制其分裂和增殖。对上皮组织类细胞，TGF-β为高效抑制其生长的细胞因子，抑制角化细胞、肝细胞、支气管上皮细胞、乳腺及肾小管上皮细胞的增生。TGF-β还抑制T、B淋巴细胞的生长，抑制粒细胞-巨噬细胞集落刺激因子引起的造血暴增。TGF-β对间质细胞产生细胞外基质有重要作用。可直接刺激人、大鼠、小鼠及鸡的成纤维细胞合成胶原、纤维粘连蛋白和蛋白多糖，并通过增加蛋白酶抑制剂的合成及减少蛋白酶的合成两种途径抑制已有的细胞外基质成分的降解。

2. VEGF 最早于1989年由Ferrara等从牛脑垂体滤泡星状细胞的条件培养基中提纯，是一种特异性作用于血管内皮细胞的生长因子。属于PDGF家族，其结构与PDGF-β链部分相同，其中有8个相同半胱氨酸为PDGF家族的标志。VEGF是一个热稳定的分子，分子量为34～42kD，序列高度保守，其糖蛋白单体以二硫键结合成二聚体才具有生物活性。广泛分布于人和动物体内的脑、肾、肝、脾、肺及骨骼等组织内。VEGF的生物学效应是通过特异的膜受体介导和受体结合后可引起受体分子在细胞膜上的二聚化，并使受体胞内激酶区特定的酪氨酸残基交叉磷酸化而活化受体，使其具有酪氨酸激酶的活性，进而激活一系列下游信号分子如磷脂酶、蛋白激酶等，并最终传递至细胞核内，通过特定基因的表达实现VEGF的生物学效应。缺氧可致VEGF高度表达，生物学功能表现为增加血管的通透性，刺激内皮细胞的增殖、迁移和体内血管的形成，从而改善循环来调节缺氧组织的氧合。

3. TGF-α 和EGF在结构和功能方面很相近，并具有与EGF相当的亲和力，可与EGF受体结合，产生细胞效应。在体外实验，TGF-α可刺激上皮细胞、内皮细胞和成纤维细胞的增殖，并且有比VEGF更强的致血管新生的能力。两者在上皮损伤后的恢复及肺的发育过程中、上皮增殖过程中均有重要作用。

4. PDGF 最初是由血小板的β颗粒中分离获得而得名的，实际上PDGF不仅来源于血小板，巨核细胞、血管内皮细胞、上皮细胞等均可以产生PDGF，为一分子量为30kD的阳离子糖蛋白。人类PDGF是由两个独立的多肽链A、B借二硫键相连构成的A-B、A-A或B-B二聚体，其功能不尽相同。具有PDGF表面受体的靶细胞主要是结缔组织细胞，如成纤维细胞、血管平滑肌细胞等。在低浓度水平范围（1ng/ml）内，即能有效地趋化和刺激成纤维细胞的分裂增殖。在肺内，PDGF可协同TGF-β，调控成纤维细胞增殖及细胞外基质含量的变化。对单核细胞、中性粒细胞来说，PDGF也是重要的化学趋化因子，并可刺激其溶酶体颗粒的释放，促进其吞噬作用。因此，PDGF在伤口愈合和肺的组织结构重建中起重要作用。

（五）干扰素

干扰素（INF）是最先发现的细胞因子，因其有干扰病毒感染和复制的能力，故称干扰素，可分为α、β和γ三种类型。INF-α/-β主要由白细胞、成纤维细胞和病毒感染的组织细胞产生，也称Ⅰ型干扰素。INF-γ主要由活化的T细胞和NK细胞产生，也称Ⅱ型干扰素。INF-γ是创伤和感染后机体最早产生的多功能细胞因子之一，有巨噬细胞激活因子的作用，协同诱导巨噬细胞TNF-α及诱导型NO合酶（iNOS）表达，此外INF-γ能显著增加肺单核细胞、巨噬细胞、血管内皮细胞等MHC-Ⅱ类抗原的表达，增强抗原提呈细胞与T细胞的相互作用，使细胞毒性T细胞功能增强，导致肺组织细胞损害。

（六）集落刺激因子

集落刺激因子（CSF）是指能够刺激多能造血干细胞和不同分化阶段的造血干细胞进行增殖分化，并在半固体培养基中形成相应细胞集落的细胞因子。目前发现的CSF有粒细胞-巨噬细胞集落刺激因子（GM-CSF）、单核-巨噬细胞集落刺激因子（M-CSF）、粒细胞集落刺激因子（G-CSF）。G-CSF对于正常情况下维持循环粒细胞数量及感染时中性粒细胞反应起重要作用。G-CSF 可与 IL-8 协同刺激中性粒细胞成熟及释放，与弹性蛋白酶协同，通过增加趋化因子和 CD11b/CD18 的表达，增加细胞的粘附，吞噬作用及呼吸爆发，调节中性粒细胞的功能，此外还可以诱导单核细胞释放大量炎症因子，如 IL-8、TNF-α。

以上简单介绍几种在肺部炎症和损伤中起重要作用的细胞因子。可以看到，在机体的炎症反应过程中并不是单一的细胞因子或是单独的炎症因子起作用，细胞因子间相互协调，相互作用，当其中某一作用因子占主导作用或消退时，机体的致炎抗炎体系失衡，从而导致机体的炎症损伤的产生。

本节参考文献

1. 蔡颖，陈平，杨志刚，等．白细胞介素 1β 诱导 A549 细胞环氧合酶 2 表达及信号传导途径．中华结核和呼吸杂志，2005，28（2）：122-123
2. Wang MJ，Huang HM，Hsieh SJ，et al. Resveratrol inhibits interleukin-6 production in cortical mixed glial cells under hypoxia/hypoglycemia followed by reoxygenation. J. Neuroimmunol.，2001，112（1）：28-34
3. Barton BE，shortall J，Jackson JV. Interleukin-6 and 11 protect mice from mortality in a staphylococcal entertain-induced toxic shock model. Infect. Immun.，1996，64（1）：714-718
4. Li B，Toumier C，Divis RJ，et al. Regulation of IL-4 expression by the transcription factor Jun B during T helper cell differentiation. EMBOJ.，1999，18（2）：420 - 432
5. Pestka S，Krause CD，Sarkar D，et al. Interleukin-10 and related cytokines and receptors. Annu. Rev. Immunol.，2004，22：929-979
6. Pittet JF，Machersie RC，Martin TR，et al. Biological markers of acute lung injury：prognostic and pathogenetic significance. Am. J. Respir. Crit. Care Med.，1997，155（4）：1187-1205
7. Cerami A. Inflammatory cytokines. Clin. Immunol. and immuopath.，1992，62（1）：S3-S10
8. 陈学均，文亮，尹昌林，等．细胞间粘附分子-1 在机械通气致肺损伤中的作用．中华麻醉学杂志，2000，20（9）：552-555
9. 刘红菊．肿瘤坏死因子在急性肺损伤发病机制中的作用．国外医学免疫学分册，1996，19（5）：229-231
10. Samaunta AK. Interleukin 8（monocyte-derived neutrophil chemotactic factor）dynamically regulates its own receptor expression on human neutrophils. J. Bio. Chem.，1990，265（1）：183-189
11. 彭文鸿．细胞因子在白细胞和内皮细胞粘附中的作用机制．国外医学生理、病理科学与临床分册，1995，15（2）：96-98
12. 金敬顺．单核/巨噬细胞释放的趋化性细胞因子与急性肺损伤．国外医学呼吸系统分册，1997，17（3）：133-136
13. 苏琴．人白细胞介素-8 研究进展．国外医学分子生物学分册，1995，17（1）：1-3
14. 吴庆华，陈平，蔡颖．慢性阻塞性肺疾病患者诱导痰白细胞介素 8 水平及白细胞介素 1β 诱导人肺上皮细胞白细胞介素 8 表达的调节机制．中华结核和呼吸杂志，2005，28（1）：56-57
15. Xu WB，Haddad EB，Tsukagoshi H，et al. Induction of macrophage inflammatory protein gene expression by inter-leukin 1β in rat lung. Thorax，1995，50（11）：1136-1140
16. 曹京旭，张旭志．细胞因子与放射性肺损伤．国外医学放射医学核医学分册，2001，25（4）：181-185
17. 蔡珊，陈平，朱应群，等．慢性阻塞性肺疾病气道炎症与肺泡巨噬细胞炎症蛋白 1α、明胶酶 β 活性的研究．中华结核和呼吸杂志，2001，24（7）：429-432
18. Sporn MB，Roberts AB. Tansforming growth factor beta：Chemical Constitution and functional biology. Science，1986，233（8）：532-534
19. 沈诚，范士志．血管内皮细胞生长因子及临床应用策略．国外医学分子生物学分册，2003，25（1）：6-9

20. 杨振华，陈平，向旭东．慢性支气管炎、哮喘患者 Th1/Th2 炎细胞因子失衡及地塞米松、结核菌素多糖核酸对其影响．中华结核和呼吸杂志，2002，25（2）：115-116

21. Chung KF. Cytokines in chronic obstructive pulmonary disease. Eur. Respir. J.，2001，34（11）：50S-59S

第六节 调控气道炎症的细胞因子网络

细胞因子是由免疫效应细胞等各种细胞所产生的具有生理活性的一类物质的总称。随着分子生物学技术的发展，细胞因子基因已被克隆，其生理活性也渐明确，细胞因子在调控气道炎症过程中发挥重要的作用。

（一）气道炎症

关于气道炎症，实际上主要是指以传导性气道粘膜病变为基础的炎症，为起始于鼻腔与鼻窦腔，终止于终末细支气管的一系列气道所出现的炎性变化。所谓传导性气道炎症就是由于病原微生物和环境污染的理化因子特别是吸烟等影响，造成传导性气道上皮损伤。上皮损伤可使上皮的完整性丧失，导致抗原和有害物进入气道粘膜，感觉神经末梢暴露，神经激肽、P 反应物质增加，导致气道平滑肌痉挛。同时上皮细胞产生细胞因子和粘附分子，使炎症细胞（如嗜中性粒细胞，巨噬细胞等）在气道聚集、迁徙、活化，后者进一步释放炎症介质（如 TNF-α，IL-1b，IL-8 以及各种弹性蛋白酶等）进一步加重上皮损伤，最终导致腺体分泌失调，血管通透性增加，气道平滑肌张力增加及气道反应性增加。因病变程度不等可累及各级支气管和肺实质，此时气道上皮细胞、上皮下网状结构、平滑肌细胞、杯状细胞粘液腺等可因慢性炎症发生结构破坏与修复，即出现“气道重塑”，致使影响呼吸功能。与炎症细胞相关的细胞因子，如白细胞介素-4（IL-4）、IL -5、肿瘤坏死因子-α（TNF-α）及细胞间粘附分子-（ICAM-1）等，在不同疾患的气道粘膜中都有不同程度的表达，随着疾病的发展，其表达数量有所变化，已被公认为是调控气道炎症的重要因素。

气道炎症性疾病包括支气管哮喘、COPD、纤维囊性变、支气管肺发育不良及上气道疾病（慢性鼻炎、鼻窦炎）等。在气道炎症性疾病中，最重要、最具代表性的莫过于支气管哮喘和 COPD 这两种疾病，它们构成本类疾病的主体部分，在气道炎症方面既有共性又有显著差异。其共同点是支气管粘膜均存在不同程度的炎性改变，表现在粘膜损害，支气管纤毛柱状上皮细胞变性、坏死、脱落、增生或鳞状上皮化生、杯状细胞增多，分泌旺盛，粘膜上皮柱状细胞减少，粘膜下有明显的 T 淋巴细胞和肺泡巨噬细胞（AM）浸润，组织纤维化，平滑肌有不同程度的增生。但二者的差异点亦很显著，且 COPD 的气道炎症与支气管哮喘相比更加复杂，这也可能是 COPD 治疗困难的原因之一。下面就此差异作简要介绍：

1. 病变部位　COPD 病变主要累及小气道，通常是直径小于 2mm 的细支气管，也可进一步发展至肺实质和大气道。支气管哮喘则以大气道病变为主，近年来发现小气道与肺泡组织也有轻重不等的炎症表现。

2. 炎症细胞与细胞因子　COPD 患者支气管镜下粘膜活检显示，粘膜炎症细胞以单个核细胞为主，包括淋巴细胞、巨噬细胞及浆细胞等。从目前的研究资料可以认为 COPD 气道炎症是以管腔内中性粒细胞聚集为主，管壁则以 T 淋巴细胞及肺泡巨噬细胞浸润为主要特征。COPD 发作期也可有嗜酸粒细胞粘膜浸润，但其处于非活化状态，不脱颗粒。其主要细胞因子是 TNF-α 和 IL-8，主要炎症介质为半胱氨酰、白三烯 B4 等。哮喘气道炎症细胞以嗜酸粒细胞、肥大细胞及淋巴细胞为主，分布于气道粘膜下。在重症哮喘，亦有大量中性粒细胞出现。

3. 气道上皮细胞　在 COPD，气道上皮细胞较为完整，以鳞状化生多见，脱落则少，纤毛细胞也存在质与量的异常，并伴有增生。相比之下，哮喘气道上皮极易脱落，更显“脆弱”，即使在疾病早期也有显著变化。

4. 基底层下网状组织　COPD 气道粘膜仅有轻度，局限性基底层下网状组织增厚，未发现其与疾病严重程度的相关性。而网状组织均匀增厚伴玻璃样变，并有嗜酸粒细胞浸润，则为哮喘的特征性变化之一。此种改变在疾病早期即出现，与病情严重程度和症状轻重无关，即使规范治疗疾病控制良好者，表现依然显著，其与哮喘的气道高反应性和急性发作频度等可能相关。

5. 杯状细胞及粘液腺　在直径小于 2mm 的细支气管，杯状细胞大量增生伴较多粘液分泌是 COPD 的特征性表现。在哮喘，上皮内杯状细胞增生和粘膜下腺体肥大与 COPD 相当，但腺体的浆液/粘液成分比例始终接近正常；重症发作者粘液腺增生肥大较轻症者更为显著。在哮喘，尤其重症发作后，杯状细胞大范围脱颗粒，释放大量粘液，与炎性渗出相混，形成极粘稠的栓子阻塞气道，很难咳出；大量炎性渗出参与气道腔内粘液形成，是本病区别于 COPD 粘液成分的特点之一。

6. 气道平滑肌细胞　COPD 的小支气管和细支气管常出现支气管平滑肌体积增加，而哮喘的气道平滑肌增生往往发生于大中气道。在哮喘重症发作者，平滑肌占气道壁体积百分数明显升高；平滑肌数目的直接增加，以及气道反复暴露于抗原物质后平滑肌逆分化，移行于上皮下，形成新的肌细胞，为可能的机制。

7. 肺实质　肺气肿是 COPD 的特征性病理改变，为终末细支气管远端气道腔永久性破坏性扩大，无明显间质纤维化，可有显著的肺泡损毁，融合，肺大疱形成。上述表现在哮喘不明显。

8. 肺血管　COPD 的支气管血管改变不是特征性表现。在吸烟合并 COPD 者，肺小血管（直径小于 500μm）内膜增厚，重度者还有中膜增厚，进而管腔狭窄，循环压力升高。此外还发现肺动脉壁 T 细胞浸润，多为 $CD8^+$ 亚群。哮喘气道壁多有粘膜血管扩张、充血，血管壁水肿，血管占气道壁体积百分比也明显升高，部分归因于支气管小血管增生。这种现象在轻症哮喘即可见到，在重症者更为显著。

（二）调控气道炎症的主要细胞因子及其网络

在气道炎症形成时，许多细胞因子大量释放，相互影响，形成错综复杂的细胞因子网络，在疾病的发病过程中起到重要的调节作用。

1. 调控气道炎症的主要细胞因子

（1）IL-4　1982 年发现，是 Th2 细胞产生的特征性细胞因子，可-促进白细胞增殖，也称细胞生长因子。IL-4 能促进内皮细胞某些粘附分子（特别是 VCAM-1）的表达，从而增强淋巴细胞、单核细胞、嗜酸粒细胞与内皮细胞的结合而引起炎症细胞对局部组织的浸润，并对肺泡巨噬细胞具有趋化作用，使其产生花生四烯酸介质和超氧阴离子的能力增强。IL-4

对免疫应答的影响主要是抑制细胞免疫，促进体液免疫（特别是 IgE 反应）。既往的研究表明，在 COPD 患者之中以 Th1 淋巴细胞产生的细胞因子升高为主，而 Th2 细胞因子（如 IL-4 等）降低；在哮喘及特异性皮炎、类风湿性关节炎、过敏性鼻炎等患者体内，细胞因子水平升高。IL-4 可使 B 细胞合成不同类型的免疫球蛋白（Ig），促进肥大细胞增殖并使 CD23 表达 IgE 受体，IL-4 和 IL-3 共同作用时可进一步促进肥大细胞增殖，因此 IL-4 与 IgE 的产生和其受体表达，即与Ⅰ型变态反应有关。

（2）IL-5　主要来源于 TH2 细胞、肥大细胞、嗜酸粒细胞、上皮细胞等。可促进抗原刺激细胞分化成为产生抗体的浆细胞、调节抗体水平及激活嗜酸性粒细胞，并促其增殖，分化，是参与嗜酸粒细胞生成、成熟、释放及活化的重要细胞因子，其在气道表达水平与哮喘疾病严重程度相关。另外，它还能延长成熟嗜酸粒细胞的生存时间，增加过氧化物的产生以及嗜酸粒细胞、嗜碱粒细胞对组胺（HA）和白三烯 C4（LTC4）等炎性介质的释放，并参与诱导嗜酸粒细胞表面粘附分子 MAC-l 的表达增强，在以嗜酸粒细胞为中心的变应性炎症中起重要作用。

（3）IL-8　目前所知 IL-8 系一种多源的细胞因子，不仅是趋化因子超家族中的重要一员，还是强有力的中性粒细胞及 T 淋巴细胞的趋化因子，与气道中性粒细胞活性增高以及气道阻塞密切相关，可在 TNF-α 以及 IL-1 的诱导下合成与释放。IL-8 水平升高后，一方面其趋化作用使气道管腔内中性粒细胞聚集及管壁 T 淋巴细胞浸润，并使其活性增加，另一方面还可以刺激中性粒细胞产生白细胞三烯，后者进一步吸引中性粒细胞到达气道，参与呼吸道炎症反应。研究发现，COPD 患者痰液中 IL-8 的含量要比哮喘组和正常对照组高，说明该细胞因子在 COPD 的发病过程可能具有重要的作用。

（4）IL-1　IL-1 在气道炎症中的作用广泛，包括启动体内的免疫过程。当病原菌进入体内被巨噬细胞识别后，首先释放 IL-1 刺激 T 细胞，这是启动肺和气道内细胞免疫反应和体液免疫反应的关键步骤。IL-1 和 IL-6 等协同作用激活 T 细胞，使其产生大量细胞因子，从而开始了体内的一系列免疫调节过程。推测 IL-1 在启动支气管哮喘的气道变应性炎症的一系列免疫变化过程中可能具有重要作用。IL-1 可促进白细胞自骨髓释放，诱导 IL-6 和 IL- 8 生成，促进表面细胞间粘附分子（ICAM-1）和血管细胞粘附分子（VCAM-1）在内皮细胞表达，从而加速中性粒细胞和嗜酸粒细胞气道内聚集，在气道变应性炎症的炎性细胞浸润中可能有重要作用。IL-1 还有促进嗜酸性粒细胞、巨噬细胞、中性粒细胞释放炎性介质的作用。IL-1β 与 TNF-α 作用相似，可刺激上皮细胞产生 IL-8 和粒细胞集落刺激因子（GCSF）等，诱导成纤维细胞增生，促进纤维素与胶原合成。

（5）IL-2　1976 年 Morgan 等发现小鼠脾细胞培养上清中含有一种刺激胸腺细胞生长的因子，由于这种因子能促进和维持 T 细胞长期培养，称为 T 细胞生长因子（T cell growth factor，TCGF），1979 年统一命名为白细胞介素-2（interleukin-2，IL-2）。它是主要的 T 细胞生长因子，由活化的 T 细胞（如 Th0、Th1）释放，在免疫调节中起重要作用，另外，也是气道高反应性的重要介质，近年来证实 IL-2 和 IL-5、IL-6 一起在协同 IL-4、IL-13 促进 B 细胞合成 IgE 中起一定作用。与支气管哮喘的发生相关。

（6）IL-3　可刺激多能干细胞和多种祖细胞的增殖与分化，故又称为多重集落刺激因子（multi-colony stimulating factor，multi-CSF），主要来源于 Th1 和肥大细胞等。它与其他细胞因子一起共同促进巨噬细胞、中性粒细胞、嗜酸性粒细胞、嗜碱性粒细胞、肥大细胞的产生与分化，还可促进嗜酸性粒细胞与血管内皮细胞的粘连，加强它们之间的作用，从而加重呼吸道过敏性炎症。

（7）IL-10　主要由 Th0、Th1、Th2 及肥大细胞等产生。在 COPD 与哮喘均有作用，可下调 Th1 或 Th2 介导的气道炎症过程，如 IL-10 使 T 细胞去活化，因而造成过敏性哮喘时 Th2 的耐受，降低气道高反应性，减少Ⅰ型胶原合成及平滑肌细胞增生，故对改善气道重构有益。另外，IL-10 和转移生长因子 β（TGF-β），可以抑制 B 细胞、IgE 产生及肥大细胞增生，而且可引起嗜酸性粒细胞的凋亡，因此 IL -10 不同于 IFN -γ、IL-12 或其他细胞因子，它是通过抑制哮喘炎症启动的各个环节，降低炎症反应程度的。已有文献报道，经气道滴入 IL-10 可有效抑制卵清蛋白诱导 Balb/c 小鼠的气道炎性细胞聚集和炎症改变，也说明 IL-10 具有较好的抑制抗原激发实验动物产生变应性炎症的作用。

（8）IL-6　IL-6 在机体免疫应答、炎症反应、造血调控及肿瘤免疫中起着非常重要的作用，能直接参与感染和损伤反应，在急性期反应的调理过程中和 IL-1、TNF-α 具有同样重要的地位。另外，有研究发现 IL-6 和 COPD 患者气道阻塞程度呈正相关。其原因可能是 COPD 患者小气道及肺泡的慢性炎症使局部浸润的炎症细胞释放 IL-6，后者在局部可加重炎症以及气道损伤，从而使 COPD 患者肺功能进一步恶化。

（9）IL-18　IL-18 又名干扰素-γ 诱导因子（interferon-γ inducing factor，IGIF）。它最主要的生物学效应是诱导 IFN-γ 的产生，从而在气道炎症的形成中具有较重要的作用。有研究表明，IL-12 可促进 IL-18 受体（IL-18R）的表达，加强其生物学作用，故能提高鼠克隆细胞 IFN-γ 的产生。此外，IL-18 和 IL-12 还可能有共同的胞内信号通道，尤其是在影响 IFN-γ 基因 mRNA 转录这一水平上更是如此，故推测这也可能是它们相互之间产生协同效应的另一重要原因。另外，IL-18 在炎症瀑布效应中起着重要作用，可诱导炎症早期细胞因子的产生，如 TNF-α、IL-1β 等，它们则进一步诱导下游的炎症因子如 IL-8，巨噬细胞炎症蛋白-1α（MIP-1α）和单核细胞趋化因子-1（MCP-1）等产生。以上因子也会反过来影响 IL-18，从而构成一个复杂的网络，如单独的 IFN-γ 可诱导 IL-8 的表达而在对细菌内毒素脂多糖（LPS）、IL-1 和 IL-2 做出反应时它却能抑制 IL-8 的释放，不同的内部条件导致不同的结果。

（10）IFN-γ　主要产生于活化的 NK 细胞、T 辅助淋巴细胞 Th1 亚群以及 $CD8^+$ 细胞毒细胞活化的 Tc1 亚型。在气道变应性炎症中，T 淋巴细胞主要借助 IL-4 来促进 B 淋巴细胞合成 IgE。另一方面，T 淋巴细胞分泌的 IFN -γ 又可抑制 B 淋巴细胞合成 IgE。由此推测 IL-4 和 IFN -γ 的比例失调可能是 IgE 增高的主要原因，但从目前临床上的研究来看，IFN -γ 并不能有效控制变应性炎症的发展，有关问题值得进一步研究。IFN -γ 是单核/巨噬细胞（AMs）主要而强有力的激活因子，可介导 T 细胞对 AMs 的激活，能刺激 AMs 分泌细胞因子如 IL -12 等，而后者反馈促进 T 细胞系统，促进 T 细胞分化为 $CD4^+$ TH1、$CD8^+$ Tc1 亚群，促进细胞毒性 T 细胞（CTL）的分化，并抑制 TH2 细胞的增殖，从而达到抗哮喘的作用。反之，一旦血清中 IL-12 的浓度降低，IFN-γ 合成亦减少时，易致哮喘发作。IFN -γ 还可激活中性粒细胞，促进其呼吸爆发；并激活血管内皮细胞，促进 $CD4^+$ T 细胞与内皮细胞的粘附及向血管外渗出；还可增强肿瘤坏死因子对血管内皮细胞所介导的多种功能。

（11）TNF-α　主要由单核细胞、肺泡巨噬细胞、肥大细胞、中性粒细胞及 T 淋巴细胞分泌，通过和T细胞相互作用等机制有助于调节肺变应性炎症反应及促进气道功能的改变。TNF-α的增加和IL-10水平的下降有关，故后者的抑制可能是前者控制气道反应性的原因之一。有资料显示，在哮喘患者诱导痰、肺泡灌洗液及支气管粘膜活检标本中，TNF-α活性均有明显升高，可通过上调血管内皮细胞表面VCAM分子来实现对白细胞的气道募集作用，还可诱导其他细胞因子、趋化因子生成，具潜在地刺激间充质细胞（如成纤维细胞和平滑肌细胞）的作用，故参与气道重塑过程。另外，在COPD气道炎症中，TNF-α能诱导血管内皮表面细胞间粘附分子及诱导气道上皮细胞和中性粒细胞生成IL- 8。此外，尚能增强中性粒细胞的细胞外蛋白分解作用，并能促进炎症反应，血管生成和组织纤维化。有研究表明，COPD患者痰液TNF-α水平显著增高，并与痰液IL-8水平及气流阻塞程度显著正相关，说明TNF-α与IL-8共同参与了COPD气道炎症反应及气道结构的重塑。

（12）粘附分子（CAMS） CAMS共有5大家族：免疫球蛋白基因超家族、整合素家族、选择素家族、Cadhesion家族及其他粘附分子。其中较重要的有3种：免疫球蛋白基因超家族包括表面细胞间粘附分子（ICAM-1，ICAM-2）、血管细胞粘附分子（VCAM-1），该家族粘附分子在内皮细胞表面表达需经细胞因子或细菌脂多糖等的诱导调节，如血小板激活因子（PAF）、IL-1、TNF-α和IFN-γ可诱导ICAM-1在内皮细胞表达或使其表达上调。整合素家族包括β_1和β_2亚族，β_1整合素包括迟发性抗原1-6（$VLA_{1\sim6}$），其中以VLA4为主，在内皮细胞、单核细胞和记忆性T细胞表面表达，β_2整合素包括淋巴细胞功能相关抗原(LFA-1)、粘附分子-1（MAC-1）和$P_{150,95}$。白细胞整合素家族是一组免疫球蛋白基因超家族粘附分子和多种细胞外基质蛋白的受体，该家族粘附分子在白细胞表面表达需经细胞因子及细胞间接触的诱导调节。选择素基因超家族包括E-选择素，P-选择素，L-选择素，该家族粘附分子在内皮细胞表面表达和上调同样需细胞因子等调节。

粘附分子介导炎症细胞粘附及跨内皮转移可分3步：首先局部产生的IL-1、TNF-α、IFN-γ或LPS等激活内皮细胞上的选择素家族及免疫球蛋白基因超家族粘附分子在内皮细胞表面表达并上调，炎症部位局部毛细血管后静脉扩张、血流减慢，导致白细胞着边。血管内皮细胞表面的P-选择素、E-选择素随即捕捉着边的白细胞，并使之沿血管内皮管腔表面滚动。然后局部组织细胞产生的IL-4、IL-8、TNF-α等激活白细胞，使粘附分子（LFA-1、VLA-4、Mac-1、$P_{150,95}$等）表达增加。最后白细胞表面已被激活的粘附分子（LFA-1、VLA-1等）与内皮细胞上相应的表面细胞间粘附分子（ICAM-1、VCAM-1）相互作用，导致白细胞快速粘附并跨过内皮移行至血管外，到达炎症部位参与炎症反应。

综上所述，气道炎性细胞的募集（recruitment）、浸润是经血管内皮和基底膜的多步骤迁移过程，它需要E-选择素、ICAM-1和VCAM-1的表达。其中，ICAM-1作用于中性粒细胞、单核细胞和淋巴细胞向气道炎症部位的迁移过程，其表达程度与哮喘气道炎症部位的白细胞浸润程度呈密切正相关；VCAM-1又称诱导性细胞粘附分子（inducible cell adhesion molecule，INCAM），意指在IL-1，TNF-α等细胞因子活化的血管内皮细胞上表达，最近被命名为CD106。它在气道炎症中的作用是，在参与中性粒细胞和T淋巴细胞与内皮细胞粘附的同时，激活T淋巴细胞，使其增殖和产生细胞因子；与VLA-4一道参与和介导嗜酸性粒细胞在卵蛋白致敏的气道炎症部位的募集。可见在以嗜酸性粒细胞浸润为主的变应性气道炎症过程中，存在着多种粘附分子的参与和相互作用。

（13）RANTES 关于趋化因子（chemokine），近年来作为血小板活性因子-4（PF-4）超家族的新的趋化因子 RANTES 颇引人注目。它是 C-C 家族成员之一，对记忆 T 细胞（CD45RO）具有趋化活性，是变应性炎症、自身免疫性疾病等局部炎症的重要趋化因子。对嗜酸粒细胞亦具有特异性的趋化活性，有研究表明，将重组人类 RANTES 给狗皮下注入，4 小时后局部出现大量的嗜酸性粒细胞浸润，说明它对嗜酸性粒细胞具有很强的趋化作用。另外，它还与 PF-4 一样，参与嗜酸粒细胞的激活、脱颗粒和粘附，进而促进嗜酸粒细胞释放组胺和其他一系列炎性介质；加强 T 细胞和单核细胞的趋化活性，但对中性粒细胞的趋化活性没有影响。且它对 T 细胞的趋化活性的影响主要是选择性作用于辅助 T 细胞（$CD4^{+}$）和使 CD45RO 游走。这与变应性炎症时 T 细胞聚集关系密切，可能是发生变应性炎症时的关键细胞因子趋化因子。

（14）粒-巨噬细胞集落刺激因子（GM-CSF） 在体内主要由激活的 T 淋巴细胞、内皮细胞、肥大细胞等产生。GM-CSF 可刺激骨髓造血干细胞生成单核细胞和巨噬细胞，还能刺激成熟的单核细胞和巨噬细胞释放 INF-α、TNF-α 及粒细胞集落刺激因子（G-CSF）等细胞因子。对数种效应细胞 EOS、PMN、肥大细胞以及上皮细胞、内皮细胞、成纤维细胞均有促进增殖、分化及功能调节作用，在促哮喘气道炎症细胞因子中，其重要性仅次于 IL-4、IL-5。

2. 调控气道炎症的细胞因子网络的特点

在气道炎症的形成过程中，炎性细胞和细胞因子相互作用、互相调节，构成错综复杂的细胞-细胞因子调节网络，对疾病的发展起到重要的促进作用。目前对支气管哮喘的细胞-细胞因子调节网络研究较多，对慢性阻塞性肺疾病方面的研究相对较少，在此以支气管哮喘为例来说明。有人提出一假说（见图 4-2）来阐明二者之间的复杂关系：巨噬细胞和 T 细胞是该调节网络的中心，尤其是前者在网络启动过程中起关键性作用。其机制包括：增加 CD23 的表达，增加超氧氧化物和 LTC4 的产生，促进 TNF-α 的释放，抑制 IL-10 的产生，还可能抑制 IL-12 释放（有利于 Th2 分化），抗原递呈功能一巨噬细胞对免疫调节易感性的改变等。该网络的另一特征是 Th2 型淋巴细胞的过度分化。

在调控气道炎症的过程中，细胞因子的网络作用主要是通过以下 8 种方式进行。

（1）一种细胞因子诱导或抑制其他细胞因子的产生，如 TNF-α 能诱导 IL-8 的合成与释放，在 COPD 等气道炎症的发生、发展过程中以及气道阻塞中发挥重要作用；Th1 细胞分泌的 IFN-γ 是 IL-4 生物合成的拮抗剂，二者的比例失调据认为是导致支气管哮喘发作的重要原因。

（2）调节同一种细胞因子受体的表达，如高剂量 IL-2 可诱导 NK 细胞表达高亲和力 IL-2受体。

（3）诱导或抑制其他细胞因子受体的表达，如前所述 IL-12 可促进 IL-18R 的表达，加强其生物学作用而 TGF-β 可降低 T 细胞 IL-2 受体的数量。

（4）细胞因子功能相互促进或拮抗，如 IL-5，IL-6 加强 IL-4 促进 IgE 合成而 IL- 13 的炎症作用几乎完全可以被 IFN-γ 拮抗。

（5）多种细胞因子可有共同作用点，如 IL-5，IL-3，GM-CSF 一起促进嗜酸性粒细胞的分化与成熟、内皮粘附、激活和脱颗粒，其中 IL-5 为嗜酸性粒细胞趋化提供信息，IL-3 和

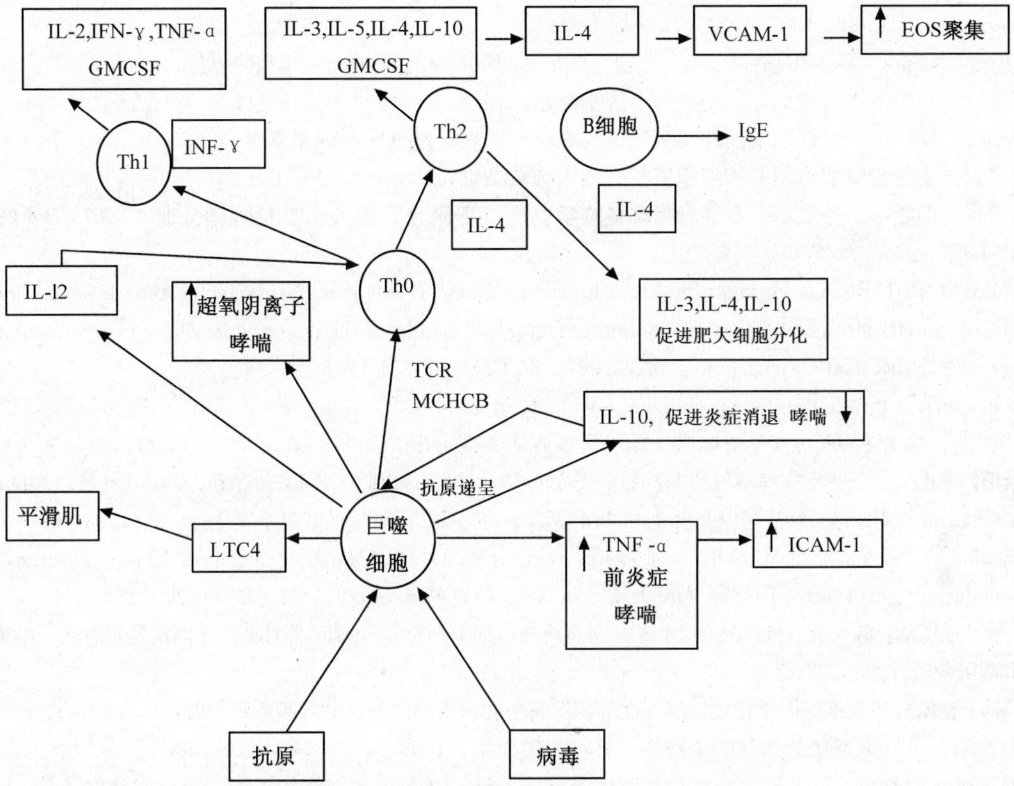

图 4-2　气道炎症的细胞-细胞因子调节网络假说

GM-CSF 利于嗜酸性粒细胞的募集。

（6）同种细胞能合成不同的细胞因子，如单核细胞/巨噬细胞能合成 IL-1、IL-8、GM-CSF等作用于其他细胞，间接参与变应性炎症的调节。

（7）多种细胞亦可释放同一种细胞因子。如在 IL-1、TNF-α 和 INF-γ 活化条件下，T 淋巴细胞、成纤维细胞、肾小管上皮细胞、肾间质细胞及Ⅱ型上皮细胞均可产生 RANTES。

（8）细胞网络中存在反馈调节机制，如 Th2CK 通过激活转录因子 NF-κB，进而诱导 IL-4 基因丛表达，从而实现正反馈调节，使炎症反应扩大，但同时通过释放另一 Th2CK（IL-10）产生负反馈调节。

综上所述，多种细胞因子和气道炎症的发生有关，不同细胞因子之间、细胞因子与效应细胞之间，共同构成了一个复杂的网络体系。其详细的通路及精细的调节机制有待进一步阐明。

（陈　平）

本节参考文献

1. 林耀广．支气管哮喘．见：蔡柏蔷主编．呼吸内科学．北京：中国协和医科大学出版社，2000，386-434
2. 朱敏立．气道高反应性与细胞因子关系的研究进展．国外医学呼吸系统分册，2003，23（1）：34-37

3. C Yamamoto，T Yoneda，M Yoshikawa，et al. Airway inflammation in COPD assessed by sputum levels of interleukin-8. Chest，1997，112（2）：505-510
4. 丁艳苓，姚婉贞．慢性阻塞性肺疾病与哮喘气道炎症的研究．中国呼吸与危重监护杂志，2004，3（6）：410-412
5. 丸尾．仁．新的气道炎症标记物．日本医学介绍，1998，19（12）：543-544
6. 钟小宁，柳广南．慢性阻塞性肺疾病气道炎症研究进展．国外医学内科学分册，2000，27（1）：32-34
7. 董志云．支气管哮喘与相关的细胞因子．临床肺科杂志，1999，4（1）：19-20
8. 曲书强，仰曙芬，孙岚玲．支气管哮喘免疫学发病机理研究．国外医学免疫学分册，1997，20（2）：102-104
9. Gauldie J. Richards C，Harnish D，et al. Interferon beta2/B-cell stimulatory factor type 2 shares identity with monocyte-derived hepatocyte-stimulating factor and regulates the major acute phase protein response in liver cells. Proc. Natl . Acad. Sci. USA，1987，84（20）：7251-7255
10. Van Snick J. Interleukin-6：an overview. Annu. Rev. Immunol.，1990，8：253-278
11. 张惠兰．白介素-18 与支气管哮喘．国外医学呼吸系统分册，2000，20（3）：113-115
12. 康禹，李囡．γ-干扰素在哮喘气道非特异性炎症反应中的作用机制．中国医药导刊，2001，3（6）：430-431
13. 徐淑凤．慢性阻塞性肺疾病与白介素 4、8 和干扰素 γ 的关系．国外医学呼吸系统分册，2003，23（1）：15-18
14. Kanehiro A，Lahn M，Makela MJ，et al. Tumor Necrosis Factor-alpha Negatively Regulates Airway Hyperresponsiveness through gamma-delta T Cells . Am. J. Respir. Crit. Care Med.，2001，164（12）：2229-2238
15. 王胜，徐凤珍，陈余清．慢性阻塞性肺疾病患者痰液白细胞介素-8，6 和肿瘤坏死因子测定及其意义．中华结核和呼吸杂志，2000，23（8）：465-467
16. 马楠．粘附分子及细胞因子在慢性阻塞性肺病发病中的作用．国外医学呼吸系统分册，1998，18（2）：57-59
17. 茆原顺一．气道炎症与细胞因子网络．日本医学介绍，1998，19（12）：536-538
18. 罗凤鸣，刘春涛．调节气道炎症的细胞因子网络．见：刘春涛，王曾礼主编．气道炎症性疾病．北京：人民卫生出版社，2004. 267-301
19. 梁瑛，姚天樵，张蔚，等．哮喘与慢性支气管炎气道炎症的临床病理对比性研究．中华结核和呼吸杂志，1998，21（11）：668-671
20. 吴庆华，陈平，蔡颖．慢性阻塞性肺疾病患者诱导痰白细胞介素-8 水平及白细胞介素-1β 诱导人肺上皮细胞白细胞介素-8 表达的调节机制．中华结核和呼吸杂志，2005，28（1）：56-57

第二部分

COPD 基础概论

第五章 COPD发病机制

COPD的慢性炎症反应广泛累及气道、肺实质和肺血管。随着疾病发展，炎症的程度、参与炎症的细胞和分子物质等也会发生相应变化，最后导致COPD特征性的病理改变。参与COPD发病机制的细胞和介质见图5-1。

除了炎症外，在COPD发病中起重要作用的另外两个过程是蛋白酶和抗蛋白酶失衡以及氧化应激。这些过程本身可以是炎症的结果，也可由环境因素（例如香烟烟雾中的氧化物）或遗传因素（例如α_1-抗胰蛋白酶缺乏）产生。图5-2显示上述机制之间的相互作用。

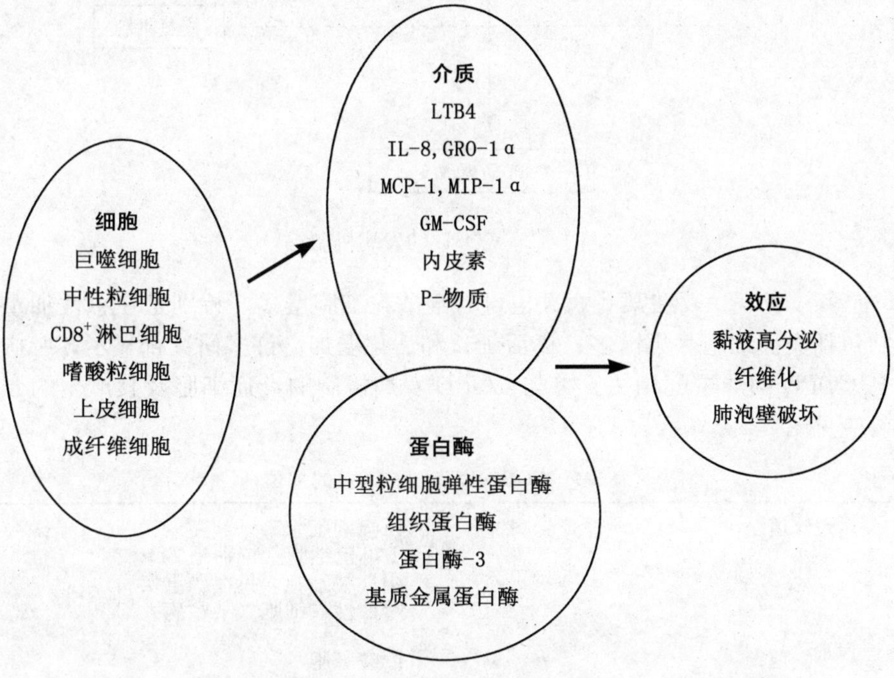

图5-1 参与COPD发病机制的细胞和介质

第一节 炎症细胞

组织病理学研究显示，COPD的大多数炎症发生在外周气道（细支气管）和肺实质。细支气管被纤维化阻塞，有巨噬细胞和T淋巴细胞浸润；肺实质破坏，巨噬细胞和淋巴细胞（主要是$CD8^+$细胞）增多。支气管活检结果与组织病理学结果类似，严重的COPD患者气道存在巨噬细胞和$CD8^+$ T淋巴细胞浸润，中性粒细胞增多。

COPD的炎症特征，是肺部不同的部位有中性粒细胞、巨噬细胞和T淋巴细胞（特别

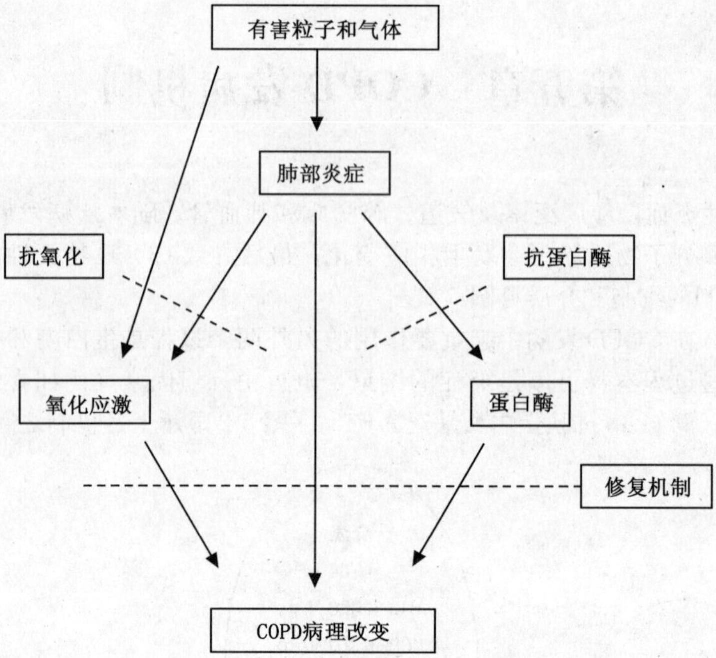

图 5-2 COPD 的发病机制

是 $CD8^+$）增多（表 5-1）。在某些病人也可有嗜酸粒细胞增多，特别是在急性加重时。细胞增多的机制包括炎症细胞募集增多、存活延长和活化增加。许多研究都显示，肺内各种炎症细胞数目与 COPD 的严重度相关。参与 COPD 发病机制的炎症细胞及其产生的介质导致的病理生理效应见图 5-2。

表 5-1 COPD 炎症细胞增多的部位

大气道	巨噬细胞 T 淋巴细胞（特别是 $CD8^+$） 中性粒细胞（只在严重疾病） 嗜酸性粒细胞（某些病人）
小气道	巨噬细胞 T 淋巴细胞（特别是 $CD8^+$） 嗜酸性粒细胞（某些病人）
肺实质	巨噬细胞 T 淋巴细胞（特别是 $CD8^+$） 中性粒细胞
肺动脉	T 淋巴细胞（特别是 $CD8^+$） 中性粒细胞

一、巨噬细胞

巨噬细胞可被吸烟及其他吸入刺激物活化，被认为在 COPD 炎症过程中发挥重要作用。组织病理学、BAL、支气管活检和诱导痰研究都表明，在 COPD 患者的大气道、小气道和肺实质中，存在巨噬细胞增多，一般是正常的5～10倍；而且巨噬细胞数目与COPD严重度相关。在肺气肿患者，巨噬细胞位于肺泡壁破坏的部位。吸烟激活巨噬细胞释放炎性介质，包括TNF-α，IL-8和其他CXC趋化因子、MCP-1（单核细胞趋化肽-1）、LTB4、活性氧离子。巨噬细胞还分泌蛋白酶，包括MMP-2，MMP-9，MMP-12，组织蛋白酶K，L，S等。例如肺气肿患者的肺泡巨噬细胞在体外培养时，MMP-1和MMP-9的mRNA表达较健康志愿者增加。同时，分泌到培养基内的活性胶原酶和MMP-9增加；对胸科手术标本的免疫定位研究显示，与对照组相比，肺气肿患者的巨噬细胞、II型肺泡细胞和成纤维细胞中MMP-2和MMP-14（膜结合的MMP）水平增加。由于MMP-14激活MMP-2，提示存在协同表达以提高细胞外周的MMP-2活性。另外，与正常吸烟者的巨噬细胞相比，COPD患者的巨噬细胞活化增强，释放更多的炎性蛋白，具有更大的弹力溶解活性。

COPD患者以及吸烟者肺内巨噬细胞增多，可能是在单核细胞趋化因子的作用下，从循环中募集单核细胞增加的结果。例如COPD患者的痰液和BALF中，MCP-1水平是升高的。CXC趋化因子也能作为单核细胞的趋化因子发挥作用。生长相关基因-α（growth related gene-α，GR-α）的浓度在COPD患者的痰和BALF中显著增加。另外，与正常吸烟者和非吸烟者的单核细胞相比，COPD患者的单核细胞对GRO-α显示更强的趋化反应。肺泡巨噬细胞是寿命较长的细胞，间接证据表明，这种细胞在COPD的存活可能延长。吸烟COPD患者BALF中肺泡巨噬细胞内抗调亡蛋白Bcl-X_L和p21$^{CIP/WAF1}$的表达显著增加，提示吸烟者肺内巨噬细胞可有较长的生存期。在普通环境下巨噬细胞可以存活数月，在吸烟者体内肺巨噬细胞能够存活2年以上。

肺泡巨噬细胞在体外培养数天后可以释放中性粒细胞弹性蛋白酶。尽管巨噬细胞不能合成中性粒细胞弹性蛋白酶，它们可以通过受体介导途径吞入这些酶。所以，在体外试验中，巨噬细胞表现为中性粒细胞弹性蛋白酶的储藏库。这些中性粒细胞弹性蛋白酶与无活性的MMP混合在一起有重要的意义，在细胞外，中性粒细胞弹性蛋白酶可以激活MMP，触发过度的蛋白水解酶级联活化，从而导致沉淀损伤并触发异常修复过程。

特别重要的是，在COPD炎症中，巨噬细胞有可能起到一种组织作用，通过释放TNF-α、IL-8、LTB4等介质，促进中性粒细胞炎症。巨噬细胞在COPD中的作用见图5-3。

二、中性粒细胞

中性粒细胞在某种意义上代表了对刺激物的急性非特异性炎症反应，与慢性反复性香烟刺激所导致的慢性非特异性炎症不同。在动物研究中发现，香烟烟雾和其他刺激物可促进中性粒细胞迅速向气道募集。当豚鼠吸入香烟烟雾30分钟后气道粘膜出现水肿，6小时后气道上皮内中性粒细胞的数目比对照组提高5倍。在急性香烟烟雾暴露后早期，鼠的BALF中出现大量的中性粒细胞，但巨噬细胞只有少量增加。给志愿者急性吸入臭氧、NO_2、SO_2、香烟、汽油等刺激物之后，均可导致BALF中性粒细胞和单核细胞数目增加，支气管活检标本显示气道有明显的中性粒细胞炎症。

根据目前大多数文献报道，在吸烟者的中央气道壁，T淋巴细胞和巨噬细胞是主要的炎症浸润细胞，中性粒细胞较少出现在气道壁，而主要是在气道腔内（痰液或BALF）数量增加。现有资料显示，COPD患者痰液中性粒细胞数可增加10倍以上，占细胞总数的比例从

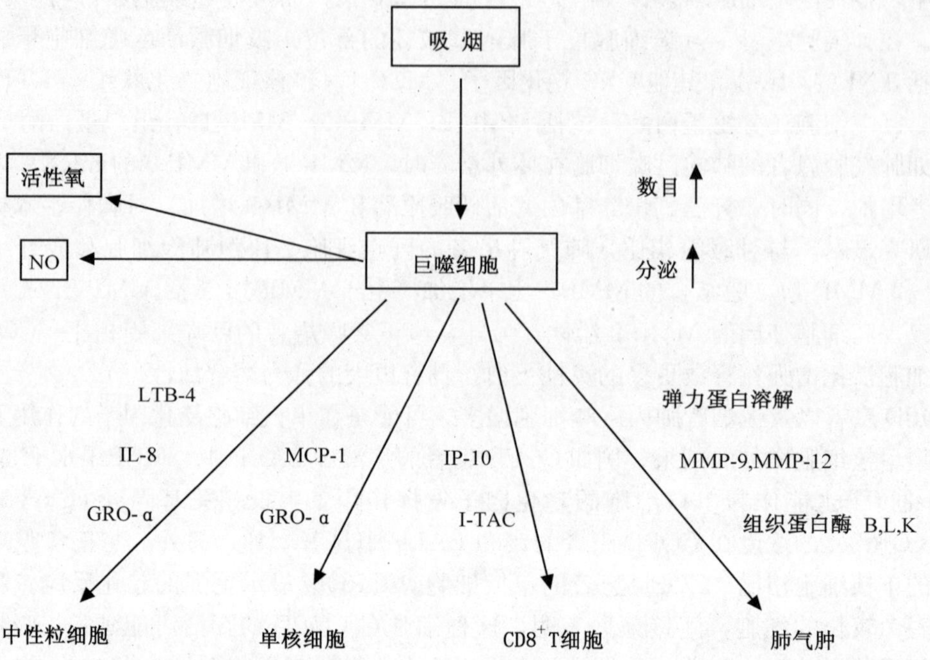

图 5-3　巨噬细胞在 COPD 发病中的作用

30%上升到 70%。一项为期 15 年的追踪观察研究发现，COPD 吸烟者与无症状吸烟者比较，痰中性粒细胞的百分比增加，在吸烟者，肺功能急速下降与气道腔内中性粒细胞数目增加有关。此外，FEV_1 急速下降的受试者，中性粒细胞显示粘附分子 CD11b/CD18 和 ICAM-1 的配体表达增加。在轻到中度 COPD 患者，同时通过 BALF 或痰液均可检测到气道腔内中性粒细胞显著增加，而支气管粘膜活检标本的中性粒细胞相对无明显增加，或仅在大气道的粘膜表面，即上皮内增加，中性粒细胞在管壁和管腔内的分布呈现分离现象。这种分离现象提示，气道腔内的炎症可能与吸烟导致的支气管壁的慢性炎症机制不同，提示中性粒细胞在某种刺激因子作用下迅速跨上皮移动到气道腔内。对中性粒细胞在 COPD 患者气道内募集的机制并未完全阐明，可能的刺激因子包括气道内定植细菌、其他微生物和有害气体。在此过程中，促炎细胞因子和抗炎细胞因子失衡可能发挥一定的作用。如有人报道，抑制炎症反应的细胞因子 IL-10 在吸烟的 COPD 患者的气道腔内减少，而促进中性粒细胞趋化的细胞因子 IL-8 与激活中性粒细胞粘附反应的 TNF-α 增加。免疫组织化学研究提示，COPD 吸烟者粘膜下层血管和支气管上皮中粘附分子、内皮细胞选择素（E-selectin）和 ICAM-1 表达增强，这在某种程度上表示了循环中性粒细胞通过上皮迁移募集到气道腔的机制。

已知吸烟能增加循环中性粒细胞数目，可导致中性粒细胞在肺毛细血管中的扣押。吸烟还对骨髓中粒细胞的产生有直接刺激作用，这种作用可能是通过巨噬细胞释放的 GM-CSF 和 G-CSF 介导的。中性粒细胞在肺微循环中被活化，释放具有直接损伤作用的活性氧和蛋白酶。

中性粒细胞在 COPD 中的作用还不明确。没有 COPD 的吸烟者也存在中性粒细胞增多。不少研究还显示，COPD 患者诱导痰中的髓过氧化物酶（MPO）和中性粒细胞 lipocalin 增多，提示中性粒细胞活化。COPD 急性加重时 BALF 中的中性粒细胞数目明显增多。中性粒细胞分泌数种蛋白酶，包括中性粒细胞弹力蛋白酶（NE）、中性粒细胞组织蛋白酶 G（cathepsin G）、中性粒细胞蛋白酶-3，以及 MMP-8 和 MMP-9 等，这些酶可能参与肺实质破坏和慢性粘液高分泌。

三、T 淋巴细胞

T 细胞表面的分化群（cluster of differentiation，CD）是在细胞分化过程中产生的，现在已经命名了近 200 个分化抗原群，其中 CD3 分子分布于所有成熟 T 细胞表面，CD4 和 CD8 是区分成熟 T 细胞亚群的主要表面标志。按分化抗原和免疫功能的不同可将 T 细胞分为 $CD4^+$ T 细胞（$CD4^+$、$CD8^-$）和 $CD8^+$ T 细胞（$CD4^-$、$CD8^+$）两大亚群。$CD4^+$ T 细胞亚群主要有迟发型超敏反应性 T 细胞（delayed type hypersensitivity T lymphocyte，T_{DTH}）和辅助性 T 细胞（inducer-helper T cell，T_I/T_H）；$CD8^+$ T 细胞亚群包括抑制性 T 细胞（suppressor T cell，Ts）和细胞毒性 T 细胞（cytotoxic T cell，Tc 或 CTL）。辅助性 T 细胞的功能是辅助 B 细胞、T 细胞及其他免疫细胞的增殖分化，根据产生细胞因子的种类不同又分为 Th0 细胞、Th1 和 Th2 细胞，Th1 与细胞免疫有关，Th2 与体液免疫有关。细胞毒性 T 细胞可识别存在于靶细胞表面上的 MHC-I 类分子与抗原复合物，杀伤靶细胞，并分泌 IFN-γ。已经证实个体 $CD4^+/CD8^+$ 比值是由基因型控制的，正常情况时，外周血 $CD4^+$ T 细胞约占 60%～65%，$CD8^+$ T 细胞约占 30%～35%，$CD4^+/CD8^+$ 比例＞1。但是在正常人群中约有 5%个体 $CD4^+/CD8^+<1$，即 $CD8^+$ 细胞表达较其他人多，而且吸烟能使 $CD4^+/CD8^+$ 比值进一步降低。$CD8^+$ 高表达的基因型可能是 COPD 易感因素之一。

慢性支气管炎患者气道中 $CD45^+$ 细胞（全部白细胞）、$CD3^+$ 细胞、$CD25^+$ 和极晚期抗原-1^+（very late antigen -1^+，VLA-1^+）细胞显著增加。组织病理学和支气管活检研究显示，COPD 病人的肺组织从上到下都存在 T 淋巴细胞特别是 $CD8^+$ 细胞增多。$CD8^+$ T 细胞数目增加与气流受限程度显著正相关。Majo 等人对不吸烟人群，吸烟肺功能正常人群和 COPD 吸烟人群的肺组织标本观察表明，有或无 COPD 的吸烟人群间惟一的差别是每平方毫米肺泡壁上的 T 淋巴细胞（$CD3^+$ 细胞）和 $CD8^+$ T 细胞数目有统计学意义上的增加。与非吸烟肺功能正常组相比，吸烟肺功能正常组和 COPD 组在小气道上皮层、粘膜下层、粘膜下腺体等部位，均可见显著性的 $CD8^+$ 细胞增加，且与第 1 秒用力呼气容积/用力肺活量（FEV_1/FVC）相关。也有报道气道 $CD8^+$ 细胞数随着吸烟量的增加而增加。在 COPD 患者肺实质中，$CD8^+$ 细胞也有明显增加，推测 $CD8^+$ 细胞可通过识别肺自身抗原直接导致肺损伤，进而发展成肺气肿。随戒烟时间延长 $CD8^+/CD3^+$ 比率可降低。

COPD 患者不仅气道 $CD8^+$ 细胞数量增加，而且痰液中 $CD8^+$ 细胞的细胞毒活性升高，穿孔素（perforin）和颗粒酶（granzyme）表达明显较吸烟非 COPD 者及非吸烟健康者获得的 $CD8^+$ 细胞高，其对靶细胞溶解作用比吸烟非 COPD 者高 1 倍，比非吸烟健康者高 3 倍。

吸烟者和 COPD 患者肺内的 $CD4^+$ T 细胞数目也有明显增加，提示 $CD4^+$ T 细胞在炎症反应过程中扮演重要角色。为了维持记忆功能或确保生存，细胞毒性 $CD8^+$ T 细胞反应的启动需要 $CD4^+$ T 细胞的存在，这表明在吸烟人群中，即使 $CD4^+$ T 细胞数目很少，对 $CD8^+$ T 细胞的炎症浸润的发展也相当重要。$CD4^+$ T 细胞可通过 Th1（产生 IL-2 或 IFN-γ）或 Th2（产生 IL-4，IL-5 ）型反应发挥作用，其中 IL-2 可促进细胞毒 T 淋巴细胞（CTL）和 NK 细胞增殖，IFNγ 是强力的巨噬细胞激活因子。另外，$CD4^+$ T 细胞的免疫记忆功能在戒烟后气道炎症仍持续存在的过程中可能发挥重要的作用。

$CD8^+$ T 细胞在 COPD 气道中聚集的机制尚未完全明确。COPD 患者外周气道的 T 细胞显示 CXCR3 表达增加，该受体是由干扰素诱导蛋白 10（IP-10）活化的，而 IP-10 的表达在支气管上皮细胞是增加的，这可能会促进 $CD8^+$ 细胞的聚集并增加 CXCR3 表达。细菌和病毒在 COPD 患者下呼吸道的慢性寄殖，可能是导致炎症反应增强的机制之一。研究提示，随着疾病进展，小气道 B 淋巴细胞和支气管相关淋巴组织增加。另一种可能的机制是，吸烟损伤气道细胞，产生新的自身抗原，进而驱动免疫炎症反应。

T 细胞在 COPD 炎症中的作用尚未完全阐明，但 $CD8^+$ 细胞可能是通过释放穿孔素，颗粒酶-B 和 TNF-α 参与 COPD 发病。这些因子能引起肺泡上皮细胞的溶解和凋亡，而细胞凋亡可能在炎症的慢性化方面发挥作用。还有报道发现，在严重 COPD 病人，淋巴细胞样自然杀伤（NK）细胞的数目增加。

四、嗜酸性粒细胞

在 COPD，嗜酸性粒细胞是否增加及其作用还不清楚。支气管活检显示在某些稳定期 COPD 患者，气道嗜酸性粒细胞增加。嗜酸性粒细胞的存在提示对皮质激素治疗有效，并提示这些病人中有的可能合并哮喘。COPD 患者诱导痰中嗜酸性粒细胞阳离子蛋白（ECP）和髓过氧化物酶（EPO）水平升高，提示嗜酸性粒细胞可能存在，但已脱颗粒，在光镜下不能识别。多数研究一致认为，在 COPD 急性加重期（AECOPD）气道嗜酸性粒细胞增多。

五、气道上皮细胞

气道和肺泡上皮细胞可能是 COPD 中炎症介质的重要来源，但上皮细胞在气道炎症中的作用尚不明了。二氧化氮（NO_2）、臭氧（O_3）和废气粒子可导致健康志愿者的鼻或支气管上皮细胞合成并释放促炎介质，包括类花生酸、细胞因子、粘附分子等。粘附分子、E-选择素参与中性粒细胞的募集和粘附，在 COPD 患者的气道上皮细胞表达增加。小气道上皮可能是 TGF-β 的重要来源，能进一步诱发局部纤维化。与非吸烟者或吸烟的非 COPD 患者相比，COPD 患者的支气管上皮细胞在体外培养，释放的炎症介质（如 TNF-α 和 IL-8）降低，提示 COPD 患者的上皮细胞中，存在某种形式的炎症介质释放的下调机制。

六、成纤维细胞

成纤维细胞过度活化可导致小气道内的细胞外基质蛋白产生过剩，阻塞性细支气管炎存在明显的小气道纤维化。与哮喘研究不同的是，关于成纤维细胞在 COPD 肺组织损伤与修复中的意义，以及与其他炎症细胞的相互作用，尚少见研究报道。

七、树突状细胞

在吸烟者的气道和肺泡壁内树突状细胞数目增加。树突状细胞在COPD中的作用还不清楚，可能在COPD的固有和获得性免疫反应中发挥重要功能。树突状细胞作为重要的抗原呈递细胞，可活化多种炎症细胞，包括巨噬细胞、中性粒细胞、T细胞和B细胞等，有可能在呼吸道对吸烟和有害粒子的反应中发挥关键作用。

第二节　炎症介质

COPD发病过程中活化的炎症细胞释放多种介质，包括活性强大的蛋白酶、氧化物和毒性肽。这些介质被认为在疾病发展中起重要作用，特别是LTB4、IL-8和TNF-α，能够破坏肺结构，使中性粒细胞炎症慢性化。这些介质诱导的损伤，可使细胞外基质释放趋化肽，进一步加重炎症反应。

一、白三烯B4（LTB4）

LTB4是强力的中性粒细胞趋化因子，COPD患者的痰液中LTB4水平升高。研究表明，吸烟人群即使肺功能尚且正常，其BALF、诱导痰及呼出气中LTB4水平均较正常明显升高，并与吸烟量正相关；BALF及诱导痰中LTB4水平还与中性粒细胞百分数正相关。在COPD患者，诱导痰及呼出气中LTB4水平又有进一步升高，并与髓过氧化物酶，中性粒细胞弹性蛋白酶等反映中性粒细胞活性的指标及趋化性正相关。LTB4水平以急性发作期最高，随抗生素等治疗病情平稳后，可有显著下降，但不能降至正常水平，其浓度在治疗前后的变化较IL-8明显，故提示LTB4更能确切反映气道炎症状态。取COPD患者外周血分离中性粒细胞，发现其在钙离子载体A23187刺激下生成LTB4增加，并与患者第1秒用力呼气容积占预计值%（FEV_1%pred）和第1秒用力呼气容积/用力肺活量（FEV_1/FVC）负相关，因此推测，循环中的中性粒细胞存在对炎症刺激“反应增强”现象，可在多种因素刺激下生成过量LTB4，成为血清中升高的LTB4来源之一。

肺泡巨噬细胞可能是呼吸道LTB4的主要来源，COPD患者的肺泡巨噬细胞产生LTB4增加。目前已有数种LTB4受体拮抗剂问世，通过临床研究，应该能进一步阐明这一介质在COPD中的作用。目前还没有证据表明白三烯（LTC4，LTD4，LTE4）参与COPD发病机制。半胱氨酸白三烯1受体（CysLT1）的选择性拮抗剂，已证实在哮喘治疗中有效，这些药物在COPD的效果正在进行临床研究。半胱氨酸白三烯2受体（CysLT2）在呼吸疾病中的作用尚不清楚。

二、白细胞介素-8

IL-8是由巨噬细胞、中性粒细胞和气道上皮细胞产生的选择性的中性粒细胞趋化因子，COPD患者的诱导痰和BALF中存在高水平的IL-8。痰和BALF中IL-8的浓度都与气道中性粒细胞计数相关。IL-8可能在COPD患者的气道中性粒细胞和嗜酸性粒细胞活化中起主要作用。在临床研究中有可能作为评价气道炎症严重程度的标志物。在一项关于COPD诱导痰炎症标志物与症状和生理参数关系的前瞻性研究中，研究者发现急性加重的频率和痰细胞因子水平相关，发作频繁的患者，其痰液的基线 IL-8 和 IL-6 水平更高。

三、肿瘤坏死因子-α

肿瘤坏死因子-α（TNF-α）由许多细胞产生，其主要来源是巨噬细胞，其他还包括 T 淋巴细胞、上皮细胞等。TNF-α 激活转录因子核因子-κB（NF-κB），后者反过来激活上皮细胞和巨噬细胞的 IL-8 基因。TNF-α 在 COPD 患者的痰液中浓度很高，在支气管活检中也可检测到 TNF-α 表达。在体重减低的 COPD 患者，TNF-α 血清水平以及外周血单核细胞产生的 TNF-α 都有明显升高，提示该介质可能在严重 COPD 的恶液质中起一定作用。

四、前列腺素

前列腺素在 COPD 中的作用还不清楚。氧化应激可在没有环氧合酶参与的情况下，由花生四烯酸直接形成新的前列腺素类介质如异丙前列环素（isoprostanes）。COPD 患者的呼出气和尿液中 8-异丙前列环素浓度都显著升高，这是一种很强的气道收缩物质。另外还有研究发现，COPD 患者呼出气中 PGE_2 的水平也显著升高。

五、其他

可能参与 COPD 的其他炎症介质包括以下几种。

1. 巨噬细胞趋化蛋白-1（macrophage chemotactic protein-1，MCP-1）　是一种强力的单核细胞趋化因子，在 COPD 患者和无 COPD 的吸烟者的 BALF 中明显增加，但在非吸烟者和已戒烟者，MCP-1 水平并不升高。由此可见，MCP-1 可能参与吸烟者巨噬细胞向肺内的募集。

2. 巨噬细胞炎性蛋白-1β（macrophage inflammatory protein-1β，MIP-1β）与吸烟者、已戒烟者和非吸烟者相比，COPD 患者的 BALF 中 MIP-1β 升高。与吸烟对照相比，COPD 患者的气道上皮细胞中 MIP-1α 表达也有升高。

3. 粒细胞-巨噬细胞集落刺激因子（GM-CSF）　COPD 稳定期患者的 BALF 中 GM-CSF 浓度升高，在加重期水平明显升高。COPD 患者的痰中 GM-CSF 免疫染色阳性巨噬细胞数目增加。GM-CSF 对于中性粒细胞的存活是重要的细胞因子，可能在促进中性粒细胞炎症上起一定作用。

4. TGF-β 和表皮生长因子（EGF）　这两种细胞因子在 COPD 患者的上皮细胞和粘膜下细胞（嗜酸性粒细胞和成纤维细胞）中表达增强。TGF-β 和 EGF 可能在 COPD 气道重构中起一定作用。

5. 内皮素-1（ET-1）　是一种内皮来源的强力的血管收缩肽，在 COPD 患者的诱导痰中浓度升高。重度 COPD 患者的血浆 ET-1 水平也明显升高，很可能与慢性低氧血症有关。

6. 血小板活化因子（PAF）　PAF 能促进活化的中性粒细胞释放 LTB4，提示其可能对中性粒细胞炎症具有放大效应。目前尚未明确，在 COPD 患者 PAF 是否为肺泡巨噬细胞所产生。

7. 神经肽　如 P 物质，降钙素基因相关肽（CGRP）和血管活性肠肽（VIP）等，对血管功能和粘液分泌有很强的作用。慢性支气管炎患者痰中P-物质浓度升高。支气管活检显示，慢性支气管炎患者粘膜下腺附近VIP免疫反应神经增加，提示这种物质可能在粘液高分泌中起一定作用。但也有研究发现，P物质、CGRP或VIP免疫反应神经的数目，在COPD患者和健康人之间并没有显著差异。

8. 补体　补体途径的激活，通过产生强力的趋化素C5a，可能在COPD患者肺内的中性粒细胞积聚方面起重要作用。研究发现，COPD患者诱导痰中C5a/C5a desArg浓度高于正常人，但C3a和C4a的浓度与正常人相比没有差别。

综上所述，多种细胞和细胞介质、细胞因子参与了COPD的发病，但其中一些炎症细胞和介质在哮喘的发病中也发挥重要作用。虽然炎症在COPD和哮喘都是极为重要的病理生理特征，但两者的炎症反应是有明显不同的（表5-2）。值得注意的是，某些COPD患者也存在哮喘的一些特征或同时存在哮喘，这些患者肺内的炎症反应则可以显示两种疾病的特征。

表5-2　COPD和哮喘的炎症细胞和炎症介质特征比较

	COPD	哮喘
细胞	中性粒细胞 巨噬细胞大量增加 $CD8^+$ T细胞增加	嗜酸性粒细胞 巨噬细胞有所增加 $CD4^+$ Th2淋巴细胞增加 肥大细胞活化
介质	LTB4 IL-8 TNF-α	LTD4 IL-4，IL-5 （其他多种）
效应	上皮鳞状化生 肺实质破坏 粘液化生 腺体增大	上皮易损伤 基底膜增厚 粘液化生 腺体增大
治疗反应	皮质激素反应差	皮质激素有抑制作用

（孙永昌　吴大玮）

本节参考文献

1. Global initiative for chronic obstructive lung disease. Global strategy for the diagnosis，management，and prevention of chronic obstructive pulmonary disease. Updated 2005（Based on an April 1998 NHLBI/WHO Workshop）
2. Hansel TT，Barnes PJ. An atlas of chronic obstructive pulmonary disease. New York. The Parthenon Publishing Group ，2004.
3. Barnes PJ. Calverley P，et al，Chronic obstructive pulmonary disease. 2nded，Arnold，London：2003：130-138
4. Majo，J，Ghezzo，H，Cosio，MG. Lymphocyte population and apoptosis in the lungs of smokers and their relation to emphysema. Eur. Respir. J，2001，17：946-953
5. Bhowmik A，Seemungal TAR，Sapsford RJ，et al. Relation of sputum inflammatory markers to symptoms and physiological changes at COPD exacerbations. Thorax，2000，55：114-120
6. 李玉，薛玉文，吴大玮．小气道病变患者小气道粘膜层免疫病理的变化．基础医学与临床，2004，6：642-645

7. 吴大玮，薛玉文，李玉，等．小气道的功能检查与超细纤支镜直视对比观察．山东医科大学学报，2001，10：396-398
8. O'Shaughnessy TC，Ansari TW，Barnes NC，et al. Inflammation in bronchial biopsies of subjects with chronic bronchitis：inverse relationship of $CD8^+$ T-lymphocytes with FEV_1. Am. J. Respir. Crit. Care Med.，1996，155：852-857
9. Saetta M，Di Stefano A，Turato G，et al. $CD8^+$ T-lymphocytes in the peripheral airways of smokers with chronic pulmonary disease. Am. J. Respir. Crit Care Med.，1998，157：822-826
10. Chrysofakis G，Tzanakis N，Kyriakoy D，et al. Perforin expression and cytotoxic activity of sputum $CD8^+$ lymphocytes in patients with COPD. Chest，2004，125：71-76
11. Montuschi P，Ciabattoni G，Corradi M，et al. Increased 8-isoprostane，a marker of oxidative stress，in exhaled condensates of asthmatic patients. Am. J. Respir. Crit. Care Med.，1999，160：216-220
12. Montuschi P，Collins JV，Ciabattoni G，et al. Exhaled 8-isoprostane as an in vivo biomarker of lung oxidative stress in patients with COPD and healthy smokers. Am. J. Respir. Crit Care Med.，2000，162：1175-1177
13. Marc MM，Korosec P，Kosnik M，et al. Complement factors C3a，C4a，and C5a in chronic obstructive pulmonary disease and asthma. Am. J. Respir. Cell Mol Biol.，2004，31：216-219
14. 丁艳苓，姚婉贞．白三烯 B4 与肺部疾病．临床内科杂志，2005，22：790-792
15. 丁艳苓，姚婉贞，刘政，等．慢性阻塞性肺疾病患者诱导痰和血浆中白三烯 B4 的变化以及茶碱对其的影响．中华结核和呼吸杂志，2005，28：441-444

第三节　COPD 与哮喘气道炎症的差异

COPD 与哮喘都是常见的慢性气道炎症性疾病，COPD 的气流阻塞通常是进行性的，可能有部分逆转；而支气管哮喘以不同程度的可逆性气流受限为特征。COPD 与哮喘气流受限的不同可能与气道炎症的差异相关。COPD 与哮喘在气道炎症方面既有相似点，也有不同之处。单核/巨噬细胞，中性粒细胞，嗜酸性粒细胞、肥大细胞以及肺的结构细胞如上皮细胞和内皮细胞均参与气道炎症的发生。在 COPD 中主要的效应细胞是中性粒细胞，而哮喘的气道炎症以嗜酸性粒细胞（EOS）炎症为特征，中性粒细胞非常稀疏。就参与炎症的细胞因子来说，哮喘与 COPD 也有很大区别。在 COPD 炎症中，主要是白介素-8（IL-8）和肿瘤坏死因子-α（TNF-α），而哮喘中主要是白介素-4（IL-4）、白介素-5（IL-5）和白介素-13（IL-13）。

一、炎症细胞

（一）中性粒细胞

COPD 患者血清中可溶性 E-选择素及表面细胞间粘附分子-1（ICAM-1）水平增高，免疫组化研究发现血管内皮细胞及组织中性粒细胞的作为中性粒细胞 L-选择素的 E-选择素表达上调，提示中性粒细胞的募集与活化参与了 COPD 的发生。Ronchi 等通过痰液检查，发现 COPD 患者痰中中性粒细胞比例明显增高，占 47.5%，而健康对照组仅为 8.8%，支气管哮喘组为 14.4%，且 COPD 组痰中嗜酸性粒细胞、肺泡巨噬细胞和淋巴细胞与健康对照组比较均不高，说明 COPD 患者气道腔内的主要炎症细胞为中性粒细胞，这与 Lacoste 等的报道相符合。Keatings 的研究亦证实 COPD 患者痰中性粒细胞及髓过氧化物酶（MPO）明显增高，提示 COPD 气道内中性粒细胞呈明显活化状态。Keatings 的进一步研究发现 COPD 患者痰中性粒细胞与 FEV_1 呈明显的负相关，r 值高达 −0.62，以上研究结果提示中性粒细胞是 COPD 气道腔内的主要炎症细胞，并呈现高度活化状态，在 COPD 气道炎症及其气道阻塞中发挥重要作用。对支气管活检组织和肺切除标本的研究表明，中性粒细胞在 COPD 患者大、小气道壁中并不增加，却观察到其与 E-选择素阳性的血管数正相关，为中性粒细胞在气道腔内的聚积提供了分子基础。另外，中性粒细胞从气道壁向管腔内的快速迁移可能是造成支气管壁和管腔中性粒细胞浸润不一致的原因。尽管中性粒细胞在气道内的聚集机制不详，但无疑各种炎性介质和细胞因子，如过敏毒素 C5a、血小板活化因子（PAF）、白三烯 B4（LTB4）、TNF-α、IL-1β 和 IL-8 等，可促进中性粒细胞迁移，使之穿越血管内皮和基底膜在炎症局部聚集。COPD 患者痰及支气管肺泡灌洗液（BALF）中中性粒细胞和 MPO 明显升高，亦是鉴别 COPD 和支气管哮喘气道炎症的较好指标。

Wenzel 等对 14 例重度哮喘患者进行了支气管镜检查，首次发现哮喘患者 BALF 和气道组织中均存在中性粒细胞增多。重度哮喘患者与轻、中度哮喘患者和正常人比较，BALF 中的中性粒细胞增高 2 倍。支气管内膜活检组织和经支气管肺活检组织中的中性粒细胞数也显著高于对照组。此前的一项关于危重哮喘病例的研究曾发现，突发的危重哮喘与缓慢发作的危重哮喘比较，气道粘膜下嗜酸性粒细胞较少，而中性粒细胞增多。在另一项研究中，BALF 的中性粒细胞比例在糖皮质激素依赖性难治性哮喘显著高于非糖皮质激素依赖性哮喘。自从诱导痰作为一种无创的检查方法被用于气道炎症的评价以来，哮喘患者气道中性粒细胞增多这一现象被进一步证实。Jatakanon 等比较了不同程度哮喘患者的诱导痰的炎症特点，这些病例在 6 周内均无呼吸道感染。结果发现重度哮喘与轻度哮喘和正常人比较，痰液中中性粒细胞数目显著增高。哮喘患者痰液中 IL- 8 和 MPO 水平升高，而又以重度哮喘最高。在因危重哮喘发作接受气管插管机械通气治疗的患者中，气道分泌物检测也得到类似结果。另外两项关于持续性哮喘和轻、中度哮喘的研究，根据痰液中中性粒细胞计数，将气道炎症分为嗜酸性粒细胞型和非嗜酸性粒细胞型（或中性粒细胞型）。其中一项研究还发现，气道中性粒细胞增多的患者对吸入糖皮质激素的反应较差。最近欧洲一项多中心大样本的横断面研究通过痰液分析也证实，重度哮喘存在以中性粒细胞为主的气道炎症。抗 ICAM-1 单克隆抗体可抑制卵蛋白（OVA）诱导致敏大鼠气道炎症反应时支气管肺泡灌洗液中 EOS 与淋巴细胞增加，但对中性粒细胞无影响，提示 ICAM-1 对过敏原诱导的 EOS 和淋巴细胞而非中性粒细胞的募集至关重要。但在体外的研究中发现，体外活化的人 EOS 而非中性粒细胞可增加支气管高反应性，提示中性粒细胞可能并未参与调节豚鼠支气管平滑肌的反应性。动物实验和人体研究的结果有诸多矛盾之处，难以说明哮喘急性发作时中性粒细胞的增加究竟是确切地参与了气道炎症和支气管高反应性的形成，或仅仅是哮喘加重时的伴随现象。

（二）嗜酸性粒细胞（EOS）

嗜酸性粒细胞是哮喘患者气道炎症的主要作用细胞，但它在 COPD 发生、发展中的作用尚有争议。嗜酸性粒细胞可产生并释放 LTs、PAF 等多种炎性介质，并可释放碱性蛋白等物质，造成气道上皮损伤、脱落、修复等多种病理改变，最终导致胶原组织沉积和气道结构重塑的形成。有部分报道认为 COPD 患者气道腔及气道壁 EOS 均不增加，与正常人相似，EOS 与 COPD 患者气道炎症关系不明显。Grashoff 等的研究显示 COPD 患者小气道壁仅见少量嗜酸性粒细胞浸润，并且与对照组无明显差别。Ollerenshaw 和 Distefano 等通过对支气管活检组织的研究均认为，COPD 患者气道壁嗜酸性粒细胞浸润与正常人无显著差别。而 Thompson 等观察到 COPD 患者 BALF 中的嗜酸性粒细胞数较健康者显著增高。Linden 和 Yamamoto 等认为，COPD 患者 BALF 及痰中嗜酸性粒细胞阳离子蛋白（ECP）水平较健康者显著升高，且与 FEV_1%值负相关，提示气道内嗜酸性粒细胞呈脱颗粒活化状态，并参与气流阻塞的形成。Lacoste 等认为，COPD 患者气道壁嗜酸性粒细胞浸润增加，与支气管哮喘患者无明显区别，但在哮喘患者嗜酸性粒细胞脱颗粒而在 COPD 患者不脱颗粒，使 COPD 患者 BALF 中 ECP 水平不高。而 Saetta 等报道在 COPD 急性加重期痰中及支气管活检组织中 EOS 数均较 COPD 缓解期明显增高。Riise 等的研究亦支持 COPD 患者痰及 BALF 中 ECP 水平明显增高，而且 COPD 气道 EOS 呈脱颗粒活性状态，并与 COPD 气道炎症损害密切相关，无论在 COPD 缓解期或急性加重期均参与气道致炎作用。以上有关 EOS 在 COPD 气道炎症中的作用的研究表明，嗜酸性粒细胞可能参与了部分 COPD 患者的气道炎症反应，对其在 COPD 气道炎症中的确切作用有待深入研究。而 EOS 在 COPD 气道炎症作用不一致的报道，可能与作者病例选择有一定关系，由于临床上存在部分 COPD 合并哮喘或哮喘合并慢性支气管炎的病例，这部分患者的气道炎症可能同时存在中性粒细胞和 EOS 活性增高的现象。关于 EOS 在 COPD 气道炎症中的作用还有待进一步研究。

EOS 与哮喘的关系主要表现在 EOS 是气道变应性炎症中的主要效应细胞。许多年前就已经证实外周血和痰中 EOS 数目增多是哮喘的主要特征，因其具有降解组胺和灭活慢反应物质-A 的作用，曾一度被认为是支气管哮喘发病过程中具有防御功能的保护性细胞。特别是近年来许多作者认为嗜酸性粒细胞尤其是低密度嗜酸性粒细胞是引发迟发性哮喘反应和气道高反应性的关键细胞，在介导气道变应性炎症和参与支气管哮喘发病的调节中起重要作用，是支气管哮喘发病机制中的主要效应细胞。Renaudlouis 等的研究发现，哮喘患者与健康者 EOS 计数比较差异有显著性（$P<0.05$）。另外，哮喘患者 EOS 占炎性细胞的百分比明显高于慢性喘息型支气管炎和慢性支气管炎患者。现有研究结果提示，诱导痰 EOS 计数可用于哮喘的诊断和鉴别诊断。Turnermo 等的研究发现，轻、中度哮喘患者之间 EOS 比例无明显差异。而且轻、中度患者的 EOS 数与各自的肺功能之间无明显相关性，此结果提示单纯一次诱导痰 EOS 的测定结果与患者病情轻重的相关性差。造成此结果的原因有很多，Anonjatakanon 的研究指出气道 EOS 随哮喘病情的恶化而增加；不同患者（如内源性哮喘、外源性哮喘）之间气道 EOS 数不同；患者在就诊前多数有用药史，用药的种类（如糖皮质激素等）、剂量、时间的长短都影响 EOS 的计数；患者对症状描述是否准确、支气管舒张剂对肺功能的影响、患者肺功能检查时配合的好坏等均会影响 EOS 计数与患者病情的相关性。诸多因素导致病情不同的患者之间 EOS 数值范围相互重叠，而病情相同的患者之间 EOS 数相差较大。

（三）淋巴细胞

激活的淋巴细胞可产生各种细胞因子，如干扰素-γ（IFN-γ）、粒-巨噬细胞集落刺激因子（GM-CSF）、TNF、IL-2、IL-4 和 IL-6 等，从而调节中性粒细胞、巨噬细胞、嗜酸性粒细胞、肥大细胞等其他细胞系，使其激活、脱颗粒，引起组织损伤。有实验表明 COPD 患者小气道壁淋巴细胞浸润较正常对照组并不增加。而且 BALF 检查显示，COPD 患者气道腔内的淋巴细胞数非但不升高，甚至降低。最近的研究认为COPD的气道壁炎症细胞浸润主要是淋巴细胞，而不是管腔内的主要炎症细胞中性粒细胞。Linden等也发现BALF内淋巴细胞数与FEV_1%值正相关，其确切机制不明。Ollerenshaw等对支气管活检组织的研究表明，COPD患者粘膜下与平滑肌层淋巴细胞浸润增加，Saetta和Distefano观察到COPD患者支气管粘膜固有层T淋巴细胞浸润增加并处于活化状态，而Bosken等发现COPD患者小气道壁B淋巴细胞浸润显著增加，其中尤以外膜为著。O′shaughnessy等通过对单纯慢性支气管炎组［FEV_1（98.5±12.9）%］及COPD组［FEV_1（59.7±10.0）%］患者的支气管活检标本进行免疫组化分析，并与正常人相比较，发现COPD患者CD45（总白细胞）增高，单纯慢性支气管炎组CD45正常，以上两组$CD3^+$（T淋巴细胞）均较正常人明显增高，COPD组$CD8^+$亦较正常人显著增加，但$CD4^+$则不高，单纯慢性支气管炎组及COPD组$CD4^+/CD8^+$均较正常人明显下降，且COPD患者$CD8^+$增高与FEV_1下降有一定的相关性（r＝－0.42）。以上结果显示COPD气道壁有明显的炎症细胞浸润，其炎症细胞主要为T淋巴细胞，且T淋巴细胞浸润随着慢性支气管炎及COPD病情发展而加重，T淋巴细胞浸润可能在COPD气道炎症过程及气道阻塞中发挥重要作用。

近年来哮喘病人和动物模型的研究表明，$CD4^+$ T细胞在调节支气管哮喘的发生和发展中起重要作用。哮喘支气管粘膜中活化$CD25^+$和人类白细胞抗原（HLA）-DR^+ T细胞的数量增加与疾病的严重性显著相关。尤其是Th2亚群的增加，能增加气道高反应性（BHR）和诱导气道EOS浸润。Wong等的研究表明，正常人的Th1/Th2显著高于哮喘病人（29.6%对8.38%，$P<0.001$）。哮喘动物模型也支持这个观点，致敏和气道激发Brown-Norway大鼠肺组织表达Th2细胞因子而不是Th1细胞因子。此外，通过基因敲除或应用Th2细胞因子拮抗剂使Th2细胞因子缺乏，气道高反应性和EOS浸润就消失。Kumar等对小鼠哮喘模型研究表明，地塞米松能有效减少EOS和慢性炎症细胞的聚集，减少上皮下的胶原沉积和气道上皮的厚度，减少杯状细胞的高分泌和转化生长因子（TGF-β_1）聚集和减少上皮细胞内核因子-κB（NF-κB）的免疫活力。国内外研究表明，地塞米松可抑制哮喘大鼠肺组织内IL-4、IL-5的基因转录。IL-4是B细胞分泌IgE的重要诱导因子，通过上调IgE受体，进一步增强IgE介导的免疫反应，IgE引起肥大细胞脱颗粒是引起速发气道反应（IAR）的重要原因。

（四）肥大细胞

在肺部，肥大细胞主要游离于支气管腔内，气道基底膜下，邻近粘膜下腺附近以及肌束、肺泡间隔等部位。目前，对肥大细胞在COPD发病中的作用仍不清楚。但已知激活的肥大细胞不仅能释放多种炎性介质，如组胺、嗜酸性粒细胞趋化因子（ECF）、中性粒细胞趋化因子（NCF）、PAF、LTs、前列腺素（PGs）和超氧化物阴离子等，引起EOS、中性粒细胞和血小板的聚集和活化导致炎性反应，继而引起平滑肌收缩和气道阻塞，而且还能释放多种细胞因子，如IL-1、2、4、5、6和GM-CSF、IFN-γ及TNF-α等。Pesci和Grashoff等分别对COPD患者支气管活检组织和肺切除标本进行研究，发现在大、小气道的粘膜上皮肥大细胞浸润增加，这同COPD患者BALF中组胺和类胰蛋白酶水平的升高是一致的，提示肥大细胞可能参与了COPD患者的气道重塑。但也有研究发现无论在COPD患者的痰、BALF以及支气管活检组织中肥大细胞均未见有明显增加，与正常人无差异，提示肥大细胞不参与 COPD 的气道炎症过程。

而肥大细胞在支气管哮喘发病调节中占据重要位置。在非哮喘患者和非哮喘的特应性患者的支气管灌洗液中发现，肥大细胞仅占有核细胞总数的 0.04%～0.6%，但支气管哮喘患者的 BALF 中肥大细胞却可增加 3～5 倍，并发现肥大细胞的数量与肺通气功能指标呈负相关，与气道高反应性呈正相关。经口服糖皮质激素治疗后，在症状好转的同时，支气管哮喘病人气道中肥大细胞数目可明显减少，以上研究均揭示支气管哮喘的发病与肥大细胞密切相关。肥大细胞在哮喘的发生和发展中的作用，除了一些众所周知的肥大细胞介质以外，肥大细胞来源的细胞因子、化学因子、蛋白酶以及肥大细胞与其他免疫细胞之间的相互作用均参与哮喘慢性炎症的发展及气道重塑。

（五）其他细胞

肺泡巨噬细胞（AM）也参与了 COPD 气道炎症过程，O′shaughnessy 等报道 COPD 患者支气管粘膜存在明显 $CD68^+$ AM 浸润，这在 COPD 较单纯慢性支气管炎更明显，认为气道粘膜的 AM 浸润亦是 COPD 气流阻塞的原因之一。此外 COPD 患者的气道上皮细胞和血管内皮细胞在受到炎症刺激时也能产生细胞因子，如 IL-6、IL-8、CSFs、单核细胞趋化蛋白（MCP）等，表达粘附分子，如 E-选择素、ICAM-1 等，从而促进白细胞向炎症部位聚集，影响粒细胞和淋巴细胞的迁移和局部活化，对气道炎症的发生、发展起着一定作用。

在支气管哮喘的发病中，树突状细胞（DC）通过递呈抗原、致敏 T 淋巴细胞以及引起气道慢性炎症发挥着重要作用。Lambrecht 等应用转基因小鼠模型实验，第一次证实 DC 与 Th2 细胞因子相关性嗜酸性粒细胞气道炎症密切相关，提出改变气道 DC 功能可能是哮喘新疗法的一个重要靶位。应用免疫组化等技术研究发现，哮喘动物模型及哮喘患者气道粘膜 DC 募集较对照组明显增加，进一步研究发现 DC 的增多与一些细胞因子水平的增加呈高度的一致性。Jahnsen 等应用支气管激发试验研究哮喘患者下呼吸道 DC 的募集过程，结果提示 DC 在人过敏性气道疾病的发病过程中发挥重要作用，且募集的 DC 来自外周血。

二、细胞因子

（一）白细胞介素-17（IL-17）

IL-17 是由 Yao 等于 1995 年新发现的细胞因子，研究证实它能诱导成纤维细胞释放 IL-6、IL-8、PGE_2、GM-CSF；刺激巨噬细胞产生 IL-1β、TNF-α。有资料显示 COPD 组大鼠肺组织 IL-17 与 BALF 中性粒细胞明显升高显著正相关，且 IL-17 与 ICAM-1 在气道上皮细胞内表达增多相关。同时也发现，COPD 组气道平滑肌增生程度与 IL-17 量具有相关性，COPD 组与吸烟组大鼠 IL-17 量与小气道结缔组织增生程度也显著正相关，提示 IL-17 对小气道病变的发生可能起作用。免疫组化观察表明 IL-17 主要在 COPD 大鼠气道上皮细胞表达明显。由于 IL-17 具有刺激 IL-8、GM-CSF 及 TNF-α 的产生，并增强细胞内 ICAM-1 的表达，因此推测 IL-17 可能通过这些方面的作用途径在 COPD 气道炎症形成中发挥作用，从而使中性粒细胞趋化与激活，并使其数量增加。研究证实，IL-6、IL-1β、TNF-α 等能增加胶原蛋白聚集，抑制细胞外基质（ECM）的分解，刺激成纤维细胞的增殖等，在纤维结缔组织形成及平滑肌增生中起重要作用。由于 IL-17 具有刺激 IL-6 和 TNF-α 的产生的作用，因此推测 IL-17 可能通过这些作用途径影响 COPD 气道纤维结缔组织形成及平滑肌的增生，但也不能排除IL-17对中性粒细胞及气道病变具有直接作用，进而参与COPD气道重构的调节。

Molet等观察哮喘大鼠肺组织匀浆，BALF以及免疫组化结果显示IL-17水平增高。从动物实验的免疫组化结果看，IL-17主要在哮喘大鼠气道周围的单核淋巴细胞中表达。由于哮喘存在以Th2为主的T细胞反应，参与发病的主要细胞因子为IL-4、IL-5及IL-13等，其中IL-5为主要的嗜酸性粒细胞趋化激活因子，在引起哮喘气道内嗜酸性粒细胞聚集增多方面起重要作用。考虑到哮喘大鼠肺组织IL-17与BALF中嗜酸性粒细胞增多有显著正相关性，因此，IL-17可能与哮喘嗜酸性粒细胞增多有关，但这是一种因果关系还是一种平行的非因果关系，目前尚难以确定，IL-17能否通过刺激Th2型细胞因子尤其是IL-5的产生进而趋化嗜酸性粒细胞有待进一步研究。

（二）肿瘤坏死因子-α（TNF-α）

TNF-α能激活炎性白细胞，尤其是巨噬细胞和中性粒细胞，使其细胞毒性增加，释放更多的氧和氮基团以及其他细胞因子，如IL-6、IL-8和其他炎性细胞趋化因子。TNF-α尚能增强中性粒细胞的细胞外蛋白分解作用，而蛋白分解作用的增强被认为是肺气肿形成机制之一，因此TNF-α可能有助于COPD的发展。Hasday等发现健康吸烟者和健康不吸烟者BALF中TNF-α浓度无差别，因为两组均几乎未检测到TNF-α。Keatings等通过对诱导痰的检测，也发现TNF-α水平的升高仅见于COPD患者，不吸烟者和健康吸烟者诱导痰中并未发现TNF-α水平升高，提示TNF-α升高并非受吸烟的影响，而仅与COPD相关。Kwon等报道在体外培养人呼吸道上皮细胞TNF-α可致IL-8 mRNA和蛋白表达增加，并具有浓度和时间依赖性，且这一效应可被地塞米松所抑制。TNF-α还可引起动物和人类的气道高反应性，可能与其趋化、激活嗜酸性粒细胞，释放碱性蛋白，损伤气道上皮有关。这恰与部分COPD患者伴有气道高反应性一致。COPD患者痰中TNF-α和IL-8均明显增高，说明在COPD气道炎症过程中TNF-α可能是作为强有力的诱导剂使IL-8的合成和释放增加。而TNF-α刺激内皮素-1（ET-1）分泌增加，进一步导致平滑肌收缩增殖，成纤维细胞增殖等。其他研究亦证实，小鼠气管内注射博莱霉素导致肺纤维化的同时，伴有TNF-α mRNA水平的升高，因而可以推测TNF-α参与了COPD患者气道的慢性炎症，尤其是气道壁纤维化的形成。

TNF-α是哮喘炎症过程中重要的启动因子，是气道强而有力的刺激剂，可诱导一系列细胞因子的产生。在变应原激发哮喘早期，巨噬细胞摄取、加工变应原，释放出的TNF-α等炎性递质与第一信号一起激活$CD4^+$ T细胞，并通过细胞因子间的相互诱生启动气道炎症过程，故TNF-α对哮喘炎症的早期启动有重要作用。同时它可引起IL-8，GM-CSF分泌增加，进一步趋化嗜酸性粒细胞释放LTs，碱性蛋白，PAF等，引起上皮细胞脱落等炎症改变。研究发现，TNF-α不仅能刺激气道、增加气道高反应性，还能刺激巨噬细胞产生基质金属蛋白酶-9（MMP-9），促进转化生长因子-β（TGF-β）以及内皮生长因子（EGF）表达，进一步促进成纤维细胞增殖，在气道重塑过程中发挥重要作用。有研究发现，哮喘发作期病人支气管灌洗液中TNF-α增加，提示此期TNF-α广泛分布于大小气道，位于肺泡隔的巨噬细胞存在着原位活化，在局部合成和释放TNF-α，并参与气道慢性炎症过程和迟发型哮喘。

（三）IL-8

IL-8具有强有力的趋化中性粒细胞、嗜酸性粒细胞和T淋巴细胞作用。目前发现

COPD患者痰中及BALF中IL-8水平显著增高，与哮喘患者比较差异有显著性，且IL-8与MPO的相关性高达0.87，并且COPD患者痰中IL-8水平升高与FEV_1的下降存在着较密切的关系，两者相关性高达−0.78。Mio等研究发现，香烟提取物（CSE）作用于培养的人支气管上皮细胞，可以促进IL-8的释放，且人支气管上皮细胞表达IL-8对CSE呈现浓度依赖和时间依赖性。Keating等发现，吸烟者痰液IL-8浓度较不吸烟者显著升高，中性粒细胞数也增加。Yamamoto等发现，吸烟的哮喘患者较不吸烟的哮喘患者痰液IL-8浓度显著升高。另有报道，慢性支气管炎病人诱导痰中IL-8水平也增高。Thompson等对健康吸烟者行支气管肺泡灌洗，也发现BALF中肺泡巨噬细胞、中性粒细胞和嗜酸性粒细胞数量增多，且BALF中IL-8浓度与BALF中中性粒细胞数正相关。在COPD患者痰液和BALF中MPO和ECP浓度均升高，且发现痰液IL-8浓度与MPO和ECP浓度正相关，提示气道内存在着中性粒细胞和嗜酸性粒细胞的激活，也说明IL-8是气道内的主要炎性介质。造成气道壁内和气道腔内炎症细胞数量差异的原因可能是：COPD气道上皮IL-8的高表达导致气道壁内的中性粒细胞/$CD8^+$淋巴细胞快速转运至气道腔内，而使气道腔内中性粒细胞数显著增高。

IL-8能趋化嗜酸性粒细胞和T细胞在气道粘膜聚集，并激活嗜酸性粒细胞合成与释放阳离子蛋白，促使中性粒细胞和嗜碱性粒细胞脱颗粒，引发迟发型哮喘。IL-8参与哮喘发作期和缓解期的炎症反应，属调节哮喘气道炎症的上调因子。有人发现，哮喘患者痰液、鼻腔灌洗液和肺泡灌洗液中的IL-8明显高于正常人。Kuneko等研究结果显示，哮喘急性发作期血清IL-8明显高于缓解组和对照组，且缓解组高于对照组，差异均有显著性。也有研究证实轻度哮喘缓解期痰中的IL-8较正常人明显增高；急性发作期痰中的IL-8较缓解期显著增高；重度哮喘患者痰中的IL-8较轻中度哮喘患者明显增高；中重度哮喘患者经治疗缓解后，痰中的IL-8的水平可显著降低，此研究提示IL-8与哮喘的发病和哮喘的缓解程度有密切关系。

（四）细胞间粘附分子（ICAMs）

ICAMs作为一种起粘附作用的糖蛋白，其对机体发育、维持组织结构、介导炎症反应、肿瘤转移及创伤修复等方面均很重要。研究表明，ICAMs介导了炎症反应中白细胞的跨内皮迁徙及向炎症部位的积聚。炎性细胞浸润到组织中的情况，因粘附分子表达的质或量的不同而有差异，并决定了炎性细胞与特定组织的亲和性。Vignola等通过支气管刷检观察到慢性支气管炎患者10例中7例$FEV_1\%$低于70%的患者的支气管上皮细胞上ICAM-1表达明显增加，且与$FEV_1\%$显著相关。Riise等发现，COPD患者血清中循环性ICAM-1、E-选择素水平升高，其BALF中循环性ICAM-1水平也明显升高，且血清中循环性ICAM-1的水平与$FEV_1\%$值显著负相关。Micheal等在人类气道上皮细胞及全层气管条体外培养中，用TNF-α刺激上皮细胞可使ICAM-1表达上调3～4倍，其与中性粒细胞的粘附力显著加强；用抗ICAM-1单抗可使中性粒细胞与上皮细胞的粘附减少50%。Distefano等对支气管活检组织中E-选择素和ICAM-1在血管和支气管上皮上表达的研究结果显示，COPD患者支气管粘膜血管上E-选择素表达增加，基底上皮细胞上ICAM-1表达亦增加。ICAM-1对于白细胞跨越内皮具有重要作用，E-选择素则参与了白细胞沿血管内皮早期的滚动粘附过程。由此可见，不论粘附分子是否参与COPD气道阻塞的形成，它们在COPD气道炎症中的作用是不容忽视的，其中尤以ICAM-1和E-选择素的作用更为重要。

在支气管哮喘病人的急性发作期或支气管激发试验的速发相哮喘反应期，其外周血和BALF中的可溶性细胞间粘附分子-1（sICAM-1），VCAM-1、E-选择素的表达明显增强。在应用ICAM-1基因缺失小鼠的研究中证实，ICAM-1在哮喘发病机制中具有重要的作用。Wolyniec等研究发现，抗原致敏和雾化吸入刺激不能引起ICAM-1缺失小鼠产生气道EOS浸润和气道高反应性（AHR），而同窝野生型小鼠在同等条件下则出现明显的哮喘反应。抗ICAM-1单抗封闭了表达于气道（APC）表面的ICAM-1分子，抑制了这些APC将抗原传递给气道T细胞及其活化过程，由T细胞所产生的IL-4也随之减少，抗原引起的气道EOS浸润得到缓解，从而缓解气道的炎症程度。

（五）其他细胞因子

Schols等发现，COPD患者血浆中IL-6检测到的人数显著多于健康对照组，说明IL-6参与了COPD患者的全身性炎症反应，但其具体机制不清。而研究观察到COPD患者痰液中IL-6水平与健康吸烟者和健康不吸烟者无明显区别，说明在COPD气道炎症反应中，IL-6可能不起主要作用。因此，对IL-6在COPD发病中的作用尚有待深入研究。此外，研究发现，腺苷可通过直接刺激炎性细胞释放炎性介质和细胞因子，并通过作用于腺苷受体促进炎性细胞趋化性等来参与COPD气道炎症，具体传导途径还有待进一步研究。

哮喘时气道产生大量细胞因子可诱导气道上皮细胞、巨噬细胞、气道平滑肌细胞（iNOS）生成，并使之活化。哮喘时肺组织中iNOS活性增高可使呼出气中NO水平升高，呼出气NO水平随哮喘加重而升高。有文献报道哮喘患者用糖皮质激素可使呼出气中NO水平下降。IL-4、IL-5等细胞因子可能通过EOS细胞募集和活化，在气道聚集、释放颗粒蛋白和炎性介质，损伤气道上皮，导致气道高反应，参与哮喘气道炎症的产生，而EOS细胞的浸润又促进分泌IL-4、IL-5等细胞因子形成炎症网络。IL-10是一种具有广泛免疫抑制活性的细胞因子，主要由Th2细胞分泌。已有文献报道，经气道滴入IL-10可有效抑制卵圆蛋白诱导小鼠的气道炎性细胞聚集和炎症改变，也支持IL-10具有较好的抑制抗原激发的实验动物哮喘气道炎症的作用。

综上所述，COPD气道炎症虽然与支气管哮喘气道炎症有某些共性，但两者还是有着显著的区别，也即两者的气道炎症本质不同。从目前的研究资料可以认为COPD气道炎症是以管腔内中性粒细胞聚集为主，管壁则以T淋巴细胞及AM浸润为主要特征，EOS在COPD气道炎症中的作用尚无定论，而IL-8、TNF-α以及粘附分子等细胞因子作为主要的炎症介质参与了COPD气道炎症的发生发展过程。支气管哮喘是由嗜酸性粒细胞、肥大细胞和T淋巴细胞等多种炎症细胞参与的气道变态反应性炎症，其临床特点为患者气道反应性增高及外周血炎性因子水平升高。TNF-α、IL-4、IL-5和IL-8是哮喘变态反应性炎症中重要的炎性因子。深入探讨COPD与哮喘在气道炎症方面的差异，可能决定COPD和支气管哮喘气道炎症的本质及发病机制。

（谢俊刚　徐永健）

本节参考文献

1. 贺蓓，赵鸣武，王玉柱，等。慢性阻塞性肺疾病患者炎症细胞因子与肺通气功能的相关研究。中华结核和呼吸杂志，2003，26：22-25

2. Lindberg A, Larsson LG, Eriksson B, et al. Incidence of COPD in Northen Sweden. Eur. Respir. J., 2004, 24: 434-438

3. Ekberg-Aronsson M, Pehrsson K, Nilsson J, et al. Total mortality risks in relation to the GOLD stages in a long term follow-up-a special analysis of GOLD stages. Eur. Respir. J., 2004, 24: 701-707

4. Hoogendoorn-lips M, Feenstra T, Hoogenveen R, et al. Projections of the future burden of COPD in the Netherlands by disease severity using a dynamic population. Model of disease progression. 2004, 24: 700-710

5. Jeffery PK. Structural and inflammatory changes in COPD: a comparison with asthma. Thorax, 1998, 53: 129-136

6. Grashoff WF, Sont JK, Sterk PJ, et al. Chronic obstructive pulmornary diseases: role of bronchilar mast cells and macrophages. Am. J. pathol., 1997, 151: 1785-1790

7. Wenzel SE, Szefler SJ, Leung DYM, et al. Bronchoscopic evaluation of severe asthma: persistent inflammation associated with high dose glucocorticoids. Am. J. Respir. Crit. Care Med., 1997, 156: 737-743

8. Jatakanon A, Uasuf C, Maziak W, et al. Neutrophilic inflammation in severe persistent asthma. Am. J. Respir. Crit. Care Med., 1999, 160: 1532-1539

9. Green RH, Brightling CE, Woltmann G, et al. Analysis of induced sputum in adults with asthma: identification of subgroup with isolated sputum neutrophilic and poor response to inhanced corticosteroids. Thorax, 2002, 57: 875-879

10. No authors listed. The ENFUMOSA cross-sectional European multicentral study of the clinic phenotype of chronic severe asthma. European Network for understanding mechanism of severe asthma. Eur. Respir. J., 2003, 22: 470-477

11. Louis R, Lau LC, Bron AO, et al. The relationship between airways inflammation and asthma severity. Am. J. Respir. Crit. care Med., 2000, 161: 9-16

12. Jatakanon A, Lim S, Barnes PJ. Changes in sputum eosinophils predict loss of asthma control. Am. J. Respir. Crit. care Med., 2000, 161: 64-72

13. O'shaughnessy TC, Ansari TW, Barnes NC, et al. Inflammtory in bronchial biopsies of subjects with chronic bronchitis: inverse relatconship of $CD_8{}^+$ T lymphocytes with FEV_1 Am. J. Respir. Crit. Care Med., 1997, 155: 852-857

14. Wong CK, Ho CY, Ko FW, et al. Proinflammatory cytokines (IL-17, IL-6, IL-18 and IL-12) and Th cytokines (INF-gamma, IL-4, IL-10 and IL-13) in patients with allergic asthma. Clin. Exp. Immunol., 2001, 125: 177-185

15. Huang TJ, MacAry PA, Eynott P, et al. Allergen-specific Th1 cells counteract efferent Th2 cell-dependent bronchial hyperresponsiveness and eosinophilic inflammation partly via IFN-γ. Imuunol., 2001, 166: 207-211

16. Kumar RK, Herbert C, Thomas PS, et al. Inhibition of inflammation and remodelling by roflumilast and dexamethasone in murine chronic asthma. J. Pharmacol. Exp. Ther., 2003, 307: 349-356

17. Xie Qiang-min, Chen Ji-qiang, Shen Wen-hui, et al. Correlative changes of interferon-γ and interleukin-4 between cortical layer and pulmonary airway of sensitized rats. Acta Pharmacol. Sin., 2002, 23: 248-253

18. Molet S, Hamid Q, Davoine F, et al. IL-17 is increased in asthmatic airways and induces human bronchial fibroblasts to produce cytokines. J. Allergy Clin. Immunol., 2001, 108: 430-438

19. Shute JK, Vrugt B, Lindley IJ, et al. Free and complexed Interleukin-8 in blood and bronchial mucosa in

asthma. Am. J. Respir. Crit. Care Med.，1997，155：1877-1882
20. Kuneko K，Massion PP，Hare M，et al. Ragweed antigen causes Interleukin-8 production in sensitized dog trachea. Am. J. Respir. Crit. Care. Med.，1996，155：1362-1366
21. Wolyniec WW，De Danctis GT，Nabozny G，et al. Reduction of antigen-induced airway hypereactivity and eosinophilia in ICAM-1defiecient mice. Am. J. Respir. cell Mol. Biol.，1998，88：777-785
22. Schols AM，Buurman WA，Staal-van den Brekel AJ，et al. Evidence for a relation between metabolic derangements and increased levels of inflammatory mediators in a subgroup of patients with chronic obstructive pulmonary disease. Thorax，1996，51：819-824

第四节 炎症和COPD危险因素

引起COPD的危险因素包括个体因素和环境因素两个方面，两者的相互作用共同参与疾病的形成。个体因素包括遗传因素和气道高反应性，常见的遗传危险因素主要是α_1-抗胰蛋白酶的缺乏，还有许多蛋白酶、抗蛋白酶与COPD的发病相关。在环境因素方面，吸烟、职业粉尘和化学物质、大气污染、感染等是重要的COPD发病因素，其中吸烟是COPD的主要危险因素。

COPD的本质是气道炎症尤其是小气道的炎症。引起COPD的各种危险因素均可引起支气管的慢性炎症，使管腔狭窄形成不完全阻塞，使吸气时气体容易进入肺泡，而呼气时由于胸膜腔内的压力增加，支气管进一步闭合，导致肺泡中残留的气体过多和肺泡过度充气。慢性炎症还可损伤小支气管壁的软骨组织，使支气管失去正常的支架作用，和呼气时支气管容易陷闭，阻碍气体的排出，导致肺泡内的气体积聚过多，肺泡内的压力升高和过度膨胀。此外，由于肺泡内压的增高，使肺泡壁的毛细血管受压，肺组织的血液供应减少和营养障碍，也可引起肺泡壁的弹性减退。因此，COPD的危险因素引起气道的慢性炎症性损伤为引起COPD的重要原因，其中气道炎症是涉及多种炎症细胞以及多种细胞因子相互作用的一种慢性炎症。

一、炎症与个体因素

(一) 遗传因素

1. α_1-抗胰蛋白酶基因（α_1-AT） α_1-AT基因是首先发现也是目前惟一确定的COPD相关基因。α_1-AT基因具有多个基因多态性位点，到目前为止已经发现70多种α_1-抗胰蛋白酶基因型。α_1-抗胰蛋白酶是肝细胞和肺泡巨噬细胞分泌合成的急性期蛋白，其作用是防御中性粒细胞弹性蛋白酶的破坏。α_1-抗胰蛋白酶水平极低者，肺气肿概率增高，通常与α_1-AT等位基因Z有关系。α_1-AT等位基因Z纯合子的血浆α_1-AT水平明显下降，削弱了肺实质抗蛋白酶活性的作用而加速了肺功能的下降。最常见的基因变异型M、S和Z的近似等位基因频率分别为0.93、0.05和0.02。SZ杂合子人群极少见，其α_1-AT水平约为正常的40%；有MM基因型的人群α_1-AT水平最高，被认为是正常者；杂合子MS人群α_1-AT水平约为正常的80%；而MZ杂合子人群α_1-AT水平约为正常的60%。α_1-AT的水平降低，导致相应的蛋白酶（其中主要是中性粒细胞弹性蛋白酶，NE）的活性相应的增加。NE的活性增加，可通过一系列的炎症反应参与COPD的形成。主要表现在腺体分泌增多，纤毛上皮细胞受损；通过释放一些炎症介质如IL-8、激肽释放酶原和纤溶酶原等放大炎症；破坏上皮细胞表面的纤维连接蛋白，增强细菌与上皮之间的粘附力，使感染容易发生；降低补体和抗体的调理作用，降低细菌的清除率。

2. 基质金属蛋白酶基因　基质金属蛋白酶（MMPs）及其组织抑制物（TIMPs）在COPD发生中的作用逐渐引起人们的注意，已有很多报道发现MMP和TIMP基因突变是COPD发生的危险因素。MMPs能够破坏气道和肺结构物质如细胞外基质、基底组织，从而影响COPD气道重塑，加重气流阻塞。

当MMPs基因和TIMPs基因变异，导致MMP/TIMP失衡，而MMP的活性相对增强时，可通过分解肺组织细胞外基质（extra cellular matrix，ECM）而在COPD的发病中起作用。研究发现，中性粒细胞弹性蛋白酶不能分解作为肺组织ECM主要成分的Ⅰ型胶原蛋白的3股螺旋部分，而MMPs不仅能分解弹性蛋白，而且能分解胶原Ⅰ、Ⅱ、Ⅲ、Ⅳ以及明胶（变性的胶原），也就是说，MMPs几乎能降解所有的ECM。目前，人们认为中性粒细胞弹性蛋白酶在α_1-抗胰蛋白酶缺乏的病人中起主要作用，而在与吸烟相关的COPD中起主要作用的是MMPs。

3. 肺泡表面活性物质相关蛋白基因　肺泡表面活性物质相关蛋白A（SPA）是肺泡表面活性物质的重要组成成分，起着内在的宿主防御功能，调节炎症反应的作用。SP基因突变引起SP功能的改变可能导致一些肺部疾病的发生。有报道认为SPA^+186位点基因多态性可能与中国汉族人吸烟COPD患者的发病有关，SPA基因的突变可能通过影响SPA的表达，并影响气道的炎症而在COPD的发病中起作用。

4. 肿瘤坏死因子-α（TNF-α）　TNF-α是具有多种功能的前炎症因子，可促进支气管平滑肌增生、改变平滑肌功能，并可激活NF-κB，增强白细胞介素-8基因表达。已有研究表明，在COPD患者的诱导痰、支气管肺泡灌洗液、血清及支气管肺组织标本中，TNF-α水平较对照组升高，从而提示TNF-α参与了COPD气流阻塞的发生和发展。研究证实，在TNF-α基因启动子区-308位存在腺苷（A）替代鸟苷（G）的多态性。有研究报道，在我国北方人群中，TNF-α基因-308A等位基因可增加吸烟者发生COPD的危险性。

5. IL-10和IL-13　IL-10和IL-13作为对炎症具有双重调节作用的细胞因子，在COPD的发病中可能起一定的作用。有报道发现，在中国汉族人COPD易感性与IL-10基因启动子-819C/T位点多态性有关。而中国人IL-13基因1103C/T位点基因型与COPD的易感性有关，1103CC基因型携带者血浆IL-13相对较低，COPD易感性较低。

还有一些遗传基因如α_1-抗糜蛋白酶、α_2-巨球蛋白和分泌型白细胞蛋白酶抑制剂基因亦可能为COPD发生的危险因素，这些基因的变异可能与肺部炎症反应的发生相关而在COPD的发病中起一定的作用。由于这些基因的研究目前较少报道，在这里不做详细介绍。

（二）气道高反应性

支气管反应性是指当气道遇到非敏感的物理或化学刺激物时发生缩窄的程度，如果这种刺激在正常人无反应或反应程度较低，而在某些人却引起严重的气道收缩，即称之为气道高反应性（BHR），表现在药物剂量-反应曲线左移及坡度高度增加，即反应性和敏感性均增加。BHR是支气管哮喘的一个重要病理生理特点。但近来的研究发现，20%～60%慢性阻塞性肺病（COPD）患者存在BHR，而且BHR与COPD患者的肺功能损害及病情的发展有关。实验表明存在BHR的患者第1秒用力呼气容积（FEV_1）的下降加快，并且这种关系在出现临床症状之前就已存在。在一项长达24年包括2648例患者的研究中，每3年一次的标准问卷收集呼吸道症状，运用逻辑回归的方式控制年龄、居住区域、吸烟情况以及性别情况。结果显示，伴有BHR的18.1%的参加者在每3年一次的调查中症状都要发展，即气道高反应性增加与呼吸道症状的发展呈正相关。在另外一项包括2008个患者，长达30年的随访结果显示，气道反应性高的COPD患者死亡率也增高。实验表明气道高反应不仅反应气道功能紊乱，而且也可以预测其预后。因此，BHR与COPD的关系逐渐被人重视。目前，虽然BHR发生的确切机制还不明确，但是气道炎症与BHR发生密切相关。气道炎症可以直接导致气道上皮的损伤，也可以通过嗜酸性粒细胞释放（MBP）、神经蛋白、氧自由基，肥大细胞等释放活性介质间接损伤气道上皮。气道上皮损伤可以通过多种途径诱发BHR：①上皮细胞脱落，暴露气道粘膜上的神经末梢，使之极易受损而致敏，出现胆碱能性超敏感性。②气道粘膜的纤毛清除功能下降，使吸入的刺激物不易排除，大量沉积在气道粘膜表面，长期刺激气道粘膜。③正常气道上皮对转移物质存在3个屏障，包括细胞本身、细胞间紧密连接、细胞内间隙。当气道上皮损伤后，这种屏障被破坏，导致气道粘膜通透性增加，使刺激物更易到达支气管壁上的效应细胞（例如敏感的神经或平滑肌细胞）。BHR涉及的主要炎症因子如下：

1. 免疫细胞和细胞因子　BHR涉及T淋巴细胞（Th）亚群的作用近年受到重视。Th细胞作用失衡是导致BHR的病因之一。Th细胞分为Th1和Th2两种亚型，Th2细胞主要分泌白介素，如IL-4、IL-5、IL-6和IL-10，它们通过调节气道IgE的产生及嗜酸性粒细胞浸润，参与气道炎症及BHR。属IL-17家族的IL-25，可以启动Th2反应。Th1细胞的作用与Th2细胞相反，Th1反应下降可导致Th2型炎症反应增高。人们发现在病毒感染或过敏性哮喘引起的BHR中，$CD4^+$ T细胞上调IL-4，它可以诱导B细胞发生免疫球蛋白重链的类别转换而分泌IgE作用于肥大细胞，使之脱颗粒，产生组胺、白三烯等炎症介质起作用。IL-5/Eotaxin诱发的气道内嗜酸性粒细胞浸润、活化明显增加，原因是以cys-cys序列的趋化性细胞因子导致嗜酸性粒细胞不断补充；IL-5促进嗜酸性粒细胞发育、分化、增殖和转移（但有可能除IL-5外还有其他调节因子参与导致BHR的嗜酸性粒细胞转移和活化，如Eotaxin）。随后，活化的嗜酸性粒细胞释放的MBP（为一种内源性的乙酰胆碱M_2受体拮抗剂）与M_2受体结合，使其抑制乙酰胆碱释放的功能降低，最终导致BHR。另外，IL-9在BHR中也发挥重要作用。转基因的老鼠过分暴露在IL-9中，发现鼠气道的嗜酸性粒细胞炎症，血总IgE增高，气道反应性在自然过敏源（微曲霉菌）刺激下也增高，IL-9拮抗剂可以使BALF中嗜酸性粒细胞数、淋巴细胞数减少，IL-4、IL-5、IL-13的浓度降低，巨噬细胞的细胞因子表达减少，并且预防BHR的发生。

2. 补体　C3a、C5a是补体活化过程中产生的具有炎症介质作用的活化片段。C5a受体表达于肥大细胞、嗜碱性粒细胞、中性粒细胞、单核-巨噬细胞和内皮细胞表面。C3a受体表达于肥大细胞、嗜碱性粒细胞、平滑肌细胞和淋巴细胞表面。有动物实验将先天性免疫系统（特别是C3a、C5a）与鼠的BHR联系起来，当进行过敏激发试验后发现，伴有BHR的鼠BALF中C3a、C5a增加。其机制可能为C3a、C5a作为配体与细胞表面的相应受体结合后，激发细胞脱颗粒，释放组胺这类的血管活性介质，从而增加血管的通透性并刺激其收缩。过敏毒素也可以与平滑肌结合并刺激其收缩。C5a 还是一种有效的中性粒细胞趋化因子，有利于中性粒细胞在气道壁的聚集。

3. 粘附分子　实验证实在过敏性肺炎发展的过程中，当 ICAM-2 缺乏时肺内嗜酸性粒细胞聚集增加并且持续时间延长，考虑可能是因为内皮细胞缺乏 ICAM-2 所致嗜酸性粒细胞转移减少。由此我们可以认为 ICAM-2 可以减轻嗜酸性粒细胞性炎症和 BHR。另外，对缺乏 L-选择素的鼠用卵清白蛋白（OVA）诱导过敏性气道疾病模型，用 C57BL/6 野生型小鼠作对照。结果显示，BALF 淋巴细胞表型 $CD3^{+}$ 数试验组比对照组明显减少，$B220^{+}$ 数增加，虽然试验鼠经过 OVA 诱发气道产生强烈的炎症反应，但是气道高反应却被完全抑制，可见 L-选择素在 BHR 中发挥重要的作用。炎症细胞从血液转移到肺依赖于粘附分子，L-选择素已经被证明在炎症和非炎症肺血管内皮介导白细胞的移动。然而，它在 BHR 中的作用机制还需进一步研究。

另外，COPD 患者阿米洛利敏感的 Na^{+} 通道（ENaC）mRNA 的表达明显增高，ENaC 的活性增强导致一些炎症介质的表达，可能通过上述的一系列机制而在 COPD 的发病起作用。

二、炎症与环境因素

（一）吸烟

吸烟是发生 COPD 重要的危险因素之一，但是吸烟不是发生 COPD 的必要条件，COPD 也不是吸烟的必然结果，80%～90%的 COPD 发生于吸烟人群，而吸烟人群中约有 15%～20%发展成 COPD。关于吸烟如何导致 COPD 的形成，目前国内外的研究多集中于吸烟如何导致气道慢性炎症的形成，即吸烟所激活的炎性细胞释放的多种炎性因子和蛋白水解酶在 COPD 发病的作用。近年来，关于吸烟致气道细胞 DNA 损伤的形成而在 COPD 发病中的作用陆续见到报道。

1. 细胞及细胞因子　中性粒细胞在 COPD 发病中发挥重要的作用，主要聚集在外周气道，一方面释放以 IL-8 为主的炎症细胞因子，参与气道炎症反应；另一方面释放中性粒细胞弹性蛋白酶，引起肺结构的破坏。吸烟 COPD 患者痰和支气管肺泡灌洗液中的中性粒细胞数量均多于健康吸烟者。香烟烟雾刺激对健康吸烟者支气管上皮细胞分泌型细胞间粘附分子-1（sICAM-1）表达水平无明显影响，而吸烟 COPD 患者的支气管上皮细胞经给予香烟烟雾刺激后，其 sICAM-1 表达水平升高 175%。sICAM-1 表达水平升高有利于中性粒细胞的粘附和聚集，对炎症反应具有促进作用。对吸烟 COPD 患者和健康吸烟者外周血中性粒细胞进行研究发现，前者的活性和粘附分子的表达水平高于后者，呼吸爆发过程中前者生成的活性氧也显著多于后者。以上研究说明 COPD 患者气道炎症与支气管上皮细胞和中性粒细胞的反应性有关。

淋巴细胞也参与 COPD 气道炎症，其中研究的比较多的是 $CD4^{+}$ 细胞和 $CD8^{+}$ 细胞。与肺功能正常的吸烟者相比较，吸烟 COPD 患者外周气道和肺泡壁 $CD8^{+}$ 细胞显著增多而 $CD4^{+}$ 细胞的数量无变化，$CD4^{+}/CD8^{+}$ 比值降低，直线相关分析结果表明 $CD4^{+}/CD8^{+}$ 比值与 FEV_1/FVC 正相关。IL-10 是一种重要的调节性炎症细胞因子，人肺内的 IL-10 主要由 $CD4^{+}$ 细胞分泌。此外，巨噬细胞也分泌少量的 IL-10。IL-10 能够下调肺泡巨噬细胞 TNF-α

表达水平，产生炎症抑制作用，还能够上调巨噬细胞基质金属蛋白酶抑制因子-1（TIMP-1）的表达水平，以对抗蛋白酶对肺组织的破坏作用。实验表明 COPD 吸烟者痰中 IL-10 的浓度以及 IL-10 阳性细胞的比例均显著低于健康吸烟者和健康不吸烟者。COPD 吸烟者肺内 IL-10表达水平降低引起炎症反应加重和 TIMP-1 表达水平的下降，促进 COPD 的发病。

吸烟 COPD 患者支气管肺泡灌洗液中巨噬细胞数量较肺功能正常吸烟者增加 5～10 倍。巨噬细胞主要聚集在肺腺泡内，吸烟 COPD 患者与健康吸烟者外周气道和中小气道内巨噬细胞数量无明显的差异。吸烟者肺泡巨噬细胞（AM）在脂多糖（LPS）刺激下巨噬细胞集落刺激因子（MCSF）生成增加。也有研究观察到 COPD 患者肺泡巨噬细胞在体外杀菌活性显著降低。吸烟者的巨噬细胞释放 IL-1、IL-6、TNF 的能力、吞噬能力、免疫球蛋白结合能力及杀伤肿瘤和念珠菌属的能力均下降。而肺泡巨噬细胞在吞噬香烟烟雾中的颗粒物质后能被激活，产生 IL-8、TNF、IL-1、巨噬细胞炎症蛋白 MIP1、MIP2、PAF、花生四烯酸代谢产物等趋化介质。另外肺泡巨噬细胞是在急性香烟暴露后核因子-κB（NF-κB）活化和 IL-8 产生的一个主要来源，从而诱导中性粒细胞向气道内浸润，放大炎症反应。

TNF-α 是一种主要由单核-巨噬细胞产生的前炎症因子。最近的动物整体实验证实，肺内特异性过度表达 TNF-α 的转基因小鼠可发生气道慢性炎症和肺泡腔扩大，并存在肺总量的增加，以及肺弹性回缩力的下降。动物短期（6 小时）被动吸烟研究报道，吸烟诱导 TNF-α 表达增高能增加气道内的中性粒细胞数，促进中性粒细胞粘附并使其对细胞外弹性蛋白的溶解活性增强。另有研究发现，它的表达增加能促进支气管平滑肌增生，改变平滑肌细胞功能。因而长期吸烟诱导的 TNF-α 持续表达可能参与了肺气肿的发生和气道重塑。但是也有的研究注意到健康吸烟组痰液中中性粒细胞数较健康不吸烟组显著增高，但 TNF-α 浓度在两组之间却无差别。同样也有研究发现健康吸烟者和健康不吸烟者 BALF 中 TNF-α 浓度无差别，因为两组均几乎未检测到 TNF-α（ELISA 法）。这似乎说明 TNF-α 水平的增高对 COPD 的发展也许是必需的，但也说明 TNF-α 的局部表达在 COPD 病程早期可能不起主要作用。

其他的细胞因子也参与吸烟所致的炎症反应。研究发现，吸烟者的痰液 IL-8 浓度较不吸烟者显著升高，中性粒细胞数也增加。另外研究发现，吸烟的哮喘患者较不吸烟的哮喘患者的痰液 IL-8 浓度显著升高。这些结果提示，吸烟可以激活气道内的“炎性循环”，提高气道内 IL-8 水平，也提示 IL-8 可能参与了 COPD 早期气道内中性粒细胞的聚集。健康吸烟者 BALF 中 IL-6 浓度较健康不吸烟者有显著的降低，由于 IL-6 有抗炎的作用，其浓度降低就增加了吸烟者对气道炎症的易感性，但单有 IL-6 水平的下降不足以引起吸烟诱发的 COPD，因为 IL-6 水平几乎在所有吸烟者中均下降，而吸烟者中只有 15%～20%的人最终成为 COPD 患者。这就表明了其他细胞因子在 COPD 形成中的作用。

2. 粘附分子　气道炎症部位的大部分炎症细胞是在与血管内皮细胞上表达的粘附分子特异性地作用之后才由支气管循环聚集到气道中的，即粘附分子介导炎性细胞向血管外游出，并进一步与表达在组织间隙的细胞外基质相结合。炎性细胞浸润到组织中的情况，因粘附分子表达的质或量的不同而有差异，并决定了炎性细胞与特定组织的亲和性。检测重度吸烟者被切除肺标本中白细胞上 L-选择素，较晚期抗原-4（VLA-4）、CD11a/CD18、CD11b/CD18、CD11c/CD18 和内皮细胞及上皮细胞上 E-选择素、P-选择素、血管细胞粘附分子

(VCAM)、细胞间粘附分子（ICAM1、ICAM2）的表达，结果显示这些粘附分子的分布是同气道和肺实质的炎症反应一致的，但在伴或不伴气道阻塞的吸烟者之间其分布并无差异。因此认为，重度吸烟者气道阻塞的形成不能被粘附分子表达的不同所解释。

3. 蛋白激酶C和核转录因子-κB 蛋白激酶C（PKC）是细胞内重要的生物信号转导通道，参与多种重要的生理活动和病理生理过程。核转录因子-κB（NF-κB）参与多种细胞的增殖、炎症、免疫过程。细胞内PKC信号传导的下游机制涉及NF-κB的活化。有研究报道，吸烟的COPD患者肺组织中PKC表达、NF-κB的活性明显增加，提示COPD的发病可能与PKC、NF-κB的活性增加，而PKC、NF-κB的活化与导致气道炎症反应的增强相关。

另外，吸烟可致大鼠肺组织iNOS mRNA和蛋白表达增加，而eNOS mRNA和蛋白表达减少。活化的iNOS产生大量NO促进气道炎症发展，而在COPD的发病中起一定的作用。

4. DNA加合物和DNA损伤 目前最新研究发现吸烟可引起细胞的DNA损伤。香烟成分之一苯并（a）芘在体内经细胞色素P-450单加氧酶催化后形成的最终产物二氢二醇环氧苯并（a）芘（BPDE）可以与DNA的鸟嘌呤亲核的N_7共价结合，从而形成DNA加合物DNA-BPDE，该加合物可导致DNA断裂、错配和突变等。同时，香烟通过激活体内活性氧（ROS）而使机体发生氧化损伤，导致体内7-羟-8氧-2′-脱氧鸟苷（8-oxo-dG）大量形成，而后者亦可引起DNA错配。有研究报道，随着吸烟指数的增加，吸烟人群外周血淋巴细胞DNA加合物水平随之增高。随香烟提取物浓度的增高，DNA损伤程度逐渐增加。基础研究显示各种DNA损伤可导致某些细胞凋亡相关基因的激活或失活，最终引起细胞凋亡，而凋亡与增殖失平衡是疾病形成的重要环节之一，凋亡与增殖失衡亦被认为与COPD的发病有关。

（二）感染

反复感染可加重COPD相关的肺损伤和COPD的临床症状。一项回顾性研究表明儿童期的下呼吸道感染是发生COPD的独立危险因素，但是其机制尚未完全阐明。新近有人提出COPD发病的另外一个机制，即小气道的细支气管周围炎和纤维化，引起气道重构，形成管腔结构狭窄，加重气流的阻塞，导致慢支患者发展成严重的气道功能障碍。肺炎衣原体及呼吸道腺病毒感染参与了此COPD的发病机制，可能是COPD的易感因素之一。

1. 肺炎衣原体感染 应用于肺炎衣原体感染检测的4项指标为血清抗体（IgG和IgA升高为标准）、痰液中抗体（分泌型IgA）、痰液PCR和循环免疫复合物。COPD患者IgA抗体的阳性率明显高于正常对照组人群。重症COPD患者中，IgA抗体的几何平均滴度（GMT）为最高；COPD中等程度病情的患者，GMT呈中高程度升高，对照者中GMT则最低。在戒烟之后，IgA水平的升高和COPD的病情仍呈相关关系。IgA的水平较为稳定，几乎不存在血清学转变现象，持久存在的循环免疫复合物等也均提示COPD患者的肺炎衣原体感染为慢性感染。而肺炎患者无上述变化，也不符合慢性感染的标准。对COPD患者和社区获得性肺炎（CAP）患者的肺炎衣原体感染比较研究发现，重症COPD患者中，上述指标阳性率为最高，病情中等程度的COPD患者，其阳性率为次之，而肺炎患者的阳性率则最低。IgA抗体的GMT测定也显示了相当高的结果。重症COPD患者的肺炎衣原体感染的百分比明显高于中等程度COPD患者的肺炎衣原体感染率。单独应用PCR测定，也可为肺炎衣原体感染提供直接的证据，重症COPD患者的肺炎衣原体感染率也很高。COPD患者的肺炎衣原体感染，其特征为血清抗体水平的升高以及痰液中存在特异性抗体，两者均伴有Th2类型的免疫反应。现认为Th2类型反应的异常可能为慢性衣原体感染的特征。COPD患者IgA水平的升高，反应了机体减轻气道炎症的自身免疫机制。总之，COPD患者在肺炎衣原体感染后，所产生的宿主机体的免疫反应与机体因素有着密切的关系，如吸烟、慢性疾病、长期应用糖皮质激素、老年及某些基因因素等，均参与了免疫反应的调节及所产生Th2类型的免疫反应。如需清除细胞内感染的肺炎衣原体，则需要强有力的Th1免疫反应。细胞内持续寄殖的肺炎衣原体必然会引起机体的免疫反应，吸烟所致的炎症加重了肺炎衣原体产生的慢性感染，吸烟和肺炎衣原体的协同效应共同参与了气道阻塞的病理过程。

2. 腺病毒感染　流行病学研究已经发现儿童呼吸道感染是COPD发生的独立危险因素，在儿童下呼吸道感染的病原体中病毒占20%～30%，其中53.5%是呼吸道合胞病毒，13.9%是腺病毒，7%是流感病毒，5%是副流感病毒；含双链DNA的腺病毒是儿童支气管炎的主要病因，在腺病毒急性感染消失后，仍可在患者免疫器官和肺组织内检测到其DNA。研究表明由于腺病毒具有潜伏感染的特性而与COPD密切相关，其早期转录单位E1A蛋白在其中起了主要作用，因其编码的蛋白与宿主细胞的转录因子相互作用从而激活病毒的其他基因并激活宿主基因表达。在吸烟的COPD患者中发现腺病毒E1A的DNA持续存在，研究发现吸烟者气道上皮细胞可表达E1A蛋白。用PM 10刺激转染E1A及对照质粒的A549细胞，然后检测ICAM-1和IL-8、单核细胞趋化因子（MCP-1）的mRNA及蛋白质表达情况，结果发现E1A阳性细胞ICAM-1和IL-8表达水平明显上调，MCP-1无变化，电泳迁移率分析显示NF-κB增加、而E1A结合的特异性蛋白SP1下降。在E1A转染的气道上皮在LPS刺激下表达细胞炎症介质IL-8、ICAM-1及核转录因子-κB（NF-κB）上调，而IL-8和ICAM-1是参与COPD发病的重要因子，这提示潜伏的病毒感染可放大细菌感染造成的炎症，加重肺组织的破坏。因此认为E1A可放大污染物导致COPD急性加重时的炎症反应。

3. 细菌感染　细菌首先附着在粘膜内皮细胞上，一方面释放细菌产物，造成气道内皮细胞损伤。另一方面，炎症细胞释放各种细胞因子和蛋白酶，破坏了蛋白酶抗蛋白酶系统平衡，从而促进了COPD的进展。细菌对粘液具有亲和性，破坏凝胶粘液层的粘蛋白上皮的紧密连接。细菌及其产物使呼吸道上皮细胞反应性产生肿瘤坏死因子（TNF）与白介素-1（IL-1），经蛋白激酶C参与的细胞内信号传递，进一步破坏上皮紧密连接。细菌脂多糖（LPS）、TNF、IL-1可上调内皮细胞，产生一氧化氮（NO），后者亦参与上皮损伤。上皮损伤促使纤毛摆动异常或减慢；上皮完整性破坏，使能被细菌粘附素识别的细胞外基质成分暴露，细菌易于在局部粘附定植。

肺泡巨噬细胞因吞噬细菌而被活化，释放LTB4与IL-8。此类趋化因子的释放，使中性粒细胞募集与活化。中性粒细胞活化释出的弹性蛋白酶损害宿主防御而有利于细菌定植，并诱致巨噬细胞产生更多的LTB4，通过另一途径扩大中性粒细胞的募集。活化的中性粒细胞可吞噬定植的细菌，但活化与吞噬过程本身，可进一步释放LTB4与IL-8，增强募集中性粒细胞的作用。在吞噬细菌过程中，活化的肺泡巨噬细胞可产生基质金属蛋白酶（MMP），水解弹性蛋白，产生对单核细胞有趋化作用的片段，吸引单核细胞进入肺实质，使巨噬细胞不断聚集。细菌经巨噬细胞等递呈后，可被T细胞识别而活化T细胞。募集与活化的中性粒细胞与巨噬细胞可损伤上皮细胞与弹性蛋白、胶原酶、糖蛋白等细胞外间质结构，此类蛋白可被树突状细胞、巨噬细胞等加工成具有抗原性的肽段，最终被 T 细胞识别而启动 T 细胞活化与增殖。$CD4^+$ Th1T 细胞产生巨噬细胞活化因子 IFN-γ，$CD8^+$ T 细胞产生的细胞因子能启动同样的效应，所以 T 细胞也能活化巨噬细胞。T 细胞尚可通过分泌的细胞因子作用，或通过接触依赖信号，改变其微血管环境，有利于白细胞募集。细菌的脂多糖可抑制中性粒细胞凋亡，有利于炎症持续。

（三）职业粉尘

接触粉尘对于从业人员是导致 COPD 重要的危险因素，其导致 COPD 的形成也与炎症反应相关。肺泡巨噬细胞（AM）是最易受到粉尘攻击的靶细胞。AM 吞噬尘粒后受到刺激，产生一系列细胞免疫和体液免疫反应。同时 AM 也可分泌趋化因子，使中性粒细胞和血小板聚集。激活的 AM 和中性粒细胞，释放出一系列酶和氧化物质，分泌的活性氧（如 H_2O_2，$OH^{\cdot}$，O_2^-）能损伤肺上皮细胞促使更多的炎性细胞进入肺，而导致肺组织的损伤。血小板也能引起炎症反应，其产生的酸性水解酶可作用于血浆内的 C5（血小板渗透因子），C5 可以激活中性粒细胞，使较远的炎性细胞聚集在受损部位。此外，其释放的 5-羟色胺（5-HT）可引起支气管收缩。

一些炎症介质在接触粉尘所致的炎症反应中起着很重要的作用。目前的研究主要是 AM 和血小板分泌的组织胺和 5-HT。近年来，已发现了一系列的新的炎症介质，如花生四烯酸的代谢产物——白细胞三烯（LTs）、前列腺素（PGs）、血栓素（TX）以及血小板激活因子（PAF）等，它们对炎症反应，肺组织及平滑肌的收缩以及增加毛细血管通透性的作用非常强大。如 PAF 是目前为止所发现的致支气管收缩能力最强的物质。AM 分泌的 PAF 引起支气管痉挛能力比组胺大数倍。中性粒细胞产生的 LTs 具有强烈的致支气管收缩活性，与组胺、PGF 和缓激肽相比致支气管收缩作用缓慢而持久，具有慢反应特征；LTs 还能使支气管粘膜水肿，粘液分泌亢进、粘液运送速度减慢。

其他的一些环境因素如大气污染、理化因子、气候变化等也是 COPD 发病的危险因素，也是通过各种炎症细胞及炎症因子参与的炎症反应而在 COPD 的发病中发挥作用。

引起 COPD 的危险因素包括遗传易感因素以及环境因素两个方面，两者相互影响。在遗传因素方面，较为肯定的是 α_1-抗胰蛋白酶的缺乏与 COPD 的形成有关；而环境因素主要表现为吸烟对 COPD 形成的影响。两者均通过一系列的炎症反应单独和协同在 COPD 的发病中起作用。

（谢俊刚　徐永健）

本节参考文献

1. 程显声，李景周，张珍祥，等．吸烟与慢性阻塞性肺疾病发病率的关系．中华结核和呼吸杂志，1999，22：290-292

2. 谢高强，程显声，徐希胜，等．慢性支气管炎患者慢性阻塞性肺疾病发病影响因素的研究．中华医学杂志，2001，81：1356-1359

3. 李清，谢高强，程显声，等．4 年间气道高反应性对慢性阻塞性肺疾病发病影响的随访研究．中华结核

和呼吸杂志，2001，24：584-587
4. 谢俊刚，徐永健，张珍祥，等．肺泡表面活性物质相关蛋白A基因多态性与慢性阻塞性肺疾病易感性的关系．中华医学遗传学杂志，2005，22：91-93
5. Hu Rc，Xu YJ，Zhang ZX，et al. Correlation of HDEFB1 polymorphism and susceptibility to chronic obstructive pulmonary disease in Chinese Han population. Chinese Med. J.，2004，117：1637-1641
6. 胡瑞成，徐永健，张珍祥，等．白细胞介素-10基因启动子多态性与慢性阻塞性肺疾病易感性的关系．中华医学遗传学杂志，2003，20：504-507
7. 胡瑞成，徐永健，张珍祥．慢性阻塞性肺疾病易感性与中国汉族人白细胞介素-13基因多态性的关联研究．中华流行病学杂志，2004，25：607-611
8. 贺蓓，姜玲，宁蓝丁，等．肿瘤坏死因子α基因308位A等位基因可增加吸烟者发生慢性阻塞性肺疾病的危险．中国呼吸和危重监护杂志，2003，2：226-229
9. 谢俊刚，徐永健，张珍祥，等．吸烟，DNA加合物与慢性阻塞性肺疾病的关系．中华结核和呼吸杂志，2004，27：469-473
10. 谢俊刚，徐永健，张珍祥，等．香烟提取物对人支气管平滑肌细胞DNA的损伤作用及细胞应激的影响．中国病理生理杂志，2004，20：2028-2032
11. 李雯，徐永健，张珍祥．慢性阻塞性肺疾病患者气道上皮细胞阿米洛利敏感的钠通道mRMA表达水平的研究．中华结核和呼吸杂志，2004，27：533-536
12. 杨丹蕾，徐永健，张珍祥，等．吸烟大鼠一氧化氮合酶和一氧化氮的变化．中国病理生理杂志，2003，19：1185-1188
13. 杨丹蕾，徐永健，张珍祥，等．烟雾暴露对大鼠肺泡巨噬细胞核因子-κB的影响及机制．中华结核和呼吸杂志，2003，26：724-725
14. 贺蓓，赵鸣武，齐国英，等．在慢性阻塞性肺病中肺泡巨噬细胞转录因子的活化与细胞因子释放．中华医学杂志，2001，81：1360-1364
15. 贺蓓，赵鸣武，李小英，等．慢性阻塞性肺疾病中的腺病毒潜在感染．中华结核和呼吸杂志，2001，24：520-523
16. 赵燕妮，赵鸣武，裴斐，等．肺炎衣原体感染与慢性阻塞性肺疾病关系的研究．中华内科杂志，2004，43：333-337
17. 许建英，杜永成，李冬艳，等．核因子-κB、细胞间粘附分子1在吸烟大鼠气道上皮细胞中的表达．中华结核和呼吸杂志，2002，25：493-496
18. 张焕萍，徐永健，张珍祥，等．慢性阻塞性肺疾病患者肺组织蛋白激酶C与核转录因子-κB的表达．中华内科杂志，2004，43：756-759
19. Petty TL，Weinmam GG. Building a national strategy for the prevention and management of and research in chronic obstructive pulmonary disease. JAMA，1997，277： 246-253
20. Pilette C，Godding V，Kiss R，et al. Reduced epithelial expression of secretory component in small airways correlates with airflow obstruction in chronic obstructive pulmonary disease. Am. Respir. Crit. Care Med.，2001，163： 185-194
21. Sandford AJ，Chagani T，Weir TD，et al. Susceptibility genes for rapid decline of lung function in the lung health study. Am. Respir. Crit. Care Med.，2001，163： 469-473
22. Mccloskey SC，Patel BD，Susan J，et al. Siblings of patients with severe chronic obstructive pulmonary disease have a significant risk of airflow obstruction. Am. Respir. Crit. Care Med.，2001，164（8）：1419-1424
23. Dahl M，Tybjaerg-Hansen A，Lange P，et al. Change in lung function and morbidity from chronic ob-

structive pulmonary disease in alpha1-antitrypsin MZ heterozygotes: A longitudinal study of the general population. Ann. Intern. Med., 2002, 136: 270-279

24. Montano M, Beccerril C, Ruiz V, et al. Matrix metalloproteinases activity in COPD associated with wood smoke. Chest, 2004, 125: 466-472
25. Vestbo J, Hansen EF. Airway hyperresponsiveness and COPD mortality. Thorax, 2001, 56 (Suppl Ⅱ): ⅱ11-14
26. Hurst SD, Muchamuel T, Gorman DM, et al. New IL-17 family members promote Th1 or Th2 responses in the lung: in vivo function of the novel cytokine IL-25. J Immunol., 2002, 169: 443-453
27. Rusznak C, Mills PR, Devalia JL, et al. Effect of cigarette smoke on the permeability and IL-1beta and sICAM-1 release from cultured human bronchial epithelial cells of never-smokers, smokers, and patients with chronic obstructive pulmonary disease. Am. J. Respir. Cell Mol. Biol., 2000, 23: 530-536
28. Noguera A, Batle S, Miralles C, et al. Enhanced neutrophil response in chronic obstructive pulmonary disease. Thorax, 2001, 56: 432-437
29. Saetta M, Baraldo S, Corbino L, et al. CD8+ve cells in the lungs of smokers with chronic obstructive pulmonary disease. Am. Respir. Crit. Care Med., 1999, 160: 711-717
30. Saetta M, Turato G, Baraldo S, et al. Goblet cell hyperplasia and epithelial inflammation in peripheral airways of smokers with both symptoms of chronic bronchitis and chronic airflow limitation. Am. Respir. Crit. Care Med., 2000, 161: 1016-1021
31. Blasi F, Legnani D, Lombardo VM, et al. Chlamydia pneumoniae infection in acute exacerbations of COPD. Eur. Respir., 1993, 6: 19-22
32. Beaty CD, Grayston JT, Wang SP, et al. Chlamydia pneumoniae, strain TWAR, infection in patients with chronic obstructive pulmonary disease. Am. Rev. Respir. Dis., 1991, 144: 1408-1410
33. Higashimoto Y, Elliott WM, Behzad AR, et al. Inflammatory mediator mRNA expression by adenovirus E1A-transfected bronchial epithelial cells. Am. Respir. Crit. Care Med., 2002, 166: 200-207
34. Fujii T, Hogg JC, Keicho N, et al. Adenoviral E1A modulates inflammatory mediator expression by lung epithelial cells exposed to PM10. Am. Physiol. Lung Cell Mol. Physiol., 2003, 284: L290-297
35. Haslett C. Granulocyte apoptosis and its role in the resolution and control of lung inflammation. Am. J. Respir. Crit. Care Med., 1999, 160: s5-s11

第五节 蛋白酶和抗蛋白酶失衡

由于遗传因素或炎症细胞和介质的作用，肺内蛋白酶和抗蛋白酶失衡是 COPD 的主要机制。蛋白酶和抗蛋白酶失衡导致蛋白酶的活性增强，蛋白酶除降解弹性纤维和其他细胞外基质成分外，现在认为蛋白酶还具有帮助抗原递呈，刺激浆液和粘液的分泌，抑制调亡细胞的清除和激活 TNF 等病理生理功能，参与了 COPD 的病理进程。中性粒细胞及中性粒细胞源性的蛋白酶在这过程中起重要作用。近来的证据表明，中性粒细胞及其弹性蛋白酶可能在肺气肿的组织降解中并不占主导地位，而巨噬细胞及其巨噬细胞源性的基质金属蛋白酶足够引起吸烟所致的肺气肿的形成。

一、肺内蛋白酶系统

（一）中性粒细胞弹性蛋白酶（neutrophil elastase，NE）

中性粒细胞弹性蛋白酶是丝氨酸蛋白酶的糜蛋白酶超家族成员之一，由几个糖基化程度不同的同源酶组成，其分子质量为 33kD。它来源于中性粒细胞，在单核细胞和肥大细胞中也有少量的存在。中性粒细胞内的弹性蛋白酶的主要生理功能是分解被中性粒细胞所吞噬的外源性有机分子，而释放到细胞外的弹性蛋白酶作用的主要靶分子是弹性蛋白。中性粒细胞弹性蛋白酶能够分解几乎所有细胞外基质和许多重要的血浆蛋白，因此被认为是最具破坏力的酶类之一。除了分解弹性蛋白外，中性粒细胞弹性蛋白酶还可分解细胞外基质蛋白质，包括胶原Ⅰ-Ⅳ、粘蛋白、纤维连结蛋白、血小板Ⅱb/Ⅲa 受体、补体受体、凝血调节蛋白、肺表面物质和钙粘着蛋白。中性粒细胞弹性蛋白酶还能够分解血浆蛋白，包括凝血因子（Ⅴ、Ⅷ、Ⅺ）和补体（C1s、C25、C9）以及免疫球蛋白（IgG、IgM），几种蛋白酶（激肽原、胶原酶、白明胶酶）和蛋白酶抑制剂（金属蛋白酶组织抑制剂），使其活化或丧失功能。此外，中性粒细胞弹性蛋白酶也可以诱导上皮细胞释放 IL-6、IL-8、粒细胞-巨噬细胞集落刺激因子（GM-CSF）、转移生长因子-β（TGF-β）和粘蛋白。有研究表明，中性粒细胞弹性蛋白酶分解蛋白所形成的片段（纤维蛋白和层粘蛋白的片段）对中性粒细胞有趋化作用；中性粒细胞弹性蛋白酶与整合素 CR3 结合可分解细胞内粘附分子-1，从而促进中性粒细胞迁移离开粘附部位。

肺内的细胞外基质成分主要有 4 种，它们是胶原蛋白、弹性蛋白、蛋白多糖及粘连糖蛋白。胶原蛋白和弹性蛋白为纤维状结构。蛋白多糖及粘连糖蛋白为无定型物质，充填在纤维之间和细胞之间，促进它们的粘连。这些成分相互混合交织，使组织成为一个整体并具有一定硬度和韧性，借以完成相应的生理功能。Palmgren 等的研究证实了活化的中性粒细胞释放的 NE 对细胞外基质的溶解作用。NE 的最适底物是弹性蛋白，它是构成气血屏障细胞外基质的主要成分，由于人肺干重 20％以上为弹性蛋白，弹性蛋白酶又有特异的水解作用，故破坏作用最大，约占全部蛋白水解酶总水解活力的 80％。除分解弹性蛋白外，它还能分解连接组织肺基质的其他成分，如胶原蛋白、蛋白多糖、纤维连接蛋白等。当中性粒细胞释放出的大量 NE 超过局部蛋白酶抑制系统的抑制能力时，NE 可水解周围组织，进一步损伤支气管纤毛及上皮细胞，造成支气管-肺组织破坏。慢性炎症和蛋白分解活动被认为是肺气肿的主要致病机制，因此中性粒细胞及其释放的 NE 在 COPD 的发病中起着重要的作用。

（二）基质金属蛋白酶（Matrix metalloproteinase，MMP）

基质金属蛋白酶包括 20 多种蛋白酶，能降解细胞外基质中的蛋白质。基质金属蛋白酶根据作用底物和酶结构的不同可分为 4 类：①胶原酶，包括间质性胶原酶（MMP-1）、多形核细胞胶原酶（MMP-8）和胶原酶 3（MMP-13）。其主要作用底物为纤维性胶原，如Ⅰ、Ⅱ、Ⅲ、Ⅶ、Ⅹ型胶原，蛋白聚糖的核心蛋白和明胶。②明胶酶，包括明胶酶 A（MMP2）和明胶酶（MMP9），其主要作用底物为Ⅳ、Ⅴ、Ⅶ、Ⅸ、Ⅹ型胶原，蛋白聚糖的核心蛋白和明胶、弹性蛋白，纤维粘连蛋白等。③间质溶素，包括间质溶素 1（MMP3），间质溶素 2（MMP10），间质溶素 3（MMP11）和基质溶素（MMP7），其主要作用底物为蛋白聚糖的核心蛋白、层粘连蛋白、纤维粘连蛋白、弹性蛋白、明胶、Ⅲ、Ⅳ、Ⅴ、Ⅸ、Ⅹ型胶原。④弹性蛋白酶（MMP12）主要作用底物为弹性纤维，Ⅰ型明胶和Ⅳ型胶原。⑤膜型蛋白酶（MT-MMP），包括 MT1-MMP（MMP14）、MT2-MMP（MMP15）、MT3-MMP（MMP16）、MT4-MMP 4 个成员，MMP14 的作用底物为明胶酶 A 前体。MMPs 可降解肺泡壁细胞外基质（ECM）和基底膜几乎所有的蛋白质成分，参与气道重建。

目前的研究发现胶原降解亦是肺气肿的重要特征，不仅肺气肿病人血清中存在胶原抗体，而且在不同的肺气肿动物模型中亦发现了明显的胶原降解。而中性粒细胞弹性蛋白酶不能分解作为肺组织 ECM 主要成分的 I 型胶原蛋白的 3 股螺旋部分，而 MMPs 不仅能分解弹性蛋白，而且能分解胶原Ⅰ、Ⅱ、Ⅳ、Ⅴ、Ⅶ、Ⅹ、Ⅺ以及明胶（变性的胶原），也就是说，MMPs 几乎能降解所有的 ECM。因此，目前人们认为中性粒细胞弹性蛋白酶在 α_1-抗胰蛋白酶缺乏的病人中起主要作用，而在与吸烟相关的 COPD 中起主要作用的是 MMPs 家族。

（三）肺内的其他蛋白酶

蛋白酶 3 为另一种中性粒细胞中的中性丝氨酸蛋白酶，组织蛋白酶 G 为中性粒细胞中的半胱氨酸蛋白酶，均可能参与弹性组织的离解活动。组织蛋白酶 B、L 和 S 由巨噬细胞释放，也可能参与弹性组织的离解活动。颗粒酶是一组丝氨酸蛋白酶，人的颗粒酶有 3 种，即颗粒酶 A（granzymeA，GrA）、颗粒酶 B（granzymeB，GrB）和颗粒酶 3 或 C（granzyme3orC，Gr3orGrC）。人的 GrA 由两个分子量为 27kD 的单体通过二硫键连接成 50kD 的同二聚体，具有类胰蛋白酶的性质，也参与弹性组织的离解活动。这些蛋白酶在 COPD 中的作用研究较少，尚需进一步研究。

二、肺内抗蛋白酶系统

（一）α_1-抗胰蛋白酶（α_1-antitrypsin，α_1-AT）

α_1-AT 的分子量约为 52kD，由 394 个氨基酸组成单一的肽链。编码 α_1-AT 的基因位于染色体 14q31-32.3 上，长 12.2kb。血浆 α_1-AT 主要由肝脏产生，单核细胞、肺泡巨噬细胞和上皮细胞也能合成 α_1-AT。α_1-AT 是在下呼吸道起主要作用的蛋白酶抑制剂，主要由血液弥散入肺。α_1-AT 通过与靶蛋白酶形成一种 1∶1 的紧密结构而发挥其抑制蛋白酶的效应。α_1-AT 是一种高度多形性蛋白质，用交叉电泳和等电聚焦方法至今已发现 70 多种变异型。正常人血浆 α_1-AT 浓度估计为 20～53μmol/L（150～300mg/dl），半衰期为 3～5 天，然而 α_1-AT 浓度随表型不同而不同。常见的基因变异型 M、S 和 Z。有 MM 基因型的人群 α_1-AT 水平最高，被认为是正常。杂合子 MS 人群 α_1-AT 水平约为正常的 80%，而 MZ 杂合子患者 α_1-AT 水平约为正常的 60%。SZ 杂合子极少见，但其 α_1-AT 水平约为正常的 40%。

（二）α_1-抗糜蛋白酶（α_1-antitchymotrypsin，α_1-ACT）

α_1-ACT 的分子量为 68kD，是一条单股的糖肽链，含有 400 个氨基酸残基，它的氨基末端含有一个精氨酸。它的羧基末端含有一个甘氨酸。α_1-ACT 的基因长度为 12kb。人类 α_1-ACT染色体基因包含 5 个外显子和 4 个内含子，并能在基因库中找到它们相应的具体的基因序列。研究表明，α_1-ACT 与 α_1-AT 在氨基酸序列上的同源性为 42%，，在蛋白质顺序上二者具有 45%的同源性。α_1-ACT 是丝氨酸蛋白酶抑制剂超家族成员之一，特异性地灭活丝氨酸蛋白水解酶，控制来自中性粒细胞等的糜蛋白酶类蛋白水解酶的活性，包括组织蛋白酶 G 及糜蛋白酶等。α_1-ACT 除了具有抑制蛋白水解功能外，还参与许多生物学过程，如在体外它抑制 T 淋巴细胞的自然杀伤活性，在体内加强抗原抗体反应；α_1-ACT 具有与 DNA 结合的能力，能够在体外抑制 DNA 聚合酶 α 和 DNA 引物酶；还参与调节一些生理过程；抑制人类中性粒细胞的过氧化物产物。

（三）α_2-巨球蛋白（α_2-macroglobulin）

α_2-巨球蛋白（725kD）是一种血浆蛋白酶抑制剂，肺内主要由肺泡巨噬细胞合成，可抑制NE和MMP的活性，对肺组织有保护作用。α_2-巨球蛋白还可由肝细胞和人肺纤维母细胞合成。α_2-巨球蛋白由于体积较大，一般不能从血液转运到肺间质和肺泡，因此血浆α_2-巨球蛋白水平并不能反映肺泡的浓度。但在炎症情况下血管通透性增加，α_2-巨球蛋白可以进入间质腔。

（四）基质金属蛋白酶抑制物（tissue inhibitor metalloproteinase，TIMP）

TIMP是MMP的天然抑制剂，是一组能抑制MMP活性的多功能因子，它通过对MMP的抑制，在正常细胞外基质改建和各种病理过程中发挥重要作用。目前发现有4种TIMP，TIMP1、2和4为可溶性分泌蛋白，TIMP3是一直与细胞外基质结合的非可溶性蛋白。TIMP分子包括2个蛋白质结构域，N端结构域拥有MMP抑制活性，C端结构域可能与明胶酶原的蛋白定位或复合物的形成有关。

TIMP的主要功能是对MMP的抑制作用，调节细胞外基质的代谢。TIMP对MMP的抑制作用表现在，TIMP与MMP在酶原活化阶段形成稳定的复合体，并阻碍MMP的酶原自我激活；而在MMP的活化阶段，TIMP直接与MMP形成稳定的复合体抑制MMP的活性。TIMP对MMP的抑制作用既有一定的交叉性又有特定的选择性，TIMP1主要与MMP1和MMP3结合形成1∶1化学复合物；此外它还可以与明胶酶原B特异性结合使其失活。TIMP2亦可与MMP1和MMP3形成1∶1结合；TIMP2对MMP2具有双重阻滞活性，它通过细胞膜相关机制既可以与激活的明胶酶原A结合使其失活，又可以与明胶酶A共价结合阻止其与细胞表面接触从而抑制明胶酶A的活性。同时还发现TIMP在细胞生长、繁殖及刺激血管生成等生理和病理学方面发挥一定的作用。

（五）分泌型白细胞蛋白酶抑制剂（Secretory leukocyte proteinase inhibitor，SLPI）

SLPI的分子量为12kD，由107个氨基酸组成。SLPI基因由4个外显子和3个内含子组成，全长约2.6kb。SLPI是气道中最重要的保护物质，可由气管和支气管下的腺体，以及气道上皮的非纤毛细胞产生，为气道提供局部防御机制。SLPI是一种重要的蛋白酶抑制剂，可抑制蛋白酶G、胰蛋白酶和NE等，在支气管上皮中SLPI是主要的NE抑制剂。与α_1-AT相比，SLPI能抑制已与弹性蛋白结合的NE。另外，在α_1-AT不能发挥作用的场所如气管等处，主要通过SLPI抑制蛋白酶。

三、蛋白酶/抗蛋白酶系统失衡

(一) 蛋白酶分泌亢进

1. NE的分泌亢进

(1) 功能性NE亢进　NE主要由中性粒细胞分泌，炎症反应中由于中性粒细胞的大量聚集，使得肺中NE的水平也会大量的上升。另外，细菌产生的溶白细胞毒素可破坏中性粒细胞，颗粒释放增加而NE活性增强。也有报道认为巨噬细胞在抑制NE的分泌中起重要的作用，正常情况下巨噬细胞具有吞噬活性NE的能力，由于细菌的外毒素的作用，破坏单核-巨噬细胞可导致NE的清除减少，NE的水平增高。

动物实验中采用弹性蛋白酶复制肺气肿的模型，也支持NE的分泌亢进在COPD中的作用。最早Raub等用猪的弹性蛋白酶一次性滴入金黄地鼠的气管内，4周后处死动物，发现金黄地鼠肺内已出现轻度的肺气肿样改变。

(2) 遗传性NE亢进　NE基因为50kb，位于11号染色体q14处，由5个外显子和4个保存有典型颗粒相关的丝氨酸蛋白酶基因结构的内含子组成。该基因的高水平转录只限于早幼粒细胞阶段，此时NE产生并储存在细胞质的嗜天青颗粒中，而NE在外周血循环中的成熟中性粒细胞中不能被检测到。关于NE基因的突变或缺失等对NE表达的影响，目前尚未见相关的报道。

2. MMPs的分泌亢进

(1) 功能性MMPs亢进　Finlay等报道在肺气肿患者支气管灌洗液中MMP1的水平增高，在肺泡巨噬细胞中MMP1的转录水平升高。也有报道免疫组化证实肺气肿患者肺组织中的MMP1的增高。Segura Valdez等发现COPD患者的MMP9升高，肺组织的免疫组化表明主要是中性粒细胞的MMP9升高，支气管肺泡灌洗明胶酶谱显示和明胶酶B相关的增强的条带。Finlay等在肺气肿患者的巨噬细胞中观察到增高的MMP9的表达水平。

MMP12和MMP1、MMP9一样有蛋白降解酶的活性，主要是由组织巨噬细胞产生。一些资料表明，MMP12的缺乏会减少动物对肺气肿的易感性，但是并没有直接的证据说明过度的MMP12的弹性蛋白降解活性和人类肺气肿的病理发生有关。

(2) 遗传性的MMPs亢进　17kb的基质金属蛋白酶1基因位于染色体臂11q22～23，包括10个外显子和9个内含子。-1607bp位点是转录因子结合位点的核心序列，在此位点上由于单个G核苷酸的插入或缺失影响MMP1基因的表达。Rutter等发现在MMP1基因启动子-1607bp位点（1G→2G）多态性形成了一个结合位点，显著增加了转录活性。许多研究表明，MMP1基因2G/2G基因型具有较高的转录水平，可能与COPD相关。

在一组日本吸烟人群中研究MMP9启动子多态性（C-1562T）和肺气肿形成之间的关系发现，胸部CT扫描诊断肺气肿的患者T等位基因频率要高于非肺气肿患者（$P=0.02$）。而且C/T或T/T基因型的患者比C/C基因型的患者肺的气体交换能力低（$P=0.02$），肺气肿的变化更明显（$P=0.03$）。体外测定T等位基因有高水平的MMP9表达。

MMP12基因定位于染色体11q22.2-22.3，包括10个外显子和9个内含子。在MMP12启动子-82bp有腺嘌呤-鸟嘌呤的突变（A-G）减少基因的转录。Joos等发现在MMP12的编码区有一个新的基因多态会影响基因的功能。但MMP12基因敲除的大鼠暴露于吸烟的环境中并不形成肺气肿的病理变化。

（二）抗蛋白酶缺乏

1. α_1-AT缺乏

（1）功能性α_1-AT缺乏 α_1-AT活性部位的中硫氨酸残基被氧化是其失活的主要原因。吸烟产生的氧化剂可作为趋化因子造成下呼吸道大量炎细胞聚集并大量释放蛋白酶，超出了α_1-AT所能中和的限度，即所谓的“获得性的M-AT缺乏”。在体外，过氧化酶可大大减少α_1-AT和NE的联结稳定性；在体内，烟雾中和肺泡炎细胞释放的过氧化物可导致α_1-AT失活。另一理论认为α_1-AT失活是由于在活性部位或其附近氨基酸的有限降解，或α_1-AT直接为蛋白分解酶分解。另外香烟中的自由基还可以通过直接作用于α_1-AT基因而干扰其正常表达。

（2）遗传性的α_1-AT缺乏 α_1-AT常见的基因变异型M、S和Z，这些基因变异型的不同组合形成不同的α_1-AT表型。常见的α_1-AT表型由MM型、ZZ型、MZ型、SZ型、MS型和SS型等。MM型的人群α_1-AT水平最高，被认为是正常，而其他的α_1-AT表型被认为与COPD的发生的相关。

ZZ表型的个体血浆α_1-AT浓度仅为正常的15%～20%。由报道ZZ表型的出现频率在COPD患者和对照组中分别为0.85%和0.052%。ZZ表型个体的$FEV_1/VC\%$明显降低，FEV_1的年下降量（$\triangle FEV_1$）迅速。ZZ表型个体发展为COPD的OR值为30以上。

SZ表型的个体血浆α_1-AT浓度为正常的35%～40%，其与肺气肿的关系尚有争论。Alvarez-Grandam在702例COPD及15 400例新生儿中未发现SZ表型在两组间存在差异。Seersholm等发现仅有一小部分SZ表型的个体会发展为肺气肿。SZ表型个体发展为COPD的OR值为7.92。

MZ表型的个体血浆α_1-AT浓度为正常的50%～60%。有报道发现MZ在COPD患者中的出现频率为6%，而在非COPD组中为0，两者差异显著（$P=0.04$）。对一组MZ表型的人群进行10年的追踪研究显示，MZ表型个体的肺功能（包括FEV_1、呼气流量和CO弥散量等）显著下降，表明MZ表型是发生COPD的一个危险因子。MZ型个体发展为COPD的OR值为1.5～5.0。

MS表型的个体血浆α_1-AT浓度为正常的75%，其出现频率在COPD组与非COPD组之间无差异。而SS表型的个体血浆α_1-AT浓度为-正常的52%左右，可能与肺气肿的发生有关。

另外，有研究证明α_1-AT基因3′启动子区的突变与COPD有关，其发展为COPD或肺气肿的OR值分别为4.3和3.2。此种突变与上面提到的几种基因表型导致血浆中α_1-AT的缺乏者不同，其编码蛋白的序列正常，基础α_1-AT水平无下降；突变使α_1-AT基因与转录因子的结合下降，导致基因表达降低。但也有报道认为此种突变与COPD的发生无关。

2. α_1-ACT缺乏 Weidinger等采用聚丙烯酰胺薄层凝胶电泳技术，发现α_1-ACT的正常蛋白表型在pH5.0～5.30范围显示两条主要区带，而一位女性COPD患者身上发现了一种新的蛋白表型，在两条主带的负极端另外有两条较弱的区带，家系调查发现其子也具有这种异常蛋白表型，随后将这种遗传缺陷变异体命名为Bochum-1。进一步研究发现Bochum-1血浆α_1-ACT浓度及活力只有正常人的75%。采用基因分析发现，产生这种异常蛋白表型的α_1-ACT基因的第2外显子存在点突变，氨基酸序列中55位的亮氨酸被脯氨酸代替（CTG

→CCG)。通过 DNA 直接测序和 PCR-SSCP 实验检测，人类还发现了两种天然的 α_1-ACT 变异体：Ischara-1 和 Ischara-2。α_1-ACT 的 Ischara-1 在 389 位的密码子发生点突变导致蛋氨酸被缬氨酸代替。α_1-ACT 的 Ischara-2 在靠近羧基末端的 391 位密码子缺失两个碱基 AA，在缺失的下游合成 8 种不同的氨基酸，使羧基延伸，编码额外的 10 个氨基酸。此种杂合缺失的 α_1-ACT 的血浆浓度为正常水平的 50%（37%～64%）。目前为止，Bochum-1 变异体仅在 COPD 患者中被发现；而 Ischara-2 变异体可在 COPD 和慢性肝病患者中发现。

3. α_2-巨球蛋白缺乏　血浆 α_2-巨球蛋白减少很少见，目前尚未见到 α_2-巨球蛋白减少与 COPD 之间的关系的报道。α_2-巨球蛋白的基因位于第 12 对染色体上，有学者对 COPD 患者和对照组的 DNA 采用限制片段长度多态性分析，没有发现多态性。两组均发现一种常见的氨基酸替代物（Val1000→Ile），仅一例 COPD 患者有一种氨基酸替代物（Cys972→Tyr），但其 α_2-巨球蛋白水平在正常范围。

4. TIMP 缺乏

（1）功能性 TIMP 缺乏　目前已知有 4 种 TIMP 能与活性形式的 MMPs 相互作用并抑制其活性，但有研究发现只有 TIMP1 和 TIMP2 与肺气肿、急性肺损伤等肺部疾病的发病有关。Culpitt 等采用 ELISA 方法检测 COPD 患者痰中 MMP9 和 TIMP1 的浓度，结果发现 MMP9 比正常人群高 3～12 倍，而 TIMP1 高于正常人群 3 倍左右，COPD 患者中 TIMP 的相对缺乏导致 MMP 的活性增强，可能与 COPD 的发病相关。Vignola 等采用高分辨率 CT 扫描发现，肺结构的不正常与 MMP9/TIMP1 的失衡相关。

（2）遗传性缺乏　在 TIMP 基因与 COPD 的研究中，目前发现 TIMP2 的基因突变与 COPD 的关系明显。若 TIMP2 基因突变，则使其活性下降，导致肺基质降解。已知 TIMP2 有外显子 3 上 853G/A 和启动子 418G/C 核苷酸有 2 种多态性。Hirano 等研究发现，与对照组比较，COPD 患者＋815G 等位基因频率和 418G 等位基因频率显著增高。其多态性减少了信息核苷酸的转录和稳定性，与 COPD 的发生有关，是 COPD 易感性的遗传标记物。在中国汉族人群中也发现 TIMP2 基因第 3 外显子的基因多态性与 COPD 的易感性相关。

肺内 NE 和抗蛋白酶（主要是 α_1-AT）的失衡，导致大量蛋白分解酶聚集，继而引发炎症，炎症细胞释放 NE，从而加重了这种失衡。NE 消化连接组织和蛋白聚糖，从而造成肺气肿病变的形成。NE 除造成肺基质分解外，还可造成气道扩张、纤毛上皮变性和粘液腺增生，以及纤毛上皮摆动消失。此外该酶还具有极强的促分泌潜能，可以直接促进慢性支气管炎的形成。而 MMPs 和 TIMP 失衡可能在吸烟所致的肺气肿的形成中起重要的作用，而其他的蛋白酶/抗蛋白酶失衡在 COPD 中的作用目前的研究较少。

（谢俊刚　徐永健）

本节参考文献

1. 张彦，贺蓓，赵鸣武，等．慢性阻塞性肺病患者 α_1-抗胰蛋白酶的研究．中华医学杂志，2005，85.1270-1273

2. 陈祥银，程显声，徐希胜，等．吸烟者血清 α_1-抗胰蛋白酶、中性粒细胞弹性蛋白酶及组胺的变化．基础医学与临床，2003，23：458-459

3. 谢俊刚，徐永健，张珍祥．基质金属蛋白酶组织抑制物-2 基因多态性与慢性阻塞性肺疾病易感性的关系．中华内科杂志，2003，42：727-728

4. Culpitt SV，Rogers DF，Traves SL，et al. Sputum matrix metalloproteases：comparison between chronic obstructive pulmonary disease and asthma. Respir. Med.，2005，99：703-710

5. Vignola AM，Paganin F，Capieu L，et al. Airway remodelling assessed by sputum and high-resolution computed tomography in asthma and COPD. Eur. Respir. J.，2004，24：910-917

6. Hirano k，Sakamoto T，Uchida Y，et al. Tissue inhibitor metalloproteinases-2 gene polymorphisms in chronic obstructive pulmonary disease. Eur. Respir.，2001，18：748-752

7. Poller W，Faber JP，Klobeck G，et al. Cloning of the human alpha 2-macroglobulin gene and detection of mutations in two functional domains：the bait region and the thiolester site. Hum. Genet.，1992，88（3）：313-319

8. Weidinger S，et al. Improved Phenotyping of alpha1-antichy-motrypsin（ACT）by isoelectric focusing and immunoprinting：first demonstration of a deficient protein variantin the ACT system. Electrophoresis，1992，18：778-781

9. TsudaM，et al. The defective secretion of anaturally occurring alphal-1-antichymotrypsin variant with a frame shift mutation. Eur. J. Biochem.，1996，235：821-825

10. Raub JA，Mercer RR，Miller FJ，et al. Dose response of elastase induced emphysema in hamster. Am. Rev. Respir. Dis.，1982，125：432-435

11. Alvarez-Granda L，Cabero-Perez MJ，Bustamante-Ruiz A，et al. PI SZ phenotype in chronic obstructive pulmonary disease. Thorax，1997，52：659-661

12. Piitulainen E，Bernspang E，Bjorkman S，et al. Tailored pharmacokinetic dosing allows self-administration and reduces the cost of IV augmentation therapy with human alpha（1）-antitrypsin. Eur. J. Clin. Pharmacol.，2003，59：151-156

13. Koyama H，Geddes DM. Genes，oxidative stress，and the risk of chronic obstructive pulmonary disease. Thorax，1998，53 Suppl 2：S10-14

14. Sandford AJ，Weir TD，Spinelli JJ，et al. Z and S mutations of the alpha1-antitrypsin gene and the risk of chronic obstructive pulmonary disease. Am. J. Respir. Cell Mol. Biol.，1999，20：287-291

15. Seersholm N. Pi MZ and COPD：will we ever know? Thorax，2004，59：823-825

16. Seersholm N，Wilcke JT，Kok-Jensen A，et al. Risk of hospital admission for obstructive pulmonary disease in alpha（1）-antitrypsin heterozygotes of phenotype PiMZ. Am. J. Respir. Crit. Care Med.，2000，161：81-84

17. Barnes PJ，Shapiro SD，Pauwels RA. Chronic obstructive pulmonary disease：molecular and cellular mechanisms. Eur. Respir. J.，2003，22：672-88

18. YoshifumiItoh，AkiraIto，kazushiIwata，et al. Plasma Membrane-boud TIMP-2 Specifically Inhibits MMP-2 Activated on the cell surface. J. Biol. Chem.，1998，273：24360-2465

19. Olson MW，Gervasi DC，Mobashery S，et al. Kinetic Analysis of the Binding of Human MMP-2 and MMP-9 to TIMP-1 and TIMP-2. J. Biol. Chem.，1997，272：29975-299780

20. Yim JJ，Park GY，Lee CT，et al. Genetic susceptibility to chronic obstructive pulmonary disease in Koreans：combined analysis of polymorphic genotypes for microsomal epoxide hydrolase and glutathione S-transferase M1 and T1. Thorax，2000，55：121-125

21. Woolhouse IS，Bayley DL，Lalor P，et al. Endothelial interactions of neutrophils under flow in chronic obstructive pulmonary disease. Eur. Respir. J.，2005，25：612-617

22. Molfino NA. Genetics of COPD. Chest，2004 ，125：1929-1940
23. Mishima M. Pathophysiologic mechanism in COPD. Nippon Naika Gakkai Zasshi，2004，93：383-389
24. Claus V，Adrian G，Roland B. Use of secretory leukoprotease inhibitor to augment lung antineutrophil elastase activity. Chest，1996，8：261-266

第六节 氧化应激

氧化物在COPD的病理生理过程中起重要的作用。氧化损伤可由烟雾刺激直接导致，或由烟雾里的活性成分激活炎症细胞间接产生。氧化应激通过许多生物学反应引起细胞损伤，基因表达的改变，刺激粘液分泌，灭活抗蛋白酶，促进凋亡等参与COPD的发病过程。此外，氧化物能活化转录NF-κB并通过协同转录其他炎症因子而参与COPD的形成。氧化应激的标志物如过氧化氢，脂质过氧化物等在COPD患者的呼出气和血清中的水平是升高的。

一、氧化应激的基础

过去人们总认为，氧对需氧生物是有益无害的，目前日益清楚，这种看法是片面的。在氧的代谢过程中有一类称为活性氧（reactive oxygen species，ROS）的物质，该物质产生的毒性作用可以引起一种称为氧化应激的反应（oxidative stress response），这种反应在许多生理和病理过程中都起着重要作用，如癌症、动脉粥样硬化、衰老和各种炎症性疾病等过程中都有ROS的参与。ROS有不同的来源，常见的来源有细胞呼吸及有氧代谢过程中由氧转化为水的不完全氧化、炎症细胞被激活引起的“氧暴发”，以及由于外源性氧化物如吸烟、环境污染、药物、化疗和高氧引起等。ROS包括超氧阴离子（O_2^-）、羟自由基（$OH^{\cdot}$）及过氧化氢（H_2O_2）等，其中O_2^-和$OH^{\cdot}$为自由基。ROS可通过氧化核酸、蛋白质和膜脂质引起细胞损伤。除可改变脂质、蛋白质和核酸等生物分子引起细胞损伤外，ROS还可和多不饱和脂肪酸发生反应，引起脂质过氧化产生单线态氧（$^1O_2$）、过氧基和烷氧基（peroxyl and alkoxyl radical）及H_2O_2。ROS既可以灭活蛋白质如谷氨酸合成酶、铜锌SOD的活性，又可以导致DNA链断裂、碱基氧化。此外，来源于血管内皮作为松弛因子的一氧化氮（NO）是一种生理性自由基，但过多的NO及其衍生物如过氧化亚硝酸盐（peroxynitrite，$ONOO^-$）和NO_2^-对机体却是有害的。

尽管体内存在众多的ROS损伤的可能，但是正常状态下生物体却未出现明显的损伤表现，这是因为体内还存在一套抗氧化损伤的机制。有机体在进化过程中产生有两类对ROS的防卫解毒机制：一类是非酶性的，包括抗坏血酸、维生素E、白蛋白、结合珠蛋白-血液结合素（haptoglobin-hemopexin）、血浆铜蓝蛋白、铁传递蛋白-乳铁传递蛋白（transferrin-lactoferrin）、胆红素、尿酸和含巯基（SH）的谷胱甘肽（GSH）；另一类是酶类解毒机制，包括超氧化物歧化酶（superoxide dismutase，SOD）、过氧化氢酶（catalase）和谷胱甘肽过氧化物酶（GPX）。另外，ROS导致的DNA损伤可以诱导产生基因产物，这些产物在修补DNA损伤中起着重要作用。

（一）氧化应激的分子反应

目前有关氧化应激的分子反应的研究结果多来自于原核细胞的反应，如细菌和支原体都属于原核细胞生物。在细菌中，基因调节子诱导的蛋白质表达对氧化应激提供了适应性和耐受力，并保持细胞的内环境稳定性。抗氧化基因表达与ROS的种类有关。

1. H_2O_2引起的反应　对H_2O_2发生反应时，需要通过一种oxyR基因产物作为转录激活物，而后诱导许多基因的转录，包括过氧化氢基因（KatG）、谷胱甘肽还原酶基因（gorA）及还原型辅酶Ⅱ（NADPH）依赖性烷氢过氧化物还原酶基因（ahpFC），与这些靶基因（例如katG、ahpFC）的启动子结合的oxyR蛋白有氧化和还原两种形式，仅仅氧化型能激活基因转录。

2. O_2^-引起的反应　O_2^-发生反应时，soxRS调节子介导下列基因的转录，包括MnSOD基因（sodA）、DNA修复内切酶Ⅳ基因（nfo）和G6PD基因（zwf）。目前认为，一种小级联调控soxRS调节子，即O_2^-激活已存在的soxR蛋白质，而后依次激活soxS基因表达，soxS蛋白质产生增多，后者诱导靶基因的转录激活包括sodA、nfo及zwf。soxR可视为O_2^-的受体，soxS是效应器。最近报道，soxR也能被NO激活。此外，细菌如大肠杆菌（E. Coli）、鼠伤寒杆菌（S. typh.），均可对热休克和氧化应激发生反应，表达一组热休克蛋白（HSP），说明基因激活的重叠途径，即氧化应激诱导的某些蛋白质亦能受到其他类型应激的诱导。

哺乳动物氧化应激时细胞的基因反应知之甚少，可能和原核生物一样也存在有全局性机制。但至今未能发现如在细菌中所见到的特异性调节子，但最近证明抗氧化酶基因表达和应激反应基因的变化在哺乳动物氧化应激反应中起着重要作用。

（二）抗氧化酶

1. 超氧化物歧化酶（SOD）　是一种存在于所有需氧生物中，含有锰、铜、锌、铁的金属蛋白，其主要功能是清除ROS中O_2^-的毒性。在哺乳动物细胞中，SOD主要以两种形式存在：CuZnSOD（位于胞浆）和MnSOD（位于线粒体）。还有一种位于细胞外的SOD形式也得到证实。

Hass等克隆了鼠肺CuZnSOD发现其95%和鼠肝CuZnSOD同源，88%与人体互补DNA（complementary DNA，cDNA）同源。肺CuZnSOD的基因表达随发育阶段而异，妊娠期CuZnSOD mRNA水平最高，产后下降。对氧化应激如高氧发生反应时，CuZnSOD的调控是复杂的，在鼠肺中，高氧并不能改变CuZnSOD mRNA或CuZnSOD，但体外实验证明，高氧应激后，内皮细胞CuZnSOD mRNA表达和活性增加。其他氧化应激，包括H_2O_2和黄嘌呤/黄嘌呤氧化酶（一种自由基产生系统）并不影响CuZnSOD mRNA的组成型表达，但CuZnSOD在影响成年大鼠肺氧中毒耐受方面起重要作用。White等证明，转基因鼠CuZnSOD组成表达水平增高时与对照组比较显示肺损伤的形态学改变减轻。CuZnSOD过度表达的转基因鼠，其存活率也远高于同龄对照组。大鼠MnSODcDNA及基因启动子已被分离和克隆。Clyde等证明，MnSOD mRNA表达增加主要位于肺泡Ⅱ型细胞、间皮细胞、肺泡导管和小动脉。大鼠MnSOD基因启动子既不包含CAAT盒也不含TATA盒，而包含有两份Spl基元序列的拷贝，其中一份还有腺病毒增强子。脂质体包裹的SOD和过氧化氢酶已被证实有助于体内对抗氧中毒。Wispe等通过转基因鼠实验了解到，将人肺表面活性剂蛋白C基因启动子接到MnSOD上而后转移到鼠，以观察鼠肺中人MnSOD的选择性表达，在这些转基因鼠中MnSOD蛋白和活性增加，并对高氧暴露有很高的保护性，可免于氧化应激引起的肺损伤，表现为存活率增加、肺出血和透明质酸酶形成减少、肺泡和间质水肿减轻。实验结果表明，MnSOD可保护肺免于高氧应激损伤。

2. 谷胱甘肽氧化酶（GPx） 是一种能清除 H_2O_2 毒性的胞浆酶。其家族有4个成员：（1）胞浆型（GPx-1）；（2）血浆型（GPx-P）；（3）磷酯氢过氧化物谷胱甘肽过氧化物酶（PHGPx）型；（4）与GPx-1相似的类GPx-1型。GPx表达在体内受到多个水平的调控。肺组织因经常暴露在很高的氧水平，所以GPx活性和表达水平都比较高。

（三）应激反应基因

金属硫蛋白（metallothionein，MT）是一种普遍存在的金属结合蛋白，与重金属有很高的亲和力，MT有很高比例（30%）的半胱氨酸残基，但都没有二硫键，并具有两种同分异构体。重金属、细胞因子和激素（肾上腺素、高血糖素、cAMP）均可作为诱导剂激活MT基因转录。各种重金属包括铜、镉、锌和汞都可诱导MT，其中镉是最强的诱导剂。MT也可被氧化应激剂如高氧水平、X射线及紫外线诱导，化学刺激也能引起ROS产生，如维生素 K_3、阿霉素、博莱霉素、百草枯（一种农药）也是MT的强诱导剂。

虽然MT的生物机能并不完全清楚，但现已发现，MT的存在不仅与细胞内金属离子的稳定性有关，而且在防止氧损伤中起重要作用。体外实验证明，MT有清除ROS的功能，例如可以清除由黄嘌呤/黄嘌呤氧化酶产生的 O_2^- 和 $OH^·$。而且，MT还可抑制红细胞的脂质过氧化。Chubatsu等证明锌诱导的V79中国苍鼠MT表达，可增加对 H_2O_2 引起的DNA链断裂产物的抵抗力。叔丁基氢过氧化物是一种通过脂质过氧化杀伤细胞的氧化物，MT-I基因过度表达可保护成纤维细胞免于叔丁基氢过氧化物的毒性损伤。

（四）血红素加氧酶

血红素加氧酶（heme oxygenase，HO）是一种在高等真核生物中普遍存在的酶，血红素在HO作用下释放出一氧化碳和铁，并生成胆绿素，而后再在还原酶作用下生成胆红素。HO有两种同分异构体：HO-1和HO-2。HO-2是分布全身的组成酶，而HO-1有很高的可诱导性，重金属、细胞因子、激素、细胞毒素以及热休克均可强有力地诱发HO-1表达。近年来发现，各种氧化应激刺激如紫外线、亚砷酸盐、谷胱甘肽清除剂都可以是HO-1的强诱导剂。

氧化应激后HO-1诱导的机能意义尚未完全清楚，目前推测HO-1表达增加可保护细胞免于氧化应激损伤。Vile等体外实验证明，HO-1可介导对紫外线引起的氧化应激产生适应性反应。Nath等证实HO-1在保护机体免于氧化作用引起的横纹肌溶解损伤中起作用。Camhi等证实，血红蛋白诱导的HO-1可保护机体免于氧化作用介导的内毒素损伤。HO-1介导的保护作用机制尚未清楚，可能与下列因素有关：（1）铁离子被扣留 $OH^·$ 的产生不仅需要 O_2^- 或 H_2O_2，而且要有过渡金属如铁螯合物存在（由铁催化的Fenton型Haber-Weiss反应），$OH^·$ 是最活跃最强有力的氧自由基。而铁蛋白可将铁离子扣留在细胞内，从而限制了上述反应，使自由基生成减少。Eisenstein等证明，血红素可诱导大鼠成纤维细胞HO-1蛋白和铁蛋白mRNA表达。Vile等证明HO-1对紫外线照射的防护作用取决于铁蛋白的合成。Nath也证明，体内铁蛋白增加可有助于血红蛋白诱发的HO-1的保护性影响。（2）胆红素的作用 胆红素本身就是一种抗氧化剂，在某种情况下比维生素E防止脂质过氧化更为有效。目前，体内和体外的实验和观察证明，胆红素在HO-1的抗氧化作用中起决定性作用。

有人发现胆红素能有效的清除单线态氧和$^1O_2$。(3)一氧化碳(CO) CO是长期被忽视的血红素降解产物，能激活鸟苷酸环化酶从而调节cGMP水平，现在认为，CO和NO都属于“气体细胞信使”，像NO一样，CO也可能执行细胞信息功能调节血管张力，有人认为，在缺氧情况下，CO可以经HO-1介导血管壁细胞间相互反应和细胞增殖。

(五)细胞因子

在机体炎症和免疫应答过程中，由免疫细胞产生的一类具有免疫调节与效应功能的小分子多肽或蛋白称为细胞因子(cytokine)。各类型细胞对氧化剂发生应激时，都可见到各种细胞因子表达增加，这些氧化剂包括离子辐射、高氧、博莱霉素和百草枯等。Fabisiak等证明，在暴露到慢性高氧环境后，大鼠肺血小板衍生生长因子(platelet-derived growth factor，PDGF)B mRNA表达增加，与85%的氧持续接触，最早可在第3天出现PDGF-BmRNA稳定地增加，并保持继续上升到第7天，这种表达增加出现在DNA合成增加以前。Powell等进一步证明，大鼠肺在对高氧发生反应时，也可使PDGF-A和PDGF-B受体亚单位在高氧暴露后的4小时内出现上调。

(六)转录调节

近年来，许多事实说明，其他基因产物如转录调节物在氧化应激的分子反应中起着关键性作用，转录激活物不仅能被氧化应激激活，而且能将细胞内外氧化应激信号传导到靶基因，并在其介导下的进一步激活中起重要作用，其中最具特征性的转录因子是AP-1和NF-κB。

1. 转录因子活化蛋白(activator protein-1，AP-1) AP-1是由Jun和Fos原癌基因(protooncogene)家族产物组成的多蛋白复合物。最初发现AP-1可被佛波酯肿瘤启动子(phorbol ester tumor promoter)及生长因子刺激激活，现已证明细胞应激包括DNA损伤和氧化应激也可激活AP-1。在对氧化刺激发生反应时，AP-1活性主要通过磷酸化过程，在转录和转录后修饰水平受到调控。近来发现，AP-1的复杂的调控方式说明，AP-1也是一种抗氧化反应转录因子。抗氧化物如二硫氨基甲酸(dithiocarbamate)及N-乙酰半胱氨酸(N-acetylcysteine，N-AC)也能诱导AP-1结合活性。各种培养细胞氧化应激后，也可看到转录因子的AP-1家族成员表达增加。Makci等证明，鼠肾近曲小管上皮细胞暴露到黄嘌呤/黄嘌呤氧化酶后，c-fos和c-jun mRNA表达增加。细胞内外钙离子螯合物可阻断c-jun和c-fos表达增加，提示钙在调控氧化应激后这些应激基因中起作用。

2. 核转录因子-κB 近年来发现核转录因子NF-κB参与氧化应激基因表达的调控。NF-κB是一种与DNA结合的，由P_{50}和P_{65}亚单位组成的异二聚体多效应性转录激活物，以失活状态存在于胞浆中，一种称为IκB的抑制性蛋白亚单位影响NF-κB的定位，阻止其核转位并抑制NF-κB与DNA的结合活性。各种刺激都可诱导NF-κB的DNA结合活性，这些刺激物有病毒、LPS、蛋白合成抑制剂、细胞因子等。极低浓度的H_2O_2即可激活NF-κB，由于用N-AC这种抗氧化剂和自由基清除剂可防止H_2O_2对NF-κB的激活作用，说明ROS是直接或间接地参与了这种激活过程。此外，其他一些刺激如LPS、放线菌酮、IL-1、双链DNA引起的NF-κB激活也可被N-AC和硫醇类化合物阻断，说明在NF-κB激活中，ROS可能是一种广泛参与的物质。近来，人体HO启动子和大鼠MnSOD启动子中的NF-κB结合位点已得到证实，最近报道，过氧化物激活NF-κB，可诱导HO的基因表达。

3. CCAAT-增强子结合蛋白（C/EBP） 转录因子 C/EBP 家族是一种二聚体经亮氨酸拉链（leucine zipper）与 DNA 结合的基本亮氨酸拉链家族，由几种同功异构体组成，最值得注意的是 α，β 和 δ。C/EBP-α 在脂肪细胞分化和肝脏特异性基因表达中起作用，C/EBP-β 和 C/EBP-δ 在 C/EBP 表达中更普遍，并在介导炎症过程急性期蛋白表达中起重要作用。Choi 等证明，大鼠肺高氧应激后体内 C/EBP 表达及与 DNA 结合活性增加。

4. 抗氧化酶反应元件 抗氧化酶反应元件（ARE）5′-GTGACAAAGC-3’的相应位点，近来已在基因中获得证实，如大鼠的 NAD（P）H-醌还原酶基因、谷胱甘肽 S 转移酶 Ya 亚单位基因。有趣的是人体 NAD（P）H-醌还原酶基因中的基因序列也含有 AP-1 蛋白的识别位点，位于 ARE 基因序列 AP-1 位点的突变，可导致 NAD（P）H-醌还原酶表达抑制。

（七）信号传导途径

各种刺激诸如生长因子、细胞应激包括 DNA 损伤或氧化应激所产生的信号，由细胞表面到细胞内引起转录调控的传导途径已获得证实。

以 AP-1 为例，有丝分裂原或细胞应激的信号，由细胞表面传递到核，最初需经过细胞表面受体酪氨酸激酶（tyrosine kinase）。例如，表皮生长因子（EGF）与配体结合后，酪氨酸激酶在酪氨酸残基自动磷酸化，经与 SH2-SH3-SH2 连接蛋白 Grb2 结合后使 Ras 激活。一旦 Ras 被激活后便与蛋白激酶 c-Raf-1 结合、引起 c-Raf 复合物的膜性激活，Raf 的激活形式经磷酸化后再激活有丝分裂激活蛋白激酶（MAPK）或 MAPK 激酶（MEK），MEK 是一种双重特异性蛋白激酶，能磷酸化和激活 MAPK，MAPK 也称为细胞外信号调控激酶（EPK），属于丝氨酸/苏氨酸激酶家族。MAPK 在蛋白激酶催化区第 8 亚区 Thr188 和 Tyr190 位磷酸化一小组蛋白质，包括另一苏氨酸/丝氨酸蛋白激酶、P90，以及几个转录因子，值得注意的有 c-myc、c-jun 及 c-fos，最后导致 AP-1 活化。氧化应激和 DNA 损伤产物引起的 AP-1 活化，例如紫外线也经过 MAPK 途径。此途径可被 N-AC 阻断提示 ROS 在 AP-1 活化中是一种关键信息，上述反应是一种生理功能，如加以阻断会使细胞对紫外线损伤的恶性影响更为敏感。Abe 等也证实，H_2O_2 可激活气管平滑肌细胞的 MAPK 途径。此外还有一条细胞外或细胞内刺激激活 AP-1 的信息传递的补充途径，即 JWK（c-jun NK_2 末端激酶）信号途径，JNK 蛋白激酶是 MAPK 家族中 54kD 丝氨酸/苏氨酸激酶的一个家族，对细胞应激有很高的活性，这些应激包括紫外线、IL-1 及 TNF_α，但对有丝分裂原如佛波醇酯（TPA）及可激活 MAPK 的 PDGF 反应微弱。JNK（鼠应激联合蛋白激酶的人体同源物激酶）经双重特异性 MAPK 激酶作用，被苏氨酸和酪氨酸的双重磷酸化激活，JNK 结合到 Jun 蛋白导致 c-Jun 激活和转录活性增加。近年来发现，鼠肾缺血再灌流的应激反应中也有 JNK 激酶活性激活。最近发现的 MAPK 家族成员是 P38PAPK，在对 LPS 起反应时，其酪氨酸被磷酸化，P38 也可被渗透性应激，IL-1 和热休克激活。但 P38 的底物以及 P38 途径与 MAPK、JNK 信号传递途径的关系至今尚不清楚。

（八）凋亡

细胞凋亡（apoptosis）是一种不同于细胞坏死的细胞死亡方式，是对各种刺激发生反应时以有控方式发生的死亡，即细胞自身的主动死亡过程，所以又称为程序性细胞死亡（programmed cell death，PCD），虽然凋亡可见于正常胎儿发育期，正常成人组织重建及内环境稳定时等，但许多因素可加剧这一过程，如糖皮质激素、抗CD3抗体和IL-2等都可诱发淋巴细胞凋亡。转录和翻译的阻断剂、蛋白激酶激活、微管破裂也可诱发骨髓细胞凋亡。Ueda和Shah证明，在肾小管上皮细胞暴露至H_2O_2后引起的DNA损伤和细胞死亡中，最早出现的现象是核酸内切酶激活。Buttke也认为氧化应激是细胞凋亡的重要机制。Bcl-2原癌基因能抑制各种刺激诱导产生的凋亡，这些刺激包括高温、放射、化疗剂、糖皮质激素等。Bcl-2保护细胞免于H_2O_2等诱导的氧化死亡，并且能抑制脂质过氧化，提示其可在生产ROS的场所，调控一种抗氧化途径以防止细胞凋亡。有报道认为Bcl-2可保护巨噬细胞免于NO介导的细胞凋亡。

总之，机体对ROS等物质造成的氧化损伤反应敏锐，而且在不同的水平都进行着适当而精确的调控，保证在生理情况下，氧化损伤和抗氧化损伤两个对立的过程处于动态平衡中。但当外界物理、化学和（或）生物等因素过强干预，超过机体的自身调节能力时，氧化/抗氧化平衡即被打破，机体也会出现相应的病理改变。可以说没有哪一种疾病的发生发展不存在氧化/抗氧化的失衡，COPD这种气道的慢性炎症性疾病当然也不例外。

二、COPD与氧化应激

近年来，由于工业的发展，环境的污染，COPD在全球发病都呈明显上升趋势，这与长期吸烟以及暴露于有害气体环境中工作密切相关。而吸烟、工业有害气体及反复病原微生物的感染，使炎症细胞和外源性氧化物产生的内源性ROS增加，可导致机体氧化/抗氧化平衡被打破，而肺则成为受损伤的主要靶器官。所以，COPD的发病与氧化应激密切相关。研究表明COPD患者机体内产生氧化物增加而同时可能伴有抗氧化物减少，无论在急性发作期还是在缓解期COPD患者体内均存在氧化/抗氧化失衡。体内氧化/抗氧化失衡是造成气道粘膜慢性损伤导致COPD形成的重要机制之一，氧化/抗氧化失衡在COPD发病中的作用及对其治疗已日益受到重视。

（一）COPD患者存在氧化/抗氧化物的失衡

1. COPD患者肺内氧化产物明显增加

（1）COPD患者肺内H_2O_2明显增加，COPD稳定期患者呼出气中H_2O_2的水平有明显升高，急性加重期更加明显，应用抗氧化剂乙酰半胱氨酸（NAC）后呼出气中H_2O_2含量减少。

（2）COPD患者脂质过氧化物也明显增加，脂质过氧化代谢物（TBARs）、乙烷是多聚未饱和脂肪酸过氧化的产物。COPD稳定期患者呼出气、血浆、支气管肺泡灌洗液（BALF）中TBARS及呼出气中的乙烷含量明显增加且与气道阻塞程度呈正相关，可作为氧化应激的标志物。异丙前列环素（isoprostanes）在COPD患者呼出气中明显升高。实际上呼出气中膜脂质过氧化物并不仅仅代表肺部和气道的氧化应激产物，而是反映全身氧化应激的产物。

（3）COPD患者呼出气中的CO和NO也明显高于健康对照者。

（4）氧化剂和DNA的反应产物8-羟基-2-脱氧鸟苷在COPD患者外周血细胞和肺上皮细胞中也明显升高。

2. COPD患者肺内抗氧化物质改变　氧化物对肺有持续性的破坏作用，因此抗氧化物对肺的防御机制有至关重要的作用。至于COPD患者肺内抗氧化物是减少还是增加，目前研究结果尚未统一。Rahman 等研究表明，吸烟者及 COPD 患者急性发作期，血浆抗氧化能力明显减弱，且与血多形核白细胞（PMN）产生 O_2^- 呈负相关，与 PaO_2 呈正相关；病情随治疗缓解后，血浆抗氧化能力逐渐恢复，但仍低于健康者。COPD 患者 BALF 中 GSH 较正常人为低，且与 FEV_1 下降程度相关。其他研究发现，吸烟 COPD 者血中维生素 C、维生素 E 及 β 胡萝卜素减少，BALF 中维生素 E 水平亦较正常者低。长期吸烟者红细胞的 G6PD 及 GPX 活性也下降。提示肺内抗氧化物减少难以抵御肺内氧化物对肺组织的损害，易发生 COPD。但也有研究结果与此相反，表明 COPD 患者产生抗氧化物的个体差异很大，有的增加，有的减少，其具体产生机制尚未阐明。

（二）COPD 患者肺内氧化剂的来源

1. 吸烟　吸烟是 COPD 发生和发展的重要因素之一，接近 90% 的 COPD 患者有吸烟史。香烟烟雾中含有 4700 种化学物质，每口烟雾含有超过 10^{16} 氧化物，其中香烟烟雾和焦油均含有较高浓度的自由基，此类物质包括多聚苯氧自由基、半醌基团、醛、环氧化物、过氧化物、氮氧化物（NO）、烯烃、O_2^- 及 H_2O_2 等。研究表明呼出气中 H_2O_2 可以作为氧化应激和肺部炎症的标志物，健康吸烟者呼出气中的 H_2O_2 也明显增高，且呈稳定状态，而不吸烟者呼出气中虽含有一定量的 H_2O_2，但其含量随时间、代谢状态、性别的变化而变化。正常不吸烟者呼出气中 TBARs 检测率很低，而吸烟者呼出气中含有较多的 TBARs。总之，吸烟者气道氧化产物较不吸烟者明显增加。烟雾中的氧化剂尤其是 NO 在烟雾中的浓度很高（500～1000ppm/puff）且常常被氧化为 NO_2，而 NO_2 能进一步与许多类型的有机化合物（如异戊二烯）反应产生自由基（如 O_2^-、$OH^·$、H_2O_2）等。焦油是一种有效的金属螯合剂，它可与铁离子反应产生 H_2O_2、NO、超氧阴离子（O_2^-）和过氧化亚硝酸盐等氧化物。而且焦油中含有的几种自由基可进一步大量催化 H_2O_2 转变为 $OH^·$，因此焦油最后可诱导机体产生大量 $OH^·$ 等氧化物。这些氧化物质通过不同途径刺激肺内炎症反应，滞留或募集多种炎症细胞如中性粒细胞、嗜酸性粒细胞、巨噬细胞、淋巴细胞至肺部，这些炎症细胞激活后进而又可释放多种 ROS，使肺组织局部 ROS 进一步增加。另外，吸烟者气道游离铁离子的含量增高而使气道粘液中氧化物的产生明显增多，在许多氧化反应中铁离子起重要作用，铁离子至少在两方面参与了自由基对机体的损伤：①参与了氧自由基代谢；②催化脂质氢过氧化物裂解引发链式反应和支链反应。

2. 气道炎症　气道炎症与 COPD 的发生、发展密切相关。多形核白细胞（PMN）及肺泡巨噬细胞（AM）作为主要的炎症细胞，以及嗜酸性粒细胞（EOS）、淋巴细胞、肺上皮细胞等均参与气道炎症反应且影响氧化/抗氧化平衡。研究发现吸烟者及 COPD 患者的 BALF、痰液以及支气管活检等检测结果表明气道 PMN 数增加，BALF 中髓过氧化物酶（MPO）增加，且 COPD 患者 FEV_1 与 BALF 中 PMN 及 MPO 浓度呈负相关。进一步研究显示，COPD 患者血 PMN 的趋化性、蛋白溶解性、MPO 活性及其产生 O_2^- 和 H_2O_2 均增加。表明吸烟者及 COPD 患者肺内氧化物增加与 PMN 数增加有关。AM 在 COPD 中亦起重要作用，研究显示吸烟者及 COPD 患者 BALF 中 AM 数增多，其体外释放 O_2^- 和 H_2O_2 的能力增加。Schaberg 等发现吸烟者 BALF 中高密度 AM 亚群较非吸烟者增高，其释放 O_2^- 量明显较正常密度的 AM 增加。提示 AM 在肺内聚集，并被激活。周围血 EOS 增多曾被认为是气道阻塞发展的一个危险因素。Saette 等通过对 COPD 患者的肺活检及 BALF 检测，发现其气道壁内 EOS 浸润及嗜酸性粒细胞阳离子蛋白（ECP）水平增加，后者被认为是 EOS 活化的一种标志，且证实 EOS 在体外较 PMN 或 AM 能产生更多的 O_2^-，提示 EOS 参与肺的氧化应激反应。另外，COPD 患者肺内淋巴细胞、肥大细胞及上皮细胞均可通过摄取氧分子而产生氧化物，干扰肺内氧化物/抗氧化物平衡，参与 COPD 的发病。PMN 和 AM 等炎性细胞产生的氧化物有两类：第 1 类为氧自由基和 H_2O_2；第 2 类为氧化卤素，主要来源于过氧化物酶和 MPO 对 H_2O_2 的修饰。吸烟，细菌、支原体等理化和微生物的刺激，通过影响 PMN 和巨噬细胞向肺内迁移增加而产生大量氧化物而使氧化压力增加。

3. 感染　在 COPD 急性发作期或缓解期，常在患者肺内可检出肺炎链球菌及非荚膜流感嗜血杆菌。COPD 患者多有吸烟史，而吸烟可造成支气管纤毛清除系统的损坏，使寄生于上呼吸道的细菌移生至下呼吸道，且对细胞的粘附性增强，有利于细菌在下呼吸道持续定植，造成局部炎症反应，炎性细胞聚集、活化，产生氧化物。

4. 其他　吸入污染的空气中的臭氧及 NO 等，可使气道发生脂质过氧化及产生氧化物。现有研究证实空气污染可导致自由基产生，引起气道炎症反应和上皮损伤等，与 COPD 发病及急性加重等相关。石棉及硅颗粒亦可与肺内 AM 结合，激活 AM 使肺组织氧化物增加。

（三）COPD 患者氧化/抗氧化物的平衡调节

1. COPD 患者氧化损伤机制

（1）氧化物对气道和肺部的直接损伤　呼吸道内衬液（RTLF）和气道上皮是防护氧化物入侵的第一道防线，烟雾中氧化剂和其他毒性物质穿过 RTLF 防护层，对上皮细胞可直接产生损伤，直接损伤引起的炎症反应进一步加重了损伤。氧自由基可直接与脂类反应，夺取一个氢原子形成脂基团，在有氧的情况下，引发脂质过氧化链式反应，产生脂质过氧基和脂质氢过氧化物。脂质过氧化导致脂肪酸链断裂，影响膜的流动性和通透性，它还可增加花生四烯酸代谢合成物，如血栓素、前列腺素 E、白三烯 C4 等，参与炎症过程。研究表明吸烟者和 COPD 患者血中脂质过氧化物增加，提示氧化物直接引起肺组织细胞膜的脂质过氧化，参与 COPD 的发生、发展。羟基自由基 $OH^{\cdot}$ 可使多糖解聚、直接攻击透明质酸、对自由氨基酸和肽键进行修饰，以及抑制胶原的凝聚以及原胶原的交联。氧化卤素也可降解肺基质组分，如：HOC_1 可以迅速与硫氧化物和含氮化合物反应，研究表明无甲硫氨酸的弹性蛋白赖氨酸侧链极易为氧化卤素氧化。外源性（如烟雾中）的氧自由基及炎症细胞所释放的 ROS 可刺激气道上皮细胞分泌高分子量的复合糖，减弱粘膜功能；增强内皮渗通性，减弱内皮细胞的粘附性，并对肺泡Ⅱ型细胞具有一定的溶解作用。同时减弱上皮细胞参与损伤后修复的能力，抑制成纤维细胞募集、增殖，减弱弹性蛋白合成与修复，影响细胞外基质重建。体内外的实验表明吸烟所致的内皮渗透性增加是通过减少细胞内重要的抗氧化物 GSH 来完成的。同时募集在气道的中性粒细胞和巨噬细胞释放的 ROS 进一步加重损伤。

（2）氧化应激与肺部炎症损伤　COPD 的重要特征是整个气道与肺实质的持续性炎症病变，吸烟可引起气道早期炎症反应，肺功能（FEV_1）正常的吸烟者可以导致气道炎症，炎症涉及中央气道和外周气道以及肺实质，并和肺实质的破坏程度呈正相关，在肺泡与肺泡连接结构之间损伤较严重，可能与此处所受到的氧化负荷最大有关。氧化应激与肺部炎症有明确的关系：①氧化物可减弱中性粒细胞的变形能力，致中性粒细胞在肺微循环的滞留、募集、活化；肺部炎症的变化，引起趋化因子，细胞因子等炎症介质进一步促进了中性粒细胞的聚集。②氧化应激可激活 NF-κB、AP-1，而 NF-κB 可以调节炎症介质如 IL-8、IL-1、NO 和 TNF-α 等的释放，促进中性粒细胞在肺内的滞留、活化；抗氧化剂可减少 NF-κB、AP-1 的激活，减少内皮细胞和巨噬细胞释放的炎症介质。③氧化剂可调节中性粒细胞表面粘附分子的表达。募集在肺内的中性粒细胞被激活释放 ROS，如 H_2O_2、O_2^-、$OH^\cdot$ 等在炎症部位引起组织损伤，其中 O_2^- 具有一些前炎症介质特性，可在炎症位点募集中性粒细胞，形成趋化因子，膜脂质过氧化，释放细胞因子，如肿瘤坏死因子-α（TNF-α）、IL-1，产生过氧化亚硝酸盐（$ONOO^-$）（而 $ONOO^-$ 可损伤 DNA 导致细胞死亡），它还抑制内源性 SOD 酶的活性。膜脂质过氧化使细胞膜渗通性改变，离子外流。滞留的中性粒细胞对血管内皮细胞的粘附性增强，使 TNF-α、粘附分子等跨内皮转运至气道和肺，并在支气管肺内募集。活化的中性粒细胞释放蛋白酶引起组织损伤。在 COPD 炎症中 $CD8^+$ T 细胞，IL-8 起着重要作用，氧化物对它们的作用研究尚不清楚，对此研究可进一步理解氧化物在气道、肺部炎症中的作用。

（3）蛋白酶-抗蛋白酶失衡　体内引起肺部破坏的酶主要是中性粒细胞弹性蛋白酶（NE）、蛋白酶Ⅲ、组织蛋白酶、基质金属蛋白酶等，其抑制剂主要为 α_1-抗胰蛋白酶（α_1-AT）、白细胞蛋白酶抑制剂（SLPI）、组织金属蛋白酶抑制剂（TIMPS）。α_1-AT 的主要作用是保护肺间质避免受 NE 的破坏。氧化物尤其是香烟中的氧化物可造成 AMs 和 PMN 在肺内的聚集并释放炎症介质，降解胶原和弹性蛋白。氧化物还可使 α_1-AT 氧化失活或与 NE 结合率降低。氧化物与蛋白质分子中的甲硫氨酸、半胱氨酸、酪氨酸等残基直接发生反应，破坏蛋白质一级结构，使蛋白质功能受损，酶失活。NO 或其衍化物与蛋白质反应后，可使蛋白质降解。如香烟中的氧化物和 PMN 释放的氧化剂可使支气管粘膜蛋白酶抑制剂（BM-PI）失活从而造成慢支的发生。有研究认为激活的中性粒细胞首先释放 ROS，ROS 使 α_1-AT 失活，失活的 α_1-AT 对 NE 的抑制作用减弱。体外研究显示，氧化物 MPO 能刺激豚鼠的肺泡Ⅱ型上皮细胞和巨噬细胞弹性蛋白酶失活。有学者认为吸烟可导致 α_1-AT 的功能缺陷，进一步的研究证实了 α_1-AT 蛋氨酸 353 和 358 位点对氧化物具有易感性，这两个位点的变异引起抗 NE 活性的下降。还有研究证实氧化剂还可通过修饰基质分子，使其更容易遭受蛋白酶的攻击。例如：PMN 释放的氧化物和蛋白酶在降解基质时相互配合，H_2O_2 预处理的基底膜更易为蛋白酶降解。

（4）DNA 损伤　Randerath 等研究发现围产期大鼠的肝、肾、皮肤和肺有大量的氧化性 DNA 损伤，包括链内碱基-碱基和碱基-糖交联物。8-羟基-脱氧鸟苷（8-OH-dG）是 DNA 氧化产物，吸烟者肺组织中 8-OH-dG 的含量明显高于非吸烟者。线粒体 DNA（MtDNA）是细胞内自由基产生位点之一，由于其结构和功能的特殊性，也是氧自由基攻击的主要靶标。

2. COPD 患者肺内抗氧化机制　由于存在着个体差异，尚未发现评价机体抗氧化能力的特异性指标，个体在不同的状态下，抗氧化能力也有所不同。非长期吸烟者吸烟时体内抗氧化物含量增多，TBARs 的含量较低。一些动物及人实验研究发现，烟雾刺激后，RTLF、红细胞中 GSH，人肺泡上皮细胞 GSH 合成限速酶 γGCS 合成明显增加。一些学者提出这是体内对氧化应激的适应。在对健康的吸烟与不吸烟者呼出气中 H_2O_2 和 TBARs 研究中发现，吸烟者 H_2O_2 与 TBARs 均不同程度的升高，不吸烟者可检测出 H_2O_2，而检测不出 TBARs，显示气道有足够的调节氧化/抗氧化平衡的能力（H_2O_2等氧化物可致膜脂质过氧化）。体内的抗氧化机制如下。

（1）在细胞内，抗过氧化物酶和非酶抗过氧化物防卫系统阻止了氧自由基和过氧化物的累积。抗氧化酶：超氧化物歧化酶（SOD）、过氧化氢酶（CAT）、谷胱甘肽过氧化物酶（GPX）。SOD主要催化O_2^-歧化生成H_2O_2，清除O_2^-。其中铜锌SOD（CuZnSOD）位于胞浆，锰SOD（MnSOD）位于线粒体，SOD可使O_2^-被抑制在很低的浓度。GPX具有清除脂质过氧化物和H_2O_2的能力，除分布于线粒体外，胞浆内也有广泛分布。CAT主要清除H_2O_2，其存在于细胞过氧化子体中。非酶抗过氧化物主要包括：维生素E，高分子量抗氧化物如白蛋白、气管支气管粘液、线粒体组分Q、丙酮酸及其他不明物质，以及细胞核内DNA氧化损伤修复系统。

（2）在细胞外，血浆中抗氧化剂：水溶性维生素C、尿酸、巯基蛋白和一些脂溶性抗氧化剂等。该类抗过氧化物酶活性很低，其主要防卫机制是阻止铁参与的催化自由基生成的反应，其中血浆铜蓝蛋白为重要的抗过氧化物（保持Fe^{2+}为3^+），而白蛋白可以阻止MPO对α_1-AT的分解。

（3）抗氧化物基因表达上调。大量研究表明吸烟和COPD患者肺内氧化负担增加。氧化应激的重要作用是保护性抗氧化剂基因表达上调。研究证实抗氧化物GSH在RTLF中浓度高于血浆中，与其氧化还原酶一起在上皮细胞内和气道中起到重要保护作用。Rahman等通过动物实验证实豚鼠暴露于烟雾后初始上皮细胞内和肺内GSH水平下降，而24小时后又复升高。且此变化与GSH合成限速酶GGCS活化的初始下降和24小时后恢复相关，24小时后GGCS转录水平的mRNA表达上调。烟雾等氧化物可诱导转录因子AP-1活化，而抗氧化物基因GGCS表达受转录因子AP-1调控。故机体氧化应激时，氧化剂诱导的转录因子AP-1活化增加及抗氧化剂基因GGCS表达上调，从而导致上皮细胞内和肺内抗氧化物GSH、SOD等的水平升高，增加了机体抗氧化损伤的能力。

总之，虽然目前对氧化/抗氧化失衡在COPD的发病机制中的作用已得到足够的重视，并且对其的作用机制也有一定的认识。但在COPD氧化应激的分子反应方面，特别是在调节基因表达变化的机制和信号传导途径方面尚需更多了解。清楚了解调节这些分子反应机制的目的除了阐明这一反应的生理功能外，还为了在COPD患者防止或适应这种氧化损伤制定一类新的治疗措施。

（谢俊刚 徐永健）

本节参考文献

1. Morrison D，Rahman I，Lannan S，et al. Epithelial Permeability inflammation and oxidant stress in the airspace of smokers. Am. J. Respir. Crit. Care Med.，1999，159：473-479
2. Mac Nee W. Oxidants/antioxidants and chronic obstructive pulmonary disease：pathogensis to therapy. Novartis Found Symp.，2001，234：169-185
3. Mac Nee W，Donaldson K. Exacerbations of COPD：environmental mechanisms. Chest，2000，117：390-397
4. Kasielski M，Nowak D. Long term administration of Nacetylcysteine decreases hydrogen peroxide exhalation in subjects with chronic obstructive pulmonary disease. Respir. Med.，2001，95：448-456
5. Nowak D，Kalucka S，Bialasie wicz P. Exhalation of H_2O_2 and thiobarbituric acid reactive substances（TBARS）by healthy subjects. Free Radic. Biol. Med.，2001，30：178-186

6. Nowak D，Kasielski M，Antezak A，et al. Increased content of thiobarbituric acid-reactive dubstances and hydrogen peroxide in the expired breath condensate of patients with stable chronic obstructive pulmonary disease：no significant effect of cigarette smoking. Respir. Med.，1999，93：389-396
7. Alrarez B，Denicola A，Radi R. Reaction between peroxynitrite and hydrogen peroxide：formation of oxygen and slowing of peroxynitrite decomposition. Chem. Res. Toxicol.，1995，8：859-864
8. Liu Siyu，Beckman JS，Ku DD. Peroxynitrite，a product of superoxide and nitric oxide，produces coronary vasorelaxation in dogs. J. Pharmacol. Exp. Ther.，1994，268：1114-1121
9. Szabo C，Zingarelli B，O'Connor M，et al. DNA strand breakage activation of poly（ADP-ribose）synthetase and cellular energy depletion are involved in the cytotoxicity in macrophages and smooth muscle cells exposed to peroxynitrite. Proc. Natl. Acad. Sci. USA.，1996，93：1753-1758
10. Lymar SV，Hurst JK. Rapid reaction between peroxynitrite and carbon dioxide：Implications for biological activity. J. Am. Chem. Soc.，1995，117：8867-8868
11. Cavarra E，Lucattelli M，Gambelli F，et al. Human SLPI inactivation after cigarette smoke exposure in a new in vivo model of pulmonary ocidative stress. Am. J. Physiol. Lung Cell Mol. Physiol.，2001，281：412-417
12. Pela R，Calcagni AM，Subiaco S，et al. N-acetylcysteine reduces the exacerbation rate in patients with moderate to severe COPD. Respiration，1999，66：495-500
13. Sprong RC，Winkelhuyzen J，Arsman CJ，et al. Low-dose N-acetycysteine protects rats against endotoxin-mediated oxidative stress，but high-dose increases mortality. Am. J. Respir. Crit. Care Med.，1998，157：1283-1293
14. Taggart C，Cervantes-Laurean D，Kim G，et al. Oxidation of either methionine 351 or methionine 358 in alpha-antitrypsin causes loss of anti-neutrophil elastase activity. J. Biol. Chem.，2000，275：27758-27265
15. Grandjean EM，Berthet P，Ruffmann R，et al. Efficacy of oral long-term N-acetylcysteine in chronic bronchopulmonary disease：a meta-analysis of published double-blind，placebo-controlled clinical trials. Clin. Ther.，2000，22：209-221

第六章　COPD 病理改变

近年来分子生物学的发展为病理学研究提供了新的工具，使病理学不仅是单纯的形态学描述，已从细胞和亚细胞水平，深入到基因、分子水平去阐明疾病的病因、发病机制、发生发展规律。在 COPD 研究中，细胞和亚细胞的病理形态变化，细胞亚群的区分，各种生物分子在细胞及亚细胞的定位甚至定量表达等方面的研究成果，为深入了解 COPD 发病机制、发生发展规律、评价治疗反应、新药开发提供了重要依据。

与哮喘主要累及传导气道不同，COPD 的病理学异常涉及中央气道、外周气道、肺实质和肺血管，主要的病理学特征是气道炎症（细支气管炎）和肺实质破坏（肺气肿）。细支气管炎症导致的气道管腔缩小、闭塞是气流受限的重要原因，而气流受限的不可逆性，主要是由于在小气道慢性炎症过程中，反复发生的对损伤的异常修复导致的气道重建。肺气肿使肺的弹性回缩力降低，从而进一步加重气流受限。

第一节　中央气道

中央气道（central airways）指气管、支气管和内径大于 2mm 的小支气管，为软骨性气道，管壁由粘膜、粘膜下层（固有层）和外膜组成。粘膜表面覆盖假复层纤毛柱状上皮，通过纤毛细胞的纤毛摆动，将表面粘液及其尘埃、细菌等推向咽部排出。纤毛细胞之间分布着较多的杯状细胞，后者分泌的粘液与管壁内腺体的分泌物组成管腔表面的粘液层。粘膜下层由疏松结缔组织、血管、神经和淋巴组织组成。外膜由透明软骨、结缔组织和平滑肌束组成。

COPD 中央气道的主要病理变化是纤毛柱状上皮纤毛粘连、倒伏甚至脱失，纤毛功能丧失，支气管粘液腺肥大，杯状细胞增生，气道上皮鳞状化生，粘液产生过多，气道壁结缔组织增生，软骨萎缩变性、钙化或骨化，部分被结缔组织所取代。与哮喘不同，COPD 患者气道上皮基底膜一般无明显增厚。参与气道慢性炎症的炎症细胞主要是 $CD8^+$ T 淋巴细胞、巨噬细胞，其他 T 淋巴细胞也有增加，随着疾病的发展，中性粒细胞也有增多。在急性加重期，中性粒细胞数量明显增多，嗜酸性粒细胞也可增加。

目前认为，中央气道病理变化的主要结果是表现咳嗽、咳痰的慢性支气管炎的临床症状，与气流受限关系相对较小。慢性支气管炎临床症状并不是发展为 COPD 所必需的，反之小气道病理改变则是 COPD 发生的基础，甚至有人推测中央气道和小气道的炎症过程可能是相互独立的，二者的病理学性质和严重程度可能并无相关性。同为吸烟者，有慢性支气管炎临床症状者气道炎症较无症状者更明显，中性粒细胞、巨噬细胞均较高，$CD4^+/CD8^+$ 降低。

一、粘膜上皮

上皮表层几乎全由假复层纤毛柱状上皮构成，在纤毛柱状上皮之间散在分布着杯状细胞，支气管分支越细，杯状细胞越少。哮喘患者气道表面上皮的损伤和脱落现象非常普遍，在支气管粘膜活检标本中，表面上皮的丢失越严重，其气道高反应性的程度就越重。但是在吸烟导致的慢性支气管炎或COPD患者的支气管粘膜活检中上皮细胞的缺失并不常见，而是以杯状细胞的增生和鳞状化生为上皮损伤的主要特点。COPD患者支气管粘膜上皮纤毛细胞有不等程度损坏，发生粘连、变短、倒伏，数量减少。杯状细胞数目增多，细胞增大，粘液分泌颗粒充满胞质，并见成团胞吐排入气管腔，粘液分泌增加，粘液粘稠度上升。由于纤毛不能运送过度增多的粘稠粘液，粘液毯消失，粘液呈"团块状"不易排出。过量的粘液阻塞小支气管，引流不畅而易于发生感染。伴发感染后，细菌脱氧核糖核酸进一步加重粘液的粘稠度。粘液还可能覆盖在入侵细菌的表面，阻碍抗体发挥防御作用。

通过电镜观察，正常情况下每个气道纤毛细胞的管腔面有250～300根纤毛，每根纤毛外被质膜，轴心呈"9×2+2"模型：中央为两条单管，周围则是9组双微管结构，分别称为A管和B管，相互间紧密连接。COPD患者气道纤毛肿胀，顶端形成蘑菇状水泡样改变，微管断裂、解聚，纤毛互相融合，重者纤毛破裂、断裂、倒伏，减少甚至缺失。纤毛细胞胞质肿胀，基质电子密度降低，线粒体及粗面内质网扩张，甚至完全空泡化。吸烟对COPD患者气道纤毛除直接毒性作用外，气道内炎症细胞及介质的局部募集，继发性氧自由基损害及继发感染等又会对气道纤毛产生毒性，使纤毛超微结构改变的比例增加，程度加重。

基底细胞位于上皮基部，正常情况下顶面不及气道腔面，是原始干细胞，可分裂为其他类型上皮细胞。由于炎症反复发作，引起粘膜上皮细胞的变性、坏死、脱落，在再生修复过程中基底细胞分裂并异常增生，发生鳞状上皮化生甚至不典型增生（见图6-1、图6-2）。

严重病例的粘膜层可见肉芽组织增生。与哮喘不同，COPD患者气道上皮基底膜一般无明显增厚。

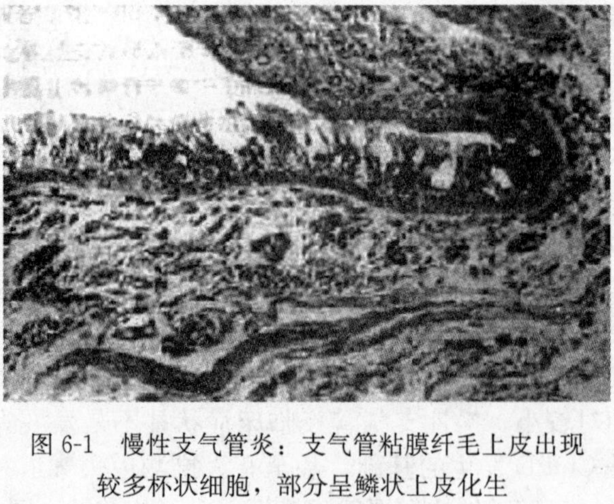

图6-1　慢性支气管炎：支气管粘膜纤毛上皮出现较多杯状细胞，部分呈鳞状上皮化生

二、粘膜下层

为疏松结缔组织层，紧附于上皮基底膜处有毛细血管网，在气管和支气管的粘膜下层含有大量粘液腺和浆液腺，以中等大小的支气管数目最多。

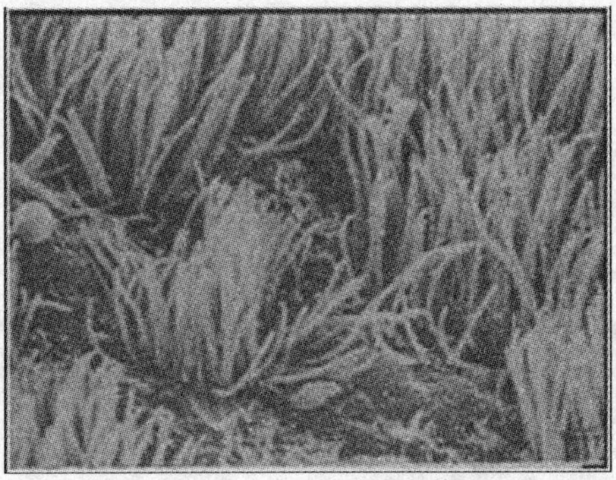

图 6-2　电镜下正常气道纤毛

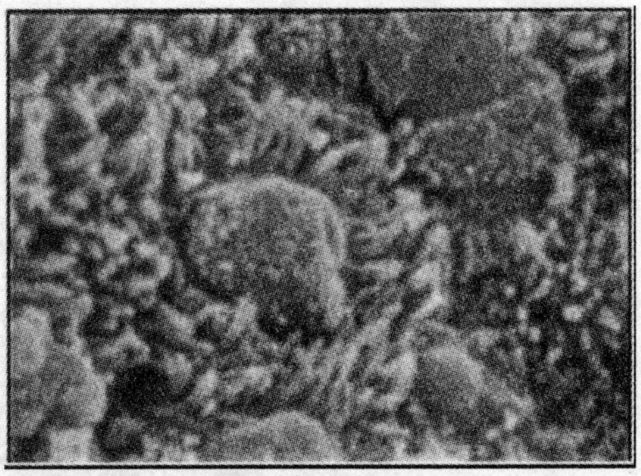

电镜下 COPD 患者纤毛倒伏，变短，脱落

慢性支气管炎腺体增生肥大，粘液腺泡明显增多，腺管扩张，浆液腺和混合腺体相应减少，有的腺体几乎全为粘液腺体所占据。Reid 指数是指支气管粘液腺层与支气管壁厚度（从软骨膜到基底膜）的比值。作为粘液腺肥大的指标，Reid 指数正常值为 0.4 以下。慢性支气管炎的 Reid 指数增至 0.55～0.79 以上，提示腺体增生而导致支气管腔狭窄。增生肥大的腺体分泌机能亢进，粘液分泌量增多。来源于传导气道的粘液分泌过多与慢性支气管炎的咳嗽和痰液症状相关联。以往认为粘液过度分泌与吸烟者慢性气流受限的进展关系不密切，最近研究表明慢性痰液产生与 FEV_1 快速下降及 COPD 住院治疗的风险增加显著相关。

在 20 世纪 80 年代即有作者报道，痰液过度产生与粘液腺是否扩大没有关联，而与腺体炎症细胞浸润相关。有慢性支气管炎的吸烟者较无症状吸烟者在中央气道腺体腔周围有着更明显的炎症反应，支气管腺体中性粒细胞和巨噬细胞的数目增加，$CD4^+/CD8^+$ 比率降低。炎症细胞释放的蛋白酶类、β_2-整联蛋白（CD11b/CD18）和多种炎症介质直接或间接地刺激粘液腺过度分泌（见图 6-3）。

COPD 的吸烟者的中央气道和外周气道间质胶原数量均有增加甚至形成疤痕组织，但是从功能学角度评价，外周气道间质胶原增生意义更大。

支气管粘膜血管扩张、充血和水肿是哮喘的特征。即使是在轻度哮喘中也可观察到明显的新生血管的发生。尽管也有个别报道在 COPD 患者的气道粘膜中有一定程度的新生血管形成，但缺乏统计学的意义。

三、外膜

外膜由透明软骨、纤维组织和平滑肌组成。严重慢性支气管炎患者可见支气管平滑肌和弹性纤维破坏、断裂以致机化，引起管腔狭窄。喘息型慢支患者平滑肌束增生、肥大更加明显。支气管软骨萎缩变性、钙化或骨化，部分被结缔组织所取代，软骨表面断裂，软骨细胞呈簇状增生，在萎缩变形的软骨周围软组织可见浸润的巨噬细胞和肥大细胞，免疫组化染色软骨周围胶原酶 3（Collagenase-3）即基质金属蛋白酶 13（matrix metalloproteinase13，MMP-13）、胶原酶 1（MMP-1）呈阳性，在呈空泡改变的软骨细胞部位 II 型胶原的降解产物阳性，提示软骨的基质降解与炎症细胞活化密切相关。II 型胶原组成的胶原原纤维和非胶原糖蛋白/蛋白聚糖 是气道软骨基质的主要成分，MMP-13 可降解 I 型和 II 型胶原，对 II 型

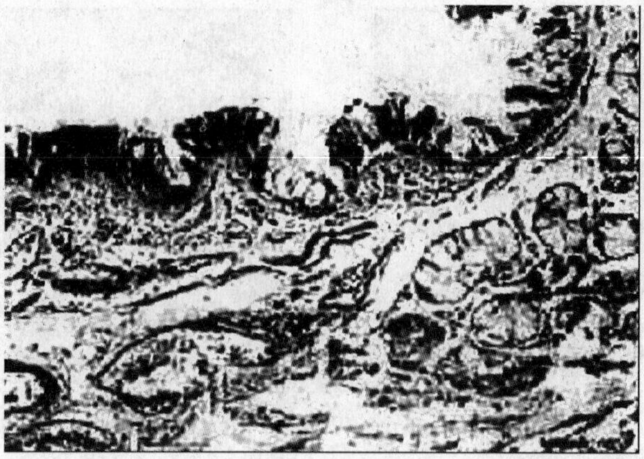

图 6-3　慢性支气管炎：支气管粘膜上皮出现较多杯状细胞，固有层及粘膜下层内有慢性炎性细胞浸润，腺体呈粘液化

胶原的降解速度要比 I 型快 10 倍左右，除了产生的 3/4 和 1/4 片段与 MMP-1 一致，MMP-13 还对 II 型胶原进行二级剪切。

外膜可有各种炎性细胞浸润、充血、水肿和纤维增生。由于支气管软骨的破坏，管壁可发生塌陷、扭曲变形或扩张。大部分的研究者在大气道没发现明显的平滑肌增生改变，并且气道平滑肌数量与气流限制没有关系。此外平滑肌蛋白亚型没有增加，虽然肌球蛋白轻链激酶轻微增加，但是轻链磷酸化的肌球蛋白没有增加。

第二节　外周气道

外周气道（peripheral airways）指内径小于 2mm 的小支气管和细支气管，为非软骨性气道。外周气道有如下特点。

1. 管壁菲薄，炎症易波及气道全层及其周围组织。

2. 管腔纤细，易因分泌物或渗出物等因素而导致阻塞。

3. 纤毛减少或消失，沉积在粘膜表面的微生物及有害颗粒等不易被清除。

4. 总截面积大，气道阻力小，小气道阻力仅占整个气道阻力的 20%以下。气流速度慢，以层流为主，有利于吸入的气体在肺内均匀分布，也有利于微生物及有害颗粒等在粘膜沉积。

5. 软骨缺如，平滑肌相对较丰富，在神经体液作用下，通过气道平滑肌的收缩，改变小气道口径，控制进入和呼出肺泡内的气体流量，有利于通气/血流比值的调节。

6. 小气道的开放主要依靠肺组织的弹力纤维牵拉，弹力纤维的破坏易导致小气道内径的缩小，甚至陷闭。

外周气道的病变是 COPD 气道病理改变的主要部位，细支气管炎是 COPD 早期阶段在外周气道的表现。COPD 患者外周气道形态学主要特征包括 $CD8^{+}$ T 淋巴细胞占优势的淋巴细胞和巨噬细胞浸润为主的炎症；管壁淋巴滤泡增生；杯状细胞化生，粘液腺肥大，管腔内粘液增加；胶原含量增加及瘢痕组织形成；管壁平滑肌增生，纤维化；牵拉细支气管的弹力纤维断裂；粘膜增厚，并且由于管腔塌陷闭塞使粘膜出现皱褶，气道狭窄和闭塞。慢性炎症损伤和修复过程导致的气道壁结构重建导致不可逆的气流阻塞（见图 6-4）。

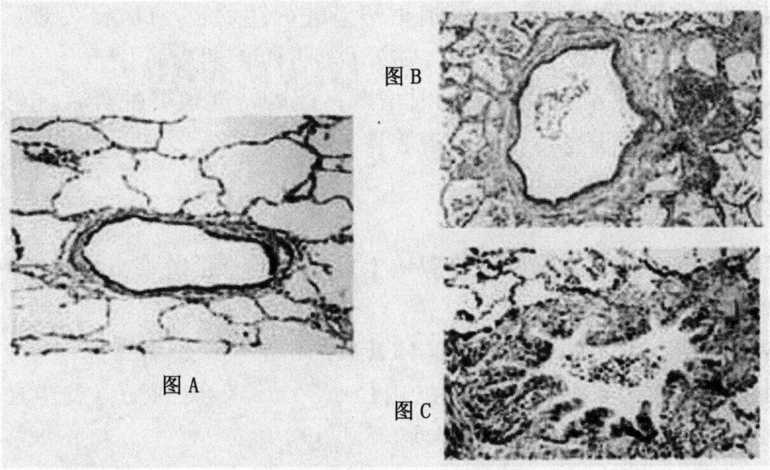

图 6-4　吸烟者外周气道的组织切片显示　图 A　部分气道有炎症；图 B　气道壁和管腔内有炎性渗出物存在；图 C　气道管腔狭窄，气道壁结构重组，平滑肌细胞增加，支气管周围结缔组织沉积。

COPD 患者的中央气道和外周气道均存在炎症反应，但大气道的炎症与气流受限的形成并无密切关系。小气道壁的炎症细胞浸润的情况和中央气道大致相似，以 $CD8^+$ T 淋巴细胞占优势的淋巴细胞和巨噬细胞浸润为主，主要的不同是中性粒细胞增加不如中央气道明显。

一、早期小气道病变

Niewohener 等首先证明在院外猝死的年轻吸烟者的外周气道早就存在炎症反应。早期的小气道病理变化主要是单个核细胞和巨噬细胞浸润形成的细支气管壁炎症，这些病理变化在及时治疗后可出现好转甚至恢复正常的组织结构，提示小气道病变早期很大程度仍然是可逆的。

超细支气管镜在体内能直接观察小气道粘膜的颜色、形态学改变、分泌物的存在和阻塞。M. Kikawada 等观察了 COPD 的外周气道，并同无气流受限的单纯性慢性支气管炎患者及健康志愿者比较。COPD 和单纯慢支患者从 5～6 级到 11～12 级支气管均可观察到分泌物。此外，在 11～12 级支气管出现固定狭窄及粘膜异常如颗粒状改变。外周气道的呼气性塌陷是 COPD 的特征表现，并且随着肺气肿的严重程度增加，外周气道的呼气性塌陷愈加严重。我们通过超细支气管镜观察了小气道功能异常（FEV_1 和 FEV_1/FVC 正常，V_{50} 和 V_{25} 降低）者的小气道直视形态学改变，主要表现是小气道粘膜的充血、水肿、血管扩张、脆性增加（触之易出血）、分泌物增多和色素沉着等。

二、小气道炎症

外周气道的的炎症反应本身仅导致轻度气流受限，炎症介质直接作用于细支气管平滑肌上，引起功能性细支气管的收缩，促进了气流受限。在炎症过程中，可通过炎症细胞释放的生长因子的直接作用，或通过炎症介质诱导慢性持续性平滑肌收缩的间接作用，引起平滑肌增生。慢性炎症导致气道纤维化。炎症、纤维化和平滑肌增生通过增加气道壁厚度，促进气道狭窄。随着疾病严重程度的发展，小气道重塑呈进行性发展。Hogg 发现，相对于慢性阻塞性肺疾病全球创议分期（GOLD）0 期，GOLD3 期和 4 期患者接近 100％有气道上皮增厚，有 50％粘膜固有层、平滑肌和外膜同时增厚。此外，气道壁的炎症能够有助于连接到气道的肺泡壁破坏，引起气道壁变形和气道腔狭窄。

三、气道重建

周围气道重建表现为杯状细胞和粘液腺增生、气道平滑肌增厚、结缔组织沉积，纤维化和淋巴样滤泡增生。

在哮喘通常是中等气道重建较为重要。COPD 的中央气道也有重建现象，但相对对通气功能的影响较小，重建主要发生在小气道（内径＜2 mm），周围气道重建对于 COPD 气流受限的不可逆性最为重要（见图 6-5、图 6-6、表 6-1）。

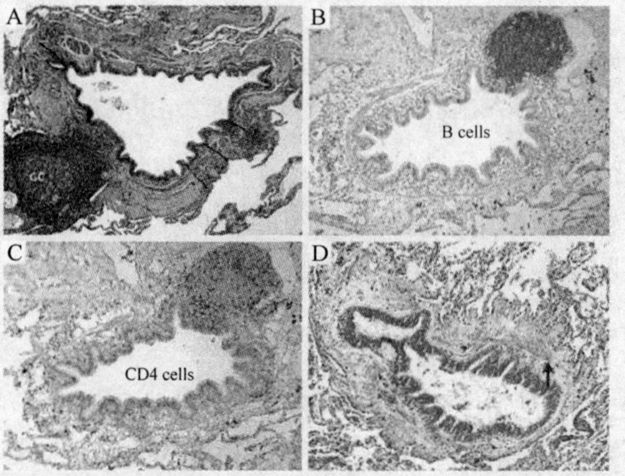

图 6-5　图 A　小气道淋巴组织增生，含有生发中心（GC）的淋巴滤泡向管腔突出（Movat's 染色）。图 B　另一淋巴滤泡生发中心充满染色强阳性的 B 细胞。图 C　与图 B 为同一气道相连的切片，淋巴滤泡周围和气道壁散在分布的 CD4 细胞。图 D　在上皮下层和外膜广泛沉积的结缔组织，箭头指示结缔组织包绕平滑肌并将其与上皮下层和外膜分离（Movat's 染色）。摘自：Hogg JC. *N. Engl. J. Med.*，2004，350：2645－2653

1. 上皮层改变　COPD 小气道上皮层增厚主要是由于鳞状上皮化生与杯状细胞增生。患者上皮厚度增加与 COPD 严重程度成正比。中央气道粘液分泌过多与慢性支气管炎的咳

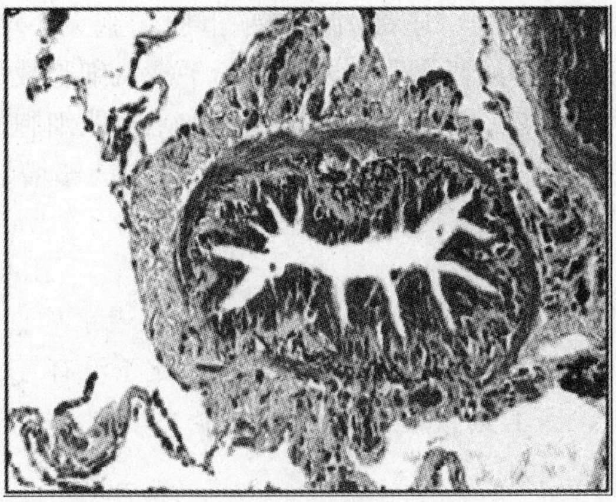

图 6-6　小气道重建，广泛的结缔组织沉积在上皮下和外膜，包绕平滑肌。

摘自：Hogg JC. *Lancet*，2004，364：709 - 721

嗽和咯痰症状相联系，而外周气道粘液的过度分泌则进一步加重气流受限，粘液由粘液腺和沿气道上皮排列的杯状细胞产生。在健康人，杯状细胞集中出现在中央气道，外周气道仅有很少的杯状细胞，而吸烟者外周气道杯状细胞明显增加。在肺切除术的标本中，有慢性支气管炎症状和气流受限的吸烟者小气道杯状细胞数量增加。小气道杯状细胞数量增加与表皮生长因子受体（EGF-R）的活化和中性粒细胞浸润有关，已知 EGF-R 可刺激杯状细胞增殖，中性粒细胞可以通过中性粒细胞弹性蛋白酶和组织蛋白酶 G 直接导致杯状细胞脱颗粒。EGF-R 能被香烟烟雾中的氧化剂和细胞因子如 TNF-α、IL-8 或 IL-13 上调。

哮喘气道上皮基底膜较健康对照、慢支或 COPD 吸烟者明显增厚达 1 倍，而健康对照、慢支或 COPD 吸烟者的基底膜厚度改变不明显。

2. 粘液腺增生、杯状细胞化生与粘液过度分泌　COPD 患者气道粘液过度分泌主要是由于上皮层杯状细胞和分泌粘液的粘膜下腺体增生和炎症所致。哮喘和 COPD 粘膜下腺增生肥大的程度大致相同。粘膜下腺分为分泌浆液性和粘液性的腺泡，在慢性支气管炎中粘液细胞增加，浆液腺泡缺失，二者比例失去平衡。由于气道的多种抗菌物质，包括溶菌酶、乳铁蛋白和分泌型 IgA 是由浆液腺泡分泌的，所以，在慢性支气管炎的气道重建过程中浆液腺泡的减少可能与细菌慢性定植有关。

3. 结缔组织增生　哮喘时细胞外基质成分增加主要集中在上皮下基底膜区域，而在 COPD 时结缔组织沉积部位则贯穿几乎整个气道壁，在小气道粘膜固有层、粘膜下层和外膜层均有结缔组织沉积，使支气管变硬。尤其是外膜层纤维沉积的结缔组织包绕气道平滑肌束，可能限制气道平滑肌舒张，在一定程度上导致了气流受限的不可逆性。COPD 气道细胞外基质的生化成分不甚明确，个别免疫组化研究报道，小气道周围区域间质内的核心蛋白多聚糖和二聚糖表达减少，但是 Ⅰ、Ⅲ、Ⅳ型胶原、层粘连蛋白和纤维结合蛋白的表达没有改变，这种基质成分变化的意义还不确定。

4. 小气道平滑肌改变　大部分报道认为，COPD 患者的小气道平滑肌改变远比大气道更加明显，平滑肌体积显著增加。小气道平滑肌增生与肺功能（$FEV_1\%$）负相关，GOLD3 期和 GOLD4 期的 COPD 患者小气道平滑肌增加接近 50%。尚不清楚气道平滑肌体积增加是由于平滑肌细胞数量增加引起的，还是由气道平滑肌细胞大小增加或者两者都增加引起的，但是已知轻度哮喘病人的平滑肌增厚主要是由于平滑肌细胞数量增加所致。气道平滑肌周围的细胞外基质能够影响气道平滑肌细胞的功能，如平滑肌细胞的增殖、凋亡和细胞因子的产生。在体外，纤维连结蛋白（Fibronectin）和I型胶原能够增加丝裂原诱导的气道平滑肌细胞增殖。活化的T细胞能通过CD44和血管细胞粘附分子（vascular cell adhesion molecule）诱导气道平滑肌增殖。

Opazo Saez等通过肌动描记法在体外检测了COPD患者平均直径为2.5mm的小气道平滑肌，测量其等长收缩和等张收缩的力学过程，发现相比于没有气流受限者，COPD患者气道平滑肌力与应力都增加，提示其气道平滑肌收缩能力增加，并且其力与应力与FEV_1和FEV_1/FVC呈明显负相关。

气道平滑肌还可能促进小气道的炎症和重塑过程。气道平滑肌细胞不仅有收缩性，而且通过表达和释放细胞因子、趋化因子、生长因子和蛋白酶，参加炎症和重塑过程。气道平滑肌表达的与COPD相关的生物活性物质包括IL-6、IL-8、单核细胞趋化蛋白-1、2、3，生长相关致癌基因CXCL10（IP-10）和粒细胞-巨噬细胞集落刺激因子等。CXCL10对人单核细胞、中性粒细胞、NK细胞和T细胞特别是Th1细胞是有效的诱导剂。气道平滑肌细胞同时能产生基质蛋白酶，MMPs在分解细胞外基质的同时引起生长因子如TGF-α-释放，促进平滑肌增殖。另外MMPs还能降解胰岛素样生长因子结合蛋白，引起气道平滑肌细胞释放胰岛素样生长因子II，诱导气道平滑肌细胞增殖见图6-7。

5. 血管增生　哮喘病人的中小气道粘膜的微血管比COPD明显增多，COPD气道粘膜微血管数目也有增多趋势，但远不如哮喘那样明显，与正常对照组比较缺乏统计学意义上的差别。一般来说，COPD的小气道粘膜血管增生比大气道要稍多些。无论如何，气道血管增生与气流受限之间并无可以定义的关系。

表6-1　哮喘和COPD气道重建的特点比较（摘自Peter KJ. Proc. Am. Thorac. Soc.，2004）

标志	哮喘	COPD
管壁增厚	＋＋（年轻病例少见）	＋＋（小气道）
基底膜增厚	＋＋＋	正常或稍厚
粘膜下腺体	＋＋	＋＋（小气道）
上皮杯状细胞	＋＋大气道（小气道?）	＋＋（小气道）
支气管平滑肌	＋＋大、小气道	＋＋（小气道）
血管增生	＋（重度病例）	?
间质胶原	＋（重度病例）	＋＋（小气道）
肺气肿	不定	＋＋
病理主要部位	大气道（重度病例累及小气道）	小气道和肺泡

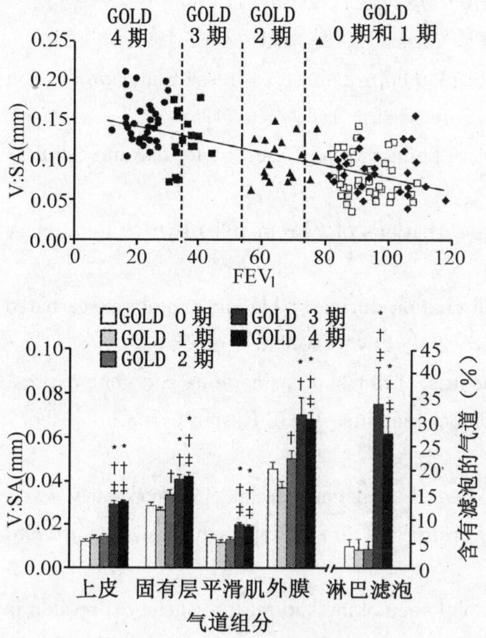

图 6-7

上图 159 例 GOLD 不同分期的 COPD 患者的小气道壁厚度（V∶SA）与 FEV_1 的关系

下图 159 例 GOLD 不同分期的 COPD 患者小气道上皮层、固有层、平滑肌和外膜等各部分的厚度（V∶SA），以及含有淋巴滤泡的小气道百分数

摘自：Hogg JC. *N. Engl. J. Med.*，2004，350：2645-2653

本节参考文献

1. Lams BE，Sousa AR，Rees PJ，et al. Immunopathology of the small-airway submucosa in smokers with and without chronic obstructive pulmonary disease. Am. J. Respir. Crit. Care Med.，1998，158：1518-23
2. O′Shaughnessy TC，Ansari TW，Barnes NC，et al. Inflammation in bronchial biopsies of subjects with chronic bronchitis：inverse relationship of $CD8^+$ T-lymphocytes with FEV_1. Am. J Respir. Crit. Care Med.，1996，155：852-857
3. Saetta M，Di Stefano A，Turato G，et al. $CD8^+$ T-lymphocytes in the peripheral airways of smokers with chronic pulmonary disease. Am. J. Respir. Crit. Care Med.，1998，157：822-826
4. Chrysofakis G，Tzanakis N，Kyriakoy D，et al. Perforin expression and cytotoxic activity of sputum $CD8^+$ lymphocytes in patients with COPD. Chest，2004，125：71-76
5. 李玉，薛玉文，吴大玮．小气道病变患者小气道粘膜层免疫病理的变化．基础医学与临床．2004，6：642-645
6. Andrew K. Sullivan，Philip L. Simonian，Michael T. Falta，et al. Oligoclonal $CD4^+$ T Cells in the Lungs of Patients with Severe Emphysema. Am. J. Respin. crit. care Med.，2005，172：590-596
7. E. Gosman，B. W. M. Willemse，D. F. Jansen，et al，Increased number of B-cells in bronchial biopsies in COPD. Eur. Respir. J.，2006，27：60-64
8. Barry W. A，van der Strate，Dirkje S. Postma，et al. Cigarette Smoke-induced Emphysema，A Role for the B Cell? Am. J. Respir. Crit. Care Med.，2006，173. 751-758
9. T S Lapperre，D S Postma，M M E Gosman，et al. Relation between duration of smoking cessation and bronchial inflammation in COPD. Thorax，2006，61：115-121
10. Gamble E，Qiu Y，Wang D，et al. Variability of bronchial inflammation in chronic obstructive pulmonary disease：implications for study design. Eur. Respir. J.，2006，27：293-299
11. N. C. Barnes，Y. -S. Qiu，I. D. Pavord，et al. Antiinflammatory Effects of Salmeterol/Fluticasone Propio-

nate in Chronic Obstructive Lung Disease. Am. J. Respir. Crit. Care Med.，2006，173（7）：736 - 743
12. Teresa D. Tetley. Macrophages and the Pathogenesis of COPD. Chest，2002，121：156S-159S
13. Finlay，GA，O' Driscoll，LR，Russell，KJ，et al. Matrix metalloproteinase expression and production by alveolar macrophages in emphysema. Am. J. Respir. Crit. Care Med.，156：240-247
14. P. J. Barnes，S. D. Shapiro，R. A. Pauwels. Chronic obstructive pulmonary disease：molecular and cellular-mechanisms. Eur. Respir. J.，2003，22：672-688
15. A. Papi，F. Luppi，F. Franco，et al. Pathophysiology of Exacerbations of Chronic Obstructive Pulmonary Disease. Proc. Am. Thorac. Soc.，2006，3（3）：245-251
16. K. Fujimoto，M. Yasuo，K. Urushibata，et al. Airway inflammation during stable and acutely exacerbated chronic obstructive pulmonary disease. Eur. Respir. J.，2005，25（4）：640-646
17. Zhu J，Qiu YS，Majumdar S，et al. Exacerbations of bronchitis：bronchial eosinophilia and gene expression for interleukin-4，interleukin-5，and eosinophil chemoattractants. Am. J. Respir. Crit. Care Med.，2001，164：109-116
18. O'Shaughnessy TC，Ansari TW，Barnes NC，et al. Reticular basement membrane thickness in moderately severe asthma and smokers' chronic bronchitis with and without airflow obstruction. Am. J. Respir. Crit. Care Med.，1996，153：A879
19. Qiu Y，Zhu J，Bandi V，et al. Biopsy neutrophilia，neutrophil chemokine and receptor gene expression in severe exacerbations of chronic obstructive pulmonary disease. Am. J. Respir. Crit. Care Med.，2003，168：968-975
20. Alberto Papi，Fabrizio Luppi，Francesca Franco，et al. Pathophysiology of Exacerbations of Chronic Obstructive Pulmonary Disease. Proceedings of the ATS，2006，3（3）：245- 251
21. Niewoehner DE，Klienerman J，Rice D. Pathologic changes in the peripheral airways of young cigarette smokers. N. Engl. J. Med.，1974，291：755-775
22. M Kikawada，Y Ichinose，D Miyamoto，et al. Peripheral airway findings in chronic obstructive pulmonary disease using an ultrathin bronchoscope. Eur. Respir. J.，2000，15：105-108
23. 吴大玮，薛玉文，李玉，等．小气道的功能检查与超细纤支镜直视对比观察．山东医科大学学报，2001，10：396-398
24. Majo J，Ghezzo H，Cosio，MG. Lymphocyte population and apoptosis in the lungs of smokers and their relation to emphysema. Eur. Respir. J.，2001，17：946-953
25. Midori Hashimoto，Hiroshi Tanaka，Shosaku Abe. Quantitative Analysis of Bronchial Wall Vascularity in the Medium and Small Airways of Patients With Asthma and COPD. Chest，2005，127：965-972
26. Midori Hashimoto，Hiroshi Tanaka，Shosaku Abe. Peripheral lung remodelling in asthma and chronic obstructive pulmonary disease. Eur. Respir. J.，2004，24：893-894
27. Kian Fan Chung. The Role of Airway Smooth Muscle in the Pathogenesis of Airway Wall Remodeling in Chronic Obstructive Pulmonary Disease. Proc. Am. Thorac. Soc. 12005，2：347-354
28. Opazo Saez AM，Seow CY，Pare PD. Peripheral airway smooth muscle mechanics in obstructive airways disease. Am. J. Respir. Crit. Care Med.，2000，161：910-917
29. Hogg JC. Pathophysiology of airflow limitation in chronic obstructive pulmonary disease. Lancet，2004，364：709- 721
30. Hogg JC，Chu F，Utokaparch S，et al. The nature of small-airway obstruction in chronic obstructive pulmonary disease. N. Engl. J. Med.，2004，350：2645-2653
31. Peter K. Jeffery. Remodeling and Inflammation of Bronchi in Asthma and Chronic Obstructive Pulmonary

Disease. Proc. Am. Thorac. Soc.，2004，1：176-183

第三节　肺　实　质

一、肺实质概述

肺实质为肺部具有气体交换功能的含气腔隙及结构，包括呼吸性细支气管、肺泡管、肺泡囊及肺泡（图 6-8）。

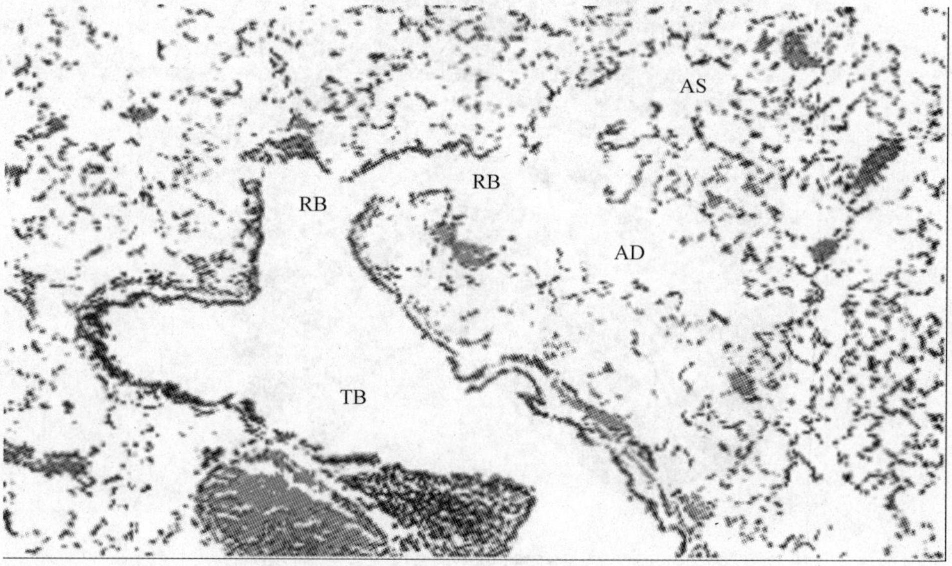

图 6-8　正常肺实质由终末细支气管（TB）分出的各级呼吸性细支气管（RB）、肺泡管（AD）、肺泡囊（AS）及肺泡（A）组成

呼吸性细支气管是终末细支气管的分支。每个终末细支气管分出 2～3 支呼吸性细支气管（一级呼吸性细支气管），其特点是管壁上有许多肺泡开口，已具有气体交换功能。呼吸性细支气管继续向下分级（分出二级和三级呼吸性细支气管），每支三级呼吸性细支气管通向 2～3 个肺泡管。肺泡管是由许多肺泡围成的管道，存在于相邻肺泡开口之间，在其管壁上可以见到少量的环行平滑肌，胶原纤维和弹力纤维，是气道中具有平滑肌和弛张功能的最末端部分。肺泡囊由肺泡管远端分支形成，每个肺泡管分支形成 2～3 个肺泡囊。肺泡囊结构与肺泡管相似，也是由许多肺泡围成，肺泡囊的相邻肺泡之间为结缔组织构成的肺泡间隔。肺泡是支气管树的终末部分，是人体与外界进行气体交换的主要场所。正常时每侧肺大约有 3 亿个肺泡，构成 40～80m^2 的总肺泡表面积。肺泡壁很薄，主要由肺泡上皮、肺泡间隔及间隔内的毛细血管网构成。相邻肺泡之间有许多直径为 10～15μm 的小孔，称肺泡孔或 Kohn’s 孔，使相邻肺泡之间相互沟通。

肺实质由境界不甚清楚的纤维间隔分为许多次级肺小叶（图 6-9），每个次级肺小叶由 3～10个腺泡组成。腺泡是每个终末细支气管支配的肺实质部分，直径 1～6mm，长度约为 5～10mm，体积约 150mm^3。初级肺小叶是由每个肺泡管和其相连的呼吸区域，包括肺泡囊、肺泡和相伴行的血管、淋巴管、神经等构成的原始肺小叶。30～50 个初级肺小叶构成一个次级肺小叶。病理状态下，某些肺实质病变常以腺泡单位破坏或初级肺小叶受累作为解剖学基础。

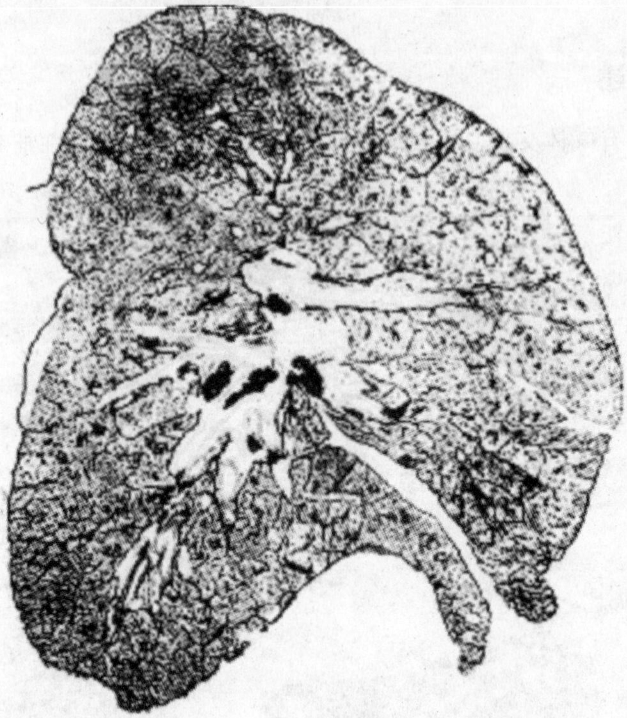

图 6-9　肺实质被纤维间隔分为许多次级肺小叶

二、肺实质病理

COPD 时肺实质的主要病理变化是肺气肿改变和慢性炎症反应，同时存在不同程度的肺泡壁纤维化过程和细胞凋亡及增殖异常。

（一）肺气肿

1. 概述　肺气肿是指终末细支气管远端（呼吸性细支气管、肺泡管、肺泡囊和肺泡）因过度充气呈持久性膨胀、扩张，并伴有肺泡间隔破坏，以致肺组织弹性减弱，容积增大的一种病理状态。肺气肿形成的可能机制为：（1）由各种因素引起的支气管慢性炎症使细支气管管腔狭窄，形成不完全阻塞，产生单向活瓣作用，吸气时气体容易进入肺泡，而呼气时由于胸膜腔内压增加，支气管管腔过度缩小、塌陷，导致肺泡内残留气体过多和肺泡过度充气。此外，支气管的慢性炎症还可破坏小支气管壁软骨组织，使支气管失去正常的支架作用，使呼气时支气管易于闭陷，阻碍气体排出，导致肺泡内气体积聚过多，肺泡内压力升高和肺泡过度膨胀。（2）由于肺泡内压的增高，肺泡壁毛细血管受压，肺组织血液供应减少和营养障碍，使肺泡壁弹性减低，易于形成肺气肿。（3）在支气管-肺部感染，各种烟雾或其他有害物质长期刺激下，肺内中性粒细胞和肺泡巨噬细胞大量聚集并活化，在合成和释放各种细胞因子，加重肺部炎症反应同时，释放弹性蛋白酶，当蛋白酶的含量和活性超过局部肺组织中抗蛋白酶（主要是 α_1-抗胰蛋白酶，α_1-AT）的抑制效能时，弹性蛋白则被降解，引起肺组织消融，肺泡间隔破坏，肺泡腔扩大，小气道在呼气时失去了周围间隔的支持而陷闭，导致肺气肿的发生。此外，活化的肺泡巨噬细胞和中性粒细胞还可合成和分泌基质金属蛋白酶，生成并释放氧自由基。基质金属蛋白酶可降解肺泡壁基质成分，破坏基质和肺泡上皮间的连接结构，利于肺气肿的形成。氧自由基可将 α_1-AT 中具有活性的核心蛋氨酸氧化形成亚砜，从而使其抗蛋白酶的活性明显降低，进一步促进肺气肿的形成。（4）部分肺气肿可由遗传性 α_1-AT 缺乏，使内源性蛋白酶和抗蛋白酶失衡所致。（5）肺泡壁细胞的过度凋亡促进了肺泡壁的破坏和肺气肿的形成。因肺气肿时末梢肺组织过度膨胀，肺泡间隔断裂，肺泡相互融合形成气肿囊腔，肺体积也因而胀大，故外语取一个源于希腊语的术语"emphysema"（膨胀）以称之。

2. 病理变化　大体观察，可见肺组织过度膨胀，肺体积显著增大，边缘钝圆。因肺组织柔软而缺少原有的弹性，剖胸后肺不能回缩，压后遗留痕迹。由于相对缺血而外观呈灰白或苍白色，表面可见多个大小不等的大泡。切面由于缺血而显干燥，可见大小不等扩大的肺泡囊腔，大者直径可超过 2cm（图 6-10）。显微镜下见终末细支气管远端气囊腔膨胀，异常扩张，肺泡间隔变窄，弹力纤维变细或断裂。肺泡壁变薄，肺泡表面积减少，肺泡壁组织密度减低，肺泡孔扩大，肺泡附着破坏，肺泡破裂或相互融合形成较大的囊腔（肺大泡）。如为肺泡管扩张形成的气肿囊腔，其壁可见残存的平滑肌束。由于肺泡破裂和炎症的侵蚀破坏，其内的毛细血管闭塞，数目及横断面积均显著减少或消失。透视电镜下观察肺组织超微结构，见肺泡Ⅱ型上皮细胞肿胀，表面微绒毛脱落、稀疏，线粒体球形肿胀，嵴断裂和消失，板层小体减少。此外，肺气肿时尚可见到与细支气管伴行的肺小动脉炎症，内膜增生肥厚，中膜平滑肌肥大、增生、水肿、变性、坏死，管腔狭窄甚至闭塞，小支气管和细支气管伴有的慢性炎症等改变。根据肺气肿病变累及部位可将 COPD 时肺气肿分为下列 3 种类型。

（1）小叶中央型肺气肿　是由于终末细支气管或一级呼吸性细支气管因炎症而致管腔狭窄，其远端的二级呼吸性细支气管呈囊状扩张形成。由于囊状扩张的呼吸性细支气管位于二级肺小叶的中央区，故称小叶中央型肺气肿（图 6-11）。

小叶中央型肺气肿是吸烟引起肺气肿的最常见类型和 COPD 病人肺实质破坏的典型病理表现，因吸烟和吸入粉尘在呼吸性细支气管周围浓度最高，故这一部分发生病变也最为显著。小叶中央型肺气肿常累及患者肺上叶，但在疾病晚期，病变可弥漫全肺。大体观，病变区见大小不等的孔洞，其洞壁境界不清，周围可见正常肺组织边缘（图 6-12）。因病变处常有碳色素沉着，故常呈黑色。如小叶间隔存在，可在次级肺小叶内见到一个或多个病灶。左肺舌叶和右肺中叶受累相对较少，但下叶背段通常受累。

镜下见病变处呼吸性细支气管由于炎症改变致使管腔狭窄及扭曲，其远端呼吸性细支气管明显扩张呈囊状，扩张的呼吸性细支气管周围可见正常的肺泡管和肺泡，尚可见原来与呼吸性细支气管伴行的肌性小动脉（图 6-13）。

如肺气肿病变继续发展，肺泡间隔断裂，气肿囊腔相互融合形成较大囊泡。间隔内的小血管残留成为横跨囊腔的带状悬梁，有时还可见残留的血管分支呈放射状供给周围肺泡血液。具有上述肺泡间隔破坏性病变者称为破坏性小叶中央型肺气肿。无肺泡间隔断裂，只有

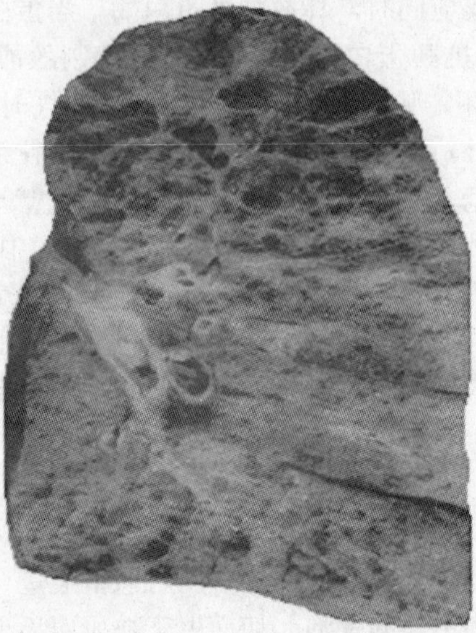

图 6-10 肺气肿患者肺大体标本切面观，病变主要在上肺

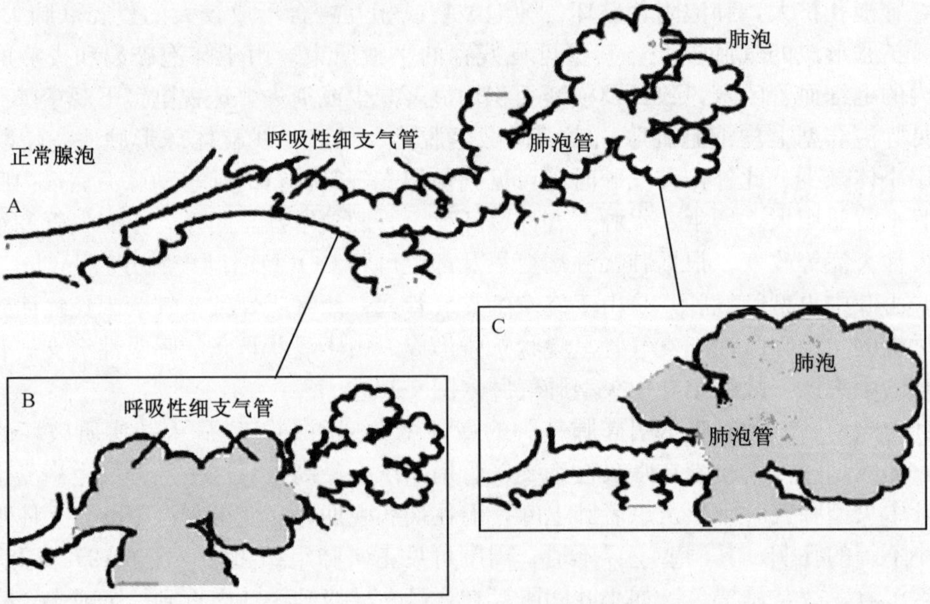

图 6-11 正常腺泡（A）、小叶中央型肺气肿（B）和全小叶型肺气肿（C）

肺泡及终末细支气管的扩张者称为扩张性小叶中央型肺气肿。如气囊腔跨越二级小叶形成更大的囊泡（直径>1cm）时称为大泡型肺气肿（bullous emphysema），亦属于破坏性小叶中央型肺气肿。

（2）全小叶型肺气肿　全小叶型肺气肿相对少见，常见于 α_1-AT 缺乏时，通常发病年龄较小，病变均匀地累及整个腺泡，呼吸性细支气管受累程度较轻。可见肺泡管、肺泡囊和肺泡均弥漫性扩张、破坏形成小囊状（图 6-11）。大体观察，见全小叶型肺气肿可侵犯全

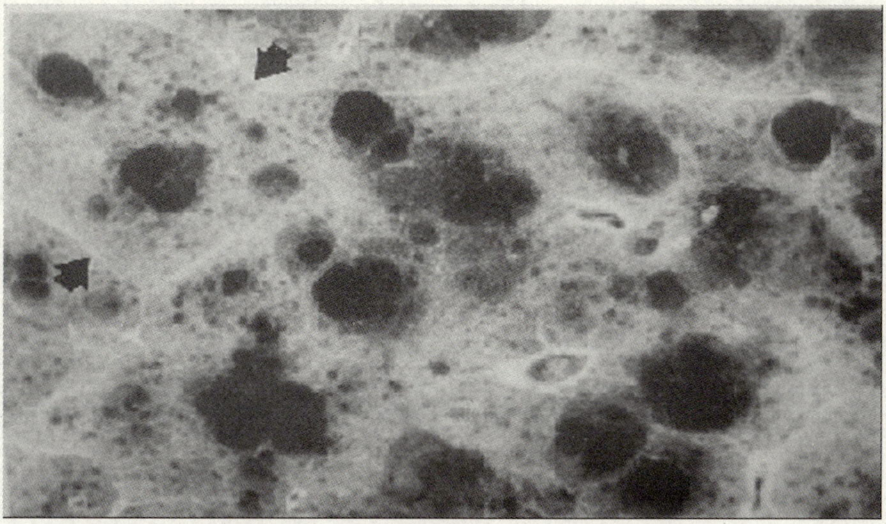

图 6-12　小叶中央型肺气肿，肺实质内有许多大小不等黑色孔洞，周围是正常肺组织，尚能见到小叶间隔（箭头）

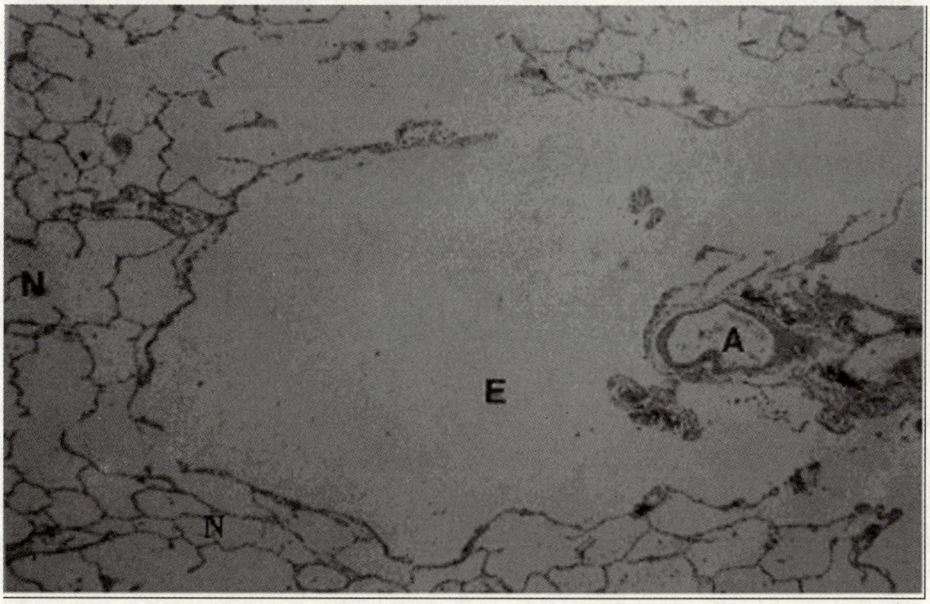

图 6-13　小叶中央型肺气肿组织学改变，可见扩张的呼吸性细支气管形成的气肿病变（E）及周围正常肺实质（N）。A 为伴行的肌性小动脉

肺，呈弥漫性，但多见于肺的前部和下部，病变区满布许多大小不等筛网状孔洞，有时可见不完整的小叶间隔散布其内（图 6-14）。镜下见肺泡弥漫性扩张，肺泡壁变薄、肺泡孔开大、肺泡壁断裂，肺泡间隔毛细血管受压，毛细血管床数量减少，异常扩张的肺泡可达到小叶周围的间隔，使小叶间隔破坏。因此，在全小叶型肺气肿很少见到完整的小叶间隔及周围正常肺实质（图 6-15）。全小叶型肺气肿也有扩张性和破坏性 2 种。破坏性者其肺泡间隔破坏丧失，变薄的肺泡间隔上常出现室孔，间隔中的毛细血管床减少。严重者大部分肺泡丧

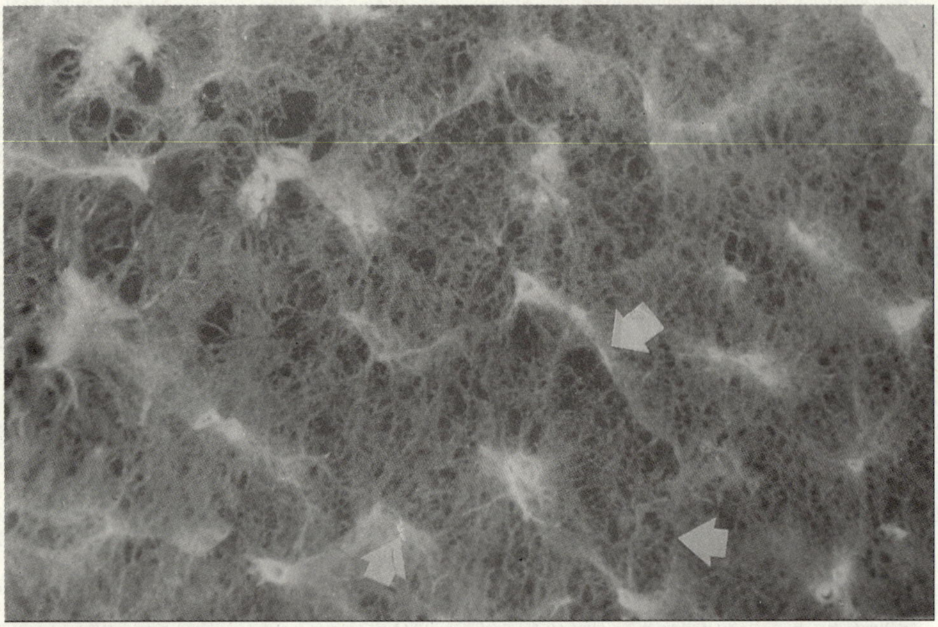

图 6-14　全小叶型肺气肿，整个小叶充满大小不等筛网状囊腔

失，仅剩下血管网及某些不全的小叶间隔。

由于肺泡间隔断裂，可见相邻肺泡相互融合形成较大的肺泡，其直径可达数厘米。当肺泡扩张或相互融合直径超过 1cm 时称为肺大泡。典型肺大泡多位于上叶的肺尖部或沿肺边缘（主要是前缘）分布，也可以位于胸膜下或肺实质深部。肉眼观，在多数情况下，胸膜下的肺大泡可以突入胸膜腔。由于胸膜下大泡将部分胸膜整合其泡壁中，故有时突起的大泡壁似乎较一般典型肺气肿的泡壁厚些。

（3）混合型肺气肿　在同一肺组织内存在上述两型肺气肿的病理变化。多数情况下混合型肺气肿是在小叶中央型肺气肿的基础上，并发小叶周边区肺组织过度膨胀形成。

过去一直认为肺气肿时肺组织通常无明显纤维化改变，但近年来的研究发现，在吸烟的肺气肿患者肺泡壁结构破坏、肺泡壁表面积丧失的同时，肺泡壁上胶原含量明显增多（其中混合型肺气肿患者肺泡壁胶原的积聚明显多于小叶中心型肺气肿），这种肺实质的破坏过程伴有胶原块的增加，很可能是结缔组织的合成和降解失衡，导致胶原在肺泡壁组织中增加或积聚所致，提示在发生肺气肿的肺中存在活跃的肺泡壁纤维化过程。从肺气肿病人手术切除的肺组织标本中可以看到，肺泡间隔中胶原蛋白和弹性蛋白的含量明显增加，有时可较正常人高 3～4 倍，这些结缔组织成分的增加与肺气肿的严重程度有关，病变区损伤越重，纤维化程度似乎越重，有时在弹性蛋白增加的区域还可见到间质纤维母细胞，提示这些新合成的结缔组织在肺气肿肺组织重建过程中可能起重要作用。

（二）肺实质慢性炎症改变

COPD 是一种以气道、肺实质和肺血管的慢性炎症为特征的气流不完全可逆受限性疾病，在疾病的全过程，不仅是气道，肺实质和肺血管均有明显的慢性炎症表现。组织病理学研究观察到 COPD 的主要炎症病变在细支气管和肺实质。细支气管管壁主要有 T 淋巴细胞和巨噬细胞浸润，肺实质破坏同时伴巨噬细胞和 T 淋巴细胞（主要是 $CD8^+$ T 细胞）浸润增

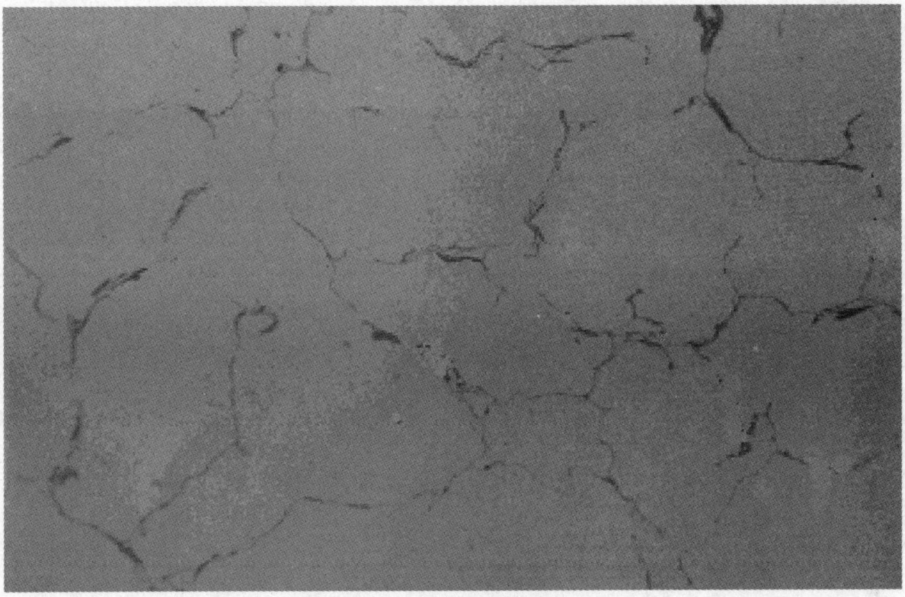

图 6-15　α_1-抗胰蛋白酶缺乏病人全小叶型肺气肿组织学改变。
可见扩张的肺泡伴极少量不完整的肺泡间隔

加，严重者气管壁也有巨噬细胞、$CD8^+$ T 细胞及中性粒细胞的浸润。巨噬细胞一般位于COPD损伤部位，数量明显增多，并可产生多种趋化因子。巨噬细胞和中性粒细胞产生的多种蛋白酶，可使肺实质结缔组织破坏，促进肺气肿的形成。

动物实验观察到，在脂多糖和烟熏所致大鼠慢性支气管炎模型中，细支气管管壁周围有大量炎性细胞浸润，炎性细胞以淋巴细胞和巨噬细胞为主，可见少量中性粒细胞，并见少量炎性细胞浸润管壁各层，在炎性细胞明显浸润处管壁平滑肌肌束断裂，排列紊乱，肺泡内偶见炎性细胞。在肺气肿阶段细支气管炎症加重，管壁全层（固有膜、中膜肌层和外膜）均有炎性细胞浸润，其中巨噬细胞浸润明显，炎症向周围肺组织扩散，伴局部肺泡间隔破坏。

在吸烟诱导的大鼠肺气肿模型中观察到，炎性细胞（如中性粒细胞、巨噬细胞和淋巴细胞）不断地聚集在气道和肺实质内。在烟雾中暴露 24 周时，气道和肺实质中的树突状细胞浸润也增加，可分别增加 10 倍和 15 倍。在吸入 NO_2 诱导的大鼠肺气肿模型中观察到气道和肺实质炎症逐渐加重，而炎症细胞主要是中性粒细胞和淋巴细胞。

对肺气肿患者手术切除的肺组织标本进行研究观察到，在肺实质（主要是肺泡壁）内有大量 T 淋巴细胞浸润，在肺气肿病变较严重部位浸润的 T 淋巴细胞绝大多数是 $CD4^+$ T 细胞，而肺气肿病变比较轻微部位浸润的 T 淋巴细胞主要是 $CD8^+$ T 细胞。提示肺气肿时肺实质损伤程度不同，T 淋巴细胞亚群分布亦不同。在对吸烟和非吸烟肺气肿病人肺切除组织标本进行研究时发现，中性粒细胞在非吸烟组病人肺实质（肺泡腔和肺泡壁）内的浸润较吸烟组病人明显增多，而肺泡巨噬细胞和淋巴细胞在吸烟组病人肺实质的浸润较非吸烟组病人明显增多。肺泡壁组织密度与肺实质中性粒细胞数显著正相关，与巨噬细胞和淋巴细胞数显著负相关，提示巨噬细胞和淋巴细胞数的慢性炎症浸润与肺实质的损伤有密切的关系。也有人在手术切除的肺组织标本中观察到，非吸烟及吸烟无肺气肿者肺泡壁浸润的主要炎性细胞是中性粒细胞，而吸烟伴有肺气肿患者肺泡壁浸润的炎性细胞是 $CD3^+$ 和 $CD8^+$ T 细胞，其中以 $CD8^+$ T 细胞为主，且随着 $CD8^+$ T 细胞的增加，肺泡壁凋亡的细胞也相应增加，提示 $CD8^+$ T 细胞在肺泡破坏和肺气肿形成过程中可能起非常重要作用。

（三）肺实质细胞的凋亡和增殖

近年来采用脱氧核糖核酸末端转移酶介导的脱氧尿嘧啶三磷酸（dUTP）缺口末端标记（TUNEL）技术和增殖细胞核抗原（PCNA）免疫组化方法，观察到肺气肿病人肺泡壁细胞的凋亡和增殖异常现象，主要在肺泡上皮内看到高水平的凋亡细胞存在，凋亡细胞呈灶性分布，肺泡上皮 TUNEL 阳性表达的细胞数明显增多，其阳性表达的细胞百分比与 PCNA 阳性的细胞百分比正相关，提示肺气肿的形成与肺泡上皮细胞过度凋亡导致的肺泡壁破坏、丧失有关。在细支气管上皮细胞、肺泡间隔细胞、某些血管内皮细胞及纤维母细胞中也能看到不同程度的凋亡现象。在吸烟诱导的大鼠 COPD 模型中也观察到肺实质细胞存在异常的细胞凋亡和增殖现象，表现为 COPD 组大鼠肺泡上皮细胞凋亡和增殖均比正常大鼠明显，其中以细胞凋亡占优势。

（王秋月）

本节参考文献

1. Cherniack NS. Chronic Obstructive Pulmonary Disease. London：W. B. Saunders Company，1991，11-16
2. Saldana MJ. Pathology of pulmonary disease. Philadelphia：J. B. Lippincott Company，1994. 278-290
3. Sobonya RE. Pathology of chronic obstructive pulmonary disease. Curr. Opin. Pulm. Med.，1995，1：125-128
4. Thurlbeek WM. Pathology of chronic airflow obstruction. Chest，1990，97：6S-10S
5. Nagai A. Pathology and pathophysiology of chronic obstructive pulmonary disease. Intern.. Med.，2002，41：265-269
6. Turato G，Zuin R，Saetta M. Pathogenesis and Pathology of COPD. Respiration，2001，117-128
7. Aoshiba K，Yokohori N，Nagai A. Alveolar wall apoptosis causes lung destruction and emphysematous changes. Am . J . Respir . Cell Mol . Biol.，2003，28：555-562
8. Lamb B，McLean A，Gillooly M，et al. Relation between distal airspace size，bronchiolar attachments，and lung function. Thorax.，1993，48：1012-1017
9. Kim WD，Eidelma DH，Lzquierdo JL，et al. Centrilobular and panlobular emphysema in smokers. Two district morphologic and functional entities. Am. Rev. Respir. Dis.，1991，144：1385-1390
10. 董郡主编．病理学．第二版，北京：人民卫生出版社，1996. 369-372
11. Vlahovic G，Russell ML，Mercer RR，et al. Cellular and connective tissue changes in alveolar septal wall in emphysema. Am . J. Respir. Crit. Care Med.，1999.，160：2086-2092
12. Lang MR，Fiaux GW，Gillooly M，et al. Collagen content of alveolar wall tissue in emphysematous and non-emphysematous lungs. Thorax，1994，49：319-326
13. Saetta M，Finkelstein R，Cosio MG. Morphological and cellular basis for airflow limitation in smokers. Eur. Respir . J.，1994，7：1505-1515
14. Cosio MG，Majo J，Cosio MG. Inflammation of the airways and lung parenchyma in COPD. Chest，2002，121：160S-165S
15. Finkelstein R，Fraser RS，Chezzo H，et al. Alveolar inflammation and is relation to emphysema in smok-

ers. Am. J. Respir. Crit. Care Med.，1995，152：1666-1672
16. D'hulst AI，Vermaelen KY，Brusselle GG，et al. Time course of cigarette smoke-induced pulmonary inflammation in mice. Eur. Respir. J.，2005，26：204-213
17. Wegmann M，Fehrenbach A，Heimann S，et al. NO_2-induced airway inflammation is associated with progressive airflow limitation and development of emphysema-like lesions in C57BL/6 mice. Exp. Toxicol. Pathol.，2005，56：341-350
18. Rutgers SR，Postma DS，Hacken NHT，et al. Ongoing airway inflammation in patients with COPD who do not currently smoke. Thorax，2000，55：12-18
19. Aoshiba K，Koinuma M，Yokohori N，et al. Difference in the distribution of $CD4^+$ and $CD8^+$ T cells in emphysematous lungs. Respiration，2004，71：184-190
20. Saetta M，Baraldo S，Corbino L，et al. $CD8^+$ ve cells in the lungs of smokers with chronic obstructive pulmonary disease. Am. J. Respir. Crit. Care Med.，1999，160：711-717
21. Majo J，Ghezzo H，Cosio MG. Lymphocyte population and apoptosis in the lungs of smokers and their relation to emphysema. Eur . Respir. J.，2001，17：946-953
22. Yokohori N，Aoshiba K，Nagai A，et al. Increased levels of cell death and proliferation in alveolar wall cells in patients with pulmonary emphysema. Chest，2004，125：626-632
23. Calabrese F，Giacometti C，Boghe B，et al. Marked alveolar apoptosis/proliferation imbalance in end-stage emphysema. Respir. Res.，2005，6：14-17
24. Tuder RM，Petrache I，Elias JA，et al. Apoptosis and emphysema：the missing link. Am . J. Respir . Cell Mol. Biol.，2003，28：551-554

第四节　肺　血　管

一、概述

肺由双重循环系统供应血液，一为肺循环，全身各器官回心静脉血均流经肺循环，在肺内进行气体交换，由肺动脉干及其分支、毛细血管和肺静脉组成。另一支是由支气管动脉和支气管静脉组成的支气管循环，是肺、气管和胸膜等的营养血管。

肺循环与支气管循环之间通过动脉-动脉和静脉-静脉吻合支相互交通，因此当肺动脉分支阻塞时，其所支配的区域可由支气管动脉供应血液。

肺动脉与支气管树相对应逐级分支，直到终末小动脉分布至肺腺泡。终末小动脉为终端动脉，分出的毛细血管在肺泡间隔内形成毛细血管网。

各级肺动脉虽然在形态和功能上没有明确的分界，但按其中膜结构特点和直径大小大致可分为弹性动脉、肌性动脉和小动脉。弹性动脉包括肺动脉干、左右肺动脉及其肺内直径大于 1mm 的分支。弹性动脉的特点是中膜上有多层由弹力纤维构成的弹力膜，弹力纤维排列规整，其顺应性较大。弹性动脉各分支在肺实质内反复再分支，与支气管的分支伴行，弹性蛋白成分也逐级减少，最后在其分支的直径小至 1mm 时被环行平滑肌逐渐替代成为肌性动脉。直径为 0.1～1mm 的血管为肌性肺动脉，其特点是中膜主要由平滑肌和内、外弹力板组成。直径小于 100μm 的肺动脉称为肺小动脉，肺小动脉又根据中膜平滑肌存在与否，分为肌性、部分肌性和无肌性肺小动脉。COPD 时的肺血管病理变化主要发生在肺肌性动脉和肺小动脉。

正常肺肌性动脉和肺小动脉管壁是由内皮细胞紧密附着的内膜、平滑肌细胞组成的中膜及结缔组织构成的外膜所组成（图 6-16）。肺小动脉管壁中膜平滑肌细胞随血管的不断分支

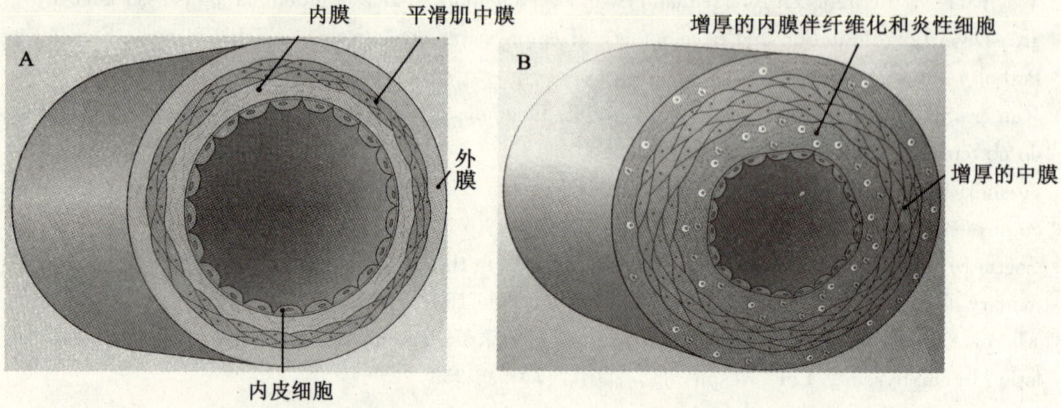

图 6-16　正常（A）和 COPD 时（B）肺小动脉横断面模式图

而逐渐减少，最后完全消失成为无肌性肺动脉。

病理状态下，如 COPD 时，肺血管由于受炎症、低氧、损伤等因素作用，其结构及某些功能发生一系列病理变化。COPD 的肺血管病理改变以血管壁的增厚为特征。首先是内膜的增厚，表现肺动脉内皮细胞增生、肥大、功能障碍，内膜纤维化，内膜下出现纵行平滑肌束及无肌性动脉肌性化；接着是中膜平滑肌细胞肥大、增生和血管壁炎性细胞的浸润。随着 COPD 的恶化，大量平滑肌、蛋白多糖和胶原物质的沉积使血管壁进一步增厚。肺血管壁的增厚、肺毛细血管床破坏、毛细血管数目减少与肺血管的重建及肺小动脉内原位血栓形成、机化等，构成了导致肺血管阻力增加和肺动脉高压形成的病理基础。

二、病理变化

（一）内皮细胞损伤和内膜增厚

肺动脉内膜的变化是 COPD 肺血管主要病理变化之一。在 COPD 早期，肺功能尚正常时，肺小动脉内膜在吸烟产物的直接作用和（或）各种炎症介质间接作用下，受到不同程度损伤，表现内皮细胞增生、肥大，细胞相互融合、出现深而厚的内皮嵴及微绒毛样结构，并可见绳索状或扭曲变形、表面凹凸不平、破孔形成。电镜下可见内皮细胞肿胀、突起增多、核异质增多，内皮细胞间联结断裂，内皮下弹力膜断裂，基底膜不完整，线粒体肿胀、肥大、空泡化，粗面内质网、微丝、吞饮小泡增加等改变。随着 COPD 进展，内膜可出现纵行平滑肌束。纵行肌束可以局限在内膜的某一部位，也可累及整个内膜层，被弹力纤维吻合支分开。正常情况下纵行平滑肌束只在胎儿期出现，出生后即消失。COPD 时内膜出现纵行肌束，在增加内膜厚度同时，使某些无肌性小动脉出现肌性化现象，并在缺氧性肺血管收缩和肺血管重建中起一定作用。动物试验也观察到，豚鼠慢性暴露烟雾后肺毛细血管前小动脉内膜出现异常肌性化表现。

除了上述病理改变，肺小动脉内膜尚有不同程度的纤维化改变。COPD 时内膜纤维化改变主要有 2 种类型：偏心型纤维化和非板状同心圆型纤维化。偏心型内膜纤维化以肌纤维母

细胞、结缔组织纤维和蛋白多糖构成的内膜垫为特征，在增生的弹力纤维组织中可以看到弹力纤维呈不规则排列，在由无细胞纤维增厚的内膜下方可以见到内弹力板的复制。非板状同心圆型纤维化只能在无肌性动脉内膜中看到，它可以使小动脉管腔完全狭窄、甚至闭塞。

用免疫组化方法对轻度 COPD 患者和肺功能正常吸烟者手术切除的肺标本进行观察，可以看到肺动脉内膜纤维化的存在。肌性肺动脉标本分别用地衣红和马森染色，可以观察到弹性蛋白是内膜上的主要细胞外基质蛋白，弹力纤维呈偏心性排列，占据整个内膜层，主要位于靠近内弹力板的血管腔侧（图 6-17）。

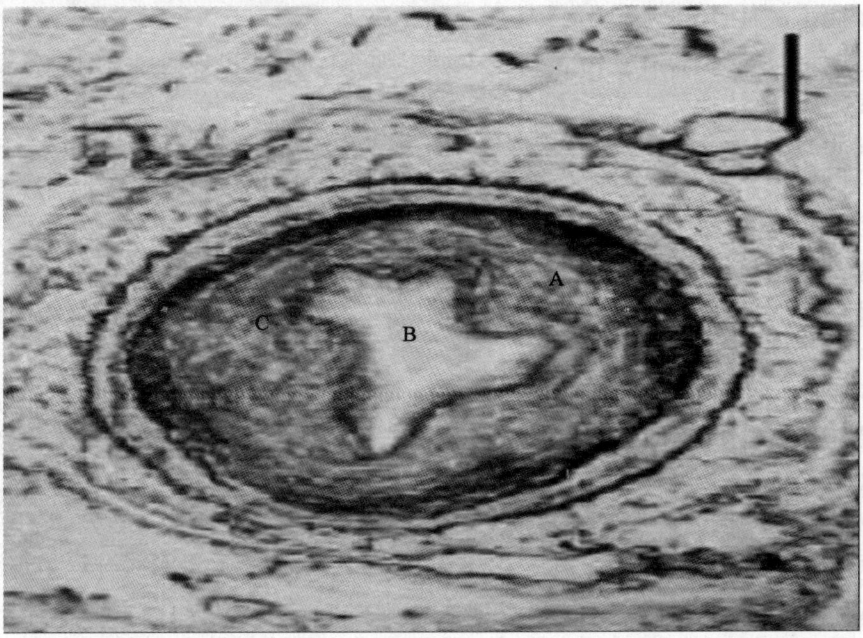

图 6-17　COPD 患者肌性肺动脉组织学染色切片，可见肺动脉内膜明显增厚（A），动脉管腔变窄（B），内膜上见大量弹性蛋白沉积（C）

在慢性支气管炎患者肺尸检标本中也观察到，肌性肺小动脉外弹力板侧及细支气管平滑肌层外侧有明显的纤维组织（弹力纤维和胶原纤维）形成，使肺小动脉和细支气管管壁明显增厚，且肌性肺小动脉管壁的纤维化程度与其邻近细支气管管壁炎症细胞浸润数量及平滑肌层纤维化程度相关，提示肺小动脉炎症和纤维化可能与邻近小气道炎症有关。

肺小动脉内膜纤维化在无明显气流受限、低氧血症或肺动脉高压的吸烟者中就可以看到，提示内膜纤维化的形成是由吸烟引起的原发性肺血管损伤所致，而非继发于低氧性肺血管收缩或肺动脉压力增高后的变化。内膜纤维化机制尚不完全清楚，可能是吸烟和炎症介质等各种原因使内皮细胞损伤，释放某些血管活性物质，启动纤维母细胞增生、分化和释放一些细胞外基质，使细胞外基质增多所致。同时与内皮细胞损伤使血管通透性增加，引起纤维蛋白原和纤维连接蛋白等的漏出、降解及释放某些因子如纤维母细胞增生因子等，促进纤维细胞增生，胶原纤维和弹力纤维增多有关。

此外，用脱氧核糖核酸末端转移酶介导的 dUTP 缺口末端标记（TUNEL）技术在吸烟诱导的COPD大鼠和肺气肿患者手术切除的肺血管标本中均观察到血管内皮细胞凋亡增加现象。在肺气肿患者还可见到血管内皮生长因子（VEGF）及其VEGF受体Ⅱ KDR表达减少现象。在VEGF受体KDR抑制剂SUB416诱导的小鼠肺气肿和肺动脉高压模型中亦可见到肺内血管广泛内皮细胞凋亡现象。

由于内皮细胞的损伤、内皮功能障碍，内膜的明显肥厚、增生和纤维化，加之无肌性动脉肌性化，导致了肺小动脉管壁增厚，管腔不同程度狭窄，在肺血管重建、肺动脉高压形成过程中起重要作用。

（二）中膜平滑肌增生、肥大

COPD早期肺动脉中膜的变化不明显。随气流受限加重，出现低血氧时，各类肌性小动脉中膜明显肥厚，平滑肌细胞增生、肥大，数目增多，平滑肌前体细胞（成纤维细胞、肌成纤维细胞和周细胞）分化为平滑肌样细胞，并向肺小动脉末端延伸，甚至可达毛细血管前或肺泡部位的小血管，导致部分无肌性动脉出现肌化现象。电镜下可见平滑肌细胞肥大伴有核糖体、高尔基体、粗面内质网及线粒体等增多，部分内质网明显扩张。采用TUNEL技术和增殖细胞核抗原（PCNA）免疫组化法观察COPD大鼠肺血管细胞凋亡和增殖情况，可以看到肺血管平滑肌细胞存在异常的凋亡和增殖现象，其中平滑肌细胞的增殖现象处于优势地位。

在平滑肌细胞增生、肥大同时，细胞外基质增多。可见平滑肌周围弹力蛋白样物质明显增多，Ⅲ型前胶原氨基端前肽含量增加；内弹力膜呈波浪状增厚，窗孔增多、增宽，部分内皮细胞质通过窗孔进入中膜。用原位杂交技术可以观察到在低氧情况下中膜弹力蛋白原和前胶原均明显表达，如果低氧持续存在，在导致肺动脉高压同时，增生、肥大的平滑肌细胞可以出现纤维变性现象，表现中膜被结缔组织部分或全部取代。由于取代过程是逐渐发生的，中膜内平滑肌细胞肥大和纤维化可以同时存在。在病变后期，中膜内平滑肌的肥大和纤维化可以导致中膜变薄和肺小动脉扩张。因此，在不同的COPD病人肺动脉标本上既可以看到由内膜增厚、中膜平滑肌细胞肥大造成的管腔狭窄现象，亦可见到中膜变薄所致的肺动脉扩张情况。

（三）肺血管慢性炎症改变

在COPD早期，肺血管壁上即有炎性细胞浸润，炎症过程在COPD肺血管病理机制中起到非常重要作用。肺血管壁上炎性细胞浸润主要以T淋巴细胞和巨噬细胞为主，其中T淋巴细胞以$CD8^+$亚群占优势。在手术切除的COPD病人肺动脉标本中用免疫组化方法可以观察到肺动脉内炎性细胞数量明显增多，炎性细胞主要在肺小动脉外膜浸润，其中大部分为激活的T淋巴细胞，同时在小动脉外膜也能看到CD3和CD45RO阳性细胞数增多现象。应用抗CD8和CD4单克隆抗体免疫染色技术观察到，$CD8^+$ T淋巴细胞亚群在COPD病人和肺功能正常的吸烟者肺小动脉外膜中均明显增多（图6-18），$CD4^+/CD8^+$比值明显下降，炎性细胞在血管壁的浸润程度与肌性小动脉内膜增厚程度明显正相关，与内皮依赖性舒张因子明显负相关，而B淋巴细胞、巨噬细胞和中性粒细胞在COPD病人肺动脉内浸润则不明显。

（四）肺小血管破坏和原位血栓形成

肺血管内皮细胞结构的损伤，肺气肿时肺泡壁断裂、内皮细胞老化及凋亡均可导致肺泡

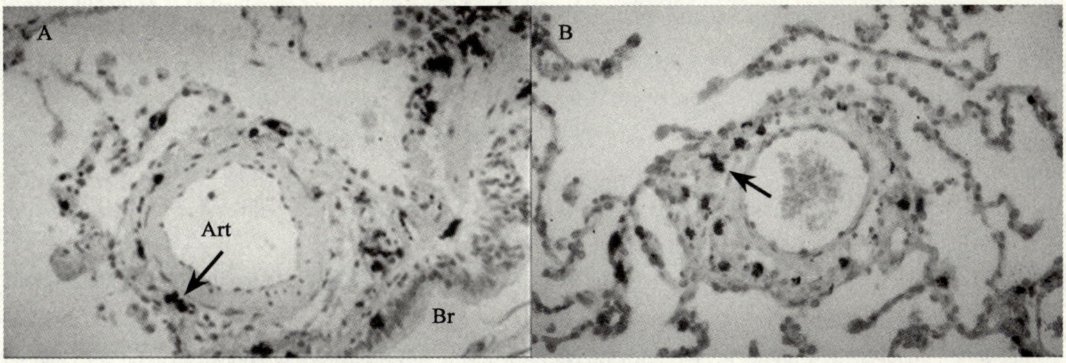

图 6-18 COPD病人肌型肺动脉用抗CD8单克隆抗体免疫染色图片。图A见阳性细胞（深棕色）位于靠近细支气管的肺动脉外膜上；图B见阳性细胞（棕色）位于远离细支气管的肺动脉外膜上 ×200（Art：动脉，Br：细支气管）

壁毛细血管和毛细血管前微动脉丧失。在炎症、缺氧等导致血管充血和血流淤滞情况下，肺小血管内易于原位血栓形成。在肺气肿病人肺减容手术切除的肺标本和COPD继发肺心病患者尸检标本中均可以见到肺泡壁毛细血管床和毛细血管前微动脉数量减少，肺微小动脉内不同程度血栓形成和肌化现象。

（五）肺动脉外膜和支气管动脉的变化

肺动脉外膜除了有炎性细胞浸润外，一般不易受累。偶尔可以在肌性肺小动脉外膜中见到纵行平滑肌束。

COPD时支气管动脉的变化是否与肺动脉变化一致，因为可供参考的资料较少尚未明确。有人用血管造影和组织学方法观察到全小叶型或小叶中央型肺气肿病人支气管动脉分支也有不同程度的狭窄或阻塞，在肺部某些区域有支气管动脉吻合支形成。但也有人观察到COPD病人支气管动脉有扩张现象，且支气管动脉的扩张似乎与COPD的存在无关。

（王秋月）

本节参考文献

1. Cherniack NS. Chronic Obstructive Pulmonary Disease. London：W. B. Saunders Company，1991. 21-24
2. Voelkel NF，Cool CD. Pulmonary Vascular involvement in Chronic Obstructive Pulmonary Disease. Eur. Respir. J.，2003，22：28S-32S
3. Santos S，Peinado VI，Ramirez J，et al. Characterization of pulmonary vascular remodeling in smokers and patients with mild COPD. Eur. Respir. J.，2002，19：632-638
4. Peinado VI，Barbera JA，Ramirez J，et al. Endothelial dysfunction in pulmonary arteries of patients with with mild COPD. Am. J. Physiol.，1998，274：L908-L913
5. Barber JA，Riverola A，Roca J，et al. Pulmonary vascular abnormalities and ventilation-perfusion relationship in mild chronic obstructive pulmonary disease. Am. J. Respir. Crit. Care Med.，1994，149：423-429
6. Wright JL，Petter T，Thurlberck WM. Analysis of the structure of the muscular pulmonary arteries in patients with pulmonary hypertension and COPD：National Institutes of Health nocturnal oxygen therapy trial. Lung，1992，170：109-124
7. Magee F，Wright JL，Wiggs BR，et al. Pulmonary vascular structure and function in chronic obstructive

pulmonary disease. Thorax, 1988, 43: 183-189

8. Wright JL, Churg A. Effect of long-term cigarette smoke exposure on pulmonary vascular structure and function in the guinea pig. Exp. Lung Res., 1991, 17: 997-1009
9. Hale KA, Niewoehner DE, Cosio MG. Morphologic changes in the muscular pulmonary arteries: Relationship to cigarette smoking, airway disease and emphysema. Am. Rev. Respir. Dis., 1980, 122: 273-278
10. Andoh Y, Shimura S, Aikawa T, et al. Perivascular fibrosis of muscular pulmonary arteries in Chronic Obstructive Pulmonary Disease. Chest, 1992, 102: 1645-1650
11. 曹国强，钱桂生，林莉，等. 慢性阻塞性肺疾病大鼠肺组织细胞凋亡和增殖的变化. 中华结核和呼吸杂志，2005，28: 169-172
12. Kasahara Y, Tuder RM, Cool CD, et al. Endothelial cell death and decreased expression of vascular endothelial growth factor and vascular endothelial growth factor receptor 2 in emphysema. Am. J. Respir. Crit. Care Med., 2001, 163: 737-744
13. Kasahara Y, Tuder RM, Cool CD, et al. Expression of 15-lipoxygenenase and evidence for apoptosis in the lungs from patients with COPD. Chest, 2000, 117: 260S
14. Segura-Valdez L, Pardo A, Gaxiola M, et al. Upregulation of gelatinases A and B, collagenases 1 and 2, and increased parenchymal cell death in COPD. Chest, 2000, 117: 684-694
15. Kasahara Y, Tuder RM, Taraseviciene-Stewart L, et al. Inhibition of VEGF receptors cause lung cell apoptosis and emphysema. J. Clin. Invest., 2000, 106: 1311-1319
16. Wright JL, Lawson L, Pare PD, et al. The structure and function of the pulmonary vasculature in mild chronic obstructive pulmonary disease. Am. Rev. Respir. Dis., 1983, 128: 702-707
17. Barbera JA, Peinado VI, Santos S. Pulmonary hypertension in chronic obstructive pulmonary disease. Eur. Respir. J., 2003, 21: 892-905
18. Peinado VI, Barbera JA, Abate P, et al. Inflammatory reaction in pulmonary muscular arteries of patients with mild Chronic Obstructive Pulmonary Disease. Am. J. Respir. Crit. Care Med., 1999, 159: 1605-1611
19. Saetta M, Baraldo S, Corbino L, et al. $CD8^{+}$ ve cells in the lungs of smokers with chronic obstructive pulmonary disease. Am. J. Respir. Crit. Care Med., 1999, 160: 711-717
20. Hale KA, Ewing SL, Gusmell BA, et al. Lung diseases in long-term cigarette smokers with and without chronic air-flow obstruction. Am. Rev. Respir. Dis., 1984, 130: 716-721

第七章　COPD 病理生理

在 COPD 肺部病理学改变基础上，可出现相应 COPD 特征性的病理生理学改变，包括粘液高分泌、纤毛功能失调、气流受限、肺过度充气、气体交换异常、肺动脉高压和肺心病。并且在整个疾病过程中，通常按以上顺序进行性发展。各种病理生理异常可以引起 COPD 特征性的症状，慢性咳嗽、咳痰和呼吸困难。

第一节　粘液高分泌和纤毛功能失调

粘液高分泌主要是由于粘液分泌腺的增大和杯状细胞的增多而引起。纤毛上皮化生为鳞状上皮后，可导致纤毛清除粘液能力的受损。这些改变通常是 COPD 发展过程中最早的病理生理异常，并且在其他病理生理异常出现之前可能已经存在多年。

气道粘液纤毛清除系统是呼吸道重要的防御机制。它包括柱状上皮细胞、纤毛、粘液层、浆液层、杯状细胞和浆液细胞。粘膜表面由柱状上皮细胞与杯状细胞等紧密结合而成，附着于纤丝交织成的基础上，柱状上皮细胞与杯状细胞之比约为 5∶1，在粘膜上皮层下有不规则排列的基细胞和中间细胞组成的假复层上皮细胞。

一、粘液高分泌

慢性支气管炎特征之一是气道粘液高分泌，气道粘液高分泌引起外周气道的粘液填塞，引流不畅，使气道对感染的易感性增加。

(一) 粘液的生化及物理特征

1. 粘液的生化特征　人体气道均有 2～10μ m 的粘液层覆盖。粘液（mucus）是一种非均一、粘弹性的粘性胶，95%以上是水分，其余部分由蛋白质（3%）、脂质（1% ）和矿物质（1% ）组成，由气道上皮细胞、粘膜下腺体以及肺泡上皮所分泌。呼吸道粘液分泌异常时，常致气道阻塞，它包含粘液、异物、病原微生物、各种炎症细胞、坏死脱落的粘膜上皮细胞及中性粒细胞衍生的 DNA 和肌动蛋白聚合物等成分。

凝胶状的粘蛋白是粘液纤毛清除的基础。粘液凝胶是由富含碳水化合物的糖蛋白聚合而成的，这种糖蛋白叫做粘蛋白（mucin），是一类由杯状细胞和粘液腺细胞合成的高度糖苷化的蛋白质。单一粘蛋白分子的分子量在 3000～32 000kD 之间，70%～80%为碳水化合物，20%为蛋白，1%～2%为硫酸盐，碳水化合物以低聚糖侧链存在，以 N-乙酰氨基半乳糖残基与粘蛋白主干上的丝氨酸或苏氨酸连接。低聚糖由 1～20 个单糖组成，常见的单糖是乙酰氨基半乳糖（Gal-NAC），半乳糖（Gal）、岩藻糖（FVC）、乙酰氨基葡萄糖（GLC-NAC）和唾液酸。

随着分子生物学的发展及基因工程技术的应用，迄今已分离出 15 种粘蛋白的基因。根据修饰体结构的不同，粘蛋白可分为两大类：膜相关性粘蛋白和分泌性粘蛋白。膜相关性粘蛋白基因包括 MUC1、MUC3A、MUC3B、MUC4、MUC9、MUC11、MUC12 和 MUC14，它们编码的粘蛋白含有细胞外区域、细胞浆内区域及跨膜区域。这些分子在细胞间通讯中起着重要作用，如细胞粘附、细胞识别和信号传导，还可能与肿瘤细胞的侵袭和转移有关。气道上皮细胞表面的膜相关性粘蛋白主要为 MUC1 和 MUC4。分泌性粘蛋白基因包括 MUC2、MUC5AC、MUC5B、MUC7、MUC8、MUC10。气道的分泌性粘蛋白主要为 MUC5AC、MUC5B 和 MUC2。它是由多肽单体通过二硫键结合，形成粘液的凝胶部分，作为粘液纤毛清除功能的载体。

2. 粘液的物理特征　分泌物的物理特性包括流变学和表面粘附两大特性。粘液是一种粘弹性的或非牛顿液体，既有液体样的粘性，又有固体样的弹性。粘性是流动的阻力，是一种物质吸收所加能量的能力。弹性是一种物质贮储所加能量的能力。一种理想的固体对应力的反应是有限变形，在应力去除后能完全复原，而真正的液体对应力的反应是变形或流动，应力去除后流动停止，无能量恢复。故粘液的分泌和输送需要粘液表现为非牛顿行为，才易从腺体排出，通过纤毛摆动的能量有效转移。

（二）COPD 的粘液高分泌

1. 吸烟　吸烟是 COPD 的主要危险因素，同时参与诱导气道粘蛋白的合成。将气道上皮细胞（NCI-H292）暴露于香烟提取物中，可导致 MUC5AC mRNA 表达上调，蛋白合成增加。香烟中含有大量的活性氧化物质，同时吸烟可引起中性粒细胞向气道募集，活化和释放氧自由基，由此直接或间接产生氧化应激。抗氧化物能够部分抑制吸烟所引起的 MUC5AC 合成。

2. 氧化应激　氧化应激参与了 COPD 的发生。吸烟、感染等因素引起中性粒细胞气道内募集活化均可导致氧化应激。氧化应激调节许多参与免疫和炎症反应的基因表达，这些基因表达通过受体酪氨酸激酶和丝裂原活化蛋白激酶等信号途径，引起异常的细胞增殖和分化，也参与刺激粘液高分泌，有研究发现，H_2O_2 能够促进气道上皮细胞粘蛋白合成增加。

3. 感染　细菌感染是 COPD 急性加重的主要原因之一。合并感染时，气道粘液分泌显著增加，进一步加重疾病过程。研究发现，埃希菌属内毒素增加上皮粘液物质，引起鼠的鼻杯状细胞化生和增加下呼吸道粘蛋白合成。绿脓杆菌能激活 c-Src-Ras-MEK1/2-MAPK-pp90RSK 信号级联反应，从而使转录因子 NF-κB 活化，促进 MUC2 基因的转录。

4. 炎症细胞　COPD 的特点之一是气道内中性粒细胞的浸润，吸烟、感染等也能造成气道内中性粒细胞增加。中性粒细胞是疾病状态下氧化应激的主要来源。活化的中性粒细胞可以释放氧自由基，促进气道上皮粘蛋白合成增加和杯状细胞化生。

5. 细胞因子　TNF-α 是调控慢性气道炎症的一种重要细胞因子。TNF-α 单独对 MUC5AC 产生几乎无作用，但可显著增加 TGF-α 对 MUC5AC 基因表达的诱导作用。TNF-α 也参与中性粒细胞和嗜酸粒细胞诱导的气道上皮细胞粘蛋白的合成。

6. 机械损伤　COPD 患者存在气道上皮的损伤和修复交替的过程。研究显示在栓塞气道中的周围支气管，中性粒细胞和 TNF-α 表达显著增加，从而引起粘蛋白合成和杯状细胞化生。

(三) COPD粘液分泌的调控机制

1. 中性粒细胞弹性蛋白酶(neutrophil elastase, NE)。 COPD炎症期间,气道上皮细胞表达的化学趋化因子将中性粒细胞募集到气道腔内。体内外研究均表明中性粒细胞能刺激杯状细胞脱颗粒。使用中性粒细胞抑制剂如白细胞转移抑制NPC15669,能抑制杯状细胞脱颗粒。这一现象说明COPD气道内渗出的中性粒细胞具有促进杯状细胞脱颗粒作用,引起粘液高分泌及其他病理改变。NE已经被证明在体外是杯状细胞强有力的促分泌剂。NE的主要来源是中性粒细胞,其次是成纤维细胞、血小板以及平滑肌细胞等。此外,细菌如铜绿假单胞菌也可释放NE。然而,NE是否由于中性粒细胞脱颗粒作用而促进粘液分泌尚不清楚。因为中性粒细胞在体外经白介素-8(IL-8)、甲酰甲硫氨酸-亮氨酸-苯丙氨酸三肽(N -formyl-methionyl-leacyl-phenylalanine , fMLP),白三烯B4(LTB4)及肿瘤坏死因子-α(TNF-α)刺激后,也很少或几乎不释放该酶。

但是经趋化因子激活后的中性粒细胞能使NE从嗜苯胺蓝颗粒转移到细胞表面等均证实了NE在脱颗粒中的重要作用。由于化学趋化因子并不能促进中性粒细胞释放NE,NE引起杯状细胞脱颗粒的分子机制仍不清楚。研究证明,NE的脱颗粒作用是细胞相关酶而非细胞释放酶。IL-8激活的中性粒细胞脱颗粒,不仅能被酶抑制剂抑制,亦能被抗细胞表面粘附分子抗体、抗B2亚家族整合素抗体[CD11b(M ac21)]或CD18(淋巴细胞功能相关抗原21B)抑制。抗细胞间粘附分子-1(ICAM-1)也能产生该抑制作用。因此,中性粒细胞刺激杯状细胞脱颗粒作用,是通过中性粒细胞与气道上皮间的杯状细胞直接相互作用及ICAM-1和B2亚家族整合素的作用介导的。

2. 白介素-13(interleukin-13, IL-13) 已有研究表明IL-13能引起气道上皮细胞肥大,粘液细胞增生及中性和酸性粘液的高分泌。IL -13是由位于5号染色体,长臂3区1带(q31)基因编码的蛋白产物,分子量为122kD,通过$CD4^+$ Th2淋巴细胞刺激而大量产生。动物实验也证明了IL-13在小鼠肺内能刺激中性和酸性粘液的分泌,引起分泌物潴留。说明IL-13在肺内引起气道炎症,杯状细胞增生及粘液分泌的重要作用是由或至少部分由IL-13诱导局部选择性产生eotaxin所介导。IL-13与eotaxin之间的详细作用机制尚有待研究。

3. 花生四烯酸代谢产物 研究证实花生四烯酸代谢产物在气道炎症中发挥了重要作用,引起气道平滑肌收缩,气道高反应及粘液分泌等。花生四烯酸通过5-脂氧化酶氧化代谢途径,生成一系列前炎症介质——白三烯产物,包括LTB4、过敏性慢反应物质(slow-reacting substance of anaphylaxis, SRS-A),LTC4、LTD4及LTE4。有研究证实白三烯系列氧化产物能刺激慢性支气管炎气道的粘液分泌。在粘液分泌研究模型中,只要有10^{-9} ml LTC4或LTD4就能提高粘液糖蛋白的分泌,增加毛细血管后静脉的渗透性。该作用可能通过直接收缩上皮细胞,使小静脉上皮产生裂隙,引起渗漏。

另有研究报道花生四烯酸通过15-脂氧合酶(15-lipoxygenase, 15-LO)催化生成的代谢产物15-羟二十碳烯酸(15-HETE)能刺激豚鼠气道粘蛋白分泌。最近S. P. Jayawickreme等人利用气液界面新型培养模型,培养正常人类气管支气管上皮细胞,检测15-LO代谢产物对粘蛋白基因的表达及促分泌作用。结果显示15-LO在分离培养基上高度表达,表明15-LO在人类气道中活性很高,但粘蛋白分泌并未增加甚至有所减少,粘蛋白基因MUC5AC和MUC5B的表达亦受到抑制。该试验同时发现正常人类气管支气管上皮细胞用

IL-4 培养，能显著提高 15-LO 的水平，这为进一步研究 15-LO 及其代谢产物的功能提供了途径。

4. 速激肽　气道的分泌细胞主要受交感神经和副交感神经节后纤维支配。交感神经和副交感神经都含有产生神经多肽的细胞。许多神经肽，如速激肽、血管活性肠肽（VIP）、降钙素基因相关肽（CGRP），促胃液素释放激素（GRP）在调节粘液分泌中都起着重要作用。

体外实验已有研究发现 3 种哺乳类速激肽，P-物质（substance-P，SP）、神经激肽 A（NKA ）及神经激肽 B（NKB），它们均作为非肾上腺素能非胆碱能（NANC）神经递质而引起气道粘液分泌。SP 促分泌作用强于 NKA 和 NKB。SP 和 NKA 存在于传入神经细胞纤维中，一些细胞纤维紧密靠近气道腺体和气道表面上皮细胞，这些神经肽储存在突触的囊泡中，当气道感觉神经暴露于刺激性化学介质及内源性抗原如组胺、前列腺素等而被释放，通过与靶细胞包括气道上皮细胞、腺体和平滑肌细胞上的受体相结合而引起粘液分泌。SP 主要激活分布在支气管腺体上的神经激肽Ⅰ型受体（Neurokinin veceptorI，NKI）受体引起气道平滑肌收缩，粘液分泌，微血管渗漏，炎性细胞募集与激活。在豚鼠实验模型中发现 NK1 受体拮抗剂 SP140333 能抑制 SP 的上述作用。

有研究认为 SP 除了直接与受体结合发挥作用外，可能通过激活肥大细胞或肺泡巨噬细胞释放化学趋化因子，使中性粒细胞募集，从而引起粘液分泌。

研究又发现 SP 可通过肽链内切酶而降解，肽链内切酶抑制剂 Phosphoramidom 能促进 SP 介导的粘液分泌。因此，该酶可能在调节 SP 引起的气道粘液分泌中发挥了一定作用。

二、纤毛功能失调

纤毛功能失调是 COPD 的重要病理生理改变。呼吸道清除功能中位移作用的实现主要依赖柱状纤毛细胞顶端向气道腔面伸出的纤毛。纤毛通过一定频率的摆动将粘液毯及其所吸附的异物转运、清除，防止感染的发生。有报道纤毛运动的协调与摆动频率（CBF）、方向（COR）及继发性损害（SCD）有关，其中 SCD 起关键作用。

（一）纤毛的结构

从鼻前庭到呼吸性支气管整个呼吸道都覆盖一层粘液，将吸入的异物如尘埃、细菌等粘住，通过上皮的纤毛运动，不断自下向上移动，送至喉头由呼吸道排出，运送速度为每分钟 1～2cm，吸入肺末梢的粒子 45 分钟即可被输送至喉头。纤毛长度为 5～7μm，每分钟摆动 1000～1500 次，纤毛直径为 0.15～0.2μm。在光镜下，纤毛外围以一层细胞膜，即纤毛膜，其中核由基质和埋藏于其中的一些平行的轴丝即纤毛轴组成。横断面电镜观察纤毛轴的结构显示为“9×2＋2”型，即周围 9 组二联微管，分别为 A 管和 B 管，相互间呈紧密连接。从 A 管伸出 2 条短臂，分别为外侧动力臂和内侧动力臂。纤毛中央有两根单独分开的微管，为中央微管，在其周围有中央鞘。成对的外周微管和中央的 2 条微管由放射幅相连接。

（二）纤毛运动的机制

纤毛轴结构中至少包括 250 种多聚肽，其中主要的蛋白有动力蛋白和微管蛋白。微管蛋白是构成周围微管的蛋白质，为小球型分子，微管蛋白 A 和 B 分别构成纤毛中的微管 A 和微管 B。动力蛋白具有 ATP 活性，是构成 A 管短臂的蛋白，作用是将化学能转变为机械能，促进相邻微管之间的滑动和纤毛的弯曲，使纤毛运动。纤毛在一次摆动中，每一个动力蛋白分子约能水解一分子ATP。目前研究认为，纤毛运动是在有ATP存在的条件下，由二联体微管的动力臂的作用产生，是动力蛋白臂和微观二联体相互作用的结果。纤毛的运动为双向搏动，即由快速有效搏动和慢速恢复搏动两个时相组成。在有效搏动时相，邻近基底部的纤毛主干弯曲，而纤毛的其他部分仍直立或轻度弯曲。恢复搏动的特征是从基底区域到顶部弯曲很慢，使纤毛恢复到搏动前的位置。有效搏动是纤毛搏动最有效的时相，它产生的液体运动比恢复搏动大得多，因此决定了运动的方向。纤毛运动的特点为，周期性、节律性、方向性、同步性、协调性和异相性。

每个纤毛细胞有200根纤毛（平均每μm^2有8根），杯状细胞和腺体分泌的粘液和浆液，组成覆盖于纤毛上面的粘液分层，纤毛在水样分层中直立和摆动，被摆动的纤毛不断向前运向上呼吸道，到达喉头被咳出或咽下，形成一种机械的清除，每天可运送约100ml粘液，使异物不能在呼吸道内存留。这种运送功能取决于纤毛及粘液两方面的协同作用，纤毛功能和结构的变化，粘液的性质和数量均会对其产生影响。因此称为气道粘液纤毛清除系统。

（三）COPD中纤毛运动失调

在COPD发展过程中，粘液纤毛运送障碍也有一过程。当呼吸道受刺激后，分泌增强，纤毛运动也加快，可加速分泌物及粘着异物的排出，这是生理性代偿机制。当刺激增强或持续后，呼吸道局部纤毛活动减弱，异物滞留，但就整个呼吸道而言，排除仍增加。长期持续则粘液分泌过多过稠，纤毛运动进一步减弱，严重时纤毛排列紊乱，尖端合拢如毛笔尖状，或者变短、断裂、脱落，纤毛运动也可完全停止。

对动物模型的研究发现，慢性支气管炎大鼠及豚鼠离体气管纤毛闪动次数减慢，严重时完全停止，对吸入奈氏球菌的清除速度也减慢。还用吸入^{131}碘标记蛋白气雾后60分钟测定肺剩留放射性，以检测呼吸道清除能力。发现用锯末为主，加以烟叶、辣椒、硫磺混合烟熏，烟雾浓度150～200mg/m^3，每天30分钟，7周后大鼠肺残留放射性增多，放射自显影也显示细支气管内残留^{131}碘蛋白阴影较对照组为多。实验鼠气管、支气管内杯状细胞较对照鼠增多，尤其是小支气管以上差别显著，纤毛细胞减少，纤毛紊乱，变短变细，部分脱失。电镜观察可见纤毛明显稀疏、断裂、消失，代之以许多肿胀的微绒毛深入管腔，纤毛的基体有胞膜破裂，纤毛根部可见部分线粒体明显肿胀，基质发空，脊排列紊乱，粗糙型内质网扩张。

三、纤毛与粘液毯之间的有效互动关系改变

呼吸道清除功能中位移作用主要依赖纤毛。纤毛通过一定频率的摆动将粘液毯及其所吸附的异物转运、清除，防止感染的发生。而媒介作用的实现主要依赖气道上皮表面覆盖的粘液毯。粘液毯由凝胶层和溶胶层组成，前者主要由杯状细胞和粘液腺细胞分泌，后者由浆液腺细胞分泌。纤毛只在溶胶层中摆动，此层粘稠度小，不含弹力纤维，便于纤毛运动。凝胶层是一种有粘弹性的凝胶性半固体，纤毛顶与之接触，粘稠度高，有弹力纤维，可吸附颗粒、病原菌、微生物等。当纤毛与粘液毯之间的这种互动关系发生改变时，就会造成清除能力的下降。如溶胶层减少，凝胶层下降与纤毛细胞接近，纤毛在粘稠度高的凝胶层中运动，

其摆动频率、振幅会降低。如溶胶层增加，纤毛顶部不能与凝胶层接触，造成纤毛无效劳动。此外，粘液细胞分泌粘液，贯穿溶胶层将凝胶层固定，也影响纤毛清除功能。在COPD发病过程中，这些因素也起到一定作用。

四、粘液纤毛清除功能障碍与临床

多种原因所致的气道病变引发粘液纤毛清除功能受损均可使气道易感染性增加。在COPD，异常纤毛的百分率明显增加，纤毛细胞空泡变性，细胞膜凸出，形状改变等，使纤毛摆动缺乏协调。此外，因杯状细胞增生而使纤毛数量减少。这些改变均可使粘液清除功能下降致气道内分泌物排出不畅，导致呼吸道和肺部反复感染，而细菌本身及其代谢产物，又可抑制纤毛活动，如此形成恶性循环。因此，粘液纤毛清除功能损害是COPD患者反复发生肺部感染的重要因素。

气道粘液高分泌在临床症状上的表现特征是病人痰的量和性状的改变。杯状细胞增生并分泌增加，其最典型的表现是痰量的明显增加和痰液粘度、酸度明显增大，这种改变的幅度通常随患者气道慢性炎症的急性发作而骤然增加，此时由于大量粘性、酸度增大的痰液在气道内储存而难以及时排出，致使患者本已严重障碍的通气功能更加受损，成为患者病情恶化的促动因素。

有学者研究了粘液分泌增多在临床上的意义。5350名女性和4081名男性COPD患者，年龄30～79岁，随访5年期间，对吸烟习惯、呼吸道症状、肺功能进行随访，并对8～10年住院情况进行追踪调查，发现慢性粘液分泌增高者FEV_1下降明显，尤以男性突出，与无粘液分泌增高者相比，每年多下降22.8ml，而女性多下降12.6ml，同时因COPD而住院的可能性增高。

（沈 宁）

本节参考文献

1. Global initiative for chronic obstructive lung disease. Global strategy for the diagnosis, management, and prevention of chronic obstructive pulmonary disease. Updated 2005 (Based on an April 1998 NHLBI/WHO Workshop)
2. Willem T, Jorissen. Correlations between ciliary structure and ciliary function. Acta Otorhinolaryngol Belg., 2000, 54: 299
3. Takeyama K, Jung B, Shim JJ, et al. Activation of epidermal growth factor receptors is responsible for mucin synthesis induced by cigarette smoke. Am. J. Physiol. Lung Cell Mol. Physiol., 2001, 280: 165
4. 周向东，童瑾，兰箭．慢性阻塞性肺疾病患者气道粘蛋白分子表型的研究．中华结核和呼吸杂志，2002，25：437-438
5. Hontmeyers E, Gosselink R, Gayan-Ramirez G, et al. Regulation of mucociliary clearance in health and disease. Eur. Respir. J., 1999, 13: 1177
6. Sethi S. Bacterial infection and the pathogensis of COPD. Chest, 2000, 117: 286
7. Del Donno, Bittesnich D, Chetta A, et al. The effect of inflammation on mucociliary clearance in asthma: an overview. Chest, 2000, 118: 1142
8. Rogers DF. Mucus hypersecretion in chronic obstructive pulmonary disease. Novartis Found Symp., 2001, 234: 65

9. 李霞，罗炎杰，李林，等．慢性阻塞性肺疾病患者气道粘液纤毛清除功能的测定及临床意义．中华结核和呼吸杂志，2000，23：314-315

10. Nadel JA. Role of Neutrophil elastase in hypersecretion during COPD exacerbations，and proposed therapies，Chest，2000，117（5 Supp l 2）：386

11. Takeyama K，Agustic，Veki I，et al. Neutrophil-dependent goblet cell degranulation：role of membrane bound elastase and adhesion molecules. Am. J. physiol.，1998，275：L 294-302

12. Tokuyama K，Kuo Hp，Rohde JA，et al. Neural control of goblet cell secretion in guinea pig airways. Am. J. physiol.，1990，259：L 108-15

13. Zhou，Homer RJ，Wang Z，et al. Pulmonary expression of interleukin-13 causes inflammation，mucus hypersecretion subepithelial fibrosis，physiologic abnormalities，and totaxin production. J. clin. Invest.，1999，103：779

第二节 气流受限和肺过度充气

呼气气流受限是COPD病理生理改变的标志。COPD特征性的气流受限基本是不可逆的，只包含一小部分可逆成分。几个病理学特征可导致气流受限和肺机械力学的改变，概括总结于表7-1。

不可逆的气流受限主要是由于小气道的重塑（纤维化和狭窄）。气道重塑可导致固定的气道受阻和气道阻力增加。COPD气流受限的主要位点在较小的传导气道，包括内径小于2mm的支气管和细支气管。在正常肺组织，这些小气道的阻力只占总气道阻力的一小部分，但在COPD时，下气道的阻力会增加一倍，并且绝大部分比例是外周气道阻力的增加。

表7-1 COPD气流受限的原因

不可逆	气道的纤维化和狭窄
	肺泡破坏引起的肺弹性回缩力减低
	维持小气道开放的肺泡支持的破坏
可逆	支气管内炎症细胞的聚集、粘液的分泌和血浆渗出物
	中央和外周气道平滑肌的收缩
	运动时肺动态充气过度

一、气道重塑（airway remodeling）

（一）气道重塑的定义

气道重塑即气道组织的结构性变化。可以分为正常的气道生长发育和异常/过度的气道结构功能变化。前者主要指正常生长发育和急性炎症损伤反应，后者由于反复慢性炎症刺激损伤及不全性修复导致的结构功能异常，例如哮喘、COPD的气道重塑。Warburton等研究了子宫内的气道生长发育过程，发现许多细胞因子和生长因子，如转化生长因子（TGF）、表皮生长因子（EGF）、血小板衍化生长因子（PDGF）、血管内皮生长因子（VEGF）、肝细胞生长因子（HGF）等在气道上均有表达，但对它的发育影响不清，亦无异常功能改变。正常呼吸管的“重塑”过程接受纤维母细胞生长因子（FGF）/芽生基因（sprouty genes）与 TGFbeta/BMP-SMAD 两条途径相互制约，前者激活酪氨酸激酶与损伤后肺泡上皮干细胞迁移及修复相关。后者激活丝氨酸苏氨酸激酶抑制出生后肺的发育可引起间质纤维化。目前大多数人提到的气道重塑指的是气道病理性变化，包括气道壁增厚，上皮下层纤维化，平滑肌增生肥大，肌成成肌纤维细胞增生和粘液腺上皮化生，细胞外基质沉积增加等。在哮喘可有明显的基底膜增厚，而 COPD 则伴有细支气管外层的肺泡弹性粘附的丢失，且两者发生病变的部位及伴随地炎症反应亦明显不同。

（二）气道重塑和肺功能

气道平滑肌的增生肥厚，细胞外基质异常沉积，上皮下层纤维化等结构的改变可明显引起气道阻力增加，气道弹性降低，顺应性下降。有学者研究了 COPD 患者的小气道的顺应性、阻滞性（hysteresis）、陷闭性和气道壁厚的关系，结果显示气道壁的增厚与气道炎症相关，外周气道比中央气道明显，严重气流阻塞患者气道壁厚更加明显。气道胶原弹性蛋白等纤维化组织沉积引起气道僵硬，增加平滑肌收缩的负荷，阻滞性与 FEV_1/FVC 呈负相关，与残总比（RV/TLC%）呈正相关，并认为支气管平滑肌面积和张力是气道机械特性的决定因素，而不是气道壁总面积。另外多位学者利用高分辨率 CT（HRCT）观察气道壁的厚度、管腔狭窄变化等发现此种改变与 FEV_1 和 FVC 呈明显正相关。已有研究证实不仅 COPD 外周气道平滑肌增生肥厚且收缩力也增加，并与肺功能 FEV_1/FVC 及 FEV_1 占预计值百分比（FEV_1/Pred%）呈明显相关，可能与肌球蛋白轻链激酶的活性数量增加有关，ATP 酶活性导致肌球蛋白和肌动蛋白的增加，或者是上皮细胞产生的乙酰胆碱酯酶或者前列腺素抑制因子的丧失。当气道平滑肌收缩 35%时阻塞性气道腔内将比正常气道面积减少 36%，气道阻力增加 1.87 倍。Tiddens 等认为肺弹性回缩、气道传导性、陷闭性均是气流阻塞的重要决定因素，而由于小气道内壁变厚导致上游气流传导性下降，从而引起最大呼气流速减少。肺弹性回缩的丧失导致驱动气流压力的减少，继发延伸气道的连接丢失被认为是降低了气道传导的结果。

（三）气道炎症和气道重塑

慢性气道炎症是 COPD 的重要发病机制之一。气道重塑与气道炎症的关系目前仍有较多问题不清楚，普遍认为气道重塑是慢性反复炎症刺激引起炎症细胞和结构细胞之间相互作用的结果。

巨噬细胞、中性粒细胞、$CD8^+$ T 细胞、上皮细胞是 COPD 炎症的主要参与细胞，释放的炎症因子肿瘤坏死因子-α（TNF-α）、IL-1β、IL-8 等对气道结构细胞均产生重要影响。TNF-α 激活核转录因子 NF-κB，促进气道上皮中性粒细胞 IL-8 的转录和释放，可能是细菌及细菌产物引起 IL-8 的表达增加的机制。激活巨噬细胞分泌基质金属蛋白酶（MMPs），引起基质金属蛋白酶/基质金属蛋白酶组织抑制物（MMPs/TIMP）失衡。另外也可刺激支气管上皮细胞产生细胞粘合素（tenascin）。IL-1β 可诱导骨髓释放中性粒细胞，促进其他细胞释放许多细胞因子如 IL-1、IL-2、IL-3、IL-5、IL-6、IL-8。调节活化正常 T 细胞表达和分泌因子 RANTES、GM-CSF、IFNγ、TNF 和 PDGF 等，联合 TNF-α 诱导内皮细胞间质细胞粘附分子（ICAM-1）的表达。它能促进成纤维细胞的增殖，使前列腺素和胶原酶分泌增加，纤维连接蛋白和胶原合成增多。IL-8是中性粒细胞的趋化因子和激活因子，含CXC结构。引起“呼吸爆发”释放一些毒性颗粒，特别是释放的弹性蛋白酶能导致气道上皮的破坏，减少纤毛的摆动频率，促使粘液腺体增殖，刺激粘液的分泌，抑制防御反应，促进炎症的发生发展。Mio等在体外研究显示细菌内毒素能通过成纤维细胞刺激人类气管上皮细胞的胶原收缩，从而影响气道结构变化。Saetta等学者在吸烟的COPD患者外周气道中发现虽然中性粒细胞、巨噬细胞和具有正常肺功能吸烟者比较无明显差别。但是$CD8^+$淋巴细胞明显增多，且平滑肌增厚明显，与气流受限程度相关。而Baraldo等研究COPD患者外周气道平滑肌上的中性粒细胞和$CD8^+$淋巴细胞均较正常人增多，吸烟肺功能正常者已有中性粒细胞浸润但程度较轻，且与FEV_1负相关。Turato等对9个COPD患者和9个轻度或无COPD具有相同吸烟史患者比较发现，气道壁CD45浸润明显增多，而CD4和CD8亦明显增多，但两者气道壁增厚和平滑肌增厚无明显区别，与炎症细胞数不相符。另外已经证实在一些吸烟者中早期即有一些炎症细胞浸润、杯状细胞增生等，并不受戒烟的影响，而且只有部分吸烟者出现进行性气流受限情况。反复病毒感染可能是一部分吸烟者引起气道重塑、气流受限的重要因素。Matsuse等对20个吸烟因孤立结节手术COPD患者使用原位杂交和PCR方法检测发现上皮细胞腺病毒的EIA表达较正常者明显增多。Bernard等研究显示腺病毒感染明显增加吸烟对豚鼠肺气肿的损害和炎症细胞的聚集，提示慢性腺病毒感染在COPD促进炎症发生，引起气道狭窄，上皮下纤维化中发挥作用。总之，炎症是COPD疾病发生的重要诱发因素，但如何影响疾病的发生发展，导致气道重塑具体机制目前仍不明了，可能与遗传基因相关。

（四）气道重塑的调节机制

各种有害颗粒或气体进人气道后首先引起气道上皮的防御反应，导致许多炎症细胞的集聚活化，并通过自分泌和旁分泌方式释放各种介质作用于气道结构细胞包括上皮细胞、平滑肌细胞、基质细胞等，产生气道重塑，最终导致气流受限。目前引起气道重塑的多种细胞因子，化学因子及信号的传导均未明了。其中成肌纤维细胞（myofibroblast）在此过程中起着重要作用，而上皮细胞不仅是靶细胞，也是效应细胞。Zhang等报道，在共培养体系中，损伤的上皮细胞可以刺激成肌纤维细胞的增殖，使得PDGF、IGF-1、bFGF、转化生长因子β（TGF-β）、内皮素-1（ET-1）等分泌明显增加，此效应可以被阻断，提示上皮细胞具有一定调节作用。

1. $TGF\text{-}\beta_1$　$TGF\text{-}\beta_1$是一种具有同源双链的25kD多肽，主要功能是调节细胞生长和分化，参与组织的发育及损伤后修复，它是刺激成纤维细胞增生和分泌胶原的主要细胞因子。主要来源于气道上皮细胞、抗原激活的T细胞、LPS激活的单核细胞、B细胞、血小板等。$TGF\text{-}\beta_1$可刺激细胞外基质（ECM）的合成和沉积，抑制降解基质蛋白的酶，并调节细胞表面基质蛋白受体的表达。动物实验证明，$TGF\text{-}\beta_1$能刺激病理性ECM聚集。Vignola等研究了正常人、哮喘患者及慢性支气管炎患者支气管粘膜活检标本表达的$TGF\text{-}\beta_1$，发现在哮喘和慢性支气管炎患者表达的$TGF\text{-}\beta_1$较健康对照组显著增多，且$TGF\text{-}\beta_1$与基底膜和成纤维细胞（FB）数量明显相关，并发现嗜酸粒细胞（EOS）和FB也能够合成$TGF\text{-}\beta_1$。Hajime等用反转录PCR（RT-PCR）和免疫组化的方法对吸烟的COPD经纤支镜采集的小气道组织检查发现$TGF\text{-}\beta_1$蛋白和mRNA与不吸烟正常者比较明显增多，而且与吸烟的历史和小气道阻塞程度相关。Willem 等研究显示在 COPD 的支气管和肺泡上皮的 TGF-β_1mRNA 和蛋白表达较正常对照约有两倍的升高，在支气管上皮 TGF-β_1 mRNA 和蛋白的表达与 FEV_1 负相关，与上皮内的巨噬细胞数正相关，说明 TGF-β_1 可能对 COPD 上皮的巨噬细胞募集起促进作用。

2. 内皮素-1（ET-1） ET-1 是气道收缩及重塑的重要介质，是迄今所知最强大的支气管平滑肌收缩剂，亦是强大的促细胞增殖剂，能刺激气道平滑肌细胞、成纤维细胞等增殖。肺内广泛存在内皮素受体即 ETA 和 ETB 受体，其中气道平滑肌（ASM）和肺泡间密度最高。ET 与受体结合后激活磷脂酶 C（PLC,）产生三磷酸肌醇（IP3）使胞内钙增加起作用。Panettieri 等发现 ET-1 可明显加强 EGF 作用介导 ASM 增生，亦能影响蛋白激酶 C，使胞质碱化导致增生。Glassberg 等发现在人的 ASM 上具有与 ET-1 高亲和力的结合位点，ET-1 具有促进原癌基因的表达和 ASM 的增生作用。上皮细胞释放的 ET-1 除引起气道平滑肌收缩，尚可诱导气道成纤维细胞分化成为成肌纤维细胞。Marini 等证实通过一种 ETA 受体，ET-1 上调支气管上皮细胞纤维连接蛋白表达和释放，沉积于支气管粘膜上皮细胞下。纤维连接蛋白是细胞外基质重要组成部分，并且是成纤维细胞强有力的化学趋化因子。

3. 基质金属蛋白酶（MMPs） 在正常肺组织中，细胞外基质（ECM）能维持肺泡结构，ECM 的合成与降解保持动态平衡，这对于保证正常肺功能非常重要。MMPs 主要参与 ECM 的更新、损伤愈合以及对损伤的反应。平衡破坏时，将会产生以肺结构改变和对损伤产生异常反应为特征的肺部疾病。Vignola 报道慢性支气管炎患者 MMP-9/TIMP 比值下降与气道上皮下的纤维化有关。有学者研究在吸烟者的肺泡灌洗液中巨噬细胞释放 MMP-9 和 TIMP 较非吸烟者明显增多，且对 IL-1 和 LPS 反应明显差异，分泌的 IL-10 及 TNF-α 较多，另观察到内源性 IL-10 通过增加 TIMP-1 的释放调节 MMP-9/TIMP 比值，而不是减少 MMP-9 的产生。

4. 其他最近许多研究表明纤维蛋白溶酶可以直接降解 ECM 或者通过纤溶酶原激活剂抑制物（因子）-1 阻断 MMPs 抑制纤维蛋白的溶解，证实了纤维蛋白溶酶系统在气道重塑中起着活化作用。Walker 等用 PDGF 和凝血酶刺激原代培养的小牛支气管平滑肌细胞发现可诱导 DNA 的合成。另报道，PDGF，EGF，IGF-1 通过与相应的生长因子受体结合活化蛋白酪氨酸激酶（PTK）后，进一步激活丝裂素活化蛋白激酶（MAPK）发挥促 ASM 增殖效应。

（五）气道重塑和 COPD 的治疗

1. 糖皮质激素 糖皮质激素是迄今为止最为有效的抗炎药。它的抗炎作用主要通过结合细胞核内的激素敏感基因，使特异性的 mRNA 表达变化，减少前炎症因子和促炎因子的产生和释放，这些因子包括细胞因子（IL-6、IL-8、IL-11、IL-13、TNF-α、GM-CSF、RNATEs 及 MIP-α ）、iNOS 和环氧化酶 2（COX2）、磷脂酶 A2、ET-1、神经激肽受体及粘附分子等，还可提高一些抗炎因子或抗炎介质的产生，如脂皮素-1、β 肾上腺素能受体、内切核酸酶、分泌性白细胞抑制蛋白及巨噬细胞抑制因子等。另有研究糖皮质激素尚有调节蛋白的修饰过程作用。当前糖皮质激素是预防和控制哮喘的主要手段。糖皮质激素不仅能够抑制哮喘气道炎症，也能阻止气道上皮下纤维化的形成。Hoshino 等研究发现吸入二丙酸倍氯米松 BDP6 个月后能够减少哮喘气道炎性细胞浸润，降低胰岛素样生长因子-1（IGF-1）

表达和粘膜下网状层厚度，而 IGF-1 的表达和胶原厚度正相关。Sabatini 等用醋酸莫米松和地塞米松明显抑制胎儿肺成纤维细胞的增殖，粘附分子及一些炎症因子的释放。从而影响气道炎症气道重塑。

而 COPD 与哮喘的炎症本质不同，长期应用糖皮质激素治疗 COPD 一直存在着较大争议。2005 年更新的慢性阻塞肺疾病全球创议（GOLD）总结了最近几个多中心随机临床对照试验结果显示长期应用吸人糖皮质激素虽然不能明显改善肺功能恶化状况，却可以减轻临床症状，减少发作频率，提高生活质量，尤其是中重度老年患者。但应用糖皮质激素后患者的气道和肺的病理改变，仍知之甚少。有学者在 14 个 COPD 患者使用氟替卡松（FP）3 个月后纤支镜活检检查发现上皮下肥大细胞数明显减少，但是中性粒细胞增多。Hattotuwa 等证实了肥大细胞的下降，但对其他 $CD8^+$、$CD68^+$ 细胞、中性粒细胞却无明显改变。

2. 其他

（1）许多学者研究证实，β 受体激动剂在体外可以抑制多种平滑肌细胞和成纤维细胞的增殖，并且抑制平滑肌细胞、肥大细胞、单核细胞、淋巴细胞、嗜酸粒细胞的炎性介质的释放，降低血浆蛋白的渗出，可能与 cAMP 激活蛋白激酶 A（PKA）影响基因的转录相关。Altraja 等报道，每天 4 次吸人沙丁胺醇 12 周后可以明显减少气道上皮的细胞粘合素的表达以及巨噬细胞的聚集，显示了一定的抗炎效果。

（2）已有研究表明磷酸二酯酶 4（PDE4）抑制剂具有广谱的抗炎效果，对 COPD 的炎症细胞如中性粒细胞、巨噬细胞、$CD8^+$ 淋巴细胞及上皮细胞等均有抑制作用，可以明显的改善肺功能和临床症状。目前该类新药正在开发中。

（3）大量的临床和实验表明红霉素类药物具有一定抗炎抗纤维化效果。在日本，低剂量长期红霉素应用对弥散性泛细支气管炎（DPB）的防治中取得了较好的疗效。Li 等报道在肺纤维化动物模型中红霉素可以减缓巨噬细胞、中性粒细胞的炎症迁徙过程，明显抑制肺组织血管粘附分子（VCAM-1）mRNA 的表达。

（4）Rubio 等研究观察到抗氧化剂 N-乙酰半胱氨酸能预防吸烟致大鼠的小气道管壁的增厚和通气弥散的降低。另外 TGF-β 抗体可以减少肺纤维化大鼠的肺组织胶原含量，使纤维化程度降低。Entzian 等研究结果提示秋水仙碱能抑制成纤维细胞增殖和阻抑胶原的分泌。以上各种药物在防治 COPD 气道重塑中的作用还有待进一步研究。

总之，气道重塑是 COPD 的不完全可逆气流受限的主要原因，而其发生与各种损伤因素反复刺激导致气道结构细胞和炎症细胞相互作用最终引起气道平滑肌增生，细胞外基质的异常沉积，管壁纤维化形成有关。

二、其他加重气流受限的因素

其他加重气流受限的因素包括弹性回缩消失（由于肺泡壁破坏），肺泡支撑破坏，炎性细胞聚集，支气管内粘液渗出，平滑肌收缩以及运动时肺动态性过度充气。动态性过度充气是 COPD 患者活动受限主要加重因素之一。

肺实质破坏在 COPD 不可逆气流受限中只起一小部分作用，但可以加重呼气气流受限和增加气道阻力。肺泡附着的破坏使小气道维持开放的能力受损。肺泡的破坏可以引起肺弹性回缩力减少，使驱动呼气的肺泡内压力下降。

尽管肺泡附着的破坏和肺弹性回缩力的减低对外周气道阻力都有所影响，但对外周气道阻力的直接测定表明，气道结构的改变是阻力增加的最重要原因。

气道平滑肌收缩，持续的炎症及气腔内粘液等渗出物在气流受限中也参与一小部分，但多为可逆因素，经治疗后可消除。粘液的积聚、炎症及渗出物在 COPD 加重期的作用可能更为重要。

确定 COPD 气流受限最好的方法就是肺功能检测，这是疾病诊断和治疗的关键。其中最重要的指标是 FEV_1 和 FVC。随着疾病进展，气道壁增厚，肺泡附着减少，肺弹性回缩力降低，FEV_1 和 FVC 随之下降。FEV_1/FVC 常是气流受限最先出现的异常指标。FEV_1 随年龄增加也会下降，但 COPD 患者 FEV_1 下降要更快。

随着气流受阻程度的加重，呼气气流逐渐受限，开始是在活动时，后来在静息状态下也会出现呼气气流受限。同时，由于肺弹性回缩力下降，小气道关闭，导致肺功能残气量增加。随着气流受限的进展，肺排空减慢，吸气间隔缩短，从而肺没有充足的时间排出肺内残余气体，导致肺动态过度充气。虽然膈肌收缩性看似很好，但功能残气量的增加可损害呼吸肌的功能及协调性。

（沈　宁）

本节参考文献

1. Jeffery PK. Reomdeling in asthma and chronic obstructive lung disease. Am. J. Respir. Crit . Care Med. , 2001，164；S28-38
2. Opazo Saez AM，Seow CY，Pare PD. Peripheral airway smooth muscle mechanics in obstructive airways disease. Am. J. Respir. Crit. Care Med. , 2000，161：910-917
3. Turato G，Zuin R，Miniati M，et al. Airway Inflammation in severe chronic obstructive pulmonary disease：relationship with lung function and radiologic emphysema. Am . J. Respir. Crit . Care Med. , 2002，166：105-110
4. Saetta M ，Turato G，Maestrelli P. ，et al. Cellular and structural bases of chronic obstructive pulmonary disease. Am . J. Respir. Crit. Care Med. , 2001，163：1304-1309
5. Hayashi S . Latent Adenovirus Infection in COPD. Chest，2002，12 1：S 18 3- 187
6. Bartram U，Speer CP. The role of transforming growth factor（beta ）in lung development and disease. Chest，2004，12 5：754-765
7. O Donnell DE，Revill SM，Webb KA. Dynamic hyperinflation and exercise intolerance in chronic obstructive pulmonary disease. Am. J. Respir. Crit. Care Med. , 2001，164：770-777
8. Rodriguez-Roisin R，MacNee W. Pathophysiology of chronic obstructive pulmonary disease. Eur. Respir. Mono. , 1998，3：107-126

第三节　气体交换异常

随着 COPD 进展，外周气道阻塞，肺实质破坏，肺血管异常，减少了肺气体交换容量，产生低氧血症，以后可出现高碳酸血症。常规肺功能检查与动脉血气结果并不相匹配，当 FEV_1 大于 1L 时，很少有明显的低氧血症和高碳酸血症。低氧血症最初只在活动时出现，随病情进展，静息状态下也可出现。

引起动脉血气异常的原因主要有肺泡低通气，肺泡-毛细血管膜氧气弥散障碍，肺内分流，通气/血流比例（$\dot{V}_A/\dot{Q}$）失调。在COPD的各个阶段，通气/血流比例失调都是COPD低氧血症的主要原因。COPD潜在的结构异常，包括广泛的气道狭窄和肺实质及血管的不同程度的结构异常，是肺泡通气血流分布异常的基础，导致动脉血气异常，最终导致慢性呼吸衰竭。通气/血流比例失调是无论急性和慢性状态时肺气体交换的主要决定因素，尽管肺泡低通气可能作为高碳酸血症的主要机制之一。相反，在急性呼吸功能不全及恢复期时，仅存在轻到中度的肺内分流增加，而氧气弥散障碍不起作用。

一、通气/血流比例失调

外周气道管壁的损伤与通气/血流比例失调相关，因为细支气管炎和肺通气分布有明显的相关关系。肺实质破坏，弥散面积减少，可导致肺弥散功能减低，影响气体交换。通气/血流比例升高可能反映了肺气肿区域肺泡的破坏和肺毛细血管床的丧失。总之，肺气肿时，肺弹性减低引起的通气不足，肺毛细血管床的破坏以及肺不同区域通气的不均衡都有可能引起通气/血流比例失调，导致低氧血症。

在轻度COPD患者中，对肺血管异常和通气/血流比例失调的关系，进行了很多研究。肺血管对吸入100%的氧气的反应程度越低，肺动脉血管的内膜越厚。内膜厚度和异常气体交换的指标相关，如PaO_2和$\dot{V}_A/\dot{Q}$失衡的程度，反映肺泡通气的情况和总的$\dot{V}_A/\dot{Q}$的情况，以及支气管炎症的程度。显然，这对进一步的$\dot{V}_A/\dot{Q}$恶化发展很重要。结果发现，血管壁损害越重，由低氧引起的血管收缩的可逆因素越少。这表明，肺动脉的病变（尤其当累及动脉内膜时），在通气/血流比例失调所致的低氧血症中起着重要的作用。慢性高碳酸血症通常反映了呼吸肌功能不全和肺泡的低通气。

COPD患者的气体交换异常的研究主要采用多种惰性气体清除技术（multiple inert gas elimination technique，MIGET）。它使COPD气体交换的研究有了质的飞跃。6种惰性气体溶解在生理盐水，经外周静脉以恒速（240ml/h）输注入体内至稳定平衡状态，约需时40分钟。然后同步收集静脉/动脉血和呼出气体样本，同时测定分钟通气量和心输出量。血样本经离解和提取释出气体样本与呼出气体样本，经高压气相色谱分析仪测定不同气体样本中各种惰性气体浓度。每一种惰性气体在动脉和混合静脉血浓度的比率代表潴留，呼出气和混合静脉血浓度的比率代表释出。各种惰性气体潴留溶解度和释出溶解度经计算机数据处理后表达为各种惰性气体潴留和溶解曲线，反映通气血流比率。正常肺功能的年轻人在无通气只有血流灌注的肺区域（分流），$\dot{V}_A/\dot{Q}=0$；在无血流灌注只有通气的肺区域（死腔），$\dot{V}_A/\dot{Q}=\infty$。通气血流比率曲线95%覆盖范围在0.3～2.1，表示在肺各部分$\dot{V}_A/\dot{Q}$有非常大的差异。而PaO_2的范围从60～123mmHg，相应的$PaCO_2$范围在44～33mmHg。

MIGET的主要优点有：①同时对$\dot{V}_A/\dot{Q}$比值做出定量和定性的分析。②不改变气道内径或肺血管张力，因为测定过程中不需要改变吸入氧浓度。③可以帮助解释肺内（异常$\dot{V}_A/\dot{Q}$关系，肺内分流和氧气弥散受限）和肺外（如吸入氧浓度，总通气量，心输出量和氧耗量）影响肺气体交换的因子的复杂的相互作用。同时，MIGET 对$\dot{V}_A/\dot{Q}$的失衡的检测较形态学测量如放射性标记物气体扫描、CT 或 PET 好。后面这些方法经常低估$\dot{V}_A/\dot{Q}$异常。正常青年非吸烟者静息状态下、半卧位，呼吸室内空气时通气/血流比例的典型分布如图 7-1所示。

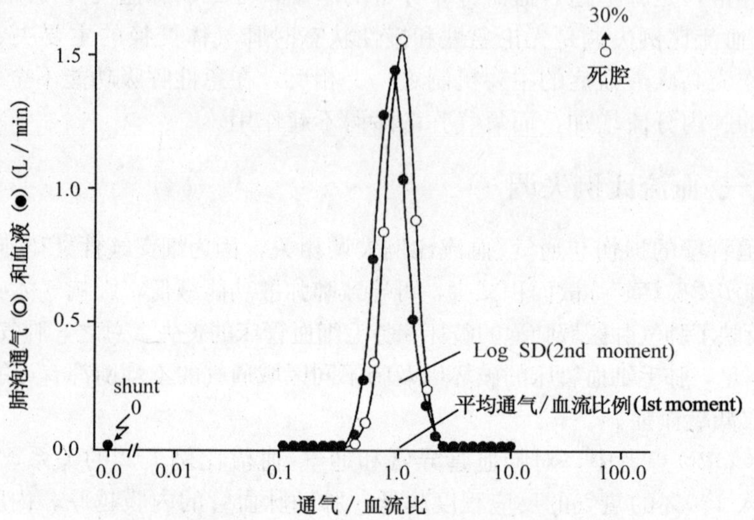

图 7-1　健康青年人休息呼吸室内空气时肺泡通气（空心圆点）和肺血流（实心圆点）分布示意图

（一）通气/血流比例失衡的程度和临床 COPD 的严重程度的关系

采用 MIGET，通气/血流比例失衡的程度和临床 COPD 的严重程度显著相关。

1. 重度　Burrows 等在 20 世纪 60 年代中期结合动脉血气，常规肺功能测定和一些临床特征，将 COPD 患者分为两个类型：A 型患者和 B 型患者。Wagner 等在 20 世纪 70 年代末期选择了 23 名稳定期 COPD 患者（FEV_1 占预计值 19%～58%）进行研究，有轻度至重度的气体交换异常（PaO_2，38～71mmHg；$PaCO_2$，25～64mmHg；CO 弥散量 TLco，17%～157%预计值），希望发现 Burrows 提示的临床表型。在这组患者中，$\dot{V}_A/\dot{Q}$明显异常，表现为 3 种$\dot{V}_A/\dot{Q}$分布（图 7-2）。第一种显示肺单位$\dot{V}_A/\dot{Q}$比值很高或“高$\dot{V}_A/\dot{Q}$型”（H 型）。这种类型的大多数通气都位于高$\dot{V}_A/\dot{Q}$区域。第二种类型的特点为肺单位血流灌注大$\dot{V}_A/\dot{Q}$比值很低或“低$\dot{V}_A/\dot{Q}$”型（L 型），大多数的血流进入低$\dot{V}_A/\dot{Q}$区域。最后一种类型是混合“高-低$\dot{V}_A/\dot{Q}$型”（H-L 型）。研究结果显示 A 型患者易于出现高$\dot{V}_A/\dot{Q}$区，很少出现低$\dot{V}_A/\dot{Q}$区除非临床同时存在 B 型的特征。推测 H 型是由持续的血流减少的通气区域产生的，这些区域代表肺气肿的区域伴随有肺泡壁的破坏和肺血管的丧失。相反，B 型患者通常有很低或很高的$\dot{V}_A/\dot{Q}$区，或二者同时存在，这一组变异较大。L 型可能代表了气道受阻的区域，包括粘液分泌和痰栓、平滑肌收缩、气道壁水肿、支气管痉挛、扭曲或这些异常合并存在。

研究发现，肺量计（FEV_1）和血气之间相关性差。同样，3 种$\dot{V}_A/\dot{Q}$分布类型和肺功能、气道阻力和动脉血气之间也没有明显相关（图 7-3）。弹性回缩力的下降（或静息顺应性增加）和 H 型在某种程度上有相关。随后进行了 10 余项包括 100 名以上的中度或极重度的稳定期 COPD 患者的研究，许多存在低氧血症，部分有肺动脉高压。大多数得到了类似的结果。

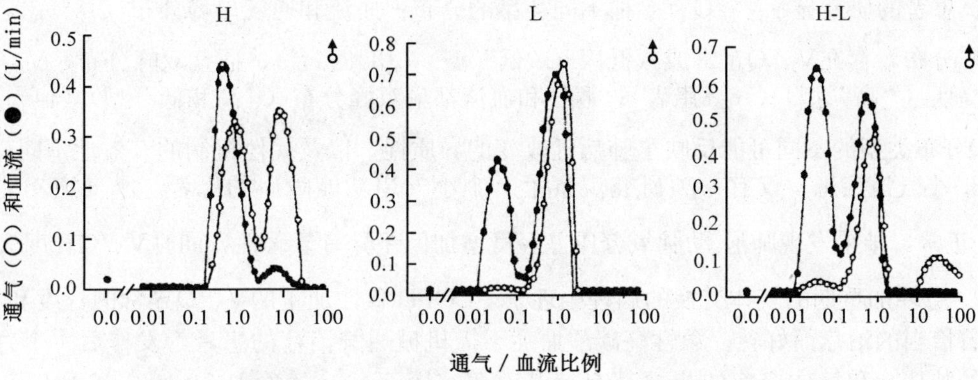

图 7-2　进展期 COPD 患者的典型$\dot{V}_A/\dot{Q}$分布：H 型代表高$\dot{V}_A/\dot{Q}$型；L 型代表低$\dot{V}_A/\dot{Q}$型；H-L 型代表 2 种异常混合存在

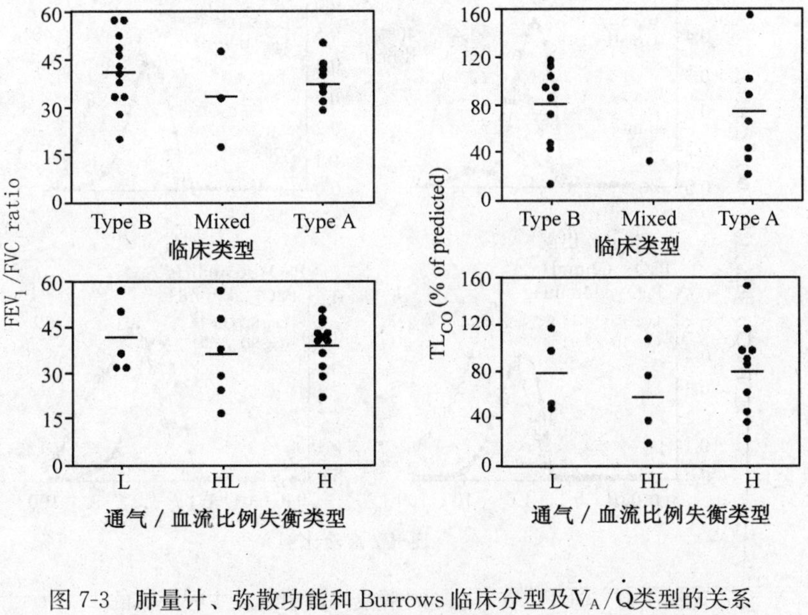

图 7-3　肺量计、弥散功能和 Burrows 临床分型及$\dot{V}_A/\dot{Q}$类型的关系

常规肺功能检查和临床及惰性气体测量之间没有相关性

2. 轻度 Barbera 等研究了 23 名轻度阻塞性通气功能障碍（平均 FEV_1 76％预计值）的患者。除了两个以外所有患者 DLco 和肺总量正常。平均 PaO_2 和 $PaCO_2$ 正常，但平均肺泡-动脉氧分压差中度增高（>15mmHg）。总的来说，通气血流分布轻度异常，不存在肺内分流，死腔正常。

总之，$\dot{V}_A/\dot{Q}$分布类型在 COPD 不是单一的。一项稳定期包括 94 名不同严重程度的 COPD 患者的研究显示$\dot{V}_A/\dot{Q}$有 4 种不同类型的分布：血流和通气单峰分布（45％患者）；血流双峰分布，存在$\dot{V}_A/\dot{Q}$正常或减低区（“低”型）（23％患者）；通气双峰分布，$\dot{V}_A/\dot{Q}$正常或增高区（“高”型）（18％患者）；通气和血流都呈双峰分布（“高和低”型）（14％患者）。$\dot{V}_A/\dot{Q}$分布类型的不同可能反映了肺病理改变的异质性，以及代偿机制的有效性不同。

3. 小气道疾患 仅有一项研究观察了 7 个小气道功能障碍的患者。小气道功能障碍，PaO_2 正常，结果发现肺泡-动脉氧分压差轻度增加但差异有显著性，同时$\dot{V}_A/\dot{Q}$轻度失衡。

4. 急性加重期的气体交换的病理生理学 COPD 急性加重的$\dot{V}_A/\dot{Q}$异常的程度和类型可以随着恰当的治疗而好转。急性高碳酸血症不需机械通气治疗的患者，发作后 1 个月观察，所有的肺功能和气体交换的指标都有持续改善（图 7-4）。随着 PaO_2 增高和 $PaCO_2$ 下降，V_A/Q 失衡的情况变成单峰型。提示急性加重期的$\dot{V}_A/\dot{Q}$异常部分是由可逆性气道狭窄所引起的，如粘液栓、支气管壁水肿、支气管痉挛、内源性呼气末正压（PEEP）增加和（或）

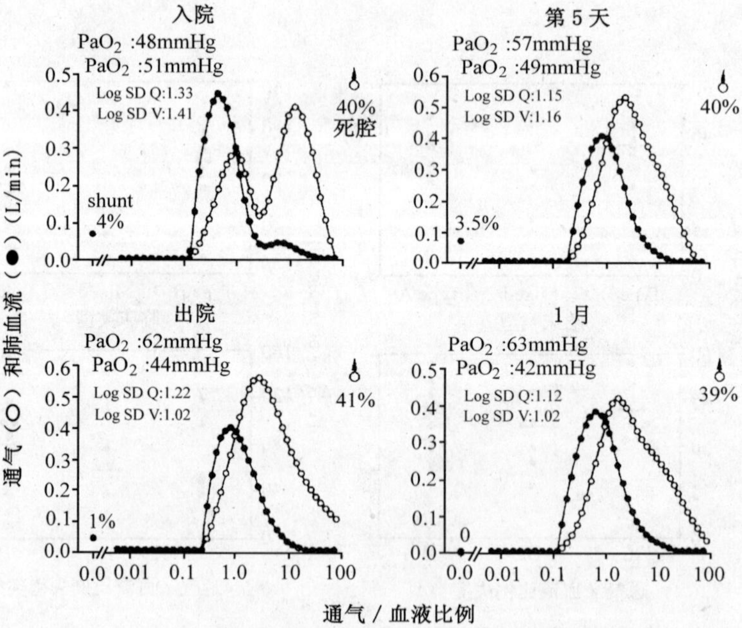

图 7-4 COPD 伴有急性呼吸衰竭的患者自主呼吸时的 $\dot{V}_A/\dot{Q}$分布变化（FiO_2＝0.24） 入院时$\dot{V}_A/\dot{Q}$中到重度失衡。经过恰当的治疗后，$\dot{V}_A/\dot{Q}$分布有改善。

气体陷闭。

对于需要机械通气的COPD患者的研究显示类似的$\dot{V}_A/\dot{Q}$类型，但比自主呼吸的患者严重。主要的区别是存在肺内分流。提示部分气道完全闭塞，可能由于支气管分泌物所致。

对于撤机或采用无创通气治疗的患者心输出量和通气类型都影响气体交换。撤机时，由于回心血量突然增加，心输出量明显增加而通气不变，潮气量减少而呼吸频率增快。导致肺泡通气和总的$\dot{V}_A/\dot{Q}$异质性增加，从而引起$\dot{V}_A/\dot{Q}$更进一步的失衡。

（二）结构和功能的关系

仅有一项研究观察了肺气肿和小气道异常的结构改变对$\dot{V}_A/\dot{Q}$的影响。肺气肿的形态学改变和气体交换指标之间有相关性。肺气肿的严重程度和肺泡-动脉氧分压差正相关，和PaO_2负相关。同时，肺气肿的严重程度和血流分布及肺泡通气之间也显著相关。肺气肿的程度越重，$\dot{V}_A/\dot{Q}$失衡越明显。肺气肿时肺泡对小支气管壁的附着减少导致支气管管腔狭窄和扭曲。导致肺泡单位的通气减少，从而引起低$\dot{V}_A/\dot{Q}$比值。此外，小叶中心性肺气肿区域残气量增加，顺应性下降，导致通气-容积比值减低。同样导致外周肺泡的有效通气减少。通气减少的区域肺血流不变，形成低$\dot{V}_A/\dot{Q}$区。

二、运动时低氧血症的发生机制

（一）通气负荷增加

由于气道阻力增加和生理无效腔增大，使患者通气负荷增大，在运动时肺泡通气量不能随氧耗量的增加而相应增高，从而产生低氧血症。

（二）通气动力不足

由于呼吸肌负荷长期增大，加上肺过度充气，使膈肌处于不利的工作条件，运动时随着通气需求的增大，呼吸肌容易出现疲劳。据报道，运动时吸气肌功能不全是运动性低氧血症的一个重要因素。另外，虽然中、重度COPD患者静息状态下胸腹呼吸运动同步，但一旦运动即可诱发矛盾呼吸，且随着运动强度的增加而更趋严重，从而影响呼吸泵的工作效率，造成低到中度运动负荷时即出现每分通气量的非线性增加，不能满足运动时机体氧耗量的需求，从而出现低氧血症。

（三）通气/血流比例失调

由于肺血管床的破坏，以及小气道阻塞，肺血流和吸入气分布都不均匀，出现通气/血流比例失调，造成氧合不足。尽管静息时PaO_2尚能保持正常，运动时随氧耗量的增加也可出现低氧血症。

（四）弥散功能障碍

由于肺泡壁的破坏和肺毛细血管床的减少，加上通气/血流比例失调，使有效弥散面积减少。静息状态下血流缓慢，肺毛细血管中血流尚能得到比较充分的气体交换而维持PaO_2正常。运动时肺循环血液流速加快，红细胞通过肺毛细血管时间缩短，弥散功能损害对氧合的影响便显示出来。Wijikstra等报道，DL_{CO}与运动能力和运动时低氧血症的发生有关。

（沈　宁）

本节参考文献

1. Wagner PD, Dantzker DR, Dueck R, et al. Ventilation-perfusion inequality in chronic obstructive pulmonary disease. J. Clin . Invest. , 1977, 59：203-216
2. Barbera JA, Ramirez J, Roca J, et al. Lung structure and gas exchange in mild chronic obstructive pulmonary disease. Am. Rev. Respir. Dis. , 1990, 141：895-901
3. Global initiative for chronic obstructive lung disease. Global strategy for the diagnosis, management, and prevention of chronic obstructive pulmonary disease. Updated 2005 (Based on an April 1998 NHLBI/WHO Workshop)
4. Rodriguez-Roisin R, MacNee W. Pathophysiology of chronic obstructive pulmonary disease. Eur. Respir. Mono. , 1998, 3：107-126

第四节　气道反应性

气道高反应性被认为是COPD的一个特征，但它到底是一个危险因素还是疾病本身导致的病理生理异常尚存在争议。多个大规模的研究也无法完全解答这一问题。

气道高反应性是指气道对非特异性的刺激物（通常是用乙酰甲胆碱或组胺）的过度反应。针对这一个“鸡生蛋，蛋生鸡”的问题，有两个主要的研究。Vlagtwedde- Vlaardingen定群研究（Vlagtwedde-Vlaardingen Cohort Study，VVCS）和肺部健康研究（Lung Health Study-1，LHS-1）。

这两个研究有助于我们对于COPD的自然病程的理解。VVCS是以人群为基础，历时30年，随访进行很好的一项研究。因此其结果很可信，而且可用于其他人群。但它的缺点是研究对象的数量有限。LHS-1的优点是规模大（近6000名吸烟者5年时间），肺功能测试的标准严格，包括大量女性吸烟者，随访严格，但缺点是只包括了那些志愿进入研究的吸烟者。这使其结果的普遍性受到了限制。

两个研究都包含了大量的气道反应性的资料，并且相互补充。这两个研究以及对COPD气道高反应性的认识将进一步详述。

一、Vlagtwedde-Vlaardingen定群研究

VVCS是在荷兰两个社区居民中进行的阻塞性肺疾病危险因素的随机研究。研究的目的是确认环境危险因素对成年人粘液高分泌和气流阻塞的影响。这两个社区包括荷兰东北部农村Valgtwedde地区和西南部Vlaardingen城市地区。研究始于1965年，随机选取两个地区的中年人。Vlagtwedde群体包括1965年入选的40～44岁450人，1967年入选的15～39岁1793人。Vlaardingen群体包括1965年入选的40～54岁859人，1969年入选的15～39岁1590人。经过基线调查后，进行了历时30年每3年一次最多8次的随访。

有921名男性完成了30年2376对随访观察，698名女性完成了1682对随访观察。

气道反应性测定采用组胺，将FEV_1和基础值比较下降≥10%作为阈值浓度（PC_{10}）。PC_{10}小于等于8mg/ml定义为存在气道高反应性。

VVCS研究结果如下。

（一）气道高反应性和 FEV_1 下降速度加快相关

一项有关气道高反应性和 FEV_1 下降速度关系的研究进行了近 25 年的随访。研究发现，气道高反应性在任何性别和吸烟组都和 FEV_1 下降速度加快相关。由于该研究对相关因素如年龄、性别、吸烟状况、基础 FEV_1 值和症状进行了调整，因此认为气道高反应性是和 FEV_1 下降速度加快显著和独立相关。

由于这是一个人群为基础的研究，同时评价危险因素和气道反应性是在观察肺功能下降之前，因此这个研究证实气道反应性确实是 FEV_1 下降速度加快的危险因素，而不是疾病发展的结果。目前认为 FEV_1 下降速度加快是 COPD 的自然病程，因此，可以推断气道高反应性是 COPD 发展的一个危险因素。

（二）气道高反应性和临床呼吸道症状加重和缓解相关

另一项为期 25 年的研究发现，气道反应性和慢性呼吸系统症状的加重和缓解相关。这项研究关注于 4 个呼吸系统症状（咳嗽、咳痰、呼吸困难和喘息）和两种疾病（哮喘和支气管炎）。呼吸系统症状采用标准的定义。包括 1482 名男性和 1202 名女性进行了 7082 次随访的资料。

最主要结果是有气道反应性增高的患者（$PC_{10}\leqslant$8mg/ml 组胺）这两种疾病所致的症状的发生率高于没有气道高反应性的患者（图 7-5）。缓解的速率也有类似发现，除了呼吸困难和喘息发作没有明显规律。经过多因素回归分析，在基础状态下有或没有气道高反应性的患者的症状发生率的校正比值比有显著差异：慢性咳嗽 1.9（95%可信区间（CI）1.2～2.9），慢性咳痰 2.0（95%CI 1.3～3.0），呼吸困难≥3 级 2.3（95%CI 1.5～3.5），持续喘息 2.7（95%CI 1.7～4.4），哮喘发作 3.7（95%CI 2.2～6.1），支气管炎 1.4（95%CI 1.0～2.0）。任何症状的校正比值比为 1.7（95%CI 1.2～2.3）。有趣的是，气道反应性增高的吸烟者比不吸烟者呼吸系统症状的发生没有增多。症状缓解的校正比值比类似，但可信区间更宽。

其中一个疑问是这些结果是否是由于哮喘患者引起的。为排除这一影响，所有结果都除外了哮喘进行了再分析，结果没有变化。研究者推断气道反应性代表了对环境炎症刺激物如过敏原和香烟烟雾的遗传易感性。

（三）气道高反应性可预测 COPD 病死率

VVCS 进行到 30 年时，研究者可以研究 COPD 病死率和气道反应性之间的关系。99%的人群进行了存活的调查，29 例失访。COPD 作为第一死亡原因和第二死亡原因的进入统计。分析调整了性别、年龄、FEV_1%预计值、吸烟、体重指数、城市、哮喘发作的历史、嗜酸细胞和皮肤过敏试验。在进入研究的 2008 名患者中，在研究初期有 30.8%对组胺有气道高反应性。有严重气道高反应性者（阈值 1mg/ml）病死率显著高于没有气道高反应性者，相对危险度 15.8（95%CI 3.72～67.1）。图 7-6 显示严重气道高反应性和气道反应性正常者的生存曲线的比较。

除外了哮喘发作的影响后进行的研究得到同样的结果。有趣的是，尽管吸烟者病死率的增加有这样的趋势，非吸烟者也有相同的趋势。气道高反应性和 COPD 病死率的相关性和吸烟及低肺功能相似。吸烟者和非吸烟者存在同样的趋势提示基因决定气道反应性和基因-环境相互作用的重要性。

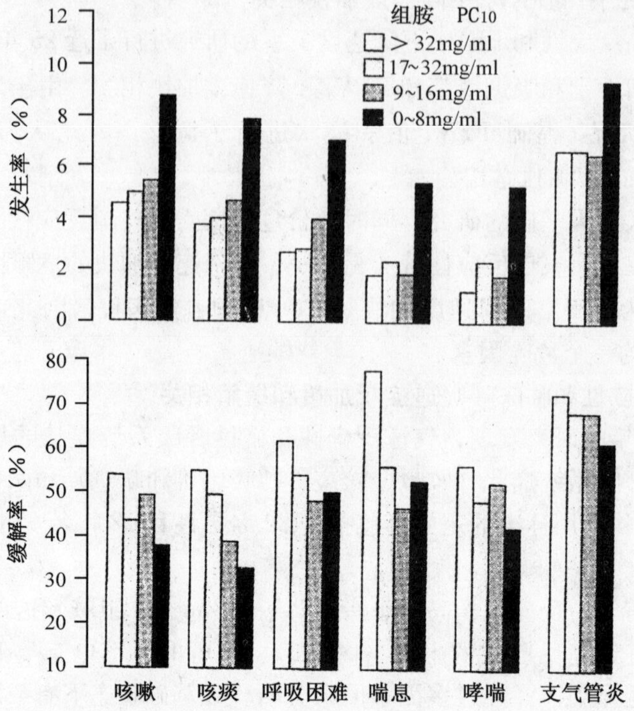

图 7-5 6 个呼吸系统症状发生和缓解率

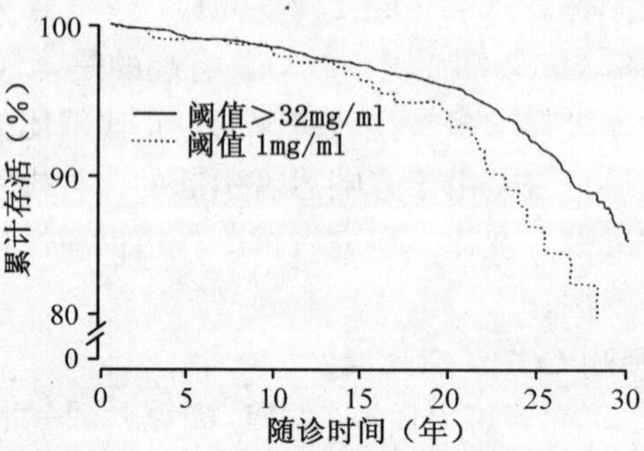

危险数							
>32mg/ml	998	973	957	930	900	585	48
1mg/ml	39	35	31	27	21	11	1

图 7-6 严重气道高反应性和气道反应性正常者的生存曲线的比较

二、肺部健康研究-1

肺部健康研究-1（lung health study-1，LHS-1）是在美国 9 个中心和加拿大 1 个中心进行的随机多中心临床研究。LHS-1 的目的是研究溴化异丙托品和戒烟在 5 年时间是否可以延缓轻-中度吸烟的 COPD 患者的 FEV_1 的下降。研究包括了 5887 名吸烟者，年龄 35～60

岁，FEV_1/FVC 小于 0.7，FEV_1 占预计值%小于 80%。5 年间每年进行一次随访。基线、9 个月和 33 个月随访时分别进行乙酰甲胆碱的激发试验。

LHS-1 研究发现 COPD 和气道高反应性的关系。

（一）大多数轻-中度 COPD 患者都存在气道高反应性

绝大多数参加研究的患者在基线时（5666 名患者进行了乙酰甲胆碱激发试验）都有气道反应性增高，气道反应性有很大的性别差异。研究开始时，预计有 25%患者存在气道高反应性（定义为对≤25mg/ml 乙酰甲胆碱的反应 FEV_1 下降≥20%）。然而，结果发现，87%的女性和 62.5%的男性存在气道高反应性。在所有不同浓度的乙酰甲胆碱都可以见到这种性别差异。

采用 Cox 比例风险模型对这种性别差异进行了研究，将性别作为一个变量采用一系列模型进行研究。在模型中加入基线 FEV_1，其代表气道内径大小，就消除了性别的影响（表 7-2）。由此推断出气道内径大小是气道高反应性的重要决定因素，气道内径大小的性别差异决定了气道高反应性的性别差异。

表 7-2　不同变量进入 Cox 比例风险模型分析女性比男性对乙酰甲胆碱反应性高的相对危险度（RR）和 95%可信区间（CI）

变量	女性气道高反应（AHR）的相对危险度（RR）	95%可信区间（CI）
模型 1　年龄、性别、包年、身高和体重	1.75	（1.60～1.92）
模型 2　模型 1 加 FEV_1	1.06	（0.96～1.18）
模型 3　模型 2 加 FVC	1.29	（1.16～1.43）
模型 4　模型 2 加 FEV_1/FVC	1.31	（1.18～1.46）

（二）气道高反应性是肺功能下降速度加快的一个危险因素

气道高反应性是肺功能下降速度加快的一个危险因素，还是 COPD 气道壁结构改变的结果这个问题需要对人群进行长期随访，可能需要观察从健康到疾病的整个过程。LHS-1 提供了部分的资料，但不完善，因为 LHS-1 参加者在研究开始时就已经存在轻-中度气流受限。尽管存在这些局限因素，在除外基础肺功能、年龄、性别、基础吸烟史和吸烟状况的变化的影响后，LHS-1 已经能够清楚的显示气道高反应性是 FEV_1 变化的很强的预测指标（图 7-7）。

LHS-1 的数据显示，气道反应性和吸烟有明显的相互作用。表现为吸烟者和戒烟者在气道反应性上不同。在第 1 年戒烟的参加者显示 FEV_1 增高，而继续吸烟者显示 FEV_1 下降。随后几年（1～5 年）戒烟者和吸烟者肺功能都有下降，但吸烟者比戒烟者更显著。证明气道反应性和吸烟之间的关系，持续吸烟者气道反应性最高的五分之一人群 1～5 年 FEV_1 占预计值%下降 2.2%（女性）和 1.7%（男性），而气道反应性最低的五分之一人群仅下降 0.94%（女性）和 0.74%（男性）。持续戒烟者气道反应性最高的五分之一人群1～5 年 FEV_1 占预计值%下降和吸烟者气道反应性最低的人群类似（男性 0.5%，女性 0.64%）。

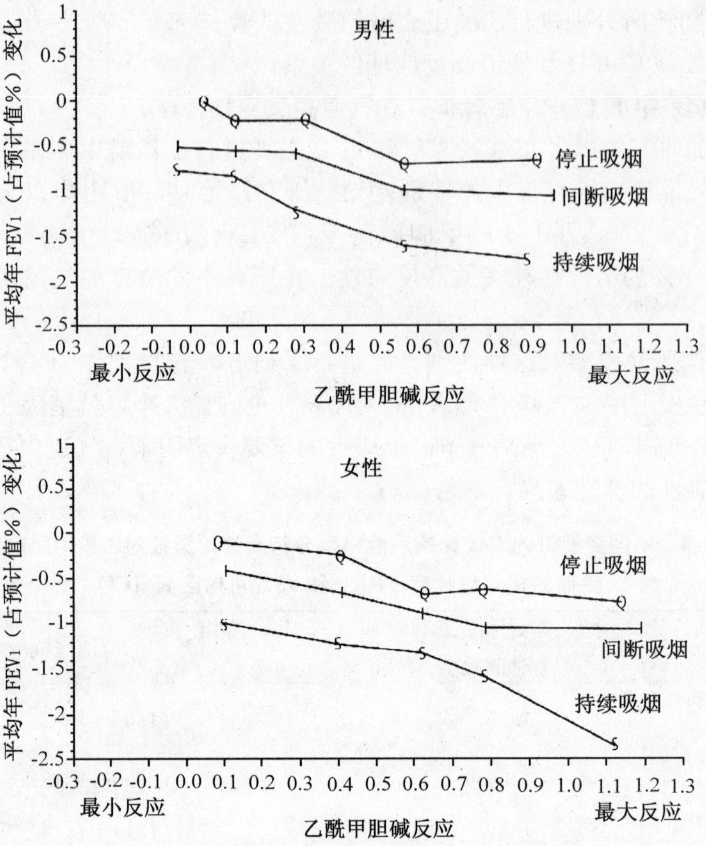

图 7-7　FEV_1%预计值 1～5 年每年的平均变化
和乙酰甲胆碱及吸烟状态的关系

而气道反应性低的戒烟者 FEV_1 占预计值%变化最小（男性＋0.42%；女性－0.06%）。

三、COPD 气道高反应性的机制

由于气道高反应性对 COPD 的诊断没有帮助，对 COPD 气道高反应性的机制关注较少。有以下两个假说。

［荷兰假说（The Dutch hypothesis）］是由 Orie 和 Van der Lende 在 20 世纪 60 年代早期提出的。根据这个假说，气道高反应性反映了对吸入的支气管收缩物质引起过度气道狭窄的基因易感性，正是这种基因易感性最终导致暴露于有毒颗粒或气体的个体发展出现慢性气流受限。这个假说引起了很大争议。其内在含义是指气道高反应性（哮喘的特征）是 COPD 发展的一个危险因素。但气道高反应性和哮喘或 COPD 独立相关，还是哮喘的基因（包括气道高反应性的基因）增加了 COPD 的危险尚不清楚。

Mullen 和同事提出了第二个假说。他们第一个发现一组 COPD 患者气道高反应性和基础 FEV_1 相关，同时半定量地测定了外周气道的炎症变化。他们随后的研究发现 COPD 气道高反应性是气道壁结构变化的结果，而不是 COPD 患者的表现并由此导致气流受限。

这个结论来自于一项对 77 名轻到中度吸烟的 COPD 患者进行肺结节切除前进行的乙酰甲胆碱的气道反应性测定的研究。将气道反应性和基础肺功能，肺弹性的功能和形态学指标，小气道厚度进行相关性分析，发现气道反应性和 FEV_1 占预计值%及肺总量时肺弹性压（PLmax）显著相关。校正后，气道反应性和气道壁厚度也呈负相关。反应性最高的患者还表现出肺泡在气道壁的粘附减少的趋势。

总之，气道高反应性和 COPD 气道内径显著相关，气道内径的性别差异导致了气道反应性的性别差异。气道高反应性是 COPD 气道和肺实质结构改变的结果。因此气道高反应性是 COPD 气道狭窄程度和导致气流受限的病理生理改变（气道炎症和增厚，肺弹性回缩力下降）的标志物。

（沈　宁）

本节参考文献

1. Rijcken B，Schouten JP，Weiss ST，et al. The relationship of nonspecific bronchial responsiveness to respiratory symptoms in random population sample. Am. Rev. Respir. Dis .，1987，136：62-68
2. Rijcken B，Schouten JP，Weiss ST，et al. The distribution of bronchial responsiveness to histamine in symptomatic and asymptomatic subjects. A population based analysis of various indices of responsiveness. Am. Rev. Respir. Dis.，1989；140：615-623
3. Rijcken B，Schouten JP，Weiss ST，et al. The relationship between airway responsiveness to histamine and pulmonary function level in a random population sample. Am. Rev. Respir. Dis.，1988；137：826-832
4. Xu X，Rijcken B，Schouten JP，et al. Airways responsiveness and development and remission of chronic respiratory symptoms in adults. Lancet，1997，350：1431-1434
5. Anthonisen NR，Connett JE，Kiley JP，et al. Effects of smoking intervention and use of and inhaled anticholinergic bronchodilator on the rate of decline in FEV_1（The lung Health Study）. JAMA，1994，272：1497-51
6. Tashkin DP，Altose MD，Bleecker ER，et al. The Lung Health Study：airway responsiveness to inhaled methacholine in smokers with mild to moderate airflow limitation. Lung Health Study 1991，145：301-10
7. Tashkin DP，Altose MD，Connett JE，et al. Methacholine reactivity predicts changes in lung function over time in smokers with early chronic obstruction pulmonary disease. Am .J. Respir. Crit .Care Med.，1996，153：1802-1811
8. Rijcken B，Schouten JP，Xu X，et al. Airway hyperresponsiveness to histamine associated with accelerated decline in FEV_1. Am .J. Respir. Crit. Care Med.，1995，151：1377-1382
9. Hosers JJ，Postma DS，Rijcken B，et al. Histamine airway hyperresponsiveness and mortality from chronic obstructive disease：a cohort study. Lancet，2000，356：1313-1318
10. Kanner RE，Connett JE，Altose MD，et al. Gender differences in airway hyperresponsiveness in smokers with mild COPD（The Lung Health Study）. Am .J. Respir. Crit. Care Med.，1994，150：956-961

第五节　肺动脉高压和肺心病

肺动脉高压（pulmonary artery hypertension，PAH）是多种原因所致的肺循环压力高于正常的病症，可由多种心、肺和肺血管疾病引起。由于长期的肺泡低氧，晚期 COPD 患者常出现肺动脉高压。肺动脉高压是 COPD 最主要的心血管并发症。在肺疾病患者中，静息状态平卧位肺动脉压力（pulmonary artery pressure，PAP）大于 20mmHg 诊断为肺动脉高压。这一标准与特发性肺动脉高压的诊断标准（静息状态 PAP＞25mmHg）稍有差别。但是，在 1998 年法国 Evian 以及 2003 年意大利威尼斯会议中，WHO 均以后者作为各种类型肺动脉高压的诊断标准。

肺源性心脏病（cor pulmonale，简称肺心病），是指由肺组织、肺血管或胸廓病变引起肺组织结构和（或）功能异常，产生肺动脉高压，导致右心室肥厚和（或）扩大，伴或不伴右心衰竭的心脏病，并排除先天性心脏病和左心病变引起者。COPD 是肺心病最常见的病因，约占肺心病病例数的 80％～90％。肺动脉高压是发生肺心病的必经过程，在肺心病的发生发展过程中起着重要的作用。研究肺动脉高压和肺心病的发病机制对 COPD 的防治具有重要的意义。

一、肺动脉高压和肺心病的发病机制

肺心病是肺动脉高压发展到一定阶段的必然结果。因此，肺心病的发病机制首先就是肺动脉高压的发病机制。COPD 引起的肺动脉高压的特点是肺血管阻力（pulmonary vascular resistance，PVR）增加，而心输出量和肺毛细血管楔压多正常，这种类型的肺动脉高压被称为毛细血管前性肺动脉高压。在导致 COPD 患者肺血管阻力增加的诸多因素中，肺泡低氧起到了最主要的作用。肺泡低氧主要通过两个机制引起肺血管阻力增加，一个是由急性低氧引起肺血管收缩（hypoxic pulmonary vasoconstriction，HPV），另一个是慢性低氧诱导的肺血管床的结构改变，即肺血管重建（pulmonary vascular remodeling）。此外还需要考虑一些其他功能性和解剖性因素，如高碳酸血症、血液粘稠度增加和血容量增多以及由肺气肿引起的肺泡毛细血管床毁损等。但是他们与低氧相比作用较小。肺动脉高压可引起右心室做功增加，使右心室扩大（肥厚或扩张），进一步引起右心功能不全。最终，可导致一部分 COPD 患者出现以外周水肿为特征的右心衰竭。从肺动脉高压开始形成到最终出现右心衰竭，其间隔时间因人而异，没有一个固定的数值。但是肺动脉高压的严重程度与右心衰竭的发展密切相关。

（一）低氧性肺血管收缩

低氧可能是导致肺和支气管循环血管收缩中最强的刺激因素。肺泡氧分压低于 50mmHg 时，可使肺血管阻力增加 50％以上，因此 HPV 可能在肺循环中发挥着最重要的主动调节机制。自从 1947 年 Von Euler 等人首次描述 HPV 这一现象以来，它一直是学者们研究的热门领域。

1. HPV 的发生部位　Von Euler 等起初认为 HPV 来源于直径为数百微米的肌性肺动脉的收缩，这一点得到了 Kato 等人的肯定。Nagasaka 应用直接的微穿刺法测定了肺血管压力，认为 HPV 发生的主要部位位于肺毛细血管前的肺小动脉。目前，大多数学者均认为 HPV 发生的主要部位在几十至几百微米的肺小动脉。

2. 血管内皮与 HPV　肺血管内皮细胞在 HPV 中具有重要的调节作用。一方面，它能产生和释放一氧化氮（NO）、前列环素（PGI_2）等扩张血管的物质，抑制 HPV 反应。另一方面，它能转化和灭活许多血管收缩物质，从而降低低氧对肺血管的收缩反应。Weir 和 Voelkel 的研究发现，在 HPV 中，PGI_2 的释放增加。用环氧化酶的抑制剂对 PGI_2 合成酶进行抑制，可增强HPV。Archer和Mazmanian等应用选择性NO抑制剂或鸟苷酸环化酶抑制剂使NO活性降低，可明显增强HPV。Liu和Roberts等证实，NO的前体L-精氨酸对基础状态下的肺血流动力学无明显作用，但却能抑制或逆转HPV。给予外源性的NO和cGMP能显著抑制肺血管对低氧的收缩反应。Johns和Rodman发现，低氧可以降低肺血管内皮细胞的NO合成酶的活性，而中、重度的低氧可以抑制由美蓝、乙酰胆碱、ATP等扩血管药物引起的内皮依赖性的肺血管舒张反应。另有许多研究表明，HPV是内皮依赖性的，去除内皮后，HPV减弱或消失。

上述研究似乎证明内皮及其释放产物NO、PGI_2在介导HPV中起着十分重要的作用。然而，近来研究表明，HPV并非依赖于血管内皮细胞。Yuan等研究发现，HPV反应可能是低氧对肺动脉平滑肌细胞钾离子通道直接抑制作用的结果。Liu和Ogata等研究证实，内皮损伤或去除内皮可以增强HPV。Barnes等在分析了这方面大量的实验结果后发现，体外实验的HPV并不能与生理性HPV相一致，这是因为这些体外HPV实验，要么使用管径较大的传导性肺动脉，要么使肺小动脉处于极度低氧状态，而中度低氧并不抑制NO合成酶的活性。有趣的是，Shaul等研究发现，体外的低氧实验可通过抑制环氧化酶的活性，使PGI_2降低。与此相反，体内的低氧实验却使PGI_2明显升高。

3. HPV的发生机制　40多年来，尽管许多学者不懈地致力于这方面的研究，但HPV的发生机制至今尚未完全阐明。人们推测肺内自发性调节机制可能在HPV中发挥着主要的作用，提出了两大假说，其一为介质学说，即低氧通过释放血管收缩剂或血管扩张抑制剂而激发HPV。其二为直接学说，即低氧直接作用于肺动脉平滑肌细胞，使之发生收缩，从而激发HPV，下面详细介绍这两方面的研究进展。

(1) 炎性介质在HPV中的作用　在炎性介质学说中，提出了血管活性物质包括血管紧张素Ⅱ、血管加压素、前列腺素、白三烯、5-羟色胺、组胺、血小板激活因子、内皮素等可能在HPV中起着一定的作用。

① 血管紧张素Ⅱ　血管紧张素Ⅱ通过对其耦联的G蛋白受体的激活作用可使灌注的肺血管床和离体的肺动脉环发生收缩作用，静脉注射血管紧张素Ⅱ可引起肺动脉收缩，肺血流降低，肺动脉压升高。因此Berkov提出血管紧张素Ⅱ可能介导了HPV。但这一观点很快被McMurtry所否认，因为有研究证实低氧可抑制血管紧张素转换酶的活性，且低氧时血浆中血管紧张素Ⅱ的内源性产物呈明显降低。近年来，有研究表明，外源性的血管紧张素Ⅱ可抑制大鼠急性HPV，并可预防低氧性肺动脉高压的形成和肺血管结构的改变。

② 血管加压素（AVP）　在静息状态下，AVP对肺血管床具有收缩和舒张的双重作用，且以血管舒张为主。Walker和Russ后来研究证实，AVP对预先给予低氧或血管收缩剂所导致的肺血管收缩具有明显的舒张作用。并且他们认为AVP对肺血管的舒张作用可能是其受体的亚型V_1和NO的释放所介导的，这是因为亚型V_1受体拮抗剂和NO合成酶的抑制剂可以减轻这种舒张反应。但是Walker认为尽管内源性AVP可以延迟HPV的发生，但它不可能在肺动脉张力的调节中占据重要地位。Murase最近研究发现AVP可以抑制主动脉平滑肌细胞DNA的合成，但是外源性AVP的长期应用能否减缓低氧性肺动脉高压的发展，有待进一步的研究。

③ 前列腺素（PG）　PG来自其前体花生四烯酸，肺组织含有比较多的前列腺素合成

酶，肺内多种细胞如肥大细胞、巨噬细胞、血管平滑肌细胞、内皮细胞和血管中的血小板和中性粒细胞均可产生 PG。在不同的细胞内经不同的酶的作用形成不同的 PG。内皮细胞主要产生前列环素（PGI_2），血小板主要产生血栓素 A（TXA_2）。对肺循环来说可将前列腺素分为收缩肺血管的 TXA_2 和扩张肺血管的 PGE、PGI_2 两类。缺氧时肺内既能生成缩血管 PGs，又能生成扩血管 PGs。有实验说明缺氧时，PGs 生成增多的总效应是肺血管扩张，在 HPV 起调节作用。

④ 白三烯（LTs）　LTs 和 PG 一样由肺内多种细胞产生，是花生四烯酸通过脂氧化酶途径的代谢产物，其中 LTC4，LTD4 和 LTE4 均可收缩肺血管。动物缺氧时，肺泡灌洗液中 LTs 明显增加，肺动脉压相应上升，这种缺氧性肺动脉压升高可被 LTs 拮抗剂 FDL57231 所抑制，说明 LTs 在 HPV 中起介导作用。

⑤ 内皮源性舒张因子（EDRF）和内皮源性收缩因子（EDCF）　在正常生理情况下，血管内皮细胞可分泌一定量的内皮源舒张因子（EDRF）和内皮源收缩因子（EDCF），二者的动态平衡可能在维持外周血管的基础张力的调控方面发挥重要作用。缺氧损伤内皮细胞使 EDRF 的产生减少或 EDCF 的释放增多，从而导致肺血管张力增加和血管收缩反应增强，在肺动脉高压的形成中起重要作用。广义的 EDRF 包括前列环素和 NO 等所有内皮细胞产生的扩血管物质，狭义的 EDRF 单指 NO。EDCF 也有好几类，如 $EDCF_1$、$EDCF_2$ 和内皮素（ET）等。在 COPD 并发肺动脉高压的患者中，EDRF 介导的血管舒张受损，肺血管阻力增高，是由血流动力学应激切变和低氧造成的内皮损伤的结果。这两种因素都能引起内皮细胞 NO 合酶（NOS）表达减少，导致 NO 生成减少。有证据表明肺动脉高压患者 NOS 表达减少，使肺血管收缩。而且，NO 具有抗增殖特性，NO 水平降低会导致肺血管细胞增殖。肺动脉高压患者的 ET-1 表达过剩以及 ET-1 的肺部聚集导致了肺血管阻力显著升高。ET-1 对于血管紧张度的调节主要是通过刺激 ETA 和 ETB 受体来实现的。ETA 受体激活能阻滞电压门控型钾离子通道，引起血管收缩。ETB 受体激活则有双重作用。ETB 受体缺失的转基因鼠的基础肺动脉压升高更明显，对缺氧和 ET-1 灌注的血管压力反应性增强，其血浆 ET-1、NO 水平升高，说明 ETB 受体在 HPV 中也起一定作用。COPD 患者心功能处在代偿阶段时，ET-1 可通过增强心肌收缩力来提高左、右心功能的代偿能力。当心功能处在失代偿期时，尽管血浆 ET-1 显著增高，仍然不能改善心功能，反而增加肺血管和外周血管的阻力，干扰心肌代谢，加重心脏负荷，使心功能继续下降。在 COPD 缓解期伴肺动脉高压阶段，酸中毒和缺氧仍然是促进 ET-1 形成和释放增多的主要原因。肺动脉血混合静脉血氧分压、混合静脉血氧含量的降低，对肺血管内皮细胞异常表达和 ET-1 释放的影响可能更为直接。另外，由于 ET-1 也阻碍了钙激活型和 ATP 依赖型钾离子通道，从而影响了肺血管细胞对低氧的反应。临床上，伴有低氧血症的 COPD 患者伴或不伴肺动脉高压，在休息或运动中 ET-1 都有升高。

⑥ 5-羟色胺（5-HT）　5-HT 由激活的血小板产生，其受体有 $5\text{-}HT_1$（包括 $5\text{-}HT_{1A}$，$5\text{-}HT_{1B}$，$5\text{-}HT_{1C}$）和 $5\text{-}HT_2$ 两型。5-HT 对肺血管床的作用也具有扩张和收缩双重意义。$5\text{-}HT_1$ 和 $5\text{-}HT_2$ 受体均参与了 5-HT 对肺血管的收缩作用。而 5-HT 对肺血管的舒张作用可能是通过 $5\text{-}HT_{1C}$受体介导，触发内皮细胞释放 NO，导致肺血管舒张。Neely 和 G1usa 研究发现，5-HT 不但可以松弛预先收缩的猫肺血管，而且可使游离的猪肺动脉产生内皮依赖

性的舒张作用。Raffertin 发现 5-HT 对人离体的肺动静脉均只有收缩作用。但 Harris 证实，5-HT 对人在体的肺动脉压却无影响。最近的研究表明，5-HT 不同的受体亚型在刺激或抑制小牛肺动脉平滑肌细胞的增殖中起着十分重要的作用，因此 5-HT 可能在慢性低氧性肺动脉高压的肺血管重建中发挥其独特的作用。

⑦ 组胺　肺内组胺由滞留在肺动脉血管壁内的肥大细胞产生并释放，其受体分为 H_1 和 H_2 两型。组胺对肺循环也具有收缩和舒张双重的生物学意义，其收缩反应可能由血管平滑肌细胞的 H_1 受体所介导，而血管内皮的 H_1 受体和平滑肌细胞的 H_2 受体可能介导其舒张反应。Okpaka 发现，组胺在静息状态下导致肺血管收缩，而 Silove 发现组胺可使低氧所致的肺血管收缩发生舒张作用。最近，Wang 等研究发现，组胺通过咖啡因敏感性钙储的细胞内钙的释放，激发兔肺动脉平滑肌细胞膜的振荡性钾电流和氯电流，这可能是组胺由 H_1 受体所介导的肺血管收缩的发生机制。

⑧血小板激活因子（PAF）　PAF 是细胞膜磷脂释放的一种可溶性 PAF（1ysO-PAF）所衍生的脂质介质，特异性地作用于细胞膜表面的 PAF 受体。根据动物种类、年龄、生理状态以及 PAF 血浆浓度的不同，PAF 对体循环和肺循环具有广泛的生物学作用。在肺循环中，PAF 对低张力的肺血管具有明显的收缩作用，但对高张力的肺血管却有明显的舒张作用。目前认为，血栓素 A_2 可能在 PAF 介导的肺血管收缩中起着重要的作用。由于 PAF 对肺血管的舒张作用具有内皮依赖性，因此内皮产生的前列腺素可能参与了 PAF 介导的肺血管舒张。尽管 Chen 等的研究表明，PAF 可以逆转 HPV，但由于 PAF 的拮抗剂对 HPV 没有作用。因此，Haynes 和 McCormack 均认为 PAF 并未参与 HPV。但是，患有持续性肺动脉高压的新生儿的血浆 PAF 水平很高。长期给予 PAF 可以使兔肺血管对血管收缩剂的反应性增高。而应用特异性的 PAF 受体拮抗剂可以减缓大鼠慢性低氧性肺动脉高压的发展，因此，PAF 可能在慢性低氧性肺动脉高压的发病中起着十分重要的作用。

除了上述介质以外，近年的研究还表明肾上腺髓质素亦参与了 HPV 的病理生理过程，对肺血管张力及重建发挥着重要的调节作用。HPV 时肾上腺髓质素增高可能是机体自身内源性抗损伤的代偿反应。血红蛋白氧合酶在缺氧时表达增多，能分解血红蛋白产生血管舒张因子 CO。氯血红素通过促进血红蛋白氧合酶基因表达增加，使 CO 产生增多，从而阻抑 HPV，降低低氧性肺动脉高压。血管钠肽（VNP）和 C 型钠尿肽（CNP）亦有不同程度舒张肺动脉作用，其机制可能与激活血管平滑肌细胞膜上的 K_{ATP} 和 β 受体有关。此外，诸如缓激肽、P-物质、钙基因相关肽、嘌呤等可能参与了 HPV 或在低氧性肺动脉高压的形成中起着重要的作用。Barnes 和 Liu 在分析和总结了学者们近 40 年对这些化学介质的研究结果后认为，尽管这些介质可能在 HPV 的发生中起着一定的调节作用，或者在建立 HPV 的背景条件中发挥其功能，然而，这些因子中没有一种介质是 HPV 所必需的。因此，介质学说在 HPV 中的作用可能有限。

（2）HPV 的直接学说　由于人们没有找到一种介质在 HPV 中发挥决定性的作用，因此，近年来，许多学者致力于低氧对肺血管平滑肌细胞的直接作用的研究并卓有成效。对直接学说的有力证据如下，去除内皮细胞的肺小动脉对低氧仍有 HPV 反应；低氧对离体的肺小动脉仍然具有收缩效应；低氧可使培养的单个肺动脉平滑肌细胞发生收缩作用。

① 钾通道在 HPV 中的作用　大量的研究表明，血管的舒缩状态与血管平滑肌细胞的膜

电位（极化状态）密切相关，几个毫伏的膜电位的变化常引起动脉直径发生明显的改变。因此，膜电位的高低在调节动脉平滑肌张力和动脉管径的大小中具有十分重要的作用。由于细胞膜内外钾离子梯度的高低决定着细胞膜电位的大小，而细胞膜上钾离子通道活性又与细胞膜内外钾离子梯度密切相关。因此，人们自然将血管的舒缩反应与血管平滑肌细胞膜上钾离子通道活性的研究紧密地结合起来。

Bergofsky 等发现低氧可使肺血管平滑肌去极化，并认为 HPV 可能是由于低氧对血管平滑肌去极化的直接作用。由于近 20 年分子生物学和膜片钳技术的发展及应用，使得人们对细胞膜离子通道的分子结构及其功能的认识有了长足的进步。Lopez 等在研究颈动脉体 I 型细胞中分析了一类氧敏感性钾通道，并证实低氧可关闭该类钾通道并导致细胞膜去极化。Yuan 等发现急性低氧可直接抑制肺动脉平滑肌细胞电压门控性钾通道（K_V）的活性，使细胞膜去极化，细胞外钙内流，细胞内钙释放增加，最后导致 HPV。Post 等研究认为低氧引起肺动脉平滑肌细胞钾外向性电流的抑制，主要是由于对 Ca^{2+} 激活性钾通道的阻断。而 Joaquim 等研究发现，ATP 敏感性钾通道（K_{ATP}）的激活可引起肺动脉高压乳猪的肺血管明显舒张。反之，则引起肺血管收缩。另有研究表明，K_{ATP}电流对大鼠肺动脉平滑肌细胞静息膜电位的建立有一定的关系，并提示 K_{ATP}通道在慢性低氧性肺血管去极化中起着一定的作用。最近，Robertson 等在肺动脉平滑肌细胞（SMCs）膜上观察到了一种与经典 K_{ATP}通道性质相反，可被细胞内 ATP 激活的钾通道。他们提出，低氧导致肺动脉去极化可能是通过降低细胞内 ATP 浓度而抑制这种钾通道活性。Post 等还发现，钾通道阻断剂四乙胺（TEA）、四氨基吡啶（4-AP）均可模拟低氧而阻断肺动脉平滑肌细胞钙激活性钾通道，从而引起 HPV。另有研究表明，钾通道开放剂对正常基础静息状态下肺血管张力的作用较小，而对 HPV 则有明显的舒张作用。给离体肺动脉灌注 K_{ATP}开放剂 cromakalim，可消除兔的 HPV，而 K_{ATP}阻断剂 glybenclamide 并不影响 HPV，但可逆转 cromakalim 引起的 HPV 的舒张反应，说明钾通道开放剂对 HPV 有一定的预防作用。而 Smirnov 等研究发现，慢性低氧可以降低肺动脉平滑肌细胞延迟整流性钾通道的活性，并使细胞膜上该通道的数量下降，这可能与慢性低氧可降低该通道基因的表达有关。

② 其他直接假说　细胞色素 P_{450}（CyP-450）假说提出了 CyP-P_{450}在介导 HPV 中起着氧感受器的作用，并推测低氧通过直接抑制肺动脉平滑肌细胞呼吸链而激发 HPV。氧化还原假说认为氧张力调节着反应性氧核素或过氧化物的产物，后者通过与肺动脉平滑肌细胞的钙通道蛋白的巯基直接结合，使跨膜钙离子电流发生改变而调节肺血管的张力，HPV 则是通过这一途径而激发。有关这些假说尚待进一步研究和证实。

（二）低氧性肺血管重建

肺血管重建是以肺血管壁细胞增生和细胞外基质增加为基础，导致了肺血管壁增厚和管腔狭窄。肺血管重建不但是肺动脉高压持续发展的关键因素，而且是对血管扩张药物产生抵抗的主要原因。COPD 患者存在明显肺血管重建，其肺动脉管壁厚度占血管外径百分比明显增加，并与运动后肺动脉压力显著相关，明显限制肺动脉的扩张能力，在低氧性肺动脉高压中发挥重要作用。

1. 肺血管重建时肺血管结构的改变　低氧导致肺血管重建的主要改变是细胞增生，肺小动脉的肌化和血管壁胶原的沉积。在肺血管重建过程中，肺动脉管壁的各种细胞，如内皮细胞、平滑肌细胞包括其前体周细胞和中间细胞、成纤维细胞均发生增生和肥厚。低氧引起的肺血管结构改变包括以下几个方面。

（1）内膜细胞的变化 低氧后肺血管内皮细胞出现肿胀，在电镜下可见线粒体肿胀、肥大、空泡化。内膜细胞增生，内膜下弹力纤维增加。COPD患者的肌型肺动脉内膜常常存在纵向排列的平滑肌束和呈环网状的胶原-弹力纤维增生。这种现象提示，在低氧刺激下平滑肌细胞可由中膜迁移到内膜，引起内膜增厚。

（2）中膜平滑肌细胞的变化 低氧后肺血管中膜的改变表现为肌化增强而引起肺动脉中膜增厚，这种肌化增强包括显著的平滑肌细胞肥大、增生和平滑肌前体细胞（成纤维细胞、肌成纤维细胞和周细胞）分化为平滑肌样细胞，并向外周小动脉延伸，甚至到达毛细血管前或肺泡部位的小血管，导致部分肌型和非肌型动脉肌型化，称为新肌层化。平滑肌细胞转化为分泌型，导致胶原和弹力纤维的合成增加。

2. 低氧性肺血管重建的发生机制 肺血管重建的发生是多种因素导致肺动脉管壁内各种组分改变的结果。其发生机制包括以下几个部分。

（1）细胞外基质的作用 细胞外基质（extracellular matrix，ECM）的增多在肺血管阻力增加的过程中具有重要作用。Mekenzie等采用放射自显影方法发现低氧性肺动脉高压大鼠肺动脉干的胶原合成增多、降解减少。Prosser等采用原位杂交技术研究肺泡内动脉壁在不同氧浓度下合成弹力纤维原和前胶原mRNA表达的变化，发现内膜细胞在常氧和低氧条件下均不表达弹力蛋白原和前胶原。但中膜在常氧和低氧时均表达弹力蛋白原和前胶原，尤以低氧时更为明显。而外膜则只表达前胶原，不表达弹力蛋白。Badesch等发现胰岛素样生长因子-1（insulin like growth factor-1，IGF-1）可刺激肺动脉平滑肌细胞表达弹力蛋白原的能力增加。Dawes等用低氧条件下培养的人脐静脉内皮细胞上清液处理大鼠肺动脉外膜的成纤维细胞，发现其具有促进成纤维细胞有丝分裂和阳性趋化作用。用分子生物学技术进行研究，发现肺动脉高压的大鼠，其肺血管中膜平滑肌细胞内弹性蛋白原和Ⅰ型前胶原的mRNA表达明显增加。中国医学科学院基础医学研究所报道，低氧性肺动脉高压大鼠肺动脉管壁中组成胶原的主要成分羟脯氨酸的含量明显升高。可溶性胶原Ⅲ/Ⅰ比值明显升高，提示低氧性肺动脉高压时，肺动脉管壁胶原合成和积聚增加。肺动脉管壁胶原成分的增加导致肺血管顺应性降低，肺血管阻力增加。

（2）平滑肌细胞的作用 Thyberg等根据血管平滑肌细胞结构和功能的不同，可分为收缩型和分泌型。收缩型平滑肌细胞呈分化状态，不能增生；分泌型平滑肌细胞呈去分化状态，具有较强的增生能力。收缩型平滑肌细胞可向分泌型平滑肌细胞转化，引起大量增生和向血管内膜迁移，导致血管壁增厚等结构改变。低氧性肺动脉高压存在肺小动脉平滑肌细胞的增生、肥大，但在体外研究中发现单纯低氧不会引起肺血管平滑肌细胞DNA的合成和复制。近年来，主要集中研究细胞分裂素和其他生长调节物质在肺血管平滑肌细胞增生反应中的作用，已发现多种生长因子参与肺血管平滑肌细胞的增生和细胞表型转化的调控。低氧首先促进血管内皮细胞合成和释放生长因子，后者促进平滑肌细胞增生。Katayose等发现大鼠肺内血小板衍生生长因子（platelet derive growth factor，PDGF）A和B链基因的表达在低氧3天时即开始增加。对人脐静脉内皮细胞进行研究亦发现低氧可刺激PDGF的分泌。此外，对血管平滑肌细胞增生有促进作用的生长因子尚有成纤维细胞生长因子（fibroblast growth factor，FGF）、白细胞介素-2（interleukin-2，IL-2）、胰岛素样生长因子（IGF）等。这类生长因子可通过膜受体信号转递途径或直接作用于染色体上的相应受体而发挥调节作用，促进细胞增生相关基因表达。中膜平滑肌细胞增殖导致肺血管肌化。在低氧早期，肺内的部分肌型动脉转变为肌型动脉。在低氧后期则可见肺内的非肌型动脉经部分肌型化后转变为肌型动脉。

（3）血管内皮细胞的作用　低氧可刺激血管内皮细胞合成和释放多种生长因子以及表达多种与生长因子有关的癌基因。体外研究结果表明，低氧条件下培养的血管内皮细胞的上清液可促进肺动脉平滑肌细胞的DNA合成、细胞增生和表型转化。内皮细胞可通过以下3种机制调节血管平滑肌细胞表型的转化：①通过致密排列的单层内皮细胞形成机械屏障，其表面光滑，可防止血液内有形成分粘附于血管壁上，阻断了各种生长因子的形成和进入血管壁。②通过产生各种内皮衍生因子，调节血管壁各种细胞的生长，以保持血管壁的正常结构。③内皮细胞与平滑肌细胞直接存在一些间隙联结，使平滑肌细胞能有效地接受内皮细胞传递的信息。

（4）各种细胞生长因子的作用　各种生长因子在低氧性肺血管重建中的重要作用已引起许多学者的重视，其中研究较多的有血管内皮生长因子（vascular endothelial growth factor，VEGF）和内皮素（endothlin，ET）。VEGF属生长因子中PDGF家族，能特异性地作用于血管内皮细胞，是内皮细胞的特异性有丝分裂原，也是一种有效的血管形成和血管通透性诱导因子，在血管增生中起重要作用。血管内皮细胞上存在特异性VEGF受体，与VEGF产生应答，导致机体生理性或病理性反应。一般认为，VEGF在正常机体中仅具有维持组织器官发育及正常功能的作用。但在缺氧状态下，血管内皮细胞和平滑肌细胞的VEGF及其受体过度表达，使机体产生各种应答。

近年来，有关ET在低氧性肺血管重建中的作用日益引起人们的重视。Pfeifer等报道，在缺氧（10%氧浓度）1周和3周的大鼠，伴随着右心室肥厚和肺血管重建，ET-1和ET-3的mRNA表达明显增强，提示ET参与了低氧性肺血管重建。Li等的进一步研究显示，ET-1受体的增多可抑制肺动脉钾离子通道，提示ET-1能够调控缺氧所致的钾离子通道关闭，从而在低氧性肺血管收缩和肺血管重建中发挥重要作用。Soma等应用免疫组织化学法和原位杂交法进一步研究了正常和缺氧大鼠ET受体亚型（ETA受体和ETB受体）在肺血管的分布及其作用，其结果显示在正常大鼠，ETA受体分布于近端肺血管如弹性动脉和大肌动脉的中膜，ETB受体分布于远端肺动脉的中膜和近端肺动脉的内膜。缺氧后远端肺动脉中膜ETA受体免疫反应活性增加，远端肺动脉内膜ETB受体免疫反应活性及mRNA表达增加。在正常大鼠，ET-1的血管收缩效应在近端肺血管主要通过ETA受体发挥作用，而在远端肺动脉其血管收缩效应则主要是通过ETA和ETB受体起作用。缺氧后阻力血管ETA受体增加主要介导低氧性肺血管重建过程。另一方面，由于血管内皮的ETB受体可介导ET-1的血管扩张效应，血管内皮的ETB受体的增加可在一定程度上阻止低氧性肺动脉高压的发展，但这一保护作用较弱。

除以上两种生长因子外，其他生长因子也可能参与低氧性肺血管重建。Badesch等的研究表明，缺氧时肺动脉外膜成纤维细胞可产生IGF，并可刺激肺动脉平滑肌细胞合成弹力蛋白增多，提示IGF与低氧性肺血管重建密切相关。

以上研究表明，多种生长因子调控着低氧性肺血管重建。肺血管平滑肌细胞可合成和分泌参与血管增生的多种生长因子。慢性缺氧、肺血管张力的改变可诱导和促进上述生长因子的合成与释放。研究这些生长因子在肺血管重建中的作用，对进一步了解低氧性肺血管重建的发生机制，以及对低氧性肺血管重建的防治均有十分重要的意义。

（5）钾离子通道的作用　膜片钳技术的应用使人们得以较深入了解钾离子通道的改变在肺血管重建中的作用。目前认为，缺氧引起肺动脉钾离子通道开放减少并直接抑制肺血管平滑肌细胞钾离子通道使其膜电位降低，从而导致肺动脉平滑肌收缩。低氧性肺血管收缩如得不到有效控制，将使肺血管张力持续增高，刺激肺血管平滑肌细胞增生，使其管壁增厚、管腔狭窄，所以长期缺氧不但引起钾离子通道关闭使肺血管平滑肌收缩，还可导致肺血管重建。有学者研究认为，缺氧通过抑制肺血管平滑肌钾离子通道的活性使膜电位下降并开放电位依赖性钙通道，使钙离子内流增加，胞浆内钙离子增多，通过促进基因转录刺激血管平滑肌增殖，导致管腔狭窄。

（6）肺血管平滑肌细胞凋亡的作用　目前，有关低氧性肺血管重建发病机制的研究重点主要在细胞的增殖方面。虽然肺血管平滑肌细胞增殖在低氧性肺血管重建中起着至关重要的作用，但血管壁的构成是由细胞增殖和细胞凋亡之间的平衡所决定的，所以二者之间的平衡失调可能更为重要。细胞增殖与凋亡的调节与相关基因的表达密切相关。c-myc 基因产物是决定细胞命运即增殖、静止、分化、凋亡的中心调节子，bcl-2 表达产物是细胞凋亡的强力抑制剂。p53 基因产物是一种细胞凋亡促进剂。c-myc 及 bcl-2 基因在 COPD 患者肺内表达显著增多，而 p53 基因表达显著减少。c-myc 本身有促进细胞增殖与凋亡两种互相矛盾的趋势，但由于 bcl-2 基因表达增加及 p53 表达减少，所以凋亡趋势被抑制，细胞生长总体上表现出增殖效应，因而促进了肺血管重建的进程。

（三）肺血管阻力增加的其他功能性因素

1. 高碳酸血症　高碳酸血症时，肺泡气 CO_2 分压（P_ACO_2）上升可引起局部肺血管收缩和支气管舒张，以利于调整通气与血流比例，并保证静脉血的氧合作用。但是 H^+ 产生过多，使血管对缺氧的收缩敏感性增强，导致肺动脉压增高。

2. 血液粘稠度增加和血容量增多　COPD 患者长期慢性缺氧，促红细胞生成素分泌增加，导致继发性红细胞生成增多，血细胞比容超过 0.55～0.60，血液粘稠度明显增加，血流阻力随之增高。缺氧可使醛固酮增加，使水、钠潴留；缺氧使肾小动脉收缩，肾血流减少，也加重水、钠潴留，并增加肺血流量；缺氧和高碳酸血症使交感神经兴奋，可增加心排出量，从而加重肺动脉高压和右心负荷。COPD 患者因肺毛细血管床的减少和肺血管顺应性下降等因素，血管容量的代偿性扩大明显受限，因而肺血流增加时，肺血管不能相应扩张，肺动脉压升高更为明显。

（四）肺血管阻力增加的解剖学因素

长期反复发作的 COPD 及支气管周围炎，可累及邻近的肺动脉分支，引起血管炎，管壁增厚、管腔狭窄或纤维化，甚至完全闭塞，使肺血管阻力增加，产生肺动脉高压。长期肺血管阻力增加，可使小动脉中层增生肥厚，加重了肺循环阻力，造成恶性循环。

随着肺气肿的加重，肺泡内压增高，压迫肺泡毛细血管，造成毛细血管管腔狭窄或闭塞。严重肺气肿时，肺泡膨胀，多数肺泡的间隔破裂融合，形成大疱，肺泡壁毛细血管床因而减少。此外，肺气肿患者，当呼气时肺泡内压力可升达3.92kPa（40cmH_2O），且由于呼气相的明显延长，可达吸气相的5倍，致使肺动脉的血液不能顺利地灌注到肺泡毛细血管内。长期以来，一直认为肺气肿患者肺动脉压升高主要是由于肺泡壁毛细血管床破坏所致，现在的观点削弱了这一致病途径，因为肺泡壁毛细血管床的减少在影响肺动脉高压方面虽有一定作用，但程度较轻，范围不广，因此肺动脉压力升高不明显。只有当毛细血管床总横断面积减少70%以上时，肺动脉压力才明显上升，从而成为引起肺心病的重要原因之一。

此外，部分慢性肺心病急性发作期患者存在多发性肺微小动脉原位血栓形成，引起肺血管阻力增加，加重肺动脉高压。肺血栓的形成可能与肺血流状态、炎症反应、凝血及纤溶功能异常有关。血栓的形成可作为机械因素参与肺动脉高压的形成，同时肺循环中血小板激活，可释放大量的生物活性物质，如TXA_2、PDGF及花生四烯酸产物，引起肺血管收缩和细胞增殖，从而参与肺动脉高压的形成。

（五）由肺动脉高压到肺心病的发病机制

1. 心脏的病变　肺心病心脏病变的主要表现有心脏重量增加，右心肥大，右心室肌壁增厚，心腔扩大，肺动脉圆锥膨隆，心尖圆钝。国内尸检资料表明，心脏重量平均364g，心前区大部为右心室构成，较正常老年人的256g为大，其中最重者达800g。

右心室肌壁厚度一般大于0.5cm。因此，一般认为心脏重量>300g，右心室肌壁厚度>0.5cm，结合呼吸系统疾病和右心衰竭的病史，即可诊断肺心病。然而，由于肺心病时右心室扩张，右心室肌壁厚度受影响，或因年龄关系，心脏重量有所减轻，故不能单凭心脏重量和右心室肌壁厚度来诊断肺心病，必须结合下列心脏病变予以综合诊断：①右心室流入道延长，正常平均为5.97cm，肺心病为6.65cm。②右心室流出道延长，正常平均值为10.19cm，肺心病为13.3cm。③肺动脉瓣口周径扩大，正常平均值为6.31cm，肺心病为7.7cm。④三尖瓣口周径扩大，正常平均值为10.97cm，肺心病为12.2cm。⑤室上嵴至肺动脉瓣根部距离变短，正常平均值为0.96cm，肺心病为0.89cm。⑥节制索至肺动脉瓣根部距离延长，正常平均值为2.5cm，肺心病为4.85cm。以上这些测量数据均说明肺心病患者肺动脉圆锥和右心室腔扩张的存在。

镜检见心肌纤维呈不同程度肥大。心肌纤维增宽，核大深染，呈不规则形、方形或长方形。心肌纤维出现灶性肌溶性病变，肌浆凝集或溶解，核淡染、溶解或消失，而形成网状空架，最后由纤维结缔组织所代替。此外，还可见到心肌纤维混浊肿胀、空泡变性，中性粒细胞浸润、间质水肿和灶性纤维坏死。电镜下心肌细胞线粒体肿胀、内质网扩大，肌节溶解或长短不一，糖原减少或消失。

2. 心功能的改变

（1）右心功能的改变　COPD患者如无低氧血症和高碳酸血症时，肺动脉压力轻度升高，右心室尚能代偿，其心排血量、右心室舒张末压和右心房压多属正常，但运动时肺动脉压和右心室舒张末压可升高。随着病情的发展，特别是在急性加重期时，静息状态下即可出现肺动脉压持续升高，超过右心室的代偿能力，右心排出量下降，右心室收缩末期残留血量增加，舒张末压增高，促使右心室扩大和右心衰竭。

COPD患者影响右心功能的因素主要为右心前后负荷的增加。前负荷的增加可归因于组织缺氧引起的心排血量代偿性增加；慢性缺氧引起的红细胞增多和血容量增加；低氧血症和高碳酸血症引起的肾血流量减少，肾小球滤过率下降，并激活肾素-血管紧张素-醛固酮系统导致的水钠潴留和血容量进一步增加。后负荷增加则主要基于肺动脉高压之故。右心室后负荷增加后，常因心室壁张力增加，心肌耗氧量增多，冠状动脉阻力增加，血流减少以及肺血管输入阻抗增加，顺应性下降等机制而损害右心功能。此外，低氧血症对心肌尚有直接损害作用，特别在前、后负荷增加的情况下缺氧更易导致心肌损害。右心室在慢性压力负荷过重的情况下，其室壁发生肥厚，以克服增加的后负荷，从而维持正常的泵功能。随着病情的发展，过重的后负荷终将导致心肌收缩功能下降和泵功能衰竭。

(2) 左心功能的改变 慢性肺心病左心功能损害的问题一直存在着争议，大多数尸检资料证明肺心病可累及左心。我国662例肺心病尸检资料发现左心室肥厚者达22.8%，但临床上左心功能异常者则不常见。近年来研究表明肺心病急性加重期部分患者血流动力学检查可发现左心室射血分数下降，左心室功能曲线异常和舒张末压升高。认为左心功能异常较为常见。其机制可能为严重低氧血症心肌供氧减少，使心内膜下组织中乳酸堆积，高能磷酸化物质产生减少；高碳酸血症和酸中毒抑制左心功能，或 $PaCO_2$ 增高时，心肌代谢需要增加，使心排出量增多，支气管-肺动脉吻合支形成，发生左向右分流，导致左心排血量增加；室间隔矛盾运动阻碍左心射血；以及慢性反复呼吸道细菌和病毒感染，亦可侵犯心肌引起心肌炎。左心功能不全的结果为肺静脉压升高，从而加重了肺动脉高压和右心负荷。

二、COPD患者肺动脉高压的主要特点

目前认为，COPD患者出现的肺动脉高压多为轻至中度，在COPD稳定期，静息状态下PAP多在20～35mmHg之间；而血管栓塞性及特发性肺动脉高压患者却不同，这些患者的PAP多大于40 mmHg，部分患者甚至超过80 mmHg。Weitzenblum的研究显示，175名中至重度COPD患者平均 FEV_1 为1230±470ml中，62名出现肺动脉高压(PAP＞20mmHg)。这62名患者中，平均PAP为27±6mmHg，属于轻度肺动脉高压。Weitzenblum等还发现，1990～2002年间998名COPD稳定期患者，只有27名出现严重肺动脉高压（PAP＞40mmHg）。Thabut等证实晚期COPD患者合并严重肺动脉高压并不多见。右心导管检查发现，215名拟行肺减容术或肺移植的COPD患者，中度肺动脉高压（PAP为35～40mmHg）以及严重肺动脉高压（PAP＞45mmHg）的发生率很低，仅占9.8%以及3.7%。由此可见，静息状态下COPD患者PAP＞35～40mmHg并不多见，除非患者处于急性加重期或者合并其他心肺疾病，如左心疾病、胶原血管疾病或者肥胖低通气综合征。因为COPD患者的肺动脉高压程度较轻，所以右心衰竭出现较晚，甚至不出现。同时也使得用无创方法来诊断肺动脉高压十分困难。虽然COPD患者的肺动脉高压程度较轻，但是PAP在运动、睡眠以及急性加重期可急剧升高。

研究显示，静息状态下出现肺动脉高压的晚期COPD患者，在7～10min的稳态运动后PAP可从27mmHg急剧升高到55mmHg。原因可能是由于稳态运动后心输出量翻倍，而肺血管阻力并无减少所致。

伴有呼吸衰竭的COPD患者可在睡眠中出现PAP急性升高，主要发生在氧饱和度明显下降的快速动眼期。这种睡眠相关性氧饱和度下降的原因并不是呼吸暂停（少数伴有睡眠呼吸暂停综合征的COPD患者除外），而是肺泡低通气和（或）通气/血流比例失调。氧饱和

度的值降的越低，肺动脉高压的峰值就越高（PAP可超过基线值10mmHg以上）。

急性呼吸衰竭发作时，低氧血症和高碳酸血症加重，同时出现PAP显著升高。PAP通常可上升20mmHg，但是经有效治疗后，PAP可恢复到基线值。PaO_2和PAP的变化显著平行，提示存在低氧性肺动脉收缩。PAP在运动、睡眠以及急性加重期的急剧升高促进了右心衰竭的形成和发展。

另一方面，COPD患者的肺动脉高压进展缓慢，PAP可在3～10年的时间内保持稳定。Kessler等通过对131例COPD患者的研究表明，只有25％休息时没有肺动脉高压的患者在6年内发展成肺动脉高压。运动时出现肺动脉高压的患者肺动脉高压进展的危险度显著增加。无论休息时已出现或运动时才出现肺动脉高压的患者其肺动脉压力的进展速度几乎一致。一项研究对93例COPD患者进行了为期90个月的随访，结果发现PAP平均每年仅升高0.5mmHg，这就意味着大多数随访开始时PAP正常（＜20mmHg）的COPD患者，5年后PAP将不会超过20mmHg。但是约30％的晚期COPD患者在随访过程中出现PAP的显著增加。这部分患者在随访开始阶段与其他患者并无不同，但是在疾病的发展过程中出现了PaO_2和$PaCO_2$的进行性恶化，该研究提示有必要对晚期COPD患者进行常规的血气分析，以便预测病情的进展情况。

三、肺动脉高压和肺心病的预后

右心衰竭是提示COPD患者预后很差的经典指标。实际上，目前认为第一次出现外周水肿后患者仍有10年以上的存活率。长程氧疗的应用使右心衰竭的患病率有所减少，肺心病的预后得以改善。

PAP的水平是一个判断COPD预后的很好的指标。患有肺动脉高压的COPD患者的预后要比没有肺动脉高压的COPD患者差。轻度肺动脉高压（PAP为20～35mmHg）患者的5年存活率约为50％。重度肺动脉高压患者的预后极差。长程氧疗可缓解肺动脉高压的发展，减少右心衰竭的患病率，从而显著提高低氧COPD患者的存活率。对于接受长程氧疗的COPD患者，PAP可提示肺泡低氧的持续时间和严重程度，所以也是一个很好的预后指标。

（程德云）

本节参考文献

1. Global strategy for the diagnosis, management, and prevention of chronic obstructive pulmonary disease (updated 2005). NHLBI/WHO Global Initiative for Chronic Obstructive Lung Disease (GOLD) Workshop summary
2. Weitzenblum E. Severe Pulmonary Hypertension in COPD: Is It a Distinct Disease? Chest, 2005, 127: 1480-1482
3. Weitzenblum E. Chronic cor pulmonale. Heart, 2003, 89, 225-230
4. Simonneau G, Galié N, Rubin LJ, et al. Clinical classification of pulmonary hypertension. Am. J. Coll. Cardiol., 2004, 43: 5S-12S
5. Chaouat A, Schott R, Kessler R. Severe pulmonary hypertension in chronic obstructive pulmonary disease (abstract). Am. J. Respir. Crit. Care Med., 2003, 167: A696

6. Anon. Chronic cor pulmonale. Report of an expert committee. Circulation，1963，27：594-515

7. Fishman AP. Chronic cor pulmonale. Am . Rev . Respir . Dis. ，1978，114：775-94

8. Rich S. Primary pulmonary hypertension：executive summary from the World Symposium-Primary Pulmonary Hypertension 1998. Available from the World Health Organization

9. Williams BT，Nicholl JP. Prevalence of hypoxaemic chronic obstructive lung disease with reference to long-term oxygen therapy. Lancet，1985，I：369-672

10. MacNee W. Pathophysiology of cor pulmonale in chronic obstructive pulmonary disease. Am. J. Respir. Crit. Care. Med. ，1994，150：833-52；1158-1168

11. Weitzenblum E，Sautegeau A，Ehrhart M. Long-term course of pulmonary arterial pressure in chronic obstructive pulmonary disease. Am. Rev. Respir. Dis. ，1984，130：993-998

12. MacNee W，Wathen C，Flenley DC. The effects of controlled oxygen therapy on ventricular function in patients with stable and decompensated cor pulmonale. Am. Rev. Respir. Dis. ，1988，137：1289-1295

13. Bishop JM，Cross KW. Physiological variables and mortality in patients with various categories of chronic respiratory disease. Bull Eur Physiopathol . Respir. ，1984，20：495-500

14. Nocturnal Oxygen Therapy Trial Group. Continuous or nocturnal oxygen therapy in hypoxemic chronic obstructive lung disease. Ann. Intern. Med. ，1980，93：391-398

15. Medical Research Council Working Party. Long-term domiciliary oxygen therapy in chronic hypoxic cor pulmonale complicating chronic bronchitis and emphysema. Lancet，1981，1：681-686

16. Weitzenblum E，Sautegeau A，Ehrhart M. Long term oxygen therapy can reverse the progression of pulmonary hypertension in patients with chronic obstructive pulmonary disease. Am . Rev . Respir. Dis. ，1985，131：493-498

17. SweeneyM，YuanJXJ. Hypoxic pulmonary vasoconstriction：role of voltage-gated potassium channels. Respir. Res. ，2000，1：40-48

18. Barman SA. Potassium channels modulate hypoxic pulmonary vasoconstriction. Am . J. Physiol. Lung Cell Mol. Physiol. ，1998，275：64270

19. Su Y，Block ER. Role of calpain in hypoxic inhibition of nitric oxidesynthase activity in pulmonary endothelial cells. Am. J. Physiol. Lung Cell Mol. Physiol. ，2000，278：1204-1212

20. SatoK，MorioY，MorrisKG. Mechanism of hypoxic pulmonary vasoconstriction involves ETA receptor-mediated inhibition of KATP channel. Am . J. Physiol. Lung Cell Mol. Physiol. ，2000，278：L434-442

21. Ivy DD ，McMurtry IF ，Yanagisawa M. Endothelin B receptor deficiency potentiates ET-1 and hypoxic pulmonary vasoconstriction. A. J. P. Lung，2001，280：1040-1048

22. Kai-Xun Li，Fouty B，McMurtry IF. Enhanced ETA-receptor-mediated inhibition of KV channels in hypoxic hypertensive rat pulmonary artery myocytes. A . J . P. Heart，1999，277：363-370

23. Faller M，KesslerR ，Sapin R ，et al. Regulation of endothelin-1 at rest and 'during a short steady-state exercise in 21 COPD patients. Pulm . Pharmacol . Ther. ，1998，11：151-157

24. Kubo K，Ge RL，Koizumi T. Pulmonary artery remodeling modifies pulmonary hypertension during exercise in severe emphysema. Respir. Physiol. ，2000，120：71-79

25. Christou H，Yoshida A，Arthur V . Increased vascular endothelial growth factor production in the lungs of rats with hypoxia-induced pulmonary hypertension. Am . J. Respir. Cell Mol. Biol. ，1998，18：768- 776

26. Fletcher EC，Levin DC. Cardiopulmonary hemodynamics during sleep in subjects with chronic obstructive pulmonary disease：the effect of short and long-term oxygen. Chest，1984，85：6-14

27. Abraham AS，Cole RB，Green ID. Factors contributing to the reversible pulmonary hypertension of patients with a-

cute respiratory failure studied by serial observations during recovery. Circ. Res.，1969，24：51-60
28. Weitzenblum E，Apprill M，Oswald M. Pulmonary hemodynamics in patients with chronic obstructive pulmonary disease before and during an episode of peripheral edema. Chest，1994，105：1377-1382
29. Oswald-Mammosser M，Weitzenblum E，Quoix E，et al. Prognostic factors in COPD patients receiving long-term oxygen therapy. Chest，1995，107：1193-1198
30. Weitzenblum E，Hirth C，Ducolone A. Prognostic value of pulmonary artery pressure in chronic obstructive pulmonary disease. Thorax，1981，36：752-758

第六节　全身效应

COPD不仅可引起不完全可逆的气流受限和肺部的异常炎症，而且还可引起肺外其他系统的异常表现，这些肺外的异常表现被称为COPD的全身效应，包括全身炎症、营养不良、体重下降及骨骼肌功能障碍等。过去COPD的定义主要涉及由慢性支气管炎和阻塞性肺气肿引起的最大呼气流量减少及肺排空延迟，以至于在判断疾病的分期和预后上，通常只考虑了肺部的指标如 FEV_1 或 PaO_2，并且也几乎只针对肺部的情况进行治疗。目前，随着越来越多的证据显示COPD具有明显的全身效应，这种只针对肺部的情况正在开始转变。COPD的全身效应与临床诊治密切相关，因此充分地理解COPD的全身效应将有助于我们对COPD进行分期和治疗。

最新的研究表明COPD不仅与肺实质的异常炎症反应有关，而且还存在全身炎症，包括全身氧化应激、体循环的炎症细胞活化和血浆中促炎细胞因子浓度的增加。因为全身炎症对于COPD其他的全身效应具有潜在的致病作用，因此对于理解COPD的全身效应十分关键。运动受限是COPD患者一个常见的主诉，也是导致COPD患者生活质量较差的因素之一。过去一直认为运动受限是由于呼吸功增加和肺充气过度所引起。然而，最近的研究显示骨骼肌功能障碍才是引起COPD运动受限的主要原因。将骨骼肌功能障碍确认为COPD一种主要的全身效应，不仅显著地促进了对COPD骨骼肌病理生理学的研究，而且进一步确定了运动训练和肺部康复计划在治疗COPD中的作用。此外，体重降低作为COPD的另外一种全身效应，是提示COPD预后较差的一个重要因素。体重降低独立于其他根据肺功能障碍的程度来判断预后的指标，如 FEV_1 或 PaO_2。此外与 FEV_1 或 PaO_2 的变化不同的是，COPD的体重降低经过适当治疗后是可逆的，并且一旦出现可逆，患者的预后就可得到改善。将营养异常同骨骼肌功能障碍一起确定为COPD的全身效应，可使人们注意到营养支持结合运动训练在提高COPD患者生活质量和改善预后方面具有重要作用。本节将重点阐述COPD全身效应的病理生理学特点、发病机制及其引起的临床结果。

一、COPD的全身炎症

目前普遍认为肺部对各种有毒气体或颗粒的异常炎症反应是COPD的关键性致病机制。各项研究显示肺部炎症反应的特征包括，中性粒细胞、巨噬细胞和以 $CD8^+$ 占优势的T淋巴细胞数目增多；促炎细胞因子如LTB4、IL-8和TNF-α等的浓度增加；由吸入的氧化剂（烟草烟雾）或活化的炎症细胞所致的氧化应激。然而对于在COPD患者的体循环中也可以发现相似的炎症变化，目前这方面的认识较少。COPD的全身炎症包括：全身氧化应激、体循环中炎症细胞的活化和血浆中促炎细胞因子的浓度增加。全身炎症对于COPD其他的全身效应具有潜在的致病作用，因此对于理解COPD的全身效应十分关键。

（一）全身氧化应激

氧化应激包括所有由活性氧（ROS）引起的结构和功能的变化。由于ROS的半衰期很短，难以在体内直接进行测量。故ROS浓度的测量只有依赖于测定ROS的酶解图谱或生物学结果。Rahman等以血浆中脂质过氧化产物的Trolox抗氧化当量（Trolox-equivalent antioxidant capacity）和浓度作为非吸烟者、健康吸烟者、稳定期和急性加重期COPD患者4组人群全身氧化应激的检测指标。结果发现这两项指标在吸烟者和COPD患者中都显著升高，其中血浆中脂质过氧化产物的浓度在COPD急性加重期患者中升高得尤为明显。此外，还有许多研究使用其他的全身氧化应激指标，结果与之相似。Pratico等人用异前列烷$F_{2\alpha}$-Ⅲ作为全身氧化应激的另一种指标来研究COPD的全身氧化应激。异前列烷$F_{2\alpha}$-Ⅲ是一种依赖ROS的花生四烯酸过氧化作用所形成的稳定的前列腺素异构体，结果发现COPD患者尿液中的异前列烷$F_{2\alpha}$-Ⅲ浓度明显高于健康对照组，与前一项研究相似，这种差异在COPD急性加重期的患者更为明显。以上的这些研究结果都说明了吸烟者和COPD患者存在着全身氧化应激，特别是在急性加重期时，全身氧化应激尤为明显。

（二）体循环中炎症细胞

研究发现COPD体循环中的各种炎症细胞，包括中性粒细胞和淋巴细胞发生了变化。目前对中性粒细胞的研究最为广泛。Burnett等人发现来源于COPD患者体循环的中性粒细胞的趋化性和细胞外蛋白水解作用增强。Noguera等报道COPD患者体循环的中性粒细胞与吸烟者及非吸烟者相比，能产生更多的ROS或呼吸爆发。稳定期COPD患者体循环的中性粒细胞的几种表面粘附分子的表达水平高于健康对照组，Mac-1（CD11b）的表达水平升高得更为明显。然而，急性加重期的COPD并没有这种差别。这可能是由于COPD急性发作时，肺循环募集了体循环的中性粒细胞所致。COPD体循环中性粒细胞的另一个异常现象是刺激性G蛋白（$G_{\alpha s}$）下调。$G_{\alpha s}$参与调控与CD11b表达有关的细胞内信号转导，并且控制细胞内的囊泡运输。细胞内囊泡运输与还原型辅酶Ⅱ氧化酶的正确激活有关，而该酶最终决定中性粒细胞的呼吸爆发。所以，$G_{\alpha s}$下调可能促使COPD体循环中性粒细胞表面粘附分子的表达增加和呼吸爆发增强。

目前对于COPD体循环淋巴细胞的研究较少，但是仍然发现了一些淋巴细胞功能的异常现象。Sauleda等报道，与健康非吸烟对照组相比较，COPD患者体循环淋巴细胞的线粒体电子传递链末端酶（细胞色素氧化酶）活性增强。在其他的慢性炎性疾病中，如支气管哮喘和慢性关节炎，也可见到类似的异常。说明细胞色素氧化酶可在慢性炎性疾病中作为体循环淋巴细胞活性的一种非特异标志物。在COPD患者的骨骼肌里也出现了细胞色素氧化酶活性增强。

$CD4^+$/$CD8^+$比例降低是COPD肺部炎症反应的特点之一，是否在COPD患者体循环中也出现了类似的情况仍不十分清楚。因为大多数研究只比较了吸烟者同非吸烟者外周血T细胞亚群的情况，而没有把COPD患者包括在内。Miller等发现轻中度吸烟者的外周血T细胞的总数及T细胞亚群的比例较非吸烟者没有显著的差别；而重度吸烟者外周血中$CD8^+$

T细胞的数目增加且$CD4^+$ T细胞的数目减少，但是这种变化在戒烟6周后消失。同样，Costabel等比较了健康吸烟者与健康非吸烟者外周血中$CD4^+$和$CD8^+$ T细胞的比例，仍未发现像支气管肺泡灌洗液中那样所表现出来的明显差异。Ekberg-Jansson等发现健康吸烟者与非吸烟者比较，外周血中以$CD57^+$和$CD28^+$作为活化标志物的活化T细胞的数量发生了改变。以上的这些研究结果似乎说明了吸烟可以导致体循环中免疫调节性T细胞的数目发生变化，而这种改变可能在戒烟后出现可逆。COPD是否也出现了类似的变化仍不十分清楚。为了把吸烟的作用同COPD分开，De Jong等研究了COPD组（包括吸烟者和不吸烟者）和健康对照组（包括吸烟者和不吸烟者）外周血中淋巴细胞亚群的情况。结果发现淋巴细胞亚群在两组之间以及两组的吸烟者之间没有明显的差别。然而，COPD组非吸烟者的外周血$CD8^+$ T细胞的比例较健康对照组非吸烟者明显升高。而且，对于COPD组非吸烟者，外周血$CD4^+/CD8^+$的比例越高，则肺功能就越好。众所周知，人类$CD4^+/CD8^+$的比例受遗传控制，因此可以推测由遗传决定的$CD4^+/CD8^+$比例降低可能使吸烟者更倾向于发生COPD。对$CD4^+/CD8^+$比例的深入研究将有助于更好地理解COPD全身炎症的发病机制。

（三）促炎细胞因子的血浆浓度升高

大量研究显示COPD患者外周循环中促炎细胞因子和急性期反应物的浓度升高。这些促炎细胞因子包括：TNF-α、TNF-α的受体（TNFR-55和TNFR-75）、IL-6、IL-8、C-反应蛋白、脂多糖结合蛋白、Fas和Fas配体等。在COPD稳定期就可观察到促炎细胞因子的浓度升高，在急性加重期的患者，促炎细胞因子的浓度通常升高得更为明显。在1997年东南亚森林火灾中吸入烟雾的健康人群的体循环中也发现了与COPD非常相似的细胞因子的浓度升高，其中包括IL-6、IL-1β、GM-CSF。这说明肺部对污染空气的微粒所产生的炎症反应也与全身炎症反应有关，提示全身炎症反应在COPD中起到十分重要的作用。另外一些作者也指出从COPD外周血收集到的单核细胞在体外受到刺激时可以产生更多的TNFα。这种现象在伴有低体重的COPD患者中尤为明显，提示外周血单核细胞过度产生TNF-α可能在COPD体重降低的发病机制中起到作用。

（四）发生机制

COPD全身炎症的发生机制目前还不是十分清楚。可能有几个互不排斥的机制共同参与了作用。首先，吸烟本身就可以引起像冠心病这样的肺外疾病。年轻吸烟者，甚至是被动吸烟者都可能出现体循环血管的内皮功能不全和全身氧化应激。因此，吸烟本身就很有可能引起COPD的全身炎症。其次，COPD肺部的炎症反应可能是全身炎症的起源。肺部的炎症细胞释放出TNF-α，IL-6、IL-1β、GM-CSF和巨噬细胞炎症蛋白等细胞因子并且促进氧化剂产量的增加。这些致炎介质可以到达体循环，使炎症细胞在由肺循环转运到体循环的过程中被激活。最后，COPD患者体循环中出现的一些异常现象，如CD11b等中性粒细胞表面粘附分子的表达增加及$G_{\alpha s}$的下调，可能是COPD全身炎症的原因而不是其结果。这种可能性主要的依据来源于以下的观察：只有一部分吸烟者最终发展成为COPD，说明还有其他的因素参与了COPD的发病，遗传易感性可能就是其一。遗传易感性的表达使中性粒细胞更容易受到吸烟及其他促炎因子的影响，从而使COPD的中性粒细胞出现异常。这些中性粒细胞在受到同等程度刺激时就能表现出更强烈的炎症反应，包括表面粘附分子的过度表达，可使中性粒细胞更容易募集到炎症反应的部位，呼吸爆发的增加，可提高中性粒细胞的损害能力，从而最终引起COPD的全身炎症。然而，目前仍然不清楚敏感的吸烟者在发展为COPD之前是否也发生了这些异常，所以以上3种机制的作用仍需进一步的研究。

二、营养异常与体重降低

COPD患者普遍存在营养异常（nutritional abnormality）。这些异常包括热量摄取量，基础代谢率，中间代谢和机体组成等的改变。营养异常最明显的临床表现就是不好解释的体重降低。这在重度COPD伴慢性呼吸衰竭的患者中尤其普遍，发生率通常在50%左右。10%～15%的轻至中度COPD患者也可出现体重降低。

营养不良（malnutrition）与恶病质（cachexia）这两个术语在描述COPD的营养异常时通常不加以区分。然而，两者虽然有一些共同的生化特点，但从它们的起因及对营养支持的反应来看，差别十分明显。研究显示COPD患者的营养异常很可能是恶病质而不是营养不良。这是因为COPD患者的热量摄取量通常正常甚至高于正常。COPD患者的代谢率常常增加且他们对营养支持的反应通常较差。以上3点正是恶病质的特点，而营养不良正好与之相反，所以COPD患者营养异常的表现通常是恶病质。

体重降低是COPD患者一项重要的预后指标。体重降低具有独立的判断预后的价值，不同于其他依据肺功能不全的程度来评价预后的指标，如FEV_1或PaO_2。因此体重降低构成了一种新的COPD的全身检测体系，该体系可以不用考虑传统的肺功能测量。此外，Schols等人发现COPD患者经过恰当的治疗后，尽管肺功能没有改变，但如果体重能够恢复，那么患者的预后就可以得到改善。该研究说明临床上在评价COPD患者时，除了要考虑肺部病变的严重程度外，还需考虑COPD的肺外效应，体重降低在COPD的肺外效应中占有十分重要的地位。Celli指出，一项包含了FEV_1、体重降低、运动能力和症状主观感知度的综合性评分标准，比单一采用FEV_1的评分标准能够更好地预测COPD患者健康资源的使用，所以这种综合性评分标准具有重要的健康经济学价值。此外该评分标准还能够综合评价不同治疗方法的效果，明显优于主要依靠FEV_1的传统方法。

（一）COPD营养异常的判定标准及其发病状况

既往研究大多以体重下降作为营养异常的简易判定指标，包括理想体重百分比（percent of ideal body weight，IBM%）和体重指数（body mass index，BMI）。亦有文献报道以人体测量指标如肱三头肌皮褶厚度（tricipsital skinfold thickness，TSF）、上臂肌围长（mid-upper arm muscle circumference，MAMC）结合实验室检查项目如白蛋白、前白蛋白、转铁蛋白及淋巴细胞计数等作为判定指标。但这些指标仍不能准确、全面地判断营养异常，所以人体组成成分的评价也是必需的。人体的组成主要包括水分、脂肪、蛋白质与矿物质。近年来较常用的人体组成分析方法主要有生物电阻抗分析法（bioelectrical impedance analysis，BIA）和双能量X线吸收测定法（dual-energy X-ray absorptiometry，DEXA）。通过BIA法可以测定人体的去脂体重（fat-free mass，FFM）和体脂重量（fat mass，FM），通过DEXA法可以测定瘦体重、骨骼重量和体脂重量。BIA法测定的FFM基本相当于DEXA法测定的瘦体重和骨骼重量的总和，FFM和瘦体重均与其他方法测定的肌肉重量有密切的相关性，是目前常用的评价肌肉含量的指标。研究表明，有10%～26%体重正常甚至超重的患者存在FFM或瘦体重的下降。Marquis等研究证明，肌肉含量是一个比BMI更好的疾病预测指标。所以，目前对COPD营养异常的判断标准除常用的体重指标外，身体组成的异常也是一判定指标。1993年Schols等采用生物电阻抗的方法测定了255例中重度COPD患者的FM和FFM，结果发现有10%的正常体重者存在低FFM。1996～1997年美国学者Shoup及其同事采用DEXA测定50例中重度COPD患者的瘦体重（由692例年龄相仿、不吸烟的健康对照者的测定结果得出正常值范围），以低于正常值的80%作为低瘦体重的判定标准，结果显示在正常体重及超重组中分别有26%（5/19）和11%（2/18）的患者存在低瘦体重。

近20年来，人们认识到体重下降是COPD的一个重要的问题。有多项研究证明，24%～63%的COPD患者存在体重下降（多以BMI<90%作为体重下降的判定指标）。20世纪80年代中期美国"间歇正压通气实验"的研究结果显示，以BMI<90%作为低体重的标准，779例稳定期COPD患者中，有24%的患者存在低体重。在FEV_1%<35%，介于35%～47%及47%～60%的患者中，其低体重的发生率分别为35%（95/275）、21%（54/262）和16%（38/242），说明低体重的发生率与通气功能的下降一致。1993年Laaban的研究表明，在COPD合并呼吸衰竭的患者中，有60%（30/50）存在低体重，其中机械通气组为74%，非机械通气组为43%。

（二）发生营养异常的相关因素

1. 能量摄入不足　疾病引起的进餐时呼吸困难、慢性胃肠道淤血导致的早饱感、上腹不适、吸收不良以及长期服用药物引起的胃肠道症状等均可导致进食量减少。但也有研究证明一些每日摄入量正常甚至超过正常标准的COPD患者也存在低体重。进食量的减少多引起FM的降低，与FFM或瘦体重下降的COPD患者身体组成的变化是不同。

2. COPD代谢率增加　多项研究表明COPD患者代谢率的增加较正常人高15%～20%，这可能与以下机制有关。第一，在治疗COPD时经常使用的药物如β_2受体激动剂可引起代谢率增加；第二，从COPD代谢率紊乱与体循环中炎症介质浓度升高之间的关系可以看出，COPD全身炎症也可能起了重要的作用；第三，组织低氧也可能引起代谢率增加，因为其他以组织低氧为特征的疾病如充血性心力衰竭，也表现出代谢率增加。此外，研究发现在骨骼肌中细胞色素氧化酶的活性与COPD低氧血症的程度直接相关。因为细胞色素氧化酶作为一种耗氧的线粒体酶在组织代谢中具有重要作用，所以组织低氧可能通过上调细胞色素氧化酶的活性引起代谢率增加。在COPD患者体循环的淋巴细胞中也发现了类似的细胞色素氧化酶活性上调，这提示这种生物能量学的异常除了可影响骨骼肌外，还可影响其他的组织。

3. 组织缺氧　动物实验证明，组织缺氧可导致肢体肌肉的构成异常，这种异常与COPD患者肢体肌肉的异常非常相似。Pitsiou等的研究亦表明，低体重发生率较高的肺气肿型（红喘型，Pink Puffer，PP型）COPD患者与体重多正常的支气管炎型（紫肿型，bluebloater，BB型）患者相比较，前者存在明显的组织缺氧，且组织缺氧的程度与低体重明显相关。

4. 全身炎症　随着对COPD研究的深入，人们逐渐认识到COPD的发病机制和临床特征并不仅是肺部感染和结构的重建，而且是在组织化学和器官功能方面的全身变化，是一个全身性疾病。各种炎症因子介导的全身炎症是其全身性表现的一方面。而这种全身炎症可能在COPD相关的营养异常中发挥一定的作用。目前较肯定的与COPD营养异常有明显相关性的炎症因子是TNF-α。TNF-α是最早被证明与恶病质相关的因子。动物实验显示，TNF-α可诱导恶病质的发生。其机制为刺激脂肪分解、激活蛋白降解、抑制胰岛素样生长因子（insulin-like growth factor，IGF）对蛋白合成的刺激效应，还可引起厌食、产热增加。Nguyen和Schols的研究表明TNF-α与COPD患者的能量消耗增加有关。2002年Pitsiou的研究证实，在有明显组织缺氧和体重减轻的PP型COPD患者中，TNF-α的血清水平明显升高，提示该因子可能对这些患者的体重下降有一定的作用。此外，针对恶病质进行的研究表明IL-6和IL-1也与恶病质的发生有关。IL-1具有和TNF-α相似的作用，可以导致食欲减退、体重减轻和低蛋白血症，但其与COPD营养异常的相关性目前尚不十分清楚。

5. 瘦素 瘦素是一种由ob基因编码，脂肪细胞合成释放的蛋白。不仅可在抑制食欲，调节能量代谢、体重和内分泌功能等方面发挥作用，而且对免疫、炎症反应及造血系统也有一定的调节作用，是一种多效蛋白。瘦素对包括T淋巴细胞及造血祖细胞在内的多种细胞都有促进增殖和抗凋亡的作用，在瘦素或其受体缺陷的鼠及饥饿或营养不良的患者中，均存在免疫和炎症反应的改变。它对细胞因子的产生、单核/巨噬细胞的活性、创伤的修复、血管的生成等都有一定的影响。多项研究表明，存在营养不良的稳定期COPD患者，其血清瘦素水平不但不升高，反而比营养正常的患者和健康对照者低，提示瘦素并没有参与COPD营养异常的发病。但对瘦素水平与TNF-α的相关性研究结果不一致。1999年Annemie的一项研究表明，在COPD合并肺气肿的患者中，血浆瘦素水平与可溶性肿瘤坏死因子受体55（soluble tumor necrosis factor receptor 55，sTNFR55）呈部分相关，而且这些患者的基础瘦素水平与基础的每日进食量和8周营养支持治疗后的体重变化呈副对数相关，提示这种细胞因子-瘦素的联系可能与某些肺恶病质患者对营养支持治疗反应差有一定的关系，瘦素可能通过细胞因子而对COPD的营养不良起一定的作用。2000年Eva在对17例COPD急性期患者的研究中发现，血浆瘦素水平在入院第1天时比健康对照组明显升高，直到第7天才较入院时下降，且与sTNFR55呈对数相关，表明COPD急性发作期的暂时能量平衡紊乱与升高的瘦素浓度和全身炎症反应相关。

（三）营养异常与体重降低对机体的影响

1. 对呼吸肌、外周肌力和活动能力的影响 近年已有研究证明，低体重和低FFM的COPD患者，最大吸气压和最大呼气压均明显低于正常体重的COPD患者和正常对照者，低FFM者12分钟行走距离明显减小，而FEV_1与行走距离无明显相关性。说明营养异常和体重降低与呼吸肌、外周肌力和活动能力的下降均有关。

2. 对生活质量的影响 Shoup等采用圣·乔治呼吸问卷（SGRQ）评分评估50例COPD患者的生活质量，采用基础呼吸困难指数评定其呼吸困难程度，同时用DEXA法测定瘦体重，结果发现与正常体重者相比，低体重和低瘦体重的患者生活质量明显降低，而每年的急性发作次数和住院次数增加，其对生活质量的负面影响是由呼吸困难增加所致。

3. 对生存率的影响 低BMI和FEV_1降低均是死亡率升高的危险因素。1999年哥本哈根市Landbo等学者对2132名COPD患者的17年随访研究显示，与正常体重患者相比，低体重患者死亡的相对危险率分别为1.64（男）和1.42（女），这一结果在重度COPD中更明显。在校正了年龄、吸烟史及肺功能等因素后，体重减低仍然是一明显的预后指标。这一结果进一步表明COPD患者的营养状态不仅可反映其疾病的严重程度，而且是一个独立的疾病预后指标。

三、骨骼肌功能障碍

COPD 患者的运动耐力呈进行性下降，活动受限，生活质量下降。以往多以肺功能进行性下降所引起的呼吸困难来解释，Killian 等对这种观点提出了质疑。他们发现多数 COPD 患者运动耐力进行性下降的原因是腿部疲劳而不是呼吸困难。该发现第一次指出了 COPD 患者存在骨骼肌功能障碍，极大地促进了该领域的相关研究。近年的研究已经证实 COPD 患者普遍存在骨骼肌功能障碍，而且骨骼肌功能障碍与运动耐力降低相关。旨在改善骨骼肌功能的措施可能使此类患者受益，提高其生活质量。

（一）COPD 骨骼肌功能障碍的病理生理学

1. 骨骼肌的结构改变

（1）肌肉质量　有关 COPD 患者骨骼肌质量的直接资料很少。但是，有报道间接测量出 COPD 患者骨骼肌质量降低，其中包括使用生物电阻分析测定的骨骼肌去脂组织的质量减少及使用 MRI 测定的腓肠肌横断面积较对照组显著减少等。

（2）肌纤维类型　COPD 患者的四头肌活检显示，Ⅰ型肌纤维比例减少，Ⅱ型肌纤维增加。Ⅰ型肌纤维为慢收缩纤维，收缩力小，氧化能力强，不易疲劳。Ⅱb 型肌纤维为快收缩纤维，收缩力大，主要依靠无氧糖酵解获取能量，极易疲劳。Ⅱa 型肌纤维特性介于两者之间。大多研究显示Ⅱ型肌纤维的增加主要是Ⅱb 型，也有报道Ⅱa 型增加而Ⅱb 型不变。肌纤维比例的这种改变有助于保持肌力，但同时也导致耐力下降，更易发生疲劳。肌纤维比例的变化并不是影响运动能力的惟一因素，尚有Ⅰ型和Ⅱa 型及纤维交叉区的减少（表示肌肉萎缩）等因素参与。

（3）肌肉毛细血管密度　肌肉毛细血管密度是影响骨骼肌氧化能力的重要因素。Jobin 等发现 COPD 患者骨骼肌中每平方毫米的毛细血管数远少于健康对照者，且毛细血管与肌纤维的比值也低于后者。也有报道显示该比值在两者间无显著差异，且 COPD 患者在运动锻炼后该比值也无改善。

（4）肌肉的代谢酶活性　COPD 患者的四头肌活检组织匀浆显示肌肉氧化酶活性低于健康对照者。柠檬酸合成酶和 3-羟辅酶 A 脱氢酶活性均降低，前者降低更明显，而磷酸果糖激酶活性增强。柠檬酸合成酶活性与氧耗量峰值呈正相关。骨骼肌中细胞色素氧化酶（COX）的活性在 COPD 患者和低氧血症患者中增强并且 COX 的线粒体基因表达上调。由于 COX 是氧化磷酸化链上的最重要的一个酶，所以 COX 的上调可能是细胞缺氧的代偿现象。

2. COPD 骨骼肌的功能

（1）肌力　COPD 患者的骨骼肌肌力较健康的同龄对照者降低，下肢肌肉受累程度大于上肢，这可能与下肢活动减少更明显有关。中、重度 COPD 患者的四头肌肌力平均降低 20%～30%，但个体间存在很大差异。Bernard 等用 CT 扫描的方法研究了 COPD 患者股肌体积与肌力的关系，发现肌力的降低与体积减少成比例（即肌力降低完全取决于肌肉萎缩），而接受糖皮质激素治疗的 COPD 患者肌力降低的程度明显高于体积减少的程度。四头肌肌力与 FEV_1 呈正相关。无论肺功能如何，四头肌肌力与运动量的峰值及 6 分钟步行距离呈正相关，但相关分析显示并非因果关系。

（2）肌耐力　几项研究比较了 COPD 患者和健康对照者肢体肌肉的耐力。耐力的测定由于受能动因素的影响差异较大。Serres 等测定了 17 例 COPD 患者的四头肌耐力，结果显示耐力降低。但 Zattara-Hartmann 等测定了 6 例 COPD 患者的四头肌耐力，未见其降低。这提示 COPD 患者的骨骼肌耐力可能存在异质性，但后者病例数明显偏少，故尚需进一步探讨。COPD 患者上肢肌耐力也轻度降低。

（3）易疲劳性　正常人进行剧烈活动时参与运动的肌肉会发生收缩疲劳，这时如果接受同样强度的神经冲动，肌肉产生的力量会发生降低。然而 COPD 患者的活动量常不大，为了判定 COPD 患者运动的肌肉是否会发生收缩疲劳，Mador 等测定了 19 例中度 COPD 患者高强度极量蹬车前后四头肌强直收缩力（一种疲劳测定），结果发现其中 11 例明显降低。这提示虽然运动量明显降低（氧耗量峰值平均为预计值的 51%），但大多数 COPD 患者还是发生了四头肌收缩疲劳。在后续的研究中，他们又测定了 21 例不同严重程度的 COPD 患者的潜在四头肌强直收缩力（一项敏感的收缩疲劳指标），其中 17 例降低，重度（$FEV_1 < 40\%$预计值）和轻度 COPD 患者出现四头肌疲劳的几率一致。提示大部分 COPD 患者在极量运动后参与运动的肌肉将会发生收缩疲劳。此外，COPD 患者在低负荷下蹬车即可出现类似健康老年人极量运动后的四头肌收缩疲劳。提示 COPD 患者的四头肌较健康老年人更易疲劳。

3. 骨骼肌生物能量学的变化

（1）能量代谢　^{31}P-磁共振光谱学（^{31}P-MRS）目前已成为测量体内组织能量代谢和 pH 的重要方法。细胞内磷酸肌酸（PCr）与无机磷酸盐（Pi）的比值同 ATP 与 ADP 的比值密切相关，因此可反映线粒体磷酸化的能力。PCr 与 Pi 之比与细胞内 pH 值相结合，可以计算出骨骼肌细胞氧化磷酸化、无氧酵解和肌酸激酶反应产生的 ATP 量。

Kutsuzawa 使用^{31}P-MRS 测量 COPD 患者运动时前臂肌肉的能量代谢，发现 PCr/ Pi 低于正常。同样，Tada 测量了 11 例 COPD 患者，9 例充血性心力衰竭患者和 8 例健康者运动中及运动后前臂肌肉 PCr/ Pi 和 pH，发现在运动中及运动后 COPD 患者和充血性心力衰竭患者 PCr/ PHi 和 pH 降低，而 3 组之间其他的营养参数没有差异。这些结果说明 COPD 患者四肢骨骼肌的氧化能力降低并且与营养状态无关。

Thompson 测量了伴有低氧血症的重度 COPD 患者骨骼肌线粒体功能的^{31}P-MRS 参数。同 Kutsuzawa 的研究一样，在运动中 PCr 的消耗更快。Payen 也发现伴有低氧血症的 COPD 患者运动末期的 PCr/ Pi 异常。这两项结果提示伴有低氧血症的 COPD 患者运动时骨骼肌的氧化代谢异常。

运动后 PCr 浓度的恢复时间可反映线粒体的密度和功能。COPD 患者重新合成 PCr 的时间是正常者的两倍以上。此外，通过测量线粒体内 ATP 合成的最大速度使得定量骨骼肌氧化功能成为了可能。这些无创方法的应用有助于判定 COPD 患者是否存在骨骼肌线粒体功能的缺陷。

（2）酸碱平衡　物理溶解的氢离子浓度取决于主要离子差别（strong ion difference，SID）、PCO_2 和弱酸弱碱总解离常数。大量^{31}P-MRS 研究显示 COPD 患者的骨骼肌细胞在运动中出现异常酸化。主要原因是 SID 减少及与之相关的细胞间乳酸阴离子聚集。究竟 SID、PCO_2、弱酸及跨膜离子转移对 COPD 患者骨骼肌氢离子变化所起的作用分别有多大，目前仍无直接的报道。

（二）COPD 骨骼肌功能障碍的发生机制

1. 肌肉废用　COPD 患者倾向于减少体力活动，因为用力会产生不适感。体力活动的减少进一步加重去适应（deconditioning）和骨骼肌功能损害，以至更轻微的活动就会引起更多的症状，形成恶性循环。废用可引起一系列肌肉结构和生物化学改变。例如肌肉体积缩小，Ⅰ型肌纤维比例减少，Ⅱa 型肌纤维向Ⅱb 型转化。氧化酶浓度、线粒体数目及密度和毛细血管数均减少。

2. 营养异常　COPD 患者普遍存在营养异常。营养异常最常用的标准是体重低于理想体重的 90 %。根据这一标准，进行肺康复的患者中 35%发生营养异常。长期的营养异常导致肌肉肌力和耐力降低，肌纤维和肌肉体积萎缩，Ⅱ型肌纤维受累程度大于Ⅰ型肌纤维。报道显示饥饿小鼠肌肉中糖酵解和氧化酶活性均降低，肌肉生物能量学功能受损，收缩后细胞内 ADP 浓度升高，磷酸肌酸浓度降低。

3. 缺氧　慢性缺氧对骨骼肌有不利影响。长期处于高纬度的低氧环境中，糖酵解酶活性增强，氧化酶活性降低。缺氧也加重氧化应激，而影响肌肉功能。缺氧可使实验动物的肌纤维直径变细。6 周以上的缺氧可使登山者肌肉中肌纤维交叉区减少。

4. CO_2潴留　短时间的 CO_2潴留引起骨骼肌无力，但易疲劳性无改变。急性高碳酸性呼吸衰竭时肌肉发生显著的能量代谢紊乱，ATP 和磷酸肌酸浓度降低，细胞内酸中毒。慢性 CO_2潴留的作用有待进一步阐明。

5. 氧化应激　氧化应激与 COPD 患者骨骼肌功能障碍有关。急性加重期 COPD 患者血浆中脂氧化物浓度升高。这类氧自由基主要来源于线粒体，其次来自活化的炎症细胞。体重降低的 COPD 患者 TNF-α 水平升高。组织对氧自由基的敏感性主要取决于其抗氧化功能。骨骼肌的抗氧化功能可能因肌肉废用或（和）慢性缺氧而受损。

6. 糖皮质激素　短程大剂量糖皮质激素常用于 COPD 急性加重期的治疗，小剂量口服糖皮质激素也常用于某些 COPD 患者的长期治疗。虽然其疗效尚有争议，但接受糖皮质激素治疗的 COPD 患者可发生激素相关性肌病（steroid induced myopathy，SIM），表现为肌纤维萎缩。Decramer 等记录了 21 例 COPD 或哮喘患者 6 个月内平均每天的激素用量。其中只有 1 例患者每日应用激素，余者于病情急性加重时间断应用，平均每天的激素用量为 4.3mg（1.4 ～21.3mg），8 例患者出现了明显的四头肌无力。四头肌无力患者的激素用量多大于 4mg/ d。可见间断应用糖皮质激素也能导致肌无力。另有研究发现伴有 SIM 的 COPD 患者生存时间明显短于气流阻塞相同的对照组。

（程德云）

参考文献

1. Global strategy for the diagnosis, management, and prevention of chronic obstructive pulmonary disease updated 2005. NHLBI/WHO Global Initiative for Chronic Obstructive Lung Disease（GOLD）Workshop summary

2. Agustí AGN, Noguera A, Sauleda J, et al. Systemic effects of chronic obstructive pulmonary disease. Eur. Respir. J., 2003, 21：347 - 360

3. Wouters E F M, Creutzberg EC, Schols AMW. J. Systemic Effects in COPD. Chest, 2002, 121：127S-130S
4. Gross NJ. Extrapulmonary effects of chronic obstructive pulmonary disease. Curr . Opin. Pulm. Med. , 2001, 7：84-92
5. Oudijk E-J. D, Lammers J-W. J, Koenderman L. Systemic inflammation in chronic obstructive pulmonary disease. Eur. Respir. J. , 2003, 21：347-360
6. Emiel FM. Wouters. Local and Systemic Inflammation in Chronic Obstructive Pulmonary Disease. Proc. , Am. Therac. Soci. 2005, 2：26-33
7. MacNee W. Pulmonary and Systemic Oxidant/Antioxidant Imbalance in Chronic Obstructive Pulmonary Disease. Proc. Am. Therac. Soci. , 2005, 2：50-60
8. Rahman I, Morrison D, Donaldson K, et al. Systemic oxidative stress in asthma, COPD, and smokers. Am. J. Respir. Crit. Care Med. , 1996, 154：1055-1060
9. Praticò D, Basili S, Vieri M. Chronic obstructive pulmonary disease is associated with an increase in urinary levels of isoprostane F_2-III, an index of oxidant stress. Am. J. Respir. Crit. Care Med. , 1998, 158：1709-1714
10. Noguera A, Batle S, Miralles C. Enhanced neutrophil response in chronic obstructive pulmonary disease. Thorax, 2001, 56：432-437
11. Noguera A, Busquets X, Sauleda J. Expression of adhesion molecules and G proteins in circulating neutrophils in chronic obstructive pulmonary disease. Am. J. Respir. Crit. Care Med. , 1998, 158：1664-1668
12. Noguera A, Sala E, Batle S. Apoptosis and activation of peripheral blood neutrophils in chronic obstructive pulmonary disease. Eur. Respir. J. , 2001, 16：74s
13. Zheng B, Ma YC, Ostrom RS. RGS-PX1, a GAP for G_S and sorting nexin in vesicular trafficking. Science, 2001, 294：1939-1942
14. Sauleda J, Garcia-Palmer FJ, Gonzalez G. The activity of cytochrome oxidase is increased in circulating lymphocytes of patients with chronic obstructive pulmonary disease, asthma, and chronic arthritis. Am . J . Respir. Crit. Care Med. , 2000, 161：32-35
15. Cosio MG, Guerassimov A. Chronic obstructive pulmonary disease. Inflammation of small airways and lung parenchyma. Am. J. Respir. Crit. Care Med. , 1999, 160：S21-S25
16. Eid AA, Ionescu AA, Nixon LS. Inflammatory response and body composition in chronic obstructive pulmonary disease. Am . J. Respir. Crit. Care Med. , 2001, 164：1414-1418
17. Landbo C, Prescott E, Lange P, et al. Prognostic value of nutritional status in chronic obstructive pulmonary disease. Am . J. Respir . Crit . Care Med. , 1999, 160：1856-1861
18. Schols AM. Nutrition in chronic obstructive pulmonary disease. Curr . Opin. Pulm . Med. , 2000, 6：110-115
19. Wouters E F M. Nutrition and metabolism in COPD. Chest, 2000, 117：274S-280S
20. Schols AMWJ. Nutritional and metabolic modulation in chronic obstructive pulmonary disease management. Eur. Respir. J. , 2003, 22：81S-86S
21. Polkey MI. Muscle metabolism and exercise tolerance in COPD. Chest, 2002, 121：131S-135S
22. Engelen MPKJ, Schols AMWJ, Heidendal GAK. Dual-energy X-ray absorptiometry in the clinical evaluation of body composition and bone mineral density in patients with chronic obstructive pulmonary disease. Am . J . Clin. Nutr. , 1998, 68：1298-1303
23. 陈燕，姚婉贞．慢性阻塞性肺疾病的营养缺乏．中国医学科学院学报，2004，26：595-599
24. Baarends EM, Schols AM, Westerterp KR. Total daily energy expenditure relative to resting energy ex-

penditure in clinically stable patients with COPD. Thorax，1997，52：780-785

25. Anonymous. Skeletal muscle dysfunction in chronic obstructive pulmonary disease. A statement of the American Thoracic Society and European Respiratory Society. Am . J. Respir. Crit . Care Med.，1999，159：S1-S40

26. Sauleda J，Gea J，Orozco-Levi M. Structure and function relationships of the respiratory muscles. Eur . Respir. J.，1998，11：906-911

27. Lacasse Y，Wong E，Guyatt GH， et al. Meta-analysis of respiratory rehabilitation in chronic obstructive pulmonary disease. Lancet，1996，348：1115-1119

28. Gosker HR，Wouters EFM，Van der Vusse GJ. Skeletal muscle dysfunction in COPD and chronic heart failure：underlying mechanisms and therapy perspectives. Am . J. Clin. Nutr.，2000，71：1033-1047

29. Agustí AGN，Sauleda J，Miralles C. Skeletal muscle apoptosis and weight loss in COPD. Am . J. Respir. Crit. Care Med.，2002，166：485-489

30. Reid MB. COPD as a muscle disease. Am . J. Respir . Crit. Care Med.，2001，164：1101-1102

第三部分

COPD 科学研究的常用方法

第八章　COPD的实验动物研究

近年来，随着国内外慢性阻塞性肺疾病（COPD）发病率及病死率逐渐上升，有关研究亦深入展开，其中，动物模型起到了不可忽视的桥梁作用。COPD定义为一种以不完全可逆的气流受限为特点的疾病，气流受限常呈进行性加重，且多与肺部对有害颗粒或气体、主要是吸烟的异常反应有关。因COPD是多因素诱发的临床综合征，发病机制复杂，故建立标准化且符合临床实际的动物模型十分重要。本章根据国内外COPD动物模型研究的进展，对建立标准化动物模型的方法，模型动物的肺泡灌洗液分析，肺功能测定，以及气道高反应性测定方法等分述如下。

第一节　COPD动物模型的建立

一、COPD动物模型的标准与动物的选择

符合临床实际的理想COPD动物模型应具有与人类疾病相一致的以气流受限为特征的肺功能改变，同时还伴有肺内中性粒细胞占优势的炎症反应和气道、肺实质及肺血管的损伤。应具备如下标准：（1）致伤因素与临床COPD常见诱因基本一致；（2）必须有气流阻塞存在，小气道阻力增高，肺动态顺应性下降；（3）气道重塑（建）；（4）可伴有气道高反应性。

多种啮齿类小动物，如大鼠、小鼠、兔、狗等已被成功使用制成COPD模型。目前认为，啮齿类动物是制作模型的最佳选择。因现已完成了啮齿类动物的基因组测序，并发现其与人类基因组很相似，且针对动物体内的生物酶都已研发出完整的抗体和探针，可进行定量及定位研究。此外，啮齿类动物易于繁殖、喂养，研究成本低。一般选用小鼠、大鼠制作模型，近年来，豚鼠也越来越多地用于COPD研究。

尽管动物模型的病理与病理生理改变在很大程度上类似于人类，但是，动物的种类、品系及性别等因素使其在肺功能与气道结构等方面与人类存在差异。如基因模型动物因出生后不久即出现肺泡充气障碍，进而气道腔自发扩大，此种改变与外界致伤因素无关，故不同于COPD病变，因此，研究中宜有条件地选择转基因动物为妥。此外，复制模型时还应注意动物肺部自发感染的情况：如小鼠、大鼠，其支气管壁淋巴组织比较丰富，在实验性刺激作用下或自发感染情况下，随动物日龄增长，可引发不同程度增生，影响对实验结果的分析，故宜选取年龄较轻、健康的动物。做作组织学研究，特别是电镜，宜选用小鼠，而功能学研究，多选用大鼠。与大鼠、小鼠相比，豚鼠肺组织丰富，具有终末细支气管，气道解剖结构更类似于人类，且接受与人类类似浓度的香烟烟雾刺激，即可发生显著的形态学和生理学变化，因此，在COPD病理与功能学研究中，被日趋广泛应用。豚鼠肺组织内源性RNA酶含量极高，故进行有关mRNA测定时，应在处死动物后及时冷冻处理组织，以免RNA分解。

二、COPD动物模型的判定方法

目前推荐以组织病理学和肺功能相结合的方法判定 COPD 动物模型是否成功。

COPD 典型的气道病理表现如下，气道粘膜下腺体增生、肥大，分泌功能亢进，杯状细胞增多，粘膜上皮局灶性增生及鳞状上皮化生；肺内细支气管、终末细支气管出现程度不同的慢性炎症细胞，包括中性粒细胞、淋巴细胞浸润，管腔被分泌物阻塞，纤毛细胞变性坏死；肺内呼吸性细支气管、肺泡管、肺泡囊及肺泡明显扩大，肺泡壁多处断裂，部分肺泡相互融合形成肺大泡。

动物肺功能的测定对确定模型是否出现气流受限具有重要意义。因动物不能配合，目前多采取全麻后气管插管，连接小动物呼吸仪，测定呼气时气道阻力及呼吸系统总顺应性，常用指标包括第 0.3s 用力呼气容积（$FEV_{0.3}$），第 0.3s 用力呼气容积/用力肺活量（$FEV_{0.3}$/FVC），呼气峰流速（PEF）等，现认为 PEF 评价动物气流阻塞的可重复性较差，推荐使用前两个指标。

三、常用的COPD模型

（一）理化因子

本法简便易行，多用 SO_2、烟雾作刺激物，此外，氨水 NH_3H_2O、Cl_2 等亦有使用。

1. SO_2 吸入法　自 20 世纪 70 年代以来，本法制成慢性支气管炎模型即广为使用，多使用高浓度 SO_2（150～200ppm 以上），或浓度由低逐渐升高由 50ppm 升至 200ppm，持续或间歇作用于大鼠、小鼠等，30～60 天即可制成本模型。

据报道，高浓度 SO_2（200ppm）间歇作用于狗，除可观察到上述典型病理改变外，还发现管壁、上皮、腺体中有程度不等中性粒细胞、单核巨噬细胞浸润。病变在间歇期有所恢复，但不能达正常水平。此外，其肺泡灌洗液中有大量炎症细胞，进一步证实气道持续性炎症的存在，此种炎症非细菌感染所致。以 SO_2 刺激小鼠，炎症细胞浸润，杯状细胞增多显著，而腺体增生相对不明显，还可见上皮细胞局灶性剥脱，鳞状化生，粘膜下微灶状出血、水肿，终末细支气管、肺泡未见异常。实验中多测量肺阻力（Lung Resistance，RL）与动态顺应性（Dynamic Compliance，Cdyn），发现模型动物较对照组 RL 显著升高，Cdyn 则显著下降。RL 值上升提示气流阻塞的存在，证实本模型符合 COPD 标准。我国学者以不同浓度 SO_2 分别制成大鼠、小鼠、兔、猴模型，观察到类似的病理改变，及动物间种系差别。

SO_2 作用于气道，破坏粘膜纤毛细胞结构与功能，致使粘液腺细胞增生肥大，分泌增强，并诱发气道炎症。Janet 等认为炎症反应是导致气道阻塞的主要原因，且阻塞程度与炎症反应呈正相关。也有认为两者只是同一过程的两个不同方面。还有学者认为，粘液腺过度分泌，粘膜厚度增加，粘液栓形成等致气道狭窄因素是导致阻塞的主要原因，与炎症反应关系并不密切。

本法不宜低浓度 SO_2（≤6ppm）短时间刺激，因仅可引起类似慢支的病变，且不可逆，也不能使用过高浓度 SO_2，因可引起呼吸道粘膜严重灼伤，细胞退变，坏死、溃疡形成，使动物因呼吸道急性炎症反应死亡，故为获得稳定的病理、病理生理改变，宜选用适当浓度的 SO_2。除直接吸入 SO_2 外，还可使模型动物雾化吸入亚硫酸盐，其分解后可产生 SO_2，效果相仿。

2. 烟雾吸入法　本法多采用香烟烟雾，间歇或持续使动物被动吸入，制成模型。所选动物、所需时间与SO_2吸入法类似。

有研究发现，大鼠被动吸烟7周后（3次/天，30分/次，两次吸烟间隔3小时，第1天每次吸烟8支，第2、3天每次10支，第3天以后每次均14支），即出现慢性支气管炎、肺气肿的病理表现，测定气道阻力增加，动态呼吸系统总顺应性下降，呈现出COPD的主要特征。利用香烟烟雾刺激小鼠，还发现伴行各级支气管的小血管周围炎性细胞浸润明显，甚至呈“套袖状”，肺边缘可见支气管扩张及肺气肿。香烟烟雾中含有多种有害成分，可直接刺激呼吸道粘膜，抑制纤毛运动，破坏上皮细胞，使之增生、变异，并使肺巨噬细胞、中性粒细胞浸润、激活，释放大量氧自由基，进一步诱发生物分子改变，直接造成下呼吸道损伤；活化的炎症细胞还可破坏肺组织内蛋白酶-抗蛋白酶平衡，导致肺气肿，进而形成COPD的病理过程。

吸烟及被动吸烟是导致慢性支气管炎、肺气肿的主要原因，故本法制成模型更接近于人类COPD发病情况。使用本法应注意，动物种属不同，对烟雾吸入的反应性亦不同，因此，需要摸索出合适的吸入时间及吸入量。

3. 镉盐诱导　雾化吸入或气管内滴入镉盐，也可使动物出现气腔扩大，肺顺应性和用力呼气流速下降，功能残气量增加等COPD的特征表现。气管内滴入途径还伴有肺纤维化，雾化吸入途径多伴有类似于人类中心小叶型肺气肿的病理特征。镉盐介导原理不十分清楚，可能与继发局部纤维化、肺不张机械牵拉作用或破坏a1-弹性蛋白酶与蛋白酶抑制系统平衡有关。

4. NO_2吸入法　已有报道，地鼠长期吸入NO_2，可出现小气道上皮细胞坏死，粘液增多及炎症细胞浸润，肺组织弹性纤维明显减少。在地鼠出生第3～13天予NO_2刺激，一年后即发生肺气肿，若出生后21～31天吸入NO_2，则1年后无肺气肿病变。由此可见，不同生长阶段对NO_2的反应也不同，对本法复制模型，有一定探讨意义。

5. 其他　除SO_2，烟雾等之外，复制本模型还有使用氨水（NH_3H_2O）、Cl_2、纯氧等刺激，但因病变不够典型，较少使用。

（二）感染因素

本法多使用细菌、脂多糖（LPS）等，给予动物鼻腔或气道内滴入制作模型，用于研究慢性感染在COPD发病中的作用。

1. 细菌植入　利用本法可复制出类似COPD患者反复慢性气道感染的模型。细菌一般以菌液滴入法植入，但植入菌被迅速清除，气道病变迅速修复为其不足。近年来有报道，将细菌以琼脂颗粒包裹后植入，可克服上述缺点。所选细菌多为上呼吸道常驻菌，如肺炎链球菌、流感嗜血杆菌、铜绿假单胞菌等，菌量视接种动物及细菌毒力而定。

有报道，从COPD患者痰液中分离出的肺炎克雷伯杆菌、肺炎链球菌，分别多次予大鼠鼻腔内滴入，感染第5周，两组均出现各级支气管明显慢性炎症，管腔狭窄，肺气肿形成，伴有肺小动脉管壁增厚，右心室收缩压明显增高，至第16周，肺炎克雷伯组出现血PO_2下降，PCO_2上升，结果证明，复制模型成功。

目前认为，慢性气管炎的反复感染、炎症是导致COPD的主要危险因素之一。当下呼吸道发生细菌感染时，可产生大量脂多糖及其他因子，刺激气道上皮细胞、巨噬细胞，生成IL-6，TNF-α等，趋化中性粒细胞，进一步释放弹性蛋白酶及炎症因子，损伤肺实质；长期破坏、修复，不仅改变原有解剖组织结构，而且致使气道功能不足，并出现肺血管反应性降低，肺动脉高压等。

COPD患者反复感染往往为继发性，病原菌多为上呼吸道常驻菌，如铜绿假单胞菌，流感嗜血杆菌等。本法所选动物既往健康，其常驻菌群与人类差别大，细菌植入又属人为造成，引发的感染更接近于初次感染，相应出现初次免疫应答，这与COPD患者早期即具有针对常驻菌的特异性抗体不同，因此本模型不完全等同于人类COPD的情况。此外，本法需通过预试验确定合适的菌量，以免出现动物感染肺炎致死。

2. LPS　单剂量LPS气管内滴入可致豚鼠肺内急性炎症过程。反复LPS气管内滴入可致肺气肿样病变。LPS可诱导多形核粒细胞由间质毛细血管游走至肺泡，释放大量蛋白水解酶，花生四烯酸代谢物等，破坏肺实质结构，还可诱使TNF局部释放。后者又可增强气道反应性，参加免疫复合物介导的肺泡炎症过程，加重损伤。已有报道，利用LPS气道内滴入成功制成肺气肿模型。

（三）促弹性蛋白水解酶

本法多使用具弹性水解活性的木瓜蛋白酶，猪胰弹性蛋白酶，中性粒细胞弹性蛋白酶等单次或多次气管内滴入、雾化吸入，制成模型。

1. 木瓜蛋白酶　1965年，Gross等通过向大鼠气道内滴入木瓜蛋白酶，成功制成肺气肿模型，这是最早的COPD模型。以木瓜蛋白酶给予大鼠多次雾化吸入，或单次气管内滴入，末次处理后1～2月，镜下可见肺组织稀疏，肺泡隔数量明显减少，所存留肺泡隔变窄（毛细血管受压），部分肺泡隔断裂消失，局部有肺大泡形成，并可见肺泡管扩张。在肺气肿发生的早期阶段（1周以内），主要是木瓜蛋白酶介导的肺泡上皮细胞破坏，在晚期阶段则可见Ⅱ型肺泡上皮细胞增生，肺泡隔内局限性弹性纤维与胶原纤维聚集。

2. 弹性蛋白酶　目前应用较多的是猪胰弹性蛋白酶。Raub等将6～24U猪胰弹性蛋白酶一次性滴入金黄地鼠气道内，发现4周后动物已出现肺气肿改变，病变的严重程度与滴入的蛋白酶剂量，动物肺组织的重量等有关。在猪胰弹性蛋白酶诱导的肺气肿发生机制中，肺内结构蛋白的降解具有重要作用。

3. 其他　无弹性水解活性的蛋白酶如胰蛋白酶、糜蛋白酶，由于不能介导典型肺气肿病变，一般不用于本模型制作。但也有报道，以胰蛋白酶先后予小鼠静脉、腹腔内注射，制成肺气肿模型，可能与蛋白酶诱导中性粒细胞聚集、激活，后者释放大量弹性蛋白酶，破坏弹性纤维有关。还有报道，纯化的人中性白细胞弹性酶可致轻微肺气肿病变。上述两种酶多用于研究胰腺炎后肺气肿的发病机制，以及反复感染对病变的影响，若要制成典型肺气肿病变，仍宜使用木瓜蛋白酶、猪胰弹性蛋白酶。有实验证实，大量未激活胰弹性蛋白酶原很快从肺内清除，不能诱导肺气肿病变，故应使用有活性的酶。经静脉注射或腹腔内注射途径予动物高浓度酶，不能导致动物显著病变，可能由于酶经上述两种途径入体循环，被极大稀释后达肺组织，有效浓度过低，故宜选用气管内滴入或雾化吸入。实验所用酶量应适中，据报道，复制本模型给大鼠气道内滴入猪胰弹性蛋白酶剂量在75～100U/100g体重最为适宜。低于此剂量，不易产生肺气肿病变，提高剂量并不增加病变程度，反而因为肺部急性炎症反应、出血，增加动物死亡率。此外，由于不同年龄肺结缔组织对酶敏感性不同，还应注意动物年龄对结果的影响。

本法复制肺气肿病变典型，简便易行，近 20 年来广泛应用，并逐渐完善。但除动物模型的共同不足外，本法使用超生理剂量酶，以非生理途径人为注入动物气道内，并不完全类似人类以吸烟为主要病因的肺气肿病理生理特征，故使用有一定局限性。

（四）基因相关模型

1. 基因突变小鼠模型　斑点鼠是较早用于研究的遗传性肺气肿模型之一，其由于先天性铜代谢异常，因而赖氨酸氧化酶活性受抑制，成年后胶原交联，弹性纤维形成障碍，于是肺组织出现进行性类似于人类外周小叶型肺气肿的解剖、生理变化。本模型揭示了肺组织弹性纤维的破坏与发育不全是导致肺气肿的关键。

苍白鼠具有先天 α_1-抗胰蛋白酶（α_1-AT）遗传缺陷，可出现明显肺气肿，并与肺内弹性蛋白的下降相平行，进一步研究表明，此种变化与肺泡内弹性蛋白酶增多有关。在本模型中，结缔组织破坏及组织胶原重塑参与自发性肺气肿的形成。

紧皮鼠具有微纤维蛋白-1 基因突变，可翻译出微纤维蛋白-1，后者参加弹性纤维的构成，进而使紧皮鼠的气腔发育异常，出现肺泡腔进行性扩大等肺气肿表现。浅褐色鼠亦可发生先天性肺气肿，因其存在第 13 号染色体 bg 位点突变，后者可造成溶酶体和黑色素小体形态、功能异常，参与先天性基质重塑。

2. 转基因模型　已有研究发现，在 1～2 月表达 IL-6 和 IL-11 的转基因小鼠即可出现肺气肿样气腔扩大，细支气管周围单核细胞聚集，气管上皮下组织纤维化。本模型为研究炎症因子在 COPD 发病中的作用提供了新方法。此外，还有血小板源性生长因子-β、干扰素-γ 的转基因模型，均成功诱导出 COPD 特征性病变。

3. 基因敲除模型　Bostrom 等发现，在血小板源性生长因子-A（PDGF-A）基因敲除小鼠可发生肺泡发育障碍和肺气肿，可能由于 PDGF-A 介导的肺泡肌性成纤维细胞成熟受阻及弹性纤维减少所致。表面活性蛋白 D 基因敲除小鼠随着生长也逐渐出现 COPD 病变。

（五）复合因素

COPD 是多种因素诱发的临床综合征，发病机制复杂，故复合因素制作模型更符合临床过程。常使用的复合因素包括气道内注入弹性蛋白酶加吸烟，气道内滴入内毒素加吸烟法等。

1. 气道内注入弹性蛋白酶加吸烟　研究表明，给大鼠每天吸烟 2 小时，持续 7 周，于第 4 周时气道内注入弹性蛋白酶 180U，则模型动物即可出现肺脏层胸膜下气腔扩大，肺泡管、肺泡囊及肺泡扩张破坏，巨噬细胞及中性粒细胞在终末气道内聚集，肺弹性回缩力下降。可能机制为弹性蛋白酶本身即可引起肺内弹性纤维断裂、破坏，肺泡腔扩大；香烟烟雾可趋化巨噬细胞和中性粒细胞，此两种细胞亦可释放出弹性蛋白酶，引起肺内弹性蛋白酶-抗蛋白酶失衡，加重肺弹性纤维破坏，抑制组织修复，进而出现 COPD 典型表现。动物的种属不同，对香烟烟雾的反应也不同，因此需要预试验确定合适的烟量。

2. 气道内滴入内毒素加吸烟　给大鼠每天 4 支香烟，吸入烟雾 30 分钟，持续 2 周，分别在第 15 天，第 23 天气道内滴入脂多糖（LPS），饲养至第 91 天处死，发现模型动物肺组织出现典型肺气肿改变，并且肺组织平均肺泡面积、呼气阻力（RI）较健康对照组明显增加，肺动态顺应性、$FEV_{0.3}$/FVC 明显下降。LPS 可趋化炎症细胞，促进合成释放一系列前炎症因子与炎症因子，如 IL-8，TNF-α 等介导肺组织炎症反应；烟雾中的多种成分可直接或间接导致肺组织破坏，肺内弹性蛋白酶-抗蛋白酶失衡，加重病变。感染与吸烟是 COPD 最重要的两种诱发因素，LPS 加吸烟制作模型更符合 COPD 临床发病过程。此外，本法较单纯吸烟模型更省时，成功率更高，较单用 LPS 气道内滴入更经济安全。

3. 反复肺炎克雷伯杆菌感染加吸烟　大鼠经鼻吸入感染肺炎克雷伯杆菌，每周 1～2 次（单周 1 次，双周 2 次），计 8 周，同时香烟吸入，12 支/次，2 小时/次，5 次/周，共计 16 周，则模型动物小气道炎症反应明显，细支气管壁显著增厚，第 16 周时形成明显肺气肿，PO_2 降低，右心室舒张压增加，出现 COPD、肺心病表现。

4. 其他　除上述方法外，还有蛋白酶气道内滴入加 SO_2 法，反复气道内注入木瓜蛋白酶加脂多糖法等，均已成功制成 COPD 模型。

（六）其他方法

早期即有研究表明，饥饿小鼠肺组织类似于肺气肿表现。比较饥饿模型与经典酶诱导模型，肺容量-压力曲线在前者较正常对照右移，在后者左移。用力呼气流速在前者无明显降低。纠正肺容积后，甚至有所增加，而在后者降低。两者终末气道空气间隙均增加，肺泡表面积减少。由此可见，酶诱导模型更接近于人类肺气肿。

还有一些模型制备，如给家兔 Fluoso 静脉注射，可出现类似肺气肿的病理生理变化；给予大鼠雾化吸入肺表面活性剂，可抑制吸入途径的支气管收缩剂乙酰胆碱（ACh）导致的 RL 增加。这些模型虽不具备典型的慢支或肺气肿病变，但在 COPD 有关病理生理、治疗方面的研究也发挥了作用。

第二节　模型动物的肺泡灌洗液分析

一、模型动物肺泡灌洗液的获取与处理

通常在全麻模型动物后，气管插管，根据试验需要选择生理盐水或缓冲液，行单侧或双侧肺泡灌洗并行进一步处理。以大鼠为例，通过气管插管，每次向肺内注入生理盐水 1.5～3.0 ml，5～10 分钟后，反复抽吸，计回收量，共两次，回收率大于 50%，认为肺泡灌洗满意。取少许灌洗液置于细胞计数板上，做总细胞浓度计数，其余灌洗液常温 3000r/min 离心 15 分钟，将上清液分装并于－20～－80℃ 保存，将沉渣涂片，做瑞氏－姬姆萨染色后，行细胞分类计数，即在高倍镜下按一定方向数 200 个除上皮细胞以外的有核细胞，计数各类细胞的百分比。

二、模型动物肺泡灌洗液的分析应用

1. 总细胞浓度计数与分类计数　肺泡灌洗液的总细胞浓度计数与分类计数是动物试验中常用的观察指标之一。因动物的种属与品系差异，目前尚无统一的正常参考值。试验中多以正常对照组的数值代替正常参考值。对于 COPD 模型动物，总细胞计数浓度常较正常对照组略升高或无明显差异，分类中，巨噬细胞百分比较对照组多明显降低，中性粒细胞则明

显升高，淋巴细胞往往差异不明显。上述模型动物的数值变化还与模型制作方法有关。以细菌植入法制作的模型动物，其肺泡灌洗液中中性粒细胞的比例可高于香烟吸入法制成的模型动物。

2. 炎症介质的测定 肺泡灌洗液常温离心后获取的上清液，可用以测定炎症介质，根据试验要求不同，保存条件及进一步处理亦有不同。如，测定鸟苷素等活性肽时，上清液还需加一定比例的冰醋酸，煮沸 10 分钟后，方可测定。

3. 其他 根据试验需要，肺泡灌洗液还可作为细菌培养，涂片找细菌等病原学研究。离心获得细胞沉渣还可做免疫组化，细胞孵育等细胞生化研究。

第三节 模型动物的肺功能测定与气道高反应性测定方法

一、模型动物的肺功能测定

动物肺功能的测定对确定模型是否出现气流受限具有重要意义。因动物不能配合，目前多采取全麻后气管插管，连接小动物呼吸仪，给予相当于潮气量 4～6 倍量机械通气，使其被动深呼吸，测定呼气时气道阻力及呼吸系统总顺应性。例如，测定大鼠肺功能，全麻后插入丫型气管插管。丫型管一端连接流速传感器，后者分别又有两个接头连接小动物呼吸器的进气口与出气口，设置潮气量 10ml/kg，呼吸频率 60 次/分；丫型管另一端连接压力传感器。压力传感器，流速传感器再分别与数据分析系统相连，即可分析呼吸周期中气道内压力与流速的变化。因动物的种属与品系不同，测定中设置的潮气量与呼吸频率有所差别，且各实验室使用的小动物呼吸仪型号功能也有所不同，但测定原理相似。

此外，还有将动物气管插管后直接连接小动物肺功能测定仪，描记平静呼吸时曲线，而后通过三通管以相当于潮气量的 4～6 倍向大鼠肺内充气（相当于深吸气），随即接负压抽气（相当于深呼气），测定此过程中呼吸曲线，转换成流速与压力指标。也有予动物气管插管，而后在其胸部行一切口，插入胸腔插管，后者与小动物肺功能仪的压力传感器相连，可通过测定呼吸运动中胸膜腔的压力变化，转换成气道阻力（RL）与肺顺应性（Cydn）。

常用的肺功能指标包括 $FEV_{0.3}$，$FEV_{0.3}$/FVC，肺顺应性，气道阻力，呼气峰流速（PEF）等，一般推荐使用前两个指标。

二、模型动物的气道反应性测定

模型动物的气道反应性检测，主要有体外法，体内侵入性检测法以及体内非侵入性检测法。现分述如下。

1. 体外法 获取模型动物的气管环，将其温浴在 37.0℃ Krebs 液中，用 KCl 反复刺激气管环，测定最大收缩张力。分别以梯度浓度乙酰甲胆碱（mACh）溶液温浴气管环，测定张力，并计算其与 KCl 最大收缩张力的比值，以此反映收缩张力的变化程度。由浓度-效应曲线求得 50%最大张力时 mACh 的浓度，以此反映气管环对 mACh 的敏感性。若模型动物气管环的 mACh 浓度显著小于正常对照组，则认为存在气道高反应性。

本方法简单易行，但不能同时测定气道内压，流速等其他在体肺功能指标，故使用有一定局限性。

2．体内侵入性检测法 因模型动物不能配合，气道反应性的测定仍为全麻下气管插管，被动深呼吸，通过测定用药前后的气道内压或肺阻力、肺顺应性变化来完成，一般在测定基础肺功能后进行。通常使用不同浓度的盐酸组胺溶液或乙酰甲胆碱（mACh）作为激发用药。仍以大鼠为例，全麻气管插管后，先测定基础肺功能（具体方法见上面），主要观测指标为气道内压（IP），而后通过雾化器向气管插管内喷入生理盐水，记录IP作为对照，再将盐酸组胺溶液从低浓度开始喷入，每种浓度溶液喷入1分钟，随即测定IP，若IP升高不足生理盐水对照的20%，则间隔5分钟后喷入下一浓度，直到IP升高达到对照的20%及以上为止，则此溶液浓度即为PC_{20}值。分别测定正常对照组与模型组的PC_{20}，若模型组PC_{20}显著小于对照组，则认为存在气道高反应性。也有测定用药后，肺阻力升高150%或肺顺应性下降50%时吸入的药物浓度（PC_{150}RL，PC_{50}Cydn）作为气道反应性的指标。

侵入性检测方法的优点是可以直接测定阻力和顺应性或其他反映压力与流速变化的指标，缺点是此种测定需要全麻气管插管，属非自然状态，对激发药物的反应有一定影响，且无法重复检测，故不能用于观察给药干预治疗对肺功能及气道反应性的改善研究中。

3．体内非侵入性检测法 全身性体积描记法是主要的非侵入性检测法之一。全身性体积描记仪由活塞分隔成主体室和参考室。动物置于主体室内自由活动，吸入的激发药物及气流均由主体室内进入，动物的呼吸改变可引起主体室的容量与压力变化，两室的压差可由压力传感器测定。通过压差可计算肺容增进量（Penh）（enhanced pause）＝（呼气峰压/吸气峰压）×（呼气时间-松弛时间）/松弛时间，其中，松弛时间为呼气压力降为36%时所经历的呼气时间。按照浓度梯度给予吸入激发药物，分别测定Penh，以Penh较基线升高的倍数来反映支气管反应性的高低。本指标测定的优点在于动物非限制性，无创可重复，能够较好反映支气管收缩剂对下呼吸道的刺激作用，且与侵入性指标气道阻力（RL）有良好相关性。缺点在于，可能受动物的吸气时间呼气时间及呼吸形式影响，不同的动物品系和不同的实验室条件下，结果差别较大。

此外，还有研究者对上述方法进行改进，使动物的头部伸在另一个室内，在颈部与身体隔开，测定容纳身体的室内气体容量与压力变化，进而转换成反映支气管反应性的指标。此种方法避免了动物呼吸时温度和湿度的变化对主体室内测定结果的影响，缺点在于动物颈部在两室之间活动时难免漏气，可能影响结果。

鉴于目前动物模型在试验研究中的重要性，如何根据需要选择合适的模型制备方法以及如何建立新模型，尤其是多因素干预的动物模型，如何根据具体试验要求选择合适的生化及功能学观测指标与测定方法，进而阐述COPD的发病机制和新药开发，仍是当前值得探讨的课题之一。

（丁艳苓）

本章参考文献

1. 中华医学会呼吸病学分会慢性阻塞性肺疾病学组．慢性阻塞性肺疾病诊疗指南．中华结核和呼吸杂志，2002，25：453-460

2. 郑鸿翱，何韶衡．建立慢性阻塞性肺疾病动物模型方法的研究进展．中国实验动物学报，2003，11：

249-252

3. 庞宝森，李远红，张洪玉．慢性阻塞性肺疾病动物模型的研究进展．心肺血管病杂志，2005，24：45-46
4. Wright JL，Churg A. A model of tobacco smoke-induced airflow obstruction in the guinea pig. Chest，2002，121（5 Suppl）：188S-191S
5. Fehrenbach H. Animal models of chronic obstructive pulmonary disease：some critical remarks. Pathobiology，2002-2003，70：277-283
6. Heckman CA，Dalbey WE. Pathogenesis of lesions induced in rat lung by chronic tobacco smoke inhalation. J．Natl. Cancer Inst．，1982，69：117-129
7. 鲁晓勇．实验性肺气肿动物模型的研究进展．国外医学呼吸系统分册，2003，23：99-103
8. 迟春花，何冰，汤秀英，等．烟草雾吸入导致慢阻肺机制的实验研究——大鼠Clara细胞结构及其分泌蛋白的变化．心肺血管病杂志，2000，19：224-227
9. Snider GL，Lucey EC，Faris B，et al. Cadmiumchloride induced airspace enlargement with interstitial pulmonary fibrosis is not associated with destruction of lung elastin. Am. Rev. Respir. Dis．，1998，137：918-923
10. 许浒，熊密，黄庆华，等．细菌感染导致慢性阻塞性肺疾病．中华结核和呼吸杂志，1999，22：739-742
11. Stolk J，Rrdolphus A，Davies P，et al. Inducing of emphysema and bronchial mucus cell hyperplasia by intratracheal instillation of lipopolysaccharide in the hamster. J. Pathol．，1992，167：349-356
12. Shapiro SD. Animal models for chronic obstructive pulmonary disease. Am．J. Respir. Cell Mol. Biol．，2000，22：4-7
13. de Santi MM，Martorana PA，Cavarra E，et al. Pallid mice with genetic emphysema，neutrophil elastase burden and elastin loss occur without alteration in the bronchoalveolar lavage cell population. Lab. Invest．，1995，73：40-47
14. Kielty CM，Raghunath M，Siracusa LD，et al. The tight skin mouse：demonstration of mutant fibrillin-1 production and assembly into abnormal microfibrils. J．Cell Biol．，1998，140：1159-1166
15. Kuhn C，Homer RJ，Zhu Z，et al. Airway hyper-responsiveness and airway obstruction in transgenic mice，morphologic correlates in mice overexpressing interleukin（IL）-11 and IL-6 in the lung. Am. Respir. Cell Mol. Biol．，2000，22：289-295
16. 庞宝森，李远红，张洪玉．慢性阻塞性肺疾病动物模型的研究进展（续）．心肺血管病杂志，2005，24：117-127
17. 金焱，庞宝森，武维屏，等．一种实验性大鼠慢性阻塞性肺疾病模型的建立．心肺血管病杂志，2004，23：179-181
18. Sahebjami H，Vassallo CL. Influence of starvation on enzyme-induced emphysema. J. Appl. Physiol．，1980，48：284-288
19. 丁艳苓，姚婉贞，郑杰，等．白三烯B4在慢性阻塞性肺疾病中的变化与氨茶碱对其的影响．北京大学学报（医学版），2005，37：393-397
20. 陈亚红，赵鸣武，庞宝森，等．哮喘豚鼠血浆和肺组织鸟苷素的变化．中华结核和呼吸杂志，2000，23：410-412
21. 许建英，杜永成，赵鸣武，等．大鼠慢性阻塞性肺疾病模型的建立．中国病理生理杂志，2000，16：383-384
22. 刘进，吴定钱，童旭峰，等．用气道内滴入脂多糖和被动吸烟建立慢性阻塞性肺疾病大鼠模型．浙江医学，2004，26：268-270
23. 肖建军，李孟荣．小鼠哮喘模型的气道高反应性检测．国外医学儿科学分册，2005，32：323～326

24. Takeda K，Haczkua A，Lee JJ，et al. Strain dependence of airway hyperresponsiveness reflects differences in eosinophil localization in the lung. Am. J. Physiol. Lung Cell Mol. Physiol.，2001，281：394-402
25. Hamelmann E，Schwarze J，Takeda K，et al. Noninvasive measurement of airway responsiveness in allergic mice using barometric plethysmography. Am. J. Respir. Crit. Care Med.，1997，156：766-775
26. Glaab T，Daser A，Braim A，et al. Tidal midexpiratory flow as a measure of airway hyperresponsiveness in allergic mice. Am . J. Physiol. Lung Cell Mol. Physiol.，2001，280：L565-573

第九章　细胞学方法

细胞培养是指从体内取出组织或细胞模拟体内生理环境，在无菌、适当温度和一定营养条件下，使之生存和生长并维持其结构及功能的方法。细胞培养技术是生理、生化、药理及病理学等研究的一项基本实验技术。

第一节　细胞培养的一般概述

（一）细胞室工作规则

1. 必须树立严格的无菌观念。

2. 进入细胞室之前必须洗手并用新洁尔灭消毒。

3. 更换工作服及拖鞋，戴好帽子、口罩。

4. 操作之前用紫外线照超净台和无菌间15～30分钟，打开无菌通风10～20分钟。

5. 操作前后用新洁尔灭擦净超净台面。

6. 无菌间物品每周用新洁尔灭擦拭一次，每月用乳酸蒸气消毒空气一次。

（二）培养器皿的清洗与消毒

1. 所有器皿使用过后立即在清水中浸泡，用自来水反复冲洗3～5遍，室温下风干，然后分别做不同处理。

2. 玻璃及塑料器皿可在清洁液中浸泡6 h或过夜，然后用清水反复冲洗12遍以上，最后用蒸馏水冲洗3遍，在室温或烤箱中烘干。

3. 瓶盖、胶囊、吸球及金属器械等不宜泡酸，蒸馏水冲洗3遍，在室温下风干后即可直接进行消毒。

4. 玻璃制品、布类、胶囊、金属制品均可应用高压蒸气灭菌，一般15磅20 min；塑料制品可用钴60照射除菌，可保存半年。

5. 培养液、胰蛋白酶等必须过滤除菌。

（三）常用液体的配制

1. 平衡盐溶液　主要用来冲洗组织和细胞，也是配制各种培养用液的基础用液。常用的平衡盐溶液成分见表9-1。

表9-1　几种常用的平衡盐溶液（g/L）

试剂	Ringer	Tyrode	Earle	Hanks	Dulbecco	D-Hanks
NaCl	9.00	8.00	6.80	8.00	8.00	8.00
KCl	0.42	0.20	0.40	0.40	0.20	0.40
$CaCl_2$	0.25	0.20	0.20	0.14	0.10	

(续表)

试剂	Ringer	Tyrode	Earle	Hanks	Dulbecco	D-Hanks
$MgCl_2 \cdot 6H_2O$		0.10			0.10	
$MgSO_4 \cdot 7H_2O$			0.20	0.20		
$Na_2HPO_4 \cdot H_2O$				0.06	1.42	0.06
$NaH_2PO_4 \cdot 2H_2O$		0.05	0.14			
KH_2PO_4				0.06	1.42	0.06
$NaHCO_3$		1.00	2.20	0.35		0.35
Glucose		1.00	1.00	1.00		
酚红			0.02	0.02	0.02	0.02

注意配制时先将 $CaCl_2$ 溶解，加入 $CaCl_2$ 时要不时搅动，防止出现沉淀。酚红单独用数滴 5.6% $NaHCO_3$ 溶液溶解，缓慢倒入溶液中，补足水混匀后，高压灭菌（10 磅，10 分钟），4°C 冰箱内保存。平衡盐液亦可用生理盐水取代。

2. 培养液的配制

（1）RPMI 1640（GIBCO. BRL 公司）　将一袋 RPMI 1640 干粉倾入 400 ml 三蒸水中，另用 50 ml 三蒸水冲洗包装袋内的剩余粉末三次，加入上述溶液中，充分混合，使之完全溶解，加入 2.1 g $NaHCO_3$，5.95 g HEPES，110 mg 丙酮酸钠及青、链霉素各 10 万单位，补足三蒸水至 1000 ml，充分混匀（可置 4°C 下，4～6 小时），用预先消毒好的 Zeiss 滤器过滤除菌，分装入无菌瓶中，4°C 保存，超过半月者必须补充适量谷丙酰胺。

（2）DMEM（GIBCO. BRL 公司）　基本步骤同 RPMI 1640，配方为一袋 DMEM 干粉，3.7 g $NaHCO_3$，3.5 g HEPES，110 mg 丙酮酸钠及青、链霉素各 10 万单位。

（3）M-199（GIBCO. BRL 公司）　基本步骤同 RPMI 1640，配方为一袋 M-199 干粉，2.2 g $NaHCO_3$，3.5 g HEPES 及青、链霉素各 10 万单位。

（4）HAMs F12（GIBCO. BRL 公司）　基本步骤同 RPMI 1640，配方为一袋 F12 干粉，1.176 g $NaHCO_3$，3.5 g HEPES 及青、链霉素各 10 万单位。

3. 0.125%胰酶　称取胰蛋白酶 125 mg，加入 D-Hanks 液 100 ml 中，混匀，置 4°C 4～6 小时后，经 0.22μm 的滤膜过滤除菌，分装冻存于−20°C。

4. 血清　购买的新鲜血清用前必须在 56°C 下，水浴 30 分钟，以灭活补体，然后分装冻存于−20°C 备用。

5. 清洁液　120g 重铬酸钾，200ml 浓硫酸，1000ml 水。先将重铬酸钾溶于水中（有时不能完全溶解），然后缓慢加入浓硫酸。注意，浓硫酸要缓慢加入，过急易产热发生危险。清洁液一般呈棕红色，遇有机溶剂和水分增多时变成绿色，表明失效，应重新配制。

（四）细胞观察及换液

一般宜每天观察细胞一次，首先观察有无污染，细胞污染时培养上清浑浊发亮，细胞脱落，应及时清除出孵箱。其次观察细胞的生长状态，生长状态良好的细胞，透明度大，细胞内颗粒少，没有空泡，胞膜清晰。另外，还要观察温度、气流，培养液pH值是否正常。正常情况下培养液呈桃红色。培养液呈淡黄色，为培养时间过长，营养不足，培养液偏酸；培养液呈紫红色可能是细胞生长状态不好，或已死亡，培养液pH偏碱。一般细胞每2～3天要换液一次。

（五）细胞的冻存与复苏

1. 用PBS洗涤细胞2次，胰酶消化，然后加入含20％血清的培养液终止消化。

2. 吹打细胞使其悬浮，1000r/min离心3～5分钟，弃去上清。

3. 细胞沉淀用冻存介质重悬（冻存介质由含20％胎牛血清的DMEM＋7.5％DMSO组成，DMSO预先过滤除菌，分装成10毫升/支，于－20℃冻存）。

4. 将细胞按1～3×10^6/ml分装于1.5ml冻存管中，然后立即转移到－80℃，保存24h。

5. 如必须长期保存，将冻存管转移到液氮中保存（－196℃）。

6. 复苏时将冻存管取出后，迅速在37℃水浴中融解，打开冻存管加入少量温的培养液，反复吹打，使细胞悬浮，将细胞转移到加有温培养液的培养瓶中，按每1ml冷冻细胞悬液加入10～20ml培养液中进行培养。

（六）细胞活力测定

可用对色素的吸附性来判断细胞的死活。用活细胞占计数细胞的百分比表示其活力。配制0.4％台盼蓝，称0.4克台盼蓝溶于100ml Hanks液，调节pH至7.0～7.2。配制时可加热以使其充分溶解。按细胞悬液与染液9∶1比例混合后，4分钟计数，若时间过长，活细胞亦可受损而着色。

（七）细胞计数

将稀释后的细胞悬液滴于计数板上，使悬液自由充满盖片下方间隙，勿留气泡，稍候片刻，镜下观察并计算出四角大格内的细胞数，压线者只计上线和右线的细胞，然后按下式计算出细胞浓度：

4大格中的细胞数/4×10^4×稀释倍数＝细胞数/毫升

第二节　气道平滑肌细胞的培养

（一）消化法

1. 试剂配制

（1）DMEM培养液　配制方法同前。

（2）酶液　含弹性蛋白酶（elastase）0.5～1mg/ml，胶原酶（collagenase）1.0～1.8mg/ml。

2. 操作步骤

（1）取雄性大鼠，麻醉后无菌摘取气管放入平皿中。

（2）用PBS洗涤气管表面，小心分离气管周围的结缔组织，然后加入新的培养液，将膜部平滑肌剪下，置入另一培养液的平皿中。

（3）吸干培养液，将膜层平滑肌剪成1mm^2的小块，然后移入离心管中，加入适量酶液

(一般 100mg 组织加入 1ml 酶溶液较为适当)，充分混合，在 37°C 水浴不停地摇动，大约 120min，溶液变混浊，即可停止消化。用吸管轻轻吹打，使组织完全分散；

(4) 可过滤或静置沉淀除去剩下的组织块，悬液在 1000r/min 离心 3～5min，弃去上清，沉淀用含 20%胎牛血清的 DMEM 培养液培养，细胞密度为 10^4 cells/ml。细胞在 37°C，95°C 空气含 5%CO_2 条件下培养，次日更换培养液，以弃去未贴壁的死细胞。

3. 注意事项

(1) 消化分离的平滑肌细胞的生长过程可分为 3 个时期：①lag 期　可能持续 3～7 天，细胞可以伸长，但不迁移及增殖；②log 期　细胞呈对数增加；③平台期　细胞完全汇合后增殖停止。

(2) 酶浓度要根据消化的情况不断调整，可增加酶的量，但不需要延长消化时间，消化时间不宜超过 150min，以免影响细胞的存活。

(3) 原代平滑肌细胞和 5 代以内的平滑肌细胞呈梭形，10 代以上的平滑肌细胞体积增大，完全汇合的平滑肌呈现“峰谷型”特征性生长模式，平滑肌细胞可形成多层，亦可为单层。10 代以上的细胞单层占多。

(4) 平滑肌肌球蛋白或 α-actin 组化染色阳性可确定为平滑肌细胞。

(二) 组织贴块法

1. 试剂配制(同前)

2. 操作步骤

(1) 取 8 周龄雄性大鼠，断头处死，3%碘酒及 75%酒精消毒胸部皮肤。

(2) 分离气管，剪下气管，置入预先加有培养液的无菌培养皿中，将膜部平滑肌剪下，浸泡在含 10%胎牛血清 DMEM 培养液中，用眼科剪剪成 $1mm^2$ 的小块。

(3) 用吸管将小块吸出注入培养瓶中，在底壁上摆置均匀，小块间距离 0.5cm 为宜，轻轻翻转培养瓶，瓶底在上(注意勿使组织块流开)，加入培养液，37℃，95%空气含 5%CO_2 培养 2～4 小时。

(4) 然后慢慢翻转培养瓶，令液体缓缓覆盖组织小块，注意勿使小块从瓶壁上冲掉，再继续培养。

(5) 约 5 天，可见平滑肌细胞从组织块中长出，待长满瓶底时可传代。

3. 注意事项

(1) 贴块法是一种简单易行的培养方法，特别适用于组织量较少时的培养。

(2) 培养成功与否的关键是必须防止成纤维细胞的污染，在剥取膜部平滑肌时，一定要小心、细致，勿带软骨。

(3) 剪碎组织块时要注意尽量减少对组织的损伤。

(4) 在细胞未长出之前勿晃动培养瓶，以防组织块从瓶底脱落。

(5) 平滑肌细胞的鉴定。

①相差显微镜观察细胞呈梭形或长梭形，可重叠生长达多层。

②透射电镜下可见平滑肌细胞的胞浆内有很多与纵轴平行的肌丝及与其相连的致密体，部分细胞周围可见基膜。

第三节 成纤维细胞的培养

成纤维细胞很容易培养。可采用贴块法培养，其基本操作与平滑肌细胞培养相似，不同的是取材，剥去气管外组织及粘膜层，剪去膜部平滑肌条，将气道剩余部分剪成 $1mm^2$ 左右小块，加入含20%小牛血清的RPMI 1640培养液，置于培养瓶中，37℃ 95%空气含5% CO_2 条件下传代培养。经波形蛋白（vimentin）免疫组化染色证实为成纤维细胞。

第四节 气道上皮细胞的培养

不同部位的气道上皮具有特征性的构造与细胞组成。气管与大支气管较多覆盖多层纤毛上皮，由纤毛上皮细胞、无纤毛上皮细胞与基底细胞等构成。细支气管被覆一层纤毛上皮细胞与无纤毛上皮细胞，覆盖细胞分为扁平的Ⅰ型上皮细胞和立方状的Ⅱ型上皮细胞。气道上皮细胞培养对研究气道上皮细胞的增殖与分化、细胞功能及癌变机制等是极其有用的。

（一）材料

1. 白家兔（2～3月龄，体重2～3kg）1～2只。

2. 与 CO_2 气瓶连接的密闭容器、戊巴比妥、兔固定台、解剖用具、胶带、气管套管（用聚乙烯管加工）、尼龙网（200目）、弹簧夹等。结扎线、气管套管、尼龙网等均保存于75%乙醇中，用时用灭菌镊子取出。

3. 气道上皮细胞分离用溶液F12、F12+5%FBS、0.1%蛋白酶（XIV型，Sigma），使用前用F12溶解，滤过除菌。

4. 5×F12-HEPES　F12粉末培养液106.38g，青霉素100万单位，链霉素1g，与pH 7.3，1.5mol/L的HEPES缓冲液100ml混合，待完全溶解后用双蒸水加至总量为2000ml，滤过除菌，分注200毫升/瓶，－20℃冻存。

5. 培养液　5×F12-HEPE100ml，双蒸水400ml，6% $NaHCO_3$ 10ml，牛胰岛素（Sigma）50mg，人转铁蛋白（Sigma）5mg，表皮生长因子（EGF）12.5μg，牛垂体浸出液0.25ml。以上混合液滤过除菌，4℃保存可用1周。

6. 人纤维连接蛋白-白蛋白-晶体类胶原（fibronectin-albumin-vitrosin，FAV）铺底液　人纤维连接蛋白1mg，1mg/ml BSA，庆大霉素10mg/ml，用双蒸水加到100ml。混合后滤过除菌，用晶体类胶原1ml加入调整。FAV只要经灭菌后于4℃存放，可供随时使用。

7. 器具　吸管、15毫升或50毫升心管、20毫升注射器、灭菌漏斗、60毫升塑料培养皿、细胞计数器。

（二）消化法

1. 气管摘除　将家兔置密闭容器，通入 CO_2 窒息而死，或耳缘静脉注入戊巴比妥麻醉致死。用胶带将兔仰卧位固定于实验台上，常规碘酒、乙醇消毒皮肤。从腭下部沿正中线剪开胸、腹部，盖上胸部洞巾，开胸，用镊子分离颈部肌肉直达气管，剥离气管周围软组织及食管，注意不要伤及小血管。于最上部的气管和食管之间穿一结扎线，用剪刀在气管最上部前面横切（不要断离），将套管插入气管至结扎线处，于套管下端凸缘上方结扎固定，令结扎线卡在套管凸缘上方，结扎必须牢靠。提起套管拉直气管，继续向下剥离气管至分叉处，将气管最下部切开。

2. 气管上皮细胞的分离　用F12充分洗涤气管的内外，去除附着的血液等，浸入装有冰冷的F12的50毫升离心管中，用注射器吸取F12，气管内外再次洗涤。于气管近下端处结扎，用注射器从套管注入足量的0.1%蛋白酶，使气管略膨胀，说明蛋白酶充满气管内腔，并注意蛋白酶不得外漏。将气管浸入装有F12的50毫升离心管中，加盖至4°C过夜。次日用F12洗净气管外侧，用吸满了F12和5%FBS的20毫升注射器与套管相连，上下抽推数次以使蛋白酶液等从气管内出入，冲洗分离其上皮细胞，然后将气管下端结扎线剪断，使内液流出并通过200目尼龙网，收集于50毫升离心管内。1000r/min离心10分钟，去上清，加F12和5%FBS再悬浮。如此再重复洗涤1次，最后用培养液再悬浮细胞并计数，调整细胞浓度为$5\times10^4\sim2\times10^5$ cells/ml，通常一个气管可获得（3～7）$\times10^6$个细胞。用台盼蓝染色检查存活率，要求在95%左右。

3. 气管上皮细胞的培养　于塑料培养皿内注入FAV 1.5～2.0ml铺底，室温下静置2～3小时，将余下的FAV吸掉（可保存再用）。每个平皿可接种气管上皮细胞$5\times10^4\sim2\times10^5$/5ml，置于37°C、5%$CO_2$孵箱内培养。培养开始后数小时细胞可附着，12～24小时后可完全附着（接种效率约为10%），24～48小时后开始增殖，细胞在平皿底面全面铺开，即呈融合状、多层化，但无明显克隆形成。

（三）贴壁法

1. 在培养皿上均匀地涂上胶原，12小时后使用。使用前用尖针在上面划上划痕，以利于组织块附着。

2. 手术切除的支气管标本用F12清洗后，用小刀切成2～3mm^2的小块，附着在培养皿的底部，放在4°C的冰箱中2小时后，加入完全培养液，37°C5%CO_2孵箱内培养，每3天换液1次。

3. 待细胞融合达80%～90%，取出组织块进行细胞传代，用PBS洗2次（3毫升/次）。

4. 用0.25%胰酶消化液消化，用小牛血清终止，将轻轻吹打下的细胞加入离心管中。

5. 用PBS缓冲液洗平皿2次，冲洗液收集入离心管内。

6. 1000r/min离心5分钟，弃掉上清。

7. 加入培养液制成细胞悬液，复种于培养皿内，置于37°C孵箱中。

（四）细胞的鉴定

1. 形态学鉴定培养的组织类型　常规显微镜观察细胞为上皮细胞的形态为多边形，有突起，与成纤维细胞有较大的差别（呈梭形，排列整齐）。

2. 流式细胞仪检测细胞倍体为二倍体。

3. 角蛋白AE1/AE3抗体为阳性，确证为上皮源性。

第五节　外周血单个核细胞的分离

（一）材料

1. 无菌肝素溶液　用生理盐水将肝素配制成125～250μ/ml的无菌溶液，4°C保存备用。

2. 淋巴细胞分离液　市售或自配，20°C时密度应为1.077±0.001g/ml。

3. Hanks平衡盐溶液　（HBSS）或PBS，pH 7.2～7.4。

4. 培养液　用RPMI 1640培养液，添加10%FBS或10%优质小牛血清、100μ/ml青霉素与100μg/ml链霉素。

5. 2%台盼蓝染液。

6. 短中玻璃试管（如1.2cm×10cm）、刻度离心管（30毫升、50毫升）、吸管（1毫升、2毫升、5毫升）、毛细管、血细胞计数板、试管架、10毫升螺丝帽瓶等。

7. 水平式离心机、显微镜、恒温水箱等。

（二）外周血单个核细胞（peripheral blood mononuclear cell，PBMC）的分离

1. 无菌取抗凝血若干毫升，根据实验需要取样计数白细胞总数后，用Hanks液将抗凝血稀释1倍，用毛细管将稀释血液混匀。混匀时血液沿试管壁吹出，避免产生气泡。

2. 根据血量选择短中管，用毛细吸管将淋巴细胞分离液小心地加于离心管底部，尽量避免毛细吸管触碰管壁，分离液柱高不超过离心管的1/4。

3. 用毛细吸管将稀释血液沿管壁徐徐加于分离液上面，避免血液冲入分离液中，而应使稀释血液重叠于分离液上。稀释血与分离液的柱高之比为2∶1～3∶2，而且两者的总柱高不超过离心管的2/3处。

4. 将盛有分离液和血液的试管置水平离心机中，2000r/min离心20分钟。

5. 离心后，试管内可见分为4层。最上层是血浆，含部分血小板；第二层为薄薄的白膜层，主要含单个核细胞，还混有少量血小板；第三层为分离液层；第四层为粒细胞及红细胞，红细胞沉于管底，而粒细胞则紧贴在压积红细胞上呈一层很薄的白膜。

6. 用管口细而平的毛细吸管轻轻插入白膜层，沿试管壁周缘吸出血浆层与分离液层界面的白膜层细胞，置于离心管内，尽量少吸取分离液。

7. 加5倍以上体积Hanks液于所得的单个核细胞中，用毛细吸管轻轻吹打均匀，避免产生气泡，液柱高度不超过离心管的2/3，1500r/min离心10分钟，快速吸出上清。

8. 用Hanks液重悬细胞，洗涤2次，每次都以1500r/min离心5分钟。在最后一次洗涤时，要定量加入Hanks液，吹打均匀后取样计数细胞。

9. 最后一次离心完毕，倾出上清，轻轻摇动试管，将管底细胞摇匀。根据计数结果，用含10%～20%FBS、100U/ml青霉素和100Ug/ml链霉素的RPMI 1640培养。

第六节 支气管肺泡灌洗液（BALF）细胞检测

（一）BALF 细胞总数和分类计数检测

1. 将回收灌洗液装入塑料离心管内，在 4°C 下以 1200 r/ min 离心 10 分钟，上清（原液或 10 倍浓缩）－70℃储存，作为可溶性成分的检测。

2. 经离心沉淀的细胞成分用 Hank′s 液（不含 Ca^{2+}、Mg^{++}）在同样条件离心冲洗 2 次，每次 5 分钟。弃去上清后加 Hank′s 液 3～5 ml 制成细胞悬液。也可以应用灌洗原液以减少细胞丢失。

3. 在改良的 Neubauer 计数台上计数 BALF 中细胞总数，一般以 1×10^9 cells/ L 表示。如果细胞数过高时，再用 Hank′s 液稀释，调整细胞数为 5×10^9 cells/ L，并同时将试管浸入碎冰块中备用。

4. 细胞分类计数采用细胞离心涂片装置，加入备用细胞悬液（细胞浓度为 5×10^9 / L）100μl，在 4℃下以 1200 r/ min 离心 10 分钟，通过离心作用将一定数量的 BALF 细胞直接平铺于载玻片上。取下载玻片立即用冷风吹干，置于无水乙醇中固定 30 min 后进行染色，一般用 Wright 或 HE 染色。

5. 在 40 倍光学显微镜下计数 200 个细胞，进行细胞分类计数。

（二）BALF 中 T 淋巴细胞亚群的检测

1. 采用间接免疫荧光法，将上述获得的 BALF 细胞成分，用 10 %小牛血清 RPMI 1640 培养液 3～5ml 制成细胞悬液。

2. 将细胞悬液倒入平皿中，置于 37°C 5 % CO_2 培养箱中孵育 2 小时，进行贴壁处理，去除肺泡巨噬细胞。

3. 取出细胞悬液，再用 Hank′s 液冲洗离心 1 次，弃上清留 20～100μl 。经贴壁处理后的细胞悬液中，肺泡巨噬细胞显著减少，淋巴细胞相对增多。

4. 将经贴壁处理的细胞悬液分装 3 个小锥形离心管内，每管 20～30μl ，用微量加样器向标本中加单克隆抗体 CD3 、CD4 和 CD8 各 20～40μl ，混匀置于 4°C 冰箱中作用 1～2 小时。

5. 取出标本，先用 Hank′s 液冲洗离心 2 次，以 12 000 r/ min 离心 20 秒，然后加羊抗鼠荧光抗体各 20～40μl ，置于 4°C 冰箱作用 30 分钟。

6. 取出标本用 Hank′s 液以同样速度和时间离心冲洗 2 次，弃上清留 20μl 充分混匀细胞，取 1 滴于载玻片上加盖玻片。荧光显微镜下数 200 个淋巴细胞并计算出标有荧光细胞的阳性率。

（三）BALF 中肺泡巨噬细胞（AM）的培养

将细胞悬液倒入平皿中，置于 37°C 5 % CO_2 培养箱中孵育 2.5 小时后用 PBS 洗涤细胞，以酶消化法收集细胞，用含 10 %小牛血清 RPMI 1640 培养液混悬细胞，调整细胞浓度为 1×10^6 cells/ml，以 Giemsa 染色法鉴定 AM，锥虫蓝排斥试验检测其活性。

第七节 平滑肌细胞的迁移

（一）平滑肌细胞条件培养基的制备

用贴块法培养血管平滑肌细胞，传至第4代，待细胞融合后，弃去培养基，用D-Hanks液漂洗2次，加入无血清培养基（DME/F-12混合培养基），48h后，收集该培养基，即为血管平滑肌细胞条件培养基，作为促平滑肌细胞迁移的趋化液。

（二）非条件培养基的制备

方法同上，只是培养瓶内不加入平滑肌细胞。

（三）平滑肌细胞迁移测定

用改良的Boyden Chamber方法进行迁移实验，上室0.8ml容积，下室0.2ml。下室加满条件培养基，上室加入用非条件培养基制成的平滑肌细胞悬液。上下室之间隔以硝酸纤维素微孔滤膜（孔径8μm，直径13μm，德国Schleichler 8C Schuell公司）置于37°C，5%CO_2培养箱中温育8h，取出滤膜，固定染色。

取出滤膜后，用纯正丙醇固定2～5分钟，苏木素染色4～6分钟，流水冲洗。10%酸性丙醇（70%正丙醇加数滴1M HCl）分化1～3分钟，流水冲洗，显蓝数分钟（显蓝试剂：$MgSO_4$ 20g，$NaHCO_3$ 2g，加蒸馏水至1000ml）流水冲洗。70%、95%、100%正丙醇逐级脱水，二甲苯透明5分钟2次，中性树胶封片。

平滑肌细胞移动距离测定：高倍显微镜下（物镜40×，目镜10×）用显微镜旋纽调焦点对准滤膜表面，（可见膜结构及大量细胞），以此为起点，向下转动细调焦旋纽，可见细胞数逐渐减少，直到仅见2～3个细胞时，即为细胞移动终点。从显微镜细调焦旋纽的刻度上直接读出起点至终点的微米数，即为细胞移动距离，每组两张膜，每张膜随机选取10个视野，算出平均值，标准差，进行统计学分析。

第八节 ^{3}H-胸腺嘧啶核苷（^{3}H-TdR）掺入

用于细胞增殖研究。

（一）将生长至80%融合状态的细胞消化后，加入含12%胎牛血清的RPMI 1640培养液，使细胞浓度调整为10^4cells/ml，转入24孔培养板中，每孔加1ml培养液，为减少组间差异，在转板过程中，应充分混匀细胞，加样时应逐列进行。

（二）根据细胞密度，在转板后12～24小时，改0.5%低血清培养液培养24小时，然后加刺激因素作用12小时，在实验终止前8小时，每孔加入1μCi^{3}H-TdR。

（三）然后弃除培养液，用生理盐水冲洗3遍，加入0.25%胰酶消化，用0.45微米孔径的滤膜经Millipore抽滤，并用10%三氯醋酸破损，10ml生理盐水反复冲洗3次。

（四）将滤膜转入闪烁液中，待滤膜干燥后，加5ml闪烁液，避光放置过夜后测定其放射活性。

第九节 ^{3}H-脯氨酸掺入

用于细胞吸原合或和分泌的研究。

（一）培养的第2～6代细胞，以10^6cells/ml浓度接种于24孔板上。

（二）待细胞贴壁后把培养基更换成不含小牛血清的RPMI 1640培养液，培养24小时，使细胞统一至G_0期，加入刺激因素12小时后，加入1μci的^{3}H-脯氨酸，再孵育12小时。收集培养介质。

（三）细胞^{3}H-脯氨酸掺入操作方法同^{3}H-TdR掺入。

（四）培养介质中的^{3}H-脯氨酸分泌测定方法如下。移出的培养液1ml，加25μl 5mol/L醋酸，25μl胃蛋白酶溶液（溶于0.5mol/L醋酸中，活性约为300U），50μl未标记的脯氨酸，4°C放置3小时后加入250μl 1.2mol/L过氯酸（4°C预冷）沉淀蛋白，2小时后经微孔滤膜抽滤，用0.6mol/L三氯醋酸洗膜2次后，再用NS洗膜2次，将滤膜放入闪烁瓶中，干燥后加入5ml闪烁液，避光放置过夜，在β液闪计数仪上测定^{3}H放射活性（cpm），反映培养介质中的胶原含量。

第十节 信号转导研究方法与技术

（一）丝裂素活化蛋白激酶活性（MAPK）测定

1. 试剂配制

（1）细胞裂解液 50mmol/L HEPES，pH 7.5，150mmol/L NaCl，10.0mmol/L $Na_4P_2O_2$，2.0mmol/L Na_3VO_4，100mmol/L NaF，1.0mmol/L PMSF，2.0mmol/L DTT，100U/ml aprotinin，20.0μmol/L leupeptin，1.0%（v/v）Triton-X-100，于4°C保存备用。

（2）激酶缓冲液 20.0mmol/L HEPES，pH 7.2，10.0mmol/L $MgCl_2$，2.0mmol/L $MnCl_2$，2.0mmol/L DTT，0.5mmol/L Na_3VO_4，1.01mmol/L EGTA，0.1mg/ml BSA，2.0mmol/L蛋白激酶（A）抑制剂，50.0μmol/L ATP-Na_2，37.0kBq［γ-^{32}P］ATP，1.0mg/ml髓磷脂碱性蛋白（MBP）。

（3）0.5%磷酸（v/v）。

（4）PPO/POPOP闪烁液 PPO 2.5g，POPOP 0.25g，二甲苯350ml，无水乙醇150ml，在磁力搅拌器上搅拌溶解，室温保存。

2. 样本处理 培养的细胞弃培养液，用冷的PBS将细胞洗3遍，弃PBS，加入5体积的细胞裂解液，置于冰上30分钟后，超声破碎细胞5秒，离心（4℃，13 000r/min，10分钟）后取上清备用。

3. MAPK活性测定 取上述上清液0.3ml，加入0.1ml激酶缓冲液，于30°C反应15分钟后冰浴终止反应。取80 μl反应液点于p81 phosphocellulose滤纸（Whatman）上，晾干后以0.5%磷酸缓冲液冲洗5次，烘干后置于液闪瓶中，加闪烁液过夜，在液闪仪上测定^{32}P掺入量，以实验管和空白管中^{32}P掺入量的差值表示MAPK活性。单位以cpm（min·mg Pr）表示。

（二）蛋白激酶C（PKC）活性测定

1. 试剂配制

（1）穿细胞缓冲液（mmol/L） HEPES 12.5，EGTA 12.5，pH 7.4，$MgCl_2$ 5.2，KCl 194.0，$CaCl_2$ 8.2，PKC底物肽0.2IU/管，streptolysin 0.3 IU/管。

（2）终止液 25%三氯醋酸溶于2mol/L乙酸，4°C冰箱保存备用。

（3）洗脱液 30%乙酸（v/v），1%磷酸（v/v）。

2. 操作步骤 细胞以4°C PBS洗3次，悬浮于穿细胞液中（反应终体积150μl），37°C孵育10分钟后，加入γ-^{32}P-ATP（37kBq/管）启动反应，孵育10分钟后加入冷终止液100μl终止反应。冰浴10分钟后离心（3000r/min，15分钟），取上清液120μl点于P81 phosphocellulose滤纸上，晾干后以洗脱液洗2次，再以无水乙醇洗1次，干燥后加入闪烁液，以β液闪仪测定放射活性（cpm/3×10^6cell）。同时做不加PKC底物肽的对照检测，实验管与对照管的差值表示PKC的活性。

第十一节 细胞Ca^{2+}研究方法与技术

（一）荧光探针法

1. 原理

Fura-2/AM是一种荧光强度高、特异性强的荧光探针，可透过细胞膜，在细胞浆内被酯酶水解为Fura-2。Fura-2与Ca^{2+}结合后，荧光光谱发生变化，可利用Fura-2在两个不同波长上的荧光强度的相互关系来计算［Ca^{2+}］i。

2. 试剂配制

（1）Fura-2/AM储存液（0.5μmol/L） 取Fura-2/AM 1mg加2ml DMSO溶解，置－20℃避光保存。

（2）HEPES缓冲液 NaCl 110mmol/L，KCl 5.4mmol/L，HEPES 20mmol/L，$CaCl_2$ 1.0mmol/L，Glucose 10.0mmol/L，0.2%BSA，pH 7.4。

（3）10%Triton X-100 取2ml Triton X-100，加水18ml。

（4）0.5mol/LEGTA 取EGTA3.8g，加水20ml，加温溶解。

3. 操作步骤

（1）细胞用PBS洗1～2次后，0.125%胰酶消化分离，用含10%胎牛血清的DMEM培养液调至10^6cells/ml的密度。

（2）加入Fura-2/AM，终浓度为5μmol/L，在通95%空气含5%CO_2条件下，37°C、避光、振摇（30次/分）孵育20分钟。

（3）1000r/min离心5分钟，弃上清，用HEPES缓冲液冲洗2遍，并用该缓冲液将细胞调至10^6cells/ml的密度，37°C温育待用。

（4）取细胞悬液1ml置入荧光光度计检测小室中。发射波长为500nm，激发波长为300～400nm，扫描，340nm处有荧光强度峰，表明Fura-2/AM已负载入细胞，然后以340nm和380nm作激发波，观察细胞静息时和加入不同生物活性物质之荧光比值（F）。

（5）加入10%Triton-X 100 100μl测Fmax，加入0.5mol/L EGTA 100μl测Fmin，结果

按以下公式计算：

$[Ca^{2+}]$ i＝Kd（F-Fmin）/（Fmax-F），Kd＝224nmol/L

4. 注意事项

（1）细胞悬液中的细胞密度不能低于 0.5×10^6。

（2）负载 Fura-2 之后的实验操作注意避光。

（3）负载 Fura-2 时要充分摇动。

（二）激光共聚焦显微镜测定胞浆 Ca^{2+} 浓度

1. 试剂配制

（1）孵育缓冲液　NaCl 140mmol/L，$MgCl_2$ 1.0mmol/L，KCl 4.7mmol/L，$CaCl_2$ 2mmol/L，HEPES 10mmol/L，Glucose 10mmol/L，pH 7.2。

（2）Fura-red/AM 储存液　取 50μg Fura-red/AM 溶于 50μl DMSO 中。

2. 操作步骤

（1）吸出培养板中的细胞培养液，加入 PBS 洗两遍。

（2）每孔加入 1ml 孵育缓冲液并加入 5μl Fura-red/AM 储存液，充分混匀，室温孵育 40 分钟。

（3）另取一干净载玻片，滴加 1～2 滴甘油，取出 6 孔培养板中的盖玻片，倒置（细胞面朝下）放于含甘油的载玻片，封片。

（4）立即置于激光共聚焦显微镜下观察细胞浆钙的显色情况，选择其发射波长为 420nm，激发波长为 550nm，测定吸光度。

（三）激光共聚焦显微镜测定胞核 Ca^{2+} 浓度

1. 试剂配制

（1）HEPES 缓冲液　NaCl 140mmol/L，$CaCl_2$ 2mmol/L，KCl 4.6mmol/L，$MgCl_2$ 1mmol/L，Glucose 10mmol/L，HEPES 10mmol/L。

（2）Fluo-3/AM 4.4mmol/L　50μg Fluo-3/AM 溶于 10μlDMSO 即可。

（3）激光扫描共聚焦显微成像系统 Leica TCS-NT 型。

2. 操作步骤

（1）将细胞接种在约 $6\times6mm^2$ 的盖玻片上，培养结束后，去除培养液，用 HEPES 缓冲液将长有细胞的盖玻片冲洗三次。

（2）取直径 35mm 培养皿，内盛 HEPES 缓冲液 1ml，加 pluronic F-127 4μl，Fluo-3AM/4μl（终浓度 20μmol/L），混匀。整个操作过程避光。

（3）从培养基中取出长有细胞的盖玻片，用 HEPES 缓冲液冲洗两次，放入盛有 Fluo-3/AM 的培养皿中，37°C，避光孵育 40 分钟，取出用 HEPES 缓冲液冲洗 3 次。

（4）在观察皿的中央观察室加 HEPES 缓冲液 1ml，将长有细胞的盖片放入，置于显微镜载物台上，选 20×物镜，NA 0.5，激发波长 488nm，发射波长 530±30nm，PMT_1 742，Laserpower 58，Speed：medium。扫描密度：512×512 像素，Pinhole 3.42，Zoom：2。在室温下（20～22°C），每 5 秒对所选视野（5～10 个细胞）扫描一次，观察时间 6～8 分钟。加药前观察 20～40s，得到静息态 Ca^{2+} 变化。加药后连续观察 5～7 分钟，之后弃去细胞及观察皿中液体，冲洗 5 遍，擦净小皿。换下一片细胞，每组在同样条件下至少观察 3 片。

（陈亚红）

本章参考文献

1. 中华医学会呼吸病学分会．支气管肺泡灌洗液细胞学检测技术规范．中华结核和呼吸杂志，2002，25（7）：390-391
2. Chen YH，Zhao MW，Yao WZ，et al. The signal transduction pathway in the proliferation of airway smooth muscle cells induced by urotensin II. Chin. Med. J.，2004，117（1）：37-41
3. Chen YH，Zhao MW，Fu MG，et al. The role of calcineurin in the lung fibroblasts proliferation and collagen synthesis induced by basic fibroblast growth factor. Chin. Med．J.，2003，116（6）：857-862
4. 张卓然主编．培养细胞学与细胞培养技术．上海：上海科学技术出版，2004.
5. 鄂征主编．组织培养和分子细胞学技术．北京：北京出版社，1994.
6. 杨景山主编．医学细胞化学与细胞生物技术．北京：北京医科大学中国协和医科大学联合出版社，1990.

第十章 生物化学方法

第一节 酶联免疫吸附试验

酶免疫测定（enzyme immunoassay，EIA）是以酶作为标记物的免疫测定方法，利用酶的高效催化作用提高检测的敏感度。根据抗原抗体反应后是否需要分离结合的与游离的酶标记物，酶免疫测定分为均相（homogenous）和异相（heterogenous）两种类型。在医学检验中常用的酶免疫测定均为异相的，需经过结合的标记物和游离的标记物的分离才能进行测定。分离的方法主要通过固相载体。即将一种反应物固定在固相载体上，当另一种反应物与之结合后，可通过洗涤、离心等方法与液相中的其他物质相分离。这类异相酶免疫测定称为固相酶免疫测定（solid phase，EIA）。Engvall 和 Perlmann 在 1971 年首先建立了这种方法，称之为酶联免疫吸附试验（enzyme linked immunosorbent assay，ELISA）。免疫吸附剂的含义为吸附在固相载体上的免疫活性物质，ELISA 已成为固相酶免疫测定的统称。

（一）测定模式

根据测定对象的不同，ELISA 可采用不同的模式，主要有以下几种。

1. 双抗体夹心法　双抗体夹心法是检测抗原最常用的方法，但仅适用于两价或两价以上抗原的监测，而不适用于小分子抗原或半抗原物质的测定。其测定原理是将特异性抗体包被于固相载体上，形成固相抗体。加入含待测抗原的样品，使之与固相抗体结合。再加入酶标记的另一特异性抗体，使酶标抗体与固相免疫复合物中的抗原结合。然后加入底物显色。反应颜色的深浅与标本中待测抗原的量成正比。

2. 间接法　主要用于检测抗体，其原理是将特异性抗原包被固相载体，加入含待测抗体（人 IgG）的样品，使之与固相抗原结合，加入酶标抗人 IgG 作为第二抗体。反应后再加入底物显色。此法可用于多种抗体测定，如检测各种感染性疾病的抗体。

3. 双抗原夹心法　间接法的缺点是可受到标本中多种物质的干扰而产生假阳性反应。双抗原夹心法与间接法的不同是用酶标记特异抗原代替酶标记抗人 IgG，可以排除这种干扰因素。例如抗乙型肝炎表面抗原的抗体，新一代的抗 HIV 抗体的检测均采用这种方法。

4. 竞争抑制法　该法可用于检测大分子抗原和小分子抗原，也可用于检测抗体，显色的深浅与标本中待测抗原或抗体量成反比。以测定抗原为例，待测样品中的抗原与酶标抗原竞争与固相抗体结合，待测抗原含量越多，能与固相抗体结合的酶标抗原就越少，则显色越浅。

5. IgM 抗体捕捉法　血清中针对某些抗原的特异性 IgM 常和特异性 IgG 同时存在，后者会干扰 IgM 抗体的测定，捕捉法主要用于检测各类 IgM 早期抗体。先用抗人 IgM（链）抗体包被于载体，使血清中所有 IgM（包括特异性与非特异性 IgM）均固定在固相上，经洗涤去除 IgG 后，再测定特异性 IgM。如测定抗 HAV-IgM 通常用此法。

(二) 试剂组成

1. 抗原　在ELISA中应用的抗原要求特异性和高纯度。有3类抗原可供应用，即自然抗原、人工合成抗原和基因重组抗原。自然抗原关键在于它的纯度、特异性不强；合成抗原一般为多肽片段，缺乏完整抗原所具有的立体结构表位，用于检测的抗体可能导致相应表位的抗体漏检；基因重组抗原没有从生物体液中提纯抗原所存在的传染危险性，是比较理想的一种抗原，但其纯化比较困难。

2. 抗体　在ELISA中应用的抗体可分为多克隆抗体（多抗）和单克隆抗体（单抗），也可多抗、单抗混合应用。多抗取自免疫动物的抗血清，具有制备简单，含针对抗原的多种表位的抗体，但抗体的亲和力和特异性相对要低于单抗，且每次制备的抗体在其亲和力和特异性上均有差别。而单抗从理论上说，可无限大量得到针对单一表位的抗体，但结合的单一性也正是单抗的弱点所在，当建立双抗体夹心ELISA测定方法时，如包被和指示抗体使用同一单抗，则由于结合位点的缺乏，容易造成假阴性结果。在使用双单抗一步法时，应注意抗原过剩时的“钩状”效应。

3. 酶和底物　选择合适的酶对抗体或抗原进行标记，用于制备高质量的试剂，是酶免疫测定中的重要技术之一，也是ELISA试剂的核心部分。在ELISA中最常用的酶为辣根过氧化物酶和碱性磷酸酶。

(1) 辣根过氧化物酶（horseradish peroxidase，HRP）　HRP为糖蛋白，其最大吸收光波长为275nm；辅基亚铁血红素是酶的活性基团，在403nm波长呈现最大光吸收值。HRP的纯度以A_{403}nm/A_{275}nm的比值来衡量，用RZ（reinhart zahl，即纯度值）表示。高纯度HRP的RZ值应≥3.0。HRP质量的另一重要指标是酶的活力，以单位（U）表示。用于标记的HRP比活性应>250U/mg。HRP的作用底物为H_2O_2，催化反应如下式：

$$DH_2 + H_2O_2 \xrightarrow{HRP} D + 2\,H_2O$$

上式中DH_2为供氢体（一般常被称作底物），H_2O_2为受氢体。在酶免疫测定中常用的供氢体有：邻苯二胺（orthophenylene）（diamine，OPD），四甲基联苯胺（3，3′，5，5′-tetramethylbenzidine，TMB）和2，2′-连氮基-双-3-乙基苯噻唑啉磺酸盐［2，2-azino-bis（3-ethylbenzthiazoline sulfonate-6)，ABTS］。

(2) 碱性磷酸酶（alkaline phosphatase，AP）　AP是一种磷酸酯的水解酶，用作示踪酶的AP活性应在1000U/mg以上。

在ELISA中酶作用于底物后产生颜色的可用分光光度法进行测定，测定仪器的光学部分与生化自动分析仪相仿。

有些底物在酶作用后发生荧光。例如4-甲基伞酮磷酸盐在AP的作用下生成荧光物质4-甲基伞酮，可用荧光光度计测量。另一些底物在酶作用下可发生化学发光反应，发出的光可用照度计测量。

荧光和化学发光测定的敏感度均高于比色测定，测量的标准曲线的直线范围亦较比色反应宽，测定效果优于常用的比色ELISA。应用荧光底物和化学发光底物的酶免疫测定，其测定仪器一般归属于荧光免疫测定仪和化学发光免疫测定仪。

4. 固相载体 固相载体是 ELISA 和其他固相免疫测定中用以分离结合标记物和游离标记物的主要手段。作为免疫测定的固相载体应与各种免疫活性物质有良好的结合性能并且不改变其免疫活性。最常用的固相载体有以下几种。

（1）聚苯乙烯塑料 聚苯乙烯对蛋白质的吸附能力较强。由于其可塑性，可制成不同形式的载体，如试管、微孔板、小珠、微粒等。

① 试管 大小一般为 5 ～ 10mm×70 ～ 75mm.

② 微孔板 通用的为 96 孔板（12×8 孔，每孔容量 0.3ml）。

③ 小珠 粒径 0.5cm 左右。

以上各种形式的载体对蛋白质吸附能力为 $300ng/cm^2$。

④ 微粒 粒径$<1\mu m$，悬浮于液体中。蛋白质吸附能力为 10mg/ml。

⑤ 磁性微粒 在微粒中含有氧化铁等可被磁铁吸着的物质。这种载体可用磁铁吸引从其悬液中分离。

（2）微孔膜 主要为硝酸纤维素膜，蛋白质吸附能力为 $100\mu g/cm^2$。

5. 包被 将免疫活性物质（抗原或抗体）结合于固相载体上的过程称为包被。

聚苯乙烯对蛋白质有良好的吸附性能，可将抗体或蛋白质抗原溶液与聚苯乙烯载体接触，在一定的温度，经过一定时间即可达到包被的目的。管式和板式载体需逐管、逐孔包被，操作繁复，均一性较差。珠式和微粒式载体可在同一容器中成批处理，效率较高，均一性较好。

除吸附外，亦可应用化学交联法。载体经过处理使具活性基团，再通过化学反应将抗原或抗体结合在载体上。

另一种包被方法为亲和素-生物素间接包被法。先将链霉亲和素包被在固相载体上，然后使与生物素结合的抗原或抗体与之反应。由于亲和素与生物素之间的高亲和力，抗原或抗体即结合在亲和素包被的固相上。这种包被方法效率高，而且可用以包被不易吸附在固相上的各种化学结构的抗原。

（三）测定步骤

各种模式 ELISA 测定时一般均通过以下步骤：①固相包被；②加测定样品；③保温；④洗涤；⑤加酶结合物；⑥保温；⑦洗涤；⑧加底物；⑨保温；⑩比色。

加样、保温、比色 3 个步骤与一般的生化测定相同，容易设计自动分析仪器，但洗涤步骤自动化较为困难。根据载体形式和性能的不同已开发出各种形式的 ELISA 自动分析仪。除微板式外，均为试剂和仪器配套的全自动分析系统。微板式亦有全自动的，但大部分医学实验室中均采用手工操作加仪器测定的方式。ELISA 操作步骤复杂，操作不当将引起较大的误差。以下叙述各个步骤中的影响因素。

1. 加样

（1）加液器的影响 在 ELISA 中一般有 3 次加样：加标本、加酶结合物和加底物。加标本时必须每份标本使用一支移液器吸嘴，以免相互污染。因高浓度的标本即使在吸嘴中残留痕量，再吸取另一标本时可产生假阳性结果。例如强阳性的 HBsAg 血清其含量可高达 10^6 ng/ml，而 1 ng/ml 即为阳性。加酶结合物时则不需要更换吸嘴，加底物时亦如此。在大批量测定时可使用8联或12联专用的排笔式加液器。

（2）标本稀释的影响　由于某些抗体在机体内变化的规律性和某些非特异性因素的影响，有些测定要将血清标本先做适当稀释。因为检测模式都是间接法，标本稀释后可降低非特异性反应。

（3）实验操作时差的影响　加入标本、试剂及混匀时间的差异，称为操作时差。操作时差在每个试验中都存在，对结果都有或多或少的影响，尤其手工操作。从加入第一个标本到最后一个标本常常需要数分钟甚至数十分钟；加入试剂及混匀等亦同样存在着前后的时间差异，使抗原抗体反应和酶促反应时间不一致，对竞争法模式的检测影响更大。不注意操作时差会导致假阳性或假阴性结果。

2. 温育　在ELISA中一般有2次抗原抗体反应，即加标本后和加结合物后，此时反应的温度和时间应按规定的要求。温育容器最好是水浴，微孔板浮在水浴面，可使温度迅速平衡。如放温箱内温育，微孔板不应叠置。为避免蒸发，板上应加盖。盛放微孔板的湿盒应是金属的，传热容易。空湿盒应预先放在温箱中，以平衡温度，在室温较低时更为重要。

加入底物后的显色时间和显色温度必须恒定，包括加入终止液后，在ELISA测读仪上读取结果时也应保持恒定的时间和温度。

3. 洗涤　洗涤是ELISA操作过程中决定实验成败的一个关键步骤。目的是除去未结合的免疫反应物，终止抗原-抗体的继续结合，除去标本中与反应无关的成分和游离的酶结合物以及反应过程中吸附于固相载体上的非特异性干扰物质。聚苯乙烯等塑料对蛋白质的吸附作用是普遍性的，因此在ELISA测定的反应过程中应尽量避免非特异性吸附，且在洗涤时把这种非特异性吸附的干扰物质洗下来。洗涤的方式有洗板机洗板和手工洗板，手工洗板有浸泡式和流水冲洗式2种。在加液和弃去板孔内液体时，不可在孔壁留有气泡，否则会造成液体难以进入孔内，影响洗涤质量。如用机械洗板机洗板，在操作前，一定要将板条在板架上放平，使洗板机上的每个放液和吸液纤孔，都能一致地插入板孔底内，在吸液时将洗液全部吸净。否则由于吸不净会干扰结果，特别在最后一次，如有酶结合物的非特异吸附及残留，将使空白值升高。在间接法中如血清标本内非特异性IgG吸附在固相上而未被洗净，将会与酶标抗体作用而产生干扰。

为此，洗涤是ELISA测定过程中不可忽略的关键性操作。洗涤次数一般为3～4次。多种洗涤液可以应用，有蒸馏水、吐温20-生理盐水、PBS-吐温20-蒸馏水、Tris-吐温20－蒸馏水。最常用的洗涤液是含0.05%吐温20的0.02mol/L，pH 7.4 PBS。一般试剂盒内都配有洗涤液。

4. 比色　准确判定结果必须使用ELISA测读仪（简称酶标仪），比色法判读可选择单波长或双波长，根据反应液颜色的不同选用不同波长的滤光片。以空白孔校零测定反应孔的吸光度值（A值）。为能取得准确的测读结果，酶标仪应具混匀装置，且入射光必须对准反应孔底中央，酶标仪移动位置应保持准确，移动后复位时测读结果必须具有良好的重复性。常用下列几种方法表示结果。

（1）定性测定

① 阳性判定值法（cut-off value）　一般为阴性对照的平均A值加一个常数，试剂制备严格标准化，要先计算出阳性对照A值平均数和阴性对照A值平均数。标本A值≥阳性判

定值为阳性。

② S/N 值法（待测标本 A 值/阴性对照 A 值） 通常 S/N≥2∶1 为阳性。但是对于一些敏感度较高的试剂，有时为了提高其特异性，根据大量正常标本的结果把判为阳性的 S/N 值适当提高。

③ S/Co 值法 目前国内外为了便于统一计算，常将 S/N 值改为 S/Co 值表示，S 为标本 A 值，Co 即 cut-off 值，S/Co≥1 为阳性。

④ 抑制率法 在竞争抑制法中结果可用抑制率表示。

$$抑制率（\%）=\frac{阴性对照A值-标本A值}{阴性对照A值}\times 100\%$$

一般以抑制率≥50%为阳性。

（2）半定量测定 结果一般以滴度表示。将标本连续稀释后，进行 ELISA 检测，在阳性临界值以上的最高稀释度即为该标本的“滴度”。

（3）定量测定 即用已知量的标准品做一系列稀释后进行 ELISA 测定，绘制标准曲线，结果以绝对量或单位表示之。ELISA 的标准曲线每次都要与待测标本在同一块反应板上进行。定量测定结果可用重量单位（如 mg，ng 等）或国际单位（U）表示，由于实验条件的差异，各实验室之间的结果场不一致 ，因此在国际上建立国际参比血清实验室，确立国际单位。每个国家或地区根据这一标准建立自己的标准。我国国家药品生物制品检定所按照国际标准自制了符合国际标准的国家标准品。

第二节 放射免疫分析

（一）原理

放射免疫分析（radioimmunoassay，RIA）是经典的放射免疫技术，发现最早，应用最早，也是比较成熟的一种放射免疫技术。其基本原理是竞争性结合，即待测抗原（Ag）和定量的标记抗原（＊Ag）与限量的抗体（Ab）进行特异性反应，其中 Ab 的结合位点数小于 Ag＋＊Ag 的结合位点总数，则 Ag 和＊Ag 与 Ab 发生竞争性结合。如待测 Ag 含量多，则 Ag-Ab 复合物形成得多，＊Ag-Ab 复合物（B）形成少，游离的＊Ag（F）多，反之亦然。说明待测 Ag 量与结合的＊Ag-Ab 复合物（B）成反比关系，与游离的＊Ag（F）成正比例关系。用已知不同浓度的抗原标准品得到相应 B 和 F 值，绘制标准曲线。待测标本同时操作，可在标准曲线上查得待检标本中的抗原量。

（二）操作步骤

RIA 的操作基本可分为抗原抗体反应、复合物分离、放射性强度测定和数据处理 4 步骤。

1. 抗原抗体反应 为待测抗原和抗原标准品与抗体的竞争性结合反应。根据加样顺序不同，RIA 可分为 2 个类型：（1）平衡法 将 Ag 与＊Ag 同时与 Ab 反应，达到平衡后分离＊Ag-Ab 和＊Ag，方法稳定，但敏感度稍差。（2）顺序饱和法 先将待测 Ag 与 Ab 充分反应，达平衡后再加入＊Ag，敏感度提高，稳定性不如平衡法。

2. 复合物分离技术 在 RIA 反应系统中，因抗原和抗体含量极微，所形成的免疫复合物不发生沉淀。必须采用适当方法将＊Ag-Ab复合物和游离＊Ag分开，才能分别测量其放射性。

理想的分离技术应符合如下要求：(1) 简便易行、适于大批量样品分析。(2) 分离效果完全、快速，非特异结合低。(3) 试剂来源容易、价格低廉、稳定性好、可长期保存。(4) 不受外界因素和样品中其他组分的干扰，对标准品和待测抗原分离效果相同。(5) 适合自动化分析的要求。目前尚无完全满足上述条件的分离方法。现常用方法有以下几种：

(1) 吸附法　是用吸附剂（如活性炭）吸附小分子游离的＊Ag (F)，离心沉淀，大分子的结合物＊Ag-Ab (B) 留在上清液中，以达到分离目的。如用葡聚糖包被活性炭颗粒，效果更好。方法简便、分离迅速、分离完全、价廉，尤其适用于小分子抗原和半抗原的分离。但这种方法的分离效果和重复性常受吸附剂、相对表面积、被吸附抗原分子大小、电荷分布及其作用时间、温度、离子强度、pH值等因素影响，在操作时，必须严格控制反应条件。

(2) 化学沉淀法　RIA反应条件接近抗体的等电点，加入聚乙二醇 (PEG) 等蛋白质沉淀剂可破坏蛋白分子表面的水化层而使蛋白沉淀，从而分离B与F。方法快速、简便、沉淀完全，但非特异沉淀游离标记物较多，而且受温度和pH影响较大。

(3) 双抗体法　利用抗抗体和＊Ag-Ab复合物中的抗体结合，形成大复合物，离心沉淀即可分离B与F。本法特异性强、非特异结合少、操作方便。可重复性好，但反应时间太长，抗抗体用量大，价格昂贵。

如果将双抗体法和PEG结合起来，可弥补各自的不足，分离效果好，适用范围广。也可将抗抗体结合在颗粒状的固相载体上，利用固相第二抗体分离B与F同样可以减少抗抗体用量，缩短沉淀时间，使沉淀易于分离。

3. 放射性强度测定　根据放射性核素的类型分别选用液体闪烁计数仪（β型）和γ计数仪（γ型），测定各待测标本和各抗原标准品的＊Ag-Ab放射性强度 (B) 或游离＊Ag放射性强度 (F)。

4. 数据处理

(1) 绘制标准曲线　常用的标准曲线有3种。①浓度为横坐标，B/B_0 为纵坐标，呈双曲函数。②浓度的对数为横坐标，B/B_0 为纵坐标，曲线呈反S型。③浓度的对数为横坐标，logit B/B_0 为纵坐标，曲线呈一直线。

(2) 查出抗原含量　以待测抗原的放射性强度，从标准曲线图上查得待测抗原相应含量。

（三）方法评价

RIA具有以下优点：(1) 敏感度高，能测到μg/L水平，甚至可测到ng/L或pg/L水平。(2) 特异性强，与结构类似物质间的交叉反应少。(3) 准确性好，重复性好，批间批内误差低。(4) 用血量少。RIA的缺点是有放射性污染，必须制备抗体及放射性核素标记，测量用的仪器也较昂贵。

（周庆涛）

本章参考文献

1. 沈霞主编．临床免疫学与免疫学检验新技术．北京：人民军医出版社，2002.

2. 汪谦主编．临床医学试验方法学．北京：科学出版社，2002.

第十一章 病理学方法

第一节 组织化学染色

(一) HE染色

苏木精（hematoxylin）和伊红（eosin）染色方法，简称HE染色方法，是生物学和医学的细胞与组织学最广泛应用的染色方法。在病理学实验室中成为常规染色方法。病理细胞和组织学的诊断、教学和研究都是用HE染色方法观察正常和病变组织的形态结构。

1. HE染色的基本原理

（1）细胞核染色的原理 细胞核内的染色质主要是脱氧核糖核酸（DNA），DNA的双螺旋结构中，两条链上的磷酸基向外，带负电荷，呈酸性，很容易与带正电荷的苏木精碱性染料以离子键或氢键结合而被染色。苏木精在碱性溶液中呈蓝色，所以细胞核被染成蓝色。

（2）细胞浆染色的原理 细胞浆内主要成分是蛋白质，为两性化合物，细胞浆的染色与pH值有密切关系，当pH调到蛋白质等电点4.7～5.0时，胞浆对外不显电性，此时酸或碱性染料不易染色。当pH调至6.7～6.8时，大于蛋白质的等电点的pH值，表现酸性电离，而带负电荷的阴离子，可被带正电荷的染料染色，同时胞核也被染色，核和胞浆难以区分。因此必须把pH调至胞浆等电点以下，在染液中加入醋酸使胞浆带正电荷（阳离子），就可被带负电荷（阴离子）的染料染色。伊红Y是一种化学合成的酸性染料，在水中离解成带负电荷的阴离子，与蛋白质的氨基正电荷（阳离子）结合而使细胞浆染色，细胞浆、红细胞、肌肉、结缔组织、嗜伊红颗粒等被染成不同程度的红色或粉红色，与蓝色的细胞核形成鲜明的对比。伊红是细胞浆的良好染料。

（3）HE染色中二甲苯、酒精和水洗的作用

①二甲苯的作用 石蜡切片的常规染色必须先用二甲苯脱去切片中的石蜡，其作用是二甲苯可以溶解切片中的石蜡，以使染料易于进入细胞和组织，因为石蜡的存在妨碍水和染料进入细胞。染色后二甲苯起透明切片的作用，以利于光线的透过。

②酒精的作用 酒精用于苏木精染色前，由高浓度逐渐下降处理切片，是为了洗脱用于脱蜡的二甲苯，使水能进入细胞和组织中，因为纯酒精可以和二甲苯互溶，二甲苯经过二次纯酒精的洗涤完全被除去，再经过95%，80%酒精使水分逐渐进入切片，以免引起细胞形态结构的人工改变。

伊红染色以后的酒精由低浓度80%、90%、95%酒精向100%酒精逐渐过度是为了逐渐脱去组织中的水洗，为二甲苯进入细胞创造条件，这时必须彻底脱水，否则二甲苯不能进入细胞，组织切片透明度达不到光学显微镜观察时透光度的要求，在显微镜下不能显示清晰的细胞核组织结构。

③水洗的作用 在脱蜡经酒精处理之后，用水洗切片，使切片中进入水，才能使苏木精

染液进入细胞核中，使细胞核染色。染色之后的水洗作用是为洗去未与切片结合的染液。分化以后的水洗则是为了除去分化液和脱下的染料，中止分化作用。在伊红染色之后也可以用水洗去未结合的染液，以防止大量伊红染液进入脱水的酒精中。

（4）分化和蓝化作用

①分化作用　苏木精染色之后，用水洗去未结合在切片中的染液，但是在细胞核中结合过多的染料和细胞浆中吸附的染料必须用分化液1%盐酸酒精脱去，才能保证细胞核和细胞浆染色的分明，把这个过程称为染色的分化作用。因酸能破坏苏木精的醌型结构，使色素与组织解离，分化不可过度。

②蓝化作用　分化之后苏木精在酸性条件下处于红色离子状态，在碱性条件下则处于蓝色离子状态，而呈蓝色。所以分化之后用水洗除去酸而中止分化，再用弱碱性水使苏木精染上的细胞核变呈蓝色，称蓝化作用，一般多用自来水浸洗即可变蓝，也可用稀氨水或温水变蓝。

（5）染色前的切片预处理

①脱福尔马林色素　用福尔马林固定久的组织或劣质福尔马林固定的组织，尤以肝、脾、肺等脏器易产生黑色或棕色的色素称为福尔马林色素，染色前必须脱去色素，否则影响组织形态结构观察和病理诊断。

a. 切片脱蜡至水。

b. Verocay液（1%氢氧化钠1ml，80%酒精99ml）10分钟。

c. 流水冲洗5分钟。

d. 常规染色。

②脱汞盐结晶　有些固定液（如Zenker或Helly）含有升汞，固定的组织中易产生棕黄色结晶状汞盐沉淀，染色前必须完全清除汞盐结晶，才能进行染色。

a. 切片脱蜡至水。

b. Lugol溶液浸20分钟。

c. 蒸馏水洗5分钟。

d. 95%酒精10分钟。

e. 水洗1分钟。

f. 5%次亚硫酸钠5分钟。

g. 水洗，常规染色。

Lugol碘液的配制：碘1g，碘化钾2g，蒸馏水100ml。

③脱黑色素法

a. 切片脱蜡至水，浸入0.25%高锰酸钾1～3小时。

b. 水洗1分钟。

c. 5%草酸30分钟。

d. 水洗1分钟。

e. 常规染色。

2. HE染色方法　随着科学技术快速发展和电子计算机的广泛应用，染色自动仪器的出现，许多实验室已用全自动染色机代替人工染色。

(1) 人工操作苏木精伊红染色方法染色步骤如下：

① 二甲苯Ⅰ脱蜡10分钟。

② 二甲苯Ⅱ脱蜡5分钟。

③ 无水乙醇洗去二甲苯1分钟×2次。

④ 95%酒精1分钟。

⑤ 90%酒精1分钟。

⑥ 85%酒精1分钟。

⑦ 自来水洗2分钟。

⑧ 苏木精染色1～5分钟。

⑨ 自来水洗1分钟。

⑩ 1%盐酸酒精分化20秒。

⑪ 自来水洗1分钟。

⑫ 稀氨水（1%）反蓝30秒。自来水洗或蒸馏水洗1分钟。

⑬ 伊红染色20秒～5分钟。

⑭ 自来水洗30秒。

⑮ 85%酒精脱水20秒。

⑯ 90%酒精30秒。

⑰ 95%Ⅰ酒精1分钟。

⑱ 95%Ⅱ酒精1分钟。

⑲ 无水乙醇Ⅰ2分钟。

⑳ 无水乙醇Ⅱ2分钟。

㉑ 二甲苯Ⅰ2分钟。

㉒ 二甲苯Ⅱ2分钟。

㉓ 二甲苯Ⅲ2分钟。

㉔ 中性树胶或加拿大树胶封片。

染色结果：细胞核呈蓝色，细胞浆、肌肉、结缔组织、红细胞和嗜伊红颗粒呈不同程度的红色。钙盐和各种微生物也可染成蓝色或紫蓝色。

(2) 自动染色机苏木精伊红染色程序

① 二甲苯Ⅰ10分钟。

② 二甲苯Ⅱ10分钟。

③ 无水乙醇1分钟。

④ 无水乙醇1分钟。

⑤ 95%酒精Ⅰ1分钟。

⑥ 95%酒精Ⅱ1分钟。

⑦ 90%酒精1分钟。

⑧ 80%酒精1分钟。

⑨ 自来水洗1分钟。

⑩ 苏木精染色1～5分钟。

⑪ 自来水洗1分钟。

⑫ 1%盐酸酒精分化30秒。

⑬ 自来水洗5分钟。

⑭ 伊红染色30秒～5分钟。

⑮ 自来水洗30秒。

⑯ 85%酒精20秒。

⑰ 90%酒精30秒。

⑱ 95%酒精1分钟。

⑲ 95%酒精1分钟。

⑳ 无水乙醇Ⅰ2分钟。

㉑ 无水乙醇Ⅱ2分钟。

㉒ 二甲苯Ⅰ2分钟。

㉓ 二甲苯Ⅱ2分钟。

㉔ 二甲苯Ⅲ2分钟。

㉕ 中性树胶或加拿大树胶封片。

（3）冰冻切片苏木精伊红染色

① 恒冷箱冰冻切片，粘贴在载玻片上，用95%酒精95ml和冰醋酸5ml的混合固定液固定1分钟。自来水洗。

② 苏木精染色1～2分钟。

③ 自来水洗30秒。

④ 1%盐酸酒精分化20秒。

⑤ 自来水洗20秒。

⑥ 稀氨水30秒。

⑦ 自来水洗20秒。

⑧ 伊红染色20秒～1分钟。

⑨ 自来水洗10秒。

⑩ 85%酒精20秒。

⑪90%酒精30秒。

⑫95%酒精1分钟。

⑬无水乙醇Ⅰ1分钟。

⑭无水乙醇Ⅱ2分钟。

⑮二甲苯Ⅰ1分钟。

⑯二甲苯Ⅱ2分钟。

⑰二甲苯Ⅲ2分钟。

⑱中性树胶或加拿大树胶封片。

3. 染色液的配制

（1）苏木精（素）　苏木精是一种纯天然染料，是从苏木素树提炼出来的，苏木素树主要产于墨西哥的坎佩切，苏木精的染色性能差，经过一百多年精心加工配制，现用的苏木精配方，染色性能好，保持时间长，是世界上惟一的常规细胞核染料。

（2）苏木精的配制　苏木精的配方很多，可根据不同需要选用，Harris 配方最常用。

① Harris 苏木精的配制　苏木精 1g，硫酸铝钾 15g，无水乙醇 10ml，蒸馏水 200ml。

先用蒸馏水加热溶解硫酸铝钾，用无水乙醇溶解苏木精再倒入已溶解的硫酸铝钾蒸馏水中，煮沸 1 分钟后，稍冷却，慢慢加入红色氧化汞 0.5g，继续加热至染液变为紫红色，用纱布盖瓶口，用前滤纸过滤后每 100ml 加冰醋酸 5ml。

② Mayer 苏木精改良配方　a. A 液　苏木精 2g，无水乙醇 40ml。b. B 液　硫酸铝钾 100g，蒸馏水 600ml。

稍加热使硫酸铝钾在水中溶解，将苏木精溶于酒精中，再将 A 液与 B 液混合煮沸 2min。用蒸馏水补足 600ml，加入 400mg 碘酸钠充分混匀，苏木精染液呈紫红色。

③ Gill 改良苏木精染液的配制　苏木精 2g，无水乙醇 250ml，硫酸铝钾 17g，蒸馏水 750ml，碘酸钠 0.2g，冰醋酸 20ml。

先将苏木精溶于无水乙醇，再将硫酸铝钾溶于蒸馏水中。两液溶解后将其混合，加入碘酸钠，待苏木精氧化成紫红色，再加入冰醋酸。

（3）伊红溶液的配制

① 水溶性伊红　伊红 Y 0.5 ～ 1g，蒸馏水 100ml。

先将水溶性伊红加入蒸馏水中，用玻璃棒将伊红搅起泡沫后过滤，每 100ml 加冰醋酸 1 滴。

② 乙醇性伊红液的配制

伊红 Y0.5 ～ 1g，90%酒精 100ml。

先将伊红溶于酒精中，用玻璃棒研碎溶解后，每 100ml 加冰醋酸 1 滴。用乙醇性伊红液染细胞浆后可不经水洗直接用 85%酒精脱水。

（4）盐酸酒精分化液的配制　浓盐酸 0.5 ～ 1ml，75%酒精 99ml。此液用一段时间后需要延长或更换液体，新液分化时间要短。

4. 染色中的注意事项

（1）脱蜡　石蜡切片必须需经过脱蜡后才能染色，脱蜡前切片要经烘烤，这样使组织与玻璃片粘贴牢固。组织切片脱蜡应彻底，脱蜡好坏主要取决于二甲苯的温度和时间，所有的时间都是指新的二甲苯在室温 25℃以下时，如果二甲苯是用过一段时间的切片又比较厚，室温低应增加脱蜡时间，脱蜡不净是导致染色不良的重要原因之一。

（2）染色　石蜡切片经水洗后放入 Harris 苏木精染色，一般情况下在新配的苏木精溶液中只需要染 1min 左右，应根据染片的多少，逐步把染色时间延长。苏木精染色后，不宜在水中和盐酸酒精停留过长，切片分化程度应在镜下观察，分化过度，应水洗后重新在苏木精中染色，再水洗分化和使切片在自来水或稀氨水中充分变蓝。

新配的伊红染色快，切片染色不宜过长，应根据染色切片的多少逐步延长染色时间，切片经伊红染后，水洗时间要短。

（3）脱水　切片经过染色后，通过各级酒精脱水，首先从低浓度到高浓度，低浓度酒精对伊红有分化作用，切片经过低浓度时间要短，向高浓度时逐步延长脱水时间。如果脱水不彻底，则使切片发雾，在显微镜下组织结构模糊不清。

（4）透明与封片 石蜡组织切片染色经过脱水后必须经二甲苯处理，使切片透明，才能用树胶封片。

常用切片封片胶有国产的中性树胶，光学树胶，加拿大树胶和合成树胶（DPX）。在封片时，树胶不能太稀或太稠，不能滴加的太多或太少，太稀或太少切片容易出现空泡，树胶也不可太多，不要使树胶溢出玻片四周太多。标签要附贴牢固。封片中不能对着切片呼气。

（5）常规石蜡切片和HE染色标本的质量标准（全国统一评定标准）

①切片完整，厚度4～6 μm，薄厚均匀，无褶无刀痕。

②染色核浆分明，红蓝适度，透明洁净，封裱美观。

（二）过碘酸，希夫（Periodic Acid Schilff，PAS）PAS染色

糖类（carbohydrates）通常分为3类：多糖（polysaccharides），中性粘液物质（neutral mucosubstances）和酸性粘液物质（acid mucosubstances）。这些物质经过酸的氧化再与染色剂的结合作用能够清楚的显示。多糖又分为淀粉、纤维素和糖原，前二者存在于植物，糖原系由多糖衍化而来，是单纯的多糖，在正常的动物和人体的肝脏、心肌和骨骼肌含量最多，存在于细胞浆内。糖原能溶于水，在酶的作用下很容易分解为葡萄糖，而葡萄糖更易溶于水，当机体组织死亡后其糖原又很快分解为葡萄糖。根据糖原的特性，必须及时取新鲜组织用特殊固定液才能把糖原保存下来。糖原的常规染色是选用过碘酸希夫染色。

1. 应用 显示多糖、中性及某些酸性粘液物质；显示基底膜、软骨、真菌、垂体等。

2. 染色原理 过碘酸是一种氧化剂，它能氧化糖类及有关物质中的1，2-乙二醇基使之变为二醛。醛与Schiff试剂结合生成一种红色化合物，反应物颜色的深浅取决于组织内能起反应的乙二醇结构量的多少。

3. 试剂配制 碱性复红1g，1mol/L盐酸20ml，偏重亚硫酸钠1g，重蒸馏水200ml。

Schiff液热配法 先将200ml重蒸馏水煮沸，后改为小火，加入1g碱性复红，再煮沸1分钟。冷却至50℃加入20ml 1mol/L盐酸，35℃时加入2g偏重亚硫酸钠。室温放置2小时之后见稍带红色，5小时后变为无色液体。放棕色瓶内封口，4℃保存。

Schiff液冷配法 碱性复红1g加入200ml重蒸馏水中，不断摇荡使之完全溶解，加1mol/L盐酸20ml摇荡后溶液呈暗红色，再加入2g偏重亚硫酸钠充分摇荡，室温下静置12小时，加入1g活性炭摇荡后过滤，4℃保存。

4. 操作步骤

（1）石蜡切片，厚4～6μm，脱蜡至水。

（2）蒸馏水洗。

（3）过碘酸氧化液5～10分钟。

（4）蒸馏水洗三次。

（5）Schiff液10～30分钟。

（6）流水冲洗5～10分钟。

（7）明矾苏木素浅染细胞核2～3分钟。

（8）0.5%盐酸乙醇分化，自来水洗后将细胞核变蓝为止。

（9）95%乙醇、无水乙醇脱水，二甲苯透明，中性树胶封固。

5. 结果 糖原及其他PAS反应阳性物质红色，细胞核呈蓝色。

（三）Masson 染色

多色染色，又称复合染色，即能够以 3 种以上颜色显示多种组织成分，如胶原纤维、软骨、粘液物质、淀粉样物质、神经胶质、纤维蛋白和血细胞等。可以区分结缔组织与某些非结缔组织及物质成分。Masson 三色染色是常用的方法之一。

1. 应用　判定多种组织、器官的病变程度及修复情况；区分肿瘤组织中的纤维与平滑肌成分；鉴别脑垂体嗜酸性与嗜碱性细胞。

2. 组织固定　标本最好用 Zenker 液或 Bouin 液固定，若已用 4%甲醛液固定，可流水冲洗后再用 Zenker 液第二次固定或切片脱蜡至水后铬化处理，均能收到较好的效果。

3. 试剂配制

(1) Regaud 苏木素染液　苏木素 1g，95%乙醇 10ml，甘油 10ml，蒸馏水 80ml。将苏木素加入蒸馏水内加温溶解，冷却后加入乙醇和甘油，放至数日后染液变成褐色即可使用。此液能长期保存。

(2) 丽春红、酸性复红染液　丽春红 0.7g，酸性复红 0.3g，蒸馏水 99ml，乙酸 1ml。

(3) 0.2%乙酸水染液　乙酸 0.2ml，蒸馏水 100ml。

(4) 1%磷钼酸水溶液　磷钼酸 1g，蒸馏水 100ml。

(5) 苯胺蓝水溶液　苯胺蓝 2g，蒸馏水 98ml，乙酸 2ml。

(6) 光绿水溶液　光绿 0.1 ～ 1g，蒸馏水 99ml，乙酸 1ml。

4. 操作步骤

(1) 石蜡切片，厚 4 ～ 6μm，脱蜡至水。

(2) 除去汞盐沉淀或铬化处理，自来水至蒸馏水洗。

(3) Regaud 苏木素染液染色 5 ～ 10 分钟。

(4) 充分水洗，镜下观察细胞核呈蓝色为止。如过染可用盐酸乙醇稍分化，蒸馏水洗。

(5) 丽春红酸性复红染液染色 5 ～ 10 分钟。

(6) 0.2%乙酸水染液浸洗片刻。

(7) 1%磷钼酸水溶液分化处理 3 ～ 5 分钟；镜下控制分化程度，以胶原纤维呈淡粉色，纤维蛋白、肌纤维呈红色为佳。

(8) 入苯胺蓝水溶液或光绿水溶液 1 ～ 5 分钟。

(9) 0.2%乙酸浸洗片刻。

(10) 95%乙醇至无水乙醇脱水，二甲苯透明，中性树胶封固。

5. 结果　胶原纤维呈蓝色（如用光绿水溶液则为绿色），弹力纤维呈棕色，肌纤维、纤维蛋白、神经胶质、红细胞呈红色，细胞核呈清晰的蓝黑色。

第二节　免疫组织化学

（一）免疫组织化学的原理

免疫组织化学（immunohistochemistry，IHC）简称免疫组化，或称免疫细胞化学（immunocytochemistry，ICC），是组织（细胞）化学的一个分支。IHC 利用免疫学抗原抗体特异性结合的原理，用标记的特异性抗体（或抗原）对组织内抗原（或抗体）以及其他物质进行原位显示，在光镜或电镜下进行观察与分析。

（二）免疫组织化学的特点

病理学是应用免疫组织化学技术和方法最为广泛和深入的学科之一，它可以在常规甲醛固定和石蜡包埋的组织切片或细胞刷片、印片、涂片上检测细胞内外及细胞表面的正常或异常物质，用以研究疾病的病因、发病机制和预后或辅助病理诊断。在肿瘤诊断、肾脏疾病、消化器官疾病、免疫性疾病（自身免疫性疾病、免疫缺陷病）、皮肤病的诊断和研究，以及病原体的快速检测等方面均显示出较大的价值。特别是随着技术方法的改进，在陈旧性蜡块也可以进行IHC染色，这就为疾病的回顾性研究提供了有力的工具。免疫组织化学有以下特点。

1. 特异性高　IHC利用了抗原抗体反应特性和组织化学的显示方法相结合，在抗原识别上可达到单个氨基酸的水平，故呈现出高度的特异性，这是一般特殊染色和组织化学技术所不及的。

2. 敏感性高　敏感性又称灵敏度，一般是指所检测的抗原量而言，不同的免疫组织化学方法其敏感性不同，过氧化物酶抗过氧化物酶法（peroxidase antiperoxidase method，PAP法）是一般间接法的二倍，而亲和素-生物素-过氧化物酶复合物技术（Avidin Biotinylated Enzyme Complex Technology，ABC法）则是PAP法的20～40倍，催化信号放大（cataktzed subgbnal amplification ，CSA）法则是生物素-酶标链霉亲和素法（SP法）的1000倍，方法越是灵敏其抗体用量越少，即抗体稀释度越高，抗体可稀释达数千倍甚至更高。

3. 程序相对一致　虽然免疫组织化学技术的方法很多，但基本程序相同，只要掌握了原理和一种方法，其他方法大同小异。

4. 既可定位、定性又可定量　免疫组织化学技术用于组织或细胞成分定性、定位的研究已被公认。目前随着流式细胞术、图像分析等技术与免疫组织化学方法相结合，定量分析已成可能。

（三）免疫组织化学技术和染色方法的基本分类、操作程序

1. 免疫组织化学技术分类　根据标记物的不同，免疫组化技术可分为以下类型。

（1）免疫荧光细胞化学技术（immunofluorescence cytochemistry technique）。

（2）免疫酶细胞化学技术（immunoenzyme cytochemistry technique）。

（3）免疫胶体金-银化学技术（immunogold-silver chemistry technique）。

（4）亲和免疫细胞化学技术（affinity immunocytochemistry technique）。

（5）电子显微镜免疫细胞化学技术（immune electron microscopy technique）。

2. 免疫细胞化学染色方法的分类　按标记物定位于抗原所在部位的手段可分为。

（1）直接法（一步法）。

（2）间接法（二步法）。

（3）桥连法（多步或多层法）。

（4）双标记或多重标记法。

3. 免疫组织化学染色的基本操作程序　免疫组化染色的基本方法是将组织切片或细胞涂片依次滴加抗体血清或将切片漂浮于反应板凹孔内的抗血清中（漂浮染色法），在4℃、室温或 37℃下，使抗原抗体反应充分进行。基本步骤为，标记抗体与标本中抗原反应；用PBS 洗去未结合的抗体；观察结果（免疫荧光法）或显色后再观察（免疫酶标法）。间接法、桥接法、双标记法等均在此基础上发展而来。免疫组织化学标准化染色方法。

（1）将石蜡组织切片粘附在防脱片处理的载物片上。

（2）切片脱蜡至水。

（3）灭活内源性过氧化物酶，缓冲液洗涤。

（4）血清封闭孵育，缓冲液洗涤。

（5）抗原修复，缓冲液洗涤。

（6）加载相应一抗，孵育，缓冲液洗涤。

（7）加载相应二抗，孵育，缓冲液洗涤。

（8）加载相应的酶结合物孵育，缓冲液洗涤。

（9）加载相应的酶底物，显色，对比染色、脱水、透明、封固、观察。

（四）免疫组织化学染色的有关问题

1. 增强特异性染色

（1）抗体效价　抗体效价高则其工作液的稀释度就高，稀释度越高的工作液中所含的非特异性蛋白相对较低，可减低非特异性（背景）着色。

（2）抗原修复　抗原修复（antigen retrieval）是影响染色结果的重要因素。目前，在免疫组织化学实验中使用酶消化法和加热修复抗原两种方法。

①加热抗原修复（heat induced antigen retrieval，HIAR）　机制可能是加热打开了组织抗原因甲醛固定所引起的抗原决定簇的交联。加热修复的方法可分为高压法、微波法、水浴法 3 种。经实验证实，高压抗原修复法在染色强度和重复性等方面均优于水浴法和微波法。除正确选择加热修复方法外，还应注意选择适宜的抗原修复液，其优点是染色背景清晰，适合大多数抗体，但对某些难于表达的抗体应选 EDTAT 和 Tris 缓冲液。

②蛋白酶消化　采用蛋白酶类消化组织切片的目的是暴露组织中的抗原，增加细胞和组织的通透性，提高抗原抗体的结合度，增强特异性染色和减弱非特异性着色。常用的蛋白酶有，胰蛋白酶、胃蛋白酶及链霉蛋白酶等。

酶消化组织切片的时间长短，取决于酶的活性及抗原对酶消化的敏感性不同，应根据不同情况妥当掌握。酶消化时间过短不能达到目的，过长则损伤组织。另外，温度也是影响酶消化的重要因素。近年来，加热抗原修复法在免疫组织化学中广泛应用，而蛋白酶消化法的应用则已越来越少，现在只有少数的抗体选用该方法修复抗原。

（3）活化剂的使用　乙二胺四乙酸（EDTA），Triton X-100 等活化剂可增加细胞膜的通透性。在反应液或染色前加入活化剂可有利于免疫复合物的形成，增强染色效果。

（4）孵育条件　孵育的温度、湿度、时间是抗原抗体形成复合物的条件，在一定范围内随着温度的升高，反应时间则缩短，但温度过高会影响抗体效价，一般不宜超过 37℃，孵育时间多控制在 30 ～ 60 分钟，或 4℃过夜。

（5）多层染色　对弱抗原可采用间接法，PAP 法、ABC 法及 PAP 与 ABC 联合法，理论上每层都有放大的作用，层数越多，放大倍数越大。

2. 减少或消除非特异性染色　组织中非抗原抗体反应出现的着色称非特异性背景染色。

最常见的原因是胶原和结缔组织上带有高电荷将抗体吸附所致。减弱或消除非特异性染色最有效的方法是在第一抗体前用第二抗体同属动物非免疫血清或除第一抗体以外的动物非免疫血清（1∶5～1∶20）封闭组织上带电荷基团，阻止它与第一抗体非特异性结合。常用1%～2%牛血清白蛋白（bovine serum albumin，BSA）封闭。

3. 显色反应的控制

（1）显色物质的量和孵育时间影响切片着色，量越大，孵育时间越长，则着色深，反之着色浅。

（2）过氧化物酶显色时，H_2O_2 浓度高则着色快而深，但过量的 H_2O_2 可能抑制过氧化物酶的活性。

显色反应还受其他因素如温度等的影响，应在镜下观察显色的深浅，及时终结显色反应。

4. 对照实验　对照实验的目的是证明、肯定阳性结果或阴性结果，否定非特异性组织着色，确定染色结果的正确性。要强调的是，免疫组化染色必须进行对照实验，严格排除假阳性和假阴性。

（1）阳性对照　用已知抗原阳性标本与待检标本同时进行免疫染色，结果应呈阳性。

（2）阴性对照　用已知抗原阴性标本与待检标本同时进行免疫染色，结果应呈阴性。

（3）空白对照　免去第一抗体，用缓冲液替代，其结果应呈阴性。

（4）自身对照　用同一组织切片上靶细胞抗原与靶抗原无关组织对照，后者应呈阴性。

（5）替代对照　用第一抗体来源的同一动物免疫前血清作对照，结果呈阴性。

（6）抑制试验　待检标本与未标记的特异抗体反应后，再与标记的特异抗体反应，其结果阳性减弱或转为阴性。

（7）吸收试验　用过量的第一抗体相应的纯化抗原与一抗反应后，再免疫染色，其结果呈阴性。

（8）置换试验　用无关的特异抗体代替第一抗体，结果应呈阴性。

5. 结果的判断　免疫组织化学特异性着色物分布于特定的部位，如细胞质、细胞核或细胞膜，其数量、着色深浅可作为定性、定位、定量的依据。

非特异性着色物的分布无规律性，常为均匀着色，在各种组织结构间无区别，甚至在间质及其结缔组织着色更重，在切片边缘，皱褶处及固定不良处也着色。

6. 对比染色　根据免疫染色的方法及呈现的颜色，为了更好地观察和拍照，可选择适当染液作对比染色，如常用苏木素液染细胞核，亮绿液染细胞质等。

（周庆涛）

本章参考文献

1. 王伯沄，李玉松，黄高昇，等主编．病理学技术．北京：人民卫生出版社，2000.
2. 梁晓俐主编．病理学基础与实验技术．北京：军事医学科学出版社，2004.

第十二章　分子生物学方法

第一节　Western 印迹技术

蛋白质的免疫印迹技术（常称为 Western blotting）是一种利用抗原-抗体反应的特异性，快速、灵敏地检测和鉴定蛋白质的技术，它将蛋白质的电泳分离和免疫学鉴定结合在一起，非常实用而被广泛接受。该技术主要由 3 个部分组成：大分子的增溶、十二烷基硫酸钠（SDS）或尿素变性不连续凝胶电泳（SDS-PAGE/Urea-PAGE）分离、定量转移及不可逆地与硝酸纤维素薄膜（尼龙膜或 PVDF 膜）结合或者将蛋白质转移结合到甲氧重氮苯（DBM）纸上。该技术还可以用单克隆或多克隆抗体对印迹到膜上的蛋白质进行鉴定，小于 1ng 的抗原都能被灵敏地检测出来。

（一）原理

用 SDS、尿素和/或还原剂（β-巯基乙醇等）增溶抗原混合物后，进行 SDS-PAGE，然后将被分离的蛋白质电转移至硝酸纤维素薄膜，并与之不可逆地结合。随后封闭薄膜上非特异性的抗体结合位点，再与靶抗体特异性结合，最终与 HRPO-Ig 偶联物保温，从颜色反应的深度探测膜上印迹蛋白抗原的存在与含量。

（二）材料（全部溶液均用去离子水配制）

磷酸盐缓冲液（PBS）

0.1% SDS PBS 溶液（SDS 溶解在 pH 7.2 的 PBS 中）。

电印迹缓冲液（20 mmol/L Tris，150mmol/L 甘氨酸，pH 8.0。将 14.5g Tris 碱和 67.0g 甘氨酸加到 4L 水中，调节到 pH 8.0，再加 1200ml 甲醇，用水调至终体积为 6L）。

丽春红 S 溶液（0.5%丽春红 S，1%乙酸）。

封闭液（1g 新鲜脱脂奶粉溶于 100ml PBS 中）。

特异性第一抗体。

辣根过氧化物酶（HRPO）-抗 Ig 偶联物（酶标二抗）。

磷酸盐缓冲液（PBS）。

二氨基联苯胺（3，3′-diaminobenzidine，DAB）底物溶液（50mg 3，3′-4 盐酸联苯胺，2ml 1%氯化钴水溶液，98ml PBS，临用前加入 0.1ml 30% H_2O_2。注意，DAB 是强致癌剂）。

Whatman 3MM 滤纸。

Scotch-Brite 垫（3M）或海绵垫。

0.45μm 硝酸纤维素薄膜（NC）。

电转移仪（E. C. Apparatus 或 Bio-Rad 产品或其他类似产品）。

可热封闭的塑料袋。

塑料盒。

照相设备。

（三）操作步骤

蛋白质样品的 SDS-PAGE 分离。

Western 印迹夹层的组装。

1. 裁一张 Whatman 3MM 滤纸，和凝胶一样大小，用转移缓冲液湿润，置于 Scotch-Brite 垫（3M）或海绵垫上。

2. 用转移缓冲液湿润凝胶表面后，将凝胶轻放在滤纸上，赶走凝胶和滤纸之间的任何气泡，必要时可将胶提起，驱赶气泡。

注意，操作时必须戴手套，以防止手上的油迹阻碍转移过程。凝胶和滤纸接触的这一侧面，在安放在转移槽中时，将面对负电极。

3. 将一片裁好的，做了标记的并和凝胶一样大小的 NC 膜用转移缓冲液湿润后直接贴在凝胶上面。凝胶和 NC 膜接触的这面，在安放在转移槽中时，将面对正电极。

4. 将另一片润湿的 Whatman 3MM 滤纸贴在 NC 膜的上面（即靠正电极的一侧），排除气泡。这张滤纸的上面再放上另一块 Scotch-Brite 垫（3M）或海绵垫。

5. 将组装好的凝胶三明治夹层放入塑料夹中，再按正确的方向插入转移槽中。

电泳转移。

6. 转移槽中装满转移缓冲液。连接好转移槽和电泳仪与正、负极之间的导线。

7. 在 4℃及 14V 恒压下（低压大电流转移），电泳 1 小时到过夜，使蛋白质从凝胶中转移到 NC 薄膜上。

转移时间取决于凝胶厚度及蛋白质的大小，一般 1～6 小时足够了，对高相对分子质量的蛋白质适当延长，电泳过夜是比较好的办法。可用银染来监视转移完全程度。

转移蛋白质的可逆染色。

8. 将电转移完毕的 NC 膜直接放入丽春红 S 溶液中染色 5 分钟。

9. 在水中脱色 2 分钟。用印度墨水标出蛋白质条带的位置。必要时，可照相。然后在水中彻底脱色，振摇 10 分钟。

封闭非特异性结合位点。

10. 将 NC 膜放入盛有封闭液的塑料袋内，密封好。一般每 2～3 张 10cm×15cm 大小的 NC 膜，需加 5ml 封闭液。置振荡器上，室温缓慢振摇密封袋 1 小时。取出后，倒掉封闭液。

第一抗体鉴定印迹蛋白。

11. 用封闭液适当稀释一抗。通常，对来自腹水的单克隆抗体稀释＞1∶1000 倍；杂交瘤上清稀释 1∶10-1∶100 倍；多克隆抗体稀释 1∶1000 倍。

12. 将 NC 膜放入盛有稀释好的一抗溶液的塑料袋内，密封好。每 2～3 张 10cm×15cm 大小的 NC 膜需加 5ml 一抗溶液。置振荡器上，室温缓慢振摇密封袋 1 小时，时间可灵活掌握。

洗膜。

13. 取出 NC 膜，放入 200ml PBS 中，振摇洗涤，共 4 次，每次 15 分钟，均用新鲜的缓冲液。

酶标二抗的呈色反应。

14. 用封闭缓冲液稀释 HRPO-Ig 偶联物。然后，重复操作步骤（12）和（13）。

15. 于一塑料盒中，倒入 100ml 新鲜制备的 DAB 溶液，覆盖 NC 膜，显色 2～3 分钟，通常几秒钟就会出现颜色。

16. 在水中洗涤，以终止反应。

照相。

17. 永久保存，否则曝光几小时后，颜色将消失。

第二节　RNA 的制备及其鉴定

（一）RNA 的制备

分离纯净、完整的 RNA 对于分子克隆的实验是很重要的，而且是进行基因表达分析的基础。在所有 RNA 实验中，最关键的因素是分离得到全长的 RNA。而实验失败的主要原因是核糖核酸酶（RNA 酶）的污染，RNA 酶很稳定，一般而言反应不需辅助因子，因而 RNA 制剂中只要存在少量的 RNA 酶就会引起严重的后果。为避免 RNA 酶的污染，实验中所用到的全部溶液、玻璃器皿、塑料制品都需特别处理。由于手是 RNA 酶污染的主要来源之一，所以在整个 RNA 酶制备的操作过程必须穿戴手套。实验用的溶液均需用焦炭酸二乙酯（DEPC）处理以使 RNA 酶失活，但由于 DEPC 会与 Tris 发生化学反应而失败，因此 DEPC 处理含 Tris 的溶液效果不好；玻璃器皿需在 300℃ 干烤 4 小时（高压不能完全灭活 RNA 酶）；塑料制品直接从商品包装中取用，一般是没有污染的，但最好用氯仿冲洗处理。

所有分离提取 RNA 的方案的第一步操作都是在能导致 RNA 酶变性的化学环境中裂解细胞，然后才将 RNA 从各种生物大分子中分离出来。决定采用何种合适的制备方法，取决于 RNA 的细胞来源及其最终用途。胍盐法采用异硫氰酸胍裂解细胞，操作较少，从许多来源都能获得纯净的 RNA，是从高内源性 RNA 酶的组织中提取 RNA 的首选方法，但是这种方法需要高速离心过程，因而限制了同时制备 RNA 样品的数量。采用温和去污剂裂解细胞其主要优点是不需要高速离心，因此在不具备各种高速离心转头的条件下就可进行多个 RNA 样品的分离。采用酚/SDS 裂解细胞可从大量的植物细胞中提取出纯净、全长的 RNA，同时也适用于多种哺乳动物细胞和组织。本节主要介绍胍盐法。

从细胞分离获得的总 RNA，主要含核糖体 RNA（rRNA）和转移 RNA（tRNA）。相当多的分子克隆技术需要的是不含 rRNA 和 tRNA 的信使 RNA（mRNA），可根据大多数 mRNA 含有 poly（A）尾的特点来制备。

胍盐法制备总 RNA

介绍 3 种用胍盐法制备 RNA 的不同方法。方案（一）、（二）采用氯化铯梯度离心法分离 RNA，方案（三）通过一步法分离 RNA，不需要进行氯化铯梯度离心。

1. 氯化铯纯化培养细胞的 RNA

（1）原理　洗涤细胞除去培养基后，加入 4mol/L 胍溶液裂解细胞。用 20G 针头抽吸细胞裂解物可以降低溶液粘度，然后经氯化铯梯度分离沉淀 RNA。仔细吸除上清，将 DNA、蛋白质与沉淀中的 RNA 完全分离开。沉淀中的 RNA 溶解后，再经乙醇沉淀，最后用分光光度法测 A_{260} 进行定量。

（2）材料 磷酸盐缓冲液（PBS）（137mmol/L NaCl，2.7mmol/L KCl，4.3mmol/L $Na_2HPO_4 \cdot 7H_2O$，1.4mmol/L KH_2PO_4）。

胍盐溶液［4mol/L 异硫氰酸胍，20mmol/L 乙酸钠 pH 5.2，0.1mmol/L 二硫苏糖醇，0.5%Sarkosyl。在水中溶解异硫氰酸胍和适当量的乙酸钠，微微加热溶液（65℃）使胍盐溶解，接着加入DTT和Sarkosyl。测定溶液pH约5.5，否则用冰乙酸调节，补足容量后用Nalgene滤器过滤，室温下储存溶液］。

5.7mol/L 氯化铯(CsCl)(溶解CsCl于0.1mol/L EDTA pH8.0。加0.002体积DEPC，振摇20～30分钟后高压。在高压前后称量溶液，并在高压后用DEPC处理水补足至原重量，确保溶液终浓度为5.7mol/L)。

TES溶液（10mmol/L Tris-HCl pH7.4，5mmol/L EDTA，1%SDS）。

3mol/L 乙酸钠（pH 5.2）。

无水乙醇。

Beckman JS-4.2或SW-55转头（或相当转头）。

细胞刮子。

6毫升注射器和20G针头。

13×51mm硅化并经高压的同质异晶聚合超速离心管。

注意：乙酸钠、水和5.7mol/L CsCl都应用DEPC处理以灭活RNA酶。DEPC可能有致癌作用，操作应当心。

（3）操作步骤

① ～④步均在常温下进行。

①a对单层细胞，室温下每一培养皿用5ml PBS缓冲液洗涤两次。

①b对悬浮培养细胞，1000r/min（300×g）5min（JS-4.2转头）离心沉淀（细胞数≤10^8），除去上清，沉淀重悬于培养液一半体积的PBS中，再次离心沉淀，除去上清。

②a对单层培养细胞，每10^8细胞加3.5ml胍盐溶液（如有多个培养皿，则均分溶液），培养皿内细胞应迅速裂解，用细胞刮子将粘稠的裂解物刮到培养皿一边，再用配20G针头的注射器回收裂解物。

②b对悬浮培养细胞，在离心管中加入3.5ml胍盐溶液。

③形成的裂解物非常粘稠，使用20G针头的注射器上下抽吸4次，然后回收到一干净试管中。

这一步的目的是反复剪切染色体DNA，降低其粘度，这样离心后DNA可完全除去。

④ 在硅化并经高压后的同质异晶超速离心管中加1.5ml 5.7mol/L CsCl，加3.5ml的细胞裂解物至CsCl垫层顶部形成阶梯梯度，界面应能看到。

试管做硅化处理的目的是减少粘附在试管壁上的物质的量，从而减少对RNA的污染。

⑤ 用Beckman离心机和SW-55转头，以35 000r/min（150 000×g）在18℃离心12～20小时。

注意缓慢加速和减速，避免破坏梯度。

⑥极小心地除去上清液。将巴斯德吸管的底部伸进溶液顶层，边吸边随液面的下降而下降，剩下约100μl的时候，小心倒置试管，让残余液体流出。

界面处应有一层白色物，含细胞 DNA，注意要完全除去该层。

⑦干燥沉淀 5～10 分钟，重悬于 360μl TES 溶液中，用吸管反复上下吹吸；然后在室温下放置 5～10 分钟，以使沉淀充分溶解，再转移到一干净离心管中。

重悬沉淀的时间一定要充分，否则 RNA 的产量会大大降低。

⑧加 40μl 3mol/L 乙酸钠（pH 5.2）和 1ml 无水乙醇，在干冰/乙醇上沉淀 30 分钟。离心 10～15 分钟，除去上清液。

⑨重悬沉淀于 360μl 水中，重复步骤（8）。

⑩ 干燥沉淀 10 分钟，再溶解于约 200μl 水中。定量时取 10μl 稀释至 1ml，测 A_{260} 和 A_{280}。以水溶液或乙醇沉淀物 −70℃储存。

2. 氯化铯纯化组织中的 RNA

纯化组织来源的 RNA 时要特别小心，因为某些组织如胰腺、脾中含有非常丰富的 RNA 酶（肝和肠的 RNA 酶水平相对低一些）。

（1）附加材料　液氮。

组织胍溶液（1L 溶液：在约 400ml DEPC 处理水中溶解 590.8g 异硫氰酸胍，加 25ml 2mol/L Tris-HCl pH7.4 和 20ml 0.5mol/L Na_2EDTA pH8.0，搅拌过夜，定容至 950ml，然后过滤，最后加 50ml 二巯基乙醇）。

20％十二烷基肌氨酸钠（Sarkosyl）。

氯化铯。

组织重悬液（5mmol/L EDTA，0.5％ Sarkosyl，5％ 2-ME）。

25∶24∶1 酚/氯仿/异戊醇。

24∶1（V/V）氯仿/异戊醇。

组织匀浆器。

Sorvall SS-34 和 Beckman SW-28 转头（或相当转头）。

SW-28 硅化并经高压的同质异晶聚合离心管。

（2）操作步骤

①迅速从动物体内取出组织冻存于液氮中。样品应切成重 2g 以下的组织块以便于下面的操作。

组织中的 RNA 在体外非常不稳定，因此快速冻存组织非常重要。直接将组织放进胍溶液中然后等待碾碎会导致 RNA 降解。

②约每 2g 组织加 20ml 组织胍溶液（不含 Sarkosyl），立即用组织匀浆器完全碾碎组织。

③用 SS-34 转头离心，10 000r/min（12000×g）10 分钟离心（12 000g），12℃。

④回收上清液，加入 0.1 体积的 20％ Sarkosyl，65℃加热 2 分钟。

⑤每 1ml 样品液加 0.1g CsCl，待 CsCl 溶解后，将样品细心加在装有 9ml 5.7mol/L CsCl 的 SW-28 硅化并经高压消毒的同质异晶聚合离心管顶部，在 SW-28 转头中以 25 000r/min（113 000×g），22℃离心过夜。

⑥按第一方案中步骤（6）描述的方法小心除去上清液，倒置试管让残余液体流出。切下试管底部（含 RNA 沉淀）并放入一 50 毫升塑料试管中。

⑦加 3ml 组织重悬缓冲液，4℃放置过夜，使 RNA 重悬。

重悬 RNA 沉淀非常困难，有时样品需放置更长时间。重悬过程中高浓度的二巯基乙醇和 Sarkosyl 可防止 RNA 降解。

⑧先后用 25∶24∶1 酚/氯仿/异戊醇和 24∶1 氯仿/异戊醇抽提二次。

⑨加 0.1 体积 3mol/L 乙酸钠（pH5.2）和 2.5 体积无水乙醇沉淀 RNA，再用水重悬。按第一方案步骤（10）进行定量。－70℃储存。

3. 一步法从培养细胞或组织中分离 RNA

（1）原理　培养细胞或组织在含 4mol/L 硫氰酸胍的变性液中进行匀浆，匀浆液依次与 2mol/L 乙酸钠（pH 4.0）、酚和氯仿/异戊醇混合，混合液离心后的上清水相中含有总 RNA，而交界面和有机相中分别含蛋白质和 DNA。RNA 经异丙醇沉淀并重新溶解于变性液（含 4mol/L 硫氰酸胍）中，然后再用异丙醇沉淀，最后用 75%乙醇洗涤。

（2）附加材料　变性液（4mol/L 硫氰酸胍，25mmol/L 柠檬酸钠 pH7.0，0.1mol/L 二巯基乙醇，0.5% Sarkosyl。先配制储存液：293ml 水，17.6ml 0.75mol/L 柠檬酸钠 pH7.0 和 26.4ml10% Sarkosyl 溶液，加入 250g 硫氰酸胍，60～65℃搅拌溶解。储存液室温下可存放 3 个月。使用时取 50ml 储存液，加 0.35ml 2-ME 即为工作液，这种变性工作液可在室温下存放 1 个月）。

2mol/L 乙酸钠，pH4.0（在 40ml 水和 35ml 冰乙酸中加 16.42g 无水乙酸钠，用冰乙酸调节 pH 到 4.0，最后用水定容至 100ml。最终溶液的钠离子浓度为 2mol/L）。

水饱和酚。

49∶1（V/V）氯仿/异戊醇。

100%异丙醇。

75%乙醇（用 DEPC 处理水制备）。

0.5%SDS，DEPC 处理。

SorvallSS-34 转头（或相当转头）。

（3）操作步骤　注意除特别指出外，所有步骤均在室温下进行。

⑴a 处理组织时，每 100mg 组织加 1ml 变性液，用玻璃 Teflon 匀浆器撞击数次匀浆。

⑴b 处理培养细胞，对悬浮培养细胞，离心后除去上清；对单层培养细胞，吸除培养液。每 10^7 细胞加 1ml 变性液，用吸管上下抽吸裂解液 7～10 次。

不要用盐水洗涤细胞，单层培养细胞可以直接在培养皿或培养瓶中进行裂解。

以下操作使用一次性灭菌、圆底、有盖聚丙烯试管，试管不需进行其他处理，但使用前，应检测试管带有变性液和酚/氯仿时能否耐受 9000γ/min（10000×g）离心。

②将匀浆液转入一 5 毫升聚丙烯试管中，加 0.1ml 2mol/L 乙酸钠（pH 4.0），上下颠倒充分混合。加 1ml 水饱和酚，充分混合，再加 0.2ml 49：1 氯仿/异戊醇，混合充分后，0～4℃放置 15 分钟。

③使用 SS-34 转头，4℃，9000r/min (10 000×g)离心 10 分钟。将上层水相转入一新试管中。

上层水相中含有 RNA，而 DNA 和蛋白质分别在界面和下层有机相中。水相体积约 1ml，与开始所用变性液体积相同。

④加 1ml（1 倍体积）100%异丙醇，置 －20℃ 30 分钟沉淀 RNA，然后 9000r/min

(10 000×g) 4℃离心 10 分钟，弃上清。

⑤加 0.3ml 变性液溶解 RNA 沉淀，再转移至 1.5ml 微量离心管中。

⑥再加 0.3ml（1 倍体积）100%异丙醇，置 －20℃ 30 分钟沉淀 RNA，然后 4℃，9000r/min（10 000×g）离心 10min，弃上清。

⑦重悬 RNA 沉淀于 75%乙醇中，振荡，室温下温育 10～15 分钟以溶解残存的胍盐。

⑧9000r/min（10 000×g）离心 5 分钟，弃上清，真空干燥 RNA 沉淀 5～15 分钟。

⑨依据以后 RNA 用途的不同，溶解 RNA 沉淀于 100～200μl DEPC 处理水或 DEPC 处理 0.5% SDS 中。按第一方案步骤（10）进行定量，－70℃储存或在乙醇中 －20℃储存。

4. 寡聚（dT）纤维素柱法分离 poly（A＋）RNA

（1）原理　已知多数 mRNA 具有多聚 A 尾巴，故可用寡聚 dT 纤维素柱层加以分离。多聚（A＋）mRNA 在高盐浓度下可与柱上的寡聚 dT 序列结合，核苷酸和不含多聚（A）的核酸可从柱子上洗掉，而多聚（A＋）mRNA 随低盐浓度洗脱下来。采用这一纯化方法可以富集 mRNA。

（2）材料　寡聚（dT）纤维素。

层析缓冲液：500mmol/L KCl，10mmol/L（ Tris · HCl）（pH7.8）。

无水乙醇。

紫外分光光度计。

（3）操作步骤

①将 1g 寡聚（dT）纤维素悬浮于 5ml 层析缓冲液中，装入 1 支 2 毫升一次性使用的柱子（或塞有玻璃棉的硅化玻璃吸管）中。用 5 ～ 10ml 层析缓冲液洗柱。操作构成中不可使柱子流干。此柱容量为 2mg 总 RNA。

②将总 RNA 溶液（溶于 TE 缓冲液）加热至 70℃，10 分钟，以变性 RNA。加入 1/3 体积 2mol/L KCl（终浓度为 500mmol/L KCl）。

③将 RNA（最多 300μl）加到寡聚（dT）柱上。

④样品进柱后，关闭柱下端流出口，大约 5 分钟，使多聚（A＋）RNA 发生结合。收集流出液，再上柱 2 次以保证完全结合。

⑤用 5 ～ 10ml 层析缓冲液洗柱。

⑥用 4 个 0.5ml 的 10mmol/L（Tris · HCl）（pH7.8），从柱上洗脱多聚（A＋）RNA，每个组分别收集一管。

⑦各管中加入 1/10 体积的 3mol/L 乙酸钠和 2 倍体积的无水乙醇，－70℃放置 30 分钟或－20℃过夜。

⑧在 4℃，以 10 000r/min 离心 15 分钟，吸除乙醇，真空干燥沉淀，并用适量无 RNase 的 TE（Tris/EDTA）缓冲液溶解，紫外比色估计 mRNA 的浓度和纯度，－20℃保存。

（4）注意 事项

①非多聚（A＋）RNA，可以从最初的加样缓冲液流出物中回收。

②一次通过柱子可除去大部分 rRNA 和 tRNA，为获得 95%以上的多聚（A＋）RNA，应将流出液多过两次柱。

（二）RNA 的鉴定

RNA 结构分析的方法包括 S1 核酸酶分析、核糖核酸酶保护测定、引物延伸和 Northern 杂交法。S1 核酸酶分析和核糖核酸酶保护测定两种方案采用与待检 RNA 互补的单链探针，均可用于同时测定特定 RNA 的含量和末端结构。其中 S1 核酸酶分析方法使用末端标记的单链 DNA 探针，可以对某一信息的 5′末端结构做出精确判断，且在最终进行凝胶电泳时产生的背景很低，但是这种方案的敏感性不及核糖核酸酶保护测定法。后者采用均匀标记的 RNA 作为探针，使敏感性得到了提高，但同时产生的背景也升高。引物延伸法采用特定序列的寡聚物进行标记，以此作为引物在逆转录酶的作用下沿同源 RNA 合成互补 cDNA 直到其末端为止，其优点在于不需要制备全长探针，并且对 RNA 的做图可以通过不连续位点如剪接点的位置来完成，但这种方法产生的背景也较高，且敏感性降低。产生高背景的原因可能是引物随机杂交以及逆转录酶的合成在 RNA 的某些区域终止或暂停。Northern 杂交法是经琼脂糖凝胶电泳分离 RNA，然后转膜，通过标记的特异性探针与膜杂交来判断相应的特定 RNA 的大小和丰度。这种方法可以判断全长信息分子的大小，对信息水平的反应也非常敏感，但不能精确地判断信息末端的结构。本节主要介绍用 Northern 与狭线印迹杂交分析 RNA。

Northern 杂交用于判断完整 RNA 的量和大小。使用变性琼脂糖凝胶电泳分离 RNA，甲醛或乙二醛/二甲基亚砜（DMSO）均可作为变性剂。分离的 RNA 转至硝酸纤维膜上，通过特异性标记的 DNA 探针与转至膜上的 RNA 进行杂交的方法来判断某一特定 RNA 的量和大小。这种方法对于判断某一特定 RNA 的水平非常敏感，但不能用于了解 RNA 的精确结构。

1. 用琼脂糖-甲醛凝胶电泳进行 RNA 的 Northern 杂交

（1）器材和试剂　10×和 1×MOPS［3-（N-吗啉代）丙磺酸］电泳缓冲液。

甲醛加样缓冲液（1mmol/L EDTA，0.25%溴酚蓝，50%甘油）。

10×、20×、1×和 0.25×SSC（20×SSC：3mol/L NaCl，0.3mol/L 二水柠檬酸三钠，盐酸调 pH 7.0）。

10mg/ml 溴化乙锭。

Northern 预杂交液和杂交液。

0.1%SDS（十二烷基硫酸钠）。

60℃水浴。

旋转平台。

硝酸纤维素滤膜、层析纸和杂交袋。

琼脂糖凝胶电泳和放射自显影需要的其他试剂和设备。

水应用 DEPC 处理灭活 RNA 酶。

（2）试剂配制

① 10×MOPS［3-（N-吗啉代）丙磺酸］电泳缓冲液

在 800mL DEPC 处理水中加 41.8g MOPS，用 NaOH 或乙酸调节 pH 到 7.0，加入 16.6 mL DEPC 处理水配制的 pH 5.2 的 3mol/L 乙酸钠，再加入 20.0mL DEPC 处理水配制的 pH 8.0 的 0.5mol/L EDTA，加 DEPC 处理水至终体积为 1L，然后过滤。

MOPS溶液可以在室温下储存，用铝箔包裹，时间长后该溶液可能会变黄，但不影响使用。

②Northern预杂交缓冲液。

配500mol，按以下体积混合各成分：

1mol/L K_3PO_4，pH 7.4	12.5ml
20×SSC	125ml
100×Denhard溶液	25ml
5mg/ml鲱鱼精DNA	5ml
100%甲酰胺	250ml
水	82.5ml

③Northern杂交缓冲液

在预杂交液中加入硫酸右旋糖酐至终浓度10%。按预杂交液配法，依次加入K_3PO_4、SSC、Denhard液、鲱鱼精DNA和甲酰胺，然后再加50g硫酸右旋糖酐，混匀过夜，最后用水定容至500ml。

长期储存时，杂交液和预杂交液瓶底都可能出现沉淀，使用前应振摇混匀。

（3）操作步骤　制备琼脂糖甲醛凝胶。

①制备1.2%的凝胶，称取4.2g琼脂糖，加304.5ml水并煮沸溶解，然后将烧瓶放入60℃水浴中。

上述体积用于制备20cm×20cm大小的凝胶，实验者可根据所用凝胶大小对用量进行调节。

②在烧瓶温度降至60℃后，加35ml 10×MOPS电泳缓冲液和10.5ml 37%甲醛，混合均匀后再置于60℃水浴中，同时准备制胶盒。

甲醛的pH应在4.0以上，另外注意甲醛有毒，倒胶和电泳应在通风橱中进行。

③将梳子插入制胶盒，梳子底部距离制胶盒表面约1mm，倒胶后放置30～45分钟至胶凝固，然后小心拔除梳子并倒入1×MOPS电泳缓冲液，倒入量以能淹没凝胶表面为准。

梳孔应有10mm宽，1mm深，这样每孔能加入60μl样品。

RNA电泳和转膜：

④对每一待分析的RNA样品，先准备以下混合物（总量38.75μl）。

10×MOPS电泳缓冲液	5μl
37%甲醛	8.75μl
甲酰胺	25μl

⑤在混合物中加入RNA样品（最大体积11.25μl），如不足50μl则加水使终体积为50μl，每份样品至少应准备两份以用作染色。

样品RNA用量可为0.5～10μg，如果待检mRNA在细胞信使RNA中所占比例较高，则可以使用总RNA进行检测，而如果待检mRNA丰度较低的话，则建议使用poly（A+）RNA。

⑥振荡混匀样品，微量离心5～10秒，55℃温育15分钟。

⑦每一样品加10μl加样缓冲液，混合均匀，短暂离心将液体甩至管底，然后加样。

⑧恒压（约5V/cm）电泳3小时左右，到溴酚蓝迁移至凝胶长度一半处为止。

方案中使用的甲醛浓度较低，因此电泳速度相对较快；如果要电泳过夜，则凝胶中的甲醛用量应增加5～10倍。

⑨将准备转至硝酸纤维膜上的凝胶部分小心地切下，放入一大托盘中，用水漂洗数次除掉甲醛。

拟转至纤维素膜上的凝胶不应进行染色，相反，作为对照的RNA样品以及分子量标准则应染色进行观察（见下面的步骤（20））。

⑩倒掉托盘中的水，再加入500ml 10×SSC，然后将托盘放到一旋转平台上轻轻摇动45min。

⑪把凝胶放到一张塑料薄膜上，精确测量凝胶的长度和宽度，再把凝胶放回10×SSC的托盘中。

⑫裁剪一张硝酸纤维素膜，长、宽较凝胶小3mm左右，将其在一盛有水的托盘中浸湿约1min，再放至盛有20×SSC的托盘中浸泡5～10分钟（尼龙膜只需在水中浸湿）。

操作硝酸纤维素膜时应戴手套，手上的油渍会污染纤维素膜，引起转膜后出现假象。

⑬裁剪层析纸，每张大小比纤维素膜小7mm左右，形成1cm或2cm厚的纸堆。

⑭准备毛细转移装置，剪一张层析纸，约比凝胶宽2cm，长30～40cm。在大托盘中放入数百毫升20×SSC，在20×SSC中充分湿润层析纸。将一玻璃板横置于托盘上，层析纸放到玻璃板上面其长端浸入托盘中的20×SSC中形成纸桥，用一10毫升长的玻璃吸管小心地在层析纸上来回滚动赶走气泡。

⑮将凝胶从10×SSC中取出，滴干液体，置于层析纸上，用上述同样方法赶走凝胶与层析纸间气泡。再从20×SSC的托盘中取出浸泡的纤维素膜，放到凝胶上，确定膜四边均没有超过凝胶，同样赶走气泡。

⑯在前面裁好的层析纸堆中取出一张，在20×SSC中湿润，然后放到一张干的层析纸上除掉多余的SSC，再将其放到纤维素膜上，同样赶走气泡并确定纸的四边没有超过纤维素膜。

⑰将裁好的层析纸堆放到第一张层析纸上，然后再放2～3cm厚的纸塔。在纸塔上面放一块玻板，玻板上再放一个小瓶，以压紧形成的金字塔。

为避免转移不完全的发生，有两点应注意：凝胶和纤维素膜之间一定不要有气泡；②金字塔上面部分的大小一定不能超过其下面的部分。

⑱用塑料薄膜覆盖住托盘四周以减少转膜时的水分蒸发，转膜6～24小时。

多数情况下转膜过夜就足够了，薄的凝胶转移速度快于较厚的凝胶，同样，较小的RNA带其转移速度也要快于较大的RNA带。

⑲转移完成后，移走转移装置上面的纸塔，而让硝酸纤维素膜仍留在凝胶上，在对应凝胶右上角的位置处作一标记，然后用钝头镊子取下纤维素膜，置于两张层析纸中间，在80℃干烤2小时。

⑳对照样品用溴化乙锭染色进行观察，先将留下的凝胶用水漂洗数次，然后放入水中浸泡过夜。第2天，倒掉水再加入溴化乙锭染色液（每500ml水中加25μl浓度为10mg/ml的溴化乙锭），染色45分钟后照相，照相时在凝胶边缘放一把尺子。有时染色后需要在水中浸

泡1小时以除掉多余的溴化乙锭。

照片上应能见到两条细带：分别为28S和18S核糖体RNA带。如果在泳道上见到的核糖体RNA带并不细，则可以推测待分析RNA样品可能在制备过程中已大部分降解。但是如果RNA是用异硫氰酸胍法从组织中提取的，那么见到核糖体RNA污迹属于正常现象。

整个操作步骤分28步，又分成3个阶段：(1)～(3)：制备琼脂，糖甲醛凝胶；(4)～(20)：RNA电泳和转膜；(21)～(28)：预杂交、杂交和洗膜。

㉑将烤过的膜装入杂交袋中，根据膜的大小加入6～10ml Northern预杂交液，湿润膜然后封口。

㉒在合适的温度预杂交过夜（此步及以下的步骤中均不需要摇动杂交袋）。

使用本方案推荐的杂交和预杂交液时，杂交和预杂交温度一般在37～42℃之间。

㉓切口平移制备探针，每1ml杂交液中应有每分钟计数5000探针。将探针煮沸5分钟，然后加到Northern杂交液中，混合均匀。

㉔将杂交袋一角剪开，移出预杂交液，最好是把杂交袋平放在一平面上，然后用一毛细管从袋上滚动压出液体。

㉕加入切口平移探针/杂交液，将液体铺展覆盖住膜，再封口。

㉖在和预杂交相同的温度下杂交过夜。

㉗第2天，剪开杂交袋并取出杂交膜，按以下步骤洗膜。

1×SSC加0.1%SDS，室温下洗涤两次，15分钟/次。

0.25×SSC加0.1%SDS，室温下洗涤两次，15分钟/次。

在高盐洗膜后，用Geiger计数器检查滤膜，如果背景中已能看到大部分滤膜，则不需要继续洗膜。少数情况下需用更为严格的条件进行洗膜，如用<0.25×SSC的液体和更高的温度。

㉘用X光片进行放射自显影，根据检测样品中mRNA的丰度和切口平移探针的比活度，曝光时间不同，一般曝光一天后就能看到条带，但有时需7～10天。

2. 用乙二醛和二甲基亚砜变性处理进行RNA的Northern杂交　乙二醛和二甲基亚砜（DMSO）可以使RNA有效变性，而且一些学者认为与甲醛凝胶电泳相比，乙二醛/DMSO凝胶电泳得到的结果更好一些。但是乙二醛/DMSO凝胶电泳比甲醛凝胶电泳所需的时间要长，且需要对电泳缓冲液进行再循环。

(1) 附加材料　10mmol/L NaH_2PO_4，pH 7.0（电泳缓冲液）。

0.1mol/L NaH_2PO_4，pH 7.0。

DMSO。

6mol/L 去离子乙二醛。

乙二醛加样缓冲液（50%甘油，10mmol/L NaH_2PO_4 pH 7.0，0.4%溴酚蓝）。

(2) 操作步骤

①制备1.2%的胶，称取4.2g琼脂糖，加350ml 10mmol/L NaH_2PO_4（pH 7.0）电泳缓冲液，煮沸溶解。冷却5分钟后倒胶，梳子距胶盒底部约1mm，倒胶后放置30～45分钟让胶凝固，然后小心拔出梳子并在电泳槽中加入电泳缓冲液。

②对每一份分析样品均先配以下混合物，总体积33.6μl。

DMSO	22.5μl
0.1mol/L NaH_2PO_4，pH 7.0	4.5μl
乙二醛	6.6μl

③将 RNA 样品加入上面配好的混合物中，样品最大体积为 11.4μl，如终体积不足 45μl，则加水补足。每一份分析样品均应制作双份，留一份进行染色观察。

④50℃温育 1h。

⑤反应混合物置于冰上降温，并加入 12μl 乙二醛加样缓冲液。

⑥加样然后电泳，电压 4V/cm。电泳约 30 分钟左右让 RNA 进入凝胶后开始电泳缓冲液的再循环，然后一直电泳到溴酚蓝带迁移至凝胶长度的一半位置为止。

电泳缓冲液进行持续再循环的目的在于保证缓冲液的 pH 在 7.0，如 pH 升高到 8.0 或更高，则乙二醛将与 RNA 分离。

⑦电泳结束后应立即进行转膜，不需要对凝胶进行特别处理，按方案 1. 步骤⑫～⑱进行转膜。

⑧转膜过夜后，在 80℃干烤硝酸纤维素膜 2 小时。

⑨按方案（一）进行预杂交、杂交和洗膜、曝光。

⑩按方案（一）对留出的另一份对照样品用溴化乙锭染色，然后照相观察。

3. 用狭线印迹对被固定的 RNA 进行 Northern 杂交　RNA 狭线杂交方法不经过凝胶电泳分析，采用带狭槽的装置直接将 RNA 样品点在尼龙膜或硝酸纤维素膜上，然后与标记探针进行杂交，可对 RNA 进行简单的定性或半定量分析。

（1）附加材料　0.1mol/L NaOH。

狭槽和加样带。

（2）操作步骤

①用 0.1mol/L NaOH 清洗加样器，再用 DEPC 水充分冲洗。

②切一张适当大小的尼龙膜或硝酸纤维素膜，用 10×SSC（尼龙膜）或 20×SSC（硝酸纤维素滤膜）浸润 10 分钟。

③将膜铺在加样器上，按所用加样器使用指南装好加样装置，并用 10×SSC 清洗各加样孔。

④a 将 11μl RNA 样品与以下溶液混合：

10×MOPS 电泳缓冲液	5μl
37%甲醛	8.75μl
甲酰胺	25μl

样品于 65℃保温 15min，然后置于冰上。

④b 也可将 11μl RNA 样品与以下成分混合：

DMSO	22.5μl
0.1mol/L NaH_2PO_4，pH 7.0	4.5μl
乙二醛	6.6μl

样品于 50℃保温 1h，然后也置于冰上。

⑤每一 RNA 样品加 2 倍体积的 20×SSC。

⑥打开加样器，先让 10×SSC 滤过，再开启抽吸开关，加入 RNA 样品，缓慢抽吸使样品滤过，每孔再加入 1ml 10×SSC，继续抽吸使之滤过。

⑦取出滤膜，夹在两张 Whatman 3MM 滤纸中间，室温干燥后于 80℃干烤 2 小时固定 RNA。

⑧按方案 1. 进行杂交分析。

第三节　RT-PCR 技术

RT-PCR（reverse transcription polymerase chain reaction）是将 RNA 的反转录（RT）和 cDNA 的聚合酶链式扩增（PCR）相结合的技术。首先经反转录酶的作用从 RNA 合成 cDNA，再以 cDNA 为模板，扩增合成目的片段。RT-PCR 技术灵敏而且用途广泛，可用于检测细胞中基因表达水平，细胞中 RNA 病毒的含量和直接克隆特定基因的 cDNA 序列。作为模板的 RNA 可以是总 RNA、mRNA 或体外转录的 RNA 产物，下面介绍以 mRNA 为模板扩增 DNA 的方法。

（一）材料

无菌 H_2O

10×扩增缓冲液（不含 $MgCl_2$）

T*aq* DNA 聚合酶，5U/μl

4 种 dNTP 混合液：每种 dNTP 的浓度均为 2.5mmol/L

引物，两种引物均用无菌水配制成 10pmol/μl，储存于 −20℃

$MgCl_2$ 25 mmol/L

DNA 模板：哺乳动物基因组 DNA 为 0.1μg/μl，质粒 DNA 为 0.1ng/μl

RNA 酶抑制剂

DTT，0.1mol/L

Oligo（dT）$_{12\text{-}18}$，1μg/ml

矿物油

自动化热循环反应仪

（二）操作步骤

[方案 1]

(1) 首先通过反转录反应，以 mRNA 为模板合成 cDNA。

将一个无菌的 0.5ml PCR 反应管置于冰上，并在其中混合下列物质。

mRNA（1μg/μl）	10μl
Oligo（dT）$_{12\text{-}18}$（1μg/ml）	10μl
1mol/L（Tris·HCl）（pH 7.6）	2.5μl
1mol/L KCl	3.5μl

25mmol/L $MgCl_2$	2μl
4 种 dNTP 混合液，每种均为 5mmol/L	10μl
0.1mol/L DTT	2μl
RNA 酶抑制剂	25U
加水至总体积为	48μl

可用 10～50pmol 用于 PCR 扩增反应的上游寡核苷酸引物（亦称 $3'$引物或向前合成引物）代替 Oligo（dT）作引物。上游引物与初始 mRNA 互补。

（2）加入 2μl Moloney 鼠白血病病毒（MMLV）逆转录酶（pharmacia），（200 000U/ml）；对于其他厂商产品，使用与此相当的单位数。轻轻振荡混匀，尽量避免产生泡沫。逆转录酶储存液中含有 Triton X-100，有时很难避免产生气泡。必要时，可用台式高速离心机离心片刻，去除泡沫。

（3）将所有反应成分混匀后，将混合物置 37℃温育 1 小时，进行逆转录反应。

（4）逆转录反应结束后，将反应混合物加热至 95℃ 5 分钟，以灭活逆转录酶。此步骤可提高扩增效率和产物的“洁净度”。

（5）在一个无菌的 0.5ml PCR 反应管中，按下列顺序混合：

无菌水	30μl
10×扩增缓冲液	10μl
4 种 dNTP 混合液，每种浓度均为 2.5mmol/L	8μl
上游引物（10pmol/μl）	10μl
下游引物（10pmol/μl）	10μl
逆转录反应混合液	5μl
加水至总体积	100μl

（6）将溶液混匀，12 000r/min 离心 10 秒。

（7）于 95℃加热反应混合液 7 分钟，使 DNA 完全变性。

（8）将 0.5μl Taq DNA 聚合酶加入反应混合液中。

（9）用 100μl 矿物油覆盖于反应混合液上，这样可以防止样品在反复加热、冷却过程中蒸发。

（10）按以下方法进行扩增。典型的变性、退火和聚合条件如下：首轮循环：94℃变性 5 分钟，50℃退火 1 分钟，72℃聚合 1 分钟；后续循环：94℃变性 1 分钟，50℃退火 1 分钟，72℃聚合 1 分钟；末轮循环：94℃变性 1 分钟，50℃退火 1 分钟，72℃聚合 7 分钟。

（11）末轮循环后不再变性，12 000r/min 离心 2 分钟，将反应物转入另一小管中，置

−20℃保存。

(12) 从反应混合液中取出DNA扩增产物进行凝胶电泳，Southern杂交或DNA序列测定分析。

[方案2]

(1) 设置合成cDNA第一链的反应：

10×扩增缓冲液（pH 8.3，室温）	2μl
4种dNTP混合液，每种浓度为10mmol/L	2μl
Oligo（dT）$_{12-18}$（100μg/ml）	1μl
胎盘RNA酶抑制剂	20U
mRNA	1～2μg
50mmol/L $MgCl_2$	1μl
加水至终体积	20μl

可用10～50pmol上游引物代替Oligo（dT）作引物。

(2) 将100～200U MMLV逆转录酶加入混合物中，混匀，将反应混合物置37℃温育30分钟。

(3) 将反应混合物加热至95℃，5分钟，以使逆转录酶灭活。

(4) 加入：

上游引物	10～50pmol
下游引物	10～50pmol
1×扩增缓冲液至总体积为	100μl
Taq DNA聚合酶	2.5U

扩增反应中上游引物的总量应为10～50pmol。这包括用于替代Oligo（dT）引导合成cDNA第一链的任何上游引物。参与反应的寡核苷酸引物过多通常导致意外的非靶序列扩增。因此最好进行预实验，以确定要取得令人满意的扩增效果所需两引物的最低浓度。

(5) 加100μl矿物油覆盖于反应混合液上。

(6) 以下步骤同[方案1]中的（10）～（12）。

第四节　DNA的重组与鉴定

（一）DNA的重组

重组DNA的基本过程是DNA克隆，即获得重组体DNA的无性繁殖系。它包括载体及目的DNA片段的制备，目的DNA片段与载体的连接，重组DNA导入受体细胞及重组体的筛选与鉴定等。

目的DNA的制备是DNA克隆的第一步。目前获取目的基因常用的方法有基因的化学合成法、酶促合成法、酶切法及PCR扩增法等。PCR方法可以从染色体DNA和cDNA模板中扩增得到目的基因，但该法只能用于已知序列的基因或与其同源性高的未知序列基因，且扩增产物DNA序列发生差错的概率高达0.25%。尽管如此，PCR扩增方法因其快速简便的优点仍得到广泛的应用。化学合成目的基因的优点主要是可以任意制造并修饰基因，在基因两端方便地设立各种接头以及选择各种宿主生物偏爱的密码子，但对于大基因而言，该法的费用偏高。

构建或选择适合于克隆目的基因的载体是DNA克隆技术的关键。目的基因只有与适合的载体连接，并由其引入相应的受体细胞，才能在新的宿主细胞中得到扩增。在构建或选择克隆目的基因的载体时，要根据目的基因的特性，着重考虑以下几个条件：①有足够的容纳目的基因的幅度，并使目的基因能够借助于载体的复制与调控系统得到忠实的复制与增殖。②在非必要的DNA克隆区段有多种限制性酶的单一识别位点，易于目的基因片段与载体的连接，重组与筛选。③与宿主细胞有一个或多个利于检测的遗传表型（如抗药性、营养缺陷型或显色表型反应等)。④拷贝数多，易于宿主细胞的DNA分开，便于分离提纯。

DNA片段的重组连接是靠DNA连接酶将目的基因与载体共价连接的。连接的方式不外乎两种，一种是粘端连接，另一种是平端连接。在这两种连接方式中又有多种酶连技巧，比如粘端连接可以用同一种限制酶切割位点连接，也可以用不同限制酶切割位点连接，还可以用同裂酶切割后相连接。平端连接可直接用T4DNA连接酶连接，但更多的是加同聚尾或人工接头后再进行连接。

外源基因与载体在体外连接成重组体DNA分子后，要使其扩增和表达就必须把重组分子引入受体细胞。受体细胞可以是微生物细胞、动物细胞或植物细胞。目前应用最广的微生物受体是大肠杆菌K-12株的衍生菌，它是人工改造的安全宿主菌，在人的肠道几无存活率或存活率极低。除安全标准外，所采用的衍生菌应是限制酶缺陷型，即外源DNA进入受体菌不致被降解。此外，还应为重组缺陷型，这样可保证外源DNA在细菌内的完整、独立存在，而不与细菌基因组发生重组。

重组DNA分子导入受体细胞后能在选择性培养基或抗性平板上生长的细胞是转化体。这些转化体是否含有重组DNA还需进一步筛选与鉴定。尤其是单位点酶切后进行连接，存在大量自身环化的载体，即使双酶切后进行连接，也有可能因酶切不彻底而出现自身环化的载体。因此必须从转化菌中筛选出含有DNA重组体的菌落。常用的方法有α-互补、营养缺陷互补、插入失活、酶切图谱分析、杂交、序列测定等。

下面介绍DNA片段亚克隆的基本方法和PCR构建重组的DNA分子。

1. DNA片段亚克隆的基本方法

(1) 原理　此法是利用限制酶切割DNA（有必要可用其他修饰酶修饰），通过凝胶电泳纯化目的DNA，在DNA连接酶催化下，使目的DNA与载体连接。连接产物导入受体菌，通过选择标记筛选转化子，小量制备DNA作限制酶切图谱鉴定转化子中是否含有目的DNA。整个克隆实验按照下述轮廓进行。

(2) 材料　小牛肠碱性磷酸酶（CIP）和缓冲液

0.5mmol/L 4dNTP混合液

大肠杆菌DNA聚合酶Ⅰ Klenow片段或T4DNA聚合酶

寡核苷酸接头

10mmol/LATP

T4 DNA连接酶

2×T4 DNA连接酶缓冲液

（3）操作步骤

①在 20μl 反应体积内用合适的酶完全消化 DNA。75℃加热 15 分钟，灭活酶。若无需进一步的酶促处理，接步骤（6）。

②如果 5′磷酸需要去除，加入 2μl 10×CIP 缓冲液和 1U CIP，37℃温育 30～60 分钟，75℃加热 15 分钟终止反应。如无进一步的酶促处理，接步骤（6）。

③如果限制酶消化的 DNA 片段的一端或两端需变为平端，加入 1μl 含 4 种 dNTP 混合液（每种 0.5mmol/L）和适量 Klenow 酶或 T4 DNA 聚合酶，温育，75℃加热 15 分钟终止反应。如果只需 1 个平端，可用适当的酶消化。如无进一步的酶促处理，接步骤⑥。

④若需加入寡核苷酸接头，加入 0.1～1.0μg 的合适的寡核苷酸接头，1μl 10mmol/L ATP，1μl 0.2mol/L DTT，20～100 粘性末端单位的 T4 DNA 连接酶，15℃过夜，75℃加热 10 分钟以终止反应。

⑤用识别接头的限制性内切核酸酶切割步骤（4）的产物。如果两个末端只有一个含有接头，产物加入另一种酶切割。

⑥用琼脂糖凝胶电泳分离所需的 DNA 片段，在紫外灯下，切下所需条带，纯化 DNA。必须使用长波紫外光源以防止 DNA 的损伤。

⑦建立以下连接反应：

DNA 成分（0.1～5μg）	9μl
2×连接缓冲液	10μl
10mmol/L ATP	1μl
T4 DNA 连接酶	（20～500 粘性末端单位）

15℃温育 24h。

含 4 个碱基的 3′或 5′突出的两个片段的简单连接需要的连接酶量较平端或复杂的连接反应要少得多，而 DNA 的质量也影响连接酶量。

⑧取 1～10μl 连接产物转化感受态大肠杆菌，利用载体上的遗传标记选择重组子。

⑨用小量制备法纯化质粒或噬菌体 DNA，用限制性内切核酸酶作进一步分析。

2. PCR 构建重组的 DNA 分子　利用聚合酶链式反应（PCR），任何两个 DNA 片段可连接成一个新的重组 DNA 分子。通过在 PCR 引物中引入额外非同源的核苷酸，可在连接处产生所需要的读码框架或酶切位点，可在 DNA 的任意位点替换、删除或插入核苷酸。用该技术并不需要知道待亚克隆的 DNA 的核苷酸序列，只需要知道两小段伸展于片段两侧的区段（约 20bp）作为扩增反应的引物结合区。此技术可用来产生符合读码框架的融合蛋白，序贯 PCR 扩增产生重组 DNA 分子或用反向 PCR 引入限制性酶切点。

此法最大的不足是要验证克隆的目的 DNA 有无突变时，由于所用的 *Taq* DNA 聚合酶缺乏 3′→ 5′外切酶活性，因而缺乏校对功能，错误率较高。在 PCR 过程中，核苷酸掺入的错误率可达每循环 8.5×10^{-6} 个核苷酸，约比使用大肠杆菌 DNA 聚合酶Ⅰ的 Klenow 片段时高 4 倍，但 Klenow 酶对热不稳定。对于一个 30 轮循环的扩增反应来说，这一掺入错误率将导致 0.1%～0.25%的总错误频率。现已有两种具有校对功能的耐热 DNA 聚合酶出售，即 Pfu DNA 聚合酶和 Vent DNA 聚合酶。这两种 DNA 聚合酶比 *Taq* DNA 聚合酶更耐热。其催化产物的精确率，Pfu DNA 聚合酶比 *Taq* DNA 聚合酶高 12 倍，Vent DNA 聚合酶比

Taq DNA 聚合酶高 4 倍。

PCR 构建重组 DNA 是用合成带新的单酶切位点的寡核苷酸扩增 DNA 片段，便于将其亚克隆到含互补末端的酶切位点的载体。

(1) 材料 模板 DNA（1～10ng 质粒或噬菌体 DNA，20～30mg 基因组 DNA 或 cDNA）

寡核苷酸引物（0.6～1.0mmol/L）

矿物油

TE 缓冲饱和酚和氯仿

无水乙醇

TE 缓冲液 [10mmol/L（Tris·HCl）pH 8.0，1mmol/L EDTA]

Klenow 酶

载体 DNA

小牛肠碱性磷酸酶（CIP）

磷酸化合成的寡核苷酸，PCR 扩增 DNA，琼脂糖和聚丙烯酰胺凝胶电泳，DNA 的制备和纯化，限制酶消化，DNA 片段连接，连接产物转化大肠杆菌所需的试剂和设备。

(2) 操作步骤

①制备模板 DNA，如 DNA 不是经氯化铯梯度纯化的，100℃煮沸 10 分钟以灭活核酸酶。

快速制备或氯化铯梯度纯化的质粒 DNA、噬菌体 DNA、基因组 DNA 或 cDNA 均可作为靶 DNA。

②制备寡核苷酸引物，若 PCR 产物要进行平端克隆，就应该对引物的 5′端羟基进行磷酸化处理。

需要 PCR 产物的 5′端磷酸与载体 DNA 的 3′端羟基形成磷酸二酯键而连接。如载体经磷酸酶处理，此步骤是必需的。

③建立标准的扩增反应，以矿物油覆盖表面，在以下条件下进行 20～25 轮扩增循环：94℃变性 1 分钟，50℃退火 1 分钟，72℃延伸 3 分钟，最后一个循环在 72℃延伸 10 分钟，尽可能使扩增产物完整。

④取少量反应混合物（4～8μl），用琼脂糖凝胶电泳或聚丙烯酰胺凝胶电泳检测扩增效果。

⑤吸去矿物油上层，用氯仿抽提 1 次除去残存的矿物油。用饱和酚抽提 1 次，然后用无水乙醇沉淀 DNA。

⑥4℃高速离心 10 分钟，沉淀用 20μl TE（Tris/EDTA）缓冲液溶解。用玻璃珠、电洗脱或低融点胶的酚抽提法进一步纯化 PCR 产物可去除未掺入的 dNTP、引物、无关的 PCR 产物和模板 DNA。

⑦对于通过平端连接进行的克隆，用 DNA 聚合酶Ⅰ（或 Klenow 酶）修平扩增片段的 3′端。因 *Taq* DNA 聚合酶通常在 PCR 产物的 3′末端加上 dA，故此步是需要的。

对于通过粘端连接进行的克隆，如引物中含有单一酶切位点，则在 20μl 体积用合适的酶消化一半 PCR 产物。用过量的酶消化数小时。

⑧用合适的末端互补的酶在 20μl 体积内消化 0.2～20μg 载体 DNA，用 CIP 去磷酸化，以阻止载体自连。

⑨用普通琼脂糖或低融点琼脂糖电泳分离线性化的载体。用玻璃珠、电洗脱、或酚抽提法回收线状的载体。

⑩连接 PCR 片段和线状载体。

⑪取部分连接产物转化大肠杆菌。从转化体中以小量制备法提取质粒 DNA。

⑫用合适的酶消化转化体的质粒 DNA，以琼脂糖凝胶电泳分析以确证片段的插入。

⑬测定质粒 DNA 中扩增片段的序列，检查有无突变，或者用生物化学或遗传学方面的功能分析筛选转化体。

（二）DNA 的鉴定

特定序列的单链 DNA 或 RNA 分子（探针）与具互补序列的另一个 DNA 或 RNA 分子（靶分子）进行碱基配对的过程，称为杂交。在早期应用中，两个杂交的分子都存于溶液中。Denhardt 在 1966 年首先提出把杂交作用中的一个分子固定在一种固体支持物上，称为斑点印迹，此方法成为确定基因组 DNA 中特殊序列和重组体克隆的主要手段。1975 年 Southern 指出凝胶电泳出来的 DNA 分子可以转到一种膜上，使每个限制酶切下来的有关遗传信息的片段可以用杂交方法分析，称为 Southern 印迹，此后这种方法成为 DNA 分析中的台柱。杂交分析很敏感，可测出复杂基因组中的单拷贝基因，故广泛应用于分子生物学中。最早的杂交分析是用长的（100～1000 碱基对）放射标记的 DNA 探针来做的，后来发展了其他类型的探针（RNA、寡核苷酸）。同时标记方法及其检测手段也有改进。对影响杂交稳定性和杂交速度的因素，有了进一步理解，从而产生了新的试剂和新的测定方法。通过摸索找到合适的方式是一个艰巨的工作，尤其是一个方法它可能只对某个探针一靶的组合很适用，而改变其中任何一方就不行了。DNA 分析中的主要技术之一的 Southern 印迹将在下一章详细介绍。

第五节　Southern Blot

Southern Blot 即 DNA 的吸印转移法，是将 DNA 片段从电泳凝胶中转移到支持膜上的技术。转移或其后的处理是把 DNA 片段在膜上固定起来，所以膜是凝胶上的条带的半永久性再生。DNA 固定之后可作杂交分析，从而把互补于标记探针的序列显示出来。

在做 Southern 印迹时，要选择不同类型的膜和转移缓冲液，还要选方法。最常用的膜是硝酸纤维素膜，不带电荷或带正电荷的尼龙膜。尽管这 3 种膜的性质不同，但对许多应用还是可以彼此代替的。尼龙膜的主要优点是结实，可以重复使用十多次。硝酸纤维素膜较脆，很少能用到 3 次。然而硝酸纤维素膜仍被广泛使用，因为它在某些类型的杂交试验中，背景较低。

（一）用高盐溶液在尼龙膜或硝酸纤维素膜上做 Southern 印迹

1. 原理　此法是特为把琼脂糖凝胶上的目的 DNA 印迹到无电荷或带正电荷的尼龙膜上而设计的，略加修改即可用于硝酸纤维膜。第一步是把琼脂糖凝胶在一系列溶液中浸泡，以去嘌呤、变性、中和 DNA 和膜基质。第二步是用高盐转移液通过上行性毛细管作用促使

DNA在转移中与膜结合，但不是永久固定下来。最后是用紫外线照射（尼龙膜）或烘烤（硝酸纤维膜）法，把DNA固定到膜上。

2. 材料　待分析的DNA样品

琼脂糖凝胶电泳试剂及设备

0.25mol/L 盐酸

变性液（1.5mol/L NaCl，0.5mol/L NaOH）

中和液（1.5mol/L NaCl，0.5mol/L（Tris·HCl）pH 7.0）

20×SSC（3mol/L NaCl，0.3mol/L 二水柠檬酸三钠，盐酸调 pH 至 7.0）

2×SSC（由20×SSC稀释）

海绵、滤纸、吸水纸、紫外灯及保鲜膜

尼龙膜或硝酸纤维素膜

平头镊子

小心：操作时应戴手套，以免手被酸碱溶液烧伤。避免污染滤膜，取用滤膜时用平头镊子。

3. 操作步骤

（1）用合适的限制性内切核酸酶消化DNA样品，连同相对分子质量标准一起进行琼脂糖凝胶电泳，溴化乙锭染色。在凝胶旁放置一直尺，在紫外灯下拍照，便于以后识别。凝胶的厚度应≤7mm，且在能有效分离条带的浓度范围内尽可能降低琼脂糖浓度。

（2）用蒸馏水稍稍冲洗凝胶块，将凝胶置于约10倍胶体积的0.25mol/L盐酸中浸泡30分钟，并在室温下不断温和地振摇。

（3）倒掉盐酸并用蒸馏水冲洗凝胶，加入10倍体积变性液摇动20分钟，并重复一次。

（4）倒掉变性液，用蒸馏水冲洗凝胶，加入10倍体积中和液，摇动20分钟，并重复一次。

（5）在一个塑料或玻璃器皿中放置一块略大于凝胶的长方体海绵，注入20×SSC溶液约至海绵高度的一半位置，用一张Whatman 3MM滤纸搭桥。

（6）剪3张与海绵一样大小的Whatman 3MM滤纸，20×SSC湿润后置海绵上。

（7）将凝胶置于滤纸上，并用玻璃吸管赶走其间的气泡。

（8）用4张塑料膜沿凝胶边缘铺好，以防“短路”。

（9）剪一块略大于凝胶的尼龙膜，浸于蒸馏水中5分钟。如用硝酸纤维素膜，则先浸水5分钟，后浸于20×SSC中10分钟。

（10）将湿膜盖在凝胶上，用玻璃吸管小心地滚动，去除所有气泡。

（11）用20×SSC溶液浇于膜表面，剪5张与膜同样大小的Whatman滤纸置于膜上。

（12）将剪成与膜同样大小的吸水纸叠放于滤纸上，厚度约为4cm。

（13）置一块玻璃板于叠层之上，并加一块0.5kg的重物放置过夜。

（14）移去吸水纸及滤纸，用铅笔在膜上标出加样孔的位置，并切去膜一角标记。

（15）用2×SSC溶液漂洗膜后，将其置于滤纸上干燥。

（16）用可透紫外线的塑料膜包裹膜，将有DNA的一面朝向紫外光源（254nm）照射，其时间长短确定见辅助方案。

（17）将膜置于2张滤纸之间，于80℃真空干燥2小时，干燥后的杂交膜可在室温下放置数月。

辅助方案：紫外线照射器的标定。

如用紫外线交联法将DNA固定到尼龙膜上，那么照射强度就很重要。强度不够时固定不够，照射过量则导致DNA降解，所以紫外线照射器必须进行标定。因为仪器放出的光强随其使用年限会有所改变，所以要常常进行校正。如能用UV曝光计，可用它来对所用的膜进行照射的时间标定。

现在，有为交联作用特别设计的UV光盒，大多都有自动装置，按使用年限改变其输出，但经常标定一下也是很好的。

1. 材料　放射比活性为10^8dpm/μg的DNA探针

点有一系列DNA斑点的尼龙膜条

可透紫外光的塑料膜

杂交及放射自显影试剂及设备

2. 操作步骤

（1）准备一式5份点有一系列DNA斑点的尼龙膜条，每条膜上DNA的范围为1～100μg。

（2）干燥尼龙膜条，用可透紫外光的塑料膜包好，DNA面朝向紫外光源。

（3）打开紫外光源，在照射30秒、40秒、1分钟、2分钟和5分钟时各取出1张膜条。

（4）用比活性为10^8dpm/μg的合标的标记DNA探针对这些膜条进行杂交。

（5）放射自显影，确定哪一些尼龙膜条的杂交信号最强，所用的曝光时间即为最适曝光时间。

（二）用碱性缓冲液在尼龙膜上做Southern印迹

1. 原理　在碱性条件下，DNA可以和正电荷尼龙膜不可逆地共价结合，可免去转移后的固定步骤。此法略加修改，也可用于无电荷尼龙膜，但转移不够完全。中性尼龙膜也可用，所保留的DNA较少。硝酸纤维膜不适用，因为在pH＞9.0时，DNA固定不住，时间一长就分开了。尼龙膜对碱的抗力要在用前检查好，因为有的尼龙膜对碱的抗性不好。

2. 材料　（同高盐缓冲液转移）

0.4mol/L（对带电荷的膜）或0.25mol/L（对不带电荷的膜）NaOH

0.25mol/L NaOH，1.5mol/L NaCl（对不带电荷的膜）

带电荷或不带电荷的尼龙膜

3. 操作步骤

（1）按高盐缓冲液转移方案准备凝胶及用0.25mol/L盐酸处理。

（2）蒸馏水漂洗凝胶，加入10倍体积的0.4mol/L（对带电荷的膜）或0.25mol/L（对不带电荷的膜）NaOH，缓慢摇动20分钟。

（3）用0.4mol/L NaOH代替20×SSC溶液作为转移液进行转印，转印时间大于2小时。对不带电荷的膜用0.25mol/L NaOH，1.5mol/L NaCl作为转移液。

（4）取出膜，标记，用2×SSC溶液漂洗膜，将其置于滤纸上干燥，室温保存。

（三）下行性毛细转移的Southern印迹

1. 原理　上行性毛细转移法是基本方法，但不方便的是凝胶可能被压在它上面的滤纸和重量压破，降低毛细作用。这个问题在纸巾泡到转移缓冲液中时就更糟，它增加了凝胶上的压力，使印迹进程变慢，以致要16～24小时才能完成。本法所述为一简单的下行性毛细转移系统，在胶外没有过多的压力。一个4mm厚1%琼脂糖凝胶只1小时就能转移完毕。本法适用于各种膜，而且高盐缓冲液、碱性转移缓冲液都可用。

2. 材料　用高盐溶液转移材料或碱性缓冲液转移材料。

3. 操作步骤

(1) 按高盐转移或碱转移方案准备和处理凝胶。

(2) 安装转移塔，由下到上依次为：玻璃平皿，吸水纸巾（1～3cm高），4张Whatman 3MM滤纸，1张转移缓冲液浸湿的Whatman 3MM滤纸，用蒸馏水润湿的尼龙膜或用20×SSC润湿的硝酸纤维素滤膜，塑料膜，凝胶，3张Whatman 3MM滤纸，2张大的转移缓冲液浸湿的Whatman 3MM滤纸做的滤纸桥（接至转移20×SSC缓冲液槽），轻质玻璃板。

(3) 转移1小时，取下膜，用2×SSC漂洗，晾干。固定DNA并将膜保存于室温。

（四）从聚丙烯酰胺凝胶电转印至尼龙膜

1. 原理　毛细转移虽然可信又无需特殊仪器，但是不能用于聚丙烯酰胺凝胶，因为聚丙烯酰胺凝胶的网眼太小，DNA不能进行有效的反向扩散。所以聚丙烯酰胺凝胶必须用电泳转移来进行印迹，要求用低离子强度的转移缓冲液，所以一般用尼龙膜。无电荷的尼龙膜比带正电荷的尼龙膜好用些。

把带有目的样品的聚丙烯酰胺凝胶放在适当处理过的膜上，把它夹在电印迹装置上，用电流将DNA从凝胶转移到膜上，膜用缓冲液冲洗后就可用于紫外线交联。此法可转移小的DNA片段，并把它们充分的保留在膜上。完全的转移和固定对许多实验来讲很重要，如基因组序列测定、PCR定量少见的DNA等。

2. 材料　聚丙烯酰胺凝胶电泳试剂及设备

尼龙膜

Whatman 3MM滤纸

0.5×TBE（Tris/硼酸）电泳缓冲液

0.4mol/L NaOH

2×SSC（0.3mol/L NaCl，30mmol/L二水柠檬酸三钠，由20×稀释）

电转印仪（Bio-Rad设备）

镊子、玻棒

3. 操作步骤

(1) 在非变性或变性聚丙烯酰胺凝胶中电泳DNA样品。

(2) 电泳即将结束时，将一张凝胶大小的尼龙膜在蒸馏水中浸泡5分钟。

(3) 从电泳装置中取去一块玻璃板，染色后照相（如果是非变性胶）。在凝胶的表面铺一张Whatman 3MM滤纸，用玻棒赶去气泡，揭起滤纸将凝胶剥离玻璃板。

(4) 将两块Scotch-Brite垫浸泡于0.5×TBE电泳缓冲液，反复挤压以去除气泡。裁7张与凝胶等大的Whatman 3MM滤纸，浸泡于0.5×TBE电泳缓冲液中15～30分钟。

(5) 将一块饱和的Scotch-Brite垫置于电转印仪的凝胶夹板上，将3张润湿的Whatman 3MM滤纸置于其上，用玻棒赶去气泡。

（6）将凝胶用 0.5×TBE 电泳缓冲液浸湿，置于上述滤纸上，再次用电泳缓冲液浸湿。

（7）将处理过的膜置于其上，赶去气泡，再加上余下的 4 张润湿的 Whatman 3MM 滤纸，盖上另一块饱和的 Scotch-Brite 垫，锁好。

（8）将凝胶夹置于电转印室（膜面向阳极），加满 0.5×TBE。打开冷却装置，在 30V（约 125mA）电转印 4 小时。

（9）取下膜，标记。DNA 面向上放在 3 张用 0.4mol/L NaOH 浸泡过的 Whatman 3MM 滤纸上 10 分钟，进行变性。

（10）用 2×SSC 漂洗，晾干。固定 DNA 并将膜保存于室温。

（周庆涛）

本章参考文献

1. 林菊生主编．现代细胞分子生物学技术．北京：科学出版社，2004.
2. F. M. 奥斯伯 R. E. 金斯顿，J. G. 塞德曼主编．马学军，舒跃龙，颜学颖等译校．精编分子生物学实验指南．第四版，北京：科学出版社，2005.
3. 汪谦主编．临床医学试验方法学．北京：科学出版社，2002.

第十三章　受体功能测定

一、概论

受体的概念出现于100多年前，但直到20世纪60年代，随着放射性同位素技术用于受体的研究，才开始真正认识受体的本质。受体（receptor）是存在于细胞表面或细胞内的，具有特异识别和结合细胞内外某些特定化学信号物质的蛋白质分子。化学信号物质（也称配基）有内源性和外源性之分，内源性配基可以是激素、神经递质、细胞因子和生长因子等，受体与之结合后，能使受体激活且引起受体后的信号转导，最终启动细胞内相应的生物效应。外源性配基则是药物或毒物，有激动剂和拮抗剂之分。

作为受体必然具有3个必备条件：1. 能与配体（lIgand）发生特异性结合。这种结合具有可饱和性、高亲和性、可逆性以及立体构象专一性等特性；2. 与配体结合后继有相应的信号转导过程；3. 产生明确的生理学效应。

二、判断受体特征的主要指标

1. 受体蛋白的结构　最主要的是氨基酸的序列、受体的拓扑图（立体结构），以及在细胞上的立体定位（在细胞膜或细胞核上，如果在细胞膜上，是如何镶嵌的）。此外还有糖基化水平，是否形成同源性或异源性二聚体或寡聚体等。

2. 受体对配基的识别和结合　受体的功能包括两方面，一是识别配基并与之结合，二是引起后续的信号转导。这两方面的功能称为“运作（operation）”。受体蛋白对配基有高度识别能力，每一种受体只能和某一种或几种配基结合，其中对内源性配基的选择性是最重要的。有时一种受体可以对一种以上的内源性配基有结合能力，但往往只对其中的一种有高亲和力。此外，不同受体与激动剂结合后，效能（efficacy）也不尽相同。

3. 受体的信号转导　信号转导可以分为若干类型，不同类型的信号转导最终引起的细胞功能变化有很大差别。显然这对于评估受体的性质也有重要意义。

以上评估受体特征的3项标准不是相互孤立而是相互关联的，只有对这3项标准综合考虑，才能对每一种特定受体的特征有一个完整的认识。

三、受体分类

受体分类采用类（class）、亚类（subclass），型（type）、亚型（subtype）4级。

受体按存在部位可分为膜受体与核受体，膜受体又分为4大类，因此共5大类：配基门控离子通道受体；G蛋白偶联7次跨膜受体；有酶结构的单次跨膜受体；无酶结构的单次跨膜受体和核受体。

1. 配基门控离子通道受体　这类受体由数个亚单位组成，每个亚单位都包含数个跨膜片段；所有亚基的某些区域共同构成离子通道，当激动剂与受体结合时，受体构型发生变化，导致离子通道开放，进而引起效应。这类受体中有的构成阳离子通道，例如烟碱样乙酰胆碱受体、谷氨酸受体等；有的构成阴离子受体，例如 $GABA_a$ 受体和甘氨酸受体等。

2. G 蛋白偶联 7 次跨膜受体　这类受体具有相似的蛋白质基本结构，氨基端在细胞外，羧基端在细胞内，由疏水性氨基酸组成 7 个跨膜片段，连接跨膜片段的亲水性氨基酸片段组成 3 个细胞外环与 3 个细胞内环。第 3 个细胞内环及羧基端富含苏氨酸与丝氨酸，是受体磷酸化的部位。这类受体都通过第 3 细胞内环与各种 G 蛋白偶联，进而启动信号转导。这类受体是受体中最大的家族，与 COPD 相关的受体大多数属于此类受体，如毒蕈碱乙酰胆碱受体和 β 肾上腺素受体等。

3. 有酶结构的单次跨膜受体　1 条氨基酸链单次跨膜的结构。膜外部分是配基结合部位，膜内部分有酶的结构域，多数是酪氨酸激酶，少数是丝氨酸/苏氨酸激酶，个别是鸟苷酸环化酶。配基结合时酶活化，导致效应酶的磷酸化。生长因子以及多数细胞因子的受体属于这类受体。后续信号转导以有丝分裂原活化蛋白激酶（MAPK）为主。

4. 无酶结构的单次跨膜受体　1 条氨基酸链单次跨膜结构。膜外部分是配基结合部位，膜内部分没有酶的结构域，配基结合引起受体分子构型变化，进一步激活胞浆中的可溶性激酶，导致效应酶的磷酸化。主要包括绝大多数的白介素受体、多数造血因子受体、生长激素及泌乳素受体、干扰素受体、肿瘤坏死因子受体和低亲和力神经生长因子受体。后续信号转导以酪氨酸蛋白激酶-信号转导子和转录激活子途径（JAK-STAT）为主。

5. 核受体　没有跨膜区段，整个氨基酸链都在细胞内。它们的配基都是脂溶性物质，透过细胞膜而在细胞内和受体分子结合，结合后直接作用于细胞核的 DNA 链，各自对特定的基因表达起调节作用。主要包括甾体激素受体与甲状腺素受体。

一种内源性配基的受体划分为一个型，并且以该配基的英文缩写后面加“受体（receptor）”作为受体型的名称。每一型受体又可分为若干亚型。只有内源性配基相同而氨基酸序列同源性很高的受体才可列为同一型的不同亚型。但是不同的亚型往往可以找到不同的高亲和力外源性配基，可以用来区别它们。同一型受体的不同亚型往往糖基化情况及受体拓扑学图形相似，但是组织或细胞分布往往不同，后续信号转导机制也有差异，这反映出亚型是生物进化过程中逐步形成的更为精细的调节机制，对疾病发病机制的认识及开发新药都很重要。

四、受体研究领域中常用名词的基本概念

1. 激动剂（agonist）能够与受体结合并改变其激活状态比例，从而引起生物学效应的配体，称为激动剂。传统激动剂增加激活状态受体比例，而反向激动剂则减少激活状态受体的比例。

2. 拮抗剂（antagonist）拮抗剂通常是指能抵抗激动剂作用的药物，拮抗剂与激动剂作用于同一受体分子，呈竞争性或非竞争性结合。在少数情况下，也将下述药物称作拮抗剂：（1）通过与被拮抗物结合减小被拮抗物的作用（化学拮抗）；（2）通过其他受体产生与被拮抗物相反作用，以减小被拮抗物的作用（功能拮抗）；（3）通过与受体激活至产生效应的中间产物竞争结合，而抑制受体激活产生的效应（间接拮抗）。

3. 调质（modulator）通过与激动剂结合部位不同的受体部位相结合，而增加或减小激

动剂作用的配体称为调质。

4. 强度（potency）表达药物的活性，通常是指产生某一定效应所需要的药物浓度或用量。它是一种不精确的概念，需要别的指标如 EC_{50}、IC_{50} 等来确定。

5. EC_{50} 或 $[A]_{50}$ 表示激动剂产生其 50%最大效应所需要的浓度。激动剂的作用可以为刺激性，也可为抑制性的。当需特定达其他百分比最大效应时的药物浓度时，也可采用 EC_{20}（20%）或 EC_{40}（40%）等指标。有时需要用引起一定量基础测定指标改变的药物浓度来表达药物活性，例如引起灌流后改变 4kPa（30mmHg），或肌肉张力增加 30%时所需的药物浓度，则可分别用 EC_{20mm} 或 $EC_{30\%}$ 来表示。

6. pEC_{50}，$p[A]_{50}$，pD_2 即 EC_{50} 或 $[A]_{50}$ 的以 10 为底的负对数值。例如 EC_{50} 为 10^{-7}mol/L，表达为 pD_2 时，其值即为 7.0。

7. ED_{50} 常用于整体测定。指达到 50%最大效应所需药物的剂量；当效应为全或无时，则指 50%受试对象产生效应所需药物的剂量。

8. K_d 为受体的平衡解离常数。指 50%受体与配体结合时所需配体的浓度。

9. K_A 专指通过功能性实验方法测得的激动剂的平衡解离常数。在数值上应与放射配体结合实验中测得的同一激动剂的 K_d 值一致。

10. IC_{50} 常指放射配体结合实验中配体（激动剂或拮抗剂）引起放射性配体与受体特异性结合减少 50%时所需的摩尔浓度。一般需同时标明所采用放射性配体的浓度与 K_d 值。有时也指在功能实验中使效应降低 50%时所采用拮抗剂的浓度（如上所述，也可用 EC_{50} 来表示）。如事先用激动剂来引起一定的效应，则应同时标明所采用激动剂的浓度。

11. K_I 专指通过竞争抑制放射性配体结合实验所获得的配体的 K_d 值。由竞争抑制曲线得 IC_{50} 值，然后再根据所采用放射性配体的浓度与 K_d 值，按 Cheng & Prusoff 公式求得 K_I 值。

12. pA_2 代表由功能实验获得的可逆性竞争性拮抗剂的 pK_d 值。根据 Schlld 定义，是使拮抗剂 EC_{50} 增大 1 倍所需的拮抗剂的浓度，以其 10 为底的负对数值表示。

13. K_B 与 pK_B 与 pA_2 一样，代表由功能实验获得的可逆性竞争性拮抗剂的 pK_d 值。与 pA_2 的差别只是在做 Schild 图时假设斜率为 1.0。

14. 受体储备（receptor reserve）与备用受体（spare receptor）在某些组织，当高效能激动剂仅占领其一小部分受体时即能产生最大效应，因此当采用不可逆竞争性拮抗剂使部分受体失活时，有可能仅使激动剂的浓度-效应曲线右移而不减小最大效应。这种组织称为具有备用受体，或存在受体储备。一种激动剂在某一组织没有受体储备，但在另一种组织则可能具有较大的受体储备。另一方面，在同一组织，对有些激动剂（完全激动剂）有较大受体储备与较多备用受体，而对另一些激动剂（不完全激动剂）则没有受体储备与备用受体。

15. 完全激动剂，当一种组织具有备用受体时，数种激动剂尽管占领不同数量的受体，但仍产生相同的最大效应，在这一实验条件下，它们被称为完全激动剂。

16. 部分激动剂，一种激动剂尽管在采用很高浓度以占领某种组织全部受体时，其产生的效应仍小于完全激动剂的效应，这种激动剂在此特定条件下称为部分激动剂。部分激动剂不能产生最大效应的原因有多种可能，其中最重要的原因可能为被占领的受体中没有足够的受体被转化成激活形式。

17. 反向激动剂，与受体结合后使激活状态受体减少的配体称为反向激动剂。反向激动剂的效应尤其对那些即使没有传统激动剂存在下仍有相当部分处于激活状态的受体，容易显示出来。

18. 内在效率（Intrinsic efficacy）用来表达不同激动剂在占领同样比例受体时产生效应不同的程度。不同激动剂内在效率不同的原因主要是由于受体与激动剂结合（即被占领）后不一定被激活，不同激动剂在占领同样数量受体时激活受体的数量不同，激活受体数量多者内在效率高，激活受体数量少者内在效率低。完全激动剂由于内在效率高，往往只需要部分受体被占领后就能引起最大效应，即有受体储备。而部分激动剂由于内在效率低，需要全部受体被占领时才能达到最大效应，即没有受体储备，而且能达到的最大效应往往还小于完全激动剂的最大效应。

19. 竞争性拮抗（competitive antagonism），如拮抗剂与激动剂与受体的结合可相互排除时称为竞争性拮抗。因此虽然拮抗剂的存在可抑制激动剂引起的效应，但只要加大激动剂的浓度，激动剂分子与受体结合的几率增大，当激动剂浓度高到一定程度时，仍能使几乎全部受体与激动剂结合，因而达到最大效应。因此在实验中见到拮抗剂存在时，激动剂的量效曲线平行右移，但最大效应不变。竞争性拮抗的机制有以下 3 种。(1) 拮抗剂和激动剂与同一结合位点竞争结合。(2) 拮抗剂与激动剂的结合位点相邻而有部分结构重叠。(3) 拮抗剂与激动剂虽然与受体分子的不同部位结合，但当其中一者与受体结合时，受体分子的改变使另一者不再能与受体结合，从而显示竞争特性。如果激动剂及拮抗剂与受体的结合只能持续短时间，那么在激动剂存在期间激动剂、拮抗剂与受体之间即能达到平衡，因而拮抗剂在相当浓度范围内都可被激动剂所克服，即表现为可逆性竞争性拮抗（reversible competitive antagonism）。相反，某些拮抗剂可与受体形成稳定的共价键，因此虽然在与受体结合时仍与激动剂呈竞争关系，但一旦与受体结合后则不能被激动剂所置换下来，因而不能被激动剂所克服，即表现为不可逆性竞争性拮抗（Irreversible competitive antagonism）。在更多情况下，竞争性拮抗剂作用能被通过增高激动剂浓度所克服的程度取决于激动剂与拮抗剂的相对浓度，它们与受体结合的解离速率常数，以及它们各自的作用时间。因此竞争性拮抗剂在某些实验条件下可被激动剂克服即表现为可逆性拮抗。但在另外一些实验条件下则不能为激动剂所克服而表现为不可逆性拮抗。

20. 非竞争性拮抗（noncompetitive antagonism）指拮抗剂与激动剂能同时与受体结合，相互间并无竞争关系，但拮抗剂与受体的结合可以降低或阻断激动剂的效应。在实验中常见在拮抗剂存在下，激动剂的量效曲线向下移动，即最大效应降低，而 EC_{50} 不变。

五、放射配基结合分析方法

20 世纪 20 年代末 A. J. Clark 在研究乙酰胆碱对离体蛙心肌作用时发现药物效应与受体的结合量呈正比且药物的活性与受体的亲和性有关。20 世纪 30 年代他提出受体和配基相互作用的占领理论。20 世纪 60 年代初在受体研究中采用放射性标记核素并建立了受体放射配基结合分析法（radiolIgand binding assay of receptors，RBA），它的理论基础是占领学说。该理论认为受体与配基以单分子相互结合（分子比为 1∶1），结合反应是可逆的，亲和性相同，配基在结合和解离后不被代谢，也不与其他类型受体结合，受体与配基结合后产生的生物效应的强度与受体被占领的量呈正比，受体结合反应平衡后服从质量作用定律。它为受体亲和力和受体数量定量研究提供可靠灵敏的方法，推动了受体理论研究。RBA是研究受体亲和力的主要方法。

1. 放射性配基的基本性质和选择　对放射性配基的基本要求。

（1）放射比活度高　组织细胞内的受体浓度一般都很低，约在 $10^4 \sim 10^5$ 个/细胞，或10～3000fmol/mg蛋白水平，受体的解离平衡常数多在0.1～10nmol/L间。低比活度标记配基难于达到分析灵敏度的要求。一般要求放射性配基比活度至少为 3.7×10^{11} Bq/mmol。此外，放射比活度高，加入反应管的放射性配基的化学量就可减少，有利于降低非特异性结合。

（2）亲和力高　亲和力高配基与受体的复合物解离慢，可进行有效的结合和游离标记配基的分离，有利于减少实验误差。

（3）特异性高　应选择专一性高的标记配基。如果配基与受体结合的特异性不高，可能与其他受体有交叉结合，影响结果的可靠性，有时需用一定方法抑制交叉结合才能得到可信的结果。

（4）稳定性好　标记原子引入配基分子应当不影响配基的性质，也就是标记配基能代表非标记配基。其次，标记配基应当稳定性好，还应定期考查标记配基储藏过程中的辐射自分解，需要时进行纯化。

2. 受体标本的制备　受体材料可以是组织切片完整细胞的悬液，或者是细胞、组织块经初步分离得到的亚细胞组分如细胞膜、微粒体、细胞浆，也可以是经过进一步纯化或基因工程合成的受体蛋白标本。不论哪一类标本，前提是必须保证其待测受体的生物活性不受损伤。

3. 放射配基结合反应　放射配基结合反应有多种类型。单纯求受体密度可以用单点结合分析，要同时求受体密度和亲和力需用多点饱和分析。要求不同亚型的受体密度和亲和力可用选择性放射配基作多点饱和分析，也可用无选择性的放射配基和有选择性的非标记配基作多点竞争结合分析。多数都应在反应达到平衡后中止反应才采集数据，求动力学参数（结合速率常数和解离速率常数）需采集反应各阶段的数据。

（1）反应介质　放射配基结合分析通常都尽量模拟生理条件，以达到高的结合率。因此一般都使用pH7.4～7.8的缓冲液。缓冲液应不干扰结合反应，并有足够离子强度可在较大范围内稳定pH。常用的缓冲液有：磷酸盐缓冲液、Tris-HCl缓冲液、HEPES缓冲液等。

（2）标记配基浓度　实验类型不同，选用的标记配基浓度也有不同。应兼顾一是在同一实验中放射性最低的一点应能满足测量统计学的要求。二是放射配基的用量应尽可能低，使非特异结合不至于太高，且能控制费用。

（3）测量非特异结合的非标记配基浓度　不论哪一类型的放射配基结合分析，都应同时测定非特异结合。总结合减去非特异结合才是可供数据处理的特异结合。非特异结合通常都用平行管测定，该管反应体积、孵育条件、分离条件、受体浓度、放射配基浓度和总结合管完全相同，只是另含有较大量的非标记配基，结果特异结合完全被抑制，测得的放射性就代表非特异结合。

（4）受体浓度　在一定的受体蛋白范围内特异性结合量与受体浓度呈线性关系。在线性范围内，较高受体浓度将增加特异性结合与非特异性结合的比值。

（5）孵育温度与时间　孵育温度是影响反应速率的重要因素。温度高，结合快，达到反应平衡时间短。温度低，反应终止时容易降温，减少分离过程中复合物的解离。此外，孵育温度低对保持配基及受体蛋白质不受破坏有利。

（6）结合与游离配基的分离　受体配基结合分析最终以测定复合物的放射性来求解受体的数量与解离平衡常数。需在反应达到平衡后将结合部分和游离部分配基分开。分离方法的要求，分离必须尽量完全；分离方法还要简易可行；在分离时间、分离温度等方面可以保持各样品管之间的一致性，以减少分离过程造成的额外误差。

常用的分离方法有离心法、过滤法、吸附法、透析法、电泳法等。选择分离方法的理论依据是在一定温度下复合物的解离速率和解离平衡常数 Kd 相关。

4. 常用受体配基结合反应的基本方法

（1）单点法测量受体密度　指只用一种配基浓度来完成一次测量。测到的是总的受体数，不能区分不同的亚型。适用于两种情况，一是标本中只有一种亚型，或者其他亚型对所用标记配基亲和力非常低。二是虽然标本中有一种以上亚型，但所用的标记配基无选择性，可以测定各亚型的总受体数。单点法的标记配基浓度必须选在饱和区。

（2）多点饱和结合实验求受体的密度和亲和力（不区分亚型）　和单点法类似，配基应当对亚型没有选择性，或者标本本身只有一种亚型。配基浓度应在 0.1～10 倍 Kd 范围内，覆盖非饱和区和饱和区。通常每一标本需要 6～8 个总结合点和 3～4 个非特异结合点。

（3）双位点多点饱和结合实验　如果所用的放射配基对同一种受体不同亚型有不同亲和力，则在多点饱和结合实验中不论放射配基的浓度是多少，都将有两种亚型的复合物。开始时高亲和力亚型的复合物多，后来此种亚型逐步饱和，而低亲和力亚型的复合物逐渐增多。亲和力高、低两种亚型的比例随放射配基浓度的变化而不断变化。

（4）单位点竞争结合实验　用于检测各种化合物是否是已知受体的抑制剂或激动剂，以及比较他们和受体的亲和力大小。反映系统含定量受体制剂、定量标记配基及逐步递增的抑制剂。实验中，放射配基是受体的已知配基，对亚型无选择性。研究对象则是各种非标记的配基。观察指标是复合物中放射配基被取代的百分率。也称竞争抑制实验或竞争取代实验。具体方法是选择一个较高的放射配基浓度，和受体进行配基结合，同时加逐步递增的待测非标记配基，使之和放射配基竞争受体的结合位点，待测非标记配基的浓度需覆盖几个数量级，使放射配基和受体的结合从完全不受抑制逐步变成被严重抑制，直到接近完全被抑制。得到一条竞争抑制曲线，从中获得所需要的参数，主要是竞争剂和受体的亲和力（Kd）和 50％的放射配基结合被取代所需的竞争剂浓度（IC50）。

（5）双位点竞争结合实验　用于测定受体亚型定量的方法。用固定量的放射配基和受体标本进行结合反应，该受体标本中有同种受体的两种亚型，但所选的放射配基对他们没有选择性，又在反应系统中加入逐渐递增的非放射性配基，并且这一放射性配基对两种受体亚型有一定选择性（选择性竞争剂），则随着竞争剂浓度的增加，两种受体亚型和放射配基的结合都将被抑制，但是低浓度时竞争剂对高亲和力亚型抑制多，高浓度时低亲和力亚型的抑制也逐步增多。通过数学模型可求解。

六、受体功能测定

受体功能分析方法是在离体组织通过激动剂引起的生物学效应，或拮抗剂对激动剂效应的影响来定量分析激动剂或拮抗剂与受体亲和性的方法。

1. 激动剂分析方法　如果没有受体储备，根据激动剂浓度-效应曲线得到的 EC_{50}，应能反映激动剂与受体的亲和性。但实际上激动剂（尤其是完全激动剂）常常有受体储备，在此情况下，必须采用 Furchgott 方法测定 K_A 值。具体方法是先得到对照状况下的浓度-效应曲线，然后再给予一定浓度的不可逆拮抗剂使备用受体失活（浓度需通过预实验来确定，当浓度低于一定值时，仅使部分备用受体失活，此时的表现为只引起浓度一效应曲线的右移，而最大效应不变；当浓度超过一定值时，不仅备用受体全部失活，非备用受体也有部分失活，此时不仅浓度-效应曲线进一步右移，最大效应也有降低，选用不可逆拮抗剂的理想浓度应使最大效应降低到对照时的 30%～70%），重新制备浓度-效应曲线，根据前后两条曲线，按如下 Furchgott 公式可得到 K_A 值：1/［A］＝1/［A’］q＋1/K_A（（1-q）/q）。

其中［A］与［A’］分别指使用不可逆拮抗剂前后达到某一效应时激动剂的浓度，q 为一常数，表示经不可逆拮抗剂处理后仍保持活性受体的比值。上式为一元一次方程式，如以 1/［A’］作为变量，对 1/［A］做图，得一直线。斜率（slope）为 1/q，在 y 轴上的截距（intercept）为（1/q-1）/ K_A，即（slope-1）/ K_A，因此 K_A＝（slope-1）/intercept。

2. 拮抗剂分析方法　拮抗剂本身不引起生物效应，但可根据其对激动剂所致生物学效应的影响来确定其与受体的亲和性。竞争性拮抗剂与受体的亲和性通常采用 Schild 做图法求得。其原理是在一定浓度竞争性拮抗剂存在下，激动剂的浓度效应曲线平行右移，拮抗剂的亲和性越高，右移越多。采用 3 个以上浓度的拮抗剂（最大与最小浓度之间的差别不超过 100 倍）。在它们存在下确定浓度-效应曲线，分别与对照情况下的浓度效应曲线作比较。以采用拮抗剂的浓度的 lg 值为横坐标，以相应浓度拮抗剂存在时曲线的 EC_{50} 值与对照曲线的 EC_{50} 的比值（dr）得到 lg（dr-1）值为纵坐标，得一直线，其与横坐标的交点即代表该拮抗剂亲和性的 pA_2 值。如该拮抗剂与受体仅有单一位点的结合，斜率应为 1.0。如设定斜率为 1.0，则仅需采用一种拮抗剂浓度，即能得到上述直线，由此方法得到的拮抗剂亲和性称 K_B，即 K_b＝［B］/dr-1，其中 B 为所用拮抗剂的浓度，dr 的意义同上。

上述受体功能分析方法能反映功能受体与激动剂或拮抗剂的亲和性。由于激动剂与受体结合后通过信号转导过程，信号得到放大，即使在受体表达水平很低，放射配体结合分析难以得到结果时，功能分析方法仍能得到满意结果。此外，功能分析结果更接近药物应用时的实际情况，因而更能预计药物临床应用时的效应。但受体功能分析也有明显的局限性。（1）由于所有功能学方法都是通过生物学效应间接反映受体特性，其结果受到很多非受体因素的影响，包括信号转导过程与效应器的影响。（2）上述多数受体功能分析方法，例如 Furchtgott 公式，Schild 做图等都建立在很多假设的基础上，这些假设只在某些特定条件下成立，在不少情况下，这些假设是否还能成立是有疑问的。因此，这些方法至今尚在不断修正之中。（3）有些功能效应容易准确测定，如血管张力与心脏收缩力改变等，而有些功能效应，如酶的活性增高，信息传递改变等的测定本身有较大误差，要观察浓度-效应曲线的改变不仅工作量大，也不易准确。（4）很难根据功能效应估计受体的数量。由于放射配体结合分析与受体功能分析方法各有利弊，因而目前认为每研究一种受体，都必须同时采用上述两种方法，只有当用两种方法所得到的某一种配体与受体亲和性一致时，结果才能被认为是可靠的。

七、胆碱能 M 受体测定

胆碱能神经是调节气道平滑肌收缩及粘液分泌的主要神经。慢性阻塞性肺疾病（COPD）患者存在胆碱能神经系统功能紊乱，迷走神经张力的增高与 COPD 患者气道狭窄及粘液过度分泌有密切的关系。由于副交感神经节后纤维所释放的乙酰胆碱是通过靶细胞上的毒蕈碱受体（MR）介导支气管痉挛和粘液分泌的，而在人气道及肺组织，至少存在 3 种 M 受体亚型：M_1、M_2 和 M_3 受体。因此，研究 COPD 患者气道 M 受体及亚型的数量和（或）功能变化有重要意义。

1．气道和肺组织细胞膜标本的制备　将标本用冰冷的生理盐水洗去血污，吸干，称重后，移至冰冷的 50mmol/L$K^+$$Na^+$磷酸缓冲液（pH7.4）中，剪碎后，在冰浴中匀浆，组织匀浆以 600g 的速度在 4℃下离心 10 分钟后，弃沉淀，上清再以 25 000g 离心 30 分钟，所得沉淀悬于适量的缓冲液中，调整蛋白含量为 1～2mg/ml，立即供实验用。

2. 蛋白定量

（1）标准曲线制备　配制浓度为 0.03125，0.0625，0.125，0.25，0.5 以及 1.0mg/ml 的标准蛋白液，按所测 A 值做标准曲线（见表 13-1）。

表 13-1　蛋白含量标准曲线制备

	标准蛋白浓度（mg/ml）						
	0	0.03125	0.0625	0.125	0.25	0.5	1.0
标准蛋白液（ml）	0.1	0.1	0.1	0.1	0.1	0.1	0.1
0.01%考马斯亮蓝［coomassie brilliant blue，CBB（ml）］	5	5	5	5	5	5	5
	混匀后反应 10 分钟，595nm 读取 A 值						
A 值							

（2）标本蛋白测定　吸取组织匀浆液 100μl，作为测定管；

吸取 1.0mg/ml 标准蛋白液 100μl，作为标准管；

吸取 100μl 蒸馏水作为空白管；

各管中加入 5ml 0.01%CBB 液，混匀后静置 10 分钟；

在 595nm 处，以空白管调零，读取各管 A 值。

（3）蛋白含量计算

$$测定管蛋白含量（mg/ml）=\frac{测定管 A 值}{标准管 A 值}\times 标准管蛋白浓度$$

3. 放射配基结合饱和试验　取上述制备的膜制剂 100μl，加入最终浓度为

30～2000pmol/L的^{3}H-二苯羟乙酸奎宁酶（^{3}H-QNB），并加缓冲液使总容量为500μl，在37℃水浴中孵育60分钟后，加入4ml冰冷的生理盐水终止反应，迅速通过玻璃纤维滤膜行负压抽滤，分离与受体结合的^{3}H-QNB和游离的^{3}H-QNB，滤膜用5ml冰冷的生理盐水冲洗2次后，晾干，置5ml0.5%2，5二苯基噁唑（PPO）的二甲苯闪烁液中过夜，液闪仪测量放射性，非特异性结合系向反应体系中加入最终浓度为1μmol/l的阿托品溶液而得。

由总结合减去非特异结合，所得特异结合数据依Scatchard公式计算，求出最大结合容量Bmax及平衡解离常数Kd，Bmax值反应受体的数量，Kd值反应^{3}H-QNB与受体结合的亲和性。

4. 竞争抑制实验　取上述制备的膜制剂100μl，加入固定浓度的^{3}H-QNB（250pmol/L）和浓度逐渐增加的拮抗剂（M_1受体拮抗剂pirenzepine，M_2受体拮抗剂methoctramine，终浓度为$1\times10^{-10}\sim3\times10^{-4}$mol/L）一同孵育（条件同上），得到竞争抑制曲线，根据Hill做图，求出IC_{50}，再用Cheng&Prusoff公式计算K_I值。

对竞争抑制曲线进行两位点与单位点计算机拟合，用F检验决定曲线适合于何种拟合特点，并求出高、低亲和性位点的解离常数pK_i（pK_H、pK_L）以及高亲和性位点占总结合位点的百分比（R_H/%）。M_1受体拮抗剂pirenzepine的高亲和性位点代表M_1受体；M_2受体拮抗剂methoctramine的高亲和性位点代表M_2受体。

M_3受体比例以总受体数（100%）减去M_1和M_2受体的百分比表示。

5. 离体支气管环收缩实验

（1）支气管环的制备　以Watson等报道等方法，将所取标本置于95%O_2～5%CO_2气体饱和的冷的Krebs液中，分离内径为2～4mm的小支气管，洗去血污，仔细剥除支气管周围的结缔组织，剪取长为3mm的支气管环，每份标本剪取2段，分别用于M_1受体和M_3受体的测定。

（2）张力测定　将支气管环置于37℃恒温浴槽内，加入10ml Kreb液，持续通入95%O_2～5%CO_2混合气。支气管环以金属钩一端固定于浴槽底部，另一端连接张力传感器，以四导生理记录仪记录支气管环张力变化。支气管环在一定的静息张力下，对相同浓度气管收缩剂的收缩反应最大，则此静息张力称为最适静息张力。通过预实验得知，人支气管环的最适静息张力为1g。支气管环在此静息张力下平衡2h后开始正式实验。

（3）实验步骤　待支气管环平衡后，依次向浴槽内加入carbachol（$10^{-9}\sim10^{-3}$），根据张力的变化，制备累积浓度-收缩效应曲线（concentration-contractive response curve，CRC），并由此计算出半效激动剂浓度EC_{50}值（以其－lg mol/L值pD_2表示）及最大收缩反应（mg）。然后分别在二种亚型拮抗剂存在下重复制备carbachol-CRC，采用Schild做图法求出每种拮抗剂拮抗carbachol介导收缩支气管的pK_B值。各浓度的拮抗剂（M_1拮抗剂pirenzepine：3×10^{-6}mol/L，M_3拮抗剂4-DAMP：3×10^{-8}mol/L）均预先加入灌流的Kreb液中预孵育30分钟。已有实验证明在此实验条件下连续2次carbachol-CRC计算出的EC_{50}值无显著差别。

计算出相应浓度拮抗剂存在时的EC_{50}值与未加拮抗剂时的EC_{50}值的比值（dr），求出KB=［B］/dr-1，［B］为拮抗剂浓度，以其－log mol/L值pK_B表示。

八、肾上腺素能β受体测定

应用放射配基结合分析技术可直接检测和分析β肾上腺素受体亚型，各亚型的分布及选择性和非选择性的激动剂和拮抗剂见表13-2。

表13-2 β肾上腺素受体的亚型、分布和生理效应

β-AR亚型	激动剂	拮抗剂	分布	生理效应
β_1-AR	Dobutamine，Tazolol	Acebutolol，Atenolol	心脏	心脏收缩
β_2-AR	Carbuterol，Salbutamol	Butoxamine	支气管	支气管舒张
β_3-AR	CGP12177A		脂肪组织	脂解作用
非选择性	Ⅰsoproteronol	Alprenolol，Pindolol，Propranolol		

1.β-肾上腺素受体的放射配基标记方法 ^{125}Ⅰ-心得静是测定β肾上腺素受体常用的无选择性标记配基，一般^{125}Ⅰ标记的小分子化合物及蛋白质多肽常需自行制备。

材料与试剂

（1）（一）PIN（pindolol，心得静） 10mmol/L。

（2）磷酸盐缓冲液 0.3mol/L。KH_2PO_4 2.042g溶于水50ml中。$K_2HPO_4 \cdot 3H_2O$ 3.424g溶于水50ml，取40ml K_2HPO_4溶液，逐步加KH_2PO_4调pH至7.45。

（3）Na^{125}Ⅰ 37mBq。

（4）氯胺-T 0.17mg/ml，临用时配（称取1，7mg氯胺-T，溶于10ml水中）。

（5）偏重亚硫酸钠 1mg/ml，临用时配（称取$Na_2S_2O_5$ 50mg，溶于1mol/L冰醋酸50ml）。

（6）NaOH（2mol/L）；乙酸乙酯（成品）；1%苯酚（苯酚1ml加入100ml乙酸乙酯中）。

（7）甲酸铵1mol/L，氨水调pH至8.5；甲酸铵：甲醇＝10∶1（v/v）。

操作步骤：

10mmol/L（一）PIN溶于0.3mol/L磷酸盐缓冲液40μl，加37×10^6 BqNa^{125}I（约10μl），注入氯胺－T10μl立即充分震荡，室温反应3min，加偏重亚硫酸钠500μl，迅速混匀，中止反应。在酚酞指示剂10μl存在下，用2mol/LNaOH调pH至10酚酞显红为止。乙酸乙酯萃取2次，每次2ml，加1%苯酚5μl后用N2将溶剂吹缩至约200μl。用纸层析分离，点样于层析纸上，推进剂展开16～18cm。小样剪下，上机测出峰值，将峰值区层析纸条剪下，用甲醇洗脱3次，每次2～3ml洗脱液加1%苯酚10μl，置铅罐中于－20℃保存。

2.β-肾上腺素受体的放射配基的结合分析法 以测定大鼠肺的组织为例，已知肺组织的β受体有不同亚型，但所用配基^{125}I-PIN无选择性，只有一种亲和力，所以测到的是总的β受体数及其对^{125}I-PIN的亲和力。

试剂及材料

(1) 淋洗磷酸缓冲液（B1）50mmol/L KH_2PO_4-NaOH，10mmol/L $MgCl_2$，pH7.7。

(2) 制备磷酸缓冲液（B2）B1加0.25mol/L蔗糖，pH 7.7。

(3) 反映磷酸缓冲液（B3）B1加0.2% 维生素C，pH7.7。

(4) 放射配基（—）^{125}Ⅰ-PⅠN，用B3稀释至约20万～30万cpm/100μl。

(5) 非放射配基（±）心得安（1mg/ml）储备液稀释20倍。

方法

①标本制备　差速离心法。鼠肺放入盛有10ml B2的小烧杯中，漂洗后连同缓冲液转入内切式匀浆器，3000～5000rpm/min，制粗匀浆。将粗匀浆转入玻璃匀浆器，以一定转速上下5次匀浆后，转入冷冻高速离心管，5000r/min（2000×g）离心10分钟。上清液倒入另一个高速离心管，27 000×g离心15分钟。沉淀物加B1 6ml，用小卜棒将沉淀物从管壁上刮下转入匀浆器，用较低速度匀浆，制成微粒悬浮液，即为膜受体标本。

②结合反应　共用18支棕色小玻管，按表13-3加样，表中体积以μl计，全部操作在0～4℃进行，终体积400μl。

表13-3　放射配基结合反应加样示例

管号	缓冲液（B3）	（—）^{125}I—PIN 放射配基（20万～30万cpm/100μl）	（±）心得安 非放射性配基	膜受体标本
1，1	190	10	—	200
2，2	180	20	—	200
3，3	160	40	—	200
4，4	140	60	—	200
5，5	120	80	—	200
6，6	100	100	—	200
7，7	80	20	100	200
8，8	40	60	100	200
9，9	0	100	100	200

加样完毕后将试管连同试管架放入恒温振荡水浴，37℃振荡孵育30分钟。

③分离结合和游离配基　将两层玻璃纤维滤膜放在多头细胞收集器上，用预冷至4℃左右的蒸馏水将反应液中的膜碎片（包括与配基结合的受体）抽滤到滤膜上并洗去游离配基，用5ml蒸馏水淋洗2次。

④放射性测量　将个标本的滤膜分别放入塑料γ计数管，用γ计数器测放射性，注意控制各管测量时间使测量误差全部小于5%。

⑤数据处理　多点饱和曲线法用质量作用定律模型曲线稳健回归法绘制饱和曲线，并计算出受体的最大结合位点数（RT）和解离平衡常数（Kd）值。

⑥蛋白定量用Lowry法。

3. β-肾上腺素受体的单位点竞争结合实验　一定浓度的受体标本（大鼠肺的β受体）与一定浓度的标记配基（^{125}I-PIN）起结合反应，反应系统中同时加不同浓度的非标记竞争性抑制剂（心得安，propranolol）反应，平衡后分离复合物测放射性。由于放射配基及竞争剂对β受体各亚型无选择性，故属单位点系统。用数学模型算出竞争剂的 Ki 和 iC50，同时也给出 RT，标记配基 LT 及其解离平衡常数 Kd 为已知参数。

（1）试剂及材料

①磷酸缓冲液。

②放射配基　（—）^{125}I-PIN，用 B1 稀释至约 20 万～30 万 cpm/100μl。

③非放射配基　（±）心得安（1mg/ml）储备液稀释 20 倍。

（2）方法

①标本制备　同放射配基结合分析法的标本制备。

②结合反应　共用 20 只棕色小玻管，按表 13-4 加样，表中体积以 μl 计，全部操作在 0～4℃进行，终体积 400μl。

表 13-4　单位点竞争结合试验加样示例

管号	放射配基 (2～3) ×10^5 cpm/100μl	非放射性配基 (终浓度 nmol/L)	膜受体标本
1，1	100	100（0）	200
2，2	100	100（0.4）	200
3，3	100	100（1.2）	200
4，4	100	100（4）	200
5，5	100	100（12）	200
6，6	100	100（40）	200
7，7	100	100（120）	200
8，8	100	100（400）	200
9，9	100	100（1200）	200
10，10	100	100（4000）	200

加样完毕后将试管连同试管架放入恒温振荡水浴，37℃振荡孵育 30 分钟。

③分离步骤、放射性测量及蛋白定量同上。

4. β-肾上腺素受体的双位点竞争结合实验　一定浓度的受体标本（大鼠肺的β受体）与一定浓度的标记配基（^{125}I-PIN）进行结合反应，反应系统中同时加不同浓度的非标记竞争性抑制剂（心得宁，atenolo）反应，平衡后分离复合物测放射性。由于心得宁对 β_1 亚型的选择性高出对β2 的数十倍，所以低剂量时主要是β1 的结合受抑制，高剂量时 β_2 的抑制才逐步加大，故属双位点系统。用数学模型可算出两种亚型的 Ki 和 IC50，同时也给出 RT1 和 RT2，标记配基 LT 及其解离平衡常数 Kd 为已知参数。

（1）试剂及材料

①磷酸缓冲液。

②放射配基（－）[125]I-PIN，用B3稀释至约20万～30万cpm/100μl。

③非放射配基（±）心得宁浓度为3×10^{-9}～3×10^{-3}mol/L。

（2）方法

①标本制备　同放射配基结合分析法的标本制备。

②结合反应　共用24只棕色小玻管，按表13-5加样，表中体积以μl计，全部操作在0～4℃进行，终体积400μl。

表13-5　对位点竞争结合试验加样示例

管号	放射配基（20万～30万cpm/100μl）	非放射性配基（终浓度nmol/L）	膜受体标本
1，1	100	100（0）	200
2，2	100	100（30）	200
3，3	100	100（100）	200
4，4	100	100（300）	200
5，5	100	100（1000）	200
6，6	100	100（3000）	200
7，7	100	100（10 000）	200
8，8	100	100（30 000）	200
9，9	100	100（100 000）	200
10，10	100	100（300 000）	200

加样完毕后将试管连同试管架放入恒温振荡水浴，37℃振荡孵育30分钟。

③分离步骤、放射性测量及蛋白定量同上。

（沈　宁）

本章参考文献

1. 贺师鹏，胡雅儿，夏宗勤主编. 受体研究技术. 北京：北京大学医学出版社，2004.
2. 吕宝璋，卢建，安明榜 主编. 受体学. 合肥：安徽科技出版社，2000.
3. Barnard EA. "Protein Structures in Receptor Classification". in： Trist DG, et al, eds. Receptor Classification. New York： The New York Academy of Science , 1997.
4. Marinissen MJ, Gutkind JS. G-protein-coupled receptor and sIgnaling networks: emerging paradIgms. Trends in Pharmacological Sciences, 2001, 22：368-376
5. Frey KA, Ehrenkaufer RL, Beaucage S, et al. Quantitative in vivo receptor binding. Theory and application to the muscarinic cholinergic receptor. Journal of Neuroscience, 1985, 5（2）：421-428
6. Chiba Y, Misawa M. Characteristics of muscarinic cholinoceptors in airways of antIgen-induced airway hyperresponsive rats. Comp. Biochem. Physiol., 1995, 111C：351-357
7. 沈宁，姚婉贞，朱红，等. 慢性阻塞性肺疾病患者肺组织胆碱能M受体及其亚型的变化. 中华结核和呼

吸杂志，2001，24（2）：212-214

8. Bree F，el Tayar N，Van de Waterbeemd H，et al. The binding of agonists and antagonists to rat lung beta-adrenergic receptors as investIgated by thermodynamics and structure-activity relationships. J. Receptor Research，1986，6（5-6）：381-409

第十四章 诱导痰技术及其在COPD研究中的应用

很早以前人们就认识到，痰液检查有助于了解肺部疾病的机制。随着细胞学和微生物学的发展，痰被用于癌和呼吸道感染（包括结核）的诊断。1958年Morrow Brown发现，通过检查痰中的嗜酸粒细胞，可以判断哮喘患者对肾上腺皮质激素的反应性。在过去的十余年来，随着诱导痰方法的改进，这一技术逐渐被广泛应用到呼吸疾病的诊断及发病机制的研究中。到目前为止，诱导痰技术可用于（但不限于）以下领域：（1）肿瘤细胞学检查；（2）感染性疾病的诊断包括诱导痰结核菌检查、卡氏肺孢子菌检查等；（3）慢性咳嗽的诊断；（4）哮喘治疗的评价；（5）气道疾病（包括哮喘、COPD、支气管扩张等）和其他肺部疾病发病机制的研究。

诱导痰技术是为了获取不能自主咳痰患者的下气道分泌物，目前均采用雾化吸入等渗或高渗盐水的方法，诱导效果好，容易咳出。诱导过程需要患者的配合，应在安静的环境下进行，以减少患者的不安。诱导痰操作需要的条件见表14-1。如果患者能够自主咳出足够量的痰，如在哮喘急性发作、COPD急性加重等情况下，则不需要进行诱导。自主咳出的痰与诱导痰在细胞活力和标本质量上略有差异，但有研究表明两种方法取得的痰在炎症细胞比例和炎症介质数量上结果相似。大多数患者自主咳痰量少，仍需要进行诱导。

表14-1 诱导痰操作需要的条件

安静的环境
仪器
超声雾化器
肺功能仪
安全设备（复苏设备、氧气、急救药品）
试剂
无菌盐水

诱导痰方法目前已经标准化，这样不但有利于不同研究之间结果的可比性，而且能确保诱导痰方法的可重复性。频繁重复诱导痰可能会继发气道炎症，导致痰细胞的变化。有报道表明在第一次诱导痰之后8～24小时的痰中性粒细胞数量增加，细胞介质水平也有可能改变。因此建议同一患者两次诱导痰之间至少间隔2天。

第一节 诱导痰的安全性及操作方法

一、诱导痰的安全性

在诱导痰过程中，安全性是极为重要的。一定要充分认识到，有的患者因气道敏感性较高，存在发生气道痉挛的危险。目前一般通过患者气流受限程度，以及对乙酰甲胆碱或组胺的气道高反应性的程度来预测诱导痰的风险，但相关性尚未得到广泛证实。有研究报道，近期过量使用短效 β_2 激动剂与诱导痰后 FEV_1 下降值有很高的相关性，持续使用 β_2 激动剂会导致支气管对许多能引起支气管收缩的物质的抵御能力下降。如果引起支气管收缩的刺激太强烈，200～400μg 沙丁胺醇不一定能起作用。

因此，诱导痰应该由有经验的技术员或护士操作，并在医生监护下进行，以便早期、可靠地发现气道过度收缩，并能够立即准备复苏设备、支气管扩张药物及其他急救药物。诱导过程中需监测血氧饱和度，以防出现低氧血症，必要时要及时给氧。

为了保障安全，操作者需要首先判断发生支气管收缩的风险有多大，低风险者可采用标准方法，高风险者则采用另一种备选方法（表 14-2）。

在进行诱导痰之前，通常给患者吸入短效 β_2 激动剂沙丁胺醇，一般剂量为 200μg，即使重度患者也不建议使用更大剂量。因为如果诱导痰过程中需要临时使用，提前应用较大剂量会降低其有效性。β_2 激动剂的应用不会影响各种炎症细胞的数量和某些炎症介质如嗜酸粒细胞阳离子蛋白（ECP），但会降低组胺水平，对其他可溶性介质的影响尚不清楚。

只有在个别情况下，如在进行有关科研时，才可以不预防性地使用支气管扩张剂，例如通过吸入高渗盐水进行支气管激发试验，评估气道反应性。但在这种情况下，操作者必须清楚地认识到该操作可能会加重支气管收缩。

二、肺功能监测

对于诱导痰过程中如何监测肺功能这一问题，目前还有不同看法。大多数建议使用肺量仪，因其对 FEV_1 灵敏度更高。但也有人使用峰流速仪。诱导痰前需要先测量 FEV_1，对安全性进行评价，在诱导过程中仍需反复测量以保证安全性。

具体步骤，在支气管扩张剂应用前、后 10 分钟各测量一次，然后开始雾化吸入盐水。在雾化吸入 1 分钟时需再测量一次，因为有些患者对盐水刺激特别敏感，可能会发生不易察觉的呼吸困难和支气管痉挛，此时测量有助于尽早发现。然后，在每次吸入盐水间期末（表 14-2），或在患者出现不适时随时测量。如果 FEV_1 下降值超过基线值 20%，需立即中断诱导，吸入 β_2 激动剂，当 FEV_1 恢复到不低于基线值 5%时才可以继续进行诱导痰。诱导结束后，需要再次吸入短效 β_2 激动剂，尤其对于 FEV_1 下降值超过基线值 10%的患者。这些患者还需要留在实验室接受监护，直到 FEV_1 上升至基线值 5%的范围内。

三、诱导痰取材

文献报道用于诱导痰的盐水浓度差异很大，从 0.9%～7%不等。目前大多用 4.5%作为标准，因为4.5%盐水有商品试剂，而且效果好，患者易于接受。有的研究者通过逐渐提高盐水浓度，以降低支气管过度收缩的危险，一般从3%的浓度开始，再提高到4%、5%。高渗盐水比等渗盐水更有效，而且两者相比诱导痰的细胞组成没有差异，但可溶性介质水平是否受影响尚不清楚。

诱导痰持续的时间长短是一个非常重要的问题。随着诱导时间延长，细胞和生化组分会发生变化。在诱导早期以中性粒细胞和嗜酸粒细胞为主，但在诱导后期淋巴细胞和巨噬细胞增多。说明在不同时间取得的标本，来自气道的不同部位，早期是大气道，后期是外周小气道和肺泡。不同患者之间应当保持诱导持续时间的一致性，在同一个体尤其如此，以保证结果的可比性。一般认为持续15分钟或20分钟最佳。因此需要注意的是，如果3%盐水诱导效果不好，应提高盐水浓度，而并非单纯延长诱导时间。

操作者可以要求患者在每个间期末咳痰，也可以只在想咳的时候咳痰，这并不会影响结果。需要注意的是，患者咳痰前应先吐出口中唾液，这样可以降低痰中鳞状上皮细胞比例，保证痰液质量，提高上清液中细胞因子的浓度。

表14-2　诱导痰方法

标准方法*(高危患者使用备选方案)*

—诱导之前，向患者介绍具体情况

—检查安全设备，安装超声雾化器（调节流量1ml/min）

—测量吸入支气管扩张剂前的 FEV_1

—让患者吸入200μg沙丁胺醇

—10分钟后测量吸入支气管扩张剂后的 FEV_1

—使用固定浓度的盐水溶液（3%或4.5%），或逐渐增加浓度（3%，4%，5%）

—雾化，每5分钟为一个时间间隔，总时间不超过20分钟。或者，雾化时间分别为1、4、5、5、5、5分钟。

—每次诱导间隔结束，测量 FEV_1 *

—在诱导痰第5、10、15、20分钟，或当患者有痰时，嘱患者咳嗽、咳痰。

备选方法*(高危患者使用)*

—诱导之前，向患者介绍具体情况

—检查安全设备，安装超声雾化器（调节流量1ml/min）

—测量吸入支气管扩张剂前的 FEV_1

—让患者吸入200mg沙丁胺醇

—10分钟后测量吸入支气管扩张剂后的 FEV_1

—从0.9%无菌生理盐水开始雾化吸入，吸入30秒、1分钟、5分钟，在每个间期结束测量 FEV_1 进行安全性评价。如果没能诱导出痰，则增加盐水浓度至3%，分别诱导30秒、1分钟、2分钟。如果仍没有诱导出痰，则增加至4.5%，分别诱导30秒、1分钟、2分钟、4分钟和8分钟

—如果生理盐水能够诱导出痰，则不必使用3%的盐水。同样，如果3%盐水可以诱导出痰，则不必使用4.5%的浓度

—每次诱导间隔结束，测量 FEV_1 *

—FEV_1 一旦低于基线值的20%，诱导痰必须停止

—如果患者不能自主咳痰，则嘱其在第4分钟和第8分钟后尝试咳嗽

*如果 FEV_1 与吸入支气管扩张剂后的数值相比降低超过20%或者有不适症状，应停止诱导

第二节 诱导痰的实验室处理

一、痰处理方法

痰处理方法有两种。一种是在倒置显微镜下挑出 50mg 大小的致密痰栓，另一种是保留全部咳出物包括痰和部分唾液（见表 14-3）。这两种方法的相同之处在于，都需要用还原剂打破粘液间的二硫键、过滤，然后用细胞计数器在镜下计算非鳞状上皮细胞总数和细胞活性。细胞甩片，瑞士-姬姆萨染色做细胞分类，或进行其他染色。

从痰处理效果上看，选择痰栓方法明显优于全痰。首先，细胞总数作为确定炎症严重度的重要指标，可以用每克下呼吸道分泌物中的含量表示。其次，细胞甩片后，可将鳞状上皮细胞污染减少至 5%以下，使细胞分类，以及其他检测如 PCR 和免疫组化更为可行。另外，痰栓中不会由于唾液造成其不同倍数的稀释，上清液中各种化学物质的含量更加准确，在需要稀释时也可以精确地把握浓度。

痰液处理需尽早进行，最好在咳痰后 2 小时之内。如果不能及时处理，可以在 4℃保存 8 小时，一般不影响细胞计数。用二硫基苏糖醇（DTT）化痰后，需用 48μm 尼龙网过滤，以去除多余的粘液和碎渣。过滤后细胞总数会略有下降，但不影响细胞比例。过滤是非常重要的步骤，如果滤液中有粘液干扰，会影响染色强度，产生较强的背景，使细胞分类变得很困难，甚至没法进行。如果滤液中有碎渣干扰，会影响免疫组化，导致抗体非特异性结合，还可能会阻塞自动仪器的孔道。过滤后立即进行台盼蓝染色，计算细胞总数和细胞活性。细胞悬液用于甩片做瑞氏-姬姆萨常规染色，或用于流式细胞仪鉴定细胞内或膜表面的标记物，或用于甩片进行免疫组化和原位杂交。

表 14-3　痰处理方法

全部痰液	选择痰栓
所有咳出物倒在预先称重的聚丙烯管中，称重	咳出物倒在组织培养皿中，挑出 100 ~ 50mg 没有唾液污染的痰栓，放在聚丙管中，称重
加等同于痰重量体积的 DTT 或 DTE（化痰工作液）	加 4 倍于痰栓重量体积的 DTT（化痰工作液）
↓	↓
吹打数次，振荡	吹打数次
↓	↓
摇晃水浴，22 ℃或 37 ℃，15 分钟	摇晃水浴，22 ℃或 37 ℃，15 分钟
↓	↓
48 μm 孔尼龙网过滤至预先称重锥形瓶	48 μm 孔尼龙网过滤至预先称重锥形瓶
↓	↓
称重	称重
↓	↓
计算细胞总数和细胞活力	计算细胞总数和细胞活力
↓	↓
计算细胞总数 / 毫升痰液	计算细胞总数 / $\times 10^6$ 细胞 / 克痰栓
↓	↓
细胞甩片，瑞氏 – 姬姆萨染色	细胞甩片，瑞氏 – 姬姆萨染色
↓	↓
计数 400 个以上非鳞状上皮细胞，分类	计数 400 个以上非鳞状上皮细胞，分类

二、实验记录

痰细胞分析记录可有不同形式，但一般包括的内容和格式见表 14-4。

表 14-4 痰细胞分析记录

检测日期：			
咳痰类型	□自主咳痰 □诱导痰		
口服皮质激素剂量 波尼松龙	毫克/天	吸入皮质激素剂量（微克/天）	
诱导痰前肺功能状态		诱导过程中肺功能状态	
FEV_1/VC 预计值	L	0.9%盐水后 FEV_1	L
FEV_1/VC 基线值	L	%盐水后 FEV_1	L
支扩剂后 FEV_1/VC	L	%盐水后 FEV_1	L
		%盐水后 FEV_1	L
诱导痰后/支扩剂后 FEV_1	L	观察者	
痰液外观	□粘液性 □粘液脓性 □脓性		
痰液颜色	□无色 □白色 □灰色 □绿色 □黄色 □褐色 □红色		
细胞活性 %			
鳞状上皮细胞污染	%（如果低于 20%不必记录）		
细胞总数（痰栓）	$\times 10^6$ 细胞/毫升		
细胞分类			
中性粒细胞 %；嗜酸粒细胞 %；巨噬细胞 %；淋巴细胞 %			
支气管上皮细胞 %；鳞状上皮细胞 %			
		观察者	
备注：			

三、质量控制

实验室内的质量控制对于诱导痰检查以及相关实验是至关重要的。特别是对于进行细胞计数和分类的技术人员，应进行专门培训，以防由于结果偏差影响疾病的诊断、治疗以及科研质量。

第三节 诱导痰在 COPD 研究中的应用

诱导痰在研究 COPD 气道炎症中的应用日趋广泛，但目前尚未明确的一个问题是，诱导痰标本在何种程度上反映了小气道和间质这些主要病变部位的改变。尽管如此，诱导痰的应用对了解COPD的疾病特点，依然发挥了重要作用。

吸烟是COPD最重要的危险因素，但只有一部分吸烟者会出现COPD的临床表现。吸烟如何促进COPD易感性尚无定论。有一项纵向研究采用诱导痰方法对吸烟者做了15年随访，检查对COPD易感的吸烟者与“抵抗”的吸烟者（即不发展为临床相关疾病）相比，炎症发展过程是否存在不同。结果显示，COPD易感的吸烟者痰中性粒细胞比例更高，且与FEV_1年下降值呈正相关，说明中性粒细胞在COPD的发病机制中起关键作用。

吸烟者气道内中性粒细胞聚集，有可能是循环中的中性粒细胞在细胞粘附分子和趋化因子的共同作用下，向肺内募集。吸烟可以刺激肺泡巨噬细胞和上皮细胞释放炎症介质，如IL-8、TNF-α等。无症状的吸烟者和COPD的吸烟者中，IL-8和TNF-α都增多，并促使中性粒细胞向肺内聚集。TNF-α可以增加粘附分子的表达，而IL-8是中性粒细胞的趋化因子和炎症细胞的活化物。COPD患者粘附分子CD11b/CD18、细胞内粘附分子-1（ICAM-1）配体表达增高，且均与气道阻塞的程度相关。

在吸烟导致肺损伤的过程中，不同性质的细胞因子之间的失衡发挥了一定作用。促炎细胞因子（IL-8和TNF-α）在COPD患者中增多，抗炎细胞因子（IL-10）在健康吸烟者痰中降低，在COPD的吸烟者痰中更低。这些数据显示，COPD患者的气道炎症过程与健康吸烟者相比，只是量的差别，而非明确的质的差别。这与哮喘是显然不同的，哮喘病人嗜酸粒细胞增多，这是其炎症反应的显著特点，而在正常人几乎没有。

最近的研究显示，哮喘与COPD这两种疾病存在相当程度的重叠，如何通过发现各自的特征，来区分这两种疾病，是目前研究的重要课题。有一部分COPD患者肺功能改变与哮喘相似，表现为气流受限具有一定的可逆性，但可逆程度较哮喘要低。一部分COPD患者还表现出对5-单磷酸腺苷的气道高反应性，这在哮喘更为多见。诱导痰检查发现，具有这两种特征的COPD患者，嗜酸粒细胞计数明显高于没有类似哮喘临床或病理生理表现的COPD患者。

经过诱导痰检查发现，大多数COPD患者在经过糖皮质激素治疗后中性粒细胞气道炎症没有明显改善。但是，对于部分有嗜酸粒细胞气道炎症的COPD病人，短期的激素治疗可有明显效果，包括支气管扩张剂后FEV_1、健康状态、症状评分等方面均有改善。不少研究发现，激素治疗效果与痰嗜酸粒细胞相关，但仍需要更多研究证实。在COPD治疗中使用的其他药物，也被证明对气道炎症有一定效果：低剂量茶碱可以减少中性粒细胞数量和痰IL-8、髓过氧化物酶（MPO）等介质的水平，证实了茶碱具有抗炎作用，可用于COPD的长期治疗。

尽管COPD患者痰嗜酸粒细胞数量较少，但与哮喘患者相似的是，也存在较高水平的嗜酸粒细胞阳离子蛋白（ECP）和嗜酸粒细胞过氧化物酶（EPO），说明诱导痰中反映粒细胞活化的可溶性标志物与细胞数量不一定有相关性。但是，COPD与哮喘患者相比，中性粒细胞产物MPO和HNL明显增多，说明这些产物可能是鉴别哮喘和COPD的较好的标志物。

COPD急性发作是指临床上出现呼吸困难、咳嗽、咳痰加重。其诱因比较复杂，可能与气道的病毒或细菌感染有关（或兼而有之），但有的患者没有感染。COPD稳定期与发作期在痰细胞总数与细胞分类上没有明显差异，但是在发作期气道中性粒细胞炎症标志物有明显增加。有研究发现，COPD 发作期患者痰中 TNF-α 和 IL-8 浓度与稳定期相比明显增高，1 个月后下降。另有报道证实，COPD 发作次数与稳定期痰 IL-6 和 IL-8 浓度相关，稳定期气道炎性因子水平增高可以预示将来急性发作频繁。但是 IL-6 和 IL-8 的来源仍不清楚，因为痰的细胞总数、中性粒细胞和巨噬细胞计数均不增高，推测可能与支气管上皮细胞有关。将来还需要继续研究 COPD 频繁发作是否会加重气道炎症，导致肺功能下降。

总之，诱导痰技术对于明确 COPD 的炎症类型、炎症程度，以及与哮喘的鉴别都有重要帮助。另外，诱导痰技术对于鉴定新药疗效，确定气道细胞因子与急性发作的关系，以至预防发作，也将发挥重要作用。

（盖晓燕　孙永昌）

本章参考文献

1. Paggiaro P, Spanevello A, Bacci E. Sputum induction: methods and safety. In: Djukanovic R, Sterk PJ, eds. An atlas of induced sputum. An aid for research and diagnosis. New York: The Parthenon Publishing Group, 2004. 11-19
2. Pizzichini E, Pizzichini MM, LeIgh R, et al. Safety of sputum induction. Eur. Respir. J., 2002, 37 (suppl.) : 9s-18s
3. Efthimiadis A, Spanevello A, Djukanovic R, et al. Methods of sputum processing for cell counts, immunocytochemistry and in situ hybridization. Eur. Respir. J., 2002, 37 (suppl.) : 19s-23s
4. 曹文利，孙永昌，盖晓燕，等. 重度持续性哮喘诱导痰安全性评价. 中国呼吸与危重监护杂志，2006，5：93-95，100
5. Maestrelli P, Mapp CE. induced sputum studies in chronic obstructive pulmonary disease. In: Djukanovic R, Sterk PJ, eds. An atlas of induced sputum. An aid for research and diagnosis. New York: The Parthenon Publishing Group, 2004. 71-79

第十五章 COPD病原学研究方法

第一节 细菌学研究

一、标本采集

COPD细菌学诊断中，镜检和培养迄今仍是最基本和最重要的诊断技术，标本质量是影响诊断特异性和敏感性的重要环节，应尽量在抗菌药物使用之前采集标本。另外，口咽部存在大量定植菌，经口咳痰易遭污染，其培养结果很难判断其临床意义。因此为了消除或防止污染，可选择应用下列方法。

（一）自主痰标本

1. 细胞学筛选　通用的标准是直接涂片镜检每低倍视野白细胞>25个/低倍视野，鳞状上皮细胞<10个/低倍视野，或鳞状上皮细胞/白细胞比例<1∶2.5，为合格标本。

2. 定量或半定量培养　痰定量培养≥10^7cfu/ml或半定量培养（4区划线法4+可认为是致病菌，≤10^4cfu/ml为污染菌，介于上述浓度之间应重复培养，如连续2次分离到相同细菌，浓度达到10^5～10^6cfu/ml，亦认为有临床意义。

（二）下呼吸道标本直接采样

目前比较推荐的是经纤维支气管镜或盲式的支气管肺泡灌洗（BAL）和保护性毛刷（PSB）采样技术，并结合定量培养。但BAL和PSB属创伤性技术。

（三）诱导痰标本

受检者漱口后，吸入沙丁胺醇（万托林）200μg，10分钟后，以3%氯化钠溶液40ml超声雾化吸入30分钟。雾化过程中，嘱患者每5分钟咳痰1次，若不足5分钟有痰，可随时咳出。每次咳痰前，均以清水漱口，并擤尽鼻涕。咳出的痰液收集到清洁的烧杯中，并置于冰块上，30分钟内处理。如出现喘息，严重咳嗽或呼吸困难等症状，则随时终止诱导痰，并予吸入沙丁胺醇200μg，观察直至症状缓解。

二、痰革兰染色镜检

结晶紫液染1分钟，水洗，革兰氏碘液染1分钟，水洗，复红乙醇液复染30秒，水洗，干后镜检。革兰阴性细菌（G^-）被染成红色；革兰阳性细菌（G^+）被染成紫色。如发现许多具有荚膜、矛头状排列的革兰阳性双球菌（有时呈单个、短链状），可能是肺炎链球菌。如发现许多革兰阳性球菌成簇状排列，可能是金黄色葡萄球菌。流感嗜血杆菌镜下表现为革兰阴性球杆菌。卡它莫拉菌镜下表现为革兰阴性双球菌。

三、细菌定量培养

挑取痰脓性部分涂片做革兰染色，镜检筛选合格标本（鳞状上皮细胞<10个/低倍视

野、多核白细胞>25 个/低倍视野，或二者比例<1∶2.5）。标本加等量的 0.1%二硫苏糖醇（DTT）振荡 5 分钟，37℃孵育 15 分钟，取 1ml 均质化的痰液用无菌生理盐水进行系列稀释后（稀释倍数 1，10，10^2，10^3，10^4，10^5），每个稀释倍数取 10μl 分别接种于血平板、巧克力平板及中国蓝平板。平皿置于 5%CO_2 孵箱，36℃孵育 48 小时，应用常规方法分离鉴定细菌，必要时应用 VITEK 自动微生物分析仪鉴定。选择菌落为 30～300 个的平皿计算菌落，将平皿上生长的菌落数换算为 1ml 痰液内应含有的菌落数。结果以 cfu/ml 表示。Murray 的第 7 版《Manual of Clinical Microbiology》介绍，非溶血性链球菌、微球菌、白喉杆菌以外的棒状杆菌、凝固酶阴性葡萄球菌、非致病奈瑟菌为口腔常居菌，引起下呼吸道感染的机会极少。因此，痰中如果分离出上述细菌则判定为污染菌，只有当痰标本中出现肺炎链球菌、流感或副流感嗜血杆菌、卡它莫拉菌、溶血性链球菌、金葡菌、肠杆菌科细菌、不动杆菌、假单胞菌或其他革兰阴性杆菌才确定为分离到感染菌。

四、细菌鉴定

（一）肺炎链球菌

奥普托辛敏感试验，挑取被检菌涂在血琼脂平皿上，贴奥普托辛纸片，35℃孵育 18～24 小时后观察，抑菌环≥14mm 为敏感。

（二）流感嗜血杆菌

Ⅴ、Ⅹ因子需求试验，以Ⅴ因子、Ⅹ因子、Ⅴ+Ⅹ因子纸片帖于接种细菌的 M-H 平板上，35℃24h 培养后，Ⅴ+Ⅹ因子周围有菌生长，Ⅴ因子和Ⅹ因子纸片周围无菌生长，即为流感嗜血杆菌。

五、新型分子生物学方法

近年来随着研究的日益深入，由型、亚型、株甚至分子水平上鉴定细菌变得愈来愈重要了。下面介绍几个在 COPD 病原学研究中常用的新的细菌分子生物学分型方法。

（一）脉冲场凝胶电泳（pulse-field gel electrophoresis，PFGE）

细菌 DNA 经限制性内切酶消化后，置于脉冲场电泳槽中电泳，根据染色体限制性内切图谱结果对细菌分型。PFGE 的原理是在凝胶上定时地外加正交的交变脉冲电场。每次电流方向改变后，持续几秒至几分钟不等，然后再改变电流方向，反复循环，所以称为脉冲式交变电场。每当电场方向改变后，大 DNA 片段便滞留于间质间隙中，直到沿新的电场轴重新定向后，才能继续移动，DNA 片段越大，这种重新排列所需时间越长，若 DNA 片段变换方向所需时间小于电场脉冲周期时，DNA 片段可继续在间质间隙中“爬行”，从而造成 DNA 片段爬行速度的差异，可以按 DNA 片段大小分开，大大提高分辨力。该方法分辨率高，重复性好，已被公认为许多细菌基因分型的金标准。

（二）随机扩增多态性 DNA（Random amplified polymorphic DNA，RAPD）

RAPD 也叫随机引物 PCR（Arbitrarily Primed-PCR，AP-PCR）。其基本原理是合成随机排列的长为 10 bp 左右的寡核苷酸单引物，在较低的退火温度下结合到与之同源的 DNA 序列上，引物之间的区域得到扩增，由于在同种细菌的不同株之间相对与随机引物结合位点的数量和位置是不同的，经 PCR 扩增后，扩增产物的大小和数量也将不同，这些差异可以通过凝胶电泳显示。

（三）扩增限制性片段长度多态性（amplified restriction fragment length polymorphism，AFLP）分析

AFLP结合了限制片段长度多态（restriction fragment length polymorphism，RFLP）和RAPD技术的特点。其原理是基因组DNA经限制性内切酶消化后，将一双链DNA接头（adapter）连接于限制性片段的两端，然后根据接头序列和限制位点邻近区域的碱基序列，设计一系列3′末端含数个随机变化的选择性碱基的PCR引物进行特异性扩增，只有那些限制位点的侧翼序列与引物3′末端选择性碱基相匹配的限制片段才能得以扩增。扩增产物经变性聚丙烯酰胺凝胶电泳分离显示其多态性，当不同基因组DNA中因突变引起限制位点的数量改变或两个限制位点之间的区域内发生碱基插入、片段消失或顺序重排时，谱带显示多态性。

（四）重复片段PCR（rep-PCR）

目前，有两种主要的重复片段用于该方法中，一种是基因外重复回文序列（repetitive extragenic palindromic elements，REPE），REP序列已在许多肠杆菌科细菌中发现。第2种常用于分型的DNA序列是肠杆菌科基因间重复序列（enterobacterial repetitive intergenic consensus，ERIC），现已证实在大肠埃希菌和沙门菌属的序列资料中是极其重要的。因为REP或ERIC位点是必需蛋白质-DNA相互作用的位点，或者因为这些序列可能通过基因转换把自身增殖为“保守”的DNA，所以这些序列在进化过程中高度保守，由于不同细菌REP或ERIC在基因中的位置不同，用人工合成的与REP或ERIC互补的寡核苷酸为引物扩增位于这些序列之间的不同区域可得到不同的图谱，从而达到对微生物进行分类和鉴定的目的。

（五）核酸序列测定（nucleotIde sequence analysis）

鉴于所有区别细菌的基因分子方法都是根据菌株间DNA序列的差异而设计的，所以在理论上，DNA序列测定是最好的分型手段，但因成本较高需特殊设备，故不易在临床应用。DNA序列测定通常是采用PCR扩增样品DNA中的某一段，再将PCR产物进行测序反应，RNA也可通过逆转录后进行序列分析。

第二节 呼吸道病毒的检测

20世纪70年代，COPD病毒学的研究多应用血清学和病毒培养的方法，但病毒分离所需时间长，敏感性低，而抗体检测对于血清型众多的鼻病毒实施困难。RT-PCR技术的问世为病毒感染的诊断提供了可能，并具有快速、敏感、特异的优点。

一、免疫荧光检测法

免疫荧光检测法技术是目前应用最为广泛的呼吸道病毒快速检测技术，由于敏感性及特异性较高，已被WHO推荐为快速诊断呼吸道病毒的首选方法。其原理是用荧光素标记的抗体和相应的抗原形成免疫复合物，借助荧光显微镜观察细胞内相应病毒抗原及其存在的位置。IFA分为直接法和间接法，间接法比直接法敏感性强10～20倍。基于间接IFA法推出的商品化免疫荧光检测试剂 Chemicon 能同时检测呼吸道合胞病毒（Respiratory Syncytical Viras，RSV）、流感病毒 A 和 B、副流感病毒Ⅰ～Ⅲ型和腺病毒，经 WHO 3 个参考中心审评表明，Chemicon 方法具有简单、稳定、敏感、特异性强的特点，采集标本后一般 2～3 小时内可出结果。

二、多重逆转录聚合酶链反应

多重逆转录聚合酶链反应（mRT-PCR）方法是通过多组引物设计一次检测数种上呼吸道感染病毒。该方法的最大优点是敏感、特异、快速，并可使某些不能培养或难以培养的病毒得以检测，但 PCR 方法不能区别有感染性毒力的病毒和死病毒，因为只要标本中存有该病毒特异核酸，PCR 就能对其进行扩增，因此目前尚不能放弃传统的细胞分离培养。

三、巢式 PCR 技术

巢式 PCR 技术（NPCR）是进行两次 PCR 扩增，第一次 PCR 的产物稀释物作为第二次 PCR 的模板，第二次 PCR 的引物位于第一次 PCR 两引物扩增序列的内部。NPCR 能够快速特异的检测临床标本中的呼吸道病毒，同时又能分型，快速简易，成本低。NPCR 一般需要 2 天，比常规的病毒分离所需时间明显缩短。但是 NPCR 需要 2 次 PCR 反应，极易造成标本之间的污染。

四、定量实时 PCR 技术

由于 RT-PCR、NPCR 需要费时的样本处理和 PCR 后分析，很难常规运用。近年来发展的定量实时 PCR 技术（RQ-PCR）减去了 PCR 后分析过程，可以在 3h 内得到结果。实时定量 PCR 技术是指在 PCR 反应体系中加入荧光基团，利用荧光信号累积实时检测 PCR 进程，随着反应的进行，检测到的荧光信号的变化可以绘制成一条曲线。在 PCR 反应早期，产生的荧光水平不能与背景区别，而后荧光的产生进入指数期、线形期和平台期。在实时定量 PCR 的指数期设定一个荧光信号的域值，该域值是以 PCR 反应的前 15 个循环的荧光信号作为本底信号，域值的缺省设置是 3～15 个循环的荧光信号标准偏差的 10 倍。反应管中检测到荧光信号达到设定域值所经历的循环数被称为 Ct 值，每个模板的 Ct 值与模板的起始拷贝数的对数存在线性关系，起始拷贝数越多，Ct 值越小。利用已知起始拷贝数的标准品可做出标准曲线，只要测出未知样品的 Ct 值，即可在标准曲线上计算出该样品的起始拷贝数。

五、鼻病毒的检测

已有的研究表明，AECOPD 患者最常分离到的病毒是鼻病毒（HRV）。病毒分离加上耐酸性试验是最经典的检测 HRV 的方法，但 HRV 不稳定，不易分离。另外由于 HRV 存在 100 多个血清型，免疫学实验的鉴定方法非常复杂而几乎不可行。因此近年来国外开展的通过一个反应检测到几乎所有型别的 HRV 的 RT-PCR，其有可能在不久的将来取代病毒分离而成为一种常规的检测 HRV 的方法。

第三节　非典型病原体的检测

一、肺炎支原体的检测

（一）血清学方法

颗粒凝集法（PA）。急性感染标准为恢复期血清抗体滴度较急性期上升/下降 4 倍或 4 倍以上，或抗体滴度持续≥1∶160。

（二）PCR 法

取 200 μl 痰或咽拭子标本储存液，13 000 r/ min，离心 30 分钟 收集标本，去上清液后加 50 μl 裂解液（0.5 %Tween 20，0. 5 %Nonidet P240 和 0.1 mg/ ml 的蛋白酶 K）55 ℃水浴 60 分钟，煮沸 15 分钟，于 4 ℃作为 DNA 模板备用。应用 PCR 方法扩增病原体特异基因，然后行琼脂糖凝胶电泳，紫外灯观察电泳条带，确定 PCR 产物的有无及大小。

选用针对 P1 粘附蛋白基因的序列作为引物。

二、肺炎衣原体的检测

（一）细胞分离培养

肺炎衣原体为专性活细胞内寄生微生物，分离培养十分困难，不利于临床快速诊断，但该法可作为肺炎衣原体感染诊断的金标准。

（二）血清学方法

血清学检测只能做回顾性诊断。

微量免疫荧光试验（MIF）　用 0.01M 的 PBS 缓冲液将血清稀释成 1∶128，1∶256，1∶512 3 个稀释度，分别加入 3 个抗原孔中，每孔 10μl，37℃ 湿盒 30 分钟，冲洗，晾干后加入抗人 IgG 荧光抗体，每孔 10μl，37℃ 湿盒 30 分钟，冲洗，晾干。封片，荧光显微镜下观察结果，抗原片呈亮绿色沙粒样荧光为阳性，与相同稀释度的阴性血清比较，以能观察到特异性荧光反应的血清最高稀释度为抗体滴度。断定为肺炎衣原体新近感染的标准。间隔 2～4周采集的 2 次标本的血清肺炎衣原体抗体滴度呈现 4 倍或 4 倍以上增高或减低。

诊断标准　急性感染时双份血清抗体效价升高 4 倍以上，或 IgM≥1∶16，IgG ≥1∶512；既往感染：1∶16 ≤IgG≤1∶512；无感染：单次或双次血清肺炎衣原体 CP 抗体滴度＜1∶16。

（三）PCR 法

标本处理同肺炎支原体，选用扩增目标是肺炎衣原体 16SrRNA 基因的序列。

三、嗜肺军团菌的检测

（一）血清学方法

间接荧光免疫法（IFA）　急性感染标准为恢复期血清 IgG 抗体滴度较急性期上升/下降 4 倍或 4 倍以上，或 IgG 滴度持续≥1∶256。

（二）尿抗原检测

酶免疫测定（EIA）法　检测尿中嗜肺军团菌可溶性血清型抗原。阳性标准，吸光度（A）＞定点值（cut-off 值），表明尿中存在军团菌抗原，考虑现症或既往军团菌感染。

（常　春　　姚婉贞）

本章参考文献

1. Sethi S. Bacterial infection and the pathogenesis of COPD. Chest，2000，117：286S-291S
2. Mo¨ ller LVM，Timens W，van der Bij W，et al. Haemophilus influenzae in lung explants of patients with end-stage pulmonary disease. Am. J. Respir. Crit. Care Med.，1998，157：950-956
3. Monso E，Ruiz J，Rosell A，et al. Bacterial infection in chronic obstructive pulmonary disease： a study of stable and exacerbated outpatients using the protected specimen brush. Am. J. Respir. Crit. Care Med.，1995，152：1316-1320
4. Sethi S，Muscarella K，Evans N，et al. Airway inflammation and etiology of acute exacerbations of chronic bronchitis. Chest，2000，118： 1557-1565
5. Gompertz S，O 'Brien C，Bayley DL，et al. Changes in bronchial inflammation during acute exacerbations of chronic bronchitis. Eur. Respir. J.，2001，17： 1112-1119
6. White AJ，Gompertz S，Bayley DL，et al. Resolution of bronchial inflammation is related to bacterial eradication following treatment of exacerbations of chronic bronchitis. Thorax，2003，58：680-685
7. Miravitlles M. Exacerbations of chronic obstructive pulmonary disease： when are bacteria important? Eur. Respir. J.，（Supp. l），2002，36：9 s-19 s
8. Wilson R，Allegra L，Huchon G，et al. Short-term and long-term outcomes of moxifloxacin compared to standard antibiotic treatment in acute exacerbations of chronic bronchitis. Chest，2004，125： 953-964
9. Bandi V，Apicella MA，Mason E，et al. Nontypeable Haemophilus influenzae in the lower respiratory tract of patients with chronic bronchitis. Am. J. Respir. Crit. Care Med.，2001，164： 2114-2119
10. Sethi S，Evans N，Grant BJ，et al. New strains of bacteria and exacerbations of chronic obstructive pulmonary disease. N. Engl. J. Med.，2002，347： 465-471
11. Bakri F，Brauer AL，Sethi S，et al. Systemic and mucosal antibody response to Moraxella catarrhalis after exacerbations of chronic obstructive pulmonary disease. J. Infect. Dis.，2002，185（5）：632-640
12. Murphy TF，Kirkham C，Liu DF，et al. Human immune response to outer membrane protein CD of Moraxella catarrhalis in adults with chronic obstructive pulmonary disease. infect. Immun. ，2003，71（3）：1288-1294
13. Sethi S，Wrona C，Grant BJ，et al. Strain-specific immune response to Haemophilus influenzae in chronic obstructive pulmonary disease. Am. J. Respir. Crit. Care Med.，2004，169： 448-453
14. Abe Y，Murphy TF，Sethi S，et al. Lymphocyte proliferative response to P6 of Haemophilus influenzae is associated with relative protection from exacerbations of chronic obstructive pulmonary disease. Am. J. Respir. Crit. Care Med.，2002，165（7）：967-971
15. Saint S，Bent S，Vittinghoff E，et al. Antibiotics in chronic obstructive pulmonary disease exacerbations：a meta-analysis. JAMA，1995，273（12）：957-960
16. 贺蓓，赵鸣武，李小英，等．慢性阻塞性肺疾病中的腺病毒潜在感染．中华结核和呼吸杂志，2001，24（9）：520-523
17. Ogawa E，Elliott WM，Hughes F，et al．Latent adenoviral infection induces production of growt h fac-

tors relevant to airway remodeling in COPD. Am. J. Physiol. Lung Cell Mol. Physiol.，2004，286（1）：L189-197

18. HIgashimoto Y，Keicho N，Hogg JC，et al . Effect of adenovirus E1A on ICAM21 promoter activity in human alveolar and bronchial epit helial cells. Gene Expr.，1999，8（526）：287-297

19. Gilmour PS，Rahman i，Hayashi S，et al . Adenoviral E1A primes alveolar epit helial cells to PM（10）2induced t ranscription of interleukin-8. Am. J. Physiol. Lung Cell Mol. Physiol.，2001，281（3）：L598-606

20. Krivitskaia VZ，iakovleva NV，Aleksandrova NI. Characteristics of anti-respiratory syncytial humoral immunity during persistence of respiratory syncytial virus antigens in adult patients with chronic obstructive bronchitis. Vopr. Virusol.，1996，41：234-237

21. Raza MW，Ogilvie MM，Blackwell CC，et al. Effect of respiratory syncytial virus infection on binding of Neisseria meningitidis and Haemophilus influenzae type b to a human epithelial cell line（HEp-2）. Epidemiol. infect.，1993，110：339-347

22. Jiang Z，Nagata N，Molina E，et al. Fimbria-mediated enhanced attachment of nontypeable Haemophilus influenzae to respiratory syncytial virus-infected respiratory epithelial cells. Infect. immunol.，1999，67：187-192

23. Papi A，Johnston SL. Rhinovirus infection induces expression of its own receptor ICAM-1 via increased NF-κ B mediated transcription. J. Biol. Chem.，1999，274：9707-9720

24. Choi AMK，Knobil K，Otterbein SL，et al. Oxidant stress responses in influenza virus pneumonia：gene expression and transcription factor activation. Am. J. Physiol.，1996，271：L383-L391

25. Carr Mj，Spalding LJ，Goldie RG，et al. Distribution of immunoreactive endothelin in the lungs of mice during respiratory viral infection. Eur. Respir. J.，1998，11：79-85

26. White AJ，Gompertz S，Stockley RA. Chronic obstructive pulmonary disease. The aetiology of exacerbation of chronic obstructive pulmonary disease. Thorax，2003，58：73-80

27. Bhowmik A，Seemungal TAR，Sapsford RJ，et al. Relation of sputum inflammatory markers to symptoms and lung function changes in copd exacerbations. Thorax，2000，55：114-120

28. Seemungal TS，Harper-Owen R，Bhowmic A，et al. Symptoms，inflammatory markers and respiratory viruses in acute exacerbations and stable COPD. Am. J. Respir. Crit. Care Med.，2001，164：1618-1623

29. Seemungal TA，Harper-Owen R. Detection of rhinovirus in induced sputum at exacerbation of chronic obstructive pulmonary disease. Eur. Respir. J.，2000，16：677-683

30. Von2hertzen LC. Chalmydia pneumoniae and its role in chronic obstructive pulmonary disease. Ann. Med.，1998，30（1）：27-37

31. Halme S，Surcel HM. Cell mediated immunity to Chlamydia pneumoniae. Scand. J. Infect. Dis. Suppl.，1997，104［Suppl.］：18～21

32. Cunningham AF，Johnston SL，Julious SA，et al . Chronic Chlamydia pneumoniae infection and asthma exacerbations in children . Eur. Respir. J.，1998，11（2）：345-349

33. Kaukoranta2Tolvanen SS，Teppo AM，Laiten K，et al . Growth of Chlamydia pneumoniae in cultured human peripheral blood mononuclear cells and induction of a cytokine response. Microb. Pathog.，1996，21（3）：215-221

34. Airenne S，Surcel HM，Alakarpp H，et al . Chlamydia pneumoniae infection in human monocytes. Infect. immue.，1999，67（3）：1445-1449

35. Blasi F，Legnani D，Lombardo VM，et al. Clamydia pneumoniae infection in acute exacerbations of COPD. Eur. Respir. J.，1993；6：19-22

36. Miyashita N，Niki Y，Nakajima M，et al. Chlamydia pneumoniae infection in patients with diffuse panbronchiolitis and COPD. Chest，1998，114：969-971

37. Soler N，Torres A，EwIg S，et al. Bronchial microbial patterns in severe exacerbations of chronic obstructive pulmonary disease（COPD）requiring mechanical ventilation. Am. J. Respir. Crit. Care Med.，1998，157：1498 - 1505

38. Seemungal TAR，Wedzicha JA，MacCallum PK，et al. Chlamydia pneumoniae and COPD exacerbation. Thorax，2002，57：1087-1089

39. Raza M W，Bint A J，Blackwell C C. Role of infection and cytokines in the pathogenesis of chronic obstructive pulmonary disease. Rev. Med. Micro.，2001，12（2）：109-119

第四部分

COPD临床

第十六章　定　义

第一节　定　义

多年来，对于慢性气流受限疾病，包括慢性支气管炎、肺气肿、慢性阻塞性肺疾病（Chronic Obstructive Pulmonary Disease，COPD）和哮喘，临床医生、生理学家、病理学家、流行病学家为制定完好的定义历经周折。这些专业术语在结构和功能上强调各有不同，而且经常取决于研究的目的（科研或者临床）。

一、定义

目前广泛采用的定义如下。

慢性阻塞性肺疾病全球倡议（Global initiative for Chronic Obstructive Lung Disease，GOLD）定义为，COPD是一种可以预防和可以治疗的疾病，具有某些显著的肺外效应，可能与患者个体的严重程度有关。它的肺部特点表现为气流受限不完全可逆。这种气流受限通常呈进行性发展，与肺部对有害气体或有害颗粒的异常炎症反应有关。

美国胸科协会（American Thoracic Society，ATS）/欧洲呼吸协会（European Respiratory Society，ERS）定义为，COPD是一种可以预防、可以治疗的疾病，以不完全可逆的气流受限为特点。气流受限常呈进行性加重，且多与肺部对有害颗粒或气体、主要是吸烟的异常炎症反应有关。虽然COPD累及肺，但也可以引起显著的全身效应。

我国中华医学会呼吸病学分会慢性阻塞性肺疾病学组定义为，COPD是一种具有气流受限特征的可以预防和治疗的疾病，气流受限不完全可逆、呈进行性发展，与肺部对香烟烟雾等有害气体或有害颗粒的异常炎症反应有关。COPD主要累及肺，但也可引起全身（或称肺外）的不良效应。

二、对COPD定义的认识

COPD的症状、功能异常以及并发症都可以被气道炎症及相应病理所解释（表16-1）。气流受限是COPD的特征，主要是由小气道病变（阻塞性细支气管炎）和肺实质破坏（肺气肿）所致。并且依个人差异，二者所占比重不同。慢性炎症导致了小气道狭窄和重塑、肺实质破坏；肺实质的破坏又导致肺泡和小气道连接的丧失以及肺弹性回缩力的降低。反过来，这些改变使呼气时气道不能保持开放。肺功能检查在目前应用最广，重复性好，对确定气流受限有重要意义。

以前，很多COPD的定义总是强调“肺气肿”和“慢性支气管炎”。而在目前的定义中，COPD的概念中已不包括这些术语。慢性支气管炎是临床诊断，指慢性咳嗽、咳痰，每年至少3个月，持续2年或2年以上，并能除外其他肺部疾病者。慢性支气管炎在临床和流行病学仍然在应用，但其并不能反映与死亡率密切相关的气流受限情况。先于气流受限出现的慢性咳嗽、咳痰是很重要的临床表现，而一些患者仅有不可逆气流受限改变而无慢性咳嗽、咳痰症状。临床中经常用“肺气肿”来描述COPD患者的功能异常，但肺气肿只是一个病理术语，定义为终末细支气管远侧气腔异常而持久的扩大，并伴有气腔壁的破坏，而无明显的纤维化。慢性支气管炎和肺气肿都必须伴有气流受限，才能称为COPD，否则只能视为COPD的高危对象，其中一部分患者在以后的随访中可出现气流受限成为COPD，但也有些患者肺功能始终正常。

表16-1　COPD气流受限的机制

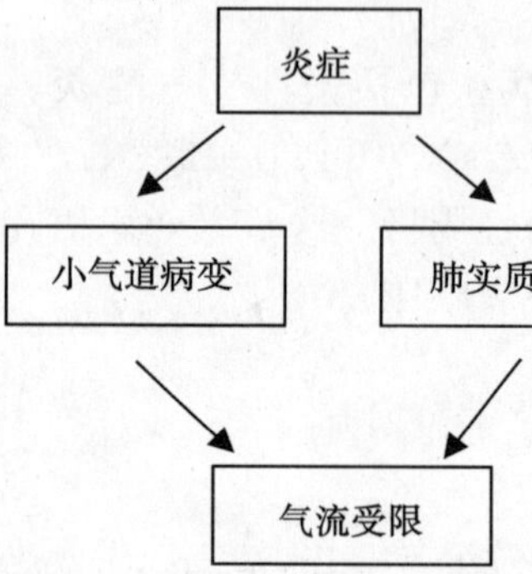

2004年5月，ATS/ ERS颁布的“慢性阻塞性肺疾病诊断和治疗指南”认为，2001年发表的“慢性阻塞性肺疾病全球创议（GOLD）”对COPD的诊治做出了巨大贡献。然而GOLD还存在许多问题，需进行修改和补充，包括氧疗、肺康复治疗、外科手术、睡眠、空中旅行、终末期处理、吸烟控制等方面。新指南更新了COPD的定义，特别把COPD“可以预防、可以治疗”写入定义中，为全球战胜COPD燃起新希望；更新了1995年ATS发表的COPD指南中的诊断和治疗；新增近年来COPD相关诊断和治疗的全新进展；新指南还对COPD患者充满关爱之情，特别增添了一节讲述COPD患者应该如何健康生活，并且普及COPD医学常识。新指南涉及分期、药物治疗、肺康复和手术等领域，为临床医师处理COPD提供了全方位的信息。在2006年更新版GOLD定义中，名词“可预防和可治疗”继ATS/ERS指南后也被应用，目的在于为患者提供美好前景，鼓励健康工作者在COPD预防中采取更积极的态度，同时采用更有效的治疗手段治疗这一疾病。

新定义在GOLD的基础上强调了COPD可以预防、可以治疗，并提出COPD不仅是呼吸系统疾病，还有全身效应。同时指出了支气管哮喘（简称哮喘）和COPD的关系。哮喘与COPD的发病机制以及治疗反应有很大不同，是两种不同的疾病。然而，部分哮喘患者的气流阻塞逐渐发展为不完全可逆，与COPD很难鉴别，临床实际上仍按哮喘治疗。普通人群中，哮喘和COPD的发病率均较高，部分患者可同时合并这两种疾病，其特点为有明显的气流阻塞，对支气管扩张剂反应很好，但是第1秒钟用力呼气容积（FEV_1）却不能达到正常，且随时间的推移频繁出现恶化。支气管扩张、囊性肺纤维化、肺结核等也可导致不完全可逆的气流受限，但不包括在COPD内。

三、全球对COPD的认识过程

（一）COPD名称的由来

慢性阻塞性肺疾病（COPD）的名称最初见于20世纪60年代初期，同时出现了对慢性支气管炎和肺气肿的新观点。但这一疾病已存在了多年。19世纪的两项发明推动了对该疾病的深入理解。1819年Laennec发明的听诊器和1842年Hutchinson发明的肺量计。但现代对这一疾病的本质的理解一直存在着争议。例如，在20世纪中叶，英国称这种疾病为“慢性支气管炎”，而美国则称为“肺气肿”。在20世纪50年代末和60年代初期，召开了几个有关COPD的国际会议。分别由Ciba基金会、美国胸科学会和英国医学研究协会组织召开。3个会议达成了共识，在英国称为慢性支气管炎和在美国称为肺气肿的疾病在本质上是相同的。1963年William首先提出慢性阻塞性肺疾病（COPD）的名词并与慢性阻塞性肺疾病（Chronic Obstructive Lung Disease，COLD）、慢性阻塞性气道疾病（Chronic Obstructive Airway Disease，COAD）并用。1966年Briscoe提出慢性支气管炎、喘息性支气管炎、肺气肿都包括在COPD这个概念中，这一观点得到了共识。1987年美国胸科学会提出慢性气道阻塞（Chronic Airway Obstruction，CAO）指慢性阻塞性肺疾病和支气管哮喘。不同的名称的应用，对这一类疾病的理解不同以及不同国家的定义不同导致这一疾病概念的混淆。

（二）对COPD的认识过程

1953年，Oswald基于对1000名患者的临床观察描述了“慢性支气管炎”和“肺气肿”的临床特征。1965年Stuart-Harris根据自己的经验描述了COPD的临床过程。同年，ATS发表了“非结核性呼吸系统疾病的诊断标准”。20世纪60年代，Bruuows，Fletcher，Heard，Jones和Wootliff提出了慢性气道阻塞中肺气肿性和支气管炎性两种类型的区别，同时Briscoe提出的［慢性阻塞性肺疾病（COPD）］被广泛应用。1977年，Fletcher和Peto描述了这一疾病的自然病史。

在他的Goulstonian讲座中，Christie不仅描述了肺气肿的临床特征，还就这一疾病相关的肺功能异常的病理生理学机制进行了阐述。Christie认为，肺气肿的主要异常是由于咳嗽或呼吸阻塞引起的肺弹性下降。COPD伴随的呼吸困难和气体交换障碍是由于过度扩张的气囊和大疱（如“病理死腔”）引起的“通气浪费”所致。

20世纪50年代末期，Liebow描述了肺气肿的组织病理学特征，并着重于相关的血管改变。20世纪60年代，Hogg，Macklem和Thrulbeck提出了吸烟者COPD气流阻塞的部位在小气道，并描述了这些解剖学改变如何导致COPD的临床表现。20世纪70年代，Bolduc和Reid描述了正常大鼠肺的支气管和肺泡的显微解剖结构，从而为COPD的改变提供了标准参照。1999年，Rennard描述了COPD的慢性炎症和修复过程，并提出了用外源性物质增强修复过程的可能性。2004年，Hogg和同事描述了COPD小气道阻塞的特点。

Gough和Heppleston在20世纪50年代采用全肺切除的标本显示了肺气肿的大体病理改变（图16-1、图16-2、图16-3和图16-4）。这些全肺切除的标本使肺病理学改变和生理功能紊乱之间的联系成为可能。Thurlbeck和Muller对尸解的肺组织进行影像检查对肺气肿的范围进行了定量分析。计算机轴位断层扫描（CAT扫描）和核磁共振（MRI）的出现使得在活体获得肺气肿的图像成为可能。

生理学研究将功能和临床病理联系起来。1954年，Hickam，Blair和Frayser描述了一种测量功能残气量的方法。1967年，Macklem和Mead区分了气道阻力的中央区和外周区。同年，Pride，Permutt，Riley和Bromberger-Barnea描述了最大呼气流量的决定因素。随后，Silvers和同事发现肺气肿肺在呼气早期有气道陷闭。近年来，对肺气肿肺的动态过度充气有了更深入的认识。

20 世纪中叶，最大呼气容量作为客观指标被广泛应用于 COPD。1947 年，Tiffeneau 和 Pinelli 提出 1 秒钟用力呼气容积（FEV_1）不太费力，但可提供同样的信息。20 世纪 50 年代，Gaensler 使得这一方法使之广泛应用。从此，FEV_1 广泛应用于检测 COPD 患者肺功能。

McCluskey 和 Thomas 在 1958 年发表了肺气肿发病机制的研究结果。他们证实了静脉注射木瓜蛋白酶可以迅速降解软骨。这一发现促进了对其他酶类，主要是弹性蛋白酶和胶原酶降解弹性蛋白、胶原和软骨能力的研究。随后，蛋白酶－抗蛋白酶假说出现，认为内源性蛋白水解酶的释放参与了肺气肿的肺破坏。

1963 年，Laurell 和 Ericksson 报告了一个低血清 α_1-抗胰蛋白酶和高肺气肿患病率的家族。男性和女性均受累。α_1-抗胰蛋白酶缺乏是一个遗传性疾病，在增加肺气肿危险的同时，还伴随有肝硬化的发生。吸烟者伴有 α_1-抗胰蛋白酶缺乏的肺气肿发生率较普通吸烟人群明显增高。

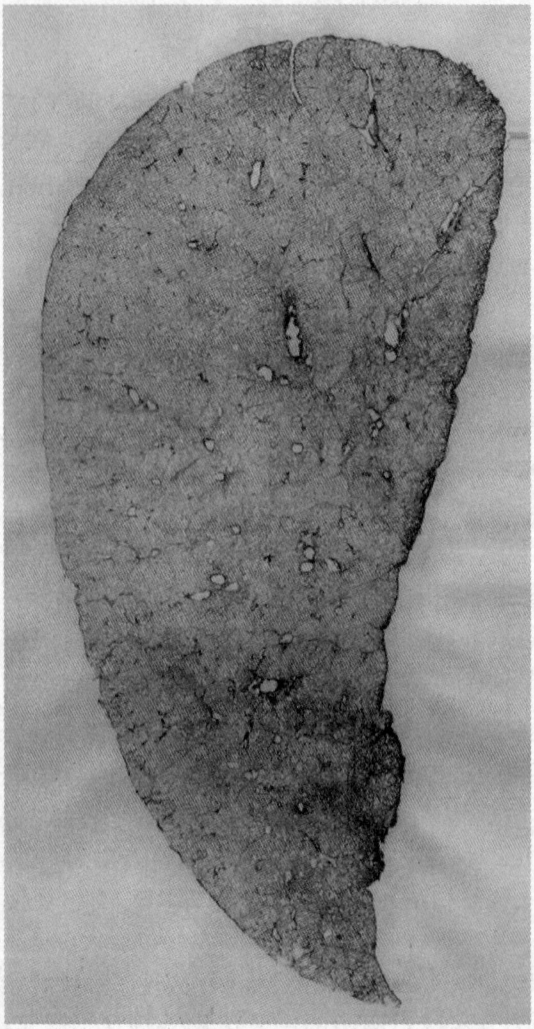

图 16-1　正常肺矢状面（中年）

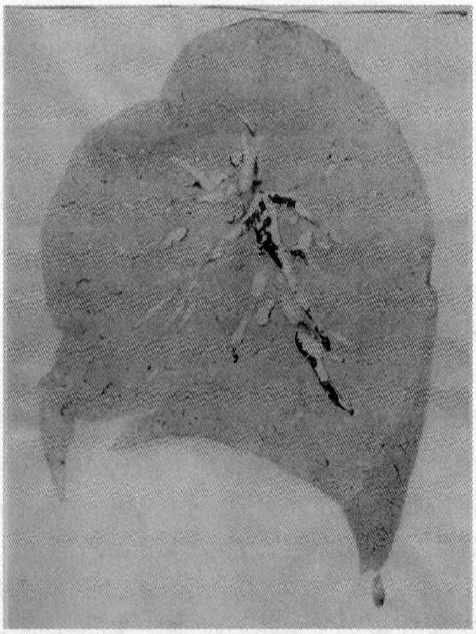

图 16-2　正常肺（老年）

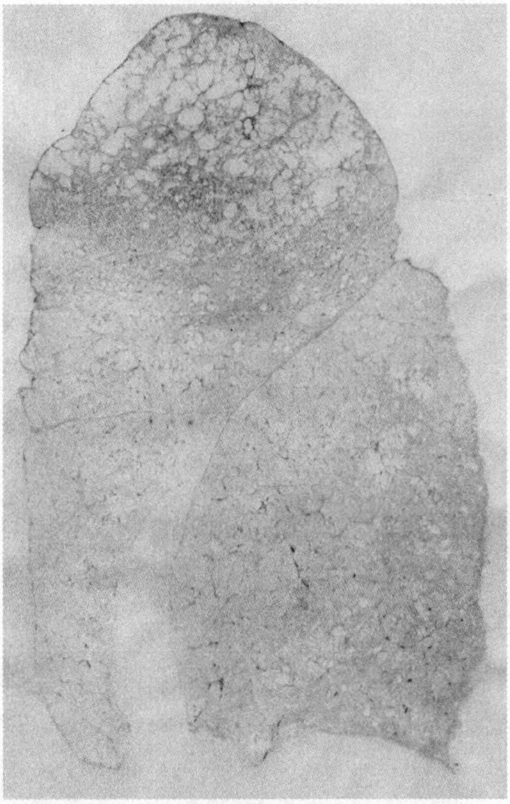

图 16-3　肺气肿的肺组织，主要影响上肺

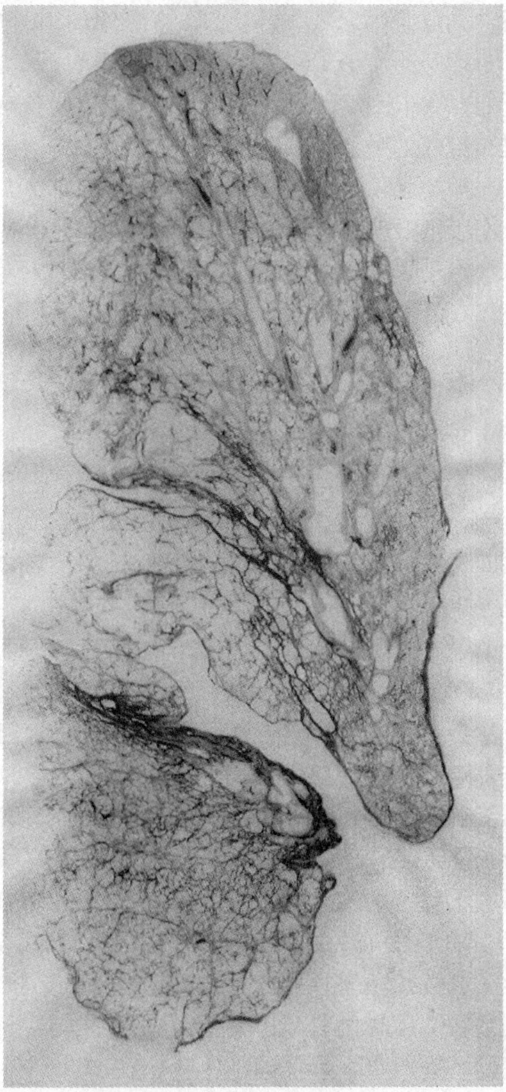

图 16-4　弥漫的肺气肿，导致呼吸功能不全

四、COPD的全球防治

1994年和1997年，NHLBI召开了COPD预防、治疗和研究的研讨会。1994年的重点在于戒烟和使用吸入支气管扩张剂延缓FEV_1下降。1997年的重点在其他3个方面：预防、治疗和研究。二者都加强了医生和患者对COPD的重视，推动了有效治疗措施和有关发病机制和治疗的研究进展。

［慢性阻塞性肺疾病全球倡议（GOLD）］是2001年由NHLBI和世界卫生组织（WHO）联合提出的，并进行不断的更新。目的是将COPD作为一个公共健康问题引起政府、官员、医疗工作者和公众的重视。它涉及了COPD的多个方面，包括自然病史、流行

病学、危险因素、发病机制、治疗和未来的研究。

1995 年，ATS 提出了 COPD 患者的诊断和治疗标准，并在 2004 年和 ERS 联合发表了新的 COPD 诊断和治疗标准。这一指南代表了对 COPD 的吸烟危害、发病机制、诊断、监测和治疗的最新研究观点。

需要强调的是吸烟很早就被认识到是 COPD 的主要原因。吸烟对肺的有害作用，及全身作用已被明确认识。然而，戒烟运动只起到了部分的效果。其他危险因素被逐步认识，如空气污染，个体气道高反应性，对环境过敏源的个体易感性，儿童时期呼吸道感染史，职业吸入，社会经济地位，遗传因素和酗酒。然而，对于 COPD 没有一个因素比吸烟危害更大。

五、我国 COPD 防治的历史和现状

我国对慢性支气管炎的研究开始于 20 世纪 60 年代末，并进行了大规模的全国性的老年慢性支气管炎防治，医院开设了“气管炎门诊”。把感冒、慢性支气管炎、肺气肿和肺心病统称为“呼吸四病”，定期进行全国范围内的交流和总结，但由于缺乏合理的计划和科学的态度，未取得很好的效果。究其原因为工作重点放到了晚期肺心病的防治上，而对早期防治缺乏重视。到 1979 年，在广州召开了最后一次全国慢性支气管炎会议，为了和国际接轨，取消了“呼吸四病”的统称，而改用“慢性阻塞性肺疾病”这个名词。近 10 余年来，我国对 COPD 的认识逐渐深入，无论在基础研究还是在临床工作上都取得了很大的进步，中华医学会呼吸病学分会慢性阻塞性肺疾病学组的成立更使 COPD 的工作迈上了新的台阶。工作重点已从晚期肺心病的防治转向早期干预。我国 COPD 流行病学起步晚，缺乏全国范围的流行病学资料，为此，国家“九五、十五”攻关课题都将 COPD 的流行病学调查和早期干预列入工作中，并取得了一定的效果，填补了空白。1997 年，中华医学会呼吸病学分会制定了我国的“慢性阻塞性肺疾病（COPD）诊治规范（草案）”。在 GOLD 提出后，又参照了 GOLD 的有关内容，征求了我国呼吸病学专家的意见，提出了修订。中华医学会呼吸病学分会慢性阻塞性肺疾病学组在 2002 年将《慢性阻塞性肺疾病诊治指南》，简称《指南》，刊登在“中华内科杂志”上。在 2007 年，中华医学会呼吸病学分会 COPD 学组根据我国相关的研究成果，参照国外资料，在 2002 年《指南》的框架下进行修改。《指南》修改工作小组在经过反复讨论及广泛征求意见的基础上，制定了我国《慢性阻塞性肺疾病诊治指南（2007 年修订版）》，刊登在中华结核和呼吸杂志上，为规范我国 COPD 的诊治提供了依据。我国是烟草大国，空气污染日趋严重，因此 COPD 患病率居高不下，政府、卫生行政部门、医生和患者都应重视起来，投入足够的人力、物力和财力，并加强全国协作和基础研究工作，以减少 COPD 造成的危害。

第二节　自然病史

COPD 的自然病史变异很大。然而，COPD 整体趋势是进行性发展的，尤其是当持续接触有害物质时。有时在停止接触有害物质后，病情可能仍会发展，这可能与肺功能随年龄衰老而逐渐下降有关。在不吸烟、无呼吸疾病者，从 35 岁开始，FEV_1 每年减少 25～30ml。在吸烟者，FEV_1 下降较不吸烟者急剧。有时在停止接触有害物质后（如戒烟后），即使患

者已经出现了明显气流受限，肺功能也可能会有所改善（包括延缓甚至停止进展）。

一、COPD严重度分级

（一）GOLD分级

为了临床使用简便，GOLD指南中按照病情严重度COPD可简单分为Ⅳ级（表16-2）。这一分级主要依据是气流受限的程度。气流受限是诊断COPD的主要指标，同时也反映了病理改变的严重程度。由于FEV_1下降与气流受限有很好的相关性，因此FEV_1的变化（如<80%预计值）是分级的主要依据，但遗憾的是这些指标在临床中还并没有得到很好的应用。

表16-2　COPD严重度分级

分级	特征
Ⅰ级（轻度）	$FEV_1/FVC<70\%$ $FEV_1\geq80\%$预计值
Ⅱ级（中度）	$FEV_1/FVC<70\%$ $50\%\leq FEV_1<80\%$预计值
Ⅲ级（重度）	$FEV_1/FVC<70\%$ $30\%\leq FEV_1<50\%$预计值
Ⅳ级（极重度）	$FEV_1/FVC<70\%$ $FEV_1<30\%$预计值 或$FEV_1<50\%$预计值并伴有慢性呼吸衰竭

COPD对患者的影响不仅与气流受限程度有关，还取决于临床症状（尤其是呼吸困难和活动耐量下降）以及并发症的程度。然而气流受限程度与临床症状并不相对应。所以，COPD分级的主要目标在于实际应用，只是为了方便于教学和指导临床治疗。另外，这里所有的FEV_1指标均是指在吸入支气管舒张剂之后的。

尽管COPD定义的主要依据是气流受限，但实际上，患者就诊的主要原因还是由于临床症状对生活方式的影响。因此，COPD可以被诊断于疾病的任何一阶段。

咳嗽、咳痰、呼吸困难是COPD的特征性症状。尽管慢性咳嗽、咳痰可先于气流受限多年出现，但并不是所有有症状的患者均会发展为COPD。这一阶段是COPD的高危期，在还没有对健康造成重大影响前，这是一个很好的干预机会。第5个分级“0级：高危”出现在GOLD2001年报告中，但不包括在最新的COPD分级中，因为目前没有充足的证据证实符合“高危期”定义的患者一定会进展到Ⅰ级轻度COPD。然而，认识到慢性咳嗽和咳痰是异常表现的公共健康信息的重要性是不变的。GOLD的一个主要目标就是增加卫生保健工作者以及民众对这一早期症状的认识和重视。

Ⅰ级（轻度COPD）：出现轻度气流受限（$FEV_1/FVC<70\%$，但$FEV_1\geq80\%$预计值），通常有慢性咳嗽、咳痰症状，但不是所有的患者都有。在这一阶段，患者可能并没有意识到其肺功能异常。因此对于所有吸烟者，强调进行肺功能检查就显得尤为重要。

Ⅱ级（中度 COPD）：气流受限程度加重（50%≤FEV_1<80%预计值），症状加重并出现呼吸困难（尤其是在活动后）。这一阶段，病人往往因为呼吸困难以及急性发作而就诊。

Ⅲ级（重度 COPD）：气流受限进一步恶化（30%≤FEV_1<50%预计值），呼吸困难加重，常因反复急性发作影响到生活质量。

Ⅳ级（极重度 COPD）：表现为严重的气流受限（FEV_1<30%预计值）或者慢性呼吸衰竭。呼吸衰竭定义为：在海平面大气压下呼吸室内空气时，动脉血氧分压（PaO_2）低于8.0kPa（60mmHg），或者伴有二氧化碳分压（$PaCO_2$）高于6.7kPa（50mmHg）。呼吸衰竭可以导致肺心病、右心功能不全。肺心病的临床体征包括：颈静脉压力升高、下肢可凹性水肿。如果出现以上并发症，即使FEV_1>30%预计值，也划分为Ⅳ极。这一阶段，患者生活质量明显受损，有时急性发作可以危及生命。

（二）ATS/ERS 新指南的分级　与 GOLD 略有不同，见表 16-3。

表 16-3　COPD 肺通气功能分级

COPD 严重程度	使用支气管扩张剂后 FEV_1/FVC	FEV_1 占预计值的百分比
高危 *	> 0.7	≥80
轻度	≤0.7	≥80
中度	≤0.7	50～80
重度	≤0.7	30～50
极重	≤0.7	< 30

* 吸烟或暴露于污染物中，有咳嗽、咳痰和呼吸困难，有呼吸系统疾病家族史

肺功能分级对于预测健康状态和病死率仍然有用，因此新指南推荐所有 COPD 患者均应评价肺功能。但是与 GOLD 的观点略有不同，新指南认为 FEV_1 并不能完全反映 COPD 复杂的临床病程。因为（1）实际上许多患者无症状；（2）持续咳嗽、咳痰常出现在气流受限之前。另外一些患者首发症状表现为以往能耐受的活动强度下出现呼吸困难；（3）在疾病的临床过程中，可能会出现全身性症状，如体重减轻、外周肌肉萎缩及功能障碍。因此有必要建立一个完整的分期系统来描述疾病的严重程度。此次新指南强调，体重指数（BMI，BMI < 21 kg/m^2 者病死率增加）和呼吸困难对于预后也有预测作用，推荐严重程度分期应包括肺功能、BMI 和呼吸困难这 3 项指标。

功能性呼吸困难分级可用英国医学研究委员会的呼吸困难量表来评价 0 级　除非剧烈活动，无明显呼吸困难；1 级　当快走或上缓坡时有气短；2 级　由于呼吸困难，比同龄人步行慢，或者以自己的速度在平地上行走时需要停下来呼吸；3 级　在平地上步行 100 米或数分钟后需要停下来呼吸；4 级　有明显的呼吸困难而不能离开房屋，或者穿脱衣服时气短。

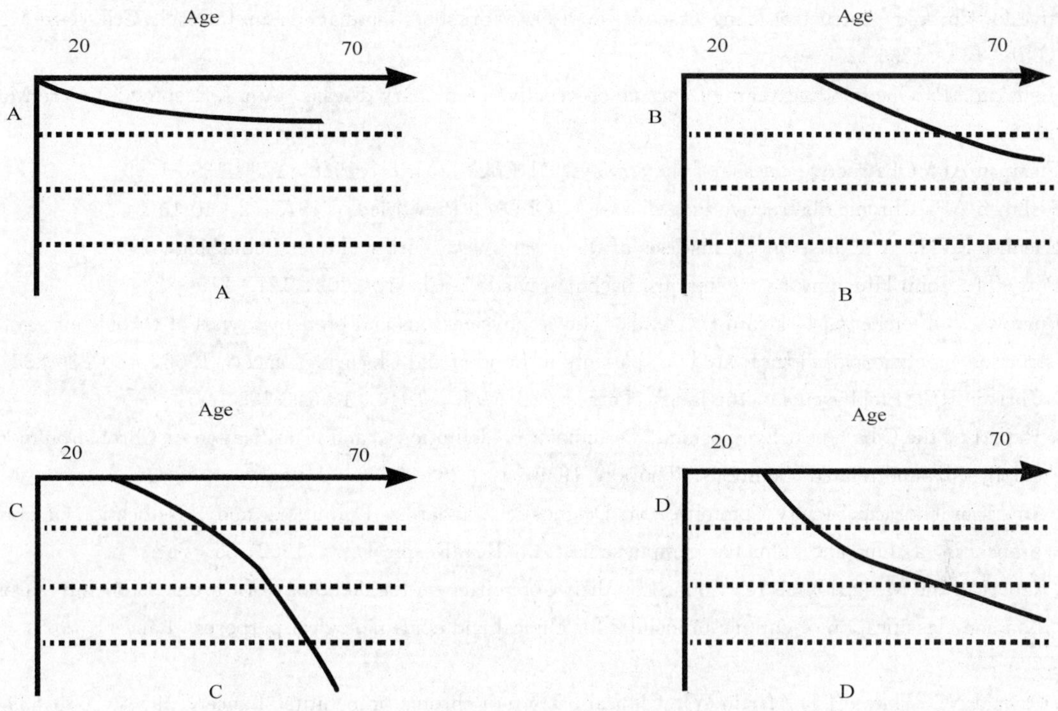

图 16-5　COPD患者疾病进程示例

二、COPD病程变异

一般认为，仅仅15%～20%的吸烟者会发展为临床上明显的COPD，但这一数据很可能偏低。如果继续吸烟，将会有更多的人出现肺功能异常。并不是所有的COPD患者的病程均按照Fletcher和Peto图表中经典的线形分布，那只是患者病程的平均分布。

图16-5显示了COPD患者4种不同的疾病发展过程。图A表明，有慢性咳嗽、咳痰症状，但没有进展至肺功能异常；图B表明，患有轻度肺功能异常，但可能从来没有就诊；图C表明，在50岁左右出现肺功能异常，并在随后15年内进行性恶化，最终在65岁左右死于呼吸衰竭；图D表明，在中年时出现肺功能异常，并且病情进行性发展，只是没有发展到呼吸衰竭程度，可能最终也不是死于COPD。

（沈　宁）

本章参考文献

1. American Thoracic Society. Standards for the diagnosis and care of patients with chronic obstructive pulmonary disease. Am. J. Respir. Crit. Care Med.，1995，152：S77-S121

2. Siafakas NM，Vermeire P，Pride NB，et al. Optimal assessment and management of chronic obstructive pulmonary disease（COPD）. The European Respiratory Society . Task Force. Eur. Respir. J.，1995，8：1398-1420

3. Pauwels RA，Buist AS，Calverley PM，et al. The GOLD Scientific Committee. Global strategy for the diag-

nosis，management，and prevention of chronic obstructive pulmonary disease. NHLBI/WHO Global Initiative for Chronic Obstructive Lung Disease（GOLD）Workshop summary. Am. J. Respir. Crit. Care Med.，2001，163：1256-1276

4. Fishman AP. One hundred years of chronic obstructive pulmonary disease. Am. J. Respir. Crit Care Med.，2005，171：941-948
5. Fishman AP. Obstructive disease of the airways. N. Engl. J. Med.，1968，278：1398-1399
6. Fishman AP. Chronic obstructive lung disease（COLD）. Prev. Med.，1973，2：10-13
7. Laennec RTH. A treatise on the diseases of the chest. New York：Hafner Publishing，1962.
8. Petty TL. John Hutchinson's mysterious machine revisited. Chest，2002，121：219s-223s
9. Burrows B，Fletcher CM，Heard BE，et al. The emphysematous and bronchial types of chronic airways obstruction：a clinicopathological study of patients in London and Chicago. Lancet，1966，16：830-835
10. Christie RV. Emphysema of the lungs（Patr i）. B. M. J.，1944，1：105-108
11. Report of the Ciba Guest Symposium. Terminology，definitions，and classification of Chronic pulmonary emphysema and related conditions. Thorax，1959，14：286-299
12. American Thoracic Society Committee on Diagnostic Standards，Definitions and classification of chronic bronchitis，asthma and pulmonary emphysema. Am. Rev. Respir. Dis.，1962，85：762
13. Report to the Medical Research Council by their Committee on the Aetiology of Chronic Bronchitis，Definition and classification of chronic bronchitis for clinical and epidemiological purposes. Lancet，1965，10：775-779
14. Oswald NC，Harold JT，Martin WJ. Clinical pattern of chronic bronchitits. Lancet，1953，265：639-643
15. Committee on Diagnostic Standards for Nontuberculosis Respiratory Diseases. American Thoracic Society，Definitions and classification of chronic bronchitis，asthma，and pulmonary emphysema. Am. Rev. Respir. Dis.，1965，92：450-458
16. Fletcher C，Peto R. The natural history of chronic airflow obstruction. B. M. J.，1977，1：1645-1648
17. 中华医学会呼吸病学分会慢性阻塞性肺疾病学组。慢性阻塞性肺疾病诊治指南。中华内科杂志，2002，41：640-646
18. Celli BR，MacNee W. ATS/ERS Task Force：Standards for the diagnosis and treatment of patients with COPD：a summary of the ATS/ERS position paper. Eur. Respir. J.，2004，23：932-946
19. 蔡柏蔷，徐凌．慢性阻塞性肺疾病全球创议简介．中华内科杂志，2001，40：489-492
20. 彭敏，蔡柏蔷．美国胸科协会和欧洲呼吸协会对慢性阻塞性肺疾病诊治指南的修订．中华内科杂志，2005，44：394-397
21. Calverley PM，Walker P. Chronic obstructive pulmonary disease. Lancet，2003，362：1053-1061
22. Calverley PM. The GOLD classification has advanced understanding of COPD. Am. J. Respir. Crit. Care Med.，2004，170：211-212
23. 中华医学会呼吸病学分会慢性阻塞性肺疾病学组。慢性阻塞性肺疾病诊治指南（2007 年修订版）。中华结核和呼吸杂志，2007. 30：8-17

第十七章　COPD 的流行病学和经济负担

COPD 是一种呼吸系统常见的慢性疾病，由于其患病人数多，死亡率高，社会经济负担重，已成为一个重要的公共卫生问题。在全世界范围内，COPD 的发病率和死亡率都很高，并且呈上升趋势，COPD 居当前疾病死亡原因的第 4 位。根据世界银行和世界卫生组织发表的结果，至 2020 年 COPD 将成为世界经济负担的第 5 位。在我国，COPD 同样是严重危害人民群众健康的重要呼吸系统疾病，而且从最新资料显示 COPD 的患病率明显增加，给社会家庭带来了巨大的经济负担。在不同国家和种族之间，COPD 的发病率、死亡率有所差异，但一般来说都与吸烟直接相关。绝大多数流行病学研究发现，近年来 COPD 的发病率和死亡率都在增长，并且男性多于女性。将 COPD 的经济和社会负担具体数字化的研究相对较少。由于 COPD 是一个慢性病、高发病，在发达国家，COPD 的直接医疗费用是巨大的。而在发展中国家，与直接医疗费用相比，COPD 带来的间接花费（如劳动力的丧失，失业等）就显得更为重要。

第一节　流行病学

目前有关 COPD 的流行病学资料大多来源于发达国家，但即使是在这些国家，有关 COPD 的发病率、患病率、死亡率等资料的收集以及获得精确的数据也是很困难的，并且花费也很大。我们国家随着社会经济的发展，政府及民众对公共卫生事业更加重视，关于 COPD 的人群患病率和防治工作纳入了“九五”攻关和“十五”攻关项目中，使我们获得了我国近 20 年有关 COPD 的流行病学资料。但不管是国内还是国外，由于 COPD 定义的变迁，以及有关 COPD 的流行病学调查采用的标准的不一致性，使流行病学资料有较大差异。另一方面，世界各地人群特征和暴露因素不同，也使统计上困难加大。且有相当一部分患者没有呼吸道症状，而直到临床表现明显以及病情很重时才得以诊断，因此这些数据往往低估了 COPD 的患病率和所带来的经济负担。加之，在很多情况下，COPD 只被看作是死亡的加重因素，而不是直接死因，或者可能根本没有被提到，因此死亡率的数据也被低估。

一、患病率

全世界范围 COPD 患病率见表 17-1。目前 COPD 的流行病学资料主要来自于有呼吸道症状、或伴有气流受限，或者被临床医生诊断为 COPD、慢性支气管炎、肺气肿的人口比例。不同的方法可能得出不同的结果，每一种方法研究目的也不尽相同。例如，通过调查 COPD 整个病程临床症状的研究可以估计 COPD 的整个社会负担；而依靠专家诊断 COPD 的数据则可以估计有临床意义的 COPD 的患病率，这些人病情比较重，需要健康服务，医疗费用自然也比较多。

通过人口调查的方法可以获得更精确的数据，但花费很大，因此很多国家都没有进行。

在美国，由内科医生或通过测定肺功能确诊的肺气肿在白人成年男性中占 4%～6%，女性中占 1%～3%。在 1971～1975 年，黑人男性 COPD（FEV_1＜65%预计值）的患病率为 3.7%，女性为 6.7%。在美国第 3 次健康和营养普查中，气流受限定义为 FEV_1/FVC＜70%，结果发现，以气流受限为基础所得的 COPD 患病率要低于以呼吸道症状为基础测得的结果。但是这两组数据都证明，在发达国家，吸烟仍是 COPD 最重要的原因。在白人男性中，吸烟者中有气流受限的占 14.2%，已经戒烟者为 6.9%，从未吸烟者为 3.3%；而在白人女性中，吸烟者中有气流受限的占 13.6%，已经戒烟者为 6.8%，从未吸烟者为 3.1%。白人吸烟者中有气流受限的要多于黑人吸烟者。Strachan 在英国的一项成年人通气功能的全国性调查中，分别调查了 2484 名男性和 3063 名女性，年龄为 18～65 岁，10%的男性和 11%的女性的 FEV_1 比预计值低两个或更多的标准差。患病率随着年龄增加而增加。在 Iberpoc 的研究中，对西班牙 40～69 岁的人群进行抽样调查，男性 FEV_1/FVC＜88%，女性 FEV_1/FVC＜89%，且支气管舒张试验阴性，分别为 15.8%和 5.5%。波兰华沙的类似的流行病学资料显示 41～72 岁 COPD 患病率为 10.7%。在日本有关 COPD 流行病学资料显示，40 岁以上的气流受限的患病率为 10.9%，只有 9.4%的患者曾诊断 COPD。

慢性支气管炎的患病率在欧洲几个国家相似，西班牙为 4.8%，挪威为 4.5%，丹麦为 3.7%。在 1988～1994 年进行的第 3 次美国健康和营养普查，其中包括对呼吸道症状的问卷调查，结果显示，呼吸道症状明显与吸烟状态相关（目前仍在吸烟＞已经戒烟＞从未吸烟）。在白人男性中，吸烟者中有慢性咳嗽症状的占 24%，而已经戒烟者为 4.7%，从未吸烟者为 4.0%；而在白人女性者中，吸烟者中有慢性咳嗽症状的占 20.6%，已经戒烟者为 6.5%，从未吸烟者为 5.0%。并且慢性咳嗽与种族也有轻微相关（白人＞黑人），咳痰的流行情况与慢性咳嗽相似。

在我国，程显声等于 1991～1992 年进行的流行病学调查资料显示，北部及中部地区 15 岁以上人群 COPD 患病率为 3%，湖北和辽宁分别为 1.8%和 1.6%，而北京地区为 4.5%，估计全国有 2500 万 COPD 患者。但上述患病率调查是基于有慢性呼吸道症状和吸烟指数大于 300 者为调查对象，对这部分人群再进行肺功能检测，因此可能漏掉部分没有症状和非吸烟的 COPD 患者，而低估了 COPD 的患病率。钟南山等于 2002～2003 年在我国进行了 COPD 全国性流行病调查。该调查在不同地区的 7 座城市及相应农村地区进行（北京、上海、天津、沈阳、西安、重庆、广州）。选择了 14 家医疗机构，采取整群随机抽样方法，调查所有 40 岁以上人群。对全部调查人群进行肺功能通气功能测定及有关 COPD 危险因素和信息的问卷，对所有肺功能 FEV_1/FVC＜70%的患者进行支气管舒张试验，以舒张后的 FEV_1/FVC＜70%为诊断 COPD 标准。共调查 25 627 名受试者，总患病率为 8.2%，COPD 患病率 40 岁以上男性明显高于女性（12.4%：5.1%）。农村患病率高于城市（8.8%：7.8%），北京城区患病率为 6.8%，农村患病率为 9.1%，总患病率为 8.0%。上海城区患病率为 3.9%，农村患病率为 9.0%，平均患病率为 6.5%，相对较低。重庆市患病率为 13.8%，相对较高。各地区城乡、性别的标化 COPD 患病率见表 17-2。患病率随着年龄的增长而增加。COPD 患者中有 61.5%的患者有吸烟史（男性 81.8%，女性 24.3%）。人群总吸烟率为 38.4%，男性吸烟 74.3%，女性吸烟率为 11.3%，只有 13.2%的吸烟者发展为 COPD。有 64.5%的 COPD 患者有咳嗽、咳痰、喘息、或呼吸困难等症状。COPD 严重程度分级高的患者出现症状的频率比分级低的患者高。只有 32.2%的患者曾经诊断为 COPD。只有 4.3%患者做过肺功能检测。另有 35.5%患者没有呼吸道症状，北京市延庆县农村地区无症状的 COPD 患者比例较高，达到 41.89%。在 GOLD、ERS 和 ATS 最新的指南中，都提出绝大多数 COPD 患者都存在呼吸道症状，但存在部分无症状的 COPD 患者。以往的有关 COPD 流行病学的调查由于多数是通过自身呼吸道症状报告或基于医生确诊 COPD 为基础的研究，提示目前我们对于 COPD 的资料可能低估了其实际的情况。该研究对有症状和无症状 COPD 患者进行了一般情况的比较，发现两组患者在性别分布、年龄、职业、婚姻状况、烹饪燃料和受教育程度等方面均没有差别，因此认为，该地区无症状 COPD 患者比例高与以上所调查的因素无关。COPD 有症状组和无症状组的肺功能相比较有显著的差异，无症状组肺功能明显优于有症状组，COPD 早期无症状患者占较大比例。因此，在疾病早期肺功能受损程度较轻时，症状出现不典型，而通常不被重视，直到临床表现明显、病情较重时方获得诊断，这也解释了为何 COPD 早期易被漏诊的原因。因此以往所得结论可能低估了 COPD 真正的影响。国外有关无症状 COPD 患者的研究也很少。瑞典的一项研究表明，51%的 COPD 患者有慢性咳嗽、咳痰，88%的 COPD 患者有长期咳嗽、咳痰、喘息、呼吸困难中的一项或一项以上的表现。

表 17-1 全世界范围 COPD 患病率

国家或地区	1990 年男性/女性中 COPD 患病率（‰）
已经建立市场经济地区	6.98/3.79
以前是社会主义经济的欧洲地区	7.35/3.45
印度	4.38/3.44
中国	26.20/23.70
其他亚洲国家和岛屿	2.89/1.79
撒哈拉非洲地区	4.41/2.49
拉丁美洲及加勒比海地区	3.36/2.72
中东地区	2.69/2.83
全世界	9.34/7.33

表 17-2 各地区城乡、性别的标化 COPD 患病率表

地区	城市			农村		
	男	女	合计	男	女	合计
北京	6.83	4.81	5.83	12.20	4.33	8.32
上海	4.97	1.79	3.39	11.45	4.03	7.78
广东	9.23	2.55	5.92	16.01	8.15	12.12
辽宁	8.90	4.31	6.63	7.63	6.57	7.10
天津	9.01	5.19	7.12	11.50	8.02	9.78
重庆	17.93	6.15	12.10			
陕西	6.11	1.67	3.91	10.25	9.61	9.94

二、发病率

发病率包括门诊、急诊、住院的总合。有关 COPD 的发病率数据不容易获得，而且不像死亡率数据那么可靠。有限的研究表明，COPD 的发病率随年龄增长而增加，且男性多于女性。在英国同一年的咨询调查中，45～64 岁 COPD 的发病率为 4.17/1000，65～74 岁为 8.86/1000，75～84 岁为 10.32/1000。这一数据是缺血性心脏病胸痛发病率的 2～4 倍。

据英国官方数字统计，1994 年在北爱尔兰、苏格兰、威尔士、英格兰几个地区，因 COPD 而住院人数共 203 193 例，平均住院天数为 9.9 天。

美国的统计数据显示，在 1997 年因 COPD 急诊就诊数共 16 365 000 人（60.6/1000），住院数为 448 000（1.66/1000）。COPD 的住院率随年龄增长而升高，男性多于女性。lindberg 等于 1996 年对瑞典 1282 例中老年人进行随访，发现 COPD 的 7 年累计发病率与年龄和吸烟相关。76～77 岁人群 7 年中 COPD 发病率为 20.3%。61～62 岁人群发病率为 18.0%，46～47 岁人群为 8.1%。在吸烟人群中不同年龄发病率分别为 66.7%、33.3%和 13.0%。de Marco 等研究结果显示，在欧洲 COPD 总体流行病学情况，0 期的发病率为 11.8%，1 期的发病率为 2.5%，2～3 期的发病率为 1.1%。4 期为 0。不同国家的发病率有较大差异。澳大利亚 0 期的发病率为 0.4%，西班牙为 23.7%；冰岛的 1 期发病率为 0.8%，瑞士为 7.4%；意大利 2～3 期发病率为 0.4%，而丹麦为 3.4%。我国尚无更确切统计数据。

三、病死率

目前所有有关 COPD 流行病学的研究中，病死率数据是最容易获得的，也是最可靠的。1998 年美国女性 COPD 病死率为 32.1/10 万，2000 年为 56.7/10 万。1960～1996 年，美国 COPD 病死率见图 17-1。COPD 死亡占总死亡率 4%（1995）。在 45 岁以上人群中 COPD 在所有死亡原因中居第 4 或第 5 位。随着年龄增长 COPD 病死率逐渐升高。我国城市人口呼吸疾病占 13.89%，其中主要为 COPD，居所有疾病死亡原因的第 4 位。在农村占 22.04%，居第 1 位。全国每年因 COPD 死亡的人数达 100 万。出现呼吸困难与活动受限等症状几年后，患者发生肺心病及呼吸衰竭，许多患者死亡。但由于疾病归类认识的差异，COPD 的死亡率常常被低估。在 Flecher 等的研究中，临床确诊 COPD 后 10 年生存率在持续吸烟者中不到 50%，而戒烟者接近 80%，这与吸烟与 FEV_1 下降相关符合。由 7 个国家参与的队列研究发现，COPD 患者 15 年内死于其他任何原因的相对风险系数为 1.67（包括年龄和吸烟在内的多个风险因素）。但国家之间有较大差异。Anthonisen 等在加拿大对 985 例 COPD 患者的研究中，对其进行了为期 3 年的随访研究，发现年龄和 FEV_1 是死亡最好的预测因素。除 FEV_1 外，其他心肺功能指标也影响 COPD 患者的生存。有关 COPD 死亡率的研究，显示死亡的最常见原因是呼吸衰竭，伴有水肿的肺心病，肺部感染和肺栓塞。这表明呼吸衰竭在 COPD 死亡病因中只占一部分。Borrows 等发现，在慢性气流阻塞的普通人群中，以哮喘表现为特征的患者的死亡率比以肺气肿为表现的 COPD 患者低，在加拿大的一项研究中在支气管舒张剂使用前的 FEV_1 与死亡显著相关，但如果应用支气管扩张剂后的 FEV_1，则两者的相关性不显著，且认为支气管舒张实验的可逆性可能是预后良好的标志。我国 1989 年肺心病协作组分析我国1987年肺心病死亡情况，40岁死亡率为7.41/10万，60岁为134.20/10万，随着年龄的增加死亡率也增加。1986年全国卫生统计年报资料比较北京、上海，与广州三个城市的心血管病和肺心病死亡情况，我国肺心病死亡率，除北京地区外，其他地区均大大超过冠心病的死亡率，尤其是农村，农村肺心病的死亡率远远高于城市。肺心病住院病死率在1983年为15%，1986年，在城市和县医院的各种心脏病中，以肺心病病死率最高。县级及县以下医院肺心病病死率为8.68%，县以上医院肺心病病死率为15.29%。国内尚缺少有关COPD的确切死亡率及原因的资料。

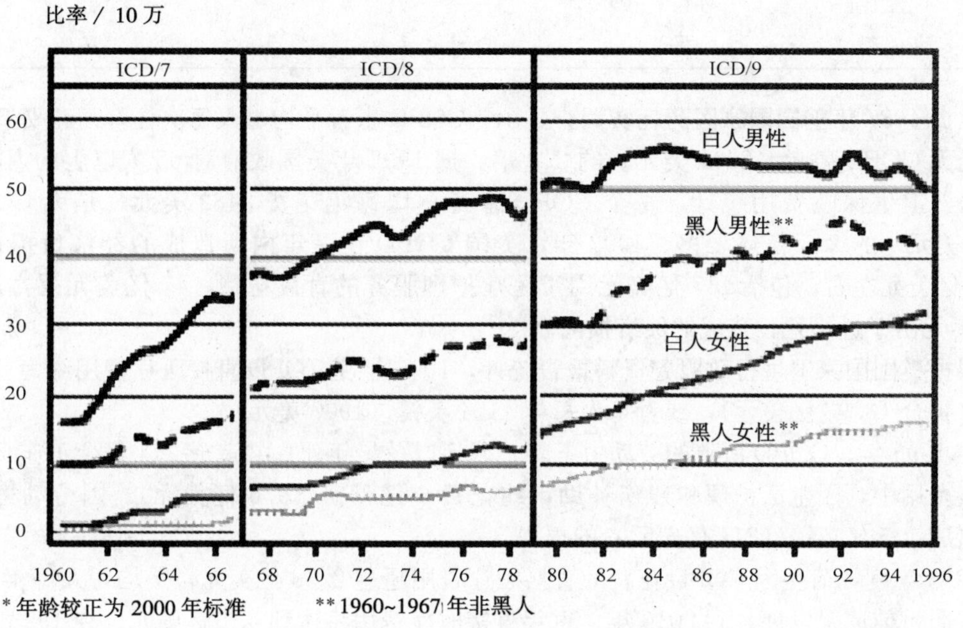

图17-1 1960～1996年美国COPD病死率

第二节 经济和社会负担

COPD是一个高发病，并且可以严重致残，给社会、家庭、个人带来了巨大的负担。但是仅仅有少量研究能将COPD的社会和经济负担具体数字化。

对医疗费用的研究可以显示出一个疾病对经济的影响。有些国家将其分为直接费用和间接费用两大类。直接费用是指用于疾病诊断以及治疗和卫生保健的直接消耗。间接费用是反映因伤残、误工、误学、过早死亡以及用于护理人员和家庭所增加的经济开支。在发展中国家，很难得到全面的数据，而在欧美发达国家，相关数据十分详尽，揭示出COPD巨大的经济负担。

表17-3对比了1993年美国各种肺疾病的医疗费用。在1993年美国年COPD经济负担约为2390万美元，包括直接医疗费用1470万美元和间接费用920万美元。同时估计在美国有157万COPD患者，每例COPD患者年直接耗资约1522美元。

表 17-3 1993 年美国各种肺疾病直接和间接费用（百万美元）

疾病	总费用	直接医疗费用	与死亡率相关的间接费用	与发病率相关的间接费用	总间接医疗费用
COPD	23.9	14.7	4.5	4.7	9.2
哮喘	12.6	9.8	0.9	0.9	2.8
流感	14.6	1.4	0.1	13.1	13.2
肺炎	7.8	1.7	4.6	1.5	6.1
结核	1.1	0.7	——	——	0.4
肺癌	25.1	5.1	17.1	2.9	20.0

根据 1987 年美国国家医药耗费调查显示，COPD 患者平均每人每次住院需花费 5409 美元，是无 COPD 患者（2001 美元）的 2.7 倍。据 1992 年美国政府对 65 岁以上的人群所支付的医药卫生保险费用统计，每个 COPD 患者平均每年花费 8482 美元，是无 COPD 者（3511 美元）的 2.5 倍还要多。1993 年，美国 COPD 在一年内所造成的经济负担估计在 230.9 亿美元左右，包括 147 亿美元用于医疗护理服务的直接花费，47 亿美元死亡消费和 45 亿美元由于过早死亡造成的经济损失。

根据英国国家卫生行政服务资料报告统计，1996 年度 COPD 直接医疗费用约为 8.46 亿英镑（折合 13.93 亿美元），或者每人每年 1154 英镑（1900 美元）。

在 1996 年，COPD 所致的劳动力下降，残疾以及早年死亡共造成 2.4 亿个工作日丧失。在间接费用中，因生活护理和残疾补助，约花费 6 亿英镑（9.6 亿美元）。因劳动力丧失、失业造成 1.5 亿英镑（2.4 亿美元）的损失。

1993 年度，荷兰因 COPD 花费的直接医疗费用超过 2.56 亿美元，平均每人每年 813 美元。按照目前情况发展，到 2010 年，每年直接医疗费用将达到 4.1 亿美元。在 1993 年，住院费用占总费用的 57%，药物费用占 23%。间接费用未予统计。

1991 年度瑞典因 COPD 花费的直接医疗费用约为 1.085 亿瑞典克郎（1.794 亿美元），估计间接费用为 1.699 亿瑞典克郎（2.808 亿美元）。

表 17-4 比较了不同国家 COPD 的经济负担。这些国家都具有相同的西方医疗体系和保险制度，其中的数据经过时间和人口因素的校正后，发现各国间 COPD 医疗费用基本相似。一些小的差异可能归因于以下几个因素。(1) COPD 的患病率以及人口统计情况，尤其是吸烟因素；(2) COPD 患者享有医疗服务和非医疗服务的类型不同；(3) 医疗服务的相对价格；(4) 就业率和工资水平；(5) 可获得的预防和治疗措施和方法。以上数据在发展中国家缺乏统计。

COPD 患者经常在家中接受专业护理和治疗。不同国家提供的特殊服务不同，但有些国家的健康保险计划中包括提供氧疗、家庭护理、康复训练，甚至家中机械通气。

表 17-4　COPD 直接和间接医疗费用的四国间对比

国家	年份	直接费用（百万美元）	间接费用（百万美元）	总费用（百万美元）	平均每人每年费用（美元）
英国	1996	778	3312	4090	65
荷兰	1993	256	——	——	——
瑞典	1991	179	281	460	60
美国	1993	14 700	9 200	23 900	87

所有对家庭护理和治疗费用的估计均不能反映真正的消费水平，因为它忽略了家属照顾 COPD 患者所带来的间接损失。尤其在发展中国家，直接医疗费用与因失业、劳动力下降而造成的影响相比，就显得不那么重要。因为对于那些严重致残的患者来说，国家健康医疗部门不可能为其提供长期医疗服务。这将迫使两个人同时失业，一个是 COPD 患者，另一个是必须留在家中进行照顾和护理的家属。因此，COPD 对家庭和社会经济是一个严重的威胁。

由于仅用死亡率来衡量一种疾病经济负担的价值是有限的，于是人们期望发现更可靠更容易测得的评估方法。世界银行和世界卫生组织在对疾病全球负担研究中提出了一个新的评估方法，即伤残-校正生存年数（DALY），这一指标是指对伤残的严重度校正后，因早年死亡所失去的生存年数和致残后带残生存年数的总和，应用这种方法来衡量某一疾病的社会负担则较可靠，并能与其他疾病相比较。

表 17-5 列举了 1990 年和 2020 年（估计）世界 DALY 的疾病排名。在 1990 年，COPD 在所有疾病中排名第 12 位，共有 2.1％生存年数丧失。并估计在 2020 年 COPD 将升至第 5 位，仅次于缺血性心脏病、严重抑郁症、交通意外、脑血管疾病。世界上许多国家已经意识到 COPD 是严重危害人类健康的慢性疾病，并且成为严重的社会经济负担，因此预防和控制 COPD 的发生和发展至关重要。

表 17-5 1990 年和 2020 年世界疾病伤残一校正生存年数（DALY）丧失

疾病	1990 年排名	总 DALY 丧失（%）	2020 年排名	总 DALY 丧失（%）
下呼吸道感染	1	8.2	6	3.1
腹泻疾病	2	7.2	9	2.7
围产期疾病	3	6.7	11	2.5
忧郁症	4	3.7	2	5.7
缺血性心脏病	5	3.4	1	5. 9
脑血管疾病	6	2.8	4	4.4
结核	7	2.8	7	3.1
麻疹	8	2.6	25	1.1
交通意外	9	2.5	3	5.1
先天畸形	10	2.4	13	2.2
疟疾	11	2.3	19	1.5
COPD	12	2.1	5	4.1
支气管肺癌	33	0.6	15	1.8

（朱　红）

本章参考文献

1. Mannino DM. COPD epidemiology，prevalence，morbidity and mortality，and disease heterogeneity. Chest，2002，121：121s-126s
2. 程显声，李景周，张珍祥，等. 慢性阻塞性肺病、肺心病人群防治的研究基线资料分析. 中华结核和呼吸杂志，1998，21：749-752
3. Mannino DM，Brown C，Giovino GA. Obstructive lung disease deaths in the United States from 1979 through 1993. An analysis using multiple-cause mortality data. Am. J. Respir. Crit. Care Med.，1997，156：814-8
4. Thom TJ. international comparisons in COPD mortality. Am. Rev. Respir. Dis.，1989，140：S27-34
5. Mannino DM. Epidemiology and global impact of chronic obstructive pulmonary disease. Semin. Respir. Crit. Care Med.，2005，26：204-210
6. Chen JC，Mannino MD. Worldwide epidemiology of chronicobstructive pulmonary disease. Current Opinion in Pulmonary Medicine，1999；5：93-99
7. Pauwels RA，Rabe KF. Burden and clinical features of chronic obstructive pulmonary disease（COPD）. Lancet，2004，364：613-620
8. Dennis R，Maldonado D，Norman S，et al. Woodsmoke exposure and risk for obstructive airways disease among women. Chest，1996；109：115-119
9. Perez-Padilla R，Regalado U，Vedal S，et al. Exposure to biomass smoke and chronic airway disease in Mexican women. Am. J. Respir Crit. Care Med.，1996，154：701-706
10. 姚婉贞，朱红，沈宁，等．北京市延庆县慢性阻塞性肺疾病流行病学调查结果．北京大学学报·医学版，2005，37（2）：121-125
11. 姚婉贞，朱红，沈宁，等．无症状慢性阻塞性肺疾病患者特点分析．中华结核和呼吸杂志，2005，21

：749-752

12. Soriano JR，Maier WC，Egger P，et al. Recent trends in physician diagnosed COPD in women and men in the UK. Thorax，2000，55：789-794
13. Murray CJL，Lopez AD. Evidence-based health policy -lessons from the Global Burden of Disease Study. Science，1996，274：740-743
14. Incalzi RA，Fuso L，De Rosa M，et al. Co-morbidity contributes to predict mortality of patients with chronic obstructive pulmonary disease. Eur. Respir. J.，1997，10：2794-2800.
15. Sullivan SD，Strassels S，Smith DH. Characterization of the incidence and cost of COPD in the US. Eur. Respir. J.，1996，9：S421
16. Grasso ME，Weller WE，Shaffer TJ，et al. Capitation，managed care，and chronic obstructive pulmonary disease. Am. J. Respir. Crit. Care Med.，1998，158：133-138

第十八章 COPD 危险因素

确定危险因素是疾病预防和治疗的重要一步，COPD 的危险因素包括个体因素和环境因素。COPD 往往是两种因素共同作用的结果。在个体因素中，研究报道最多的是一种罕见的遗传疾病 α_1-抗胰蛋白酶缺乏症。而其他遗传因素还没有肯定。环境因素包括吸烟、职业粉尘和化学物质（蒸汽、刺激物、烟雾），室内外污染等。而吸烟是研究最多，最为肯定的环境因素。吸烟这一危险因素的确定为 COPD 防治提供了重要的干预途径。然而吸烟并不是惟一的因素，有关其他危险因素的进一步研究，有望为 COPD 的防治提供更好的干预措施。

有关危险因素的证据主要来自于流行病学截面研究，这种研究主要是针对相互联系而不是因果关系。纵向研究可以揭露偶然联系，有几项研究对患病和高危人群随访了 20 多年，但是在整个过程中都没有监测疾病的进展。所以目前对危险因素的理解在很多方面还不完善。

COPD 危险因素包括个体因素和环境因素，见表 18-1。COPD 是这两种因素共同作用的结果。同样吸烟的两个人由于易感基因和寿命的不同，可能只会有一人患病。各危险因素在一定程度上也是相互关联的。例如，性别可能决定吸烟和职业，出生体重与社会经济状况有关，寿命与吸烟和环境暴露累计量有关等。

表 18-1 COPD 的危险因素

个体因素	基因（例如 α_1-抗胰蛋白酶缺乏） 气道高反应性 先天肺发育状况
环境因素	吸烟 职业粉尘和化学物 室内、外污染 感染 社会经济地位

目前，有关 COPD 危险因素之间的相互关系和相互作用的研究是一个热点。在个体因素中，研究比较多的是一种严重的遗传病 α_1-抗胰蛋白酶缺乏症。主要的环境因素包括吸烟、职业粉尘和化学物质（蒸气、刺激物、烟雾），室内外污染等。然而，以上危险因素是否足以致病尚不清楚。

有关研究显示呼吸道症状增多、肺功能进行性下降与年龄相关，这是否反映了随年龄增长，呼吸道接触有害物质的总累计效应增加，或者肺组织弹性减低、胸壁僵硬，目前还缺乏深入研究。有关正常肺的衰老退化，也只有少量研究，但还远远不够。

性别是否是 COPD 的危险因素还不十分清楚。过去的大部分研究显示，男性 COPD 的患病率和死亡率均高于女性。但最近在发达国家中的研究表明，男性和女性患病率基本相同，这可能与随时代发展吸烟模式发生了改变有关。还有一些研究提示，女性吸烟比男性更加易感，也许与发达国家和发展中国家女性吸烟的迅速增多有关。

营养状态是否是导致COPD的独立危险因素还不清楚。但营养不良，体重下降可以减少呼吸肌的数量和肌纤维的长度，从而降低呼吸肌的力量和耐力。有关饥饿以及分解/合成代谢状态和肺气肿的关系，已经在动物试验中做了一些研究。

第一节　个体因素

一、基因

很多遗传因素决定（增加或降低）COPD的易感性。有研究表明，有COPD家族史的人患COPD危险性增加。这种危险性可能与共有的遗传基因相关，也可能与共同接触的环境因素有关。有研究报道，中国人群COPD的发病较西方低，但这并不意味着中国人吸烟较西方少，在美国生活的中国人发生COPD的也较少，这表明可能存在一定种族差异。在美国的日本裔美国人吸烟每天超过20支者，COPD发生率7.9%，而Caucasion裔美国人则为16.7%。不同种族COPD发生率不同可能由于某些基因频率不同所致。

目前研究报道最多的与COPD相关的遗传基因疾病是先天性α_1-抗胰蛋白酶（AAT）缺乏症。这种罕见的遗传病是隐性遗传，最多见于北欧地区。先天性AAT缺乏是由α_1-抗胰蛋白酶ZZ等位基因或α_1-蛋白酶抑制基因PiZZ表型决定的。在北欧白种人群后裔中，与最常见的AAT严重缺乏密切有关的蛋白酶抑制基因ZZ型（PiZZ）发生率是1/1600，美国为1/5000，即美国大约有80 000～100 000人可能存在PiZZ型异常，但实际上却只有不到5000人被确诊为患有这一疾病。目前，尚不完全清楚AAT缺乏症患者发生肺部疾病的危险因素，但已有确切证据表明PiZZ表型、吸烟和（或）灰尘环境是产生阻塞性肺疾病的危险因素。其中有争议的是携带状态即PiMZ型是否是产生阻塞性肺疾病的危险因素。一些研究显示，FEV_1快速下降与AAT基因的MZ表型有关，并且，在小鼠烟草暴露的动物模型也确立了与AAT表达有关的肺气肿模型。虽然吸烟可以增加患COPD风险，但实际上，无论吸烟与否，这些人群往往都合并有肺气肿的早期形成并加速发展，肺功能呈进行性下降。不同患者间肺气肿的范围、程度以及肺功能的下降速度差异很大。尽管全世界范围内仅仅一小部分人群患病，但确实表明在COPD的发病过程中，个体因素和环境因素是相互作用的，并且为其他基因如何致病提供了模型。有关蛋白酶/抗蛋白酶平衡中的蛋白酶还有中性粒细胞弹性蛋白酶，组织蛋白酶G和蛋白酶-3，组织蛋白酶-B、-I和-S，金属基质蛋白酶（MMP）-1、-9、-12。抗蛋白酶有α_1-抗胰蛋白酶（α_1-AT），α_1-抗糜蛋白酶（α_1-ACT），分泌型白细胞蛋白酶抑制剂（SLPI），弹性蛋白酶特异性抑制物（ESI/elafin），金属蛋白酶组织抑制物（TIMP），每种蛋白酶和抗蛋白酶有关基因的研究都已开展。

COPD的主要病生理和病理改变是进行性加重的不可逆的气流受限和末梢气腔的扩大并伴有气道壁和肺实质的破坏。除蛋白酶/抗蛋白酶系统平衡破坏外还存在氧化物/抗氧化物平衡失调。抗氧化酶有超氧化物歧化酶、谷胱甘肽S-转移酶（GST）、微粒体环氧化物水解酶（mEH）、细胞色素P-450，后3种酶又称为解毒酶，许多有害物质如烟草中的致癌物质苯并吡等经细胞色素P-450系统代谢后形成高活性的中间产物，这些物质具有细胞毒性，致基因突变和致癌性，而GST、微粒体环氧化物水解酶可使这些物质转变为无活性的中间物质，因而具有保护性。随着分子生物学研究的深入，发现这些平衡的改变是遗传物质的表型发生了变化。其根本原因在于基因的多态性和基因突变。细胞色素P-4501A1（CYP1A1）分布于全肺组织，是肺组织的主要酶，迄今发现MspI、AAMspI和外显子7 3个多态性。外显子7上A-G突变导致氨基酸Iie462---Val替代，使CYP1A1活性增强。有研究显示，高活性等位基因（Val462）与合并肺癌的中央小叶型肺气肿患者的易感性有关。

微粒体环氧化物水解酶（mEH）属于Ⅱ相酶，是表达支气管上皮细胞的外源性生物代谢酶，能够水解代谢香烟中的反应性环氧化物。在mEH的7个多态基因座中，外显子3（Tyr113---His）和外显子4（His139---Arg）多态性与酶活性水平有关。Tyr113被His取代后mEH活性下降39%，His139被Arg取代后mEH活性增加20%，His133和Arg139同时存在的mEH蛋白活性与含有Tyr113和Arg139的蛋白类似。人类mEH133和139位点的氨基酸变异可能通过影响mEH蛋白的稳定性而改变酶的功能活性。

GST为一组多基因超家族酶系，可分为μ（GSTM）、α（GSTA）、π（GSTP）和θ（GSTT）等亚型，能够催化亲电性的代谢产物与谷胱甘肽结合，使之水解性增强易于排出。已发现μ、π和θ3个酶家族呈多态分布，COPD与GSTM1和GSTP1基因多态性密切相关，而与GSTT基因多态性无关。

此外，还有一些探索性研究表明，很多基因影响COPD的易感性，包括ABO血型，补体成分GcG，细胞因子TNF-α，以及微卫星不稳定性等。但结果都不一致。也有人认为，有些基因与炎症相关，因此可能是COPD发病机制中的潜在因素。

许多遗传因素可影响气道高反应性（AHR），β_2-肾上腺素能受体（β_2-AR）定位于染色体5长臂（5q31233），目前已发现有9种多态性，但只有Arg16---Gly16，Gln27---Glu27，Thr164---Iie164 3个基因位点突变能改变受体的功能。β_2-AR多态性与哮喘的严重程度、AHR、支气管舒张剂反应性和肺功能水平明显相关。Ho等研究了β_2-AR基因16、27、及164 3个核甘酸位点多态性频率对中国人COPD的影响。结果显示，与健康群体相比，COPD患者Arg 16 β_2-AR多态性明显减少，Gln 27 β_2-AR多态性与FEV_1预计值显著负相关，提示Gly16多态性可能增加COPD患者的易感性，而Gln27β_2-AR多态性可能与COPD严重性相关。

二、过敏和气道高反应性

哮喘和气道高反应性被认为是COPD的危险因素，并与很多遗传和环境因素相关。Orie等人最早对哮喘/气道高反应性和COPD危险性增加的相关关系做了研究报道，被称为“荷兰假想”。这一学说认为哮喘和COPD是两个极为相似的基础过程，而最近有关COPD的GOLD则强调两者在临床特征、病理和病生理的不同。COPD本身可以导致气道对组胺或氨甲酰胆碱激发的气道痉挛试验敏感性增加。还有研究发现，有气道高反应性的吸烟者与无气道高反应性的吸烟者的对比研究，有气道高反应性组肺功能明显进行性下降。伴有严重过敏和对组胺超敏的COPD的死亡率增加，而支气管舒张的可逆性与COPD患者生存率增加相关。当然，气道高反应性也可能是长期接触吸烟和其他环境因素的结果。气道高反应性与

COPD之间的关系还不清楚。

三、营养状况和肺发育

在一些研究中发现，在膳食中缺少抗氧化剂维生素 A、C、E，与 COPD 发生危险性增加相关，最近的研究显示 vitC 和镁更重要。有一些证据显示，食用丰富的鱼油与 COPD 低发生率相关，尽管这一研究结果并没有被其他研究证实。肺发育与妊娠、出生体重、儿童时期接触环境因素有关，肺发育不全或者不能达到最大肺功能也会增加患 COPD 的危险。

第二节 环境因素

一、吸烟

就目前所知，吸烟是 COPD 最重要的危险因素。与非吸烟者相比，吸烟者呼吸道症状多，肺功能异常率高，FEV_1 的年下降率快，死亡率更高，并且与吸烟总量成正比。吸烟斗和雪茄者 COPD 的发病率和死亡率稍低于吸纸烟者，但仍明显高于非吸烟者。有关其他类型吸烟虽然还没有报道，但也是 COPD 的危险因素。

最初吸烟年龄，吸烟的总年数以及目前吸烟状态都与 COPD 死亡率相关。并不是所有吸烟者都会发展为有临床意义的 COPD，这表明遗传因素一定程度上决定易感性。吸烟者患 COPD 的几率还不清楚，一般认为 15%～20%的这一数值很可能偏低，因为有太多的 COPD 患者没有被诊断和重视。

被动吸烟（ETS）也会增加肺吸入有害物质的总负荷，导致吸烟症状和 COPD 的发生。孕期妇女吸烟可能会影响胎儿肺的生长以及在子宫内的发育，并对胎儿免疫系统功能产生一定影响。

烟草中的有害成分包括 CO/尼古丁和焦油。CO 占香烟烟雾的 2.8%～4.6%，CO 进入体内后大部分与红细胞内的血红蛋白结合，形成碳氧血红蛋白，引起缺氧和血管损伤，少部分与血管外的血红素蛋白如肌红蛋白、细胞色素氧化酶等结合，引起中枢神经系统的兴奋及躯体成瘾，是产生精神和躯体依赖及戒烟困难的主要原因。大剂量的尼古丁相反会对神经系统产生抑制作用，烟碱对人的致死量为 50～70mg，相当于两包香烟中烟碱的含量。焦油是烟雾中微粒部分所有成分的浓缩物，焦油是香烟中有机物不完全燃烧时的产物，焦油含有致癌物质，例如芳香烃类化合物苯并芘及促癌物质醌类化合物，该类物质含量与生产香烟时加入的香料的量呈正比。焦油及烟雾的刺激性成分和氧化剂，可诱发慢性支气管炎和肺气肿。

吸烟是 COPD 最主要危险因素，国外有 80%～90%的 COPD 是由吸烟引起的，我国为 72%。但并不是所有吸烟者都发生 COPD。国外吸烟人群发生 COPD 占 15%，我国为 24%。这说明存在着 COPD 的易患因素。程显声等进行了有关吸烟的病例-对照研究。病例组为 154 例吸烟指数≥300 支/年，无慢性呼吸道症状的 COPD 患者，其 $FEV_1/FVC<70\%$，选取同性别的吸烟者及从不吸烟的正常对照组，结果发现，病例组 α_1-抗胰蛋白酶（α_1-AT）活性明显低于吸烟对照组和正常对照组，病例组 AHR 发生率为 78%，显著高于吸烟对照组的 28%。正常对照组无 AHR 者。同时还看到，COPD 与居室环境、职业暴露、吸烟方式、

香烟有无过滤嘴、有无COPD家族史显著相关。多因素分析发现α_1-AT活性、支气管反应性、居室环境、职业暴露与吸烟者易患COPD有关。1992年程显声等对北京、湖北及辽宁部分地区102 230村民中查≥15岁的67 251人群进行入户调查，结果显示单纯吸烟引起COPD的构成比为40.7%，其中以北京地区最高，达50%，明显高于湖北和辽宁地区。2002年钟南山等调查了包括北京、上海、广东、沈阳、天津、重庆、陕西等7个地区城市和农村的≥40岁以上人群COPD的患病率，人群总吸烟率为38.4%，男性吸烟率为74.3%，女性为11.3%。COPD患者中有61.4%吸烟，男性COPD有81.2%吸烟，且随着吸烟量增加COPD发生率也逐渐增加。

吸烟引起COPD的机制是由于烟草中的有害物质直接或间接损害呼吸道的纤毛粘液清除系统，抑制机体免疫功能，对病原微生物易感性增高，以及气流阻塞等。吸入有害颗粒和气体可引起肺部炎症和肺组织破坏，并损害肺正常的防御和修复机制，导致组织破坏进一步加重，不能进行正常修复。肺组织的损害包括粘液高分泌、气道狭窄及纤维化、肺实质破坏(肺气肿)、血管系统改变等等。这些病理学改变反过来又可以导致气流受限和其他病理生理学改变。

有关COPD发病机制的信息主要来自于动物试验和体外观察，但人与动物在很多方面是不同的。而对人类COPD发病机制、病理及病理生理的研究，又经常受到病人的选择、样本量、研究手段的种种限制。因此，这些研究在很多方面还不够完善。

关于吸烟和炎症的关系进行了大量的研究，结果表明吸烟可以激活巨噬细胞和内皮细胞，并产生TNF-α、IL-8、LTB4等炎症介质。

吸烟者在未患COPD时，肺内炎症其实已经存在，并且与COPD患者炎症相似，只是程度轻。例如，诱导痰的研究显示，无COPD的吸烟者肺内中性粒细胞比例要高于未吸烟者，但低于COPD患者。因此，COPD的炎症特征被认为是对吸入有害物质的正常保护性反应的放大效应。

然而，并不是所有吸烟者都会发展为COPD，至于为什么仅在有些吸烟者，正常的保护性炎症反应会被放大甚至变为有害因素，目前还不清楚。除了吸烟引起的炎症反应外，可能还有其他自身和环境因素参与导致肺功能下降，引起COPD。通过支气管活检发现，在已经戒烟者肺内炎症改变仍然存在，这表明即使脱离了危险因素，COPD的炎症反应也会持续存在。

吸烟作为COPD的最重要的危险因素，还可以导致蛋白酶和抗蛋白酶系统的失衡。α_1-抗胰蛋白酶可以抑制很多丝氨酸蛋白酶，如中性粒细胞弹性蛋白酶。1963年Laurell和Eriksson研究发现，遗传性α_1-抗胰蛋白酶缺乏的人群，患肺气肿的风险明显升高。弹性蛋白是肺泡壁的主要成分，也是中性粒细胞弹性蛋白酶的靶点，分解后产生的弹性蛋白片段又是巨噬细胞和中性粒细胞的强力趋化剂，从而使炎症反应持续存在。于是，这些研究提出，蛋白酶和内源性抗蛋白酶失衡可导致肺组织的破坏。

在众多研究的基础上，目前认为，蛋白酶和抗蛋白酶的失衡可能包括两个方面。一方面蛋白酶产生和激活增多，另一方面抗蛋白酶的激活和降解减少。这种失衡经常是吸入有害物质所致炎症反应的结果。例如，巨噬细胞、中性粒细胞、气道上皮细胞可联合释放过多的蛋白酶。同时，吸烟、氧化应激及其他危险因素还可以导致抗蛋白酶活性减低。

虽然中性粒细胞弹性蛋白酶可能是 α_1-抗胰蛋白酶缺乏症中肺组织破坏的主要蛋白酶，但在吸入有害物质所介导的COPD中未必涉及。其他与COPD相关的蛋白酶包括中性粒细胞组织蛋白酶、中性粒细胞蛋白酶-3、巨噬细胞释放的组织蛋白酶（尤其是组织蛋白酶B、L和S），以及各种基质金属蛋白酶。这些蛋白酶能降解弹性蛋白及胶原（肺泡壁的另一主要成分）。有些蛋白酶，像中性粒细胞组织蛋白酶和中性粒细胞蛋白酶-3还可以介导粘液分泌，中性粒细胞弹性蛋白酶还可以导致腺体肥大。因此，蛋白酶不仅可以破坏肺组织，还参与粘液的高分泌。除了 α_1-抗胰蛋白酶外，与COPD相关的抗蛋白酶包括分泌性白细胞蛋白酶抑制剂（SLPI）和基质金属蛋白酶组织抑制剂（TIMPs）。

吸烟还可以通过氧化应激导致COPD。越来越多的研究表明COPD存在氧化/抗氧化失衡。在吸烟者及COPD患者的肺上皮细胞衬液、呼出气体和尿液中已经发现了氧化应激的标志物。例如，过氧化氢（H_2O_2）和一氧化氮（NO）是由吸烟或炎症细胞释放产生的氧化剂，在稳定期及加重期COPD患者的呼出气体中过氧化氢水平均升高。前列腺素异构体（异丙前列环素F2α-Ⅲ）由花生四烯酸的过氧化物自由基产生，并且被认为是肺氧化应激在体内的标志物。与正常人相比，异丙前列环素F2α-Ⅲ在COPD患者的呼出气体和尿液中浓度水平均升高，在加重期升高更明显。

二、职业性粉尘和化学物质

当职业性粉尘及化学物质（烟雾、过敏原、蒸气）的浓度过大或接触时间过久（例如矿工），也可导致与吸烟无关的COPD发生，同时这些因素还可以增加吸烟者的患病风险。单独接触高浓度煤炭粉尘可导致气流受限。

接触某些特殊物质、刺激性物质、有机粉尘及过敏原能使气道反应性增高，尤其在已有病变气道更是如此。一些研究表明，同时接触粉尘和烟雾可能会产生附加效应。

吸入有害颗粒的总负荷有助于我们认识整个环境因素。每种颗粒大小、成分不同，危害也不同，而总危险性取决于吸入有害颗粒的总负荷。目前发现单纯吸烟、职业性粉尘和化学物质可以导致COPD，而且同时吸烟和接触职业因素可以额外增加患COPD的风险性。有关环境因素包括职业环境和自然环境的影响。某些职业因素可能是COPD的危险因素。职业粉尘包括无机粉尘和有机粉尘。无机粉尘主要源于煤工、金属矿工、石棉矿工等。对接触矿物粉尘工人的调查表明，煤矿工人较吸烟者 FEV_1 每年下降率更为明显。对采矿工人的流行病学调查表明与粉尘有关的慢性气流阻塞不依赖于矽肺的存在，矿工的肺病理损害为小气道形态学改变，并且与吸烟所致的病理变化相一致。有机粉尘的影响来源于植物或动物的粉尘，这类粉尘常见于农业生产环境，纺织业、建筑业等，包括木屑、棉尘、谷尘等。Vancouver等进行了长达11年的前瞻性研究，调查了243例长期暴露于红雪松的锯木工人，以140例办公室工作人员作对照，用多元统计模型分析病人年龄、吸烟情况和基础肺功能，发现锯木工人的 FEV_1 和FVC每年下降率较办公室人员明显。并且还观察到粉尘暴露水平和FVC之间有明显的相关关系。在其他职业群体中也观察到这种现象。吸入棉尘与棉屑肺和COPD的急性症状有关。有关的研究显示，在纺织厂长期接触棉尘可引起慢性气流阻塞。一般认为棉屑肺的急性综合征与棉苞中的生物活性成分有关，但慢性气流受限与粉尘的其他特征有关或与吸入粉尘的非特异性炎症反应有关。谷尘中常见的污染物包括内毒素，吸入后可诱导动物和人的急性气道炎症和气流减低，如农民肺等。但其对气道的慢性作用尚不清楚，有研究报道，长期接触谷尘与慢性支气管炎、肺功能进行性下降有关。因此，长期接触有机粉尘可增加COPD的危险性。与COPD发病有关的职业包括建筑业、皮革业、橡胶业、塑料产业、纺织业、食品生产、喷漆工和焊接工。而与之有关的物质包括石英、焊接产生的烟尘、木材生产产生的的尘渣、粉尘、石棉和有机溶剂。欧洲人群呼吸健康调查采用并总结了来自14个工业国家的数据，吸烟者中慢性支气管炎的比例增高与工作环境中接触蒸汽、气体、粉尘、或者烟尘分不开。此外，新西兰的有关研究报告指出，慢性支气管炎和气流受限的发生与接触粉尘、废气等有关。在对年龄、性别和吸烟进行标化后，明确通气受限与石英金属气体、铝生产和处理、焊接的暴露存在显著相关性。因此，虽然吸烟是COPD发生的最主要危险因素，但职业暴露可能与之发挥共同作用。在我国尚缺乏确切的职业因素对COPD的作用资料，有关职业病如煤工尘肺、陶瓷工肺、矽肺等发生肺心病的资料显示，这部分病人更多合并气流阻塞，且较早出现肺心病和呼吸衰竭，但气流阻塞的原因来源于职业病还是COPD尚不清楚。

三、室内、外空气污染

城市高浓度的空气污染对所有心、肺疾病的危害很大。空气污染引起COPD的原因还不清楚，但与吸烟相比，危险性要小得多。短期高浓度接触与长期低浓度接触的关系还有待于进一步研究。

在过去的20年中，发达国家大部分城市的空气污染稍有下降，而在发展中国家却明显加重。虽然哪种具体成分有害还不清楚，但有证据表明，污染空气中的有害颗粒可增加肺吸入有害物质的总负荷。室内空气污染（如燃料）也是COPD形成中的危险因素。在有机燃料用以烹调、取暖并且通风条件比较差的地区，会引起室内有害颗粒高浓度聚积，从而使接触机会明显增加。最常见的空气污染类型是SO_2、氧化氮（NO_2和NO）、H_2O_2、CO等。这些物质来源于自然界天然运动过程，如火山爆发、森林火灾等。也有由于家庭供暖、发电、运输以及工业加工等过程产生。室内空气污染主要在发展中国家，在这些国家90%以上农村家庭应用未经加工的木材、动物粪便和秸杆作为燃料，并且采用室内明火或简单的炉灶，而且缺少通风设备。在2002年我国COPD流行病调查结果显示，所调查北京农村地区采用柴草和动物粪作为取暖和煮饭的占92%左右，多数冬天要应用明火或开放式炉灶取暖，只有23%有排风扇等通风装置。女性生物燃料暴露时间可能更长。在新几内亚的社区记录显示，患COPD的患者与室内生物燃料严重暴露有关。在克什米尔和巴基斯坦，妇女几乎不吸烟，但慢性支气管炎的发病率却很高，有研究显示患气流受限疾病的患者暴露于生物燃料的烟雾较频繁。在印度，使用生物燃料的病人其FVC比使用煤油、燃气、混合燃料的病人FVC低。由于空气成分缺乏特征性以及暴露浓度很难定量测定，有关空气污染与COPD的关系有待进一步研究和证实。

四、感染

儿童期重度呼吸道感染和成年时肺功能降低、呼吸症状发生相关。有气道高反应性的儿童患重度感染的机会大大增加，而气道高反应性被认为是COPD的危险因素。另外，病毒感染可能与出生低体重相关，因此可能是COPD的另一个危险因素。

据报道，人类免疫缺陷病毒（HIV）感染可加速吸烟介导的COPD的发生发展，HIV所引起的肺部感染可能在这一过程中发挥一定作用。

有关COPD与病毒感染的关系，COPD急性发作可能与急性上呼吸道病毒感染有关。流行病学资料显示，慢性阻塞性肺疾病急性加重（AECOPD），呼吸道病毒感染的发生率为7%～64%，常见的病毒为呼吸道合胞病毒、腺病毒、流感病毒、副流感病毒等。其中对呼吸道合胞病毒研究较多，在AECOPD中，呼吸道合胞病毒阳性率为0.8%～17.4%。此外，COPD还可能存在持续病毒感染或隐性感染。Mastsuse等通过对20例COPD患者和20例非COPD患者肺组织进行研究，结果伴有气流阻塞组，有10例检测到腺病毒早期转录单位E1A，而正常对照组只有2例检测到。提示腺病毒可能在气流阻塞中发挥作用。贺蓓等在对22例COPD、慢性支气管炎、哮喘、正常对照患者进行支气管刷片细胞检测E1A基因，COPD组有50%E1A基因阳性，而哮喘和正常对照组皆为阴性。2001年，Wedzicha等研究了鼻病毒在COPD发病中的作用，在COPD急性加重期，鼻病毒检出率58%，冠状病毒11%，流感病毒16%。因此COPD可能存在着隐性病毒感染，病毒可以活化炎症细胞促进炎症因子的释放。病毒感染还可以导致气道上皮细胞的受损，导致呼吸道传入神经的暴露，使其释放神经多肽，造成平滑肌收缩，血管通透性增加，加剧呼吸道炎症，导致气流阻塞。

有关细菌感染在COPD中的作用，有越来越多的资料表明，细菌感染是导致AECOPD的重要原因。有关细菌感染在COPD病因和发病中的作用包括：（1）儿童时期下呼吸道感染损害肺的生长，表现为成人期FEV_1快速下降。我国有关COPD流行病学调查显示，14岁以前下呼吸道感染的病史与COPD患病率密切相关。（2）细菌病原体在下呼吸道的慢性定植可诱发慢性炎症反应伴肺部损害。细菌性病原体引起的呼吸道组织慢性感染通过改变患者对吸烟的反应或通过诱导慢性炎症反应有助于COPD的发病。细菌引起的慢性支气管炎急性加重，促使COPD的发病率和死亡率增加。下呼吸道的细菌感染，可使气道反应性增加。有关AECOPD的常见致病菌为流感嗜血杆菌、副流感嗜血杆菌、肺炎链球菌、卡他莫拉菌等。赵鸣武等应用保护性毛刷经支气管采取标本进行细菌培养，以10^3cfu/ml为感染标准，发现AECOPD主要致病菌为流感嗜血杆菌、肺炎链球菌、卡他莫拉菌、金黄色葡萄球菌及铜绿假单胞菌。Sethis2002年报道81例门诊急性加重COPD患者，分离出的致病菌与国内研究相仿，并且出现新的菌株与COPD急性加重有关。有关COPD细菌感染的作用机制尚有争议，Miravitlles提出最小细菌负荷假说，认为在COPD急性加重必然有一最小细菌负荷，超过这一负荷才会出现加重症状。不同患者具有不同阈值，不同因素可以影响该阈值。

肺炎衣原体在COPD患者中检出率很高，在AECOPD中至少有部分由衣原体急性感染引起。Blasi等对门诊142例COPD患者合并呼吸道症状咳脓痰者进行肺炎衣原体检测，采用单克隆间接荧光抗体测定法测定咽拭子标本，同时应用微量免疫荧光法检测血清中抗体IgM和IgG，COPD患者特异性IgG检测阳性率63%，对照组46%，COPD患者IgG滴度明显高于对照组。有5例特异性IgM≥1：16，其中有1例IgG滴度增高4倍。Verkooyen等分别采用微量免疫荧光法检测和重组脂多糖酶联免疫吸附法检测271例COPD患者血清中肺炎衣原体特异性IgG、IgM、IgA抗体，肺炎衣原体既往感染发生率为72%和53%，有

3%（7 例）AECOPD 微量免疫荧光法检测提示有急性感染，其中 5 例被重组脂多糖酶联免疫吸附法证实。这些研究提示肺炎衣原体感染是普遍性的，肺炎衣原体在与机体的免疫系统接触时，刺激了各种炎症细胞，包括非特异免疫细胞，巨噬细胞和自然杀伤细胞。同时肺炎衣原体还可以诱导 IL-1β、IL-6 和 TNF-α 的产生，从而参与多种炎症反应过程。

五、社会经济地位

社会经济地位对疾病的影响一直受到人们的关注，社会经济地位的不同影响人们疾病危险因素暴露、受教育程度、对疾病的认知程度、利用医疗资源的能力等。这方面的影响在没有医疗保障体系的发展中国家可能更突出。COPD 的发病风险与社会经济地位成反向相关，这也许与室内外污染的程度不同、营养状况或其他和社会经济地位差异有一定内在联系。在欧洲和北美国家的大规模流行病学调查显示包括呼吸系统疾病在内的许多疾病存在社会经济差异。英国较早的一些报道发现成人呼吸道症状特别是咳嗽和咳痰等与社会阶级因素有关。有关肺功能与社会经济地位的关系研究显示，在英国，两个城镇的体力劳动者和非体力劳动者的呼吸道症状和肺功能损害方面因社会地位不同而有所差异。社会地位所造成的 FEV_1 差异占预计值的 7%～15%，而且不受吸烟量的影响。哥本哈根一项研究显示，社会地位最高群体和最低群体的 FEV_1 的差距为男性 400ml，女性 259ml。该差异反映出社会经济地位最低群体因 COPD 住院的危险性较最高群体高出 3 倍。而且这种差异不受吸烟因素影响。Bakke 等发现，只接受初级和中级教育的人群气流受限的患病率高于接受高等教育的人群。两者的 OR 分别为 5.2 与 1.8。由于妇女经济地位低下而出现怀孕期间因营养不良导致宫内胎儿发育迟缓的现象，可能会影响到孩子出生后的肺功能。如果母亲怀孕期间吸烟，出生后的孩子幼年期肺功能会降低。并且发生哮喘的危险性增大。此外，社会经济地位会影响幼年时期发生呼吸道感染的风险。但这方面的研究 受到出生后肺功能发育水平、遗传过敏症等多因素影响，目前两者之间的关联还不清楚。社会经济地位还会影响居住条件和接触污染环境的机会等，一些研究显示生活在使用煤气的房子里比居住在使用电器的房子里的孩子更易患呼吸道疾病。随着社会经济差异的不断出现，社会经济因素对 COPD 的影响越来越受到重视，并且应将其作为独立的危险因素进行干预。

（朱　红）

本章参考文献

1. Smith KR. National burden of disease in India from indoor air pollution. Proc. Natl. Acad. Sci. USA.，2000，97：13286-13293
2. Wilson R. Bacteria and airway inflammationin chronic obstructive pulmonary disease.：more evidence. Am. J. Respir. Crit Care Med.，2005，172：147-148
3. 赵鸣武，顾国忠，刘振英，等．慢性阻塞性肺疾病患者细菌感染的临床观察．中华结核和呼吸杂志，1999，12： 22（2）： 88-91
4. Wilkinson TM，Patel IS，Wilks M，et al. Airway bacteriaload and FEV1deline in patients with chronic obstructive pulmonary disease．Am. J. Respir. Crit. Care Med.，2003，167：1090-1095
5. Hamelin ME，Cote S，Laforge J，et al. Human metapneumovirus infection in adult with community-aquired pneumonia and exacerbation of chronic obstructive pulmonary disease．Clin. Infect. Dis.，2005，41：498-502

6. Prescott E, Lange P, Vestbo J. Socioeconomic status, lung function and admission to hospital for COPD: results from the Copenhagen City Heart Study. Eur. Respir. J., 1999, 13: 1109-1114
7. Humerfelt S, Eide GE, Gulsvik A. Association of years of occupational quartz exposure with spirometric airflow limitationin Norwegian men aged 30-46 years. Thorax, 1998, 53: 649-55
8. Chen JC, Mannino MD. Worldwide epidemiology of chronic obstructive pulmonary disease. Current Opinion in Pulmonary Medicine, 1999, 5: 93-99
9. Perez-Padilla R, Regalado U, Vedal S, et al. Exposure to biomass smoke and chronic airway disease in Mexican women. Am. J. Respir. Crit. Care Med., 1996, 154: 701-706
10. 姚婉贞 朱红 沈宁，等．北京市延庆县慢性阻塞性肺疾病流行病学调查结果．北京大学学报·医学版，2005，37（2）：121-125
11. Amoli K. Bronchopulmonary disease in Iranian housewives chronically exposed to indoor smoke. Eur. Respir. J., 1998, 11: 659-663
12. Dennis R, Maldonado D, Norman S, et al. Woodsmoke exposure and risk for obstructive airways disease among women. Chest, 1996, 109: 115-119
13. Tashkin DP, Altose MD, Connett JE, et al. Methacholine reactivity predicts changes in lung function over time in smokers with early chronic obstructive pulmonary disease. The Lung Health Study Research Group. Am. J. Respir. Crit. Care Med., 1996, 153: 1802-1811
14. Morgan WJ. Maternal smoking and infant lung function. Further evidence for an in utero effect [editorial; comment]. Am. J. Respir. Crit. Care Med., 1998, 158: 689-690
15. Svanes C, Omenaas E, Heuch JM, et al. Birth characteristics and asthma symptoms in young adults: results from a population-based cohort study in Norway. Eur. Respir. J., 1998, 12: 1366-1370
16. 贺蓓，赵鸣武，李小英，等．慢性阻塞性肺疾病中的腺病毒潜在感染．中华结核和呼吸杂志，2001，24：520-523
17. 程显声，李景周，张珍祥，等．慢性阻塞性肺病、肺心病人群防治的研究基线资料分析．中华结核和呼吸杂志，1998，21：749-752

第十九章 临床表现和并发症

第一节 临床表现

一、症状

COPD起病多缓慢，病程较长，大多数患者具有多年的大量吸烟史，部分患者反复发生急性下呼吸道感染而迁延不愈。主要症状为慢性咳嗽、咳痰和呼吸困难。在COPD病程早期，无症状或仅有活动后呼吸困难，也可能只出现咳嗽、咳痰。然而随着病情的进展，患者由于呼吸困难而活动能力下降，最后出现静息状态下呼吸困难，从而影响日常生活的自理能力。COPD患者因反复呼吸道感染或吸烟、接触有害气体、过度劳累、气候变化、气胸、肺栓塞等诱因而急性加重，发作频率平均每年约2～4次，吸烟者比不吸烟者发作的次数更加频繁，急性加重次数愈多，病情进展愈迅速，症状也愈加严重，尤以冬春季节为著。严重的患者每月均有急性加重，对治疗的反应下降，住院时间延长，最终出现多种并发症。

（一）咳嗽、咳痰

咳嗽通常是COPD的首发症状，它是由于气管上皮的激惹感受器受到刺激时发生的一种突然、爆发性的呼气运动，可伴有支气管痉挛和喉头收缩。由于高速气流的呼出，粘附在管壁上的气道分泌物易于脱落和咳吐出来，因此有利于清除气道分泌物，应该说咳嗽的本质是一种保护性反射。咳嗽伴有痰液的排出称为咳痰，它是一种借助于支气管粘膜上皮细胞的纤毛运动、支气管平滑肌的收缩及咳嗽的高速呼气气流将呼吸道的病理性分泌物经口腔排出的活动。COPD患者慢性咳嗽的原因有，气道的慢性炎症、气道粘液高分泌和气道高反应性。而长期吸烟及吸入职业粉尘等是引起慢性咳嗽咳痰最重要的因素。慢性咳嗽、咳痰可先于气流受限多年出现，多发生于冬春寒冷季节或气候突变时，并不是所有的慢性咳嗽、咳痰均可发展为COPD，且咳嗽与COPD的病情和预后无显著关系，而咳痰与肺动能的显著下降及住院次数增多与患者病死率明显相关。初期晨间咳嗽较重，呈间歇性，白天较轻，逐渐发展到整日均咳嗽，晨起排痰较多，痰液多为白色粘液性或浆液泡沫性，这是由于夜间睡眠时交感神经兴奋性降低，咳嗽反射迟钝，气道内分泌物堆积，而晨起后由于交感神经兴奋性的增强，体位的变动激惹呼吸道感受器而诱发咳嗽反射增强，将气道内的分泌物排出之故。COPD早期每天咳痰量很少超过60mL。随着病情的进展，咳嗽、咳痰有加重趋势。当急性加重伴有细菌感染时，患者痰量增多，痰液变粘稠且为脓性，痰的颜色可为黄色或黄绿色。早期患者咳痰尚有力，痰液较易咳出，随着病情进展，患者出现咳痰无力。晚期患者在稳定期也可出现夜间明显咳嗽、咳痰，睡前常有阵发性咳嗽发作，伴咳痰，多为白色粘液性或浆液泡沫性痰。这是由于患者支气管粘膜充血、水肿，分泌物增多并聚集于支气管腔所致。COPD患者即使在病情缓解期气道仍存在慢性炎症，常常咳白粘痰。严重的夜间咳嗽影响患者的睡眠质量，患者可出现头晕、头痛及乏力等症状，影响白天的日常生活和工作。值得注意的是少数病例咳嗽不伴咳痰，也有少数病例虽有明显气流受限，但无咳嗽咳痰的症状。

（二）呼吸困难

呼吸困难是一种患者感到空气不足、不同程度呼吸费力的主观感觉。客观表现为呼吸用力，重者表现为鼻翼扇动、张口耸肩，甚至出现紫绀和辅助呼吸肌参与活动并逐渐加强，同时伴有呼吸频率、深度与节律的异常。它是导致COPD患者焦虑不安及就诊的首要原因，其特点是持续性和进展性，缓解期和急性加重期程度不同。早期COPD患者一般无呼吸困难，或仅有轻度气短而未引起重视不能及时就诊，往往早期诊断被延误。随后出现活动后如登楼、快步行走时感气短，进而出现平地活动感呼吸费力，甚至说话、穿衣、洗漱时出现喘息。许多COPD患者因明显呼吸困难而就诊，少部分患者首次就诊时即为严重呼吸困难、全身水肿、明显紫绀甚至昏迷。通常FEV_1%预计值＜60%时可出现呼吸困难。由于呼吸负荷的加重，加快呼吸肌的疲劳；肺的过度膨胀引起呼吸肌的长度-张力关系不协调以及呼气时气道异常的动态收缩导致呼吸困难的发生。因此目前有些观点认为，动态过度充气和静态过度充气是COPD患者呼吸困难的主要因素，而应用支气管扩张剂后FEV_1的改变并不能反映呼吸困难的变化。COPD患者吸气容积的变化与患者主观感觉指标如运动后呼吸困难的相关程度比常规的肺功能指标更高。在急性加重期高碳酸血症和低氧血症是引起呼吸困难的重要原因，而在稳定期，患者耐受了相对高碳酸血症和低氧血症状态，因此静息状态下一般呼吸困难减轻，但稍微运动则出现气短和胸闷，甚至喘息，此时吸氧可以减轻呼吸困难。晚期COPD患者可出现静息状态下呼吸困难，运动耐力下降。晨起头痛、头晕、意识模糊是CO_2潴留或低氧血症的常见表现。中重度COPD患者通常出现劳力性呼吸困难，需与缺血性心脏病进行鉴别。持续1个月以上的慢性呼吸困难需与支气管哮喘急性发作、间质性肺疾病、充血性心力衰竭以及神经精神性呼吸困难进行鉴别。呼吸困难可以通过标准的调查问卷而定量，喘息和胸部紧迫感对于COPD患者而言并非特异，且不同患者存在不同程度的差别，没有喘息或胸部紧迫感也不能排除COPD的诊断。

（三）神经精神症状

中重度COPD患者可以出现精神症状，包括焦虑和抑郁。COPD严重程度与焦虑和抑郁发生率有关。严重COPD，抑郁的患病率为25%，而中度COPD的抑郁患病率为19.6%，比较健康人群仅为17.5%。有报告提示37%伴显著肺功能障碍的COPD患者有恐惧感。COPD患者病情长期迁延不愈，反复加重，肺功能进行性减退，胸闷、呼吸困难等症状给患者心理带来巨大的痛苦和生活压力，患者往往闷闷不乐、忧愁压抑、情绪低落，性格和兴趣发生改变，无法摆脱情绪和情感痛苦，可发生孤独、悲观、活动减少、食欲下降、睡眠障碍等抑郁症状，并影响社会活动，导致生活质量降低。有的患者甚至因此而自杀。生命质量是反映患者疾病以及治疗对其生理功能、心理健康和生活等方面影响的综合评定指标。用生命质量来评价COPD患者的疾病状态更能灵敏反映人群真实的健康状况和卫生服务需求。因此也就越来越多地被应用。国内陆慰萱等人应用St George呼吸问卷评价我国COPD患者生活质量，多方位反映COPD患者的临床症状、社会活动、日常生活和心理状态（如焦虑、惊恐），能比较敏感地反映病情的变化。应用各种药物减轻因痰液粘稠、排痰不畅等因素造成的COPD的气流受限，从而改善患者的呼吸功能，改善缺氧，减轻症状，增加活动范围，可以提高生存质量。对各种精神症状的干预有助于COPD患者的康复。

中重度COPD急性加重时出现严重的二氧化碳潴留和缺氧，可引起神经精神障碍综合征，即肺性脑病。动脉血二氧化碳分压的急剧升高可引起脑血管的扩张，脑血流量增加而导致颅内压升高，开始时可出现睡眠倒错，即白天瞌睡而夜间失眠，同时常伴有晨起时头痛。随着病情的进展可出现抑制性精神症状如嗜睡、意识朦胧或不同程度的昏迷，也可表现为兴奋性的精神症状如谵妄、烦躁不安、抽搐以及惊厥。也可表现为抑制、兴奋交替出现。轻型的患者主要表现为神志恍惚、淡漠、嗜睡或兴奋、多语，中型患者可出现半昏迷、肌肉轻度抽搐或语无伦次，对各种反应迟钝，而重型患者可出现深昏迷，对各种刺激无反应。

(四) 其他

COPD患者缓解期一般无发热，而急性加重期通常由感染所致，发热是很重要的症状。国外文献报道，60.4%的住院患者入院时或住院期间出现发热症状，而39.6%的患者入院时及住院期间均无发热症状。但其气流受限和低氧血症情况可能更为严重，因COPD并发症的发生率高。虽然此类患者住院时间比发热患者短，但是再次住院的机率高。国内尚无这方面的统计资料，结合COPD患者的经济情况和临床观察，国内COPD住院患者发热的比例可能偏高，可能与我国COPD患者急性加重绝大部分为感染所致有关。其他症状如胸闷、胸痛少见。在晚期COPD，患者出现食欲下降，摄入的能量下降，而呼吸功耗增加，所以营养不良，体重下降。

二、体征

早期COPD患者多无任何异常体征，或可在肺底闻及散在干、湿啰音，咳嗽排痰后啰音可减少或消失，偶有哮鸣音或呼气延长，呼吸频率正常或稍快。如果气流受限达中度及以上程度且并发肺气肿时，胸部过度膨胀，胸廓的前后径增加，肋间隙变窄，肋骨走行变平直，外观呈桶状，肺容积增加，膈肌下移，膈的运动受限，呼吸运动减弱。触觉语颤减弱或消失，叩诊呈过清音，心浊音界缩小或不易叩出，肺下界和肝浊音界下移。听诊心音遥远，呼气相延长，呼吸音减低，并发感染时可闻及干湿性啰音。

随着病情的进展，COPD患者可出现肺动脉高压和右心衰竭的体征，呼吸频率增加，脉搏细速，紫绀，颈静脉充盈怒张，剑突下抬举性搏动，肺动脉第二音（P_2）亢进及分裂，$P_2>A_2$。肺动脉压明显增高时，在肺动脉瓣区可闻及舒张早期反流性杂音，即Graham Steel杂音，还可闻及病理性的第4心音。辅助呼吸肌参与呼吸运动，重症可见胸腹矛盾运动。稳定期COPD患者较少见紫绀，而急性加重期多见。颈静脉怒张是肺动脉高压和右心衰竭的表现，在单纯肺气肿的患者不常见。双下肢水肿则提示右心衰竭并发肺心病。如患者出现一侧较另侧下肢肿胀，周径增粗，疼痛或压痛，应警惕下肢深静脉血栓形成。

总之，因COPD早期可无明显症状而易被忽略，随着病情的进展，咳嗽、咳痰反复出现，运动时出现气促、呼吸困难，进而在轻微活动甚至静息时出现呼吸困难。COPD多发生于50岁以上的患者。如果相同的症状出现在40～50岁的患者时，应与以下疾病相鉴别，支气管哮喘，没有气流受限的慢性支气管炎、肺气肿，α_1-抗胰蛋白酶缺乏症以及充血性心力衰竭。咳嗽时可出现少量咯血，咳痰带血丝及体重下降时，必须与结核和肿瘤相鉴别。晚期COPD患者急性加重频繁发生，而且一次比一次严重，逐渐出现低氧血症、二氧化碳潴留，导致Ⅱ型呼吸衰竭和右心衰竭。此时患者不能平卧，生活不能自理，出现紫绀、乏力、食欲下降、体重下降、晨起头痛、日常生活和工作质量下降，还可出现焦虑、抑郁等症，最终合并多种并发症。

第二节 并发症

随着疾病的进展，COPD 患者可合并多种并发症，如呼吸衰竭、慢性肺源性心脏病，水、电解质、酸碱平衡紊乱，以及气胸、肺大疱等，因此中晚期 COPD 病情严重而复杂，准确而完善地把握患者疾病状态和各种并发症对于合理治疗至关重要。

一、呼吸衰竭

呼吸衰竭是各种原因引起的肺通气和（或）换气功能严重障碍，以致在静息状态下亦不能维持足够的气体交换，导致缺氧伴（或不伴）二氧化碳潴留，从而引起一系列生理功能和代谢紊乱的临床综合征。其明确诊断有赖于动脉血气分析，诊断标准为海平面正常大气压、静息状态、呼吸空气条件下，动脉血氧分压（PaO_2）$<$60mmHg，伴或不伴有二氧化碳分压（$PaCO_2$）$>$50mmHg，并排除心内解剖分流和原发于心排血量降低等因素。根据伴或不伴有二氧化碳潴留可划分为Ⅰ型呼吸衰竭（$PaO_2<$60mmHg，$PaCO_2$ 降低或正常），和Ⅱ型呼吸衰竭（$PaO_2<$60mmHg，$PaCO_2>$50mmHg）。COPD 患者中晚期可以合并呼吸衰竭，大多数情况下为Ⅱ型呼吸衰竭，而Ⅰ型呼吸衰竭较少见。严重而急性进展的Ⅱ型呼吸衰竭可出现突发的精神障碍和神经症状，即肺性脑病，应与脑动脉硬化、严重电解质紊乱、单纯性碱中毒、感染中毒性脑病等相鉴别。

COPD 患者并发呼吸衰竭的主要病理生理机制为通气不足、通气/血流比例失调、氧耗增加和弥散障碍。Ⅰ型呼吸衰竭多因通气/血流灌注比例失调及病理性分流增加，而Ⅱ型呼吸衰竭主要由肺泡通气不足和通气/血流比例失调所致。呼吸氧耗的增加对两类呼吸衰竭的发生和发展皆有一定的作用，弥散对运动性低氧血症的发生有一定的作用，但对静息低氧血症的影响不大。COPD 稳定期呼衰多无明显的静-动脉分流，一旦发生则说明病情严重。

通气不足的原因主要有气道阻力升高和呼吸肌疲劳。COPD 患者气道内存在慢性炎症，随着病情的进展出现气道重塑，大多数患者存在气道高分泌，粘液纤毛清除系统障碍，气道的高反应性更易使气道痉挛狭窄，从而气道阻力明显升高，患者表现为呼吸费力。这种情况在 COPD 急性加重期表现尤为明显，气道分泌物不能顺利排除，通气功能严重受限，则出现二氧化碳潴留，严重而急性加重的二氧化碳潴留导致肺性脑病。随着病情的发展，COPD 患者长期处于低氧血症和高碳酸血症状态，加上慢性营养不良、电解质紊乱、反复感染和治疗过程中糖皮质激素的应用等，呼吸肌的重量下降，纤维结构改变，从而表现为肌肉耐力下降、最大运动时局部氧摄取和氧输送明显受限。严重的 COPD 患者存在肺的过度充气，膈肌的过度牵拉使其回缩力下降，从而致膈肌疲劳和功能衰竭。上述原因均可造成通气不足，从而导致缺氧和二氧化碳潴留。COPD 患者由于气流受限且不完全可逆，气体分布不均匀和血流分布的改变导致严重的通气/血流比例失调。弥散功能障碍以及氧耗增加可使患者出现严重的低氧血症。COPD 早期可有低氧血症伴或不伴有高碳酸血症，但机体可以通过代偿适应，生理功能和代谢紊乱较轻，动脉血气分析 pH 在正常范围（7.35～7.45）。中晚期患者多出现Ⅱ型呼吸衰竭。

中晚期 COPD 患者静息状态下则存在Ⅱ型呼吸衰竭，由于长期慢性代偿，患者可以耐受一定程度的低氧血症和高碳酸血症，多数患者早期可表现为多梦，遗尿和晨起头痛、乏力、思睡或情绪异常，多为二氧化碳潴留所致。患者由于反复呼吸道感染或吸烟、接触有害气体、过度劳累、气候变化、痰液引流不畅、不适当的氧疗以及应用镇静剂等诱发因素而急性加重。呼吸困难是呼吸衰竭最早出现的症状，多数患者表现为明显的呼吸费力，呼吸频率和节律以及呼吸幅度发生改变。较早表现为呼吸频率增快，进一步加重则表现为辅助呼吸肌参与呼吸运动且逐渐加强，出现三凹征，患者采取前倾坐位。病情进一步发展，呼吸肌疲劳，呼吸驱动下降，可出现呼吸节律的改变，呼吸变慢，可表现为陈－施呼吸、比奥呼吸等。患者神志可发生改变，出现精神错乱、狂躁以及昏迷、抽搐等症。由于缺氧，COPD 患者急性加重时多出现紫绀，有的患者静息状态下也存在紫绀，在血流量较大的口唇、甲床表现明显。由于缺氧和酸中毒的存在，多数患者有心动过速，严重者可出现循环衰竭、血压下降，甚至心脏停搏。严重的缺氧和二氧化碳潴留可对肝肾功能以及消化系统造成影响，部分患者可出现谷丙转氨酶与血浆尿素氮的升高，个别病例可出现蛋白尿及管型尿。胃肠道粘膜屏障功能受损，粘膜充血水肿，易发生糜烂或应激性溃疡，引起上消化道出血。COPD 患者急性加重并发呼吸衰竭是中晚期患者常见的急危重症，其诊断主要依赖于动脉血气分析，尤其是 PaO_2、$PaCO_2$ 的测定。多种诱因可导致 COPD 患者急性加重并发呼吸衰竭，感染是最常见的原因，故抗感染治疗在加重期有重要作用。并积极寻找和解除其他诱因，如气胸、胸腔积液及肺栓塞等。尽快纠正呼吸衰竭及其合并的各种酸碱失衡和电解质紊乱，预防多器官功能障碍综合征的发生。

二、慢性肺源性心脏病（简称慢性肺心病）

慢性肺心病是 COPD 晚期最重要的并发症。在我国引起慢性肺心病的诸多病因中，COPD 最为常见，根据我国 662 例慢性肺心病尸检资料表明，COPD 所致的慢性肺心病占 81.8%。COPD 患者由于反复发生支气管炎和支气管周围炎，炎症波及邻近的肺动脉分支，引起动脉壁增厚、狭窄和纤维化，肺毛细血管床面积减少，肺循环阻力增大。严重肺气肿时，肺泡膨胀，形成大疱，肺泡内压力的增高而使肺泡壁的毛细血管受压，肺毛细血管床面积也减少，当其超过 70%时，便可使肺动脉压力上升，再加上缺氧和呼吸性酸中毒引起的肺细小动脉痉挛，慢性缺氧所致的继发性红细胞增多和血液粘稠度增加等因素均可导致肺循环阻力的增加，肺动脉高压形成，右心负荷增加，发生右心室肥厚扩大，早期心功能可以代偿，晚期出现失代偿而表现为右心功能不全。

在 COPD 的基础上合并慢性肺心病，临床表现上除了 COPD 本身的各种症状体征外，主要是逐渐出现各种心肺功能不全的征象和其他器官受累的征象。随着 COPD 病情的进展，急性发作频率增加，心肺功能不全进一步恶化，往往表现为急性加重期和缓解期的交替出现，且急性发作次数越多，心肺功能的损害越严重。在早期患者，心肺功能代偿良好，患者常有咳嗽、咳痰和呼吸困难，稍一活动就可感觉到气短、乏力和活动耐力下降，并有不同程度的紫绀。咯血少见。体格检查可见明显的肺气肿体征，右室虽扩大，但常因肺气肿的存在使心浊音界不易叩出，心音遥远，肺动脉瓣第二心音亢进，三尖瓣区可能听到收缩期杂音，剑突下可见心脏收缩期搏动，同时由于腔静脉回流障碍可出现颈静脉充盈。在心肺功能代偿期，由于严重肺气肿，膈肌下移，肝下缘可在肋缘触及，但静脉压多无明显增高，肝脏并无淤血，且无压痛。随着疾病的进展，多数患者出现心肺功能失代偿。心力衰竭表现以右心衰竭为主，患者呼吸困难更进一步加重，紫绀更加明显。颈静脉怒张，肝肿大且有压痛，肝颈静脉回流征阳性，并可出现腹水和双下肢凹陷性水肿。此时静脉压明显升高，循环时间延长。心率加快，可出现房性早搏、心房纤颤等心律失常，剑突下常可闻及收缩期返流性杂音，其特点是吸气时增强，轻者仅于吸气初可闻及。随着右心室的扩大，心脏呈顺钟向转位，可出现三尖瓣相对性狭窄引起的舒张中期杂音。严重者在胸骨左缘三尖瓣区可闻及舒张期奔马律。当心衰控制后，心界可回缩，杂音可减轻或消失。

COPD晚期合并慢性肺心病可出现其他器官系统的损害。肺性脑病是其严重的合并症之一，其发生率为30％左右，病死率很高。1977年以前的资料表明，其住院病死率为40.1％，而近年来随着防治工作的开展，肺性脑病的住院病死率已降至30％以下，但仍是COPD合并慢性肺心病死亡的首要原因。患者多在原有呼吸衰竭的基础上由于急性呼吸道感染、严重支气管痉挛和不适当的吸氧和使用利尿剂以及电解质紊乱等因素诱发，早期患者常出现头痛、头晕、表情淡漠、神志恍惚，记忆力下降和失眠等症，随着病情的进展可出现嗜睡、谵语、定向力障碍和昏迷。晚期患者可出现呕吐等颅内压升高和脑疝的症状。体格检查可发现肌张力下降，球结膜充血水肿。如果出现双侧瞳孔不对称，提示脑疝的形成。部分患者可出现巴宾斯基征阳性。上消化道出血也是较常见的严重并发症之一，其发生率为5.7％左右，病死率高达92.3％。由于长期的慢性缺氧和高碳酸血症以及右心功能不全，胃肠道淤血，消化道粘膜糜烂坏死，发生弥漫性渗血，临床表现为呕吐咖啡色胃内容物或柏油样大便。也可出现应激性溃疡，可大量出血而表现为呕出鲜血，并伴有血红蛋白迅速下降，血压下降等出血性休克的表现。由于长期慢性缺氧和高碳酸血症，心肺功能衰竭，可发生肾损害，主要表现为少尿、无尿、血压升高和轻度浮肿，甚至出现尿毒症。肝功能的损害也很常见，据报道其发生率为42.6％～60％，其损害程度与病程的长短和右心功能不全的程度密切相关。肝功能损害可随心肺功能的改善于1～2周后迅速恢复。休克的发生率不高，但一旦发生预后差，病死率高达72％。主要为呼吸道严重感染引起的感染中毒性休克，严重心力衰竭、心律失常、消化道出血，水、电解质紊乱等因素也参与其中。临床处理时应根据不同原因进行抗休克治疗，同时积极治疗原发病。

三、酸碱平衡失调及水、电解质失衡

慢性阻塞性肺疾病（COPD）中晚期由于长期慢性缺氧与二氧化碳潴留多合并呼吸衰竭，当出现慢性呼吸衰竭时，易发生酸碱平衡紊乱及水、电解质失衡。据国内综合报道，其发生率达78.6％～95.45％（见表19-1）。COPD患者大多为老年患者，常伴有其它系统如心脏、肝脏、肾脏及糖尿病等疾病，进食减少以及应用利尿剂、糖皮质激素和机械通气等使其进一步复杂化，不仅发生单纯性酸碱平衡紊乱，而且引起混合性酸碱平衡紊乱和水、电解质紊乱。临床常见的酸碱平衡失调有以下几种：① 呼吸性酸中毒；② 呼吸性酸中毒合并代谢性碱中毒；③ 呼吸性酸中毒合并代谢性酸中毒；④ 呼吸性碱中毒；⑤ 代谢性碱中毒。三重酸碱失衡较少见，其发生率约为4.5%，主要根据阴离子间隙（AG）和潜在 HCO_3^- 来进行判断。在应用利尿剂及合并肾脏等多器官损害的COPD晚期患者须警惕三重酸碱失衡的存在，COPD急性加重期合并三重酸碱失衡的患者预后不佳，病死率很高。临床上三重酸碱失衡可分为两种类型：① 呼吸性酸中毒型　即呼吸性酸中毒＋代谢性酸中毒＋代谢性碱中毒；② 呼吸性碱中毒型　即呼吸性碱中毒＋代谢性酸中毒＋代谢性碱中毒。前者病死率约为57.40%，后者的病死率更高，为78.95%。因此及时判断和处理三重酸碱失衡对于改善COPD晚期患者的预后具有极其重要的意义。常见的水、电解质紊乱包括低钠血症、低钾和高钾血症、低镁血症、低磷血症及低氯血症。

表19-1　COPD各型酸碱失衡的发生率

类　型	发生率（%）
呼吸性酸中毒	41.50-78.20
呼吸性酸中毒合并代谢性碱中毒	10.89-34.00
呼吸性酸中毒合并代谢性酸中毒	5.20-13.10
呼吸性碱中毒	1.40-3.50
代谢性碱中毒	1.90-4.80

摘自：翁心植主编．慢性阻塞性肺疾病与肺源性心脏病．北京：北京出版社，1999．75

（一）酸碱平衡失调

1. 呼吸性酸中毒　呼吸性酸中毒是COPD呼衰时最常见的酸碱失衡，发生率为41.5%～78.2%。COPD中晚期患者急性加重期气道充血、水肿，分泌物明显增加，出现通气功能障碍，呼吸肌疲劳进一步加重，患者的有效肺泡通气量下降，二氧化碳潴留增加，同时伴有缺氧，进行血气分析检测则提示呼吸性酸中毒。少数患者由于应用镇静剂和不适当的吸入较高浓度的氧而加重高碳酸血症，甚至出现肺性脑病。COPD患者急性加重期发生呼吸性酸中毒时，其动脉血气的特点为：$PaCO_2>45mmHg$，$pH<7.35$，$HCO_3^->SB$（标准碳酸盐），SB正常，碱剩余（BE）正常，同时多伴有低氧血症。在急性呼吸性酸中毒，血液缓冲系统代偿程度有限，血液中 HCO_3^- 的最大缓冲能力为30mmol/L，因此 HCO_3^- 多小于30mmol/L。COPD合并呼吸衰竭，主要出现慢性呼吸性酸中毒急性加重，其动脉血气的特点为：$PaCO_2>45mmHg$，pH7.35～7.45或低于7.35，$HCO_3^->SB>$正常，BE为正值，同时存在低氧血症。如此时细胞内、外皆充分代偿，HCO_3^- 必须在预计的范围内（慢性呼酸的预计代偿公式：HCO_3^-（mmol/L）$=24+0.35\times\triangle PaCO_2\pm5.58$），代偿限可达42～45 mmol/L。

单纯呼吸性酸中毒常伴有血电解质改变。由于血氢离子浓度增加，细胞内外 K^+-Na^+ 离子交换，急性呼吸性酸中毒或慢性呼吸性酸中毒急性加重时，血 K^+ 浓度升高；Cl^- 也因转移至细胞内，血 Cl^- 相应下降；慢性呼吸性酸中毒由于进食差，利尿剂应用可使血 K^+ 正常或降低，并常出现低钠、低镁血症。此时由于 HCO_3^- 重吸收增多，Cl^- 相应从肾排出，因而产生低氯血症，且$\triangle Cl^-$等于$\triangle HCO_3^-$。此外，酸中毒时血清游离钙增加，血磷也转移性增加。

保持呼吸道通畅，改善通气，增加通气量才能有效排出二氧化碳，纠正呼吸性酸中毒。去除COPD急性加重的诱发因素（如呼吸道感染），促进呼吸道分泌物的排出和解除气道痉挛，以至给予机械通气治疗是纠正呼吸性酸中毒的主要治疗措施。通常首选经面罩机械通气，严重者可给予人工气道机械通气。呼吸兴奋剂（如尼可刹米）能刺激呼吸中枢，增加通气量，但其作用时间短暂，可增加氧耗量，静滴速度过快出现皮肤瘙痒、烦躁、肌肉抽搐等副作用，对其治疗作用长期存在争论，但作为抢救用药，如果患者出现严重的呼吸性酸中毒而表现为肺性脑病时，可考虑适量应用呼吸兴奋剂，以保持病人的清醒程度，增加排痰能力，同时保持气道通畅。此外，还应给予持续低流量吸氧以改善低氧血症。对呼吸性酸中毒，治疗重点侧重于改善通气，一般不急于使用碱性药物。

2. 呼吸性酸中毒合并代谢性酸中毒（呼酸并代酸） COPD严重Ⅱ型呼吸衰竭患者由于严重的缺氧，机体无氧酵解加强，产生大量的乳酸和丙酮酸，出现酸血症。利尿剂的使用后大量尿液排出体外，同时加上摄入液体量少，二氧化碳潴留，血容量下降，加重组织缺氧；并发肾功能不全时体内酸性代谢产物堆积可发生呼酸合并代酸；并发感染中毒性休克时，组织缺氧严重，无氧代谢增加亦可导致代谢性酸中毒发生。因此呼酸并代酸多预示病情危重。其动脉血气特点为：$PaCO_2$ 原发性增高；实测 HCO_3^- 小于预计的范围低限 $24+0.35\times\triangle PaCO_2\pm5.58$，以下降或正常多见。同时pH明显下降，伴有低氧血症，PaO_2 明显下降。这主要是由于呼吸性酸中毒时机体代偿性回收 HCO_3^- 而使血 HCO_3^- 增加，而代谢性酸中毒时 HCO_3^- 下降，因此呼酸并代酸患者血 HCO_3^- 及BE值多表现为下降、正常或轻度升高。其血电解质改变为：血 K^+ 升高，血 Cl^- 下降，亦可正常或升高；血 Na^+ 正常或下降。阴离子隙（AG）升高。对呼酸并代酸患者，同样应积极治疗原发病。要积极控制细菌感染。改善通气，减轻二氧化碳潴留是纠正呼吸性酸中毒的主要措施。对于血容量不足的患者应适当补充液体，对于并发肾功能衰竭的患者按照肾功能衰竭的治疗原则进行，必要时进行血液透析或行床旁肾脏替代治疗。对于pH明显降低（$pH<7.20$），酸中毒明显者，为避免严重酸血症对机体的损害，在解除二氧化碳潴留、纠正缺氧的同时，可考虑适当补充碱性药物，5%碳酸氢钠用量宜控制在80～200ml，应用碳酸氢钠时必须保证气道的通畅，以免加重二氧化碳的潴留。

3. 呼吸性酸中毒合并代谢性碱中毒（呼酸并代碱） 呼酸并代碱大多发生于COPD呼吸衰竭发病的过程中或治疗后，代碱多为医源性所致。主要原因为：① 不适当的使用大剂量利尿剂，导致 Na^+、K^+、Cl^- 随尿液大量排出，发生血 K^+、Na^+、Cl^- 减低；② 长期或大剂量应用糖皮质激素，使血 K^+ 排出增加，引起低钾血症；③ 不适当的应用 $NaHCO_3$ 等碱性药物纠正酸中毒，使得细胞外液 H^+ 减少，细胞外液 K^+ 一方面转入细胞内，另一方面由肾脏排出，从而出现低钾血症；④应用机械通气中，通气量过大使二氧化碳迅速排出而短期内体内代偿性 HCO_3^- 不能同步下降。当然，病人食欲减退、摄入不足或吸收不良引致的低钾与低氯也是造成低钾低氯性碱中毒的部分原因。

呼酸并代碱的动脉血气改变特点：$PaCO_2$ 原发性升高；实测 HCO_3^- 大于预计范围的上限 $24+0.35\times\triangle PaCO_2\pm5.58$，即 HCO_3^- 增高，由于慢性呼酸时最大代偿能力为42～45mmol/L，因此当动脉血 $HCO_3^->45mmol/L$ 时，应考虑慢性呼酸合并代碱。血pH升高，正常或下降。呼酸并代碱患者，血电解质改变为：血 K^+ 下降或正常，血 Cl^- 明显下降，血 Na^+ 下降或正常；AG正常或轻度升高。当然，多存在低氧血症，PaO_2下降。代谢性碱中毒时氧解离曲线左移，氧合血红蛋白的亲和力增加，不易向组织中释放氧气，造成组织缺氧加重，同时碱中毒可引起脑血管收缩，脑缺氧加重，导致脑水肿，并且抑制呼吸中枢，加重二氧化碳潴留。由于呼酸并代碱多属于医源性，因此要合理应用利尿剂与糖皮质激素，机械通气患者每分钟通气量不宜过大，必需给予碱性药物时，用量不宜过大等等都是治疗中必须注意的问题。COPD合并呼吸衰竭患者，应慎重使用利尿剂，即使应用，也应从较低剂量开始。COPD合并呼吸性酸中毒患者，应关注治疗过程中发生的低氯与低钾血症及其引起的代碱改变，对于有此种倾向的患者，每天可以适量的补充氯化钾及盐酸精氨酸治疗。

4. 呼吸性碱中毒（呼碱） COPD患者急性加重时如果气道通畅，只表现为低氧血症时，呼吸频速，主要发生于早期COPD患者。由于过度排出二氧化碳可引起呼碱。重度COPD合并呼衰的患者进行机械通气，如设置的每分钟通气量过大，亦可导致呼吸性碱中毒。呼碱时动脉血气改变为：$PaCO_2$原发下降；HCO_3^-代偿性下降，但HCO_3^-应在预计的范围$24+0.49\times\triangle PaCO_2\pm1.72$内；pH值升高。呼碱时，血$K^+$下降或正常，血$Cl^-$升高，血$Na^+$正常或下降。AG正常或轻度升高。必须注意呼碱时出现的代偿性HCO_3^-下降应与代酸鉴别，若在HCO_3^-下降同时伴有血K^+下降，应想到呼碱可能，更不要随意补充碱性药物。对于呼碱不需特殊处理，纠正缺氧，避免过度通气是主要治疗措施。

5. 代谢性碱中毒（代碱） 晚期COPD患者常食欲不振，摄入不足，存在心肺功能不全，消化道淤血、吸收不良，若使用强烈快速作用的利尿剂和肾上腺皮质激素，极易出现低钾低氯性碱中毒。同时Ⅱ型呼衰的患者HCO_3^-代偿性的升高，伴有血Cl^-下降，应用呼吸机机械通气后，二氧化碳迅速排出体外，而原来升高的HCO_3^-不能迅速排出体外，从而导致单纯性代碱。此时血气分析表现为：pH值升高，而动脉血二氧化碳分压正常或轻度升高，HCO_3^-及BE值均升高，血清K^+和Cl^-下降。由于pH值升高，氧离曲线左移，组织缺氧严重，同时由于多伴有低血钾，易发生心律失常，因此必须在积极治疗原发病的同时，纠正低钾低氯血症。

6. 三重酸碱失衡（TABD） 是指COPD合并呼吸衰竭患者发生呼吸性酸碱平衡紊乱（呼吸性酸中毒或呼吸性碱中毒）又有代谢性酸中毒及代谢性碱中毒并存。发生TABD的患者大多在呼吸衰竭的终末期，病死率高。在TABD中，判断代谢性酸中毒的指标为阴离子间隙（AG），其计算公式为：$AG=Na^+-(HCO_3^-+Cl^-)$，AG增高，表示体内有机酸（乳酸、丙酮酸等）升高；判断代谢性碱中毒的指标则利用潜在HCO_3^-，因为理论认为高AG代酸所消耗的HCO_3^-数等于AG升高数，潜在HCO_3^-等于实测的HCO_3^-加AG的升高数，即潜在HCO_3^-＝实测$HCO_3^-+\triangle AG$，以潜在HCO_3^-和呼酸或呼碱时预计代偿公式所得HCO_3^-代偿范围相比较，大于预计代偿范围则表明存在代碱。

晚期COPD患者急性加重，在严重Ⅱ型呼吸衰竭的基础上并发感染中毒性休克、肺性脑病、上消化道出血和肾功能衰竭等多脏器受损时，常发生代谢性酸中毒，由于利尿剂的使用和肾上腺皮质激素的使用不当，以及患者摄入不足和吸收不良，可出现低钾低氯性碱中毒，从而导致呼吸性酸中毒型三重酸碱失衡。在此型TABD时，动脉血气改变：$PaCO_2$原发性升高；HCO_3^-升高或正常，且潜在HCO_3^-（即实测$HCO_3^-+\triangle AG$）大于$24+0.35\times\triangle PaCO_2+5.58$；pH下降或正常，升高少见。此时血电解质改变：血$K^+$正常或升高，血$Cl^-$下降或正常，血$Na^+$下降或正常，AG升高。$PaO_2$ 下降，常低于60mmHg。

COPD患者急性加重期，治疗过程中若出现代谢性酸中毒和代谢性碱中毒，此时如果使用呼吸兴奋剂剂量过大，呼吸中枢兴奋，导致过度通气，或者进行机械通气时分钟通气量过高，动脉血二氧化碳分压迅速下降，可出现呼吸性碱中毒。这时呼碱与代酸和代碱并存，称之呼碱型三重酸碱失衡。此型TABD的动脉血气改变：$PaCO_2$ 原发性下降；HCO_3^- 下降、正常或升高，但潜存 HCO_3^- 大于 $24+0.49\times\triangle PaCO_2\pm1.72$；pH升高或正常多见。此时其血电解质改变为：血 K^+ 下降或正常，血 Cl^- 升高，正常或下降，血 Na^+ 下降或正常；AG升高。PaO_2 下降，常<60 mmHg。当COPD合并呼吸衰竭，临床状况很差而血气改变不明显时，应注意TABD存在。治疗原发疾病，维护肺、肾等器官功能，纠正低氧血症，努力维持pH相对正常较为重要。过多的补充酸性、碱性药物并无必要。同时应密切结合临床，随病情的变化，同步检测血气分析和电解质，强调动态观察。

（二）水、电解质紊乱

中晚期COPD患者由于缺氧、二氧化碳潴留、心力衰竭和肾功能损害等原因，患者摄入减少，消化道吸收不良，在加上利尿剂和皮质激素的使用，常常出现水、电解质的紊乱，常发生紊乱的电解质有钾、钠、氯、钙、磷、镁。

1. 血钠的改变　血钠的正常值为135～145mmol/L，平均142mmol/L。血清钠<130mmol/L则可考虑低钠血症的存在。COPD急性发作期常出现水钠代谢异常，主要表现为下肢或腰骶部水肿及低钠血症。低钠血症是COPD患者常见的电解质紊乱之一，主要表现为两种类型：稀释性低钠和缺钠性低钠。前者的发生机制比较复杂，可能与下列因素有关：① 缺氧和二氧化碳潴留以及严重肺部感染，可发生“抗利尿激素（ADH）分泌异常综合征”，血浆ADH的升高使得远端肾小管及集合管回吸收水分增加，导致水潴留，出现稀释性低钠血症；②缺氧和二氧化碳潴留刺激肾素-血管紧张素-醛固酮系统，醛固酮含量增加，导致水和钠的潴留；③高碳酸血症时，常合并低钾血症，机体细胞外钠与细胞内的钾交换，使细胞外液的钠转入细胞内；④右心衰竭时，静脉回流受阻，有效循环血容量下降，肾小球滤过率降低，同时抗利尿激素分泌增多，造成水潴留。缺钠性低钠主要与短期内大量应用利尿剂，钠排出过多和患者食欲减退，摄入不足有关。

低钠血症的临床表现常常是非特异性的，易被原发疾病所掩盖，并取决于血钠下降的程度与速度。大体上表现为3方面的症状：①消化道症状　常有明显食欲不振、恶心、呕吐、腹胀及呃逆等；②循环系统症状　体位性低血压甚至晕厥，在缺钠性低血钠时较为常见；③精神神经症状　一般有疲乏、表情淡漠、肌阵挛、腱反射减退或亢进，严重者可出现神志恍惚、嗜睡、谵语、幻觉，甚至昏迷。临床上常以神志恍惚、嗜睡最为常见。COPD急性加重期患者一旦出现精神神经症状，除考虑肺性脑病外，须与低钠血症、低磷血症、单纯代谢性碱中毒、脑血管意外以及COPD疾病相关性精神障碍以及患者既往史中精神神经疾病相鉴别。需要强调的是临床上对低钠血症的诊断应明确是缺钠性低钠血症还是稀释性低钠血症，因为它们的治疗原则不尽相同。COPD急性加重期合并低钠血症患者中，病情的严重程度与低钠血症呈明显的相关。病情越重越容易发生低钠血症，而且病情重者其重度低钠血症发生率比病情轻者明显增高。如果发生低钠，特别是重度的低钠血症（<110mmol/L）一旦出现，常常提示预后差。因为这时往往伴随酸碱紊乱，特别是碱中毒。因而在COPD患者的

病程中积极防治低钠血症对病情的控制有非常重要的意义。缓慢或延误治疗低钠血症均可使病死率增加。

2. 血钾的改变 血清钾的正常值为3.5～5.5mmol/L，当血钾低于3.5mmol/L时即可诊断为低钾血症，而当血钾高于5.5mmol/L时即可诊断为高钾血症。而COPD急性加重期发生呼吸性酸中毒或呼吸性酸中毒合并代谢性酸中毒时，钾从细胞内转移到细胞外，使血清钾升高。合并肾功能衰竭时也可出现血钾升高。晚期COPD患者食欲下降、摄入量减少以及消化道淤血、吸收功能降低而使钾的摄入降低。短时间内应用强力利尿剂和长期反复应用肾上腺皮质激素均可导致血钾降低。低钾血症的临床表现不仅取决于血钾浓度降低的程度，而更重要的是低血钾发生的速度及期限。起病缓慢的低钾血症，临床症状不一定明显。但是如果短期内丢失大量钾，急骤发生的低钾血症，则临床症状明显而严重。可表现为肌肉软弱无力、腱反射减弱或消失，甚至呼吸肌麻痹，从而加重呼吸泵衰竭；还可出现肠麻痹和心律失常和碱中毒而表现出兴奋、烦躁等神经精神症状。反之，高钾血症对机体的危害也很大，可以出现心动过缓、心室颤动和心脏停搏等心律失常，有时可成为引起患者突然致死的重要原因之一；也可出现肢体异常、麻木、乏力，严重者可出现吞咽、发音和呼吸困难，甚至松弛性四肢瘫痪。因此高钾血症是须紧急处理的急症之一。血钾升高的治疗主要是纠正缺氧，改善通气，降低二氧化碳分压，纠正呼吸性酸中毒及呼吸性酸中毒合并代谢性酸中毒，如不合并糖尿病，也可应用10%葡萄糖加入胰岛素，促进血钾进入细胞内，对于合并严重代谢性酸中毒的患者，可使用5%碳酸氢钠，使pH恢复至接近正常，促进钾进入细胞内。对于合并肾功能衰竭所致的血钾升高，除上述措施外，主要通过利尿治疗，必要时进行血液透析或床旁肾脏替代治疗。晚期COPD患者合并低血钾者较常见，轻度低钾血症者可口服氯化钾溶液或10%枸橼酸钾溶液，不能口服者或血钾降低较明显者可静脉应用氯化钾，同时补充镁剂，迅速纠正低钾状态。

3. 血镁的改变 镁是人体必需的元素之一，在细胞内的含量仅次于钾而居第二位，它参与细胞内酶的功能活动，是重要的辅酶。血清镁的正常值一般为0.8～1.2mmol/L，低于0.75mmol/L则考虑为低镁血症。COPD急性加重期出现低镁血症的原因有：①食欲下降，摄入减少，消化道淤血，吸收减少，这是引起低镁血症的主要原因；②排泄过多，利尿剂和肾上腺皮质激素的应用可引起低镁血症；③缺氧和高碳酸血症。研究发现，血镁与PO_2呈显著正相关，而与PCO_2呈显著负相关，且红细胞镁与PCO_2也呈显著负相关，其机制不明；④某些药物如庆大霉素、四环素、洋地黄和胰岛素的应用均可引起低血镁。

低镁血症临床表现以神经肌肉兴奋性增高尤为突出，即所谓“低镁抽搐症”。主要症状有：①精神症状 情绪激动或烦躁不安、定向力障碍、精神错乱和幻觉；②神经症状 抽搐、反射亢进、锥体束征阳性、粗震颤、昏迷、运动失调、眩晕、感觉异常、听觉过敏、步态障碍及肌无力等；③心血管症状 可表现为心律失常，如室上性心动过速、房性早搏、房颤、房扑和室性早搏等；心电图可出现ST-T改变，主要发生在心前导联，ST段压低及T波倒置。COPD患者突然出现心律失常及上述心电图改变而血钾不低也无碱中毒，如果能排除冠心病则须警惕低镁血症的可能。

4. 血磷的改变 国内文献报道低血磷的发生率为13.6%～51.2%，而国外文献报道一般住院患者的低血磷的发生率为10%～21.6%。发生低血磷的原因主要有：①患者食欲差，摄入不足，胃肠道淤血，消化吸收不良；②多次住院，长期应用葡萄糖静脉点滴，促进磷随葡萄糖进入细胞内；③呼吸性酸中毒可导致细胞内糖酵解抑制，磷向细胞外移动，使血磷暂时增加，而尿排磷增多，导致体内磷丢失增多，一旦呼吸性酸中毒得到纠正，血磷则向细胞内移动，从而血磷迅速下降，同时呼吸性酸中毒时，磷酸二氢钠的排出增加，血磷下降；④利尿剂和皮质激素的作用可增加尿磷的排出；⑤呼吸兴奋剂和机械通气的使用不当可造成呼吸性碱中毒，碱中毒时可激活磷酸果糖激酶，加速细胞内葡萄糖的磷酸化，细胞内磷的利用增加，使磷向细胞内转移。低血磷对于 COPD 患者具有较大的危害：①可发生神经精神症状，情绪激动或萎靡不振，反射减弱和感觉异常，肌张力降低，四肢肌无力以及呼吸肌无力，从而导致呼吸困难，呼吸衰竭；心肌收缩力减弱，出现心衰或使原有心衰加重；②低磷时红细胞内 2，3-二磷酸甘油生成减少，可影响氧解离曲线，使其左移，氧不易释放而造成组织缺氧；③血磷低于 0.6mmol/L 可使白细胞的趋化活性、吞噬能力和杀菌能力降低约 50%，从而易继发感染或使原有肺部感染难以控制；④长期低磷，血小板功能障碍，寿命缩短，数量减少，可发生出血倾向，同时低磷可使红细胞膜 ATP 含量下降，使其变得僵硬而引起溶血；⑤重度低血磷可引起肾小管重吸收 HCO_3^- 减少，产生代谢性酸中毒，甚至发生严重肾功能衰竭。因此重视血磷的改变对于 COPD 患者机械通气时顺利撤机，控制急性发作等具有十分重要的意义。对于低血磷的 COPD 患者应适当静脉补磷，同时进食富磷食品，并积极改善患者心肺功能，减轻胃肠道的淤血，促进消化吸收。

5. 血钙的改变　COPD 急性加重期常出现血清钙的降低，其主要原因是患者食欲差，摄入不足，吸收减少，以及患者缺氧抑制甲状旁腺激素的分泌，导致血钙降低。血清游离钙降低可出现手足抽搐，也可出现感觉异常如口唇周围和四肢麻木、刺痛，严重病例甚至可出现全身骨骼肌和平滑肌均呈痉挛状态，心肌受累时可出现心动过速，心电图表现为 Q-T 延长。可出现焦虑、抑郁、烦躁等精神症状。对于 COPD 患者而言，出现上述表现应与肺性脑病、症状性癫痫、单纯性碱中毒等相鉴别，适当补充氯化钙或葡萄糖酸钙即可缓解症状。值得注意的是 COPD 患者多有酸中毒和低钾血症，低钙患者如果同时合并低钾血症或酸中毒时，很少发生抽搐，但一旦低血钾和酸中毒纠正后则可出现抽搐，因此必须同时纠正低钙血症。

四、气胸、肺大疱

气体进入胸膜腔，造成积气状态，称为气胸。慢性阻塞性肺疾病患者发生自发性气胸多因胸膜下肺大疱破裂，空气进入胸膜腔所致。COPD 患者气道存在慢性炎症，支气管和细支气管管腔狭窄、扭曲，形成不完全阻塞，吸气时气体容易进入肺泡，而呼气时由于胸膜腔内压力增加，支气管进一步闭合，导致肺泡内残存气体过多和肺泡过度充气，同时慢性炎症损伤小支气管软骨组织，使其失去正常的支架作用，更阻碍气体的排出，再加上肺泡内压力的增高而使肺泡壁的毛细血管受压，肺组织血液供应减少和营养障碍，肺泡壁的弹性减弱。体内的某些蛋白水解酶增加或抗蛋白酶不足均可导致肺组织破坏而发生肺气肿。由于细支气管管腔狭窄、扭曲，气体易进难出，而形成肺大疱。肿大的气肿疱因营养、循环障碍等因素而发生退行性变性，肺泡弹性降低。在咳嗽、打喷嚏、大便用力等使肺内压升高时，肺大疱破裂而引起气胸。在引起自发性气胸的病因中，慢性阻塞性肺疾病占首位。

COPD 患者并发气胸时，症状的轻重取决于起病的快慢、肺压缩的程度和发病前的心肺功能状态。如果发病前患者的心肺功能很差，即使少量的气胸也可以使患者的临床症状加重。典型的症状为突发用力后出现突发性胸痛，表现为针刺样或刀割样疼痛，持续时间短暂，继而出现胸闷和呼吸困难或原有呼吸困难加重，并可出现刺激性咳嗽，可能为气体刺激胸膜所致。部分患者在正常活动或安静休息时出现气胸。COPD 患者机械通气时可由于潮气量大、气道压过高出现气胸和纵隔气肿。COPD 患者发生气胸可呈缓慢起病或急骤起病。前者主要表现为喘息，咳嗽逐渐加重，进行性呼吸困难和发绀；后者则表现为呼吸困难突然加重，端坐呼吸，大汗淋漓，发绀明显，心悸伴濒死感。气胸一般无发热，如果出现了白细胞增高或血沉增快，常提示出现渗出性胸膜炎或脓胸，多数患者有气管移位、患侧或局限性气胸体征，即患侧胸廓饱满，肋间隙增宽，呼吸运动减弱，叩诊呈鼓音。有的患者无典型气胸体征。多为单侧气胸，双侧发生者少见。合并纵隔气肿时，呼吸困难和紫绀更加明显。对于急性起病患者，有突发用力及肺内压突然升高的诱因后出现的突发性胸痛和呼吸困难，临床医师考虑气胸的诊断意识相对较强；而对于缓慢起病者，自发性气胸多为局限性，在原有呼吸困难的基础上加重且伴有肺大疱的存在，临床表现常不典型，易与基础疾病相混淆，缺乏典型的气胸体征，加之患者有多年 COPD 病史，极易误诊为 COPD 急性加重，因而未能及时行胸部 X 线检查而致延误诊断，应引起临床医师的高度重视。因此对于 COPD 患者如果出现以下情况时应高度警惕自发性气胸的可能。①不能解释的突发性呼吸困难或呼吸困难进行性加重，尤其是伴有胸痛或刺激性咳嗽者。②肺部新出现广泛的哮鸣音或哮鸣音突然增多，而肺部一侧或局部出现呼吸音明显降低或消失者，或双侧呼吸音不一致者。③呼吸困难或喘息经常规治疗效果不明显或有进行性加重者。④患者烦躁不安，大汗淋漓，紫绀迅速加重，有气管移位者。⑤正在进行机械通气的患者如果潮气量偏大，突发胸闷和呼吸困难，心电监测提示血氧饱和度迅速下降者。对上述可疑患者应进行仔细的体格检查后立即行 X 线胸片检查，必要时行胸部 CT 检查，以尽早诊断和及时治疗。X 线胸片检查为诊断气胸最可靠的方法，可显示肺压缩的程度、部位以及有无胸膜粘连、胸腔积液和纵隔移位。其典型 X 线表现为外凸弧行的细条行阴影，系肺组织和胸膜腔内气体的交界线，线内为压缩的肺组织，线外无肺纹理，透过度明显增加。深呼气时，萎缩的肺更加缩小，密度增高，与外带积气透光区形成鲜明对比，从而显示气胸带。局限性气胸在常规后前位 X 线胸片检查时容易漏诊，行 X 线胸部透视转动体位有助于发现气胸。一旦诊断明确，患者应绝对卧床休息，尽量少讲话，呼吸困难明显、肺压缩程度较重的患者应采用排气疗法，包括胸膜腔穿刺抽气法和胸腔闭式引流术，对于反复发作气胸者可行胸膜粘连术，必要时进行肺大疱切开缝合术。

（张洪玉　邝士光）

本章参考文献：

1. Alfred P. Fishman, Jack A. Elias, Jay A, et al. Fishman' s manual of pulmonary diseases and disorders (Third edition). Mc GRAW-HILL Medical Publishing Division, 2002. 118-124

2. Pauwels RA, Buist AS, Calverley PM, et al. Global strategy for the diagnosis, management, and prevention of chronic obstructive pulmonary disease: NHLBI /WHO Global initiative for Chronic Obstructive Lung Disease (GOLD) Workshop summary. Am. J. Respir. Crit. Care Med., 2001, 163: 1256 - 1276

3. Smith JA，Calverley PMA. Cough in chronic obstructive pulmonary disease. Pulm. Pharmacol. Ther.，2004，17（6）：393-398
4. Karnani NG，Reisfield GM，Wilson GR. Evaluation of chronic dyspnea. Am. Fam. Physician，2005，71（8）：1529-1537
5. D. Lieberman，O. Shmarkov，Y. Gelfer，et al. Prevalence and Clinical SIgnificance of Fever in Acute Exacerbations of Chronic Obstructive Pulmonary Disease. Eur. J. Clin. Microbiol. Infect. Dis.，2003，(22)：75-78
6. Boot CRL，van der Gulden JWJ，Orbon KH，et al. Asthma and chronic obstructive pulmonary disease：differences between workers with and without sick leave. Int. Arch. Occup. Environ. Health，2004（77）：357-362
7. Elkington H，White P，Addington-Hall J，et al. The last year of life of COPD：a qualitative study of symptoms and services. Respir. Med.，2004，98：439-445
8. Romain A，Pauwels，Klaus F. Rabe. Burden and clinical features of chronic obstructive pulmonary disease（COPD）. Lancet，2004，313-320
9. 胡志，秦侠，徐晓超，等. 老年人躯体疾病与老年抑郁症患病率. 中国初级卫生保健，2004，18（4）：35-37
10. 中华医学会呼吸病学分会慢性阻塞性肺疾病学组. 慢性阻塞性肺疾病诊治指南. 中华结核和呼吸杂志，2002，25：433-460
11. 翁心植. 慢性阻塞性肺疾病与慢性肺源性心脏病. 见：北京医学文库. 北京：北京出版社，1999.
12. 翁心植，王辰. 呼吸内科专题讲座. 郑州：郑州大学出版社，2005.
13. 陈文彬. 肺源性心脏病. 见：朱元珏，陈文彬主编. 呼吸病学. 北京：人民卫生出版社，2002. 974-990
14. 蔡映云，李倬哲，方宗君. 慢性阻塞性肺疾病患者生存质量评估. 中华全科医师杂志，2004，3（4）：225-226
15. 陆慰萱，张一杰，胡波，等. 应用 St George's 呼吸问卷评估我国慢性阻塞性肺疾病患者生存质量的价值. 中华结核和呼吸杂志，2003，26（4）：195-198
16. 张忠鲁，刘萍. 慢性阻塞性肺疾病患者的心理支持. 中国实用内科杂志，2005，25（2）：108-111
17. 赵鸣武. 慢性阻塞性肺疾病呼衰时酸碱平衡及水、电解质紊乱的诊治. 医师进修杂志（内科版），2004，27（5）：7-8
18. 魏树全，赵子文. 慢性阻塞性肺疾病急性加重期合并低钠血症与病情严重程度的关系. 广东医学，2004，256（6）：666-667
19. 赵渝屏. 老年慢性阻塞性肺疾病合并自发性气胸的临床表现与误诊分析. 中国呼吸与危重监护杂志，2004，3（6）：363
20. 张敦华. 气胸. 见：朱元珏，陈文彬主编. 呼吸病学. 北京：人民卫生出版社，2002. 1294 -1312
21. 徐凯峰，陆慰萱. 慢性阻塞性肺疾病. 见：王辰主编，肺栓塞. 北京：人民卫生出版社，2003. 418-421

第二十章 辅助检查

第一节 影像学检查

近年来，对COPD的影像学检查目前主要采用胸部X线，胸部CT和核磁共振成像等检查方法，另外，超声检查也越来越多地用于协助对COPD患者的诊断。COPD的影像检查目的是明确诊断，除外胸部及其他疾病，以及有无继发感染或其他并发症。了解各种检查方法的优缺点，有针对性选择影像检查方法，对COPD的诊断相当重要。

一、X线平片

胸部含气的肺有良好的自然对比，传统X线检查可以发挥良好的诊断效果，能够发现比较明显的病变，结合临床医师具有一定的观察和分析胸部影像的经验，可以解决相当多肺部疾病的诊断问题。因此，它可以作为首选的检查技术，在此基础上再选择其他影像学检查方法并结合临床资料，可作影像诊断者可达80%以上。由于受胸片密度和空间分辨力的限制，仍有一些疾病仅根据胸片表现较难做出明确诊断，如早期慢性支气管炎及肺气肿。床边胸片是针对病情较重的COPD患者，无法配合完成正常的胸片拍摄而不得已采用的影像检查方法，这种情况相当常见。由于床边X线机曝光功率不足，加之危重病人常不能满意配合，往往使床边胸片的质量受到影响。另外，当卧位投照时，因横膈上抬，心脏呈横位，使肺的可视面积减少，因此根据床边胸片进行诊断时，有时对肺部有无肺炎很难做出明确的诊断。但如果通过提高拍摄技术，或尽量使患者体位摆在合适位置情况下也可获得合格的床边胸片，诊断的可靠性得到提高。

（一）慢性支气管炎

慢性支气管炎是指气管、支气管粘膜及其周围组织的慢性非特异性炎症。病理改变表现为气道粘膜上皮细胞坏死、脱落和杯状细胞增生、粘液腺体增生、肥大；病程较久而较重者，炎症由支气管壁向周围组织扩散，粘膜下层平滑肌断裂、萎缩；病变发展至晚期支气管周围纤维组织增生造成管腔僵硬或塌陷。病变蔓延至细支气管和肺泡壁，形成肺组织结构的破坏或纤维组织增生，进而发生阻塞性肺气肿和间质纤维化。

支气管影像学异常：(1) 支气管壁增厚　支气管壁增厚和支气管腔内分泌物增多滞留是支气管异常影像表现的主要病理学基础，表现为“管状影”或由肺门至肺外周逐渐变细的“网状影”。(2) 肺纹理增加　支气管腔内粘液滞留，支气管壁增厚及支气管周围炎主要表现为肺纹理增多增重，肺纹理分布和走行可基本正常，支气管也可表现为粗乱、扭曲变性、边缘不清，可呈条索或网状，尤其是合并弥漫肺间质纤维化者，有时可见轨道似的支气管壁增厚和扩张，下肺较上肺更明显，也可见到支气管环状异常表现，即管壁增厚的支气管轴位像呈环状，这些表现不如肺纹理增多增粗常见。因胸片密度分辨力较低，管径较细的细支气管炎显影不明显。(3) 肺过度膨胀　肺容积增大和残气量增加，可与肺气肿伴存或单独存在。常规胸片对诊断慢性支气管炎的价值有限，至少在20%～50%的慢支患者X线“无异常”。

(二) 肺气肿的X线表现

肺气肿可分为非阻塞性肺气肿和阻塞性肺气肿。他们的病因和病理变化不同，但胸片表现基本相同，非阻塞性肺气肿与阻塞性肺气肿的区别为支气管血管束及肺间质改变。非阻塞性肺气肿时肺内支气管血管束正常或细疏，边缘清楚，有时仅根据影像较难与阻塞性肺气肿鉴别。非阻塞性肺气肿伴肺内弥漫性肺间质性病变较阻塞性肺气肿少见。非阻塞性肺气肿伴支气管扩张也较阻塞性肺气肿少见，本节重点谈一下阻塞性肺气肿。

阻塞性肺气肿是支气管不完全阻塞所引起的肺组织过度充气膨胀的一种状态，可分为慢性弥漫性和局限性两种。长期慢性支气管炎多发展为弥漫性肺气肿，其阻塞部位多在细支气管。而局限性肺气肿多继发于支气管异物、支气管肿瘤以及局限的支气管炎性狭窄，部位多见于较大的支气管。轻度阻塞性肺气肿，X线诊断有一定限度。典型的弥漫性阻塞性肺气肿，X线表现为双侧肺野不同程度的透光度增加，呼气与吸气时肺野透光度改变不大。肺纹理稀疏变直，可见桶状胸，肋间隙增宽，胸廓前后径增加，膈位下降，膈肌活动度减弱，心影狭长，但也有患者心功能不全时心影扩大。局限的慢性支气管炎时，异常增多的气管分泌物以及气管炎性水肿可引起支气管不完全阻塞，造成支气管狭窄，形成局限性肺气肿，X线表现为肺野局部透光度增高，其部位和范围取决于气管阻塞的位置，表现为相应支气管以下的叶、段充气膨胀。由于周围或对侧有肺野做对比，这种局限性肺野透光度的增加易于在深呼吸透视下显示。范围较小的局限性肺气肿可不至于影响胸廓和膈肌，X线可没有明显的异常；而较大或一侧的肺气肿可引起患侧的胸廓和膈肌相应改变。局限性肺气肿应与早期支气管肿瘤相鉴别。

肺气肿的影像学异常表现如下。

1. 肺过度膨胀　肺过度膨胀在X线上可有以下4种表现：胸部正位片显示膈肌变平(膈顶与肋膈-脊膈联线间距< 1.5cm)，右半横膈低于第七前肋间，右肺高>29.9cm；肺不均匀透亮区；胸骨后间隙透亮区≥2.5cm，胸骨柄关节与升主动脉前缘间水平联线>3cm；横膈变平甚至凹陷，胸骨-横膈角≥90°。具备4条标准中的2条及以上者即可诊断肺气肿。

2. 肺血管改变　肺气肿者肺外围血管变细，数目减少（包括肺动脉），亦可因大疱和气肿腔引起血管移位或消失，以及血流再分配，即气肿区血管少而非气肿区血管扩张。有肺心病者则常有外围肺血管增粗，数目增多。有报道经X线与病理对照研究，肺过度膨胀结合肺血管改变可提高对肺气肿的诊断率，正确性达97%。

3. 气管刀鞘征　胸内段气管横径狭窄而胸廓入口上方气管横径正常，气管指数<0.67(于主动脉弓上方1cm处测量气管横径与前后径之比)。气管刀鞘征的气管环可致密骨化。有报道60例具有气管刀鞘征者，其中95%有COPD的临床症状和体征，而正常对照组(60例)仅18%。

(三) COPD并发症的X线表现

1. 肺大疱的X线表现　在肺气肿的病理过程中，过度充气的肺泡壁可破裂，多个肺泡可融合，形成较大的含气腔，称为肺大泡。肺大泡最常见于慢性弥漫性阻塞性肺气肿，一般位于肺表浅部位，X线表现为大小不一的空腔，多呈类圆形，周围有细薄的壁，其内有时可见到横贯的间隔，肺纹理消失。多个相邻的肺大泡可融合形成巨大肺大泡，X线表现为高度透明区，外形类似局限性气胸，应予鉴别。肺泡破裂，气体进入肺间质称为间质性肺气肿。气体可沿支气管和血管周围间隙进入纵隔、心包，并可向上扩散至颈部皮下，进而引起广泛的皮下积气。X线影像上，间质性肺气肿的肺野改变不明显，纵隔内可见积气所形成的透亮带，位于上纵隔两侧和心脏外缘，向上达颈部。皮下肺气肿发展到一定程度，可出现多个过度充气的肺泡破裂融合，形成肺大泡。

2. 阻塞性肺不张的X线表现　慢性支气管炎时，气管炎性水肿以及异常增多的气管分泌物可引起支气管完全阻塞，引起肺内气体减少和肺容积缩小，形成阻塞性肺不张。肺不张的范围由阻塞的部位决定，表现为相应支气管以下的叶、段肺不张。X线表现为患侧肺野密度均匀增高，纵隔移向患侧，肋间隙变窄，患侧膈位抬高，健侧代偿性肺气肿。一侧性肺不张，患侧肺野密度均匀增高，纵隔向患侧移位，肋间隙变窄，患侧膈升高，健侧代偿性肺气肿。肺叶不张，受累肺叶缩小，密度均匀增高，叶间裂向心性移位，纵隔、肺门不同程度地向患侧偏移，邻近肺叶出现代偿性肺气肿。

3. 肺心病的X线表现　长期的慢性支气管炎和肺气肿可发展为肺动脉高压和肺心病。X线除了慢性支气管炎和肺气肿的表现以外，可有肺心病相应的X线表现。

显示肺动脉高压的征象有，肺动脉段凸出或其高度≥3 mm，右下肺动脉干扩张增粗，其横径≥15 mm；其横径与气管横径之比≥1.07；中心肺动脉扩张，外周肺动脉细小，两者构成鲜明对比，呈“残根状”改变。后者为典型的肺动脉高压改变，出现此征象提示为重度肺动脉高压。

显示右心房室增大的征象，肺心病患者肺动脉压力增高，由于右心室排血的阻力增大，首先导致右心室肥厚，以后随病情进展，可导致右心室腔扩大和右心房扩大，甚至右心衰竭以至全心衰竭。

肺心病右心室增大，心胸比率可不大或轻度大，一些病人肺气肿较重，心脏呈垂位，心胸比率可减小，但右心缘向右扩大心尖圆隆上翘，肺动脉段凸。除右心室增大外，右心房亦可增大。有心力衰竭时，心脏可急剧增大，此时除右心房室增大外，左心房室亦有增大，心脏向两侧膨出，心胸比率增大，呈普大型。经治疗，心力衰竭病症被控制后，心脏再明显缩小至原状。

（四）COPD肺部继发感染的X线表现

COPD时由于气道的慢性炎症、管腔狭窄和机体免疫功能降低，容易发生肺部感染。严重的肺部感染是呼吸衰竭的重要原因。仅根据胸部X线表现鉴别肺炎病原性质比较困难，但在发现肺内感染及观察病变动态变化具有重要意义。

1. 革兰阳性球菌肺炎　革兰阳性球菌中以肺炎链球菌、金黄色葡萄菌较常见。早期仅见肺纹理增粗，病变进展可呈斑片状及密度不均匀大片状病灶，在大片实变区，常可见圆形或管柱状含气透亮影，病灶典型分布以两下叶后外基底段为主。革兰阳性球菌肺炎病灶可形成空洞，并可伴发胸腔积液。

2. 革兰阴性杆菌肺炎　主要以肺炎克雷白杆菌、大肠杆菌、绿脓杆菌、变形杆菌及流感嗜血杆菌等为主要病原菌。革兰阴性杆菌感染的共同点在于肺实变或病变融合，组织坏死后容易形成多发脓肿，一般双侧肺下叶多受累，若波及胸膜，则可引起胸膜渗液或脓胸。

3. 病毒性肺炎　流感病毒、巨细胞病毒、单纯疱疹病毒、带状疱疹病毒等均可引起肺炎。主要病理改变有三种：(1) 支气管和细支气管壁水肿，病变向支气管周围组织和肺小叶间质延展，形成间质性肺炎。(2) 以淋巴细胞浸润和坏死为特征的灶性炎症侵犯终末气道和肺，构成肺泡炎。(3) 晚期发生慢性肺纤维化。在胸片上，肺间质性肺炎可表现为肺纹理增多，网、线状及粟粒病灶，小片状或广泛浸润，支气管血管束边缘模糊，肺泡炎可散在分布两肺。

4. 霉菌性肺炎　此类肺炎是由于广谱抗生素、肾上腺皮质激素和免疫抑制剂大量应用以及机体抵抗力低下，由霉菌侵入肺而引起。常见有肺曲菌病、肺白色念珠菌病、肺隐球菌病、肺奴卡氏菌病等。胸片可见单发或多发斑片状阴影，呈支气管肺炎表现，也可呈肺段或肺叶阴影，可形成空洞。经血行感染时呈多发粟粒状、结节病灶。也可有肺门纵隔淋巴结增大，并可合并胸腔积液。支气管型霉菌病胸片可无异常表现。

二、胸部 CT 检查

含气的呼吸道和肺具有良好的自然对比，在临床工作中，传统的 X 线检查仍然是胸部疾病诊断的最重要手段之一。然而，常规胸片的密度分辨率较低，组织结构的重叠干扰使肺门区、纵隔区、肋膈窦区等部位的病变难以显示。这恰好是 CT 扫描的优点所在。而且，对胸内病变的显示更加清楚和细致。平扫 CT，又称普通扫描，是指静脉内不给含碘造影剂的扫描，通常用于初次 CT 检查者，CT 平扫最重要的是掌握各个不同部位或器官以及兴趣区的层厚和层距技术，当层厚等于层距时即为连续扫描，相临层面之间无间隙，当层厚小于层距时，两相临层面之间留有空隙。层厚选择取决于受检部位或器官以及病灶大小而定。增强 CT 扫描检查方法是静脉内注射一定剂量的含碘水溶性造影剂，使病变组织 X 线吸收率增高，增加组织对比度，加大正常与病变间的灰阶差度，从而提高病变的显示。虽然平扫 CT 比普通 X 线检查的密度分辨率高的多，但是仍有某些病变在 CT 平扫上呈等密度改变，或者已显示在平扫 CT 上的病灶，而不能明确其血供是否丰富，则有必要借助于造影增强病变，其目的是增加对比度，有利于血管和非血管组织或病变的鉴别诊断。普通 CT 扫描在胸部疾病诊断中的应用已经比较普遍。CT 的较高密度分辨力，胸部横断面影像及增强扫描在胸部疾病诊断中的应用补充了 X 线影像诊断不足。高分辨 CT 扫描可以显示肺小叶结构，在慢性支气管炎并弥漫性小结节病变、肺间质性病变、支气管扩张及肺气肿诊断中又补充了普通 CT 扫描诊断之不足。螺旋 CT 可以较全面显示支气管，特别是肺段支气管，仅使用普通 CT 扫描一半量造影剂可获得满意增强效果。对于显示肺门淋巴结增大螺旋 CT 较普通 CT 好，因为螺旋 CT 肺门区血管增强效果好。

（一）慢性支气管炎的 CT 表现

慢性支气管炎普通 CT 的表现并无特异性，一般不作为诊断慢性支气管炎的常规检查。CT 检查的主要适应证概括起来有 3 个方面：① 常规 X 线检查已经发现病变，需要进一步定位定性诊断。②常规 X 线检查阴性，而临床仍怀疑胸内疾病者。③ CT 有助于选择活检部位。而慢性支气管炎采用 CT 检查的目的主要是：①对于怀疑慢性支气管炎，但没有确诊者，采用 CT 排除其他胸内疾病。②对于已经确诊的患者，可用于了解病变程度和范围。

主要表现为：①支气管的改变，由于支气管粘膜水肿，管壁慢性炎症浸润及纤维化，纵切面可见相互平行的线状阴影，代表炎症性增厚的支气管壁，线状影中间为支气管腔，呈“轨道征”，而横断面呈环状阴影，即“袖口征”。显著的管壁增厚可引起管腔轻度狭窄，一般呈轻度的向心性狭窄。可见轻度的支气管扩张，管腔横径大于伴行的肺动脉。囊状扩张偶见于机化的慢性炎性病灶。由于长期肺气肿导致胸腔内压力增高，气管受压，可出现气管刀鞘状改变。②肺间质和肺泡的改变表现为与正常肺纹理走行无关的索条状影交织成网状，或在网状结构的基础上可见小结节状高密度影，以肺野外周较为明显。合并肺内感染时表现为散在斑片状高密度影，呈典型的肺泡渗出性病变征象。③肺血管的改变，慢性支气管炎晚期常并发肺动脉高压，CT可清楚显示肺血管的走行及管径大小。肺动脉高压时，中心肺动脉显著扩张，中等大小的肺动脉增粗、扭曲，右下肺动脉主干直径大于15 mm，而外周小动脉明显纤细、减少，呈残根状。

（二）肺气肿的CT表现

对于中、重度肺气肿的诊断，CT与普通胸片在敏感性和准确性方面差别不太大，但对于早期轻度的肺气肿，CT可显示普通胸片上发现不了的病变。主要表现有病变区肺实质密度降低是肺气肿最基本的CT表现。阻塞性肺气肿为腺泡或小叶细支气管所属的气腔过度膨胀蓄气，局部肺组织破坏减少，CT上表现为密度降低，多位于小叶中心，从几毫米至1cm圆形低密度区，其周围肺组织正常或近正常，多散在分布在两肺，与正常肺组织对比多能确定气肿区。正常情况下肺组织的CT值从上肺向下肺逐渐增加，而肺气肿时这种现象消失，这对早期肺气肿诊断有帮助。

肺血管改变在早期肺气肿主要表现为气肿区血管变细，迂曲，而正常肺组织区血管代偿性增粗。中、晚期肺气肿由于肺泡破坏增加，其周围细小血管数量减少，显示为低密度影，其他肺组织可出现网状的或条索状的不规则高密度影，呈肺纤维化的表现。

在CT上小叶细支气管梗阻引起的肺气肿为小叶肺气肿，小叶间隔变薄，甚至破坏，几个小叶融合成肺大泡。肺大泡表现为圆形或椭圆形含气结构，内部与空气密度相同，其内无肺组织。肺内大泡感染时大泡内可见液平面。

肺气肿到一定程度可出现肺动脉主干、左右肺动脉及其分支扩张增粗，是肺动脉高压所致。中心肺动脉扩张，而外周分支则变细减少，形成“残根”样改变。肺气肿时胸腔容积增大，可表现膈肌降低，胸腔前后径增大。

肺气肿的CT诊断主要依据肺内多发小泡性低密度区或弥漫性不规则低密度影，肺小血管变细、扭曲、稀疏，肺组织灶性破坏，以及肺大泡或脏层胸膜下积气等表现。胸腔扩大、膈肌位置降低、胸廓扩大，心脏或肺动脉改变见于晚期肺气肿。单纯肺部密度降低或单个肺大泡不足以诊断肺气肿。

（三）COPD并发肺心病的CT表现

长期的慢性支气管炎和肺气肿可发展为肺动脉高压和肺心病。CT表现为肺动脉主干、左右肺动脉及其分支扩张增粗，是肺动脉高压所致。左心室与右心室改变相反，左心室室壁萎缩变薄，心腔不大，右心室心肌肥厚，失代偿时心腔扩大，以上表现只见于中、重度肺气肿。中心肺动脉扩张，而外周分支则变细减少，形成“残根”样改变。要使CT检查表现的更清晰，可以行造影增强扫描，能清楚地显示心腔和大血管轮廓。经静脉注入含碘造影剂，使心腔内血流呈高密度与中等密度的心腔壁及大血管壁形成鲜明对比。能直接测量主肺动脉和升主动脉内径，并计算出其比值，据此判断有无肺动脉高压以及其程度。正常人升主动脉与主肺动脉的比值约等于 1，肺动脉高压时小于 1。高分辨率 CT 较普通 CT 效果更佳。诊断肺心病应配合其他检查如心电图，超声心动图等。

（四）COPD 并发肺部继发感染的 CT 表现

1. 细菌性肺炎　一般不需要 CT 检查，有时吸收较慢，治疗效果不明显，在 CT 上腺泡病灶、小叶融合病灶、肺段和肺叶阴影与支气管的关系显示明确。在肺段或肺叶野内可见含气支气管影像。小叶病灶、小叶融合病灶沿支气管血管束分支分布，显示病灶内空洞比胸片敏感。可显示胸片不能显示或显示不明确胸膜病变。胸部 CT 表现对于肺炎病原诊断帮助不大。

2. 病毒性肺炎　一般也不需 CT 捡查。呈弥漫分布间质性肺炎，表现为双侧肺纹呈网状交织改变，以下肺野层显著，若出现蜂窝影则示病变进入慢性期。肺泡炎时肺内显示为小片状和小结节状（2～4mm）阴影。

3. 真菌性肺炎　真菌性肺炎在 CT 片上形态表现多样，两中下肺野显示广泛小片状、大片状或团块软组织浸润影，团块影中可见透亮区，代表炎性肉芽肿中心坏死。霉菌球常继发于薄壁的囊腔或厚薄不等的空洞内。CT 检查在显示病灶方面较胸片敏感，发现霉菌球、肺门及纵隔淋巴结增大优于胸片。但根据 CT 表现较难提出肺霉菌病诊断。

三、核磁共振（MRI）

磁共振影像是 20 世纪 80 年代发展起来的成像技术，它属于生物自旋成像技术，利用磁共振现象所产生的信号，经过电子计算机系统处理、转换等形成灰阶图像。MRI 在胸部疾病的诊断上具有独特的优点，表现在：①无创性、无射线危害。②软组织对比度最高。③可行任意方向（横断、冠状、矢状等）切层。④根据流空效应，能清楚显示胸内组织器官、纵隔、心脏大血管，因而可将这些部位的病灶与血管的关系清楚显示出来。但因受呼吸及心脏搏动的影响，胸部 MRI 常有伪影干扰，且空间分辨率不如 CT，降低了它对肺实质病变的检查效果。因此，MRI 在肺部的运用还不广泛。在 COPD 诊断中的应用受到限制。但 MRI 技术发展迅速，新的成像序列和软件正不断推出，它在肺部疾病的诊断上仍有发展余地，是人们感兴趣的一个研究领域。

1. MRI 显示肺动脉高压的征象，能清楚地显示主肺动脉以及左、右肺动脉主干增粗，管腔扩大，主肺动脉内径与升主动脉内径之比大于 1，提示有肺动脉高压。

2. 右心室增大，壁增厚，可达 75mm，甚至可达左室壁厚度。

3. 右心房显著扩大，上腔静脉、下腔静脉显著扩张。

MRI 在测量右心室收缩和舒张功能方面有优势。MRI 除显示肺实质病变较差外，在显示肺心病所致的心脏大血管改变方面明显优于上述其他影像检查方法，为诊断肺心病的有用手段，与普通胸部 X 线检查及超声心动图结合，对肺心病能做出全面诊断。

随着 MRI 技术的不断进步和 MRI 设备的普及，MRI 将在肺心病诊断上发挥更重要的作用。

四、超声检查

超声诊断技术是20世纪70年代发展起来的一门无创性影像诊断技术，应用探头从体表探查，但由于胸部前面有胸骨，后有脊柱，以及肋骨和肺对超声的吸收和反射，超声不能显示正常肺组织内部结构，因此，超声在呼吸系统疾病的应用受到一定限制，但是可显示胸壁、胸膜、胸膜腔、纵隔、心脏及邻近大血管的结构、收缩与舒张运动、血流分布及血流速度，计算心脏功能参数包括心脏泵功能、心脏舒缩间期、心内压等。超声心动图不仅能用于观察肺心病患者心脏结构改变，也可用于判断心脏功能变化，估测肺动脉压，早期发现隐性肺心病，评估药物疗效和患者的预后。超声技术目前用于诊断COPD还有很多限制，对其诊断意义不大，但对慢阻肺所引起的肺动脉高压和肺心病的诊断却有比较高的价值。

（一）M型超声心动图

M型超声心动图是一维结构运动曲线图，通过检测肺动脉瓣运动曲线的形态、右心室，如肺动脉内径的大小，右心室前壁的厚度以及右心室舒缩活动的时相变化，间接反映肺动脉的压力变化。其诊断性能虽有一定限制，但至今仍有实用价值。

1. 肺动脉高压的肺动脉瓣运动曲线的改变，主要表现为a波减低，a波幅度对诊断肺动脉高压是有价值的。a波发生在心电图P波之后，一般认为与右心房收缩有关，右心房收缩使右室压力升高，肺动脉瓣部分开启。a波幅度＞2 mm时，肺动脉平均压多为正常；以a波幅度＜2 mm作为肺动脉高压诊断标准，敏感性为70%，a波消失是重度肺动脉高压表现。其他的表现为肺动脉瓣收缩中期关闭；肺动脉瓣提前关闭；肺动脉瓣开放速率加快；舒张期e-f斜率下降。

2. 右心舒缩间期的改变表现为右室射血前期延长；右室射血时间逐渐缩短，肺动脉瓣提前关闭明显，极少延长；右室射血前期/右室射血时间≥0.3。

3. 右心房、右心室的改变表现为当肺动脉压上升，或其他原因导致右室后负荷增加，使室上嵴、室间隔及右室壁肥厚，右室流出道并不出现向心缩窄，而多为向外扩张，随之右心室及右心房相继扩大。当三尖瓣亦有扩张时又可引起三尖瓣关闭不全，同时出现右心容量负荷增加，加重了右心房、右心室的扩张。正常人右室流出道/左房＜1.4，肺心病表现为右室流出道增宽，又因心脏顺钟向转位和肺血偏少，使左房前后径测值减低，右室流出道/左房有较显著增大趋势。右室前壁厚度增加以及前后径增大，室间隔增厚、运动减弱或与左室后壁同向运动等均可能是肺心病超声检查的表现。

（二）二维超声心动图

二维超声心动图通过从不同方向和不同部位获得的心脏断面图，可以清楚地显示心脏结构，较准确地测量各心腔内径的大小和室壁厚度，有助于肺动脉高压的定性诊断，还可以测量心室容量、计算心排血量和射血分数，评价患者的心脏功能。肺心病表现为左室长轴断面增加。肺动脉高压时，肺动脉横径明显增加，胸骨左缘大动脉短轴断面面积增大。心尖部探查发现，慢性肺心病时，常为右室优势型，心尖部由右室或左、右心室共同组成，室间隔可能略向左侧膨出。右室腔相对增大，如有三尖瓣、肺动脉瓣明显返流，还可出现室间隔异常运动。肺心病患者右室射血分数低，心脏收缩功能低下，而舒张功能异常更为显著。

出现以下表现应考虑为COPD并发肺心病：肺动脉瓣波变浅或消失，可有收缩中期关闭；肺动脉内径增宽＞23 mm，右肺动脉内径＞18 mm；右室流出道舒张末内径＞30 mm，右室流出道/左房径＞1.4；右室径增大，舒张末内径＞23 mm。左室径/右室径＜2；右心室前壁厚度＞5 mm，右心房收缩末横径＞35 mm，长径＞46 mm。

（三）超声多普勒技术的应用与研究

超声多普勒技术是20世纪80年代发展应用的新的超声检测技术，当物体相对于波源运动时，所接收到的波的频率即发生改变，即频移。当朝向波源运动时，频率升高。向远离波源的方向运动时，频率降低。频移的程度与物体运动速度成正比，此即多普勒效应。利用多普勒效应主要反映心血管内血液动力学的改变，在临床应用中，评价肺动脉压状态是其主要功用之一。

采用超声多普勒技术主要用于测定肺动脉压：（1）测量从肺动脉血流频谱起点至顶峰的时间，正常时肺动脉压明显低于主动脉，加速时间较长接近减速时，主动脉压升高，其血流频谱之加速时间明显小于减速时间。肺动脉压增高时肺血管阻力增加，其血流频谱逐渐接近主动脉血流颇谱形态，加速时间逐渐缩短。（2）肺动脉压增高时右室射血前期延长。（3）肺心病患者右室射血前期/加速时间比值增大。（4）肺动脉压增高，而右室射血时间缩短。（5）肺动脉高压时右室射血前期延长，COPD所致肺心病的右室射血时间又缩短，则其比值右室射血前期/右室射血时间变大。

（赵建平）

本节参考文献

1. Coxson HO, Rogers RM. New concepts in the radiological assessment of COPD. Semin. Respir. Crit. Care Med., 2005, 26：211-20
2. Yilmaz E, Akkoclu A, Degirmenci B, et al. Accuracy and feasibility of dynamic contrast-enhanced 3D MR imaging in the assessment of lung perfusion: comparison with Tc-99 MAA perfusion scintigraphy. Clin. Radiol., 2005, 60：905-913
3. Berger P, Perot V, Desbarats P, et al. Airway wall thickness in cigarette smokers: quantitative thin-section CT assessment. Radiology, 2005, 235: 1055-1064
4. Copley SJ, Wells AU, Muller NL, et al. Thin-section CT in obstructive pulmonary disease: discriminatory value. Radiology, 2002, 223: 812-819
5. Dubois EF, Roder E, Dekhuijzen PN, et al. Dual energy X-ray absorptiometry outcomes in male COPD patients after treatment with different glucocorticoid regimens. Chest, 2002, 121: 1456-1463
6. O'Brien C, Guest PJ, Hill SL, et al. Physiological and radiological characterisation of patients diagnosed with chronic obstructive pulmonary disease in primary care. Thorax, 2000, 55: 635-642
7. Takasugi JE, Godwin JD. Radiology of chronic obstructive pulmonary disease. Radiol. Clin. North Am., 1998, 36：29-55
8. Newell JD Jr. CT of emphysema. Radiol. Clin. North Am., 2002, 40：31-42
9. Crausman RS, Ferguson G, Irvin CG, et al. Quantitative chest computed tomography as a means of predicting exercise performance in severe emphysema. Acad. Radiol., 1995, 2：463-469
10. 邵广瑞，柳澄．肺气肿的影像学研究．国外医学临床放射学分册，2001，24：276-278

第二节 常规实验室检查

一、血常规检查

COPD 患者由于长时间的低氧血症，在 COPD 的晚期出现代偿性高血红蛋白血症及代偿性红细胞增多症，在血常规检查中红细胞计数和血红蛋白可升高，分别高于 $5.0\times10^{12}/L$ 和 160g/L，大约 3%左右的 COPD 患者血红蛋白可超过 200 g/L。红细胞压积正常或偏高。有些 COPD 患者由于纳差，进食少，营养不良而出现红细胞计数偏低和血红蛋白减少，有报道 COPD 患者中血红蛋白高于正常者仅占 33.5%，而呈贫血者亦占 3.9%。

白细胞计数和分类一般在正常范围，合并感染时可出现白细胞计数增多和中性多核增加。在 3491 例 COPD 急性加重期患者的白细胞计数分析中，正常者占 46.1%，增高者 47.1%，低于正常者占 6.8%。在 2710 例 COPD 急性加重期患者白细胞分类分析中，中性多形核增加超过 70%者占 80.1%，超过 85%者占 27.5 %。

二、血生化检查

(一) 肝功能检查

COPD 患者由于长期的慢性缺氧可导致肝细胞损伤，主要表现为谷丙转氨酶的增高。谷丙转氨酶的增高一般出现在 COPD 急性加重期，而在 COPD 稳定期肝功能一般在正常范围。国内的一项调查显示，在 2088 例 COPD 患者的肝功能检查结果中，血清谷丙转氨酶活性增高者占 20%左右，其中超过正常值上限 3 倍以上的患者占 3.3%。另外 2 项大样本的流行学调查显示，谷丙转氨酶异常者在 COPD 患者的比例分别为 11.8%和 36.9%。提示肝功能异常在 COPD 患者中占较大比例。

另外，COPD 患者可出现血清白蛋白的降低和球蛋白的升高。在 598 例 COPD 患者的血清白蛋白、球蛋白含量测定中发现，白蛋白低于 35 g/L 者占 40.3%；球蛋白高于 30 g/L 者占 15.1%。

(二) 肾功能检查

血清尿素氮占血清非蛋白氮的 50%以上，能较为准确的反映肾功能的改变。COPD 患者在慢性缺氧和循环功能不全等情况下，肾实质受损，肾小球滤过率降低，致使血中尿素氮的浓度升高。在 2587 例 COPD 患者中发现，尿素氮超过 7.1mmol/L 者占 40%以上，超过 3 倍以上占 1.1%。

(三) 电解质检查

根据全国可供分析的材料提示，在 COPD 中电解质紊乱者颇多，占 45.5%，可表现为高钾、低钠、低钾或低氯、低钙、低镁等变化。电解质的紊乱特别是 K^+ 的失衡与酸碱失衡明显相关。

低钾的出现可能与 COPD 患者利尿剂的使用和碱中毒有关，应用机械通气后过度通气产生呼吸性碱中毒时，易出现此种现象。而高钾可能与肾功能损伤尿量的减少有关，COPD 患者易出现代谢性酸中毒，钾跨细胞转移到细胞外也是高钾产生的原因。

低钠、低氯的出现可能与利尿剂的使用有关，也可能与COPD患者的一些并发症如呕吐和腹泻相关。

三、心电图

不论是否并发明确的心脏解剖和功能改变，COPD患者的心电图都会有一些改变。肺过度充气，改变心脏动作电流的传导；膈肌低位，改变心脏与电极位置的解剖关系。这两方面影响P波和QRS波群的电压、形态和向量走势。缺氧、机体化学及酸碱失衡、电解质紊乱对心脏代谢的影响，而肺循环阻力增加，加重右心做功负荷，可引起ST段、T波改变，最后也可通过心肌结构变化改变QRS综合波波形。肺动脉高压可直接或间接影响所有波形改变。

（一）COPD患者的主要心电图改变

1. 心电轴的改变　正常成人，绝大多数平均额面P电轴变化在较狭小的＋45°～＋64°之间。而COPD患者的平均额面P电轴右移，P向量相对右偏（垂直），＞＋70°。如果合并有有左心病变（如冠心病等），COPD患者P电轴可以≤＋50°。约60％患者发生额面QRS电轴垂直化，如QRS电轴≥＋70°可出现电轴假像。

2. “肺型P波”　约55％的肺气肿患者出现“肺型P波”。“肺型P波”是在II、III、aVF导联呈单一峰顶的高尖P波（正常呈圆顶形），时限正常，电压≥0.25mV。“肺型P波”仅发生在P电轴≥＋70°时。

3. 双向P波　如果P电轴在＋70°～＋90°之间，V_1、V_2甚至V_4导联可出现双向P波，发生率约51％。

4. S波变化　约占75％的COPD患者左胸前导联S波变深。

（二）COPD患者的心电图有以下几个特点

1. 胸前导联顺钟向转位；2. QRS平均电轴右偏；3. Ⅱ导联、Ⅲ导联、aVF导联P波振幅增加和（或）呈帐篷样P波，P_{I}平坦，Pa_{VL}倒置，额面P电轴＋60°～＋90°之间，特别是＞＋80°者；4. P_{III}振幅增加和/或出现帐篷状；5. QRS低电压，特别是I导联和左胸前导联。在V1和V2导联QRS振幅呼吸变异明显；6. Ⅲ导联及大部分肢体导联Q波不消失或不改变，Ⅲ导联QRS不随呼吸变化；7. Ⅱ、Ⅲ、aVF等导联的T波振幅增加。

（三）COPD患者的心律失常

1. COPD患者心律失常的原因　COPD患者长期的慢性低氧血症引起的各脏器功能性和器质性损害，低氧可引起窦房结及房室结副交感张力增高，心室交感活动增强，它可以刺激颈动脉化学感受器，反射性地引起窦房结、心房、心室的兴奋性增高，导致窦性心动过速、房早、房速、室早等心律失常。另外，心律失常与电解质紊乱有关，合并低氯、低钠、低钾、低钙者的COPD患者易并发心律失常。

2. COPD患者心律失常的类型　COPD中以房性心律失常表现为主，有房性早搏、房扑和房颤，其中房早最为多见。室性心律失常如室性早搏、短阵室速少见。

四、痰液检查

痰液是气管、支气管和肺泡的分泌物。COPD患者的痰量较多，呈白色粘液性，合并感染时为脓性痰。COPD急性加重时多为细菌等微生物感染诱发，因而痰液的检查十分重要。

（一）痰液的采集

一般检查时应留取清晨深咳后的第1～2口痰液，咳痰前用温水或3%H_2O_2漱口。尽量避免唾液或鼻腔分泌物混入。做细菌培养检查时，应先用灭菌水漱口，将咳痰置于不含消毒剂无菌容器内，并于数分钟内送检标本，否则痰中的肺炎链球菌、流感嗜血杆菌很易被破坏。

如果病人无痰，可用3～10%的高渗盐水超声雾化吸入后咳痰检查。必要时可经环甲膜-气管穿刺取痰。在低倍镜下观察痰液，若鳞状上皮细胞＜10个/低倍视野、多核白细胞＞25个/低倍视野，或二者比例＜1：2.5的为合格痰标本。

（二）病原学检查

1. 痰涂片染色　革兰染色可用于鉴定革兰阳性球菌或革兰阴性杆菌，而作为初步选用抗生素的依据。采用瑞氏染色可用于鉴别痰中上皮细胞的种类、发现其病理变化，识别痰液中的炎性细胞；COPD并发感染时，急性加重的患者痰液中可见到大量的中性粒细胞。怀疑合并结核感染时可采用抗酸染色。

2. 痰细菌培养　分为常规培养和定量培养。收集大量的痰进行培养并计算菌落数。菌落数＞10^7cfu/ml可认为是致病菌群；＜10^7cfu/ml但＞10^5cfu/ml时为可疑致病菌群。＜10^4cfu/ml提示为口腔污染菌群。

COPD患者的痰培养中可检出各种病原菌，如肺炎链球菌、流感嗜血杆菌、卡他莫拉菌和肺炎克雷伯菌等。这些细菌能移生于无症状的COPD患者的下呼吸道，在COPD急性加重时痰培养的阳性率明显的增加。Miravitlles等对91例COPD加重期的病人痰培养结果进行统计，发现58例（64%）有细菌生长。其中最多为流感嗜血杆菌（占22%），其次为铜绿假单孢菌（占15%）和链球菌（占10%）。Liebernan等对240例COPD加重期的住院病人的痰培养结果进行统计，结果发现有58例（24.2%）细菌感染，以链球菌最多，其次为流感嗜血杆菌和卡他莫拉菌。国内有报道对334例COPD加重期的住院病人分析，痰培养阳性者139例（占41.6%）。分离出细菌135株，其中革兰阴性杆菌113株，占81.2%。以不动杆菌、假单孢菌和肺炎克雷白杆菌最为常见。革兰阳性菌中以葡萄球菌和链球菌多见。

3. 痰液的其他病原学检查　病毒、非典型病原体和真菌在COPD急性加重期也起着重要的作用。Liebernan等通过血清学抗体荧光染色滴定度测定以及痰培养等方法，发现117例（48.8%）病毒感染，主要为流感、副流感病毒，72例（30%）为非典型病原体感染，以军团菌和支原体为主。国内报道采用痰真菌培养发现，在860例COPD住院患者中发现69例合并真菌感染。

五、α_1-抗胰蛋白酶检测

α_1-抗胰蛋白酶（α_1-AT）是肝脏合成的一种糖蛋白，分子量在45 000～56 000之间，是血清中最主要的抗蛋白水解酶，位于肺泡壁中的α_1-AT能迅速使弹性蛋白酶失活，防止弹性蛋白酶的过度分解而保护肺泡壁。正常人的α_1-AT含量约为1.5～3.0g/L。

（一）α_1-AT的检测方法

分光光度计法，在样品测定管中加入苯甲酰-精氨酸-硝基苯胺和血清-胰蛋白酶混合液，

水浴后加冰醋酸终止反应然后在分光光度计比色。通过与标准品对比，计算结果。其他的尚有免疫散射比浊法和免疫扩散法等。

（二）α_1-AT的检测结果

1. α_1-AT的绝对缺乏 即α_1-AT的先天性缺乏。先天性的α_1-AT缺乏症是美国和欧洲最常见的致死性遗传性疾病，其特征为血清α_1-AT的水平明显的降低，在30～40岁前发生肺气肿的机率很高，而我国一直未证实。在美国的200万肺气肿患者中，α_1-AT缺乏的患者占1%～2%，约为2～4万人。正常人血浆和下呼吸道上皮中的α_1-AT浓度分别为20～53μM和2～5mM，而先天性缺乏α_1-AT的患者血浆的α_1-AT浓度<11μM，而下呼吸道上皮中的α_1-AT浓度为0.5～0.8μM。

2. α_1-AT的相对缺乏 α_1-AT的相对缺乏与吸烟密切相关，吸烟能使肺泡巨噬细胞释放中性粒细胞趋化因子，刺激中性粒细胞释放大量的弹性蛋白酶，消耗α_1-AT，使α_1-AT相对缺乏。另外，烟草中所含的氧化剂和中性粒细胞释放的氧化剂可以氧化α_1-AT的活性中心“蛋氨酸358”残基，从而抑制α_1-AT的活性。Yoshioka等发现吸烟的亚临床肺气肿患者支气管肺泡灌洗液中中性粒细胞弹性蛋白酶与α_1-AT复合物的浓度为0.52±0.1μg/mg，高于非吸烟的亚临床肺气肿患者的0.21±0.03μg/mg和单纯吸烟的0.23±0.01μg/mg。国内的一项研究发现，吸烟伴COPD患者的α_1-AT平均浓度为16.13±6.43μmol/(min·ml)，明显低于吸烟无COPD［22.30±7.84 μmol/（min·ml)］和正常人群［20.75±8.85 μmol/（min·ml)］。

3. α_1-AT的浓度增高 在一组102例COPD患者的α_1-AT检测中发现，COPD患者急性加重期和缓解期α_1-AT的平均浓度分别为1.791±0.587ng/ml和1.299±0.373ng/ml，均高于正常人群的1.098±0.166ng/ml。α_1-AT的水平增高可能与气道慢性炎症使白细胞和巨噬细胞释放的蛋白分解酶增加，α_1-AT作为一种反应蛋白，会随着肺部炎症反应相应增加，这也说明绝大多数COPD的发生、发展并非因肺循环中α_1-AT缺乏或降低所致。

六、血药浓度检测

药物的血浓度或简称血药浓度是指用各种方式给药后未经分解或代谢的原药及其代谢物在血浆或血清等体液中的浓度。血药浓度受药剂、生理、病理和遗传等因素的影响。通过血药浓度检测能提高制剂的质量，实施个体化给药。COPD患者中平喘药物的使用较多，因而平喘药物的血药浓度检测对平喘药物的合理使用有较大帮助。

（一）茶碱的血药浓度检测

茶碱是临床常用药物，因其治疗血药浓度与中毒反应浓度较接近，易引起中毒反应，甚至有用药死亡的报道。茶碱的有效血浓度范围为27.8～111.0μmol/L，血浓度超过111.0μmol/L时，易发生不良反应。

茶碱的测定方法如下。

1. 紫外分光光度法 该方法最早用于测定血中茶碱浓度的方法。该方法易开展，但专属性差，易于受利尿剂和抗生素等药物的影响。该方法在分光光度计下测定吸收值，并与标准曲线比较得出茶碱的浓度。

2. 高效液相色谱法（HPLC） 该法专属性强，灵敏度高，目前大多采用该方法检测茶碱的浓度。分为正相HPLC法、反相HPLC法、柱切换反相HPLC法和固相萃取反相

HPLC法。最低检测浓度为50ng/ml。

3. 荧光分光光度分析法　该方法采用荧光分光光计检测，灵敏度亦较高。最低检测浓度为0.1μg/ml。

4. 其他　均相酶免疫分析法、薄层扫描内标法和高效毛细管电泳法。

（二）β-受体激动剂的血药浓度检测

β-受体激动剂为平喘药物，特布他林是常见的一种。在临床剂量下，特布他林的血浆浓度很低，一般小于10ng/ml。常采用的检测方法为HPLC。该方法最低检测浓度为0.05ng/ml。

（赵建平）

本节参考文献：

1. Miravitlles M, Espinosa C, Femandez-Laso E, et al. Relationship between bacterial flora in sputum and functional impairment in patients with acute exacerbations of COPD. Study Group of Bacterial Infection in COPD. Chest, 1999, 116：40-46

2. Lieberman D, Lieberman D, Ben-Yeaakov M, et al. Infectious etiologies in acute exacerbation of COPD. Diagn. Microbiol. Infect. Dis., 2001, 40：95-102

3. 王志勇，俞峰，高晓华。COPD急性加重期呼吸道病原菌分布及耐药性．临床肺科杂志，2004，9：173-174

4. Shaker SB, Maltbaek N, Brand P, et al. Quantitative computed tomography and aerosol morphometry in COPD and alpha1-antitrypsin deficiency. Eur. Respir. J., 2005, 25：23-30

5. Barr RG, Rowe BH, Camargo CA Jr. Methylxanthines for exacerbations of chronic obstructive pulmonary disease：meta-analysis of randomised trials. B. M. J., 2003, 327：643-651

第三节　肺功能测定

肺功能检查对于慢性阻塞性肺疾病（COPD）的诊断是非常重要的。COPD患者肺功能受累的范围和程度与其发病的不同阶段有关。肺功能测定可以帮助了解患者呼吸功能的基本状态、受损程度和可复性，并客观和动态观察疾病的发生发展情况和判定治疗效果。

一、肺容量

肺容量可分静态肺容量与动态肺容量。静态肺容量不受时间限制，仅有解剖学意义，不能全面反映肺功能状态。动态肺容量受时间限制，不但具有一定解剖学意义，而且在一定程度上反映肺的力学变化，如呼吸肌强度、肺泡弹性回缩力及气道阻力等。

（一）静态肺容量组成

肺容积是指肺内容纳的气体量。在呼吸过程中，由于呼吸肌运动，引起肺内容纳气量的变化。因此肺容量的变化反映肺和胸廓扩张和回缩的程度，包括4种基础容积和4种复合容量（图20-1）。

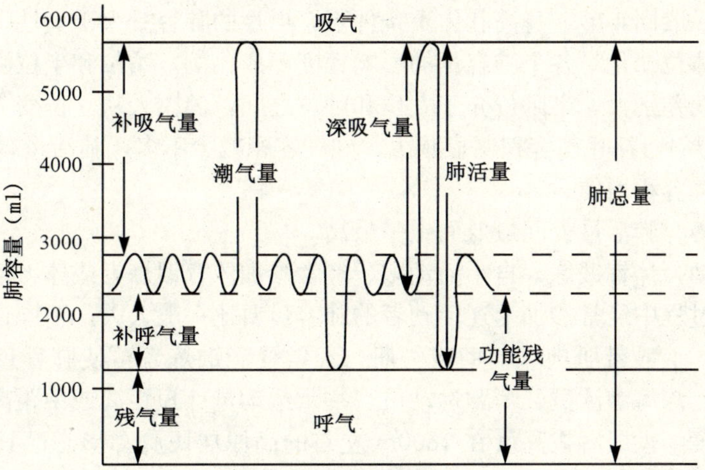

图 20-1　静态肺容量组成示意图

基础容积：潮气容积、补吸气容积、补呼气容积、残气容积。

复合容量：深吸气量、肺活量、功能残气量、肺总量。

（1）潮气容积（tidal volume，VT）　指平静呼吸时，每次吸入或呼出的气体容量，约为 400～500ml（8～15ml/kg）。

（2）补吸气容积（inspiratory reserve volume，IRV）　指从平静吸气末开始进行最大吸气所能吸入的最大气体容量。

（3）补呼气容积（expiratory reserve volume，ERV）　指从平静呼气末开始进行最大呼气所能呼出的最大气体容量。

（4）残气容积（residual volume，RV）　最大呼气末肺内所残留的气体的量。

（5）深吸气量（inspiratory capacity，IC）　指从平静呼气末开始进行最大吸气所能吸入的最大气体容量。IC＝ VT＋IRV。

（6）肺活量（vital capacity，VC）　从最大吸气末开始，缓慢而完全呼出的最大气量。VC＝IRV＋VT＋ERV。

（7）功能残气量（functional residual capacity，FRC）　指平静呼气末肺内所残留的气体的量。FRC＝RV＋ERV。

（8）肺总量（total lung capacity，TLC）　最大吸气末，肺内所含气体的量。TLC＝VC＋RV。

（二）临床意义

1. 影响肺容量的因素

（1）年龄　12 岁后肺容量除随身高增加而增加外，也随年龄增加而增加，男到 25 岁，女到 20 岁发展到高峰，以后随年龄增长，肺活量下降，功能残气量和残气容积增加，肺总量基本不变。

（2）身高　是呈正相关的最重要因素。

（3）体重　在正常生长发育中体重和肺容量有一定关系。肥胖引起的体重增加，则会影响生长发育中肺容量的增加，尤其补呼气量受影响更大。

（4）性别　一般同年龄、身高和体重条件下，男性的肺容量大于女性。

（5）体位　体位变化对各个肺容量的影响程度不成比例。站位和坐位测定结果差别不大而站位和卧位之间差别大，半卧位介于立位和卧位之间，健康人从立位变为卧位，其功能残气量减少（约25%），补呼气容积明显减少，残气容积减少不多，肺活量减少（约7%），肺总量减少，补吸气容积增加。

（6）生理节奏　肺活量夜间最低而中午最高。

（7）体力劳动，体育锻炼　自小活动多、经常参加体育锻炼者或体力活动者、或者在呼吸系统成长发育过程中经常参加上述活动者的肺容量要比一般人大。不同运动类别对呼吸系统的影响不一样。上肢带肌肉（辅助吸气肌）经常受到锻炼者可使肺容量明显提高，如挖土、划艇运动员、深海潜泳员、短跑运动员、举重运动员、短距离或中距离游泳运动员等。

（8）海拔高度　世居海拔高度在1800m左右的高原居民胸廓形态已具有高原人的特点并且肺容量的改变与海拔更高地区的无显著差异。我国有人把海拔2260m测得的肺容量测定结果和上海地区的资料做了对比，发现高原人的肺总量、功能残气量、残气容积、补呼气容积是大于平原人的，而补吸气容积小于平原人的。对非高原世居者在急性登高适应中，肺活量下降。慢性适应后，在海拔3000m以下肺活量无明显变化而在4000～5000m高度，多数人的肺活量减少，以后海拔越高肺活量的减少越明显。

2. 临床应用　肺容量的变化受到肺本身体积的变化、肺弹性回缩力、胸廓弹性回缩力和神经肌肉的影响。

（1）肺活量低于正常预计值的80%有临床意义，用它可以反映患者在疾病发生发展的过程中肺容量的变化，但是不能以其绝对值来衡量肺部疾病。一般主要将它作为诊断限制性通气功能障碍的指标之一。肺活量的减少，主要见于下列几种病理情况：① 肺肿瘤、胸腔积液、胸膜炎症或重度胸膜增厚，使肺组织受压、萎陷或肺泡扩张受限。② 肺间质纤维化使肺弹性回缩力增强，肺泡扩张受限。③ 肺泡充填性疾病如肺泡蛋白沉积症。④ 胸廓活动障碍，如脊髓灰质炎、类风湿性脊柱炎和脊柱畸形等影响胸廓扩张或收缩的疾患。⑤ 大容积肺叶切除术后。

（2）功能残气量增加的原因。① 肺组织弹性回缩力减弱，如肺气肿。② 气道部分阻塞，特别是呼气时，如见于哮喘，肺泡过度充气，这是一种可逆性改变，故有别于肺气肿。③ 肺叶切除术后代偿性肺气肿。④ 胸廓畸形或严重脊柱畸形，也可引起肺泡过度膨胀以及肺气肿。

（3）残气/肺总量比率增加。可由于残气绝对值增加（如哮喘或肺气肿）或肺总量减少（如限制性肺疾患或肺充血）。

（4）肺总量减少见于广泛肺部疾病，如肺水肿、肺充血、肺不张、肺肿瘤等限制性通气障碍性疾病，也见于气胸或胸腔积液而引起肺组织的压迫，乃因肺的扩张受上述诸多因素的限制。在肺气肿时，肺总量可正常或增高，主要决定于残气量和肺活量的增减情况。

3. COPD患者肺容量的变化　COPD患者由于肺弹性回缩力下降，肺总量增加，同时由于气道早期闭合，使得残气容积和功能残气量增加，而肺活量下降。随着气流受限的发展，肺排空的速度减慢，导致肺过度充气（图20-2）。动态肺过度充气反映了随着呼吸频率的增加，由于气体陷闭（air trapping）增加，肺过度充气增加，造成患者活动后呼吸困难。

运动时，正常人吸气末肺容积（end-inspiratory lung volume，EILV）增加而呼气末肺容积（end-expiratory lung volume，EELV）或功能残气量下降，但在COPD患者运动时EELV增加，使深吸气容量（IC）下降，EILV更接近TLC（图20-3），导致EILV和EELV位于顺应性曲线的平坦部分，从而增加呼吸功，出现呼吸困难（图20-4）。

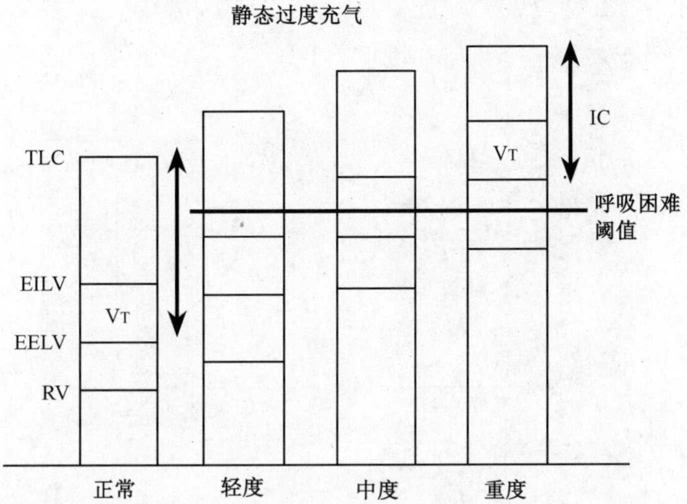

图20-2　不同严重程度COPD患者静态肺容积的变化
呼吸困难阈值是克服弹性阻力的呼吸功增加引起呼吸困难时的理论肺容积水平。

二、肺通气功能

（一）肺泡通气量

肺泡通气量是指静息状态下每分钟通气量中能达到肺泡内进行气体交换的气量，一般为每分钟通气量（VE）减去每分钟死腔通气量（VD），单位为L/min，体温时水蒸气饱和的周围压力（BTPs）。常以生理死腔占潮气量的百分比表示（VD/VT）。

肺泡通气量反映呼吸时的有效通气量。在慢性阻塞性肺疾病和其他增加生理死腔的疾病如肺栓塞等患者肺泡通气量减低，可以导致二氧化碳潴留，引起呼吸性酸中毒。肺泡通气量增加可以引起呼吸性碱中毒。

（二）静息通气量

静息通气量是指在基础代谢情况下所测得的每分钟呼吸的气量，即潮气量×呼吸频率。

（三）最大通气量

最大通气量（maximal voluntary ventilation，MVV）指以尽可能大的幅度和尽可能快的呼吸频率呼吸时每分钟的通气量。凡影响呼吸力学包括呼吸肌和体力强弱、胸廓、气道及肺组织的病变均可使之降低，是临床上常用通气功能障碍考核指标。

（四）用力肺活量

用力肺活量（forced vital capacity，FVC）有称之为时间肺活量者。深吸气到肺总量后，

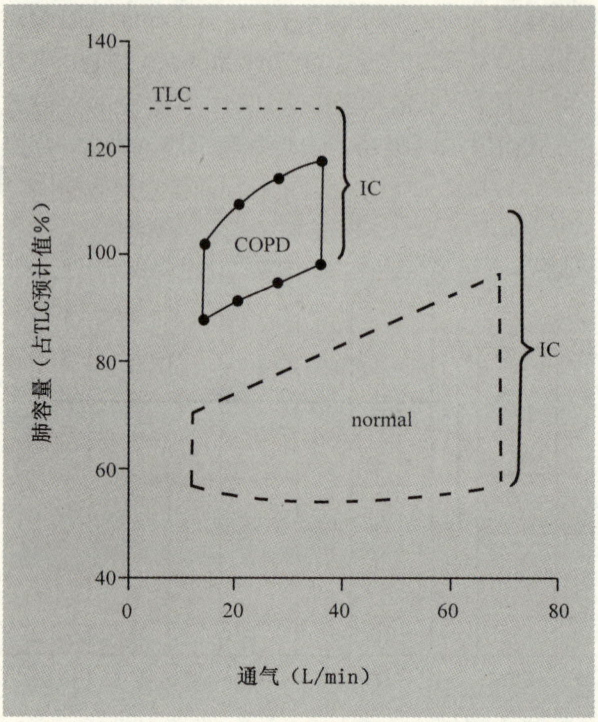

图 20-3 正常人和 COPD 患者运动时肺容积的动态变化

正常人运动后 EELV 下降，而 COPD 患者 EELV 增加。

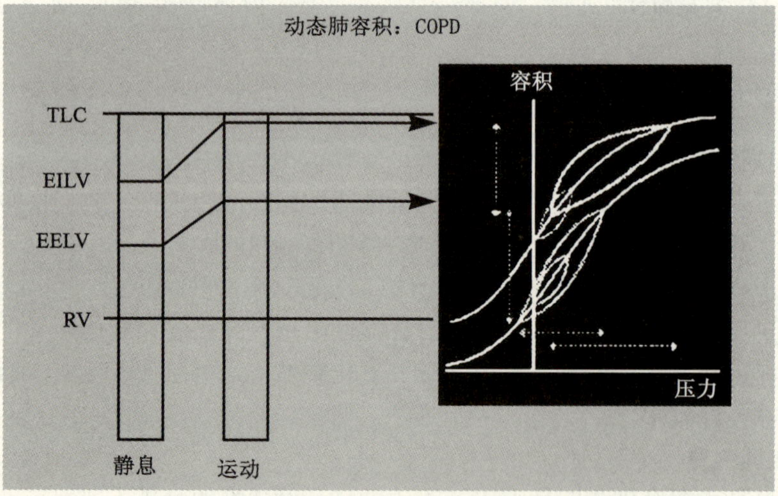

图 20-4 COPD 患者动态肺过度充气造成呼吸功增加

用暴发力、快速呼气将全部肺活量在尽短时间内呼出，即可测到 FVC 曲线，此为容量-时间曲线，分别计算最初 3s 的用力呼气量，可以得到一秒钟用力呼气容积（FEV_1）、二秒钟用力呼气容积（FEV_2）和三秒钟用力呼气容积（FEV_3），其中 FEV_1 最为重要，又称一秒量。一秒钟用力呼气容积占用力肺活量的百分比（FEV_1/FVC）称为一秒率。

用力肺活量测定是一种判定有无气道阻塞的简便方法，与用力肺活量有关的因素包括：

1. 气管支气管阻力 阻力增加均使用力肺活量的有关测定指标减低，如慢性支气管炎、支气管哮喘。

2. 肺组织的顺应性 顺应性增加用力肺活量的有关测定指标减低，如肺气肿。

3. 其他 胸廓的顺应性、呼吸肌肉的肌力、神经肌肉系统功能和全身体力状况等，如膈麻痹等。

临床上多用其可以反映气管支气管阻力情况的特性，来判断患者有无阻塞性通气功能障碍、阻塞程度及其可逆性（图 20-5 和 20-6）。

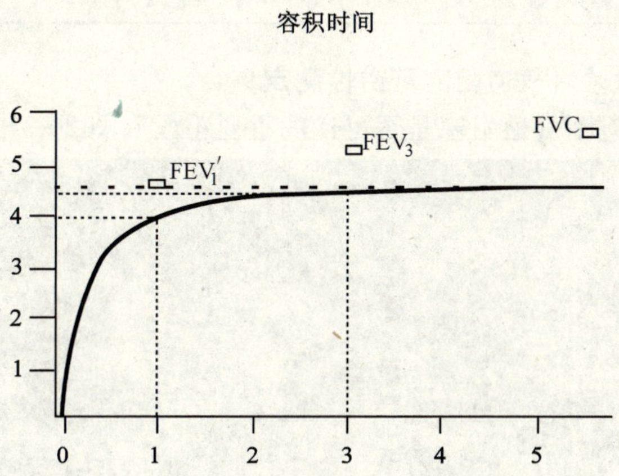

图 20-5 正常人容量-时间曲线

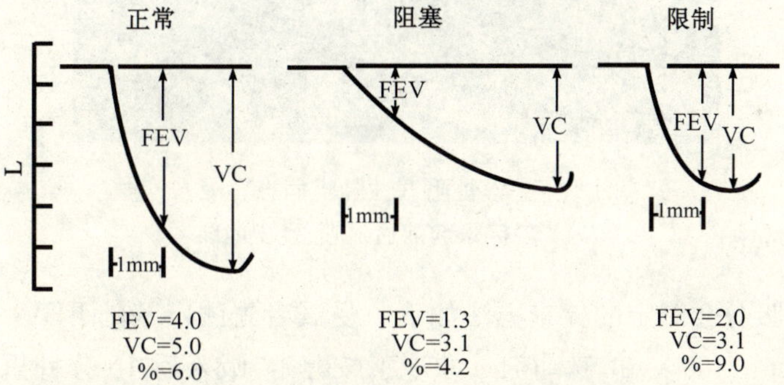

图 20-6 正常人、阻塞性通气功能障碍、限制性通气功能障碍容量-时间曲线

（五）最大呼气中期流速

最大呼气中期流速（maximal mid-expiratory flow rate，$MMEF_{25\%\sim75\%}$）。一次用力呼气过程中，呼气在 25％～75％VC 水平的呼气流速。这段肺活量水平的呼气流速是与用力无关的，主要反映肺泡弹性回缩力和气道阻力的情况，结果以 L/s 表示。当肺泡弹性回缩力下降或气道阻力增加时，MMEF 明显下降，反映小气道阻塞。

（六）通气功能障碍类型

通气功能障碍是指大气道的通气障碍，可分为阻塞性通气功能障碍和限制性通气功能障碍。同时存在阻塞性通气功能障碍和限制性通气功能障碍称为混合性通气功能障碍。其肺功能改变见表 20-1。

表 20-1 通气功能障碍的肺功能改变

	VC	FEV_1/FVC	RV	TLC	RV/TLC
限制性	减低	正常或增高	减低	减低	正常或轻度增高
阻塞性	正常或减低	减低	增高	正常或增高	明显增高
混合性	减低	减低	不等	不等	不等

（七）支气管舒张试验（气道阻塞可逆性测定）

支气管舒张试验是判断气道阻塞是否可逆的重要手段（图 20-7）。

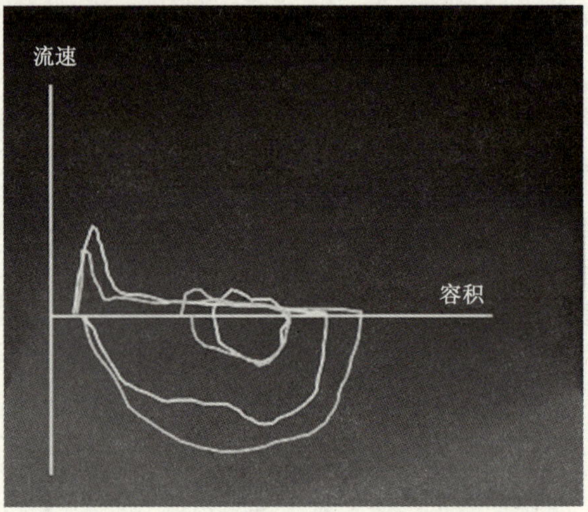

图 20-7 慢性阻塞性肺疾病患者吸入支气管扩张剂前后流速-容积曲线

中华医学会呼吸分会制定的检查方法如下。受试者先测定基础 FEV_1，然后用定量气雾剂（MDI）吸入 200～400 μgβ_2-激动剂（如沙丁胺醇），吸入后 15 分钟重复测定 FEV_1。试验前停用吸入短效支气管扩张剂 6 小时，长效 β_2-激动剂 12 小时，噻托溴胺 48 小时，缓释茶碱 24 小时。

FEV_1 改善率＝（吸药后 FEV_1－吸药前 FEV_1）/吸药前 FEV_1×100%，如改善率≥15%并且吸药后 FEV_1 增加的绝对值>200ml 则认为试验阳性。

不论是用支气管舒张剂还是口服糖皮质激素进行支气管舒张试验，都不能预测疾病的进展。用药后 FEV_1 改善较少，也不能可靠预测患者对治疗的反应。患者在不同的时间进行支气管舒张试验，其结果也可能不同。但在某些患者（如儿童时期有不典型哮喘史、夜间咳嗽、喘息表现），则有一定意义。

全球慢性阻塞性肺疾病防治创议（GOLD）建议吸入 400 μgβ_2-激动剂，吸入后 30-45 分钟重复测定 FEV_1。如改善率≥12%并且吸药后 FEV_1 增加的绝对值>200ml 则认为试验阳性。

(八)糖皮质激素可逆性试验

全球慢性阻塞性肺疾病防治创议(GOLD)推荐COPD患者如果反复发生急性加重或激素治疗后FEV_1发生显著改善者可长期吸入糖皮质激素。为预测吸入激素的疗效,可进行糖皮质激素可逆性试验。疗程6~14周,监测治疗前后的FEV_1,如果改善率≥12%并且吸药后FEV_1增加的绝对值>200ml则认为试验阳性。以前还进行口服泼尼松试验,每天20~30mg,连服1周,之后复测FEV_1,1周后改善率≥15%,仍可以认为试验阳性。目前不推荐进行口服泼尼松试验。

(九)气道反应性测定(支气管激发试验)

气道反应性是指气道对于各种物理、化学、药物或生物刺激的收缩反应。气道反应性增高是支气管哮喘的重要特征之一,是气道炎症的间接反映。绝大多数哮喘患者气道反应性增高。对于症状体征不典型患者,或有可疑哮喘病史,或处于缓解期者,肺功能检查结果主要是FEV_1接近正常或正常者,气道反应性测定可作为除外或确定诊断的有力依据。连续观察有助于判断触发原因、病情发展和治疗效果,对于哮喘的流行病学研究和平喘药的疗效评定也有重要意义。但是气道反应性增高者并非都是哮喘,需结合临床综合判断。

试验前FEV_1≥70%预计值。停用茶碱类、β_2-激动剂及抗胆碱药物及吸入糖皮质激素12小时,停止口服糖皮质激素48小时,停用抗组织胺药物48小时。心和(或)肺功能不全、高血压、甲状腺功能亢进、妊娠等不宜进行本项试验。

判断标准:使FEV_1降低20%所需药物累积量如组胺PD20-FEV_1< 7. 8μmo l或乙酰甲胆碱PD20-FEV_1< 12.8μmol/L,为气道反应性增高(airway hyperresponsiveness,AHR)。

部分COPD患者气道反应性增高。目前有两项大规模研究阐明气道高反应性与COPD的关系。Vlagtwedde-Vlaardingen研究发现,气道高反应性是FEV_1下降的危险因素,引起患者出现呼吸道症状,并预测COPD患者的病死率。在肺健康研究(LHS-1)中发现,大多数中-重度COPD患者均存在气道高反应性,是FEV_1下降的危险因素,尤其是造成女性肺功能的下降。

COPD患者气道高反应性的发生机制存在2种假说。"Dutch"假说是在20世纪60年代早期提出的,认为气道高反应性是一种遗传特质,表现为对吸入毒性颗粒或气体出现的气道过度收缩反应,导致慢性气流受限。另一种观点认为气道高反应性是COPD是气道壁结构变化的结果,而不是引起COPD气流受限的原因。目前的研究发现,气道高反应性主要取决于COPD的气道口径,而且具有性别差异,它是COPD气道和肺实质结构变化的结果,可以作为气道狭窄、气道炎症和重塑、肺弹性回缩力下降等引起气流受限的标志之一。

(十)呼气峰流速变异率

呼气峰流速(Peak expiratory flow rate,PEFR)指用力呼气早期的最大呼气流速,由流速-容量曲线得出。

许多哮喘患者在夜间至清晨发作或加剧,每天定时测定PEFR,有助于了解病情昼夜变化情况,评价病情轻重,发现问题及时处理减少猝死。

测定方法,每日清晨及下午(或黄昏)定时测定PEFR,至少连续监测1周,后计算每日PEFR昼夜波动率。

PEFR 昼夜波动率＝（日内最高 PEFR-日内最低 PEFR）/［（同日内最高 PEFR＋最低 PEFR）/2］×100％，如≥20％则诊断为哮喘。

（十一）COPD 患者肺通气功能的变化

FEV_1 在 COPD 的诊断、监测疾病的病程、预后方面发挥重要作用。每年至少进行 2 次肺功能检查判断 FEV_1 下降的速率，如果＞50 毫升/年提示较快的下降速度。长期以来，FEV_1 均作为 COPD 患者的主要预后指标。全球慢性阻塞性肺疾病防治创议（GOLD）提出 COPD 的诊断标准：FEV_1/FVC＜70％，而且根据 FEV_1 对 COPD 进行严重度分级（表 20-2）。年龄和吸烟状态影响 FEV_1 的下降速度（图 20-8），最上面的实线代表非吸烟者或对烟雾不敏感者 FEV_1 的下降速度，最下面的实线代表 COPD 易感者 FEV_1 下降的速度，如果在 45 岁戒烟，丧失劳动力和死亡的时间延长，但如果在 65 岁戒烟，虽然可以延长寿命，但劳动力的丧失持续存在，因此提倡早期戒烟。

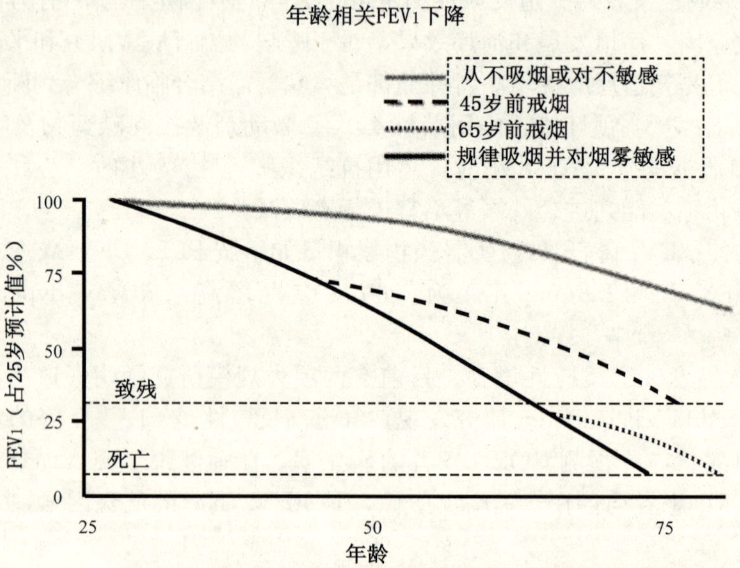

图 20-8 年龄、吸烟与戒烟对 FEV_1 的影响

表 20-2 COPD 的严重度分级

GOLD	症状	FEV_1（％predicted）	FEV_1/FVC（％）
Ⅰ：轻度	有或无咳嗽/咳痰	＞80	＜70
Ⅱ：中度	有或无咳嗽/咳痰/呼吸困难	50～80	＜70
Ⅲ：重度	有或无咳嗽/咳痰/呼吸困难	30～50	＜70
Ⅳ：极重度	咳嗽/咳痰/呼吸困难	＜30	＜70
	有或无呼吸衰竭	或存在呼吸衰竭	

三、小气道功能

支气管约经 14 次逐级分支后，形成吸气时直径小于 2mm 的细支气管，这部分终末细支气管即称之为小气道。它具有管腔纤细、管壁薄、软骨缺如、纤毛少、Clara 细胞多及气流阻力小等特点，因此容易受到多种因素的影响，使管径变小阻力增加。由于小气道阻力仅为气道总阻力的 20%，因此一般常用肺功能测定方法不能发现小气道的早期病变，即不能测出小气道阻力的变化。目前临床上仍没有可以直接测定小气道阻力的方法。

（一）最大呼气流速-容积（Maximal expiratory flow-volume，MEFV）曲线

以流速为纵轴，容积为横轴，描记一次用力呼气过程中不同肺活量水平时的呼气流速。在深吸气后用力呼气初期，单位时间呼气流量与用力程度有关。但到呼气中后期，呼气流量就取决于小气道抵制周围压力保持通畅的能力，而与呼气用力程度无关，通常以特定肺容量水平的呼气流速表示，如 V_{50} 为呼气呼到剩下肺活量的 50%时对应的呼气流速，V_{25} 则为呼到剩下肺活量的 25%时对应的呼气流速。

最大呼气流速-容积曲线测定方法简单，重复性好。主要用它观察呼气期的下降段，因为下降段与用力无关，不受主观意志的干扰，可以对小气道的功能状态提供更多的信息。小气道功能异常经常被视为慢性阻塞性肺疾病的早期阶段。感冒、吸烟或长期生活在空气污染环境下均可影响小气道功能。

1. 正常人 MEFV 曲线形态特点（图 20-9）　正常情况下流速-容量环的吸气支对称并呈凸面形，呼气支呈直线形，往往在 VC 的中点测定流速。呼气流量随肺容积改变。从肺总量开始，呼气很快达到流量峰值，此时正处于肺容积的“用力有关”部分，当继续呼气到达肺容积的“用力无关”部分时，即使最大呼气用力不变，流量仍逐渐下降。

用力呼气曲线升支所指示的呼气流速 Vmax 为用力依赖部分，受试者呼气用力越大，流量越大。因此呼气峰流速（PEFR）不能真正代表气道阻塞的程度。曲线的下降支为非用力依赖部分，因此 VC 低于 50%时的呼气流速是小气道状态的灵敏指标。

2. 小气道功能障碍　MEFV 曲线的主要用途是检测小气道病变，目前最常用的指标是：$Vmax_{50}$ 和 $Vmax_{25}$ 的实测值/正常预计值的比例<80%，$MMEF_{25\%\sim75\%}$ 也是检测小气道功能的理想指标。

3. COPD 及其他气流阻塞性疾病（图 20-10）　COPD 和哮喘患者，尽管所有流速均减慢，但呼气延长明显。在不同疾病的情况下，MEFV 曲线的改变有程度的差异。

（1）单纯慢性支气管炎　PEF 降低，MEFV 曲线的降支凹向肺容积轴，V_{50}、V_{25} 明显降低，但 FVC 变化不大。

（2）肺气肿　MEFV 曲线的变化更明显，各项 Vmax 进一步降低，PEF 提前出现，但值低，FVC 显著减少。

（3）肺心病　MEFV 曲线的变化相当显著，图形更小，Vmax、FVC 均显著减少。

（4）支气管哮喘　与 COPD 相似，不同之处在于 MEFV 曲线的可逆性和发作性。

4. 限制型肺疾病（图 20-10）　限制型通气功能障碍患者，曲线保留正常形态，功能残气增加，肺总量和残气位下移，移到正常曲线的右侧。

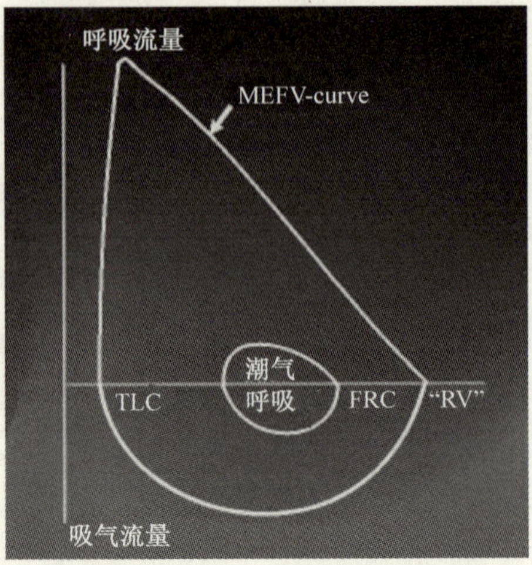

图 20-9 正常人 MEFV 曲线形态

5. 大气道阻塞（图 20-10） 呼气相的 V_{50} 和吸气相的 V_{50} 的比较有助于鉴别大气道阻塞的类型。

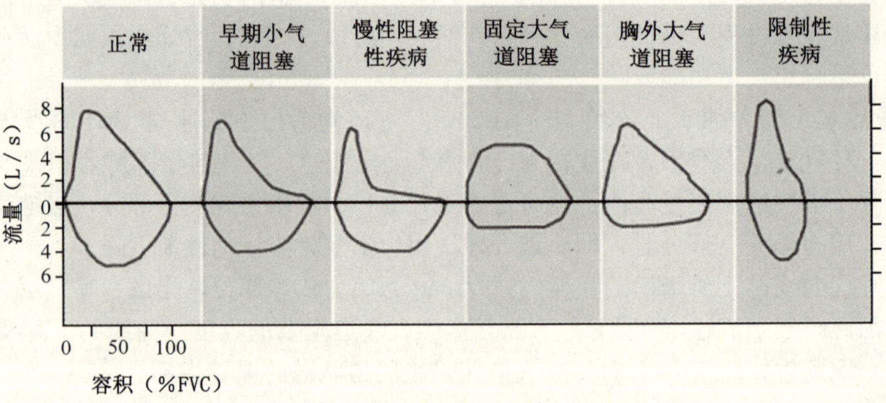

图 20-10 不同疾病的 MEFV 曲线状态

胸内可变型阻塞（见于气管软化）的曲线显示吸气流速近乎正常，但是用力呼气流速降低，表明用力呼气时大气道有阻力限制流速。

胸外可变型阻塞（见于一侧声带麻痹）表现为吸气流速减低而呼气流速相对正常，与胸内可变型的变化正相反。

大气道固定型阻塞（见于气管狭窄、双侧声带麻痹）的特点为吸气流速和呼气流速都减低。

阻塞性睡眠呼吸障碍综合征患者和鼾症患者的用力呼气流量-容积曲线的呼气相可出现锯齿波。因此用力呼气流量-容积曲线可用于筛选检查和疗效评估。

（二）闭合容积

闭合容积（Closing volume，CV）是测定小气道功能的一种方法。闭合容积指从 TLC 位一次呼气过程中肺底部小气道开始闭合时所能再呼出的气体量，而小气道开始闭合时肺内留存的气量则称为闭合容量（Closing capacity，CC）。

1. 测定原理 人在直立或坐位时，因受重力影响，胸腔内负压自肺尖向肺底呈梯度递减，导致吸入肺内气体在时间上和数量上的分布差异。由于上肺区肺泡负压大于下肺区，故吸入气先进入上肺区，后进入下肺区。深吸气，在吸气末上肺区先终止扩张充气时，下肺区肺泡继续扩张充气，故充气时间长、充气量多。深呼气，由于胸内压自上而下呈梯度递增，故下肺区肺泡排气先于上肺区，继而上、下肺区同时排气，待接近呼气末期，下肺区因胸内压高于上肺区，故该区小气道先被挤压而陷闭。采用氮气法进行测定。嘱受检者深呼气后做深吸气，持续吸入纯氧至TLC位，由于下肺区充气多于上肺区，故纯氧吸入后，下肺区肺泡氮浓度低于上肺区；在呼气时，以函数记录仪描绘呼气量与呼气瞬时氮浓度的关系，得到4相曲线。Ⅰ相为无效腔气，氮浓度为零；Ⅱ相为无效腔与上下肺区肺泡气混合气，氮浓度上升；Ⅲ相为上下肺区同等排气，氮浓度相对稳定；Ⅳ相为下肺区小气道闭合，上肺区肺泡继续排气，氮浓度明显上升。第Ⅲ、Ⅳ相交叉点至呼气终点即闭合气量（CV）。CV＋RV＝CC，临床判定以CV/VC％或CC/TLC％来表示。

2. 临床意义和正常值 闭合容积/肺活量增高，表示小气道早闭，主要是由于：(1) 肺的弹性回缩力下降；(2) 小气道疾病如细支气管炎、支气管炎。

闭合容积是测定小气道早期闭合的敏感指标。随年龄不同，成人的闭合容积随年龄增加而增加，这与成年人肺的弹性回缩力减退有关。肥胖、妊娠等因腹压增高，使横膈上升，下肺区小气道容易提前闭合，造成闭合容积和闭合容量增高。

吸烟者虽然气道阻力等常规肺功能测定正常，但可以测出他们小气道往往提前闭合。吸烟年限和小气道功能受损程度呈正相关。儿童被动吸烟也可以引起小气道功能损害，其程度和被动吸烟量有关。有人观察到戒烟后，小气道功能及其他肺功能得到改善。

空气污染环境可以引起小气道功能异常。可以作为监测环境污染对呼吸系统危害的手段。

对于常用肺功能方法检查，已发现有阻塞性通气功能障碍者，尤其是对不可逆性阻塞性通气功能障碍者已没有太大必要专做此项测定。肺功能正常者而仅仅只有小气道功能异常者，值得长期观察其转归。可作为哮喘缓解期、肺气肿等患者的观察手段。

各种原因可以引起周围支气管间质水肿的疾病，如左心功能不全、慢性肾功能衰竭等，也可以使呼气时小气道提前关闭。

（三）频率依赖性肺顺应性（Frequency dependent of dynamic compliance，FDC）

肺顺应性是指肺的可膨胀性，是单位压力改变时所引起的肺容积变化。肺顺应性分静态和动态两种，动态顺应性又分为正常呼吸频率（20次/分）和快速呼吸频率（约60次/分）两种，后者又称为FDC，它比前者更敏感。在小气道疾病，当呼吸频率变化时，动态肺顺应性有随呼吸频率增快而降低倾向，认为FDC是检测小气道疾病最敏感的指标。但因此项检查方法复杂，使临床应用受到限制。

四、气道阻力

呼吸时所作的功是用以克服呼吸器官弹性和非弹性阻力。非弹性阻力包括气道阻力和呼吸运动时肺、胸廓和横膈等组织的摩擦阻力，该组织阻力仅占阻力的1/5。按阻力的物理性质不同可分为粘性阻力、弹性阻力和惯性阻力，它们之和称为呼吸阻抗。通常所说的呼吸阻力即为粘性阻力。按阻力存在的不同部位又可分为气道阻力、肺组织阻力与胸廓阻力。气道阻力与肺组织阻力之和称为肺阻力，肺阻力与胸廓阻力之和称呼吸总阻力。临床上肺阻力与呼吸总阻力的测定主要也是为了反映气道阻力。

气道阻力的定义为单位流量所需要的压力差。一般为每秒钟内通气量为 1L 时的压力差。气道阻力增加可引起通气功能如用力呼气流量、最大通气量的减低。由于气道阻力测定不受主观意志的影响，因此气道阻力的测定有助于了解上述通气功能减低是否由于气道阻力增加或其他原因引起。

（一）直接测定气道阻力

测定气道阻力可以直接反映阻塞性肺疾病患者气道阻塞的情况。气道阻塞为阻塞性肺疾病的重要的首发病理，观测患者气道阻力的变化对临床观察、治疗的转归很有意义。测定方法包括通气阻断法、人体体积描记仪法、食管测压法和脉冲振荡法。

对气道阻力变化的敏感性，体描仪测定的方法优于其他间接反映气道阻力变化的测定方法。测定方法简单，现在也可以在平静呼吸的条件下测定，老年人、体弱者和做浅快呼吸有困难者容易接受。但是，测定中口腔压和肺泡压能否达到平衡是体描仪测定气道阻力和胸腔含气量的关键点，也是体描仪测定这两个参数的薄弱点。如果受试者气道阻力很大，而测定中口腔压不能充分和肺泡压达到平衡，则有可能造成测定结果失实。

气道传导率（airway conductance，Gaw）和胸腔气量呈线性关系，而气道阻力没有这种线性关系。因此可以把 Gaw 和测定时的胸腔气量的比值标准化，以利于比较个体之间测定结果，该比值称之为比传导率（specific airway conductance，SGaw）。

（二）间接测定气道阻力

1. 用力肺活量。

2. 最大呼气中期流速。

3. 最大通气量。

4. 小气道阻力。

（三）影响气道阻力的因素

1. 气流的形态　是影响气道阻力的重要因素，气体以二种形式在气道内流动，一种是层流，一种是湍流，但更多情况下是两者的混合成分。层流时的气道阻力是常数，压力消耗小。同样流量的湍流，阻力显著增大，且阻力大小随流速的增大而增加，压力消耗显著增大，因此在湍流状态下增加驱动压不是克服气道阻力的有效方式。气流太快和管道不规则容易发生湍流。如气管内有粘液、渗出物或肿瘤、异物等时，可用排痰、清除异物、减轻粘膜肿胀等方法减轻湍流，降低阻力。

2. 气道管径大小　是影响气道阻力的另一重要因素。因气道阻力与气道半径的 4 次方（层流）或 5 次方（湍流）成反比，故与长度相比，阻力随气道半径的减少以 16 倍（层流）或 32 倍以上（湍流）的程度增加，因此气道狭窄可导致气道阻力显著增大。故当呼吸道狭窄时，如哮喘发作、喉痉挛、舌根后坠，常出现严重呼吸困难，甚至有致命的风险。不适当的人工气道和呼吸机的联结接头可显著增加气道阻力。

3. 气流速度（流量）　是影响气流形态的重要因素，在层流范围内，气流速度的增加对阻力无影响，一旦转为湍流，阻力显著增加。可通过延长吸气时间，减慢吸气流速和选择递减流量波等形式降低气流速度。

4. 肺容积的影响　呼吸周期中肺容积不断地变化，吸气时容积增加能降低气道阻力。大气道依靠软骨环的支撑而能持续开放；第10级之后的小气道，因软骨消失，易受外力影响。气道越小，结构越薄软，越易塌陷。但小气道周围的结缔组织与肺间质中的弹性纤维等结构互相交织，肺扩张可牵拉小气道的壁外成分，而扩大其口径；肺扩张也可降低胸内压，而加大小气道的跨壁压，从而扩大其口径；呼气时则相反。因此，在呼吸过程中，小气道阻力呈现出明显的周期性变化。即使是大支气管，其管径也随肺容积变化而变化。

5. 身材与年龄的影响　身材与肺容积相关，因此能直接影响气道阻力。身材越大，肺容积越大，呼吸道口径也越大。在评估气道阻力时，为排除身材（也就是肺容积）因素，常采用气导与肺容积的比值表示，即比传导率。

（四）气道阻力测定的临床意义和评价

1. FRC正常的疾病　主要见于大中气道阻塞。除非特别严重的情况，一般静息时TLC和FRC皆正常，常规测定时吸气相和呼气相的气道阻力增加，但不能区别阻塞的部位。强迫震荡法测定时不仅能显示阻力的增加，还能显示阻塞的部位。

2. FRC增加的疾病　主要见于支气管哮喘和COPD。

（1）COPD　气道阻力增加，其中呼气相阻力显著高于吸气相的增加，甚至在吸气相阻力变化不大的情况下，呼气相阻力也明显增加。COPD的主要病理特点是肺组织弹性减退、气管壁破坏，肺组织对支气管的环状牵引力减弱，在呼气相容易出现塌陷，甚至完全陷闭，而吸气时在胸腔和间质负压的作用下仍能保持开放，因此呼气相气道阻力显著增加，而吸气相增加有限，甚至基本正常。

（2）支气管哮喘　尽管支气管哮喘与COPD相似，皆表现为肺容积的增加，但也有明显的不同，其吸气相和呼气相的阻力皆明显增加，呼气相更显著。因为支气管哮喘患者主要病理改变是支气管粘膜的充血、水肿和平滑肌的痉挛；气道的基本结构仍完整，肺组织的结构正常，因此吸气和呼气时的阻力皆增加，由于呼气时气道内径缩小，故呼气时气道阻力的增加更明显。

3. FRC减少的疾病

（1）肺组织部分损失　如肺切除、肺不张，气道和肺组织容积皆减少，故气道阻力和肺组织粘性阻力皆应减少。但由于肺组织粘性阻力本就有限，故主要表现为气道阻力降低，肺阻力和气道阻力相似。

（2）肺组织病变　如弥漫性肺间质纤维化、各种原因的肺水肿、各种情况的肺组织损伤、肺炎等。由于肺组织病变，特别是急性期患者导致非弹性成分增加，故肺组织粘性阻力增加。因一般气道结构相对正常，故主要表现为气道阻力基本正常，肺阻力增加，肺阻力和气道阻力的差值增大。

4. 气道阻力测定与其他通气功能的关系　肺通气功能障碍时FVC、MVV等通气功能参数降低，这时若测出气道阻力增加，即有助于判断肺通气功能障碍是由于气道阻力增加所致，因为气道阻力测定不受主观意志的影响。

五、气体交换功能

正常的肺泡通气仅是完成气体交换的第一步，气体交换过程，在很大程度上还取决于肺泡气与血液间的气体交换能否顺利进行，它有赖于肺泡各部位通气与血流比率的均衡，也有赖于肺弥散功能的良好。任何能引起通气/血流失调和弥散障碍的因素，均可妨碍肺的气体交换功能。

(一) 通气与血流在肺内的分布

1. 吸入气体在肺内的分布　由于重力和肺弹性回缩方向的影响，胸腔内负压自肺尖向肺底递减，呈垂直分布梯度。从残气位开始吸气时，气体首先分布到肺尖，然后再逐渐向下分布。但由于肺尖周围负压较高，在残气位时肺尖部分肺泡已处于部分膨胀状态，故进入肺尖部的气量较少。继续吸气时，胸内压继续降低，肺下部气道开放，大量气体进入肺基底部。呼气时，气体的排出顺序与吸气时相反，肺基底部胸内压力原来就较肺尖高，呼气时压力增加，使该部位肺容量最先缩小，气体排出，同时使肺基底部分肺单位关闭。肺下部肺单位关闭后，呼出气才主要来自肺尖部，故向肺尖部分布的气体具有先进后出的特点，即吸气时最先进入气体，呼气时最后呼出气体。

病理情况下，肺泡的气体分布主要决定于肺泡弹性和气道阻力。肺泡的充气量和所需时间与气道阻力（R）和顺应性（C）之间的关系，可以用时间常数来表示。

时间常数（T）＝气道阻力（R）×顺应性（C）

2. 肺血流在肺内的分布　肺循环为一个低压低阻大流量系统，肺内血流的分布很容易受到重力、肺动脉压和静脉血压、胸内压和肺泡压的影响。在直立或坐位时肺血流分布不均，从肺尖到肺下部肺血流量递增，肺底血流稍有减少。

West 根据肺动脉压、肺静脉压和肺泡压 3 者之间的相互作用以及肺组织重量压迫的影

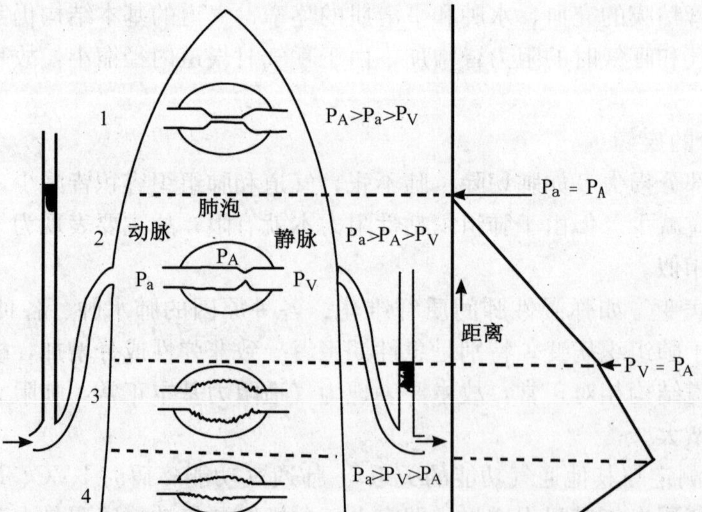

图 20-11　不同肺区的肺血流量

响，肺内血流分3区（图20-11）：

Ⅰ区（上区） 相当于肺尖部，此区 P_A＞Pa＞Pv，即肺血流的流入压低于肺泡内压，血管被压，肺血流量少。

Ⅱ区（中区） 相当于心脏水平的肺组织，该区 Pa＞P_A＞Pv，肺动脉压升高，大于肺泡内压和肺静脉压，肺血流逐渐增加。

Ⅲ区（下区） 该区 Pa＞Pv＞PA，肺血流压力差决定肺血流量，血流阻力小，血流量增加。

1968年Hughes等还添加一个血流减少的第4区，它在肺最低部，血流的减少似乎是因组织间隙压升高，压迫较大的血管所致。

3. 通气/血流比值 正常肺通气量和血流量分别为4L/min和5L/min，两者的比值为0.8左右。由于吸入气和血流量在肺内有不同的分布，所以通气/血流比也存在区域性分布差异。在直立或坐位，通气和血流都自肺尖向肺底增加，但血流量的增加在比例上大于通气，故通气/血流比自肺尖向肺底递减。

通气与血流灌注比值的3种状态（见图20-12）。（1）通气/血流比值等于0.8。在理想状态下，通气/血流比值等于0.8时，正常肺泡中静脉血可得到充分的动脉化。但通气/血流比值等于0.8，并不一定都是理想状态，如气胸时，肺因压迫而萎缩，通气与血流同比例减少，而在运动时，通气与血流同比例增加，通气/血流比值仍保持0.8。（2）通气/血流比值大于0.8。当通气量较血流量增加时，通气/血流比值大于0.8。此时，进入肺泡的气体不能完全与血液接触从而得不到充分气体交换，造成无效腔增加。临床上可见于多种情况，如，肺动脉结扎，肺血流中断；肺动脉栓塞，肺血流量减少；吸入5%二氧化碳的气体刺激呼吸中枢，通气量增加，而肺血流量正常；肺气肿时，因肺毛细血管床的破坏和肺泡过度充气，使通气量增加而肺血流量减少。（3）通气/血流比值小于0.8。当血流量较通气量增加时，通气/血流比值小于0.8。静脉血流经通气不良的肺泡时不能动脉化，形成在动脉血内静脉血掺杂。如，肺气肿时，部分血流向通气良好的肺泡分布，使此区域的降低；哮喘时，支气管痉挛，使通气量减少；麻醉时，呼吸肌停止运动，使通气量减少；肺不张时，肺内无气，通气/血流比值等于0。

（二）肺的气体弥散

氧和二氧化碳在肺泡及肺毛细血管血液间的交换称为弥散。气体的弥散量取决于弥散速度和弥散面积以及弥散距离，弥散速度又与气体的物理特性及弥散膜两侧的气体分压差有关。

目前临床上多应用一氧化碳（CO）进行测定，衡量肺弥散功能的参数是肺弥散量（DLco），常用单次呼吸法测定。受试者吸气至肺总量位，屏气10s以后呼气。在呼气过程中，气体中水蒸气被吸收，连续测定一氧化碳及氦浓度。为了计算一氧化碳弥散量，需测定弥散开始时与屏气后肺泡气一氧化碳浓度。将DLco除以VA（即DLco/VA）称弥散常数或比弥散量，可排除肺容积对弥散量的影响因素。但当受试者的FVC＜1L时，由于试验过程不能收集到可供分析的足量肺泡气，因此不能进行DLco测定。

1. 弥散功能的影响因素

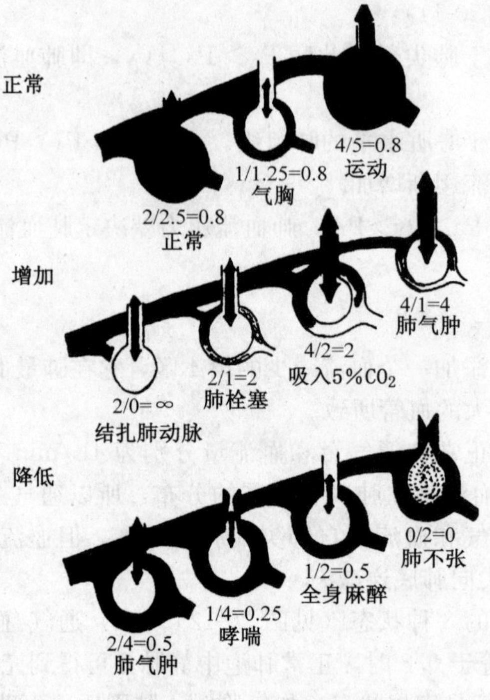

图 20-12　通气与血流灌注比值的 3 种状态

（1）气体的物理特性　气体的弥散与气体分子的分子量及该气体分子在水中的溶解度有关，其中，与分子量的平方根成反比，而与溶解度成正比。溶解度对气体弥散的影响较之分子量要大的多，因二氧化碳的溶解度较氧大的多，虽然二氧化碳的分子量较氧大，但二氧化碳的弥散速度却是氧的 20 倍。因此，临床上二氧化碳几乎无弥散障碍。

（2）弥散膜两侧的气体分压差　肺通气量的大小、肺的血流量的变化可以改变弥散膜两侧的气体分压差，从而影响气体的弥散。

（3）弥散膜的面积和厚度　肺泡并非总是全部开放，平静情况下只有部分肺泡开放；在运动或一些病理情况下，肺通气增加，肺泡开放增多，弥散面积增大，可以有效地提高气体的弥散量。弥散膜又称气血屏障，正常时仅有肺泡上皮和其基膜以及肺毛细血管基膜和内皮细胞。但在某些病理情况，如肺水肿和肺纤维化时，弥散膜增厚，弥散距离加大，可影响肺的气体弥散。

2. 临床应用

（1）肺组织病变　肺泡、肺泡毛细血管膜、肺间质和肺血管的病变。这些病变常出现 CO 弥散量（DLco）和比弥散量（KCO）的下降，尤其是 KCO 的改变更明显，甚至在影像学改变、或肺容量改变、抑或是动脉血氧分压下降前即可出现。

原因为肺泡-毛细血管膜面积的减少和厚度的增加；气体分布不均、血流分布不均和通气血流比例失调间接导致弥散面积的减少，从而导致 DLco 和 KCO 的下降。

（2）肺外结构改变　肺外改变包括胸廓畸形、胸廓损伤、胸腔积液、胸膜肥厚粘连、气胸、纵隔占位性病变、横膈麻痹、大量腹水或腹部肿块、炎症影响横膈运动。上述情况可导致肺容积减少和限制性通气功能障碍，肺容积的减少必然导致弥散膜面积的减少和 DLco 的减退，但由于肺组织结构正常或基本正常，KCO 无变化或变化不明显，动脉血氧分压无变化或仅有轻度下降，这是该类疾病与肺实质病变的主要肺功能区别。

（3）肺内孤立性病变 主要有肺内巨大肿块或大泡，肺内弥漫性大泡，多发性肺囊肿等可导致肺容积的显著减少和限制性通气功能障碍，但由于正常肺组织影响不大，故与肺外结构改变相似，表现为 DLco 下降，KCO 变化不大。

（4）肺部分切除术 若切除范围不大，通过正常肺组织的代偿，弥散功能可无改变；若切除范围较大，正常肺组织不能代偿时，则出现 DLco 的下降，而 KCO 正常。

（5）气道阻塞性病变 各部位气道的阻塞或气流的受限都会导致阻塞性通气功能障碍，但对弥散功能的影响并不一致。

①大、中气道阻塞 由于肺泡弥散膜的面积和厚度正常，DLco 和 KCO 皆正常。需强调该类患者不能有效完成迅速吸气、屏气和呼气，不能用一口气法测定，应采用重复呼吸法测定。

②慢性阻塞性肺疾病 主要表现为阻塞性通气功能障碍，同时伴随弥散功能减退。CO 弥散量下降的原因主要有：气流阻塞不均匀，气体分布不均；肺泡壁的破坏可引起肺毛细血管床的减少，血流减少；通气血流比例失调；弥散膜面积的减少和厚度的增加。

早期患者主要为轻度气流阻塞，气体分布相对均匀，且肺实质并不受影响，故弥散量测定可不减低。

③支气管哮喘 虽有气体分布不均，但也存在通气和血流的代偿性增加，且不引起肺组织的破坏，故 CO 弥散量一般不下降，这是与 COPD 肺功能改变最主要的差别之一。当然由于存在通气血流比例失调，常发生低氧血症。

④其他原因导致的气道阻塞 如支气管扩张、职业病等，其弥散功能的改变主要取决于是否伴随广泛肺组织的损伤或明显通气血流比例失调导致的弥散面积的减少。

（6）心血管病变 心血管先天异常导致肺血管充血以及肺血流量增加者，常伴有弥散量增加。弥散量的增加与肺血流量及肺楔状压的增加均为正相关，因而难以区分该两种因素各自的作用。肺血管压力的增加，可能使肺上叶毛细血管床扩张，因而使在正常情况下肺上叶血流较肺通气为少的情况得以改善，使得通气血流分布更为均匀。外科修复术可使弥散量减少。

心血管先天异常导致肺血流量减少者，常伴有弥散量的降低。

二尖瓣狭窄患者，由于血流通过二尖瓣阻力增加，引起肺毛细血管与肺静脉的淤血扩张，因而 CO 弥散量虽在理论上可以增加，但实际上是正常或减低的，可能的原因是由于长期二尖瓣病变引起肺小血管纤维化与反复栓塞，以及血流缓慢所致。另外该类患者常同时存在通气血流比例失调。

如上述，CO 的弥散主要是扩散限制，而非灌流限制，因此血流量变化的影响非常有限。

（7）贫血 各种原因的贫血理论上都导致弥散量减低。但由于 CO 与血红蛋白的结合能力非常强大，且贫血患者常伴随代偿性血流速度增快，故 CO 弥散量变化不大。

六、呼吸系统顺应性

呼吸器官的顺应性指单位压力改变所能引起肺容积改变的程度，包括肺顺应性、胸廓顺应性和总顺应性，单位是 L/kPa。

（一）肺顺应性

肺顺应性指经肺压的每单位压力变化所引起的肺容积变化程度（图 20-13）。肺顺应性又分为即静态肺顺应性（Clst）和动态肺顺应性（Cldyn）。静态肺顺应性是指在呼吸周期中，气流暂时阻断时所测得的肺顺应性，它相当于肺组织的弹性。动态肺顺应性是指在呼吸周期中，气流未阻断时所测得的肺顺应性，它受肺组织弹性和气道阻力的双重影响。

肺顺应性（C_L）＝肺容积改变（ΔV）/经肺压

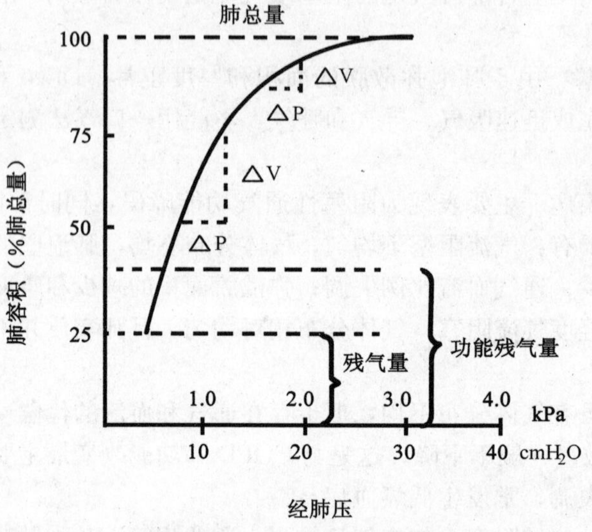

图 20-13　肺顺应性示意图

（二）总顺应性

总顺应性（C_{RS}）是以肺容积的变化除以经胸廓压。经胸廓压是肺弹性回缩压和胸壁弹性回缩压合成的。

总顺应性容易受到体位和呼吸肌的影响，一般不作为常规测定。

（三）肺顺应性的影响因素

1. 肺容积　不同肺容积时，肺顺应性测定值并不完全一致。在高肺容积时，肺顺应性最低，而当肺容积接近残气量位时，顺应性最高。由于肺顺应性受肺容积的影响，故须将肺顺应性实测值除以肺容积，才能真正表示肺组织弹性。常表示为：顺应性/功能残气量。如以该值表示顺应性，则不同性别、年龄组基本相同，可见肺顺应性受肺容积的影响。

2. 呼吸的不同阶段　在吸气相和呼气相时测得的肺压力-容积曲线并不一致。在相同经肺压之下，呼气相肺容积改变要较吸气相为大，这是由于呼气动作发生在吸气之后，所以呼气相肺容积改变仍然受吸气相肺容积改变过程的影响，这种现象物理学上称为滞后现象，它是弹性物体的共同特征。在正常呼吸频率和潮气量情况下，这种滞后现象可忽略不计，但当呼吸频率减慢或深呼吸时，则变为较明显。

3. 肺泡表面张力　肺泡表面张力决定肺弹力，特别在低肺容积时，肺泡表面张力即为最主要影响因素。

4. 肺组织弹性　肺组织本身弹性决定于肺泡壁上以及细支气管和肺毛细血管周围的弹力纤维，而胶原纤维对弹性影响甚少。

5. 性别　男性较女性的顺应性高约40％，同样男性较女性的肺总量（TLC）或功能残气量（FRC）也高约40％，因此比顺应性相同。不同性别之间肺弹性无内在的差别。所谓的“差别”是由于肺外因素的影响，如男性的吸气肌力量强，胸壁的静态回缩力较小。

6. 年龄　儿童至成人期，肺顺应性逐渐增加，肺容积也相应增加。肺弹性纤维网的增加可能是重要的因素。另一原因是胸廓与肺的不平行生长，胸廓增长较肺为快，因此对肺组织牵拉作用增加。从成人期到老年期，由于肺弹性纤维结构的改变，静态肺顺应性有所增加。由于老年人肺容积（FRC、TLC）倾向于增加，因此用比顺应性能更好地揭示老年人肺弹性的真正变化。总体上，成人和儿童的比顺应性相同，老年人倾向于下降。

7. 身高　动、静态肺顺应性均与身高呈明显正相关。肺顺应性有随身高增长而增加的趋势，这与肺泡数量（肺容积）的增加有关，而不是单一肺泡弹性的差异，因此不同身高的比顺应性相同。

8. 体位　肺顺应性在坐位最高，俯卧位次之，仰卧位最低。体位对肺顺应性的影响可从以下几个方面解释。（1）在直立位时，心搏幅度平均仅0.5cm，而在仰卧位时较直立位大3倍。（2）仰卧位时受到纵隔和腹腔内容物的重力压迫作用。（3）体位的改变导致肺内血流量的重新分布，仰卧位血容量增加。由于肺容积与肺顺应性成比例减少，比顺应性仍保持不变。

（四）肺顺应性测定的临床意义

1. 肺顺应性降低　见于（1）限制性肺疾患，包括各种类型肺纤维化、胸膜纤维化等。（2）肺水肿、肺充血。（3）呼吸窘迫综合征，由于肺泡表面活性物质减少。

2. 小气道疾患的频率依赖顺应性　吸气和呼气时肺泡充气和排空的速度，决定于时间常数，后者为顺应性与阻力的乘积。在正常情况下，动态顺应性不受呼吸频率的影响。

肺泡根据其吸气时充盈的快慢可分为“快速充盈”肺泡和“慢性充盈”肺泡，前者为低阻力低顺应性，而后者系高阻力高顺应性。在慢速呼吸时，各肺单位有充分时间吸入或呼出气体，因此虽然各肺单位时间常数不一，但对肺泡扩张程度不均的影响较少，而当快速呼吸时，由于吸气时间短，有病变的肺单位不能即时充盈，肺泡扩张受限制，所以在小气道肺疾患，肺顺应性受呼吸频率的影响，呼吸频率增快时，顺应性减低，称为动态顺应性的频率依赖性。

3. 肺气肿　由于肺泡壁破坏，弹力组织减少，故静态顺应性增加，但肺气肿时，由于肺弹性减弱，对支气管环状牵引力也减弱，因而病变部位支气管常易塌陷甚而闭锁，以致肺单位充气不均，出现动态顺应性减低。

4. 机械通气和呼吸衰竭监护　可用以协助确定最佳的呼气末正压（PEEP）水平。产生最大肺顺应性的PEEP压力为最佳的PEEP压力，并与心肺功能相一致，即产生最大的氧转运和最小的死腔。肺顺应性可作为选择最佳气体交换的PEEP水平的一项指标。

七、呼吸肌功能

呼吸肌是肺通气功能的动力泵。呼吸肌主要由膈肌、肋间肌和腹肌 3 部分组成，此外还有辅助呼吸肌。呼吸肌中膈肌、肋间外肌和胸锁乳突肌等为吸气肌，肋间内肌和部分腹肌为呼气肌。近年来，呼吸肌功能测定以及呼吸肌衰竭在慢性阻塞性肺疾病呼吸衰竭中的重要作用已受到人们的重视。

（一）呼吸肌功能测定指标

呼吸肌功能状态可分为呼吸肌力量和耐力两个基本部分。了解呼吸肌的功能状态对于呼吸肌疲劳综合征的诊断也很有帮助。

1. 呼吸肌力量（RMS） 呼吸肌力量系指呼吸肌最大收缩能力。测定指标主要有以下几种。

（1）最大吸气压（MIP）和最大呼气压（MEP） 系指受试者在残气位和肺总量位时，做最大用力吸气和呼气时所测得最大并维持至少 1 秒的口腔压。这是对全部吸气肌和呼气肌的强度的测定。MIP 和 MEP 受性别、年龄和受试者主观因素的影响，但该测定设备较简单，重复性较好，故临床应用较多。

（2）跨膈压（Pdi）和最大跨膈压（Pdimax） Pdi 是指胸内压与腹内压之差，通常取潮气呼吸吸气末的数值。Pdimax 是指在 FRC 位时，气道阻断后受试者做最大用力吸气所产生的最大 Pdi。Pdimax 是膈肌做最大收缩时所能产生的压力。当膈肌疲劳时，Pdi 和 Pdimax 均明显下降。

膈肌功能运动试验是在递增运动负荷的条件下，动态观察受试者膈肌功能的变化，如跨膈压，它也可作为膈肌疲劳的一项指标。

2. 呼吸肌耐力（RME）

呼吸肌耐力是指呼吸肌维持一定水平通气的能力。呼吸肌疲劳是指在呼吸过程中，呼吸肌不能维持或产生需要的或预定的力量的状态。测定指标主要有以下几种。

（1）最大自主通气（MVV）和最大维持通气量（MSVC） MVV 是受试者做最大最深呼吸 12 秒或 15 秒后所计算出每分钟最大通气量。一般健康正常人 MVV 动作仅能维持 15～30秒，而 60%MVV 动作能维持 15 分钟，后者通气量又称 MSVC。

（2）12 分钟行走距离 受试者用最快速度在平地行走 12 分钟所能达到的最长距离。它是一项简便易行的运动耐力指标。该测定值与功率自行车运动试验测定的最大摄氧量（VO_2max）和通气量（VE）有显著相关性，与 FVC_1 有明显相关，但与 FEV_1 不相关。该试验也受多种因素的影响，如心肺和神经肌肉功能，以及受试者主观努力程度等。

（3）膈肌张力-时间常数（Ttdi） 在外加吸气阻力负荷下，膈肌收缩所产生的 Pdi 与 Pdimax 的比值反映其收缩强度。吸气时间（Ti）与呼吸周期总时间（Ttot）的比值反映了膈肌收缩持续时间，二者乘积为膈肌所做的功（Ttdi），可以下式表示。

$$Ttdi = Pdi/Pdimax \times Ti/Ttot$$

（4）膈肌肌电图（EMGdi） 是研究膈肌疲劳的方法之一。该法系利用肌电频谱分析手段对膈肌肌电进行分析。一般采用提取食管膈肌肌电的方法。即将银丝或薄银片电极通过导管置于食管与体贲门交界处，提取的肌电经放大后由带通滤波器滤过，第一种带通滤波器的通频带为20～46.7Hz，它包含了肌电中的低频成分（L），第二种带通滤波器的通频带为150～350Hz，它包含了肌电种的高频成分（H）。膈肌肌电中的H和L部分的幅值都与跨膈压直接相关。当膈肌发生疲劳时，随着疲劳的加深，其肌电的H部分逐渐减少，L部分逐渐增加，H/L值下降，其机制还不清楚。膈肌疲劳时中位频率亦相应下降。目前认为膈肌肌电的改变能反映早期膈肌疲劳。

（5）膈神经电刺激法　该法系将一对电极置于颈部膈神经体表部位，受试者于FRC位时，屏气并以10～100Hz的不同频率对膈神经进行超强度电刺激，引起膈肌收缩，同时测定Pdi。为了使胸腹腔构型相对稳定，须于腹部和胸腔下部加缚带固定。变换不同的电刺激脉冲频率，从而可描绘出未疲劳条件下刺激频率-跨膈压曲线。然后用阻力呼吸器诱发膈肌疲劳。结果发现当膈肌疲劳时，应用各个频率刺激所得到的Pdi均较未疲劳时下降。经休息后，各个刺激频率下的Pdi均有回升，但高频率刺激Pdi恢复快，而低频率刺激则恢复慢。该试验方法由于跨膈压是由电脉冲刺激产生，不受受试者主观因素影响，故有较好客观性，但检查方法较复杂，而且受试者有一定痛苦。

（6）呼吸形态的监测　在平静吸气时，膈肌是最主要的吸气肌，膈肌的收缩使横膈位置下移，引起腹压的升高，从而导致腹壁外移，同时肋骨也向上向前运动，使胸径增加。当膈肌疲劳时，吸气相时的膈肌不能产生足够的收缩力去增加腹压，同时由于吸气肋间肌参与吸气，使胸腔内负压增加，造成横膈被动上移，结果腹压下降，腹壁回缩，称腹部矛盾呼吸。此外，胸式呼吸与腹式呼吸的频繁交替，称胸腹交替呼吸，以上均为膈肌疲劳的标志。通过束在胸部和腹部的二条感应带，可记录下胸部和腹部的呼吸型式，更便于进行观察和分析。

（二）COPD患者的呼吸肌功能

有作者报告，COPD患者MIP较同性别、年龄健康正常人下降，主要系由于COPD患者多伴有肺气肿，而在高肺容积条件下测定时可使MIP减低。部分患者可能与营养不良有关。MEP测定可无明显改变。COPD患者RME测定均表现为减低，主要原因为：（1）膈肌和肋间肌基础能量储备减低；（2）患者呼吸肌能量的需求超过能量的供应；（3）COPD患者呼吸肌氧耗量增加，原因为由于气道阻力增加而使呼吸功增加，以及在高肺容积条件下呼吸时呼吸功效减低。由于以上原因，COPD患者RME减低较RMS减低更为明显。

MIP可作为COPD呼吸衰竭患者是否进行机械通气以及脱机的一项指标。一般认为，MIP不能达到－1.96kPa（－20mmHg）时需机械通气辅助，而已应用机械通气患者，若MIP不能达到上述指标，则脱机常难成功，但需结合其他肺功能指标加以考虑。

呼吸肌功能测定可作为评价呼吸肌锻炼以及药物治疗对呼吸肌功能影响的客观指标。

八、运动试验

心肺功能运动试验作为一种诊断手段已广泛用于临床医学、运动医学、航空医学及康复医学等领域。能够提供在人体动态状况下的心肺功能，有助于探讨病理生理机制，了解病程进展程度，判断疗效及预后，对劳动力鉴定，康复医疗等均有很大的判断价值和临床意义。

慢性阻塞性肺疾病患者出现运动耐量减低，表现为体力活动时容易出现气短，这种症状为非特异性的，因此有必要做运动试验以定量化测定其体力耐量及检查运动中出现的心肺功能异常的情况。

（一）运动试验常用指标

1. 反映运动耐量以及心功能的指标

（1）最大摄氧量（maximal oxygen uptake，VO_2max） 即每分钟最大的摄氧量，反映人体最大有氧代谢能力和心肺储备能力。单位ml/（kg·min），ml/（HR·min）。前者为每千克体重最大氧耗量，排除了一定的个体差异，更具有可比性，特别适合于手术前风险度的评估。后者称为最大氧脉搏，是反映心功能的主要指标之一。

（2）无氧阈（anaerobic threshold，AT） 用以探讨有氧代谢能力的指标，是指有氧代谢尚未需要无氧代谢补充供能时的最大 VO_2 值，即尚未发生乳酸性酸中毒时的最高 VO_2。超过AT，如继续运动，只有通过无氧代谢提供能量。VO_2max 和 AT 可以识别疾病的严重程度，预测最大心排血量，客观评价患者的功能容量，故用来标志心功能损害程度。反映组织灌注的变化，AT较 VO_2max 敏感，且与用力关系相对较小。VO_2max 受心血管储备功能及肌肉利用氧能力的影响，代表循环系统输送氧的能力，而运动耐力较多取决于肌肉线粒体用氧能力，与AT关系较密切。AT正常值应大于 VO_2max 预计值40％以上。根据气体代谢的方法研究AT是为了寻找无创性判断无氧代谢的方法，以满足运动训练学、运动生理学、运动医学和航空医学等方面的需要。

（3）运动负荷（exercise load） 用功率表示，即单位时间内的做功量。单位kpm/min或w/min，1w＝6.12kpm/min。

（4）代谢当量（metabolic equivalent，MET） 是估计能量消耗的最实用指标。1MET相当于每分钟、每公斤体重、3.5ml的摄氧量，它是衡量心功能和运动强度的指标。

2. 反映通气功能的指标

（1）最大运动通气量（maximal expiratory ventilation，VEmax） 极量运动时的通气量称为VEmax，简称增大通气量。静息VE为5～8L/min，VEmax可达70～120L/min。

（2）呼吸储备（breath reserve，BR） 反映最大运动时呼吸储备能力。BR＝（MVV-VEmax）或（MVV-VEmax）/MVV％。正常值为（38±22）L/min，或20％～50％，即健康人极量运动时的通气量仅达MVV的70％左右，因此心功能是限制健康人运动能力的主要因素，而肺的通气功能仍有较大的储备。在呼吸功能减退的情况下，BR降低是运动受限的因素之一。

（3）呼吸形式 正常人最大运动时呼吸频率（RR）不超过50次/分，潮气量（VT）小于静息时的深吸气量（IC）的70％，VT/IC不超过0.8。

3. 反映气体交换的指标

（1）呼吸交换率（respiratory exchange ratio，R） 是指肺内每分钟 CO_2 排除量与每分钟 O_2 摄取量之间的比例。

（2）呼吸商（respiratory quotient，RQ） 是指组织内每分钟 CO_2 产生摩尔数与每分钟 O_2 消耗摩尔数之比。一般情况下，RQ和R相等，RQ常用R表示。

（3）氧通气当量（ventilatory equivalent for O_2，EQO_2） 也称氧通气等量（VE/VO_2），是指相同时间内每分钟通气量与每分钟氧耗量的比值，是确定无氧阈的最敏感指标。

（4）二氧化碳通气当量（ventilatory equivalent for CO_2，$EQCO_2$） 是相同时间内每分钟通气量与每分钟二氧化碳产生量的比值，即 $EQCO_2＝VE/VCO_2$，也主要用于无氧阈的确定。

（二）试验方法

最常用的运动器械是功率自行车和踏板。根据试验目的和设备条件各作者提出了许多不同方案。1973 年 Bruce 等报道的多级踏板运动试验方案是：Ⅰ级 1.7mph（相当于每小时的目标速度，即 meters per hour），10%斜度；Ⅱ级 2.5mph，12%斜度；Ⅲ级 3.4mph，14%斜度。各级均运动 3 分钟。以后提出的改良 Bruce 方案是：Ⅰ级 1.7mph，5%斜度；Ⅱ级 1.7mph，10%斜度；Ⅲ级 2.5mph，12%斜度；Ⅳ级 3.4mph，14%斜度。各级运动 3 分钟。

中华医学会呼吸系病学会于 1997 年提出支气管哮喘运动激发试验方案如下。

1. 平板踏跑法

（1）禁忌证　心脏病、高血压、严重的心律失常或心力衰竭；肺功能不全，FEV_1 小于预计值的 70%；哮喘急性发作；年老、体弱及行动不便者。

（2）检查前准备　准备好急救用品。向受检者说明方法，必要时示范。停用支气管扩张药，记录平静心电图、测血压。目标心率　一般取决极限心率；目标速度　目标速度（mph）＝0.72＋0.02 身高（cm）；20 岁以下，10%～15%；20～30 岁，5%～10%；30 岁以上＜5%。

（3）试验方法　测基础肺功能。重复 2 次，取最佳值。以 FEV_1 作为观察指标（也可采用 PEFR 或 sGaw）。受试者立于水平活动平板上，双手握扶柄随平板速度踏跑。起始速度 1～2mph，逐渐增加，30 秒左右达目标速度，同时增至相应坡度。一般在目标速度下运动 2 分钟左右心率可达 70%极限心率，如相差较大，应适当调整平板速度或坡度，达到目标心率后持续踏跑 6 分钟。遇到停止后 1、5、10、15 及 20 分钟测定 FEV_1，计算运动后 FEV_1 较基础值降低的百分率，此值大于 10%为运动性哮喘或运动激发试验阳性。试验在心电、血压监测下进行，运动中如出现头晕、面色苍白或紫绀、心绞痛、明显的心率紊乱、进行性 ST 下降，收缩期血压下降 2.67kPa（20mmHg）以上或升高至 26.7kPa（200mmHg）等情况应即停止运动，给予处理。

2. 踏车法

检查前准备同上，采用自行车功率计测定，踏车负荷从 12～16W 开始，每分钟递增 30～40W，直至心率达到预计最大心率的 80%左右，在该负荷下继续踏车 6 分钟，使心率在运动末达到预计最大值的 90%。运动中踏车频率保持在 60～70 转/分，运动停止后测定 FEV_1 的时间同上，其最大降低值＞10%者为试验阳性。

（三）正常值

国外报告功率自行车测定最高值如下：

（1）VO_2max（L/min）＝0.001B（61.45-10.7Z-0.372Y）或 VO_2max［ml/（kg·min）］＝61.45-10.7Z-0.372Y。B＝体重（kg），Z＝1（男性）或 2（女性），Y＝年龄（岁）。以上为非体力劳动成人测定值。

（2）最快心率（次数/分）＝210－0.65Y。Y＝年龄（岁）。

（3）最大每搏氧量（毫升/每 1 次心搏）＝VO_2max（ml/min）/最快心率（次数/分）

（4）VEmax/MVV（%）＜70

（5）最快呼吸频率（次数/分）＝35～50

（6）P（A-a）O_2（kPa）＜（11.4＋0.43Y）×0.133。Y＝年龄（岁），kPa＝mmHg×0.133

（四）运动试验的临床应用

由于人体各个器官具有较大的储备功能，在静息状态下疾病早期阶段引发各有关器官功能低下不易被发现。人体对运动的反应牵涉几乎所有系统，尤其是呼吸循环系统。通过运动试验可以发现疾病早期静息状态下潜伏的病理生理改变。根据受试者运动试验中心血管系统、呼吸系统的反应及气体代谢等的表现特征，客观地评价受试者的心肺功能，从而协助诊断疾病、判断病情转归以及对体能的判断等，如进行心功能分级、心脏储备功能测定和临床上常见的气短症状的鉴别诊断等。

比较一致的看法认为 COPD 患者运动能力降低的主要原因是通气因素，和正常人一样，这些患者运动中代谢增加，需要增加通气量以维持体内正常的血气和酸碱平衡。另外，通气/血流比例异常而出现低氧血症或死腔占潮气量比例增加的因素也均需要增加通气量来维持正常血气。不言而喻，这些患者由于气管内分泌物增加和气道收缩，影响通气而使通气功能降低。此外，在同肺容积下对比，运动状态下的呼吸流速要比非运动状态下的流速高，气道的动态压缩增加，这也影响了通气功能。上述影响通气功能的两因素可以同时存在。由于 COPD 患者肺动力机制的变化，使吸气肌力负担增加、吸气肌疲劳以及营养状态差也都可以降低通气功能。

COPD 自发病经肺气肿发展到肺心病，更多的观察和结论支持在递增负荷运动试验中，通气功能是影响自限性最大运动负荷的主要因素而心血管因素似不是主要因素的观点。用核素心血池里像可观察到运动试验中 COPD 患者右心室功能异常，这可能是由于肺动脉高压和肺血管阻力增加，在自限性最大运动负荷时，每分钟通气量已经接近最大通气量而心率却未达到预计值。有人认为在自限性最大运动负荷时，COPD 患者的氧脉搏比正常人的低，而氧脉搏又反映心功能，因此认为心血管是运动的限制因素。有人也观察到这现象，但是同时也观察到耗氧量和心率的线性关系曲线的斜率正常，因此认为心血管不是限制因素。另外，反映心血管功能的无氧代谢阈在 COPD 患者多数正常（表 20-3）。

表 20-3 COPD 患者运动能力减低的病理生理因素

通气因素
需要增加通气量
低氧血症
无效通气增加
通气功能低下
气道阻塞或受压
胸腔处于高功能残气状态
呼吸肌无力
营养状态低下
心血管因素
心室功能减低
肺动脉高压
肺组织受损（肺气肿）
肺血管闭塞

对COPD患者，运动试验可以定量化评定患者的体能，发现静息状态下不能发现的异常功能，观察药物、氧疗和营养疗法对改善运动耐力的效果等（表20-4）。

表20-4　运动试验中气短的病因鉴别

	心源性因素	通气因素	体弱	不配合
VO_2max	＜80％预计值	＜80％预计值	＜80％预计值	＜80％预计值
VEmax	＜50％MVV	＞70％MVV	＜50％MVV	不定
无氧代谢阈	出现在低VO_2	一般不出现	出现在低VO_2	不出现
心率	＞85％预计值	＜85％预计值	＞85％预计值	＜85％预计值
ECG改变	ST段改变，心律不齐，胸痛			
SaO_2	＞0.90	常低于0.90，出现低氧血症	＞0.90	＞0.90

九、小结

COPD患者肺功能异常可表现在多方面（表20-5）。

表20-5　COPD患者肺功能的异常表现

肺功能测定	指标（单位）	异常表现	意义
肺量计	FEV_1（L）	下降	气流阻塞
	FVC（L）	下降	
	FEV_1/FVC（％）	下降	
	PEF（L. S^{-1}）	下降	
	可逆试验	阴性	不可逆性
	吸入激素试验	阴性	
体描仪	TLC（L）	增加	过度充气
	FRC（L）	增加	
	RV（L）	增加	
	sGaw（s^{-1}. kPa^{-1}）	下降	气流阻塞
弥散容积	D_{LCO}（mmol. min^{-1}. kPa^{-1}）	下降	气体交换功能下降
	V_A（L）	下降	
	D_{LCO}/V_A（mmol. min^{-1}. $kPa^{-1}L^{-1}$）	下降	

（陈亚红）

本节参考文献

1. 朱蕾，刘又宁，于润江主编．临床肺功能．北京：人民卫生出版社，2004.
2. 蔡柏蔷主编．呼吸内科学．北京：中国协和医科大学出版社，2000.
3. 翁心植主编．慢性阻塞性肺疾病与肺原性心脏病．北京：北京出版社，1999.
4. Hansel TT，Barnes PJ. An atlas of chronic obstructive pulmonary disease. Parthenon publishing，2004.
5. Calverley PMA，MacNee W，Pride NB，et al. Chronic obstructive pulmonary disease. 2nded，Arnold，2003
6. Fishman AP，Elias JA，Fishman JA，et al. Fishman's pulmonary diseases and disorders. World publishing corporation，1998

第四节 血气分析

一、血气分析的指标

（一）pH 值

血液中氢离子浓度［H^+］的负对数，反应血液的酸碱度，正常值为 7.35～7.45（相应的［H^+］为 40±5nmol/L），平均为 7.40。pH 值可由 Henderson-Hassalbach 公式（简称 H-H 方程）计算。

$$pH = 6.1 + \log(HCO_3^- / PaCO_2 \times 0.0301)$$

换算成［H^+］，则［H^+］$=24 \times PCO_2 / HCO_3^-$

pH、PCO_2 和 HCO_3^- 3 个变量必须一定符合 H-H 公式。

（二）动脉血二氧化碳分压（$PaCO_2$）

血液中物理溶解的二氧化碳分子所产生的压力，正常值 35～45mmHg，平均 40mmHg。$PaCO_2$ 是判断肺泡通气状态的重要指标，升高提示通气不足，降低提示通气过度。$PaCO_2 \geqslant 50$mmHg 表示存在Ⅱ型呼吸衰竭。判断有无呼吸性酸碱平衡紊乱或有无代谢性酸碱平衡紊乱的代偿反应。

（三）碳酸氢盐（bicarbonate，HCO_3^-）

是反映机体酸碱代谢状况的指标，包括标准碳酸氢盐（standard bicarbonate，SB）和实际碳酸氢盐（actual bicarbonate，AB）。SB 是指动脉血在 37℃，$PaCO_2$ 40mmHg，SaO_2 100%条件下，所测得的血浆 HCO_3^- 含量。AB 是指隔绝空气的动脉血在实际条件下所测得的血浆 HCO_3^- 含量，正常范围 22～27 mmol/L，平均 24mmol/L。正常情况下 SB 和 AB 无差异。SB 不受呼吸因素影响，为血液碱储备，受肾调节，能准确反映代谢性酸碱平衡。AB 则受呼吸性和代谢性双重因素影响，AB 升高可能是代谢性碱中毒或呼吸性酸中毒肾脏的代偿调节反映。AB 与 SB 的差值反映了呼吸因素对 HCO_3^- 的影响。AB＞SB 提示存在呼吸性酸中毒，AB＜SB 提示存在呼吸性碱中毒，AB＝SB 且＜正常值，提示存在代谢性酸中毒，AB＝SB 且＞正常值，提示存在代谢性碱中毒。

（四）缓冲碱（base buffer，BB）

BB 是血液中具有缓冲作用的碱离子总和，包括 HCO_3^-、血红蛋白、血浆蛋白和磷酸盐等，正常范围 45～55mmol/L。BB 反映了机体对酸碱平衡紊乱的总缓冲能力（重要成分是 HCO_3^-），不受呼吸因素和 CO_2 改变的影响。

（五）碱剩余（buffer excess，BE）

BE 是在 37℃、$PaCO_2$ 40mmHg、SaO_2 100％条件下，将血标本滴定至 pH7.40 所消耗的酸或碱的量，反映了全血或血浆中碱储备增加或减少的情况，不受呼吸因素的影响。BE 为正值，表明缓冲碱增加，固定酸减少；BE 为负值，表明缓冲碱减少，固定酸增加。正常值为（0±3）mmol/L。BE 只反映了代谢性因素对酸碱平衡的影响，与 SB 的意义大致相同。

（六）血浆 CO_2 总量（T-CO_2）

T-CO_2 血浆中以各种形式存在的 CO_2 总量，主要包括结合形式的 HCO_3^- 和物理溶解的 CO_2。动脉血浆 T-CO_2 为 28mmol/L，其中 95％以上为 HCO_3^-，故 T-CO_2 基本反映了 HCO_3^- 的含量。CO_2 储留或代谢性碱中毒时，T-CO_2 增加；通气过度或代谢性酸中毒时，T-CO_2 降低。

（七）二氧化碳结合力（CO_2-CP）

（八）动脉血氧分压（PaO_2）

PaO_2 是指物理溶解在动脉血液中的氧分子产生的压力。正常值受大气压和患者年龄的影响。在海平面的预计公式为。

$$PaO_2 = 100 - 年龄 \times 0.03\ (mmHg)$$

临床上 PaO_2 主要用于判断机体是否缺氧和缺氧的程度。当其降至 60mmHg，为判断呼吸衰竭的标准。

（九）动脉血氧饱和度（SaO_2）

SaO_2 反映了动脉血氧与血红蛋白的结合程度，是血红蛋白与氧结合的氧含量与血红蛋白完全与氧结合的氧容量之比，正常值 95％～98％。SaO_2 间接反映了组织缺氧的程度，可用于评价组织摄氧能力。

SaO_2 与 PaO_2 之间的关系可用氧合血红蛋白解离曲线来表现。

（十）动脉血氧含量（CaO_2）

CaO_2 是指每升动脉全血中含氧的毫摩尔数或每 100ml 动脉血中含氧的 ml 数，包括物理溶解的氧和与血红蛋白结合的氧两部分。正常值为（20ml±1ml）％、或（9.0±0.45）mmol/L。CaO_2 减少可能为血红蛋白降低或 SaO_2 下降所致。

二、正常酸碱平衡

通过细胞外和细胞内的化学缓冲，以及呼吸和肾脏的调节机制，体循环动脉血的 pH 被维持在 7.35～7.45 范围内。中枢神经系统和呼吸系统对动脉 CO_2 分压（$PaCO_2$）进行调节，肾脏对血浆碳酸氢盐进行调节，通过对酸或碱的排泌或潴留，稳定动脉 pH 值。调节体循环 pH 值的代谢和呼吸成分，从 Henderson-Hasselbalch 公式可反映出来（见上文）。

在大多数情况下，CO_2 的产生和排出是相匹配的，通常的稳态 $PaCO_2$ 被维持在 40mmHg。CO_2 排出减少导致高碳酸症，排出过多则导致低碳酸症。$PaCO_2$ 主要由神经呼吸因素调节，CO_2 产生率对其影响不大。高碳酸症通常是通气不足（低通气）的结果，而

不是 CO_2 产生增加造成的。$PaCO_2$ 的升高或降低，反映了神经呼吸调节的异常，或反映了针对原发性血浆［HCO_3^-］改变产生的代偿。

$PaCO_2$ 的原发性改变可导致呼吸性酸中毒（$PaCO_2$ 升高）或呼吸性碱中毒（$PaCO_2$ 降低）。$PaCO_2$ 的原发性改变会引起细胞缓冲和肾脏调节，这一继发过程比较缓慢，随着时间延长而更为明显。相反，由于代谢或肾脏因素导致的血浆原发性［HCO_3^-］改变，会引起代偿性通气增加或减低，从而减少血液 pH 值的改变。

肾脏主要通过以下 3 个过程调节血浆［HCO_3^-］：(1) 滤过 HCO_3 的重吸收；(2) 可滴定酸的生成；(3) 尿液排出 NH_4^-。肾脏每天大约滤过 4000mmol 的 HCO_3^-；要重吸收滤过的 HCO_3^-，肾小管需要排泌 4000mmol 的氢离子。80%～90%的 HCO_3^- 在近端小管重吸收；远端肾单位重吸收其余的 HCO_3^-，并排泌代谢产生的质子，以维持体循环的 pH。尽管这些质子的排泌量较少（每天 40～60mmol），但对于防止慢性 H^+ 正平衡和代谢性酸中毒是非常重要的。这些质子的排泌量，在尿液中以可滴定酸和 NH_4^- 代表。在肾功能正常时发生代谢性酸中毒，会增加 NH_4^- 生成和排泌。在慢性肾功能衰竭、高钾血症和肾小管酸中毒时，NH_4^- 的生成和排泌出现障碍。

三、酸碱失衡的类型和诊断

临床上最常见的酸碱平衡紊乱是单纯性酸碱失衡，即代谢性酸中毒或碱中毒，呼吸性酸中毒或碱中毒。在单纯性酸碱失衡，由于代偿反应不完全，pH 不可能正常。

（一）单纯性酸碱失衡

原发性呼吸改变（$PaCO_2$ 原发性改变）可引起代偿性代谢反应（［HCO_3^-］继发性改变）；而原发性代谢改变，会引起代偿性呼吸反应。生理性代偿范围的预计值可以通过各种公式计算（表 20-6）。$PaCO_2$ 或［HCO_3^-］的原发性改变导致体循环 pH 改变，引起酸中毒或碱中毒。例如，因内生酸增多导致的代谢性酸中毒（如酮症酸中毒），使细胞外液［HCO_3^-］降低，细胞外 pH 值因而降低。这会刺激延髓化学感受器增加通气，以恢复［HCO_3^-］和 $PaCO_2$ 的比例，使 pH 值趋于正常（但不会达到正常）。在单纯性代谢性酸中毒，呼吸代偿的程度可以通过以下公式预测：$PaCO_2 = (1.5 \times [HCO_3^-]) + 8$，即：［$HCO_3^-$］每降低 1mmol，$PaCO_2$ 预计降低 1.25mmHg。例如，在一例代谢性酸中毒病人，如果［HCO_3^-］为 12mmol/L，预计 $PaCO_2$ 会在 24～28mmHg。$PaCO_2 < 24$mmHg 或 >28mmHg，提示存在混合性酸碱失衡，即代谢性酸中毒伴呼吸性碱中毒或代谢性碱中毒伴呼吸性酸中毒。

表 20-6 单纯性酸碱失衡代偿预计公式

酸碱异常	代偿预计
代谢性酸中毒	$PaCO_2 = (1.5 \times [HCO_3^-]) + 8$，或 ［$HCO_3^-$］每降低 1mmol/L，$PaCO_2$ 降低 1.25mmHg，或 $PaCO_2 = [HCO_3^-] + 15$

（续表）

酸碱异常	代偿预计
代谢性碱中毒	[HCO_3^-] 每升高 1mmol/L，$PaCO_2$ 升高 0.75mmHg，或 [HCO_3^-] 每升高 10mmol/L，$PaCO_2$ 升高 6mmHg，或 $PaCO_2$ = [HCO_3^-] +15
呼吸性碱中毒	
急性	$PaCO_2$ 每降低 10mmHg，[HCO_3^-] 降低 2mmol/L
慢性	$PaCO_2$ 每降低 10mmHg，[HCO_3^-] 降低 4mmol/L
呼吸性酸中毒	
急性	$PaCO_2$ 每升高 10mmHg，[HCO_3^-] 升高 1mmol/L
慢性	$PaCO_2$ 每升高 10mmHg，[HCO_3^-] 升高 4mmol/L

（二）混合性酸碱失衡

混合性酸碱失衡是指独立的，但共同存在的两种以上的酸碱异常，而不仅仅是代偿性反应。混合性酸碱失衡常见于危重患者，可导致 pH 值显著异常。例如一例酮症酸中毒（代酸）患者，可发生独立的呼吸障碍，导致呼吸性酸中毒或呼吸性碱中毒。在有基础肺病的患者，由于呼吸储备不足，对于代酸不一定能产生适当的通气反应。这样在代酸基础上出现的呼吸性酸中毒，可导致严重酸血症。如果代谢性酸中毒和代谢性碱中毒同时发生在一个患者身上，pH 可以正常或接近正常。如果 pH 值正常，升高的阴离子间隙提示代谢性酸中毒的存在（见下文）。所谓的三重酸碱失衡（triple acid-base disturbances）则更为复杂。例如，在一例由酒精酮症酸中毒引起的代酸患者，因呕吐可发生代谢性碱中毒，因肝功能障碍或酒精戒断引起的过度通气，又可以导致呼吸性碱中毒。

（三）酸碱失衡的诊断

动脉血气分析直接测量 pH 和 $PaCO_2$，而 [HCO_3^-] 是通过 H-H 公式计算出来的。这一计算出来的 [HCO_3^-] 值，应该与电解质分析中实测的 [HCO_3^-] 值（总 CO_2）进行比较，这两个值相差不应超过 2mmol/L。否则说明两份血样不是同时抽取的，或存在实验室误差，或在计算 [HCO_3^-] 值时出现错误。在对血气结果进行分析时，应首先核实血液的酸碱值，如果不存在上述问题，就可进一步分析酸碱失衡了。

在分析病因时应熟悉酸碱失衡最常见的原因。例如，慢性肾衰可导致代谢性酸中毒，慢性呕吐常导致代谢性碱中毒。肺炎、败血症、心衰患者常出现呼吸性碱中毒，COPD 或镇静药物过量常可导致呼吸性酸中毒。用药史亦非常重要，襻利尿剂或噻嗪类利尿剂可导致代谢性碱中毒，而碳酸脱水酶乙酰唑胺可引起代谢性酸中毒。

在分析酸碱失衡时一定要计算阴离子间隙（anion gap，AG）。AG 代表血浆中未测量的阴离子，正常值 10～12mmol/L。可按以下公式计算。

$$AG = Na^+ - (Cl^- + HCO_3^-)$$

未测量的阴离子包括阴离子蛋白、磷酸、硫酸和有机阴离子。当酸性阴离子如乙酰乙酸和乳酸在细胞外液积聚时，AG增加，导致高AG酸中毒。AG增加最常见是由于未测量阴离子增加所致，在少数情况下，是由于未测量的阳离子（钙、镁、钾）减少所致。此外，白蛋白浓度升高或碱中毒（能改变白蛋白电荷）导致的阴离子白蛋白增加也可使AG增加。AG减少可见于：(1) 未测量阳离子增加；(2) 血液中加入了异常的阳离子如锂（锂中毒）或阳离子免疫球蛋白（浆细胞病）；(3) 血浆内主要的阴离子白蛋白浓度降低（肾病综合征）；(4) 酸中毒导致白蛋白上的有效阴离子电荷减少；(5) 高粘度综合征和严重高脂血症，可导致钠和氯浓度测定减低（低估）。

在血清白蛋白正常的情况下，高AG通常是由于不含氯的酸性物质所致，包括无机酸（磷酸，硫酸）、有机酸（酮酸、乳酸、尿素有机阴离子）、外源性酸（水杨酸、食入产生有机酸的毒素）等。因此根据定义，高AG酸中毒有以下两个特征：低[HCO_3^-]和高AG。即使存在另一个酸碱失衡，单独改变[HCO_3^-]的情况下，AG升高依然会存在。高AG酸中毒同时伴有慢性呼吸性酸中毒或代谢性碱中毒就是这种情况，其中[HCO_3^-]可以正常、甚或升高，但AG是升高的，而[Cl^-]是降低的。

[HCO_3^-]、$PaCO_2$和pH值都正常并不说明不存在酸碱失衡。例如，一例酒精中毒患者呕吐导致代碱，血气分析和电解质结果为：pH 7.55，$PaCO_2$ 48mmHg，[HCO_3^-] 40mmol/L，[Na^+] 135mmol/L，[Cl^-] 80 mmol/L，[K^+] 2.8 mmol/L。如果该患者再发生酒精性酮症酸中毒，动脉血pH值可降至7.40，[HCO_3^-]降至25mmol/L，$PaCO_2$降至40mmHg。尽管这些血气值是正常的，但AG却升高到30mmol/L[135－（25＋80）＝30]，提示存在混合性代谢性碱中毒和代谢性酸中毒。

（孙永昌）

本节参考文献

1. DuBose TD, Jr. Acidosis and alkalosis. In：Braunwald E, et al, eds. Harrison's principles of internal medicine. 15th ed, McGraw-Hill, 2001. 283-291
2. 白彦. 血气分析和酸碱平衡. 见：蔡柏蔷，李龙云主编. 协和呼吸病学. 北京：中国协和医科大学出版社，2005. 267-276

第五节　核医学检查

一、概述

核医学的诊断影像及核素治疗是将放射性药物（指含有放射性核素供医学诊断和治疗用的一类特殊药物）引入体内，它与其他影像及一般治疗方法比较其主要特色为可示踪性及靶向性。

可示踪性指的是将放射性药物引入体内后，可在体外用核仪器连续动态地探测到它的运行、分布、再分布、滞留、排泄的全过程。靶向性指的是人们可根据诊疗的需要使放射性核药物经过或达到预定的位置。

X线胸片及CT所显示的肺部信息是综合的，血管和气管的显示是同时的。但核素肺通气及灌注显像却是分别显示的。肺灌注显像用于检查肺动脉血流的分布情况。肺通气显像主要用于检查气道的通畅性和肺的局部通气功能。二者联合使用可准确判定血流及气道损伤的发生先后从而进行疾病的动态病理生理研究，并可以对肺部疾病进行诊断和鉴别诊断及评估肺功能。

二、显像原理及方法

（一）肺通气显像

1. 原理　受试者吸入放射性气体或气溶胶，随呼吸运动气体或气溶胶进入气道及肺泡，然后呼出。此过程中，用γ相机或放射性核素发射型电子计算机断层摄影术（ECT）进行显像，可动态显示肺内的分布变化。此过程称肺通气显像。

放射性气体在肺内的分布与气道及肺泡的结构、状况及吸入方式密切相关。放射性气溶胶在肺内的分布除与上述因素相关外，还与气溶胶颗粒的大小有关。

2. 方法

（1）放射性气体通气显像　^{81m}Kr（T1/2＝13s）和^{133}Xe（T1/2＝5.2d）均属惰性气体，不被机体吸收及代谢，在肺内的分布与局部通气量成正比。^{81m}Kr与^{133}Xe比较由于半衰期短，不易造成污染，国际上应用较广泛。

受试者在密闭系统装置内反复吸入^{81m}Kr或^{133}Xe，待其充盈气道和肺泡并达到平衡浓度后，用γ相机显像，此为平衡影像。此时受检者停止吸入放射性气体，原充盈在肺泡和气道的放射性气体自然呼出。用γ相机连续采集系列动态影像，此为清除像。5-10min后进行再次显像为滞留像。

（2）放射性气溶胶通气显像　受试者反复吸入^{99m}Tc-DTPA雾粒，其直径4μm左右。待其平衡后，用γ相机显像，因其清除缓慢，故无法得到动态清除像，但因此获得了多体位显像的机会。因方法简便实用，故国内普遍使用此法进行肺通气显像。

（3）锝气体显像　锝气体为锝标记的碳颗粒，被吸入人体后主要分布于呼吸道和肺上皮细胞表面 。其颗粒直径细微（5～20nm），故又称为钠米颗粒，其大小均匀，末梢气管渗透能力强，肺通气显像效果佳，且一旦沉积在肺内，20分钟内不被清除，亦无重新分布，适合进行多角度及断层显像。

锝气体较^{99m}Tc-DTPA气溶胶中央气道沉积少，外周肺组织显影好，是一种制备方便、安全、有效的肺通气显像剂。

（4）其他　放射性气溶胶通气显像观察放射性浓影出现的时间，运动方式及排出速度并计算清除率，以了解粘液-纤毛清除功能。放射性气溶胶通气显像（气溶胶颗粒直径在4μm以内），以双肺勾画感兴趣区（ROI）法计算出半清除时间，可用来测定肺上皮细胞通透性。

3. 正常影像所见　正常放射性气体平衡显像及气溶胶通气显像与肺灌注显像基本一致，双肺放射性分布大致均匀，肺尖部放射性略低于肺底部（图20-14）。少数人可见大气道显影。

放射性气体清除影像示90s内放射性清除完毕，全肺各部分清除速度一致，滞留像全肺无放射性残留。

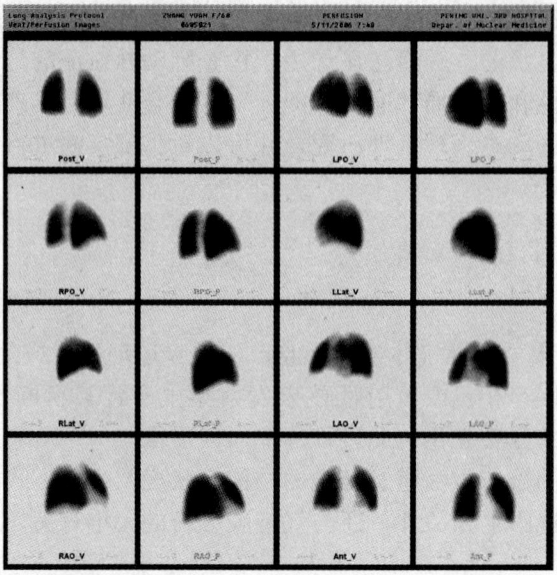

图 20-14 正常肺通气（1、3 列）及灌注（2、4 列）显像

4. 异常影像所见

（1）放射性气体显像 单次吸入影像和平衡期影像的异常表现主要是局部放射性减低或缺损，提示有通气功能的障碍。如仅单次吸入异常，而平衡期影像基本正常，有时仅局部出现热点提示以气道病变为主。如两者异常表现基本一致，则提示多为肺实质病变或局部气道完全阻塞所致。清除影像的异常表现为局部放射性下降缓慢。滞留像的局部放射性滞留，是判断气道狭窄或肺容积/气道截面积相对比增大部位灵敏而可靠的依据。

（2）放射性气溶胶显像 如为气道不全阻塞，则于阻塞处出现放射性浓聚的“热点”，而于远端放射性分布大致正常或减低。常见于支气管痉挛、粘膜肿胀、痰栓淤滞、气管内异物、支气管扩张等。如为气道完全阻塞，则仅在阻塞远端出现放射性缺损区，而无热点出现。如气道和肺泡内有炎性渗出物或液体充盈或肺泡萎陷，亦于相应部位出现异常放射性缺损区。

（二）肺灌注显像

1. 原理 肘静脉注射 10～60μm 的^{99m}Tc 标记的人血清白蛋白（^{99m}Tc-MAA）后，显像剂随血流到达肺动脉，暂时栓塞在肺毛细血管床内，局部栓塞的颗粒数与该处的血流灌注量成正比，以 γ 相机进行多体位静态显像，可获得肺毛细血管床影像。影像的放射性分布反映肺内各部位的血流灌注情况，故称肺灌注显像。如^{99m}Tc-MAA 的颗粒数在 20 万～50 万时，被栓塞的肺毛细血管仅占肺毛细血管总数的几十万分之一。^{99m}Tc-MAA 在肺内很快降解成碎片并进入体循环，被单核细胞吞噬清除，故肺灌注显像一般不致引起血液动力学及肺功能改变。

2. 方法 为防止颗粒聚集，注药前应将^{99m}Tc-MAA 混悬液摇匀，注射时避免回血过多。通常应卧位缓慢注射^{99m}Tc-MAA111-185 MBq（3～5mci）后行前后位、后前位、左及右侧位、左及右前斜位和左及右后斜位，以观察肺内各叶段的放射性分布。

注意事项：对严重心肺功能受损者慎用，过敏体质及有明确过敏史者禁用。单侧肺切除者给予一半的剂量。

3. 正常影像所见　各体位肺影像清晰，放射性分布基本均匀。受重力及血流分布影响，肺尖部血流较少。

4. 异常影像所见

（1）局限性放射性减低或缺损

①一侧肺不显影　主要见于先天性一侧肺动脉发育不全，一侧肺动脉栓塞，一侧肺静脉血栓形成和肺门肿瘤。

②肺叶性减低区　符合肺叶解剖位置和形态的放射性减低和缺损区。主要见于肺叶动脉栓塞，也可见于大动脉炎。

③肺段性减低区　肺段的放射性减低和缺损区要通过多体位的分析才能确定。多发性肺段性放射性减低缺损区主要见于肺段动脉栓塞，是肺栓塞的典型表现。

④不以肺叶或段形态分布的限局性异常放射性减低或缺损区。如球形（肿瘤、结核球、肺大泡等）、条形及不规则形等。一般为非肺栓塞原因所致，需结合其他临床资料诊断。

⑤ 双肺放射性分布不均匀，呈多发散在的异常放射性减低或缺损区。通常为慢性阻塞性肺部疾病所致广泛肺血运受损。

（2）放射性分布逆转

由于肺血管高压时肺血流发生逆转使肺尖部放射性高于肺底部，常见于肺心病和二尖瓣狭窄。

三、肺通气灌注显像在COPD等肺部疾病中的应用

（一）COPD

阻塞性通气不良和限制性通气不良肺通气显像表现不同。前者主要表现为“热点”及远端放射性减低，后者则以弥漫性放射性减低为主。根据“热点”的分布不同又可分为中心性通气不良和弥漫性通气不良。前者“热点”主要分布在以肺门为中心的大气道，常见于哮喘及部分喘息型支气管炎。后者则表现为弥散分布的“热点”，常见于支气管的慢性炎症（见图 20-15、图 20-16）。

COPD主要包括具有不可逆性气道阻塞的慢性支气管炎和肺气肿。因肺通气灌注显像可分别、客观显示气道的通畅性和肺血流灌注情况，故可用于本病的诊断、分期和疗效观察。疾病早期以放射性气体通气显像的单次吸入及放射性气溶胶通气显像都可在病变部位出现“热点”，尤其在气体通气显像的清除及滞留像有异常放射性滞留为其特点。而肺灌注显像无明显改变或仅有轻度改变（相应区域的放射性减低）。随着病情的加重，通气和灌注影像的放射性减低和缺损区逐渐扩大，更趋于匹配。有肺动脉高压时，会出现肺灌注影像的放射性分布逆转。

（二）肺动脉栓塞

及时诊断及治疗肺动脉栓塞可使死亡率从 30％降至 8％。核素肺通气及灌注显像因其敏感、特异性最好一直作为首选，但在有并发症时诊断困难。CT 肺动脉造影（CTPA）对肺动脉主干和主要分支栓塞的敏感性和特异性大于 90％，与核素显像一样，是诊断肺栓塞的首选方法。利用核素血栓显影剂显像也是肺栓塞诊断的一个研究热点。

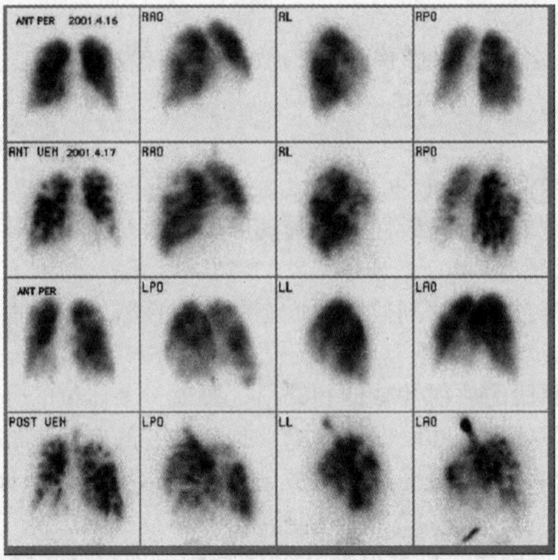

图 20-15 慢性阻塞性肺部疾病的灌注（1、3 行）通气（2、4 行）显像

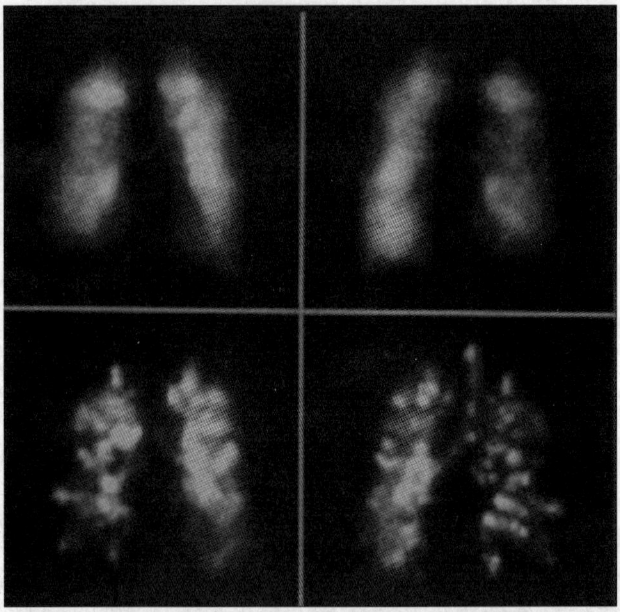

图 20-16 慢性阻塞性肺疾病（喘息性支气管炎）
的灌注（1 行）通气（2 行）显像

1．核素显像对急性肺栓塞的诊断意义

（1）多体位肺灌注显像正常可排除肺栓塞。

（2）肺灌注显像出现多个典型肺段性放射性缺损区，肺栓塞可能性近乎 100%。单纯灌注敏感性 75%，特异性 65%（见图 20-17）。

（3）急性期肺灌注显像和肺通气显像不匹配，灌注缺损区通气显像正常。其他肺实质病变则二者匹配。

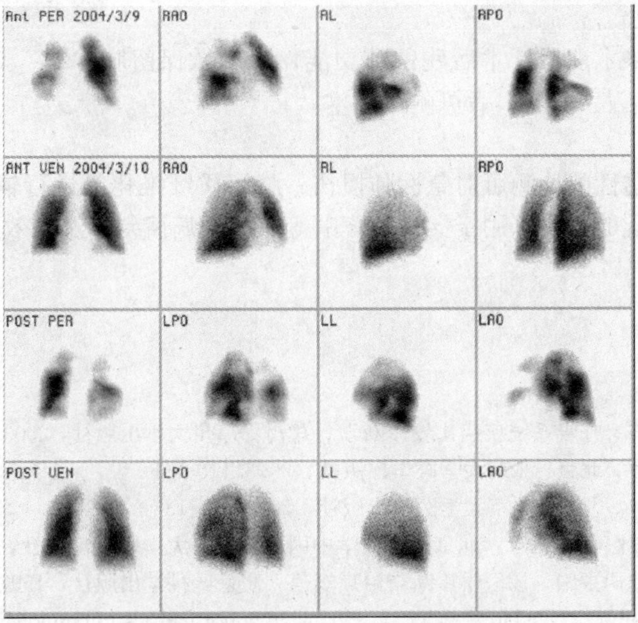

图 20-17 双肺多发肺动脉栓塞
的灌注（1、3行）通气（2、4行）显像

（4）急性期肺灌注显像与X线胸片比较，灌注缺损区X线胸片正常或病变较之小，则肺栓塞可能性大。

（5）陈旧栓塞肺灌注显像与肺通气显像及X线胸片可以匹配或不匹配。

2. 肺栓塞诊断报告中对可能性的估计

（1）高度可能性（>90%） 肺灌注显像缺损肺段大于等于2；肺通气显像或X胸片不匹配。

（2）中度可能性（50%） 仅1个亚段性肺灌注显像缺损，肺通气显像或X胸片不匹配或难确定。

（3）低度可能性（<10%） 单个小肺灌注显像缺损区，肺通气显像或X胸片不匹配或有非节段性病变。

（4）肺栓塞可以排除 肺灌注显像正常。

（三）炎症

炎症多以气道和肺泡的病变为主。病变往往超越肺段，呈肺叶性分布，常为放射性减低而不是缺损。由于渗出及毛细血管床受挤压，肺灌注显像也会受累。但通气显像的放射性减低区总是大于灌注显像，动态观察可见灌注显像病变区恢复也较通气为快。

（四）肺栓塞合并炎症

早期较难与单纯炎症鉴别，关键在于动态观察。炎症消散以后，原来异常的肺通气显像已正常，但肺灌注影像仍遗留有以肺段性分布的放射性缺损区则为肺栓塞合并炎症。

（五）肿瘤

利用ROI技术计算患侧肺血流灌注残余量占健肺血流灌注量百分数，可用来估计肿瘤病变累及范围。此值>40%可望肿瘤的肺叶性切除；30%～40%需行患侧肺切除；<30%手

术切除的成功率很小。

另外，还可用来术前估计术后残留肺功能，术后欲保留肺 FEV_1（欲保留肺计数/全肺计数）×术前 FEV_1 大于 0.8L 者可耐受手术。

（六）其他

肺上皮细胞通透性的检测可对急性肺损伤、肺间质纤维化等进行辅助诊断及疗效观察。呼吸道粘膜清除功能的检测可用于支气管哮喘等疾病的病情判断及疗效观察。

（张燕燕）

本节参考文献

1. 张沪生，陆吉贤主编．呼吸系统疾病比较诊断学．郑州：郑州大学出版社，2003. 11-19
2. 王荣福主编．核医学．北京：北京大学医学出版社，2003. 118-131
3. 林景辉主编．核医学．北京：北京大学医学出版社，2002. 125-133
4. 潘中允主编．简明核医学．北京：北京医科大学中国协和医科大学联合出版社，1996. 109-115
5. 中华人民共和国医政司主编．核医学诊断与治疗规范．北京：科学出版社，1997. 171-182
6. Amundsen T，Torheim G，Kvistad KA，et al. Perfusion abnormalities in pulmonary embolism studied with perfusion MRI and ventilation-perfusion scintigraphy：An intra-modality and inter-modality agreement study. J. Magnetic Resonance Imaging，2002，15：386-394

第六节　纤维支气管镜检查

纤维支气管镜（纤支镜）检查作为一项重要的诊断和治疗技术，已在临床应用 30 多年。近年来纤支镜技术还被用于气道疾病的临床与基础研究，例如对于 COPD 和支气管哮喘气道炎症特征的认识，在很大程度上得益于纤支镜技术的应用。本节将介绍常规纤支镜检查的适应证和技术，另将简要介绍纤支镜在 COPD 发病机制研究中的应用和安全性评价。

一、常规纤维支气管镜检查的适应证和禁忌证

（一）适应证

目前临床上纤支镜的应用非常广泛，以下仅介绍纤支镜在诊断和治疗方面常见的适应证。

1. 诊断方面

（1）不明原因的咯血，纤支镜检查有助于明确出血部位和出血原因。

（2）不明原因的慢性咳嗽，纤支镜对于诊断支气管结核、气道良性和恶性肿瘤、异物吸入等具有重要价值。

（3）不明原因的局限性哮鸣音，纤支镜有助于查明气道狭窄的部位及性质。

（4）痰中发现癌细胞或可疑癌细胞，纤支镜有助于明确肿瘤诊断。

（5）X 线胸片和（或）CT 检查发现异常，提示肺不张、肺部块影、阻塞性肺炎、肺炎不吸收、肺部弥漫性病变、肺门和（或）纵隔淋巴结肿大、气管支气管狭窄以及原因未明的胸腔积液等。

(6) 肺癌术前检查，对指导手术范围及估计预后有参考价值。

(7) 肺或支气管感染性疾病（包括免疫抑制患者支气管肺部感染）的病因学诊断，如通过气管吸引、保护性标本刷或支气管肺泡灌洗（BAL）获取标本进行病原学检查。

2. 治疗方面

(1) 取出支气管异物，清除气道内分泌物（痰液、脓栓、血块等）。

(2) 在支气管镜检查中，明确了咯血患者出血部位后可试行局部止血，如灌洗冰盐水、注入凝血酶溶液或稀释的肾上腺素溶液等。

(3) 经纤支镜对肺癌患者做局部放疗或局部注射化疗药物。

(4) 引导气管插管，对插管困难者可通过支气管引导进行气管插管。

(5) 经纤支镜对气道良性肿瘤或恶性肿瘤进行激光、微波、冷冻、高频电刀治疗。

(二) 禁忌证 纤支镜检查现已积累了丰富的经验，其使用禁忌证范围亦日趋缩小，或仅属于相对禁忌。但在下列情况下行纤支镜检查发生并发症的风险显著高于一般人群，应慎重权衡利弊，决定是否进行检查。

1. 活动性大咯血，纤支镜检查过程中若麻醉不充分，可引起患者咳嗽，有可能加剧活动性大咯血。此外，在活动性大咯血时，支气管树内大部或全部区域均可见鲜红血液，而难以确定出血部位。因此，目前多不主张在活动性大咯血时行纤支镜检查。

2. 严重心、肺功能障碍；严重心律失常。

3. 不能纠正的出血倾向，如凝血功能严重障碍。

4. 严重的上腔静脉阻塞综合征，因纤支镜检查易导致喉头水肿和严重的出血。

5. 新近发生心肌梗死，或有不稳定心绞痛。

6. 疑有主动脉瘤。

7. 气管部分狭窄，估计纤支镜不易通过，且可导致严重的通气受阻。

8. 尿毒症，活检时可能发生严重的出血。

9. 严重的肺动脉高压，活检时可能发生严重的出血。

二、常规纤维支气管镜检查的步骤

(一) 术前检查

1. 详细询问患者病史，测量血压及进行心、肺体检。

2. 拍摄X线胸片，必要时拍CT片，以确定病变部位。

3. 对拟行活检检查者，做出、凝血时间和血小板计数等检查。

4. 对疑有肺功能不全者可行肺功能检查。

5. 肝功能及乙型肝炎表面抗原和核心抗原的检查，人类免疫缺陷病毒（HIV）抗体检查等。

6. 对高血压或体检有心律失常者应做心电图检查。

(二) 患者准备

1. 向患者详细说明检查的目的、意义、大致过程、常规并发症和配合检查的方法等，消除患者的紧张情绪，以便更好地配合检查。同时应了解患者的药物过敏史和征得家属与患者的同意。

2. 术前禁食 6 小时。

3. 根据需要在术前 30 分钟可用少许镇静剂和胆碱能受体阻断剂，如地西泮和阿托品肌注，可减少血管迷走反射的危险、减少气道分泌物；咳嗽较剧烈者可用哌替啶肌注。

4. 有些患者（如老年、轻度缺氧）可在鼻导管给氧下进行检查。因为在检查过程中，利多卡因、剧烈长时间咳嗽、支气管肺泡灌洗（BAL），甚至送入纤支镜，均有可能加重缺氧，可以根据病情，进行血氧饱和度监测。哮喘和 COPD 病人在检查前应给予吸入 β_2-激动剂预防气道痉挛。

（三）局部麻醉

利多卡因麻醉较丁卡因安全。用 2 %利多卡因咽喉部麻醉后，纤支镜引导下用利多卡因在气管内麻醉，总量一般不超过 2 %利多卡因 15 ml。在每次给予麻醉药后，不要急于进行操作，应等待 2～3 分钟使其达到最佳麻醉效果。值得注意的是，局麻只能减弱表面感觉，纤支镜产生的压迫，特别是对鼻甲的压迫仍会造成不适、甚至疼痛。鼻腔粘膜非常敏感，纤支镜通过鼻腔往往是操作过程中令患者感到最不舒服的步骤。对于鼻腔狭窄患者，须选择经口送入纤支镜。

（四）操作

1. 经鼻插入纤维支气管镜　患者体位多采用仰卧位，病情需要者亦可选用半卧位或坐位。待局麻药起效后，将纤支镜顶端送入一侧鼻孔。镜体涂布适量利多卡因胶，可产生麻醉和润滑作用。最宽畅的通道是下鼻道，在送入纤支镜时，方向直接向后（而不是斜着向上），可沿下鼻道进入。到达鼻咽部后壁处，容易找不准方向，保持镜体不弯曲，与下鼻道方向一致，纤支镜顶端保持足够弯曲，让病人伸舌，都有助于发现声门。

如果一侧鼻孔不能送入（出血提示不能送入），可选择另一侧鼻孔。如果两侧都不能顺利送入，须改为经口插入纤支镜。

2. 经口插入纤维支气管镜　嘱患者含住口嘴，让助手协助固定口嘴，以免口嘴脱出，咬损纤支镜。将纤支镜通过口嘴送入，一直到达舌后部，将顶端向下弯曲 50°～60°，将会看到声门。

3. 喉部的观察和通过声门　一旦看到喉，应观察声带运动、咽、会厌和声带有无异常，特别是有无肿瘤。在准备通过声门之前，应判断声带麻醉是否充分。将适量利多卡因滴到声带上，如果引起咳嗽，应等待 2 分钟，再给予适量利多卡因，直到没有立即反应。在患者平静吸气时，将纤支镜缓慢、轻柔地送过声门。如果引起咳嗽，应立即从声门退出纤支镜，给予更多麻醉。重复上述步骤，直到通过时声带没有反应。

4. 其他插入方法　在危重监护病房（ICU），纤支镜对于疾病诊断和清除气道分泌物都有重要价值。在气管插管或气管切开患者，如果插管管径足够的话（一般需要内径在 8mm 以上），纤支镜可轻易通过插管送入。如果气管插管的管径细小，可先将气囊放气，再将纤支镜与插管并行送入。

（五）镜下检查、组织活检和支气管肺泡灌洗

对支气管的检查，要系统地按常规方法进行，以免遗漏。全面的支气管镜检查应该从上气道的观察开始，应特别注意上呼吸道粘膜的完整性和喉的功能。注意在通过气管时不要太快，否则容易遗漏发生在气管的病变。对支气管开口的观察，应严格按顺序进行。对于各支气管的正常位置、开口形态和分支，应了然于胸，如此才能识别支气管的缺失、增多、或其他变异。正确区分正常解剖、无临床意义的解剖变异和真正的病理改变，是很重要的。例如，发现支气管的一个异常分支可能没有临床意义。但在另一方面，这种异常则可以解释由于该部位通气和引流不畅造成的反复感染。吸出气道分泌物时负压不要太大，以免造成损伤和出血，影响对粘膜状态和颜色的观察。对病变部位进行仔细观察后，可采取标本进行细胞学和组织学检查。在对全部支气管树的检查中，都应该遵循这一常规。一般最后检查可能存在病变的一侧，因为任何操作（特别是活检）都能造成出血，干扰进一步检查。

对于肉眼观察到的病变，应进行组织活检，钳取多块（3～6块）组织，有助于提高阳性率。联合使用毛刷获取细胞学标本，能进一步提高诊断恶性肿瘤的阳性率。对于原因不明的双肺弥漫性病变，可进行经支气管肺活检（TBLB)。TBLB的活检部位，一般选择双肺下叶外、后基底段。同样，分次钳取多块组织标本，有助于提高活检阳性率。临床经验表明，TBLB对于影像表现为弥漫性肺部病变，具有特征性病理改变的结核、结节病、肿瘤、免疫功能受损患者的机会感染等，有较高的诊断价值。而对于特发性间质性肺炎，由于活检标本太小，往往不能确定病理分型。

支气管肺泡灌洗（BAL）对于弥漫性间质性肺病的诊断有重要帮助。细胞分类计数和CD4/CD8 T淋巴细胞比值的变化，有助于特发性肺纤维化、结节病、过敏性肺炎（外源性变应性肺泡炎）等疾病的诊断。BAL还可以提供细胞学标本，结合组织学检查，能提高肺癌的诊断率。BAL还常用于感染性疾病的诊断，特别是器官移植、免疫受损和AIDS患者肺部机会感染的病原学诊断，例如卡氏肺孢子虫、巨细胞病毒感染等。关于BAL的具体方法，国内外都已制定了相应的操作规范。对于弥漫性肺部疾病，选择右中叶或左舌叶支气管，局限性肺部病变则选择相应支气管肺段进行BAL。使用37℃灭菌生理盐水，灌洗总量100～250ml，一般每次灌洗50ml。将灌洗液回收到硅塑瓶或涂硅灭菌玻璃容器中，计算回收率，一般为40%～60%。然后将容器置于放有冰块的保温瓶中，立即送实验室检查。

（六）并发症及其抢救

纤支镜检查总的说来是十分安全的，但也确有个别病例因发生严重并发症而死亡。并发症的发生率约为0.3%，较严重并发症的发生率约为0.1%，死亡率约为0.01%。常见的并发症及其预防和处理措施包括。

1. 麻醉药物过敏或过量　丁卡因过敏反应的发生率高于利多卡因，在正式麻醉之前先用少许药物喷喉，如出现明显的过敏反应，不能再用该药麻醉。气道注入麻醉药后约有30%吸收至血循环。因此，麻醉药不宜用量过多，例如利多卡因每次给药量以不超过300mg（2%利多卡因15 ml）为宜。对发生严重过敏反应或出现毒副作用者应立即进行对症处理，如使用血管活性药物，抗抽搐药物，对心跳过缓者应用阿托品，心跳停止者进行心肺复苏，喉水肿阻塞气道者立即行气管切开。

2. 插管过程中发生心跳骤停　多见于原有严重的器质性心脏病者，或麻醉不充分、强行气管插入者。一旦发生应立即拔出纤支镜，就地施行心肺复苏术。

3. 喉痉挛或喉头水肿　多见于插管不顺利，或麻醉不充分的患者，大多在拔出纤支镜后病情可缓解。严重者应立即吸氧，给予抗组胺药，或静脉给予糖皮质激素。

4. 严重的支气管痉挛　多见于哮喘急性发作期进行检查的患者，应立即拔出纤支镜，按哮喘严重发作进行处理。

5. 术后发热　多见于年纪较大者，除了与组织损伤等因素有关外，尚可能有感染因素参与。治疗除适当使用解热镇痛药外，应酌情应用抗生素。

6. 缺氧　纤支镜检查过程中动脉血氧分压（PaO_2）下降十分常见，进行纤支镜检查时 PaO_2 一般下降 20mm Hg 左右，故对原来已有缺氧者应在给氧条件下施行检查。

7. 出血　施行组织活检者均有出血。少量出血经吸引后可自行止血，或用肾上腺素 2mg 加生理盐水 20ml 局部灌注 5～10 ml 止血。出血量大于 50 ml 者须高度重视，要积极采取措施。

三、支气管炎症及其相关改变

支气管炎症的常见镜下表现包括血管增多、粘膜红肿、粘膜不规则、粘液增多。存在感染时，可见脓液甚至溃疡。慢性病变可导致肉芽组织形成，病变愈合后可导致瘢痕形成。炎症改变可以是弥漫性的（如慢性支气管炎）或局限性的（如异物周围的炎症）；可以是急性的（如某个肺段的肺炎）或慢性的（如结核）。

（一）粘膜充血与水肿

正常的粘膜是粉红色的，粘膜发红是最常见的炎症改变。在接受支气管镜检查的病人中，支气管炎十分常见，因此不要轻易将粘膜发红作为是正常表现。其实在临床上并不容易见到真正正常的粉红色粘膜，这在健康的非吸烟年轻人有时可以见到。粘膜发红有以下几种表现，从单纯的粘膜血管增粗（使血管更为突出，数目增多），到比较弥漫的粉红色、不同色调的发红、甚或较深的“生牛肉”样外观。支气管粘膜水肿也是炎症病变的常见表现。病变程度较轻时，可只表现为分嵴（隆突）轻度增宽、支气管软骨轮廓模糊或消失。在严重的炎症水肿，可观察到管腔较细的支气管变狭窄。

（二）分泌物

正常的粘膜只产生少许清亮粘液，如果粘液较多需要吸引，则表明是异常的。粘液性质各有不同，从正常清亮粘液的增多（慢性支气管炎）到脓液（感染或化脓性支气管炎）。在哮喘病人还可见到粘稠、拉丝的粘液；粘液可嵌塞支气管，导致阻塞和肺萎陷。这种粘液往往不易咳出，但较大的粘液栓可以通过负压吸引吸出或用活检钳取出，粘液栓取出后可使肺得到复张。对于更为广泛弥漫的小支气管粘液栓，可采用支气管灌洗。

临床上最常见的分泌物，是在慢性支气管炎患者见到的大量粘液样分泌物，其来源是增生的粘液腺体。镜下常可见到扩张的腺管，特别是在隆突附近的主支气管的内侧壁，以及上叶开口内的下壁。在严重的支气管炎，分泌物可呈脓性，但脓性分泌物的粘稠程度或量，不一定与粘膜发红的程度一致。粘膜弥漫发红可只伴有少许分泌物增多。相反，大量的分泌物可来自粘膜轻微发红的支气管树。

（三）局限性改变

慢性支气管炎是弥漫性炎症的常见原因，而局限性病变可发生在多种不同的疾病，例如癌、肺炎、肺脓肿、结核、支气管扩张以及异物。局限性炎症改变的病因必须认真分析，支气管癌常可在其周围产生炎症反应，即使肿瘤本身不能显示。这种情况临床上很常见，在发现局限性病变时一定要除外肿瘤。

长期的局部刺激也可导致粘膜变得不规则，最终形成肉芽组织，特别是在异物周围。局部溃疡强烈提示支气管癌，但也可见于异物和结核。

（四）相关改变

支气管壁的改变常见于支气管炎和肺气肿病人，特别是当存在呼吸阻塞的症状时。粘膜下萎缩见于正常老年人。但大气道后壁膜部深层组织即弹力纤维或肌肉纤维减少，具有重要临床意义。正常情况下在呼气时，膜部收缩以使支气管管腔保持平滑的、接近圆形的状态。但在肺气肿病人，肌肉和弹力纤维张力丧失，胸内压力梯度也有异常改变。因此，在呼气相膜部显著向前移位，管腔变成新月状缝隙，在某些病人可导致严重的呼气阻塞。这种改变也可发生在气管上端，但一般不明显，罕有引起气流阻塞者。

弹力纤维束明显增生可使纵行粘膜皱襞变得非常显著，这种改变临床上比较常见，通常在气管下端和主支气管后壁膜部最为突出。通常这些明显的垄状突起一直延伸到右上叶支气管，是有用的定位标志。在慢性支气管炎病人可见到非常显著的纵行皱襞，特别是在下叶支气管，并常伴有表面粘膜和粘膜下组织不规则增厚。

四、纤维支气管镜技术在COPD研究中的应用

BAL、支气管毛刷、支气管粘膜活检和TBLB，已成为评估气道疾病和间质性肺病中炎症和组织重构的重要研究工具。研究支气管镜检查及其相关技术，为认识哮喘和COPD的病理生理特征提供了重要资料。研究发现，气道浸润的炎症细胞以及反映其活化水平的标志物，与COPD和哮喘的生理特征密切相关。但到目前为止，以研究为目的的BAL和支气管镜活检方法尚未标准化，文献报道的结果，其可重复性尚不明确。例如，在哮喘和COPD，某一气道活检标本是否能较全面地反映其他气道的组织学情况，多个活检标本之间的组织学相似性如何，都有待明确。

以研究为目的的纤支镜检查，包括支气管活检和刷检，在COPD和哮喘患者是安全的。到目前为止，还没有严重不良反应（并发症）的报道。以往认为$FEV_1<60\%$pred是进行研究用支气管镜检查的禁忌证。但从文献报道可以看出，在$FEV_1<50\%$pred的哮喘患者，甚至在$FEV_1<25\%$pred的COPD患者，都能安全地进行纤支镜检查。但在严重气流受限患者进行研究用支气管镜检查的安全性，目前还没有一致看法，尚需更多的经验。根据操作步骤不同，术前可使用、也可不使用阿托品和支气管扩张剂。

对于BAL，一般患者都能耐受，尽管有肺功能改变的报道。当BAL与其他操作如支气管活检一起进行时，不会显著改变气道反应性、气流受限和气道炎症。不过，BAL可引起咳嗽、喘息和术后发热。因为术中吸氧已成为常规，低氧血症较少出现。

支气管活检已成为一种常规的研究技术，其安全性（活检联合BAL）已被大量研究所证实。例如，Hattotuwa等人的一项研究，评估了支气管活检和BAL在COPD的安全性。他们对FEV_1在25%～75%pred的57例COPD患者进行了支气管镜检查。严重度分级：轻度11例、中度28例、重度18例，病情均处于稳定期。进行内膜活检加BAL 68例次，单独的内膜活检30例次。在总共98例次中，发生了5次不良事件，包括支气管痉挛需要住院1例，气胸（重度COPD）1例，咯血3例（但不需要住院）。

（孙永昌）

本节参考文献

1. 中华医学会呼吸病学分会支气管镜学组．纤维支气管镜（可弯曲支气管镜）临床应用指南（草案）．中华结核和呼吸杂志，2000，23：134-135
2. British Thoracic Society guidelines on diagnostic flexible bronchoscopy. Thorax，2001，56（suppl. I）：i1-i21
3. Busse WW，Wanner A，Adams K，et al. Investigative bronchoprovocation and bronchoscopy in airway diseases. Am. J. Respir. Crit. Care Med.，2005，172：807-816
4. 中华医学会呼吸病学分会．支气管肺泡灌洗液细胞学检测技术规范（草案）．中华结核和呼吸杂志，2002，25：390-391
5. Hattotuwa K，Gamble EA，O' Shaughnessy T，et al. Safety of bronchoscopy，biopsy and BAL in research patients with COPD. Chest，2002，122：1909-1912

第七节 病原学检查

一、痰液检查

（一）痰细胞学检查

痰涂片革兰染色检查，对于发现肺炎的病原菌、指导治疗具有重要意义。如果痰涂片检查和痰细菌培养的结果一致，对于明确病原是最有价值的。送检的痰标本质量，是决定结果是否可信的最重要因素。如果标本中唾液太多，痰培养结果是没有价值的。要确保标本是咳嗽产生的下呼吸道分泌物，而不是鼻咽分泌物。细胞检查可用来评价痰液质量、判断标本是否可用于培养和革兰染色。低倍镜（×100）下每个视野鳞状上皮细胞（正常的口咽脱落细胞）超过10个，说明标本不合格。革兰染色涂片上见到大量多核中性粒细胞（每低倍镜视野超过10～25个），而没有大量鳞状上皮细胞，提示标本合格，可用于细菌学评价。中华医学会呼吸病学分会制定的标准为，每低倍镜视野鳞状上皮细胞＜10个，白细胞＞25个，或鳞状上皮细胞与白细胞比值＜1：2.5，可作为污染相对较少的合格标本。否则，便是不合格的唾液或被唾液严重污染的标本，应弃之重新留痰送检。

（二）革兰涂片检查细菌

在观察的油镜视野及其相邻的视野下，不应存在鳞状细胞。每个视野应存在至少3～4个中性粒细胞。鳞状细胞的存在不但提示标本来自上呼吸道，而且有时会产生混淆，因为大量细菌（通常是革兰阳性双球菌）粘附在这些细胞表面，可能会被误作肺炎链球菌。

许多呼吸道病原菌的形态学特征比较突出，如果在含一定数量的炎症细胞的合格痰标本（或经气管吸出物）中，细菌数量多，强烈提示是致病菌。这些病菌包括肺炎链球菌、流感嗜血杆菌、卡他莫拉菌、脑膜炎奈瑟菌、肠道革兰阴性杆菌、金黄色葡萄球菌。由于口腔正常菌群包括多种链球菌属，形态上与肺炎链球菌类似，有时会产生错误判断。因此，要证明肺炎链球菌的意义，需要在多个油镜视野下观察到肯定的优势革兰阳性双球菌。有人建议进行定量评价，每个油镜视野下至少10个革兰阳性柳叶刀样双球菌，预示在痰培养中分离出肺炎链球菌的几率高。应用上述标准（多形核中性粒细胞数目，没有上皮细胞、革兰阳性柳叶刀样双球菌数目），革兰染色涂片发现肺炎链球菌的特异性为85%，敏感性为62%。

反复痰涂片检查，既没有发现中性粒细胞又没有发现细菌，对非典型肺炎的诊断也有参考价值。在革兰染色涂片上发现形态奇异的微生物，也提示肺部感染有非常见细菌的参与，例如，不规则染色、串珠状、革兰阳性细分支菌丝，提示奴卡菌或放线菌。

（三）抗酸染色或荧光染色涂片找分枝杆菌

萋尼抗酸染色可以在第一时间发现结核。目前大多数实验室都采用荧光染色（槐黄-罗丹明，即分枝杆菌荧光橘黄）初步检测痰液或其他体液。在痰涂片上还可以发现非典型分枝杆菌，在老年慢性肺病患者相对常见。

（四）真菌涂片

在免疫功能受损患者，检查呼吸道分泌物或肺活检标本时应常规进行真菌检查（曲霉菌和毛霉菌等）。

（五）直接免疫荧光显微镜检查

直接荧光抗体（DFA）染色可用于快速诊断呼吸道病原。嗜肺军团菌 DFA 染色试剂已商品化。但由于上呼吸道存在交叉反应菌属（类杆菌属、假单孢菌属等），该试剂不推荐用于痰标本的检测。肺活检标本、经支气管镜吸取物、BAL 标本、胸腔积液标本，均可用于 DFA 染色找嗜肺军团菌。检测诱导痰、BAL 标本或组织标本印片中的卡氏肺孢子虫，最常用的方法是应用单克隆抗体的免疫荧光法。应用 DFA 进行快速病毒诊断［呼吸道合胞病毒（RSV）、流感、副流感、腺病毒］可用于 BAL 标本、毛刷、鼻咽拭子或冲洗标本。

（六）Giemsa 和其他特殊染色涂片诊断肺孢子虫感染

因为卡氏肺孢子虫肺炎是一种肺泡病变，一般认为在肿瘤疾病或免疫抑制患者，利用常规采集的痰标本检查卡氏肺孢子虫意义不大，而支气管镜和经支气管活检联合 BAL，是明确诊断的最佳方法。但在 AIDS 患者，从痰标本中查找卡氏肺孢子虫，是有诊断价值的。利用高渗盐水进行诱导痰，是常常首选的诊断措施，在有经验的单位，对 80％以上的病例可明确诊断。甲苯胺蓝和六胺银染色只能染出卡氏肺孢子虫的囊形，而染不出滋养体。Giemsa 和 Diff-Quik 染色可发现滋养体和胞内孢子体。

（七）痰培养

对于大多数社区获得性肺炎和院内获得性肺炎，就新鲜合格的痰标本进行涂片和培养，可有助于确立病原学诊断。合格痰标本的判定标准见上文。自行咳出的痰不应做厌氧菌培养，因为口腔厌氧菌的污染是不可避免的，结果无法解释。军团菌肺炎患者很少咳出足够的痰进行细菌培养，可用于分离军团菌的标本一般都采用气管吸出物、或经支气管镜、肺活检或胸腔穿刺获取标本。上述标本一般使用 BCYE 琼脂进行培养，也可使用半选择培养基（BCYE，或含头孢孟多、多黏菌素 B 和茴香霉素的 BCYE）。培养是诊断军团菌感染最确切的方法，但可能需要 5 天以上才能出现菌落。

当临床考虑结核分枝杆菌或非典型分枝杆菌的肺部感染时，应进行分枝杆菌培养。在免疫受损患者，痰标本还应进行不同的真菌培养（包括新型隐球菌、曲菌属、毛霉菌属）。

大多数医院没有通过组织培养分离病毒的条件。但对于大多数社区获得性病毒性肺炎，分离病毒并非必要。但在某些情况下，有必要从咽喉漱液中进行病毒分离，以便明确对抗菌治疗无反应的严重肺炎，是由某一特定病毒引起，例如在流感或其他呼吸道病毒感染流行时，如严重呼吸道综合征（SARS）。对于在免疫功能受损患者的肺炎，要考虑到多种机会性病毒感染，例如巨细胞病毒（CMV）、呼吸道合胞病毒（RSV）、带状疱疹病毒、单纯疱疹病毒等，病毒培养有助于明确诊断。因为 CMV 和单纯疱疹病毒常常寄存于免疫受损患者的口腔分泌物中，只有通过支气管镜保护性毛刷或 BAL、肺活检、或经气管吸出物获得的标本，病毒分离结果才有意义。

（八）痰液和尿液中的细菌抗原检测

通过 ELISA、乳胶颗粒凝集、或反向免疫电泳，可检测肺炎球菌肺炎病人痰液中的肺炎球菌抗原，以 ELISA 敏感性最高。痰液抗原检测的敏感性高，可达 70%～90%，但特异性差，假阳性率达 20%左右，部分原因可能是由于抗原检测不能区分口咽污染和定植。

检测嗜肺军团菌肺炎尿液抗原的放射免疫试验和 ELISA，已有商品化试剂盒，可提供快速诊断（少于 24 小时），特别对于没有咳痰的患者，价值更大。放免的敏感性达 90%，特异性高（估计为 99%）。即使使用了抗生素，试验仍呈阳性结果，而且在肺炎恢复后，尿液抗原仍持续存在数周甚至数月。

（九）快速病毒诊断——抗原检测

DFA 可用来检测支气管毛刷标本、BAL 或鼻咽冲洗物中的病毒抗原（腺病毒、流感病毒、副流感病毒、RSV，CMV，单纯疱疹病毒（HSV））。酶免疫试验也可用来检测呼吸道分泌物中的病毒抗原。支气管肺泡灌洗液中无论是培养出 CMV，还是 CMV 抗原阳性，其诊断意义要根据不同的临床情况而定。诊断 CMV 肺炎的严格标准包括发现病毒，出现典型的细胞学改变，以及没有其他病原菌感染的证据。该诊断标准特别适用于获得性免疫缺陷综合征（AIDS）患者，因为在这种情况常分离出 CMV，但 CMV 很少在 AIDS 患者引起肺炎。相反，在患肺炎的骨髓移植患者，支气管肺泡灌洗液中分离出 CMV，就足以做出病原诊断并开始治疗，因为在这些患者中 CMV 肺炎患病率和死亡率都非常高。

二、血清学试验

对于病原菌难以分离的肺部感染，血清学试验有助于病因诊断。该方法需要在急性期和恢复期标本滴度有 4 倍或以上升高，因此不能提供快速诊断，也无助于最初的抗生素选择。间接免疫荧光抗体试验（滴度 4 倍升高至 1∶128 或以上提示近期感染）可作为军团菌病的回顾性诊断。但有时在临床发病后 4～6 周抗体还检测不到，但其抗体可持续存在数月甚或 1 年以上。因此，单次滴度达 1∶256 或以上，可能反映既往军团菌感染。肺炎支原体肺炎病人中大约一半会检测到冷凝集素，但这些抗体在其他情况也可出现（特异性差）。肺炎衣原体感染最敏感和最特异的血清学试验是微免疫荧光试验（micro- immunofluorescence test），IgG 滴度 4 倍升高或 IgM 滴度≥1∶16，提示存在急性感染。

血清试验还可用于诊断原发性侵入性肺真菌感染。在隐球菌肺炎或播散性隐球菌感染的病人，隐球菌抗原血症可通过乳胶颗粒凝集检测。

血清学试验（急性期和恢复期双份血清）可用于病毒感染的回顾性诊断，例如流感病毒、RSV、腺病毒、副流感病毒、SARS 病毒等。

三、分子生物学诊断技术

目前聚链酶链反应（PCR）技术已成为直接检测多种呼吸道病原体的常用方法。该技术可直接从痰液和BAL中检测结核分支杆菌，在抗酸染色阳性（涂阳）病例，PCR的敏感性达到90%～100%。但在涂阴病例，敏感性只有60%～80%。PCR检测鼻咽或咽喉拭子标本中的肺炎支原体和肺炎衣原体，大大缩短了发现病原的时间（1～2天），而培养则需要3周以上。但实验室质量控制、结果解释、标本处理等，是目前制约PCR诊断技术广泛应用的重要因素。

PCR技术检测HSV、CMV、腺病毒，结果有时不好解释。因为这几种病毒可能只是上呼吸道的病原体或只是既往感染的再活化，与肺炎的发生不相关。但对于一些特殊的呼吸道病毒感染，如SARS和禽流感病毒，PCR技术对于早期诊断具有重要意义。

四、介入诊断技术

（一）纤维支气管镜及肺活检

纤维支气管镜（纤支镜）结合保护性毛刷（PSB）能够避免口咽部污染，可获得气管支气管标本进行病原菌培养。赵鸣武等曾利用纤支镜和PSB技术，研究了COPD患者呼吸道细菌感染状况。他们采用定量痰培养方法，以细菌数$>1\times10^3$CFU/ml为阳性标准。结果发现COPD急性加重期致病菌阳性率为26.6%，主要致病菌为金黄色葡萄球菌、肺炎链球菌、流感嗜血杆菌、卡他莫拉菌和铜绿假单胞菌。对于免疫受损患者（非AIDS）的肺部感染，纤支镜结合TBLB可明确50%的病因诊断，在AIDS病人则可达60%～90%。常见的感染是卡氏肺孢子虫、CMV、鸟胞内分支杆菌。

活检标本予相应处理，进行以下检查：HE染色、组织抗酸染色、Gomori六胺银染色、PAS染色、组织革兰染色、Dieterle银染。用无菌玻片制备的组织印片在适当固定后，进行Giemsa染色，革兰染色，抗酸染色和六胺银（卡氏肺孢子虫）染色。在不同的印片上进行DFA染色找军团菌、单克隆抗体染色找肺孢子虫。组织标本还应送检病原菌培养。

（二）支气管肺泡灌洗（BAL）

在AIDS患者，纤支镜结合BAL对卡氏肺孢子虫肺炎的诊断率可达95%。在血小板减少、机械通气、严重低氧血症患者，一般只做BAL，不宜做TBLB。BAL标本应同时进行涂片镜检和病原菌培养。

BAL标本离心后染色，还有助于确立其他疾病诊断。例如，巴氏染色发现肿瘤细胞，或在上皮细胞内发现病毒性细胞病变，都有重要诊断意义。在免疫受损患者，BAL是诊断CMV肺炎最重要的手段之一，通过细胞离心涂片检查包涵体、免疫荧光单克隆抗体染色，都具重要诊断价值。

（三）呼吸机相关肺炎（VAP）的介入性诊断

在VAP的诊断中，为了减少上气道定植菌的污染，可考虑采用PSB加定量培养，保护性导管BAL加定量培养等技术。由于定量培养判断标准不同，加之与气管吸出物定量培养比较，上述技术并无更多优势，因此临床上并不推荐常规应用。

（四）经皮针吸活检

对于肺外周的较大（直径>1cm）结节或空洞性病变，经皮针吸活检通常是首选的介入诊断方法。对于免疫受损患者的肺炎，病因诊断率可达到60%～80%。获取的组织标本和液体标本，都应进行染色和培养（检查项目见第六节纤维支气管镜检查），并进行细胞学检查。对于感染性疾病，常规的组织病理学检查一般不会有特异性结果，因此必须进行充分的病原学检查。

（五）开胸肺活检

在免疫受损患者，开胸肺活检尤其适用于非感染性疾病的确诊，例如 Kaposi 肉瘤、抗肿瘤药物的毒性反应、药物超敏反应、淋巴细胞间质性肺炎等。在患弥漫性肺部疾病的免疫受损患者，纤支镜结合 TBLB 和 BAL 是首选的诊断技术，如果不能明确诊断，才有开胸肺活检的指证。

肺活检标本的处理应该包括特殊印片染色找卡氏肺孢子虫、细菌（包括奴卡菌和分支杆菌）、真菌、病毒包涵体；细菌、病毒、真菌和分枝杆菌培养；常规组织病理学检查、各种病原体检查（检查项目见第六节纤维支气管镜检查）等。

（孙永昌）

本节参考文献

1. Swartz MN. Approach to the patient with pulmonary infections. In：Fishman AP，et al，eds. Fishman′s pulmonary diseases and disorders. 3rd ed，New York：McGraw-Hill，1998. 1905-1937
2. 赵鸣武，顾国忠，刘振英，等．慢性阻塞性肺疾病患者细菌感染的临床观察．中华结核和呼吸杂志，1999，22：88-91
3. 胡必杰．呼吸系统疾病的微生物学．见：朱元珏，陈文斌主编．呼吸病学．北京：人民卫生出版社，2002. 273-315
4. 曹彬．下呼吸道感染的病原体诊断．见：蔡柏蔷，李龙云主编．协和呼吸病学．北京：中国协和医科大学出版社，2004. 165-172

第二十一章 COPD与其他慢性呼吸系统疾病的关系

第一节 COPD与支气管哮喘

COPD与哮喘是两种不同的肺部疾病，中华医学会呼吸病学分会2003年制定支气管哮喘防治指南对哮喘定义为，支气管哮喘是由多种细胞（如嗜酸性粒细胞、肥大细胞、T淋巴细胞、中性粒细胞、气道上皮细胞等）和细胞组分参与的气道慢性炎症性疾患，这种慢性炎症导致气道高反应性的增加，通常出现广泛多变的可逆性气流受限，并引起反复发作性的喘息、气急、胸闷或咳嗽等症状，常在夜间和（或）清晨发作、加剧，多数患者可自行缓解或经治疗缓解。两者在发病机制、病理生理、临床表现、治疗及预后等诸多方面存在着差异，但部分COPD与哮喘在临床上易于混淆，明确两者之间的关系及异同，对正确认识及鉴别COPD与哮喘有着重要意义。

一、遗传学

哮喘与COPD均为常见的具有遗传易感性的呼吸道疾病，遗传因子与环境因素通过复杂的相互作用导致个体发生哮喘或其他变态反应性疾病。哮喘与COPD的区别在于气道阻塞的可逆性，COPD气道阻塞多不完全可逆，受环境因素影响更大，且常呈进行性发展，吸烟是COPD重要的危险因素，但并非所有吸烟者最终均发展为COPD，提示遗传易感性也在发病过程中起着决定性的作用。环境因素在哮喘的发病过程中同样也起着重要作用，包括吸烟、室内外变应原和呼吸道感染，尤其是病毒感染等。

（一）哮喘与COPD相关表型与染色体2q有关

对家族性COPD的基因组研究表明，与FEV_1/FVC下降相关的基因表型与染色体2q有着紧密联系，而同样在对荷兰家族性哮喘的基因组研究中也发现，与哮喘和变态反应相关的血清IgE水平增高表型也与染色体的相同区域紧密相联。

有研究曾对早期发病的COPD家族的基因组情况进行了调查，72例病人$FEV_1<40\%$预计值，但平均年龄<53岁，对其607例一级和二级亲属的378个DNA标志物进行了研究，每个个体的吸烟包年数作为研究的一个变量，在基因组筛选过程中发现，FEV_1/FVC与染色体2q密切相关，其在222厘摩点的优势对数值为4.12，而优势对数值为3.3时，即考虑基因组筛选具有显著性差异。

另一研究调查了200个家族性哮喘家庭的538个个体，年龄>6岁，负责调节血清总IgE水平的基因位点所在染色体区域与前述COPD相同，而这些哮喘病人的血清总IgE对数值与FEV_1/FVC值有显著相关性（$r=0.33$，$P<0.001$）。

上述研究结果表明染色体2q上，至少有一个基因对阻塞性肺疾病（FEV_1/FVC下降）的发生有重要的决定作用，同时，相同基因或相连基因对血清总IgE的调节也起着重要作用。

（二）基因-环境相互作用与哮喘易感性

1. 基因组筛选与被动吸烟　美国对144个白人家庭的哮喘遗传学与被动吸烟史进行了研究，所有第一代哮喘患者吸烟史均小于5包年，但51个家庭的这些哮喘患者都有被动吸烟史。基因组分析研究表明，三个染色体区域与此相关，其被动吸烟与哮喘关系在总样本中的优势对数值显著增高，由基础值的0.54升至1.29，无被动吸烟史的家庭的优势对数值则为0。

另一项对200个荷兰家庭的研究发现，虽然先证者选择为25～30年前有哮喘病史的双亲，且入选前无明确吸烟史，但实际上有将近一半的先证者确实曾吸过烟，导致其子女在孕期或幼儿期曾被动吸烟。基因组分析发现与气道高反应性相关的可疑位点。其中，染色体5q可能性最大，其在总样本中的优势对数值为2.8，而吸烟家庭的优势对数值增高为3.7，非吸烟家庭仅为0.2。因此，与COPD一样，被动吸烟与哮喘的发病也有着密切关系。

2. 不同肺表型的IL-13基因相关性研究　研究疾病基因易感性的另一种方法是发现候选基因及其在染色体上的位点，上述研究对COPD和哮喘的候选基因也进行了分析，研究发现，具IL-13基因启动子多态性（-1111）者，易罹患哮喘和COPD。

目前许多研究都将哮喘和变态反应性疾病的基因易感性定位于染色体5q31-q33区域，此区域包含许多在免疫调节中起重要作用的促炎细胞因子，包括IL-13和IL-4。这些细胞因子由T辅助细胞合成，诱导B细胞合成IgE，因此IL-13的基因多态性与哮喘和COPD表型的复杂调节有关。

有研究发现，哮喘病人IL-13基因启动子基因（-1055）多态性中T等位基因的频率显著高于对照组，分别为28.2%和14.9%，而在COPD病人中也可发现IL-13基因多态性（-1111），COPD病人T等位基因频率与对照组也有显著差异，分别为26.5%和14.6%。

二、病理

COPD和哮喘均为气道炎症，但两者的炎症表型、部位以及对气道功能的影响却不尽相同。COPD患者气道炎症一般存在于肺内的整个支气管树，而哮喘患者气道炎症多存在于支气管、细支气管，有时细支气管与肺泡相接处也可有嗜酸细胞浸润。COPD与哮喘两者气道内均可见活化的淋巴细胞，但两者占优势的T细胞亚群不同，COPD为CD81，哮喘为CD41。

持续的气道炎症对COPD和哮喘气道结构损伤、气道重建的影响存在着差异，COPD组织损伤和重建多发生在周围气道，而哮喘病变多倾向于发生在相对的近端大气道，其特点为基底膜增厚，支气管平滑肌增生，而COPD患者大气道则多无此改变。

另外，COPD与哮喘的组织病理形态有时难以鉴别，有研究发现，一组口服泼尼松龙治疗，且气流受限具有可逆性的COPD病人，其组织学特点与哮喘非常相似，另有一组痰嗜酸细胞增多的病人，并不具有哮喘的典型临床特点。

哮喘病人的支气管活检标本发现，即使在轻度哮喘患者也可见上皮的损伤、缺失，上皮缺失的程度与气道高反应性呈正相关。有关COPD和慢性支气管炎患者上皮完整性的报告较少，但曾有研究发现其上皮损伤、缺失程度较轻，与哮喘不同，慢性支气管炎患者上皮通常完整，且有一定程度的鳞状化生或杯状细胞过度增生（图 21-1）。

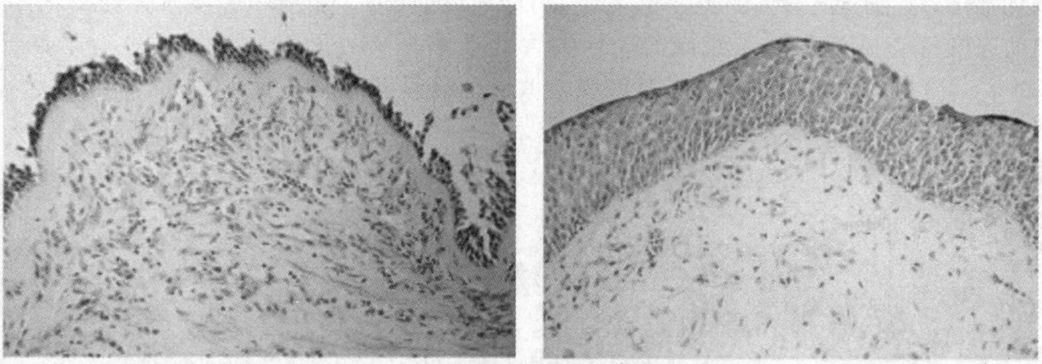

图 21-1 气道粘膜的支气管活检标本 左图 轻度过敏性哮喘，可见上皮缺失，基底膜增厚
右图 COPD（FEV_1 占预计值 40%），可见上皮完整，鳞状化生，基底膜较薄

慢性支气管炎和 COPD 患者虽然可有基底膜增厚，但通常在正常范围内，而哮喘患者 6 级以上大气道基底膜明显增厚、组织嗜酸细胞增多为其病理特点之一，即使采用吸入激素的病人上述与 COPD 不同的特点仍然存在。但也有研究发现，一组支气管扩张剂舒张试验阴性，临床诊断为 COPD 的病人，在应用口服泼尼松龙治疗 14 天后，其气流受限程度明显改善，且其基底膜增厚程度高于正常对照组，支气管肺泡灌洗液中嗜酸细胞增多，其病理特点与哮喘难于鉴别。

气管支气管杯状细胞过度增生、粘液腺肥大为慢性支气管炎的病理特点，但也见于哮喘患者，COPD 及哮喘患者气道均可有粘液栓生成，但致死性哮喘患者气道内为渗出物和粘液混合的栓塞物，混合物包括炎症细胞、脱落的上皮细胞、粘液等，较难咳出。

严重哮喘的另一个病理特点是大气道和中等气道平滑肌的显著增生，COPD 患者也可有平滑肌增生，但多发生于小支气管和细支气管，目前研究发现，肌纤维母细胞或纤维肌细胞是平滑肌增生的来源，而过去认为，其多由纤维母细胞分化而来。

慢性支气管炎患者气道可见小量、但较正常人显著增多的嗜酸细胞，与哮喘不同，这些嗜酸细胞并不脱颗粒，当慢支急性发作时，组织嗜酸细胞明显增多，但其 IL-5 的免疫活性并不增高，其可能原因为慢支患者 IL-5 为新合成、分泌的，而不是细胞内储存的，采用常规免疫染色方法通常无法检测。

从气道结构的变化来看，COPD 小气道损伤的特点为持续性气流受限，其损伤部位为直径 3mm 左右的小支气管和细支气管，目前留取的痰标本多来自于 6 级以上支气管分支，而这些近端气道分泌的粘液可对远端的呼吸单位起保护作用。

COPD 患者由细支气管异常增生的粘液腺分泌的粘液在其发病中起重要作用，其中包括细支气管抗蛋白酶减少，导致蛋白溶解及小叶中心性肺气肿。

在细支气管，杯状细胞分布较少，Clara 细胞为主要的分泌细胞，通常情况下分泌表面活性物质和低分子量蛋白酶抑制剂，后者可防止气道组织的自溶。吸烟者 Clara 细胞被粘液细胞替代，周围气道粘液增多，而这些粘液咳嗽难以清除，同时，表面活性物质减少，致使呼气时气道早期萎陷。哮喘患者细支气管是否存在粘液腺化生目前尚存在争论。

COPD其他的细支气管结构改变包括细支气管平滑肌肥大、细支气管壁水肿、细支气管周围纤维化等。细支气管周围炎症和纤维化可能导致小叶中心性肺气肿及肺功能下降，与此相关的周围气道肺泡附着组织缺失，导致弹性回缩力丧失及细支气管呼气时早期关闭（图21-2）。哮喘病人周围气道可见基底膜增厚、平滑肌增生及粘液栓形成，但肺泡周围附着组织缺失尚无类似报告。

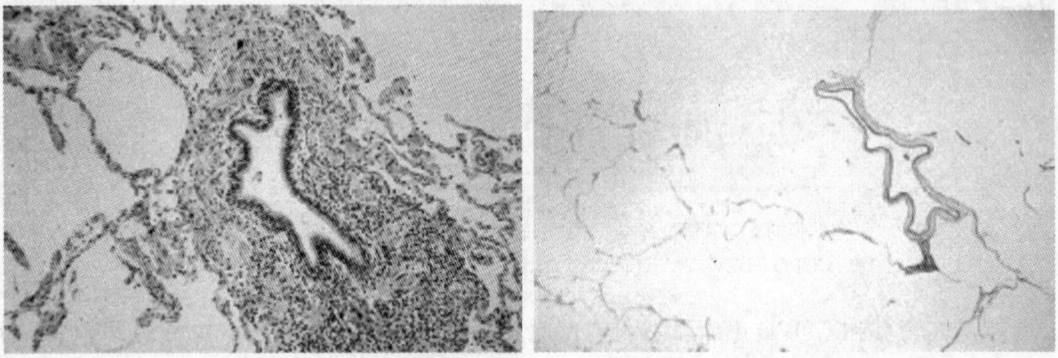

图21-2　小气道病变　左图　细支气管周围炎小气道横断面，主要炎症细胞为淋巴细胞
右图　肺泡附着组织缺失，气道萎陷

有研究报告称，COPD细支气管炎的主要损伤为持续性、进展性炎症，并导致细支气管周围纤维化，组织学上可见巨噬细胞和中性粒细胞显著增加，COPD吸烟者与非COPD吸烟者相比，CD81细胞明显增多，而哮喘患者小气道嗜酸细胞和IL-5的基因表达明显增加。

肺气肿的早期改变可见肺间质弹性纤维破坏，弹性回缩力下降，细支气管和肺泡变形，肺泡隔缺失。近期研究发现，伴随肺内结构的破坏，胶原纤维合成增加，与目前普遍观点不同的是，肺泡壁可出现纤维化。哮喘患者是否有肺内弹性组织的缺失尚有不同见解。

目前认为，气道炎症反应造成了呼吸性细支气管和肺泡壁的破坏，蛋白溶解酶和蛋白酶抑制剂的失衡，是肺气肿的主要发病机制之一。烟雾可募集中性粒细胞到肺内，烟雾与肺泡巨噬细胞、趋化物质、中性粒细胞、蛋白弹性蛋白酶、内源性和外源性氧化物、蛋白酶抑制剂、抗氧化剂的相互作用导致了肺气肿的发生与发展。传统观点认为弹性蛋白酶来源于血中的中性粒细胞，目前研究发现肺内炎症细胞含有的金属蛋白酶也参与肺气肿的发病过程，通过基因敲除小鼠实验也证实了巨噬细胞、金属蛋白酶在吸烟诱导的肺气肿发病中的重要性。

哮喘患者肺泡周围组织内也可有相应的炎症改变，经纤维支气管镜（纤支镜）活检标本发现，夜间哮喘肺泡壁嗜酸细胞增多，且具有时间性，清晨多于傍晚，肺泡周围组织嗜酸细胞增多与肺功能下降有显著的相关性。

三、发病机制

COPD和哮喘均为气道的慢性炎症，均有气流受限，但两者炎症反应的本质有着明显的不同（见表21-1）。

表 21-1 COPD 与哮喘炎症反应的不同点

炎症	哮喘	COPD
炎症细胞	肥大细胞、嗜酸细胞、$CD4^+$ 细胞，巨噬细胞＋	中性粒细胞、$CD8^+$ 细胞、巨噬细胞＋＋
炎症介质	LTB4、组胺、IL-4、IL-5、IL-13、嗜酸细胞趋化因子、RANTES	LTB4、TNF-α、IL-8、生长相关癌基因-α（GRO-α、）
	氧化应激＋	氧化应激＋＋＋
炎症效应	气道高反应性＋＋＋、上皮脱落、纤维化＋、不累及肺间质、粘液分泌＋	周围气道高反应性±、上皮鳞状化生、纤维化＋＋、间质损伤粘液分泌＋＋＋
激素治疗反应	＋＋＋	±

（一）炎症细胞

哮喘是嗜酸细胞性气道炎症，支气管活检标本、BAL 及诱导痰中可见增多的、活化的嗜酸细胞及嗜酸细胞脱颗粒，CD41 T 淋巴细胞（Th2 细胞）参与了嗜酸细胞的活化过程，并促使肥大细胞脱颗粒，导致哮喘发作。嗜酸细胞性炎症可损伤气道的所有部位，上皮脱落，并通常不损伤肺间质，纤维增生常只在上皮下，无明显的肺内纤维化过程，气道高反应性为哮喘的显著特点。

COPD 与哮喘明显不同，COPD 加重期，在大气道，可见中性粒细胞炎症，粒细胞炎症标志物髓过氧化物酶和中性粒细胞植物血凝素明显增高，同时，嗜酸细胞阳离子蛋白和嗜酸细胞过氧化酶也显著增高。支气管活检标本发现单核细胞、CD41 T 细胞、特别是 CD81 T 细胞浸润，而中性粒细胞较少，提示炎症过程中，中性粒细胞由循环中迅速迁移到气道发挥作用。肺间质也可发现相似的炎症改变，炎症细胞主要为巨噬细胞和 CD81 T 细胞。与哮喘不同，COPD 病理改变多发生于周围气道，可见纤维化，多无上皮脱落，上皮常转为鳞状化生。多无气道高反应性。粘液高分泌是 COPD 的另一个特点，上皮下粘液腺和杯状细胞增多，而哮喘则多无此改变。

（二）炎症介质

来源于肥大细胞和嗜酸细胞的白三烯是哮喘发作期最主要的支气管收缩剂，组胺、前列腺素和激肽可能通过激活胆碱能神经反射，导致支气管收缩。而 COPD 炎症过程中释放的导致支气管收缩的炎症介质较少，胆碱能神经张力可能是惟一的调节支气管舒缩的机制，因此临床上常见对于 COPD 患者，胆碱能抑制剂比 β_2-受体激动剂更有效。

参与哮喘炎症过程的细胞因子与 COPD 不同，在哮喘发病过程中，IL-4、IL-5 和 IL-13 更为重要，IL-4 对于 IgE 合成，嗜酸细胞趋化因子、IL-5 对于嗜酸细胞炎症均起重要作用。

作为选择性的中性粒细胞趋化因子，IL-8 在 COPD 发病过程中的作用至为关键，诱导炎症 IL-8 水平也与疾病严重程度（FEV_1%预计值）显著相关。TNF-α 可激活核因子-κB 的转录，促进 IL-8 基因的表达。由于 COPD 发病过程中，有较多的巨噬细胞和中性粒细胞活化，因此其氧化应激反应要远远强于哮喘。

（三）酶类

哮喘与 COPD 发病机制中均涉及较多酶类，肥大细胞类胰蛋白酶在哮喘气道高反应性形成和气道重建过程中均发挥重要作用。而 COPD 则主要为蛋白酶类活性增高，其中蛋白酶与内源性抗蛋白酶的失衡有重要的意义，某些蛋白酶参与了肺间质的损伤过程，包括中性粒细胞弹性蛋白酶、组织蛋白酶和基质金属蛋白酶（matrix metal proteinases，MMPs）等，多种炎症细胞，包括巨噬细胞和中性粒细胞均可合成基质金属蛋白酶，肺气肿病人支气管肺泡灌洗液中胶原酶（MMP-1）和明胶酶 B（MMP-9）水平增高，而哮喘病人 MMPs 水平相对较低。

四、诊断

COPD 临床表现为慢性咳嗽、咳痰，呼吸困难，进行性气流受限。诊断主要依据病史、体检、肺功能、胸部 X 线检查、血气分析等。依据我国 COPD 及哮喘诊治规范，其中肺功能检查对于 COPD 和哮喘的诊断、分级及鉴别诊断是极为重要且必须的。

COPD 的基本病理生理改变为气流受限、肺弹性回缩力下降、呼气流速下降、肺过度充气，肺功能表现为 FEV_1 进行性下降，FEV_1/FVC 下降，功能残气量、残气量及肺总量增高，弥散功能下降，也可正常。无呼吸道疾病的非吸烟者，从 25～30 岁开始，每年 FEV_1 下降 25～30ml，而吸烟者下降速率明显快于非吸烟者，重度吸烟者明显快于轻度吸烟者。FEV_1 下降速率与起始 FEV_1 水平有显著相关性。

哮喘也为气道慢性炎症性疾病，临床表现为反复发作的、不同程度的喘息、呼吸困难、胸闷和咳嗽，体检肺部听诊有喘鸣音，发作期通常伴有可变的气流受限，可自行或经治疗后缓解，同时存在对多种刺激物的气道高反应性。目前研究发现，哮喘也可有基底膜下的纤维化，造成肺功能的持续异常。与 COPD 不同，肺功能检查结果正常并不能排除哮喘的诊断，必要时可行支气管激发试验以确定诊断。晨间及晚间呼气峰流速（PEF）变异率在某些肺功能检查正常的病人，对确定诊断有一定的帮助。另有部分病人其肺功能持续恶化，可逆性差，有时与 COPD 难于鉴别。一般建议哮喘患者应行多次肺功能检查，包括基础值，治疗开始后症状稳定期和症状缓解后每 1～2 年至少 1 次检查用力肺活量，中重度患者每天监测峰流速。

肺功能检查对于哮喘和 COPD 的诊断及病情监测均十分重要，肺功能检查可以早期发现病人，及早采取干预措施，可以防止病情的进一步恶化。由于哮喘肺功能具有可逆性，应用峰流速仪每天监测病情变化，可以改善最终治疗结果。

五、治疗

哮喘的基础治疗包括 β_2-受体兴奋剂，吸入激素和其他抗炎药物，最终可以达到控制哮喘症状及疾病发展的目的，而 COPD 的药物治疗效果有限，支气管扩张剂及吸入激素尚不能显著缓解 COPD 的病情进展。

虽然哮喘与COPD均为气道慢性炎症性疾病，有许多相似之处，但两者炎症过程的本质不同，因此对不同药物的治疗反应也不同。由于哮喘和COPD临床表现的不同特点，药物的使用方法也有诸多不同之处，如β_2-受体激动剂在哮喘治疗中可作为必要时用药，而在COPD治疗中则与胆碱能受体抑制剂一起作为常规应用的一线药物。

（一）β_2-受体激动剂

研究表明，COPD与哮喘对β_2-受体激动剂有3种不同的反应类型：仅FVC改善；仅FEV_1改善；FVC和FEV_1均改善。哮喘病人多表现为FEV_1改善或FVC与FEV_1均改善，而COPD病人表现为FVC改善。

COPD和哮喘病人均有肺内动态的过度充气，导致呼吸困难及运动耐受力下降，应用支气管扩张剂治疗对于COPD和哮喘的肺容量均有一定的改善作用，包括吸气容量增加，功能残气量和肺总量下降等。肺容量监测（吸气容量及第一秒用力吸气容量）尤其对于COPD病人来说，比用力肺活量有更好的指导意义。

1. 短效β_2-受体激动剂 研究表明，在哮喘病人中，常规应用与按需应用短效β_2-受体激动剂相比，在肺功能和症状的改善方面，并不具有优势。而在β-受体基因16位发生突变的哮喘病人，常规应用短效β_2-受体激动剂后，停药可造成肺功能的进一步下降。COPD病人常规应用短效β_2-受体激动剂，尤其是与胆碱能抑制剂联合应用，可以部分改善肺功能及呼吸困难症状，但对运动耐力影响不大。目前推荐，短效β_2-受体激动剂应作为哮喘治疗的必要时用药以及COPD治疗的一线常规用药。

2. 长效β_2-受体激动剂 长效β_2-受体激动剂（long acting beta-receptor agonist，LABA）包括沙美特罗和福莫特罗，在哮喘治疗中，LABA应与抗炎药物合用，联合治疗效果优于单独增加吸入激素剂量，且对于夜间哮喘，吸入LABA效果好于口服LABA或缓释茶碱，但单剂治疗常导致病情恶化，发作次数增多，而对于COPD病人，LABA可作为单剂用药的常规治疗。研究表明，对于其他药物治疗效果较差的COPD病人，LABA虽然对FEV_1和呼吸困难症状改善不大，但对生活质量有显著提高。同时，LABA的疗效强于茶碱，而两者的副反应发生率相似。福莫特罗与沙美特罗相比，起效快，但两者对支气管扩张的峰效应、持续时间和不良反应相似。在应用LABA的病人中采用动态心电图观察心脏不良反应，研究发现，这些病人在心律失常、QT间期和其他心电参数等方面与正常对照组无显著差异。

（二）茶碱

鉴于价格原因，茶碱目前仍是最广泛使用的阻塞性肺疾病的治疗用药，由于兼有抗炎和支气管扩张作用，在哮喘和COPD治疗中，常将其作为吸入激素和β-受体兴奋剂的辅助用药，缓释茶碱可用来控制夜间症状。其有效剂量血浆浓度为10～20mg/L。茶碱的疗效与吸入短效支气管扩张剂相似，但差于LABA，且与治疗相关的副反应也多于LABA。但在哮喘急性发作期，静脉应用茶碱由于其应用方便，疗效确切，在治疗上仍有其一定的治疗地位。

（三）磷酸二酯酶抑制剂

磷酸二酯酶抑制剂可以增加cAMP水平，抑制促炎介质及增强抗炎介质的释放，抑制淋巴细胞和平滑肌细胞的增生。第二代磷酸二酯酶抑制剂——西洛司特，可高选择性地抑制磷酸二酯酶4同工酶，可用于哮喘，尤其是COPD的治疗，可改善COPD病人的肺功能和生活质量，但对哮喘病人的肺功能结果收效甚微，其主要不良反应为呕吐和腹泻等胃肠道症状。

另一磷酸二酯酶抑制剂——Roflumilast 目前尚处于研究阶段，该药可一天一次口服，对 COPD 和哮喘均有抗炎效应，可能可以作为吸入激素治疗的替代药物。对 1500 例和 3000 例哮喘的药物研究表明，Roflumilast 对运动诱发的哮喘有较好的保护作用，其对 FEV_1 和晨间峰流速的改善作用与倍氯米松相近，强于白三烯受体拮抗剂，可以减少哮喘和 COPD 的加重次数。

（四）白三烯受体拮抗剂

白三烯受体拮抗剂可以抑制抗原诱导的早期和晚期反应，预防运动性哮喘，抑制气道高反应性及抗原诱发的气道炎症。对哮喘病人尚有一定的支气管扩张作用，常规剂量下药物不良反应较少，较高剂量可见肝功异常。

白三烯受体拮抗剂在哮喘治疗中可作为轻度持续性哮喘低剂量吸入激素治疗的替代药物，也可作为哮喘控制治疗的辅助药物，或用于减少吸入激素的用量，应用 1.5h 后可轻度改善肺功能，4h 内 FEV_1 可增加 9%～11%。

对于多数 COPD 病人，白三烯受体拮抗剂对 FEV_1 无明显改善作用。

（五）胆碱能受体拮抗剂

胆碱能受体拮抗剂为 COPD 的一线治疗药物，也可用于哮喘急性发作期的治疗，其对 COPD 的治疗作用强于对哮喘的治疗作用，常规剂量下，其对 COPD 的治疗作用优于短效 β_2-受体激动剂，而对哮喘的治疗作用弱于短效 β_2-受体激动剂。与短效 β_2-受体激动剂和（或）茶碱联合应用，其对 COPD 治疗作用增强。长效胆碱能受体拮抗剂对稳定期 COPD 的治疗作用可维持 24h，对哮喘的支气管扩张作用可长达 48h，但对 COPD 肺功能的下降并无明显的保护作用。

（六）抗炎治疗

慢性炎症是哮喘和 COPD 发生、发展的基础病理过程，抗炎治疗在两者病程的某一阶段可起到有效的治疗作用，防止病情的进一步发展，抗炎治疗可减轻气道高反应性，改善肺功能，缓解症状，减少急性发作次数。

1. 哮喘的吸入激素治疗　激素是目前治疗哮喘的最有效的药物，吸入激素是针对所有慢性持续性哮喘的一线药物，其广泛的抗炎效应使其除应用于急性发作期外，还可用于哮喘的预防性治疗，具有非常好的临床效果。研究表明，与 β_2-受体激动剂相比，吸入激素除可缓解症状，改善肺功能外，还可减轻气道的炎症程度，减轻气道上皮下组织炎症细胞的浸润，使气道重建进度得以减缓。对于哮喘，吸入激素早期治疗十分必要，早期治疗可以避免肺功能的下降，减少用药时间、种类和剂量，取得更好的长期效果。

吸入激素加长效 β_2-受体激动剂联合治疗已成为中重度哮喘的一线常规治疗，对于先前治疗效果较差的中重度哮喘病人，联合治疗与单纯增加激素用量相比，峰流速监测值及肺功能明显改善，平均无症状天数增加，发作次数明显减少，必要时用药（短效 β_2-受体激动剂）减少，且不良反应无明显增加。

2. COPD 的吸入激素治疗　许多研究表明，某些 COPD 病人气道阻塞部分可逆，这些病人采用吸入激素治疗是有益的。欧洲呼吸协会曾做了有关吸入激素治疗 COPD 的研究，结果表明吸入激素治疗早期可有轻度肺功能的改善，但治疗3年后，治疗组与对照组相比，两者FEV_1下降的程度相似，但治疗组门诊看病及住院次数减少。

另一项有关长期吸入激素治疗中重度COPD的研究，观察了吸入激素对肺功能、COPD急性加重和健康状况的影响。结果发现，每年FEV_1下降的速率治疗组与安慰剂对照组无显著差异。但在整个研究过程中，每次随访，吸入支气管扩张剂后治疗组平均FEV_1显著高于对照组（$P<0.01$），急性加重的中位数下降了25%（$P=0.026$），以圣乔治呼吸问卷评估的健康状况也有明显改善（$P=0.0043$）。上述结果提示中、重度COPD患者应用吸入激素治疗，可以减少急性加重的次数，改善生活质量。

另有研究观察了COPD病人吸入激素治疗后，停药对急性加重的影响。研究发现停用吸入激素后，停药至第一次急性加重的间隔期明显缩短，急性加重的危险性增加，健康状况较停药前恶化。

COPD治疗GOLD指南中提出，在COPD急性加重期口服激素是有益的，吸入激素虽然不能减缓肺功能的下降，但在部分气道阻塞可逆的病人，在急性加重期，或反复住院的病人，有其相应的治疗作用。

研究表明吸入激素与LABA联合治疗COPD可以改善肺功能，减少急性发作次数及严重程度，减少缓解药物用量，提高生活质量，在重度COPD病人（$FEV_1<50\%$），治疗效果相对更为明显。联合治疗与单用吸入激素、LABA或安慰剂治疗相比，晨间用药前FEV_1、用药后2hFEV_1均有显著改善。

（陈　萍　赵海涛）

本节参考文献

1. 中华医学会呼吸病学分会哮喘学组. 支气管哮喘防治指南. 中华内科杂志，2003，42（11）：817-822
2. Cookson W. The alliance of genes and environment in asthma and allergy. Nature，1999，402：B5-B11
3. Heinzmann A，Deichmann KA. Genes for atopy and asthma. Curr. Opin. Allergy Clin. Immunol.，2001，1：387-392
4. Risch N，Merikangas K. The future of genetic studies of complex human diseases. Science，1996，273：1516-1517
5. Bernstein IL，Bernstein DI Chan-Yeung M，et al JL. Definition and classification of asthma. In：Bernstein IL，Chan-Yeung M，Malo JL，eds. Asthma in the Workplace. 2nded.，New York：Marcel Dekker Inc.，1999. 1-3
6. Vandenplas O，Malo JL. Definitions and types of workrelated asthma：a nosological approach. Eur. Respir. J.，2003，21：706-712
7. Howard TD，Meyers DA，Bleecker ER. Mapping susceptibility genes for allergic diseases. Chest，2003，123：363S-368S
8. Pauwels RA，Buist AS，Calverley PMA，et al. Global strategy for the diagnosis，management，and prevention of chronic obstructive pulmonary disease：NHLBI/WHO Global Initiative for Chronic Obstructive Lung Disease (GOLD) workshop summary. Am. J. Respir. Crit. Care Med.，2001，163：1256-1276
9. Holgate ST. Genetic and environmental interaction in allergy and asthma. J. Allergy Clin. Immunol.，1999，104：1139-1146
10. Jeffery PK，Wardlaw A，Nelson FC，et al. Bronchial biopsies in asthma：an ultrastructural quantification

study and correlation with hyperreactivity. Am. Rev. Respir . Dis . , 1989, 140 : 1745-1753
11. Naylor B. The shedding of the mucosa of the bronchial tree in asthma. Thorax , 1962, 17 : 69-72
12. Beasley R, Roche W, Roberts JA, et al. Cellular events in the bronchi in mild asthma and after bronchial provocation. Am. Rev . Respir. Dis. , 1989, 139 : 806-817
13. Ollerenshaw SL, Woolcock AJ. Characteristics of the inflammation in biopsies from large airways of subjects with asthma and subjects with chronic airflow limitation. Am . Rev. Respir . Dis . , 1992, 145 : 922-927
14. Barnes PJ. Pathophysiology of asthma. Br . J . Clin. Pharmacol. , 1996, 42 : 3-10
15. Jeffery PK. Structural and inflammatory changes in COPD : a comparison with asthma. Thorax , 1998, 53 : 129-136
16. Saetta M, Di Stefano A, Maestrelli P, et al. Activated T-lymphocytes and macrophages in bronchial mucosa of subjects with chronic bronchitis. Am. Rev. Respir. Dis . , 1993, 147 : 301-306
17. Anthonisen NR, Connett JE, Kiley JP, et al. Effects of smoking intervention and the use of an inhaled anticholinergic bronchodilator on the rate of decline of FEV1 : the Lung Health Study. JAMA, 1994, 272 : 1497-1505
18. The Lung Health Study Research Group. Effect of inhaled triamcinolone on the decline in pulmonary function in chronic obstructive pulmonary disease. N. Engl . J. Med. , 2000, 343 : 1902-1909
19. Buist AS. Similarities and differences between asthma and chronic obstructive pulmonary disease : treatment and early outcomes. Eur . Respir . J. , 2003, 21 (suppl 39) : 30s-35s
20. Haahtela T, Jarvinen M, Kava T, et al. Comparison of α_2-agonist, terbutaline, with an inhaled corticosteroid, budesonide, in newly detected asthma. N. Engl . J. Med . , 1991, 325 : 388-392
21. Haahtela T, Jarvinen M, Kava T, et al. Effects of reducing or discontinuing inhaled budesonide in patients with mild asthma. N. Engl. J. Med. , 1994, 331 : 700-705
22. Laitinen LA, Laitinen A, Haahtela T. A comparative study of the effects of an inhaled corticosteroid, budesonide, and a beta _ 2-agonist, terbutaline, on airway inflammation in newly diagnosed asthma : a randomized, double-blind, parallelgroupcontrolled trial. J . Allergy Clin. Immunol. , 1992, 90 : 32-42

第二节 COPD与支气管扩张

支气管扩张（bronchiectasis）是指感染、理化、免疫或遗传等原因引起支气管壁平滑肌和弹力支撑组织的破坏而引起支气管异常的、不可逆性的扩张的慢性化脓性疾病。临床表现为慢性咳嗽伴大量脓痰和反复咯血。支气管扩张的诊断是以影像学为基础的，同时也需要评估支气管扩张范围、程度和可能的病因。COPD是一种具有气流受限特征的疾病状态，气流受限不完全可逆，通常呈进行性发展，并与肺对有害颗粒和气体的异常炎症反应有关。主要表现为与年龄不相应的肺功能缓慢、进行性下降。两者均属于阻塞性肺疾病，认识二者的异同关系对诊治具有重要意义。

一、病因与发病机制

支气管扩张发病因素较多，根据作用机制的不同，可分为支气管肺感染和支气管阻塞两大类，两者之间存在相互影响。过去，儿童时期的肺部感染（细菌、病毒、结核等）是小儿及成年人支气管扩张最常见诱发因素。随着抗生素的应用，遗传性疾病、免疫缺陷病和系统性疾病引起的支气管扩张相对增多。与COPD病因相比可以看出，遗传因素a1-AT缺乏症可增加发生两种疾病的易感性，病毒及细菌的感染在两种疾病的发生、发展中均起到重要作用。吸烟、职业接触和空气污染是COPD最重要的发病因素，但在支气管扩张病因中并不占有主导地位。另外，COPD可以导致支气管阻塞，虽然阻塞本身并不导致支气管扩张，但它一方面引起支气管廓清功能减弱，促进细菌感染，另一方面可增加受累气道周围的肺泡压力，促进支气管扩张发生。而当支气管囊状扩张病变范围广泛时，可并发阻塞性肺气肿。

关于支气管扩张发病机制，近来研究提示感染、炎症和酶相互作用，形成一个破坏支气管-肺组织的恶性循环。支气管肺感染和阻塞长期反复作用导致支气管树与肺实质发生持续的慢性炎症反应。这种炎症反应是以中性粒细胞在支气管腔的聚集和中性粒细胞、单核细胞和$CD4^+$细胞的组织浸润为特征，中性粒细胞的聚集是由致炎细胞因子IL-1b、IL-8、TNF-α、LTB4等介导的。这些介质吸引中性粒细胞在肺内大量聚集，并粘附在肺毛细血管内皮细胞上，释放出中性粒细胞弹性蛋白酶（NE）和氧自由基，进一步损伤支气管纤毛及上皮细胞，造成支气管-肺组织破坏。因此，慢性炎症和蛋白分解活动被认为是支气管扩张的主要致病机制，中性粒细胞及NE在支气管扩张发病中起重要作用。

COPD发病机制复杂，仍未完全阐明，目前认为可能机制是：1. 慢性炎症；2. 蛋白酶-抗蛋白酶失衡；3. 氧化-抗氧化失衡。第一，在支气管扩张与COPD发病机制中均存在慢性炎症，支气管扩张的主要炎症细胞是中性粒细胞、单核细胞和$CD4^+$ T淋巴细胞，主要炎症介质IL-1b、IL-8、TNF-α、LTB4。COPD的主要炎症细胞为肺泡巨噬细胞、$CD8^+$ T淋巴细胞、中性粒细胞。主要炎症介质：LTB4、IL-8、TNF-α。第二，关于蛋白酶-抗蛋白酶失衡，在支气管扩张发病机制中，中性粒细胞及NE发挥重要作用，而在COPD中，近来证据表明，中性粒细胞及其弹性蛋白酶可能在肺气肿组织降解中也许不占主导地位，而巨噬细胞及其巨噬细胞源性的基质金属蛋白酶足够引起吸烟导致的肺气肿的形成。第三，关于氧化-抗氧化失衡机制，在支气管扩张中主要由中性粒细胞释放氧自由基参与，而在COPD中是由直接吸入有害颗粒及肺泡巨噬细胞和中性粒细胞释放氧自由基参与。

二、病理及病理生理

支气管扩张多发生在1个肺段，也可以弥漫性发生于双侧肺的多个肺段，多发生在引流不畅的肺段，以左肺下叶和舌叶最为常见。结核性支气管扩张与肺结核好发部位一致，多见上叶后段。通常情况下支气管扩张发生于中等大小支气管，其下更小的支气管则形成瘢痕而闭塞。有时较大的支气管也可受累，见于过敏性支气管肺曲菌病。在病理形态上可分为：①柱状支气管扩张；②静脉曲张状支气管扩张；③囊状支气管扩张。显微镜下的改变为支气管壁增厚、支气管粘膜表面溃疡形成，纤毛柱状上皮细胞鳞状化生或萎缩，支气管壁弹力组织、肌层以及软骨等遭受破坏，由纤维组织代替，管腔扩大，常有脓性分泌物，远端的外周气道被分泌物阻塞和纤维化。供血的支气管动脉常常扩张，并可以和肺动脉终末支吻合，形成血管瘤。

与COPD比较可以看出，支气管扩张发生部位在小支气管及以上支气管，典型病理改变支气管壁组织破坏所致的管腔变形扩大，腔内含有多量分泌物，伴有支气管动脉和肺动脉终末支扩张吻合，形成血管瘤。而 COPD 发生在细支气管及以下分支，最具特征性改变是气道狭窄，伴行的肺小血管管腔狭窄乃至完全闭塞，肺毛细血管床数量及横截面积皆减少。

支气管扩张呼吸功能的改变取决于病变的范围及性质。病变局限者，呼吸功能测定可在正常范围，柱状支气管扩张对呼吸功能的影响较轻微。支气管囊状扩张对支气管破坏严重，可并发肺纤维化和慢性阻塞性肺气肿，肺功能可有明显改变，主要表现为阻塞性通气功能障碍。当支气管扩张发展至广泛肺组织纤维化时，可出现弥散功能障碍，引起低氧血症和高碳酸血症。由于支气管扩张与 COPD 均可存在支气管内炎症细胞浸润、粘液及浆液渗出、平滑肌痉挛等因素，故两者均可合并存在不同程度的可逆性气流阻塞和气道高反应性。病情晚期都可并发肺源性心脏病，甚至心力衰竭。

三、临床表现

支气管扩张可发生于任何年龄，多在儿童及青少年起病。多数患者幼年曾有麻疹、百日咳或支气管肺炎病史，一些患者可能伴有鼻窦炎或家族性免疫缺陷病史。典型症状是慢性咳嗽、咳大量脓痰和反复咯血。痰量和性状取决于病情轻重及是否合并感染。感染重时痰量每天可达数百毫升，呈黄绿色脓性，伴有厌氧菌感染，常有臭味，收集痰液于玻璃瓶静置可见分层现象。上层为粘液泡沫、下层为脓液、中层为混浊浆液、最下层为坏死沉淀组织。长期反复感染可有食欲减退、消瘦、贫血。相对大量脓痰的湿性支气管扩张，仅表现为反复咯血的称为干性支气管扩张。已有研究证实，由于支气管的持续性炎症反应，部分患者可出现可逆性的气流阻塞和气道高反应，表现为喘息、呼吸困难和紫绀。如病情进行性加重，可出现肺纤维化、代偿性及阻塞性肺气肿，也可以并发肺脓肿、气胸、胸膜炎。COPD 是一种渐进性疾病，发病年龄多在 50 岁以后，大多数病人有长期吸烟史或有害气体、粉尘接触史。早期病人，即使肺功能持续下降，可毫无症状。至中晚期，常出现咳嗽、咳痰、气短等症状，晚期病人气短症状非常明显，即使轻微活动都不能耐受。痰量因人而异，为白色粘液痰，合并感染可变为粘液脓性，咯血不常见，可有痰中带血丝。在长期患病过程中，反复感染和缓解是本病特点，感染常发生于冬季。此外尚有疲乏、纳差和体重减轻等全身症状。

典型化脓性支气管扩张病情进展或继发感染时，患侧肺部可闻及固定性湿啰音，伴或不伴啰音。反复咳嗽、咳脓痰患者常有消瘦、杵状指。干性支气管扩张或部分病人可以没有阳性体征。COPD 早期多无异常体征，重者可有桶状胸，呼吸音减弱，呼气时间延长，肺底可有闻及干湿啰音，心音低远。

支气管扩张症典型的 X 线表现为粗乱肺纹理中有多个不规则的蜂窝状透亮阴影或沿支气管的卷发状阴影，感染时阴影内出现液平。薄层 CT 可见支气管扩张形态。COPD 在 X 线、肺 CT 呈现肺气肿改变。肺功能测定对 COPD 的诊断、鉴别诊断、严重度分级、预后和治疗反应有重要意义。在两种疾病晚期合并肺心病时，可有相似临床表现。

四、诊断

典型的支气管扩张根据病史即有提示诊断意义，确诊必须通过影像学检查。高分辨计算机体层摄影（HRCT）诊断支气管扩张敏感性在 87%～97%，特异性在 93%～100%，已基本取代传统诊断支气管扩张金标准的支气管造影。HRCT 尽管能在结构上基本明确支气管扩张的诊断，但不能明确支气管扩张的病因，因此在诊断特发的支气管扩张以前，必须除外遗传免疫和系统性疾病合并的支气管扩张。

COPD的诊断应结合症状、体征、危险因素接触史（尤其吸烟史）、胸部X线检查及肺功能检查综合判定。

五、鉴别诊断

见表21-2。

表21-2 COPD与支气管扩张的鉴别诊断

	COPD	支气管扩张
病因	吸烟、环境污染、感染及遗传因素等	支气管感染及阻塞
病史	多年吸烟史	幼年可有麻疹、百日咳、支气管肺炎病史
病变部位	细支气管及其以下分支	小支气管及其以上支气管
发病年龄	多在50岁以上	多在儿童及青少年起病
临床症状	早期可无症状，中晚期主要表现为气短，伴或不伴有咳嗽、咳痰，咯血少见。	典型症状为慢性咳嗽、咳大量脓痰、反复咯血。
肺部X线或CT	肺气肿改变	X线表现为粗乱肺纹理中有多个不规则的蜂窝状透亮阴影或沿支气管的卷发状阴影，感染时阴影内出现液平。薄层CT可见支气管扩张形态。
肺功能	阻塞性通气功能障碍	病变局限时肺功能正常。病变广泛时可出现阻塞性、限制性或混合型通气功能障碍

六、防治

（一）支气管扩张治疗

原发病因的纠正是治愈支气管扩张的希望，但约有40%支气管扩张难以找到明确的原因。抗菌药物是治疗支气管扩张的主要手段。近年来主张雾化定量吸入氨基糖苷类，能有效减少痰内的铜绿假单胞菌负荷和改善临床症状。稳定期是否应用抗生素没有明确意见，但长期应用可能容易诱导定植菌耐药。有研究表明在分离出铜绿假单胞菌感染的支气管扩张的患者，应用小剂量红霉素 8 周，能改善 FEV_1，但不能清除铜绿假单胞菌。试图阻断炎症反应的药物包括口服和吸入糖皮质激素，但有限的随机临床试验发现不能改善支气管扩张的预后。

为改善呼吸道引流，目前有效的排痰方法有：物理治疗、药物祛痰和经纤维支气管镜吸引等。物理治疗包括体位引流、胸腔叩击、胸腔振荡、辅助性咳嗽和用力呼气锻炼等，患者难以接受和长期坚持，也没有长期胸部物理治疗的随机临床试验报道。祛痰药物能使痰液稀薄、利于排出，但没有明确临床证据表明其有效性。经纤维支气管镜吸痰可用于体位引流效果不佳者，同时可行生理盐水冲洗，使粘稠痰液易于排出。

对于存在可逆性气流阻塞和气道高反应性的支气管扩张患者，可考虑使用支气管扩张剂治疗。有研究证实，采用定量雾化吸入非诺特罗和异丙托品可使支扩患者肺功能明显改善。

对于咯血患者，可应用止血药物，大咯血可行支气管动脉栓塞治疗。外科治疗主要用于：一是病变局限于 1 个或 2 个以内肺叶，感染频繁发展有加重趋势，内科治疗不能控制者；二是出现致命性并发症如大咯血应用药物和支气管动脉栓塞不能控制者；三是合并出现肺脓肿或脓胸内科治疗效果欠佳者。在疾病晚期，预计生存期在 2 年以下者，可考虑双肺移植。

（二）COPD 治疗　见第二十四章 COPD 的治疗

（陈　萍　刘　蕾）

本节参考文献

1. 陈灏珠．实用内科学．第 12 版，北京：人民卫生出版社，2005. 1640-1660
2. 朱元珏，陈文彬．呼吸病学．北京：人民卫生出版社，2002. 877-900
3. 吴其标，万毅刚，曹世宏．中性粒细胞弹性蛋白酶在支气管扩张症发病机制中的作用，中医药学刊，2003，21（10）：1722
4. 翟振国，蒋捍东，刘淑红．支气管扩张症研究新进展．青岛医学院学报，1998，34（4）：312
5. 韩卫军，况九龙．慢性阻塞性肺疾病的发展机制认识进展．江西医学院学报，2004，44（1）：125
6. 方宗君，严铎，陆祖祥．支气管扩张的病因学进展．医学综述，1995，1（4）：160-161
7. 赵云娟，邬海燕．与系统性疾病有关的支气管扩张症．中国综合临床，2003，19（3）：209
8. 陈文彬．气道炎症与慢性阻塞性肺病．中华内科杂志，1999，38（4）：221-222
9. Miami M，Llewellyn-Jones CG，Bayley D，et al. The chematacite activity of sputum from patients with bronchiectasis . Am . J. Respir . Crit. Care Med.，1998，157：723
10. William RC，Bronchiectasis and homozygous（PIZZ）α-antitrypsin deficiency in a young man. Thorax，1995，50：424
11. Tsang，Kenneth W，Chan，Kwok-ning，Ho，Pak-leung，et al. Sputum elastase in steady-state bronchiectasis. Chest，2000，117（2）：420
12. Scaff B，Wieghorst A，Aries SP，et al。Neutrophil inflammation and activation in bronchiectasis：comparison with pneumonia and idiopathic pulmonary fibrosis. Respiration，2000，67（1）：52
13. Churg A，Zay K，Shay S，et al. Acute cigarette smoke-induced connective tissue breakdown requires both neutrophils and macrophage met alloelastase in mice. Am. J. Respir. Cell Mol. Biol.，2002，27：368-374
14 . Churg A，Wang RD，Tai H，et al. Macrophage met alloelastase mediates acute cigarette smoke- induced

inflammation via tumor necrosis factor release. Am . J. Respir. Crit . Care Med . , 2003，167：1083-1089
15. Angrill J，Agusti C，de Celis R. Bronchiectasis Thorax，2002，57（1）：15
16. Loberes-P，Montserrat-E，Montserrat-JM，et al. Bronchiectasis. Thorax，1992，47（2）：88
17. Angrill J，Agusti C，Torres A. Bronchiectasis. Curr Opin. Infect. Dis. ，2001，14（6）：193-197
18. Barker AF. Bronchiectasis. N. Engl. Med. ，2002，346（18）：1383-1393
19. Silverman E，Ebright L，Kwiatkowski M，et al. Current management of bronchiectasis：review and 3 case studies. Heart Lung，2003，32（1）：59-64
20. Mitchell TA，Hamilos DL，Lynch DA，et al. Distribution and severity of bronchopulmonary aspergillosis（ABPA）. J . Asthma，2000，37（1）：65-72
21. Osika E，Cavaillon J-M，Chadelat K，et al. Distinct sputum cytokine profiles in cystic fibrosis and other chronic inflammatory airway disease. Eur. Respir. J. ，1999，14：339
22. Hassan JA，Saadiah S，Roslan H，et al. Bronchodilator response to inhaled beta-2 agonist and anti-cholingergic drugs in patients with bronchiectasis. Respirology，1999，4（4）：423-426
23. Petersen KM，Lewis C. Bronchiectasis in Alaska Native children：causes and clinical courses. Pediatr. Pulmonol. ，2000，29（3）：182-187
24. Jones A，Rowe BH. Bronchopulmonary hygiene physical therapy in bronchiectasis and chronic obstructive pulmonary disease：a systematic review. Heart lung，2000，29（2）：125-135
25. Growther Labiris NR，Holbrook AM，Chrystyn H，et al. Dry powder versus intravenous and nebulized gendanicin in cystic fibrosis and bronchiectasis. A pilot study. Am. J Respir. Crit Care Med. ，1999，160（5Pt1）：1711-1716
26. Saetta M，Di-Stefano A，Maestrelli P，et al. Airway eosinophilia in chronic bronchitis during exacerbations. Am . J. Respir . Crit . Care Med. ，1994，150：1646-1652
27. Chanes P，Vignola AM，O' Shaugnessy T，et al. Corticosteroid reversibility in COPD is related to features of asthma. Am . J. Respir. Crit. Care Med. ，1997，155：1529-1534
28. Buist AS，Vollmer WM. Obstructive diseases，Smoking and other risk factors. In：Murray JF，Nadel JA，eds. Textbook of respiratory medicine. 2nded，Philadephia：Saunders，1994. 221-222
29. Minas M，dimitropoulos K，Pastaka Ch，et al. Global initiative for chronic obstructive lung disease for obstructive pulmonary disease：GOLD opportunity for lung disorders. Prev. Med. ，2005，40（3）：274-277

第三节　COPD与肺囊性纤维化

囊性纤维化（cystic fibrosis，CF）是一种侵犯多脏器的家族性常染色体隐性遗传疾病。主要表现为外分泌腺的功能紊乱，粘液腺增生，分泌液粘稠，汗液氯化钠含量增高。该病可累及肺、气道、胰腺、肠道、胆道、输精管、子宫颈等多个外分泌腺体及器官，其中以呼吸系统损害最为突出，肺部并发症是导致患者死亡的最主要原因。COPD是一种具有气流受限特征的疾病，气流受限不完全可逆，呈进行性发展，与肺部对有害气体或有害颗粒的异常炎症反应有关。二者在病因、发病机制、病理、治疗及预后等方面有着明显的差异，是截然不同的两种疾病。但在肺功能诊断方面，二者同属于阻塞性肺疾病，通气功能损害的表现非常相似，而COPD的诊断又主要依据肺功能检查，因此，应了解二者各自不同的临床特点，做好鉴别诊断。

一、流行病学

CF 具有明显的人种分布特征，在西方国家是最常见的一种致命性遗传性疾病，主要发生于欧洲和北美洲的白种人，发病率达 1/2000，黑种人较少，亚洲人极少见。迄今为止，华人罹患此病者在我国内地、中国台湾地区、美国及加拿大，仅见报道 17 例。婴幼儿时期发病，多在儿童期因肺部并发症而去就诊，死亡率高，可活到成年者约 25%，超过 30 岁者约占 9%。

COPD 则无明显的人种分布特征，在全世界范围内均属呼吸系统常见病、多发病，居当前全世界死亡原因的第 4 位。在我国，40 岁以上人群 COPD 的患病率为 8%左右，是严重危害人民群体健康的重要慢性呼吸系统疾病。

二、病因和发病机制

囊性纤维化病因比较明确，是由于位于第 7 对染色体囊性纤维化穿膜传导调节因子（CFTR）基因突变引起的常染色体隐性遗传病，病人是纯合子，其双亲是杂合子。病人的同胞中半数可带有隐性基因，而 1/4 可得病。一般带有隐性基因的杂合子占出生新生儿的 2%～5%，约 2000～2500 个新生儿中可有一个得病。

CFTR 在上皮细胞内是一种氯离子通道蛋白，并有调节钠离子通道的功能。基因突变导致患者电解质跨膜转运有障碍，上皮细胞氯离子通道调节异常，气道内氯离子的通透性减低、分泌减少以及钠离子的过度重吸收，以致水分不足，气道内分泌物粘稠。其他器官如胰腺外分泌功能、汗腺功能均有上述的异常改变。

COPD 目前的病因和发病机制尚未完全明了，一般认为是遗传与环境因素共同作用的结果，可能与肺部对有害气体或有害颗粒的异常炎症反应有关，环境因素可能占主导地位。吸烟、职业性粉尘和化学物质、空气污染、感染、社会经济地位等是常见的环境因素。COPD 也有家族聚集倾向，已知的遗传因素为 α_1-抗胰蛋白酶缺乏。重度 α_1-抗胰蛋白酶缺乏与非吸烟者的肺气肿形成有关。在我国，α_1-抗胰蛋白酶缺乏引起的肺气肿迄今尚未见报道。

三、病理和病理生理

CF 患者的肺部病理表现主要为粘稠分泌物堵塞支气管及其继发的感染。患者于出生时呼吸道无病变发现，发病早期出现支气管腺体肥大，杯状细胞变性，以后支气管粘液腺分泌出粘稠分泌物，使粘膜上皮纤毛活动受到抑制，粘液引流不畅。支气管堵塞引起肺不张和继发性感染。反复发作，产生广泛支气管炎、肺炎、支气管扩张、细支气管扩张、肺脓肿，逐渐引起肺部广泛纤维化和阻塞性肺气肿。在以上病理基础上导致阻塞性和限制性混合的呼吸功能损害，表现为肺通气不足，吸入气体分布不均，通气与血流比例失调以及弥散功能障碍，出现缺氧和二氧化碳潴留症状，最后导致呼吸衰竭。同时肺循环阻力增加，引起肺动脉高压和肺源性心脏病。鼻息肉、慢性鼻窦炎也是常见的并发症。

同时消化道器官也是其主要受累部位。在胰腺表现为粘稠分泌物阻塞外分泌管，出现胰管扩张、腺泡扩大形成囊肿，继以广泛纤维化伴细胞浸润、萎缩，引起糖尿病。外胰腺管阻塞，胰腺酶包括胰蛋白酶、脂肪酶和淀粉酶的分泌不足或缺乏，导致消化、特别是脂肪吸收不良。在肝脏小胆管被粘液堵塞，引起多小叶性肝硬化、门静脉高压和肝功能损害，并可并发脾功能亢进。胆道阻塞可引起黄疸。胆汁缺乏对脂类的消化、脂溶性维生素的吸收、胰液和肠液的消化作用以及肠蠕动都有不良影响。粘液可使肠道上皮剥脱，结构破坏。新生儿在回肠末端发生胎粪梗阻，为早期常见表现。汗腺分泌中氯化钠含量明显增高。输精管发生纤维化阻塞，失去生育能力。女性生殖能力减退。

COPD 特征性的病理学改变存在于中央气道、外周气道、肺实质和肺的血管系统，表现为炎症性损害与修复共同作用的结果。在中央气道——气管、支气管以及内径大于 2～4mm 的细支气管，可见炎症细胞浸润，粘液分泌腺增大和杯状细胞增多使粘液分泌增加。在外周气道——内径小于 2mm 的小支气管和细支气管内，可见慢性炎症后修复过程导致的气道壁结构重构，胶原含量增加及瘢痕组织形成。在肺实质表现为小叶中央型肺气肿，严重时伴有肺毛细血管床的破坏。肺血管的改变以血管壁的增厚为特征，早期为内膜增厚，接着出现平滑肌增加、血管壁炎症细胞浸润、蛋白多糖和胶原的增多等，使血管壁进一步增厚。

呼气气流受限，是 COPD 病理生理改变的标志，并呈进行性进展。在 COPD 中晚期，由于气道阻塞、肺实质破坏及肺血管床的减少，会出现肺气体交换障碍，产生低氧血症，以后可出现高碳酸血症。长期慢性缺氧可导致肺血管广泛收缩和肺动脉高压，并进而产生慢性肺源性心脏病及右心衰竭。

COPD 的病变主要局限于呼吸系统，虽然也可合并营养不良、运动耐力下降等全身表现，但通常无消化系统等其他部位的病理改变。

四、临床表现

CF 多于婴幼儿时期发病，主要发生于儿童，约 3%在成年后做出诊断，死亡率高。近年来由于早期诊断与合理、积极治疗，病人存活率已有所提高，至少有 25%患者可活到成年，9%年龄超过 30 岁。呼吸系统主要表现为反复支气管感染和气道阻塞症状。新生儿出生后数日内即可出现症状。早期可有轻度咳嗽，伴发肺炎、肺不张后咳嗽加剧，粘痰不易咳出，呼吸急促。患者若咳出大量脓性痰或伴咯血时，提示有支气管扩张和肺脓肿的可能。体格检查常见杵状指（趾）。肺部感染的致病菌大多是金黄色葡萄球菌、绿脓杆菌或其他革兰阴性杆菌。肺部产生广泛性纤维化和肺气肿后，有喘鸣，活动后气急，常并发自发性气胸或纵隔气肿。出现缺氧和二氧化碳潴留症状时，气急加剧，紫绀，最后导致呼吸衰竭和肺源性心脏病。

新生儿由于肠粘液分泌和粘度增加，以及因缺乏胰酶等影响蛋白质消化，故约 10%有胎粪阻塞；儿童也可发生肠梗阻和直肠脱垂。胰腺分泌不足则出现腹胀、腹部隆起、排出大量泡沫恶臭粪便等消化不良症状，甚至发生脂肪泻和氮溢（azotorrhea）。维生素缺乏，特别是维生素 A 缺乏可发生干眼病。病儿虽食欲旺盛，饮食量足够，但仍有营养不良和生长发育迟缓。胆道阻塞可出现黄疸，并发肝硬化时，可出现门静脉高压、脾机能亢进。婴儿若出汗过多，失去大量电解质和水分，容易引起虚脱。

COPD 起病隐匿，进展缓慢，症状轻微，甚至缺如，通常到发生中、重度呼吸功能损害时才出现明显的症状，引起患者的重视。因此就诊的患者多见于老年人。常见的症状有：（1）慢性咳嗽 通常为首发症状。初起咳嗽呈间歇性，早晨较重，以后早晚或整日均有咳嗽，但夜间咳嗽并不显著。少数病例咳嗽不伴咳痰，也有少数病例虽有明显气流受限但无咳嗽症状。(2) 咳痰　咳嗽后通常咳少量粘液性痰，部分患者在清晨较多；合并感染时痰量增多，常有脓性痰。(3) 气短或呼吸困难　这是COPD的标志性症状，是使患者焦虑不安的主要原因，早期仅于劳力时出现，后逐渐加重，以致日常活动甚至休息时也感气短。(4) 喘息和胸闷　不是COPD的特异性症状。部分患者特别是重度患者有喘息；胸部紧闷感通常于劳力后发生，与呼吸费力、肋间肌等容性收缩有关。(5) 其他症状　晚期患者常有体重下降、食欲减退、精神抑郁和（或）焦虑等，合并感染时可咳痰或咯血。

五、辅助检查

(一) X线

包括胸部X线平片或CT检查。CF患者在疾病早期主要表现为肺部过度充气征，随着疾病的进展主要表现为支气管炎的征像，同时可见支气管粘液嵌塞、支气管扩张等征像，合并肺部感染时还可出现肺脓肿、肺部炎症影像，也可呈局限性萎陷（肺不张），晚期可见肺源性心脏病的征象。

COPD主要X线检查也可见肺过度充气，合并感染时可出现肺部炎症影像，晚期也可见肺源性心脏病的征象，与CF有一定的相似性，通过X线检查一般难以将二者截然区分开，但COPD以肺过度充气表现为主，而CF更多表现为感染、粘液嵌塞的征象。

(二) 呼吸功能

CF与COPD均可表现为严重的肺功能损害，二者在这一方面具有更大的相似性。但CF肺功能损害出现的年龄更早，尽管罹患此病的新生儿肺功能可以正常，但随着病情进展，通常在童年阶段即会出现明显的肺功能损害。通气功能检查表现为阻塞性通气障碍，最大中期呼气流速及低肺容量位呼气流速下降，残气容积及残/总比升高；氧合功能也进行性降低，当PaO_2低于55mmHg时，通常合并肺动脉高压，疾病晚期时常合并高碳酸血症。

COPD的肺功能损害常在疾病的中晚期出现，且进展缓慢，多于老年患者损害较重。也以阻塞性通气功能障碍为主，呼气流速降低，残气容积及残/总比升高，疾病晚期常合并氧合功能障碍。气流受限是以FEV_1/FVC降低来确定的。吸入支气管舒张剂后FEV_1＜80％预计值，且FEV_1/FVC＜70％者，可确定为不能完全可逆的气流受限。

(三) 实验室检查

1. 汗液检查　汗液内氯化钠含量增加是CF最重要的诊断特征。正常儿童汗液内氯含量平均为30～40mmol/L，钠为60mmol/L。病儿汗内氯含量可高达105～125mmol/L，钠为120mmol/L。如汗内氯含量高于60mmol/L（成人高于70mmol/L），钠高于80mmol/L，且能排除肾上腺皮质功能不全症，即具有重要诊断意义。可用0.2％硝酸毛果芸香碱电游子透入法刺激皮肤出汗测定电解质。

2. 消化液检查　抽取十二指肠液检查，90％～95％的CF病人合并胰腺外分泌功能失常，表现为消化液粘稠度增加，各种胰酶特别是胰蛋白酶减少或缺乏，可做为诊断依据。

3. 其他检查　直肠粘膜活检见腺管充满粘液而扩张形成粘液层。空肠粘膜活检发现肠粘膜绒毛消失。尿内5-羟吲哚乙酸（5 hydroxyindole acetic acid）增加等，对诊断也有参考价值。

COPD患者以上检查基本正常，与CF具有明确的区别。

六、诊断和鉴别诊断

CF的诊断依据：(1) 呼吸系统反复出现的呼吸道阻塞和感染症状，通气功能检查表现为阻塞性通气障碍。(2) 消化系统症状，如腹胀、腹泻、黄疸等。(3) 汗液内氯化钠含量明显增加。(4) 胰腺功能不全。(5) 家族史及流行病学特征。

COPD与CF除在呼吸功能检查方面具有一定的相似性外，其他方面均有明显不同，综合分析临床资料，不难做出鉴别诊断。二者的主要异同点参见表21-3。

表21-3　COPD与CF鉴别要点

	COPD	CF
病因	吸烟，与肺部对有害气体或有害颗粒的异常炎症反应有关	常染色体隐性遗传疾病，基因突变，导致氯离子通道蛋白合成、翻译异常和功能丧失，引起外分泌腺功能异常
流行病学	常见病，多发病	在国内为少见病
起病年龄	起病隐匿，进展缓慢，一般在老年方才出现明显的呼吸功能障碍。	起病早，进展快，一般在成年以前即已出现明显的呼吸功能障碍
临床表现	慢性咳嗽、咳痰、胸闷、气短等	反复呼吸道感染、阻塞症症，消化不良、生长发育迟缓等
病理	主要表现为肺部慢性炎症、肺气肿	主要为粘稠分泌物堵塞支气管及其继发的感染，同时伴有胰、肝胆系统腺体扩张、阻塞、破坏性改变等表现
实验室检查	汗液、消化液检查正常	汗液、消化液检查异常，
X线检查	肺过度充气征，少见支气管粘液嵌塞、支气管扩张征，合并感染时可见肺脓肿、肺部炎症影像，晚期可见肺源性心脏病的征象。	肺过度充气征，支气管炎、支气管粘液嵌塞、支气管扩张征，合并感染时可见肺脓肿、肺部炎症影像，肺不张，晚期可见肺

（续表）

		源性心脏病的征象。
肺功能检查	阻塞性通气功能障碍，可伴有氧合功能障碍	阻塞性通气功能障碍，可伴有氧合功能障碍

七、CF 的治疗

治疗的目的在于预防和减慢肺功能恶化，改善营养状况，提高生活质量。

控制呼吸道感染是 CF 治疗的重要方面。应针对痰菌和药物敏感情况，采用合适的抗菌药物。根据病情可较长时期或间歇用药。用蒸气或粘液溶解剂雾化吸入可液化粘痰，加用抗生素和支气管扩张药作超声雾化吸入效果更好。鼓励成年人作体位引流以利排痰。

应给予高热量、高蛋白和低脂肪饮食，补充各种维生素特别是维生素 A。同时补充胰酶制剂，如胰酶肠溶片，口服 1～3g/d，以增强消化能力，促进生长发育。

婴儿发生胎粪肠梗阻时可施行手术治疗。天热出汗过多，必须及时补充食盐和足够的水分，以防止电解质紊乱及虚脱。

CF 的基因治疗：通过载体将正常 CF 基因导入有缺陷的细胞内，以纠正氯离子分泌障碍，体外实验已获成功，而且通过雾化吸入基因转染的方式，已经在囊性纤维化患者中取得一定的临床疗效。

八、预后

CF 的预后取决于早期诊断和治疗。约半数儿童因感染或心肺功能衰竭等严重并发症于 10 岁前死亡，活至成年者较少。如能早期诊断，控制呼吸道感染，注意饮食疗法，儿童期间病死率可下降，并可存活至成年。

COPD 的患者多数可生存至老年，多死于严重的呼吸衰竭、肺部感染等并发症。

（陈　萍　张志远　史　亮）

本节参考文献

1. Vizza CD, Yusen RD, Lynch JP, et al. Outcome of patients with cystic fibrosis awaiting lung transplantation. Am . J. Respir . Crit. Care Med. , 2000, 162 (3) ： 819-825
2. Robinson C, Scanlin TF. Cystic fibrosis. In： Fishman AP. ed. Fishman' s pulmonary Diseases and Disorders. 3rded, New York: Mc Graw-Hill, 1998. 803-824
3. Rosenfed MA, Collins F. Gene therapy for cystic fibrosis. Chest, 1996, 109 (1) ： 241-252
4. Shale DJ. Cystic fibrosis in adults Respiratory disease. In： Gibson GJ. ed. Respiratory medicine . 3rded, London： Edinburgh： 2003, 1495-1512
5. Welsh MJ. Cystic fibrosis. In： Goldman L, Bennet JC. eds. Cecil Textbook of Medicine. 21sted, Philadelphia： W. B. Saunders Company, 2000. 401-405
6. Stern RC. The diagnosis of cystic fibrosis. N. Engl. J. Med. , 1997, 336 (7) ： 487-491

第四节　COPD与弥漫性泛细支气管炎

弥漫性泛细支气管炎（diffuse panbronchiolitis，DPB）是完全不同于慢性阻塞性肺疾病（COPD）的独立疾患，DPB是以呼吸性细支气管为主的弥漫性炎性疾病，病变部位反复感染而引起包括终末细支气管在内的呼吸性细支气管领域弥漫性炎症损害。临床以咳嗽、咳痰和活动后呼吸困难为主要表现，因此临床上极容易和慢性阻塞性肺疾病（COPD）相混淆。DPB的病理学特点是其炎症病变累及呼吸性细支气管组织的全层，故称之为泛细支气管炎。DPB以弥漫存在于两肺呼吸性细支气管区域的慢性炎症为特征，可导致严重的呼吸功能障碍。

一、流行病学

发现DPB的历史背景要追朔到1967年加拿大Macklem等提出小气道病概念的同一时期，日本的本间、中山、泷泽3位学者从病理学、临床及X线学报道了形态学上表现为以呼吸性细支气管为中心的细支气管炎及细支气管周围炎。依据病理组织学的特点提出DPB的概念，并将其区别于其他气道阻塞性疾病。日本曾在20世纪80年代初和20世纪80年代末进行两次大规模的流行病学调查，临床诊断648例，组织学确诊82例。自日本发现DPB以来，直至20世纪90年代以前未见其他国家和地区的有关报道。因此曾经怀疑本病可能与人种、遗传因素有关。20世纪90年代以来，在我国大陆及中国台湾地区、韩国等东亚地区陆续报道了本病，DPB自20世纪90年代以来已被欧美学者所注意，意大利、法国、英国已有DPB的发病报告，1996年美国也发现了5例患者。1999年日本研究DPB的学者工藤教授来华进行学术交流时谈到，目前日本的发病情况不会少于2000例。我国1981年在《内科讲座》呼吸分册一书中对本病做了详细介绍。解放军总医院和北京医院的各一例报告应为中国大陆的首次报道。我国到2002年底，中国大陆文献报道78例。

本病可能为一种全球性疾病，但确有人种和地域的差异，以日本、韩国、中国为代表的东亚地区较为常见。目前尚缺乏全球发病情况的调查资料，总结日本流行病学调查，DPB有如下特点：①DPB遍及日本各地，无地区分布差异。②患者性别，男：女为1.4：1，男高于女，但考虑到就诊率则性别间无差异。③发病年龄从10～80岁各年龄组均有分布，以40～50岁为发病高峰，推测患病率为11.1/10万。④发病与吸入刺激性气体及吸烟无密切关系。⑤84.8%患者合并慢性副鼻窦炎或有既往史。并且20.0%患者有慢性副鼻窦炎家族史。⑥发病的最初诊断常为其他呼吸道疾病，如慢性支气管炎、支气管扩张、支气管哮喘、肺气肿等占90%，而诊断DPB的仅为10%。

二、病因及发病机制

DPB的病因至今不清，相关因素如下。

(一) 感染

DPB患者84.8%合并慢性副鼻窦炎或有既往史。DPB患者均有不同程度的支气管粘膜病变或气道分泌物增多，呈慢性气道炎症改变。因此，有观点认为与感染有关。血冷凝集试验多阳性及红霉素疗效好，推测与肺炎支原体感染有关。

（二）与遗传因素有关的免疫异常

1. 本病有家族发病倾向，有家族内多发本病的报道。

2. HLA-BW_{54}（人类白细胞抗原 BW_{54}）多阳性（63.2%），提示可能有一定的遗传基础。HLA-BW_{54} 是除印地安人与大部分犹太人外，包括中国人在内的 蒙古系人种特有的抗原，在日本人中约 14.1%阳性，中国人约 10.4%阳性。白种人极为少见。因此曾经怀疑本病可能与人种、遗传因素有关。但 20 世纪 90 年代以来意大利、法国、英国、美国等也有患者发现。而且，本病的 HLA 的相关性并不限定于 HLA-BW54。据韩国报道，朝鲜族发病者以 HLA-B11 为多。研究表明，在日本，DPB 患者与编码 HLA-BW_{54} 的 B＊5401 基因有高度相关性，主要的组织相容性抗原为 HLA-BW_{54}-Cwl-All /24。而在韩国，DPB 患者高频率出现 HLA- B55- Cwl -All 和 B62-All，HLA-All 与疾病有高度相关性。因此，有学者提出“DPB 疾病易感基因”的假说。

3. 血冷凝集效价的升高也被认为与免疫异常有关。

（三）与环境污染有关因素

一般认为刺激性气体吸入和大气污染，如强酸烟雾、氯雾等气体易致本病，二氧化硫高浓度污染区发病率较高。

吸烟会引起 COPD。事实上，90%的患者现在正在吸烟或有过吸烟史。一般认为，香烟烟雾可诱发小气道和肺实质的炎症。过量酶（蛋白酶）产生后可刺激粘膜分泌，破坏呼吸道壁和肺组织，毁损局部免疫系统。吸烟者在长年吸入香烟烟雾后，会发生慢性支气管炎和肺气肿。发生 COPD 的机会与每天吸烟量和吸烟持续时间成正相关。对于不吸烟的人来说，空气污染和遗传因素在 COPD 的发生中也起着一定作用。

三、病理和病理生理

DPB 的病理学特点是双肺弥漫分布的以呼吸性细支气管为中心的慢性呼吸性细支气管炎和呼吸性细支气管周围炎，病变累及呼吸性细支气管全层。肉眼所见，黄白色小结节在双肺弥漫分布。细支气管炎管壁增厚，细支气管扩张。镜下所见，呼吸性细支气管区域由于淋巴组织增生，单个核细胞浸润所致管壁肥厚，管腔狭窄，息肉样肉芽肿形成所致的管腔闭塞。管壁可见纤维化和肉芽肿。病灶及周围区域的间质、肺泡壁及肺泡腔中可见成堆的吞噬脂肪的泡沫细胞［黄色瘤（xathoma）］。从终末细支气管到近侧的非呼吸性细支气管、小支气管有慢性炎症波及，可伴有继发性支气管扩张。

COPD 的主要特征是小气道病变导致慢性进行性气流阻塞。正常的小气道在很大程度上是靠肺组织的弹性回缩力维持其开放状态。由于 COPD 患者肺泡壁破坏，失去了对小气道的牵引支持作用，导致细支气管塌陷，增加了气流阻力，同时加剧了肺的过度膨胀，使通气/血流比例失调。

四、临床表现

DPB 初期主要是咳嗽、咳痰，随着病情加重逐渐出现呼吸困难，痰在早期多为白色粘痰，并发呼吸道感染后转为黄脓痰，而且痰量增多，个别病人每天可超过 100ml。痰液放置后呈现浆液-粘液-脓液的化脓性分层。急性感染时可有发烧。部分病人痰中带血，但大咯血非常少见。听诊可闻及干湿啰音，单纯干鸣音少见。在全肺均可闻及比肺纤维化的Velcro啰音略粗糙的湿性啰音是其特点。部分病人可有喘鸣（Wheezing），常被误诊为COPD，喘鸣可随痰的排出明显改善，发作性喘息很少见。近1/3的病例有杵状指，早期即出现低氧血症，病情进一步加重可出现紫绀并可发展为肺心病。DPB并发感染以流感嗜血杆菌的检出率为高（44%），肺炎球菌次之（12%）。在治疗中由于菌群交替容易出现绿脓杆菌感染，常见的是难治性耐药的粘液型绿脓杆菌感染，这与COPD的晚期感染大致相同。80%以上的病人合并有副鼻窦炎或有鼻息肉。

COPD临床症状主要为咳嗽、咳痰、气短、喘息、有吸烟职业史等。随疾病进展，急性加重变得频繁，出现胸廓过度膨隆、前后径增加、横膈下降、膈肌运动受限、呼吸音减低、心音遥远等。COPD后期可出现低氧血症和（或）高碳酸血症，并可发生肺源性心脏病。

五、辅助检查

（一）胸部X线、CT、支气管造影

DPB胸部X线初期除透亮度增强外无其他改变，随病情加重两肺野出现弥漫性小结节状影像或粟粒状结节影像，周围边界不清，约在2～5mm左右，并随炎症变化而反复扩大、缩小、消失。X线最典型的影像是双侧弥漫性广泛分布的颗粒样结节状影像和肺的过度膨胀。结节状影从粟粒大到米粒大不等，影像边缘模糊，下肺野分布较多。肺的过度膨胀表现为肺的透过性增强、横膈膜低位扁平、胸廓前后径增大及心影缩小。胸部X线上还可见到象征支气管壁肥厚的tran line影像。随着病变的进展在下肺野可出现网状阴影及囊性扩张的影像。CT呈小叶中心性粒样结节状影像，大小较为均一，其特点是多围绕在支气管和肺动脉的梢端部距胸壁约1～2cm的区域。病变进一步进展在结节状影的近中枢侧呈现不同程度的小支气管的扩张影像。支气管造影可见细支气管远端的闭塞、分枝减少、分支角开大，有束状或柱状截断、管壁不整和扩张，近纵隔区可见较大细小支气管截断。

COPD胸部X线检查有助于确定肺过度充气的程度及与其他肺部疾病鉴别。胸部X光检查对确定肺部并发症和鉴别肺部其他疾病有意义，CT对了解肺泡的大小和数量，估计肺气肿的程度，对预计外科手术效果有意义。

（二）肺功能

DPB肺功能方面甚似COPD的阻塞性通气功能障碍，但在较早期即出现低氧血症。肺弥散功能和肺顺应性通常在正常范围，此点不同于COPD。多为以阻塞性通气功能障碍为主并有轻度限制性通气功能障碍的混合性通气功能障碍。第一秒用力呼气容积（FEV_1），第一秒用力呼气容积/用力肺活量（FEV_1/FVC）降低，残气量（RV）增加。早期出现低氧血症，肺弥散功能和肺顺应性通常在正常范围，此点有益于与肺气肿的鉴别。

COPD肺功能检查是判断气流受限程度且重复性好的客观指标，对COPD的诊断、严重度评估、疾病进展、预后及治疗反应等均有重要意义，FEV_1/FVC是COPD的一项敏感指标，可检出轻度气流受限。吸入支气管扩张剂后$FEV_1<80\%$预计值且$FEV_1/FVC<70\%$者，可确立为不能完全可逆的气流受限。PEF和MEFV作为大致观察气流阻塞变化的指标；肺总量（TLC）、功能残气量（FRC）、残气量（RV）增加，肺活量（VC）下降；一

氧化碳弥散量（DLCO）减低。

（三）实验室检查

DPB白细胞、嗜中性粒细胞稳定期多正常，急性加重期增高。DPB是一种慢性炎症因而γ-球蛋白增高，血沉增快，类风湿因子阳性，但不特异。本病特征性检查是冷凝集试验（CHA）效价增高，多在64倍以上，IgA升高，但与疾病的进展程度均无明显关联，因为慢性副鼻窦炎也可呈同样的改变，它可能只是反映某种体质的因素。末梢血$CD4^+/CD8^+$比值升高表明免疫状态亢进，支气管肺泡灌洗液（BALF）中细胞数及中性粒细胞增加，淋巴细胞比率降低。与末梢血相反，BALF中$CD4^+/CD8^+$降低。此种情况只能反映DPB病人的免疫状态，即周身-局部（肺）的差异，此种差异对于病程、预后等并无影响。HLA-Bw54与健康人相比阳性率明显增高。一般认为DPB的呼吸道感染为继发感染，但需强调多数患者呼吸道感染长期存在。感染菌以流感嗜血杆菌、肺炎球菌和绿脓杆菌最多见。检出的频度为流感嗜血杆菌44%，肺炎球菌12%，绿脓杆菌22%。急性加重期几乎均为流感嗜血杆菌和肺炎球菌，治疗过程中由于菌群交替，容易出现绿脓杆菌感染，耐药的膜性绿脓杆菌也常见。

六、诊断

目前我国尚无自己的诊断标准，日本厚生省特定疾患间质性肺疾病调查研究班在1980年首次推出DPB的诊断标准，后几经修改，于1998年再次确定新的临床诊断标准。诊断项目包括必须项目和参考项目。

（一）必须项目

1. 持续性咳嗽、咳痰及活动时呼吸困难。

2. 合并慢性副鼻窦炎或既往有副鼻窦炎病史。

3. 胸部X线见双肺弥漫分布的颗粒样结节状阴影或胸部CT见两肺弥漫性小叶中心性颗粒样结节状阴影。

（二）参考项目

1. 胸部听诊断续性湿啰音。

2. 1秒率降低（$<70\%$），动脉血氧分压降低（<80mmHg）。

3. 冷凝集效价增高64倍以上。

确诊　符合必须项目1，2，3，加上参考项目2项以上。

一般诊断　符合必须项目1，2，3。

可疑诊断　符合必须项目1，2。

七、鉴别诊断

COPD与DPB鉴别诊断见表21-4。

表 21-4 COPD与DPB的鉴别诊断

	COPD	DPB
病因	吸烟、空气污染和遗传因素等	不清，可能与免疫异常及遗传因素等有关
病变部位	小气道病变	终末细支气管到呼吸性细支气管，病变累及呼吸性细支气管全层
临床症状	咳嗽、咳痰、气短、喘息后期可出现低氧血症和（或）高碳酸血症，并可发生肺源性心脏病	持续性咳嗽、咳痰、活动时气短。早期即反复存在下呼吸道感染，而且痰量异常地增多
X线检查	肺过度充气	双侧弥漫性广泛分布的颗粒样结节状阴影和肺的过度膨胀
肺功能	阻塞性通气功能障碍，吸入支气管扩张剂后 FEV_1＜80%预计值且 FEV_1/FVC＜70%；TLC、FRC、RV增加，VC下降；DLCO减低	混合性通气功能障碍，以阻塞性为主，FEV_1、FEV_1%降低，RV增加。肺弥散功能和肺顺应性通常在正常范围
血冷凝集试验	－	64倍以上且IgA升高
副鼻窦炎	－	＋
治疗	停止吸烟、药物、氧疗、营养治疗和康复治疗	红霉素、皮质类固醇激素

八、治疗与预防

DPB是可以治疗的疾病，选用敏感抗生素治疗，并使用皮质类固醇激素。在应用红霉素治疗前，其预后差，患者常死于呼吸衰竭，经过红霉素治疗，预后大为改善，20世纪80年代中期以前，DPB通常是以反复发生绿脓杆菌感染导致呼吸衰竭且预后甚为不良的疾病之一。自从1987年由工藤翔二等报道了长期小剂量红霉素治疗本病，经过4年长期观察获得了奇迹般的疗效。经过大量的临床病例观察（包括34例绿脓杆菌感染的79例DPB），经用红霉素200 mg，每天2～3次，平均服用18个月，已达68%的有效率。病人的5年生存率已从20世纪70年代的58.6%上升至1985年的97.4%，其年病死率从1985年的10%急速下降至1988年的2%。

红霉素治疗 DPB 的机制尚不清楚。但经对红霉素的体外实验表明，红霉素可抑制气道上皮分泌粘蛋白并通过阻断 Cl^- 通道抑制水分的分泌，使气道粘液的分泌减少。另一试验证明，红霉素可抑制气道上皮分泌白细胞介素-8（IL-8）介素及中性粒细胞释放 LTB4，减少中性粒细胞在气道粘膜的聚集。红霉素还可抑制末梢血淋巴细胞的增殖和活化，并能促进单核-巨噬细胞系统的成熟和分化。近年来在大环内酯类药物对绿脓杆菌的生物性的研究中发现，在试管内用低浓度的红霉素（最小抑菌浓度为 1/128）即能抑制绿脓杆菌产生粘液，并降低毒性代谢产物（弹性硬蛋白酶和蛋白酶）的产生，对非粘液型绿脓杆菌菌毛形成也有抑制作用。从红霉素治疗 DPB 临床观察中也发现，即使仍存在绿脓杆菌的情况下其临床表现也会获得明显的改善。综上所述，红霉素对 DPB 的作用并非是抗菌作用，而是红霉素的抗炎症作用及抑制气道分泌粘液所致。

DPB 的预防，副鼻窦炎及息肉者应尽早根治，做好个人防护，避免吸入污染与刺激性有害气体，参加体育锻炼提高抵抗力。

COPD 是一种可治疗的、渐进性加重的阻塞性肺疾病，与吸烟有关。受累个体必须戒烟并遵循医生的治疗方案以达到最佳的疗效。COPD 传统的治疗方法包括停止吸烟、控制职业性或环境污染、药物（支气管扩张剂、激素、祛痰药和呼吸兴奋药）治疗、氧疗、营养治疗和康复治疗等。

（陈 萍 谢 华）

本节参考文献

1. Kudoh S, Keicho N. Diffuse panbronchiolitis. Semin. Respir. Crit. Care Med., 2003, 24 (5) : 607-618
2. Kadota J, Mukae H, Mizunoe S, et al. Long-term macrolide antibiotic therapy in the treatment of chronic small airway disease clinically mimicking diffuse panbronchiolitis. Intern. Med., 2005, 44 (3) : 200-206
3. Chen Y, Kang J, Li S. Diffuse panbronchiolitis in China. Respirology, 2005, 10 (1) : 70-75
4. Kudoh S. Applying lessons learned in the treatment of diffuse panbronchiolitis to other chronic inflammatory diseases. Am. J. Med., 2004, 117 (Suppl. 9A) : 12S-19S
5. Kadota J, Mukae H, Tomono K, et al. Efficacy of long-term macrolide antibiotic therapy in patients with diffuse panbronchiolitis: comparison between HLA-B54-positive and -negative cases. Int. J. Antimicrob Agents, 2004, 24 (6) : 550-554
6. Park SJ, Lee YC, Rhee YK, et al. The effect of long-term treatment with erythromycin on Th1 and Th2 cytokines in diffuse panbronchiolitis. Biochem. Biophys. Res. Commun., 2004, 324 (1) : 114-117
7. Xie GS, Li LY, Liu HR, et al. Diffuse panbronchiolitis with histopathological confirmation among Chinese. Chin. Med. J., (Engl.), 2004, 117 (9) : 1299-1303
8. Poletti V, Chilosi M, Casoni G, et al. Diffuse panbronchiolitis. Sarcoidosis Vasc. Diffuse Lung Dis., 2004, 21 (2) : 94-104
9. Keicho N, Kudoh S. Diffuse panbronchiolitis: role of macrolides in therapy. Am. J. Respir. Med., 2002, 1 (2) : 119-131
10. Yanagihara K, Kadoto J, Kohno S. Diffuse panbronchiolitis-pathophysiology and treatment mechanisms. Int. J. Antimicrob. Agents, 2001, 18 (Suppl. 1) : S83-87
11. 李惠萍．弥漫性泛细支气管炎研究进展．国外医学呼吸系统分册，2004，(02)：45-47
12. 于润江．注意识别弥漫性泛细支气管炎．中华内科杂志，2000，39（1）：8-9

第五节 COPD与肺癌

肺癌（Cancer of Lung）是最常见的恶性肿瘤，严重威胁人类的健康，其发病率逐年上升。在美国，2002年新发病数为169 400，其中男性为90 200，女性为79 200，分别占所有肿瘤的14%及12%。总死亡数为15 400，其中男性为89 200，女性为65 700，分别占所有肿瘤的31%及25%。新发病数男性居肿瘤之首，女性仅次于乳腺癌，但死亡数均居肿瘤之首。在我国肺癌的发病率一直呈上升趋势，已从1973～1975年的9.49/10万上升到1990～1992年的20.41/10万，平均每年递增11.9%。肺癌的死亡率上升显著，由1973～1975年的7.1/10万上升到1990～1992年的17.5/10万，增加了147.4%。从20世纪60年代起至今，国外及国内很多流行病学研究发现在患有COPD的人群中肺癌的发病率增高1倍，随着气道阻塞的加重，发生肺癌的危险性亦随之增加，吸烟的男性FEV_1越低，肺癌的死亡率越高，但在COPD人群中肺癌确切的发病率尚不清楚。COPD可以构成肺癌独立的危险因素。

一、病因及发病机制

(一) 病因

COPD与肺癌在病因上有很多共同之处，包括下列因素。

1. 吸烟　吸烟与肺癌的关系已经大量事实证明，而且证明吸烟开始年龄、吸烟年数、每天吸烟支数、烟的种类均有相加关系。实验证实，从纸烟的烟雾或烟油中，已检出3600种以上物质，其中有多种致癌因子，如放射性元素、砷、钼、霉菌等。吸烟者发病率较不吸烟者高10倍以上，而戒烟则可以减少肺癌的危险性。在我国，女性肺癌与吸烟关系不如男性密切，吸烟只能解释肺癌病因的24%～35%。已证实女性肺鳞癌的发生与吸烟关系非常密切，但女性肺腺癌与吸烟关系较弱。

2. 职业危害　目前公认的职业危害是与下述致癌物长期接触的职业，包括砷、石棉、铬、镍、煤焦、芥子气、异丙油、矿物油、二氯甲醚、氯甲甲醚等。

3. 大气污染　统计结果表明，城市肺癌发病率高于农村，内陆重工业城市高于沿海轻工业城市。国外也有研究证明，居住于大城市的肺癌危险性要高于偏小城市。考虑与吸入空气中3，4-苯并吡有关。

4. 居住史　室内微小环境对健康的危害特别是它与肺癌的关系近年来受到国内外学者的关注。已有研究表明，中国女性肺癌与室内微小环境空气污染有关。

5. 烹调史　烹调油烟是室内污染的另一个主要来源，是非吸烟肺癌病因中的一个热点。

此外，家族集聚性、性激素受体等也已经被证实与肺癌有一定联系。但上述病因大多与肺鳞癌关系密切，与腺癌的关系较弱或不显著。而近年来肺癌中多数是腺癌，且持续上升，其原因值得探讨。

(二) 发病机制

COPD合并肺癌的发病机制尚不清楚。当男性COPD与中或重度吸烟二因素共同存在，女性COPD、吸烟和职业因素3种因素同时存在时可构成肺癌高度危险人群。COPD合并肺癌可能有一种或多种机制。

1. 长期吸烟　已知烟草中含有环芳烃等致癌物质40余种。吸烟可使呼吸道粘膜的纤毛运动受抑制，粘膜的清除能力损伤，气道净化能力减弱，致癌物的清除减弱，致癌物质在肺内潴留，使其在组织中作用的时间明显延长。吸烟者支气管粘膜有明显的增生肥厚，粘膜细胞变形、鳞状化生等，这是肺癌发生的病理学基础。

2. 慢性炎症刺激　COPD由于长期反复细菌或病毒感染可导致支气管粘膜上皮增殖转化，这种未分化性基底细胞的异常增生和鳞状细胞化生，使局部支气管上皮失去正常结构和功能而促发肺癌。也可使肺组织细胞的遗传物质多次改变如染色体丢失，DNA重排及细胞突变等导致正常细胞发生畸变或癌变。慢性炎症也可导致肺组织损伤，组织间隙纤维增生，形成弥漫性肺疤痕，易导致肺癌的发生。

3. 遗传易感性　有研究发现在肺癌患者亲属中肺功能的减弱呈现家族聚集性，提示肺癌和COPD可能具有共同的家族基因因素。

二、肺癌组织病理学分类

（一）鳞癌

变异型（乳头状、透明细胞型、小细胞型、基底细胞样）。

（二）小细胞癌

变异型（复合型小细胞癌）。

（三）腺癌

1. 腺泡状腺癌；2. 乳头状腺癌；3. 细支气管肺泡癌（粘液型、非粘液型、混合型）；4. 伴有粘液的实性腺癌；5. 伴有混合亚型的腺癌；6. 变异型（高分化胎儿型腺癌、粘液腺癌、粘液性囊腺癌、印戒细胞腺癌、透明细胞腺癌）。

（四）大细胞癌

变异型：大细胞神经内分泌癌（复合性大细胞神经内分泌癌）、基底细胞癌、淋巴上皮瘤样癌、透明细胞癌、具有横纹肌样表型的大细胞癌。

（五）腺鳞癌

（六）伴有多形性/肉瘤样/肉瘤成分的癌

1. 伴有梭形和（或）巨细胞的癌（多形性癌、梭形细胞癌、巨细胞癌）；2. 癌肉瘤；3. 肺母细胞瘤；4. 其他。

（七）类癌

1. 典型类癌；2. 不典型类癌。

（八）唾液腺型癌

1. 粘液表皮样癌；2. 腺样囊性癌；3. 其他。

（九）无法分类的癌

三、临床表现

肺癌的临床表现可以归纳为4大类。由于原发肿块、胸内蔓延、远处播散引起的症状和肺外表现。由原发肿块引起的常见症状有咳嗽、咯血、呼吸困难、胸痛、胸闷、喘鸣、限局性肺炎等。胸内蔓延可引起吞咽困难、声音嘶哑、膈麻痹、Horner征、肺上沟综合征、上腔静脉综合征、心包积液、胸腔积液等。远处转移可以出现骨转移，引起骨痛及骨骼的运动障碍；脑转移，引起颅内压增高的症状及限局性症状和体征；肝转移，可以引起上腹疼痛、黄疸等。常见肺外症状有杵状指（趾）、肥大性肺性骨关节病、皮肌炎、肌无力综合征、黑棘皮病、原因不明的男性乳腺发育、库欣综合征、高钙血症、多发性周围神经瘤、小脑功能障碍等。

COPD与肺癌在临床表现上有很多相似之处，也表现为咳嗽、咳痰、呼吸困难，但两者的症状仅有部分相似，仔细分析仍有不同的地方，COPD的呼吸困难多与活动有关，极少有痰血、胸痛、骨痛等，正规治疗后短期内反复发作较少，而肺癌则有间断性或持续性的痰血，侵犯胸膜、胸壁、纵隔而致固定性胸痛，可出现转移症状如头痛、骨痛等，因此当COPD一旦出现上述症状，或出现咳嗽性质的变化，应警惕同时合并肺癌的可能。

四、诊断及鉴别诊断

通过询问病史、全面体检、X线检查和痰细胞学检查等80%～90%的肺癌患者可能确诊。个别患者可能需借助特殊造影和纤维支气管镜检查。

（一）误诊原因

COPD合并肺癌在早期容易误诊，从而失去早期治疗的时机。误诊的原因如下。

1. 被原发病所蒙蔽，当合并肺癌时出现咯血，或由于肺不张或胸水而导致的胸闷、气短症状后常误认为COPD急性发作，导致病人甚至医生都认为不必拍片等进一步检查，尤其是经过治疗后由于阻塞性肺炎有所吸收消散而使病情减轻，或营养支持治疗使病人情况改善，误认为治疗有效，以致误诊。

2. 早期的X线表现不典型，COPD合并肺癌常常见于男性，病理类型多见于鳞癌，多属中心型，而中心型肺癌多在管腔内生长，X线早期不易发现。同时由于肺心病患者肺动脉高压而造成肺动脉增粗变形，导致肺门结构的变化，使一部分肿块被误诊为肺动脉影。

3. 纤维支气管镜检查不及时，由于COPD患者年龄大，心肺功能差，血氧分压低，不易耐受纤维支气管镜检查而延误诊断。

4. 当COPD患者合并胸腔积液时易认为是右心衰引起，忽略肿瘤胸膜转移的可能。

5. 对长期不吸收的肺部阴影认为是年龄大、抵抗力差或为耐药菌感染使得治疗棘手，而未给予足够重视。

（二）早期诊断注意事项

在COPD的患者当中，肺癌的早期诊断应注意以下几点。

1. 一旦COPD患者出现咳嗽性质的改变、咯血、肺不张、胸腔积液等临床表现时应及时做进一步检查。

2. 及时行痰脱落细胞学检查，送检的痰要新鲜，在漱口后主动多次咳嗽，留取从深部咳出的痰液送检，通常需3～6次。反复多次的痰细胞学检查可提高确诊率。国外有学者指出对于45岁以上重度吸烟COPD患者，每年1次胸片筛查可能使死亡率降低10%。痰液细胞学检查方法简单、实用，也应作为肺癌筛查方法之一。尽管痰脱落细胞检查诊断率低，但筛查出来的隐性肺癌患者存活率要比经胸片或纤维支气管镜检查而确诊的高得多。

3. 肿瘤标记物的检查，因肺癌的病理类型不同，肿瘤标记物的筛查结果也会不同，故阴性结果不能除外肺癌的诊断。

4. 对常规 X 线上表现可疑的患者，应及时行胸部 CT 检查，无论中心型或周边型肺癌早期病变较为隐蔽，CT 能发现肺边缘、胸膜下、脊柱旁、纵隔及心脏后等缺乏足够对比和隐匿于 COPD 原始病变中的癌病变；能够明确肺不张或肺炎病变是否由中心型肺癌所引起；能去除 COPD 病变的掩盖，而显示结节影边缘特征帮助定性；能准确描绘出肺内病灶的范围与周围组织的关系及纵隔转移情况，帮助临床分析、判断预后和指导治疗方案的选择。

5. 重视纤维支气管镜检查。

6. 对于不能耐受纤维支气管镜检查或病变位于外周的 COPD 患者，有时可通过经皮肺穿刺活检、淋巴结穿刺涂片或胸水中查找癌细胞等多种检查手段来进一步确诊。

7. 对一时难以确诊，而又无法行进一步的有创检查者，应给予密切随访，定期观察病灶的生长情况，如病灶不断增大或经积极的抗感染治疗后仍有增大，应首先考虑肺癌的可能。

综上所述，COPD 合并肺癌的发病率高于无 COPD 者，尽管目前其发生的机制尚不明确，但提示我们患有 COPD 者，要定期做健康检查，尤其应注意肺部的变化，一旦发现异常，应尽早检查，做到早发现、早治疗。

五、防治

（一）宣传戒烟

吸烟是目前世界公认的肺癌和 COPD 发病的首要病因。据估计，约 85%的由环境因素引起的肺癌是由吸烟引起。美国从 20 世纪 70 年代开始控制吸烟。据 1992～1998 年美国癌症发病率和死亡率的分析报告表明，从 20 世纪 90 年代开始，美国男性肺癌的发病率及死亡率均呈下降趋势，而吸烟也是引起 COPD 的主要原因。因此，政府应加大禁烟力度，应大力开展无吸烟单位、无吸烟家庭活动。应大力宣传吸烟危害性，促使吸烟者主动戒烟，保护青少年不吸第一口烟。医院门诊、呼吸科、肺科等相关科室也应加强吸烟危害性宣教，以尽可能减少吸烟率。

（二）综合整治大气污染

这部分工作主要由政府有关部门负责，应加大力度对城中厂整治、搬迁；加强城市管理；加强机动车尾气治理；加大环保综合措施，减少大气污染。

（三）改善室内环境

对已有建筑加装排气通风设备，新建住宅注意通风要求，主张使用石油气、电力及太阳能等干净能源。家庭厨房应装备抽油烟装置。

（四）增加保护因素

许多研究均表明，体育锻炼是肺癌发病的保护因素，因此，应鼓励加强身体锻炼，多参加户外活动。从营养学角度看，应该提倡多吃新鲜水果蔬菜。鼓励保持乐观、开朗、豁达等正面心理因素，以减少肺癌的发病。

（五）加强对高危人群的监测及筛查

当高危人群出现高危症状时，应高度怀疑肺癌并应立即行 X 线、痰细胞学或胸部 CT、纤维支气管镜等检查，必要时应进一步行活检或开胸手术，以明确诊断。

（六）重点检查与常规普查相合

对高危人群的X线胸片检查，应以每年2次为宜，有条件应行胸部CT检查。对年龄40岁以下（40岁前发病仅占14.6%）无明显高危因素人群应每年行一次胸部X线检查。据美国大样本研究表明，运用痰细胞学检查或X线胸部检查，能明显提高早期诊断率，降低死亡率。

（陈　萍　林育红）

本节参考文献

1. 孙燕．支气管肺癌．见：罗慰慈主编．现代呼吸病学．北京：人民军医出版社，1997.797～798
2. Tackman MS，Anthonisen Nr，Wright EC，et al. Airways obstruction and the risk for lung cancer. Ann. Inter. Med.，1987，106：512-520
3. Islam SS，Schottenfeld D. Declining FEV_1 and chronic productive cough in cigarette smokers：a 25-year prospective study of lung cancer incidence in Tecumseh，Michigan. Cancer Epidemiol. Biomarker Prev.，1994，3：289-298
4. Van den Eden SK，Friedman GD. Forced expiratory volume (1 second) and lung cancer incidence and mortality. Epidemiology，1992，3：253-257
5. Mannino. David M，Aguayo. Samuel M，Petty. Thomas L，et al. Low lung function and incident lung cancer in the United States. Arch . Intern . Med.，2003，163：1475 -1480
6. Lange P，Nyboe J，Appleyard M，et al. Ventilatory function and chronic mucus hypersecretion as predictors of death from lung cancer. Am. J. Respir. Crit. Care Med.，1990，141：613-617
7. Hole DJ，Watt GC，Davey-Smith G，et al. Impaired lung function and mortality risk in men and women：findings from the Renfrew and paisley prospective population study. B. M. J.，1996，313：711- 715
8. Skillrud DM，Offord KP，Miller RD. Higher risk of lung cancer in chronic obstructive pulmonary disease：A prospective，matched，controlled study. Ann . Intern. Med.，1986，105：503- 507
9. 卢家强．顺德容奇地区肺癌防治策略．现代预防医学，2004，31（1）：38-39
10. 王声湧，胡毅玲，吴一龙，等．广东省肺癌危险因素病例对照研究．中华流行病学杂志，1995，16（5）：295-298
11. 应桂英，李宁秀，任晓晖．城市居民肺癌危险因素的定量评价标准．现代预防医学，2003，30（1）：43-46
12. 俞敏，饶克勤，陈育德．京、津、沪、渝四城市肺癌危险因素病例对照研究．中华预防医学杂志，2000，34（4）：227-231
13. 吴涛，王琦，陈继明，等．武汉地区肺癌新病例危险因素病例对照研究．湖北预防医学杂志，2003，14（2）：5-7
14. 李玲，王启俊，饶克勤．北京市肺癌危险因素的病例对照研究．中国肿瘤，2000，9（2）：83-85
15. 刘大可，沈月平，高立峰，等．上海市肺癌危险因素的病例对照研究．中国肿瘤，2000，9（3）：120-121
16. 张扬，陈坤，张海蕾，等．非吸烟女性肺癌发病危险因素的Meta分析．中国公共卫生，2001，17（10）：869～870
17. Sekine Y，Behnia M，Fujisawa T. Impact of COPD on pulmonary complication and on long-term survival of patients undergoing surgery for NSCLC. Lung Cancer，2002，37：95-101

18. 韩勇，徐晖，王云杰，等．慢性阻塞性肺疾病与肺癌危险性关系的探讨．中国肿瘤临床，2005，32（8）：421-423
19. Beaty TH，Cohen BH，Newill CA，et al. Impaired pulmonary function as a risk factor for mortality. Am . J. Epidemiol.，1982，116：102
20. Petty TL. Lung cancer and chronic obstructive pulmonary disease . Med. Clin. North. Ann.，1995，80（3）：645-655
21. 刘羽翔，陈谨，叶寰，等．慢性阻塞性肺疾病并肺癌的临床分析．临床内科杂志，2000，17（Suppl.）：66-67
22. 袁乃助，史向阳．慢性支气管炎肺结核并发肺癌50例分析．皖南医学院学报，1998，17（4）：394
23. Cohen BH. Is pulmonary dysfunction the common denominator for the multiple effects of cigarette smoking ? The Lancet，1978，2：1024-1027
24. 姚树祥，于石成，张 颖，等．高危人群慢性支气管炎与肺癌关系的研究．中国慢性病预防与控制，1997，5（3）：103-105
25. Angel Lopez-Encuentra，Julio Astudillo，Jorge Cerezal，et al. Prognostic value of chronic obstructive pulmonary disease in 2994 cases of lung cancer. European Journal of Cardio-thoracic Sursgery，2005，27：8-13
26. 江涛．慢阻肺合并肺癌86例临床分析．重庆医科大学学报，2000，25（3）：314-316
27. 张茵．慢支肺气肿并发肺癌误诊28例．浙江肿瘤，1999，5（3）：146
28. 李建会，高秋玲．慢性支气管炎合并肺癌21例临床分析．河南医药信息，2000，8（7）：36-37
29. 肖瑶，杨京华，张蔚，等．慢性阻塞性肺疾病合并肺癌的临床分析．临床荟萃，2002，17（24）：1434
30. 雷雯，李其皓，张涛，等．慢性阻塞性肺疾病合并肺癌48例临床分析．现代诊断与治疗，2001，12（2）：106
31. Thomas L，Petty，MD. Lung Cancer and chronic obstructive pulmonary disease. Medical Clinics of North America，1996，80：645-655
32. 黄基格，陈彦凡．慢性阻塞性肺疾病合并肺癌62例临床分析．浙江临床医学，2003，5（2）：112
33. 张振国，李久红．慢性阻塞性肺病并发肺癌56例临床分析．中国煤炭工业医学杂志，2003，6（3）：209
34. 李雅莉，杨德昌．肺癌的诊断及其进展．国外医学呼吸系统分册，2005，25（2）：124-126
35. 韩勇，王云杰，朱江，等．西安地区肺癌危险因素的病例对照分析．现代肿瘤医学，2005，13（2）：267-269
36. 陈岗，廖美琳．肺癌WHO新病理分类的临床意义．中国肿瘤，2004，13（10）：613-615

第六节　COPD与睡眠呼吸紊乱

慢性阻塞性肺疾病（chronic obstructive pulmonary disease，COPD）患者睡眠时比清醒活动时更易发生低氧血症，非快速眼动（non-rapid eye movement，NREM）睡眠期血氧轻度降低，快速眼动（rapid eye movement，REM）睡眠期血氧降低更为明显，清醒时血氧水平较低的COPD患者REM睡眠期血氧甚至可降至极低水平。COPD患者睡眠相关性低氧血症可对心血管、神经生理有明显的影响，也可能影响血液系统，可能是发生夜间睡眠猝死的原因，因此具有重要的临床意义。

一、COPD患者睡眠相关性低氧血症的发生机制

参与COPD患者睡眠相关性低氧血症形成的主要因素为低通气，功能残气量降低、通

气/血流比例失调，与阻塞性睡眠呼吸暂停低通气综合征（obstructive sleep apnea-hypopnea syndrome，OSAHS）并存也可参与低氧血症的形成。

（一）低通气

健康人与COPD患者一样睡眠较清醒时分钟通气量降低，NREM睡眠期通气量小幅度下降，REM睡眠期显著降低，健康人REM睡眠期伴随潮气量的明显降低会发生严重低通气。COPD患者典型的睡眠相关性低氧血症与低通气伴发，而与呼吸暂停无关。REM睡眠期COPD患者与健康人的呼吸方式类似，该睡眠期健康人肺泡通气量较清醒时下降40%，由于COPD患者生理死腔增加，REM睡眠期肺泡通气量可降低更为明显，低通气是COPD患者睡眠相关性低氧血症的主要原因。

睡眠时低通气与多种因素有关。第一，NREM睡眠期上气道阻力增加，同时对呼吸阻力增加相应的通气反应下降，结果导致通气降低。NREM睡眠期低通气也可能是睡眠时基础代谢率下降的结果。第二，REM睡眠期上气道阻力并未较NREM睡眠期增大，两种睡眠时期对吸气阻力的通气反应相近，所以，REM睡眠期明显的低通气不大可能是上气道阻力进一步增加所致。REM睡眠期脑干呼吸中枢呼吸驱动减弱是该睡眠期低通气的主要原因，其次，肋间肌和其他辅助呼吸肌张力下降使胸廓的通气做功减少，COPD患者因肺过度充气而下移的膈肌收缩产生的胸廓运动幅度更低，因而造成严重通气不足。第三，REM睡眠期与低通气相伴发对低氧与高二氧化碳的通气反应显著减弱是睡眠时低通气的另一重要因素。

（二）功能残气量降低

健康人REM睡眠期因呼吸肌张力降低、横膈上移和肺顺应性下降使功能残气量降低，研究显示COPD患者也有类似改变。睡眠时功能残气量降低对健康人不会引起通气/血流比例失衡，但在COPD患者则可引发通气/血流比例失衡而致低氧血症。

（三）通气/血流比例失衡

研究显示COPD患者REM睡眠期频繁发生低通气过程中，心排量却维持不变，因此推断通气/血流比例失衡势必参与COPD患者睡眠时低氧血症的形成。但是，在通气不稳定条件下目前技术尚无法定量评估通气/血流比例失衡在COPD患者睡眠时低氧血症中的意义。

（四）COPD与OSAHS并存

COPD和OSAHS都是常见病，所以，在某些患者两种疾病可并存。但多数研究显示COPD患者中OSAHS发病率并不比普通人群高。除了REM睡眠相关低通气所致低氧血症外，大约2%的COPD患者可由于并存OSAHS致夜间低氧血症。另有研究显示10%OSAHS患者可能患有不同程度的COPD。COPD并存OSAHS患者夜间血氧饱和度曲线由于频繁低氧而表现为宽幅“带状”低氧曲线，而不像单纯COPD患者REM睡眠期典型狭窄“图钉”样低氧曲线。提示COPD并存OSAHS患者睡眠时低氧血症时间显著长于单纯COPD患者。

二、睡眠低氧血症对机体的影响

COPD患者睡眠时的低氧血症对心血管、神经生理有明显的影响，也可能影响血液系统，可能是发生夜间睡眠猝死的原因。

（一）心律失常

COPD 患者睡眠时更易发生室性早搏。尽管大多数患者室性早搏发生频率与血氧饱和度无直接关系，但少数严重低氧血症患者室性早搏发生频率与夜间血氧饱和度显著相关。

（二）血流动力学

COPD 患者 REM 睡眠期血氧降低时，肺动脉压升高。有研究显示 COPD 患者 REM 睡眠期动脉氧分压从 56mmHg 降至 43mmHg，肺动脉压则从 37mmHg 升至 55mmHg。进一步研究表明血氧饱和度和肺动脉平均压呈负相关，平均血氧饱和度下降 1%，肺动脉平均压升高 1mmHg。这种肺动脉压反复短暂升高的临床意义尚不清楚。动物实验显示每天 2 小时的间歇低氧，4 周后右心室明显肥厚，提示 COPD 患者 REM 睡眠期的间歇低氧可能对心肌具有类似效应。

（三）红细胞增多

动物实验表明间歇低氧导致红细胞增多。COPD 患者夜间低氧也可能刺激红细胞生成素合成，部分 COPD 患者晨起红细胞生成素水平确实升高。

研究显示夜间最低血氧饱和度低于 85%的 COPD 患者日间肺动脉压和红细胞数明显高于夜间最低血氧饱和度高于 85%者，提示夜间睡眠低氧可能是 COPD 患者红细胞增多的原因。

进一步研究显示只有夜间血氧饱和度低于 60%的 COPD 患者夜间红细胞生成素水平才升高，这提示轻度夜间低氧对 COPD 患者血液系统可能无影响。

（四）睡眠质量

主观与客观评估实验均提示 COPD 患者睡眠质量较健康人明显下降，COPD 患者睡眠低氧致反复觉醒和睡眠中断可能是睡眠质量差的原因。

（五）睡眠猝死

COPD 患者夜间猝死明显高于年龄匹配的对照组，夜间猝死在低氧和高二氧化碳的 COPD 患者特别常见，在低氧的 COPD 患者未行氧疗者较夜间氧疗者夜间猝死更常见，提示 COPD 患者夜间猝死可能与低氧相关。

（六）COPD 与 OSAHS 并存对机体的影响

COPD 与 OSAHS 并存的患者更容易形成肺动脉高压、右心衰竭和二氧化碳潴留。COPD 与 OSAHS 并存的患者出现上述合并症明显早于单纯 COPD 患者，可能是由于两种疾病伴发易引发更严重的夜间低氧血症所致。

三、COPD 患者睡眠呼吸监测的临床意义

COPD 患者行睡眠呼吸监测有以下 4 方面临床意义：① 检测出与 OSAHS 并存的患者；②检测出严重夜间低氧血症的患者；③了解哪些患者应行夜间氧疗；④确定夜间氧疗合适的吸氧浓度。

研究显示 COPD 患者常规行睡眠呼吸监测并无临床意义，只有 COPD 患者表现出 OSAHS 的临床症状（如打鼾、嗜睡和被家人发现呼吸暂停等），或日间动脉血氧分压在 60mmHg 以上，却表现出不能解释的并发症（如肺心病和红细胞增多等），才有行睡眠呼吸监测的指征。

四、COPD患者夜间低氧血症的治疗

(一) 氧疗

夜间氧疗可改善COPD患者睡眠时的低氧。尽管夜间氧疗仍会发生低氧，尤其REM睡眠期更常见，但低氧并不严重。少数患者夜间氧疗引发二氧化碳潴留而诉晨起头痛，这类患者可能并存OSAHS，应行睡眠呼吸监测已明确诊断。

日间低氧的COPD患者往往发生夜间严重低氧，一项前瞻性临床研究显示长期家庭氧疗仍是延长这类患者生存时间的惟一治疗方法，这些患者受益于氧疗可能部分原因是防止了夜间低氧。

目前COPD患者夜间氧疗指征为：①日间清醒时动脉血氧分压低于55mmHg，或血氧饱和度持续低于88%；②睡眠时血氧饱和度低于89%持续5min以上，且最低血氧饱和度低于85%；③合并心肺或脑血管疾患，如肺动脉高压、心律失常、左心功能不全、心绞痛和中风。满足以上条件之一的COPD患者即须夜间氧疗，夜间氧疗目标为保持患者70%睡眠时间血氧饱和度在90%以上。

(二) 烯丙哌三嗪 (Almitrine)

应用烯丙哌三嗪可提高COPD患者动脉血氧分压。一项随机双盲对照研究显示应用烯丙哌三嗪50mg，每天2次，治疗2周，改善了COPD患者睡眠时的动脉血氧分压。COPD患者这种药物的使用原则尚不清楚，因为未发现长期使用该药物的疗效。该药副作用包括外周神经炎、呼吸困难、体重减轻和肺动脉压升高。

(三) 普罗替林

一项非随机对照研究报告应用普罗替林每天20mg，可通过抑制REM睡眠，改善COPD患者夜间低氧。但副作用有口干、排尿困难，部分患者因此中断治疗。

(四) 安宫黄体酮

有研究表明安宫黄体酮可提高COPD患者日间和NREM睡眠期的动脉血氧分压，降低二氧化碳分压。但双盲对照研究发现该药物对COPD患者无上述疗效。安宫黄体酮副作用为可导致性功能障碍。

(五) 氨茶碱

口服氨茶碱可改善COPD患者夜间氧饱和度和经皮测定的二氧化碳水平。但疗效有限，常被其副作用掩盖。

(六) β_2-肾上腺素受体激动剂和抗胆碱药

口服β_2-肾上腺素受体激动剂——沙丁胺醇控释片对COPD患者睡眠质量和夜间低氧血症无疗效。

一项随机双盲对照研究发现抗胆碱药——异丙托溴铵可改善COPD患者睡眠时血氧饱和度和睡眠质量。

(七) 无创正压通气

夜间无创正压通气治疗可提高COPD患者夜间动脉血氧分压并改善睡眠质量，但单纯应用无创正压通气改善夜间低氧效果不如氧疗。随机对照研究表明，无创正压通气与氧疗结合改善夜间低氧、二氧化碳潴留和生活质量较单纯氧疗疗效更显著。

目前COPD患者行夜间无创正压通气治疗的指征为：①接受其他有效治疗后，日间清醒时动脉血二氧化碳分压仍持续高于55mmHg；②日间清醒时动脉血二氧化碳分压在50～55mmHg，伴有肥胖，或单纯夜间氧疗二氧化碳潴留加重；③与OSAHS并存。符合以上条件之一的COPD患者即应行夜间无创正压通气治疗。

总之，COPD患者睡眠时，特别是REM睡眠期会出现低氧血症，与OSAHS并存的患者睡眠时低氧血症更明显，低氧血症对心血管、神经生理、血液系统有明显的影响，可能是发生夜间睡眠猝死的原因。日间和夜间严重低氧血症的COPD患者应行长期氧疗和无创正压通气治疗治疗。

（张立强）

本节参考文献

1. Peter C Gay. Chronic Obstructive Pulmonary Disease and Sleep. Respir. Care，2004，49（1）：39-51
2. Lydic RL，Baghdoyan HA. The neurobiology of rapid-eye movement sleep. In：Saunders NA，Sullivan CE，eds. Sleep and breathing. 2nded，New York：Marcel Dekker，1994.
3. Jones BE. Basic mechanisms of sleep-wake states. In：Kryger MH，Roth T，Dement WC，eds. Principles and practice of sleep medicine. 4thed，Philadelphia：WB Saunders，2005. 136-153
4. Berthon-Jones M，Sullivan CE. Ventilation and arousal responses to hypercapnia in normal sleeping humans. J. Appl. Physiol.，1984，57（1）：59-67
5. Douglas NJ，White DP，Pickett CK，et al. Hypercapnic ventilatoryresponse in sleeping adults. Am. Rev. Respir. Dis.，1982，126（5）：758-762
6. McNicholas WT. Impact of sleep in COPD. Chest，2000，117（2 Suppl.）：48S-53S
7. Sanders MH，Newman AB，Haggerty CL，et al. Sleep and sleep-disordered breathing in adults with predominantly mild obstructive airway disease. Am. J. Respir . Crit. Care Med.，2003，167（1）：7-14
8. Hill NS. Noninvasive ventilation for chronic obstructive pulmonary disease. Respir. Care，2004，49（1）：72-87
9. Fussell KM，Ayo DS，Branca P，et al. Assessing need for long-term oxygen therapy：a comparison of conventional evaluation and measures of ambulatory oximetry monitoring. Respir. Care，2003，48（2）：115-119
10. Wolk R，Somers V. Cardiovascular consequences of obstructive sleepapnea. Clin. Chest Med.，2003，24（2）：195-205
11. Sanders MH. Sleep breathing disorders. In：Kryger MH，Thomas Roth，Dement WC，eds. Principles and practice of sleep medicine. 4thed，Philadelphia：WB Saunders，2005. 969-1156

第二十二章 感染在COPD急性加重中的地位

气道感染是否为COPD急性加重（acute exacerbation of chronic obstructive pulmonary disease，AECOPD）的主要原因一直存在争论。近10多年的研究支持感染是一个主要的因素。80%的AECOPD由下呼吸道感染引起，20%与环境因素和服药的依从性差等非感染因素有关。导致AECOPD下呼吸道感染的病原体中，40%～50%为细菌，30%～40%为病毒，5%～10%为非典型病原体。

第一节 细 菌

一、细菌感染在AECOPD中的作用

确定细菌在AECOPD中的作用，必须从微生物、免疫学、临床症状、血清学、疫苗作用、活组织标本病理所见等综合考虑。关于细菌感染在AECOPD中的作用，国外有不同意见。有些作者认为，AECOPD患者细菌培养阳性率不够高，特异性抗体检测尚存在一些问题，因而提出细菌感染不一定是引起AECOPD的主要原因。阐明细菌感染在AECOPD中的作用存在以下困难：（1）COPD患者即使在稳定期下呼吸道也存在细菌定植。（2）COPD患者具有高度异质性，不同患者，细菌种类不同，发挥不同作用。（3）咳痰标本培养不能准确反映下呼吸道病变情况。（4）即使细菌在AECOPD中起作用，也仅能解释50%由感染原因引起的COPD急性加重。（5）引起AECOPD最常见的3种致病菌（肺炎链球菌、流感嗜血杆菌、卡他莫拉菌）均为人类致病菌，限制了动物模型的制备。（6）已有的关于AECOPD中抗生素治疗的研究未考虑到不同类型患者之间的差异，未考虑常见细菌耐药率的逐渐增加。

近10年来，应用新的诊断方法与技术，特别是保护性标本刷（PSB）、支气管肺泡灌洗（BAL）等技术和细菌定量培养结合起来观察，测定细菌所引起的免疫反应、细菌分子流行病学、气道炎症指标与细菌学的相关性等，大都肯定AECOPD中细菌感染具有的重要作用。

25%～40%的COPD稳定期患者小气道存在细菌定植。其中，流感嗜血杆菌最常见，PSB取样发现急性发作期致病菌浓度（cfu）超过稳定期，而且细菌定植与痰和BALF中的炎症标志物浓度相关，支气管炎症反应程度与气道细菌负荷相关。一旦呼吸道寄殖细菌的量超过10^7cfu/ml，就可能诱发中性粒细胞趋化因子释放以及中性粒细胞向呼吸道大量迁移，引起呼吸道炎症。在痰涂片上很容易鉴别出向呼吸道迁移的中性粒细胞，临床上通过检测髓过氧化物酶来判断是否有中性粒细胞浸润，髓过氧化物酶是中性粒细胞特异性的酶，可以使痰被染为绿色。绿色的深浅与细菌量呈正比，因此可用于诊断。COPD急性加重的临床、生化和细菌学特征见表22-1。

表 22-1 COPD 急性加重的临床、生化和细菌学特征

	脓性（可能为细菌性）	粘液性（可能为非细菌性）
FEV_1%（均数±SD）	55.9±22	66.8±23
痰的颜色	黄（绿）	白色
痰培养阳性率（%）	90	33
痰细菌计数＞10^7 cfu/ml（%）	83	17
痰的炎性标记		
MPO	++	+
LTB4	++	+
IL-8	++	+
中性粒细胞弹性蛋白酶	+++	+
不需要抗生素治疗即可康复	不能肯定	可以

细菌感染引起 AECOPD 可以是下呼吸道的原发细菌感染，继发于病毒感染或细菌抗原诱发的支气管高反应性和嗜酸粒细胞炎症。Bandi 等对 AECOPD、稳定期 COPD 患者和正常受试者进行气道粘膜活检，15 例 AECOPD 患者中有 13 例粘膜中发现流感嗜血杆菌，而 24 例稳定期患者仅有 8 例阳性，7 例正常受试者无一阳性。从组织学上证明流感嗜血杆菌在 AECOPD 的发病中起重要的作用。最近 Murphy 等对 COPD 患者 7 年随访的研究表明，COPD 气道内持续的细菌存在是气道炎症的主要原因。他们应用分子生物学技术，对培养阴性和阳性的痰标本进行检测，发现在一些培养阴性的痰标本有菌株特异的流感嗜血杆菌 DNA，因此，常规痰培养的结果可能低估了气道细菌定植的情况。

二、细菌感染种类

已有的研究资料表明，引起 AECOPD 的常见细菌包括流感嗜血杆菌、副流感嗜血杆菌、肺炎链球菌、卡他莫拉菌，占 30%～50%，其他细菌包括铜绿假单孢菌、肠杆菌、其他革兰阴性菌、金黄色葡萄球菌、其他革兰阳性菌，占 10%～15%。不同严重程度的 AECOPD患者感染的细菌种类不同，根据肺功能将患者分为 3 期，FEV_1%≥50%为 I 期，35%＜FEV_1%＜50%为Ⅱ期，FEV_1%≤35%为Ⅲ 期，将所分离细菌种类分为 3 组，第 1 组包括肺炎链球菌和其他革兰阳性球菌，第 2 组包括流感嗜血杆菌和卡他莫拉菌，第 3 组包括肠杆菌和铜绿假单孢菌。所有患者分离的细菌中第 3 组最多见，占 48.2%，其次为第 1 组，占 30.4%，第 2 组占 21.4%。当 FEV_1≤35%时，肠杆菌和铜绿假单孢菌感染为主要致病菌，表明 AECOPD 患者感染的细菌种类与肺功能严重程度相关。对 61 例重度AECOPD 无创通气患者行支气管镜气管吸引物或痰标本细菌定量培养，37 例（61%）分离出致病菌，5 例为混合感染，6 例（16%）为革兰阴性肠杆菌，16 例（43%）为铜绿假单孢菌，7 例（19%）为金黄色葡萄球菌，8 例（22%）为卡他莫拉菌。药敏试验表明，铜绿假单孢菌碳

青霉烯耐药率为 6%，氨基糖苷为 6%，三代头孢菌素为 25%，喹诺酮为 37%，7 株金黄色葡萄球菌中有 6 株为甲氧西林耐药的金黄色葡萄球菌（MRSA）。表明重症 AECOPD 常见的病原体为铜绿假单胞菌和 MRSA。对 75 例 AECOPD 住院患者行痰细菌定量培养，间隔 3～4 周采集双份血清用微量免疫荧光法测定肺炎衣原体抗体，用间接荧光抗体法测定肺炎支原体抗体。43 例（57%）患者有感染证据，常规痰培养 35 例（46%）患者分离出致病菌，13 例患者血清学检查有近期肺炎支原体感染，其中 4 例患者仅存在肺炎支原体感染，8 例有近期肺炎衣原体感染，其中 4 例患者仅有肺炎衣原体感染。药敏试验发现，流感嗜血杆菌青霉素耐药率为 47%，氨苄西林耐药率为 43%。

Lapteva 等研究了 AECOPD 患者稳定期肺功能对细菌感染的影响。92 例 AECOPD 住院患者（平均年龄 63±12 岁，男性 81 例）行痰细菌定量培养，在稳定期行肺功能检查，FEV_1 占预计值百分比平均为 48.3±9%。结果发现，83 例（90.2%）的患者至少分离到一种病原体，其中，18 例（21.7%）为肺炎链球菌，28 例（33.7%）为流感嗜血杆菌，11 例（13.2%）为金黄色葡萄球菌，19 例（22.9%）为混合感染，7 例（8.4%）为其他病原体。存在混合感染，既往多次住院并应用口服激素治疗的患者肺功能最差。Cpaaroska 等研究了 61 例疑为细菌感染的 AECOPD 住院患者，肺功能与不同细菌感染之间的关系。痰标本或支气管肺泡灌洗液行细菌学检测，常见的细菌为铜绿假单孢菌占 28%，流感嗜血杆菌占 16%，肺炎链球菌占 12%。铜绿假单胞菌感染患者 PaO_2 比其他病原体感染患者更低，分别为 7.2 和 9.5kPa。70%的患者 FEV_1＜50%，不同肺功能患者细菌存在差异，在 FEV_1＞50%的患者未发现铜绿假单胞菌感染。当 35%＜FEV_1＜50%，90%的患者为铜绿假单孢菌感染。当 FEV_1＜ 35%，铜绿假单孢菌占 26%，流感嗜血杆菌占 22%。

慢性阻塞性肺疾病全球倡议（GOLD）将 COPD 分为Ⅰ、Ⅱ、Ⅲ、Ⅳ级，慢性支气管炎急性加重（acute exacerbation of chronic bronchitis，AECB）的不同发病阶段痰中致病菌不同。轻症阶段以肺炎链球菌和革兰阳性菌为主，疾病进展期（Ⅲ、Ⅳ期）可合并克雷白杆菌、变形杆菌、大肠杆菌和铜绿假单胞菌感染。

我们研究发现，COPD 急性加重期致病菌阳性率 26.6%（8/30），主要致病菌为金黄色葡萄球菌、肺炎链球菌、流感嗜血杆菌、卡他莫拉菌和铜绿假单胞菌。COPD 稳定期致病菌阳性率为 24.0%（6/25），主要致病菌为表皮葡萄球菌、微球菌及肺炎链球菌等，细菌量＜10×10^3 cfu/ml。

三、细菌感染引起 AECOPD 的机制

在 COPD 发病中，细菌感染可能有两种作用，一是细菌感染导致 COPD 急性加重，二是细菌感染后细菌在气道中定植，使 COPD 的炎症反应持续，促进气流阻塞的进一步恶化。理解细菌和肺的相互关系有助于我们鉴别 COPD 的急性加重是否是由细菌引起的。肺是从前肠组织发育而来的，所以呼吸道很容易受到通过鼻、口和咽吸入的微生物以及吸入空气中的微生物的侵袭。在由于遗传和环境因素使呼吸道的一线防御机制（粘膜纤毛清除功能）受到损害的情况下，微生物在呼吸道停留时间过长也会引起慢性呼吸道感染。一些细菌的寄殖引起宿主体内长期的炎症反应，但长期的炎症反应并不能清除细菌，这可能是因为这些细菌被呼吸道粘液所包裹，无法被清除。而正常的急性炎症反应被细菌长期存在所致的慢性炎症

反应所破坏，这样就损伤了呼吸道上皮和基质蛋白等“无辜的旁观者”，并主要通过呼吸道壁不断向呼吸道补充中性粒细胞，刺激呼吸道分泌。因此，慢性呼吸道感染主要是细菌刺激和宿主介导的炎症过程，该过程中的“内讧”造成了组织损伤。现在已经有大量的证据支持这种“恶性循环”理论。

(一)“降-升”或阈值假说（“fall and rise” or quantitative hypothesis)

COPD患者无论在稳定期和加重期气道都可分离出细菌，急性加重患者呼吸道分泌物中致病菌的数量比稳定期增加。而且，宿主局部炎症反应与细菌负荷量增加成正比。Miravitlles推测，在COPD稳定期，气道内存在一定负荷量的细菌定植，气道内细菌负荷量增加到一定水平时会引起急性加重，即有一个引起急性加重的细菌负荷量阈值。当细菌负荷量超过阈值时就会产生足够严重的炎症反应，从而诱发急性加重的临床症状，如患者肺功能减退、吸烟、支气管高反应性、慢性粘液分泌亢进、防御机制损害、老龄和有并发症其阈值较低。外界对阈值的影响包括细菌类型、寒冷和空气污染。如调节因素多，触发AECOPD所需的细菌浓度较低，甚至为零，表现为粘痰（非感染性恶化）。相反，如调节因素少或无，触发AECOPD则需很高细菌浓度，表现为脓痰（感染性恶化）。上述假说还需进一步证实，但在抗生素治疗AECOPD的临床试验中发现，如果患者治疗后细菌被清除，那么细菌浓度增加达到阈值而发生下一次恶化的时间显著延长，支持细菌阈值假说。见图22-1。

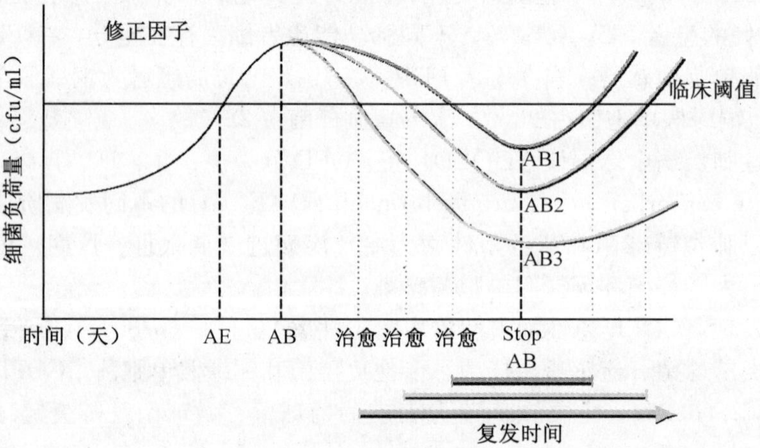

图22-1 COPD急性加重细菌阈值假说示意图

部分COPD患者下呼吸道存在细菌定植，在某些情况下，细菌负荷增加，加重气道炎症反应。当细菌负荷超过临床阈值时，患者出现急性加重症状(AE)。应用抗生素（AB）治疗后，细菌负荷下降，当达到临床阈值，患者症状消失，达到临床治愈（C)。如果抗生素杀菌活性强，并且起效快，则迅速缓解急性加重症状，并延长发生下一次恶化的时间（见水平箭头）。抗生素引起细菌负荷下降，如果在抗生素作用下，未完全清除细菌，那么细菌负荷又持续增加。某些调节因素能改变细菌阈值。

“阈值假说”得到一些研究的支持。Monso等通过保护性毛刷取气道远端分泌物培养，对比急性加重和稳定期COPD患者的细菌负荷量的关系，结果显示病原菌浓度

≥1×10^3 cfu/ml和≥1×10^4 cfu/ml时，发生急性加重的概率分别是稳定期的2倍和4倍。细菌定植量在急性加重和稳定期不同，25%的稳定期COPD患者和52%AECOPD患者细菌负荷超过≥1×10^3 cfu/ml。

（二）新致病菌株学说

目前疑惑的是为什么同一种细菌常常引起AECOPD，人体的免疫力究竟对气道感染有无作用？目前痰培养的方法只能鉴定致病菌的种类，不能鉴别菌种间不同菌株的遗传学差异。病原菌表面抗原的变异可使其逃避宿主先前建立的免疫防御体系，导致感染反复发作。Sethi等对COPD患者进行纵行队列研究，综合分析了临床表现、痰培养和痰中病原菌的分子学分型和急性加重前后1个月的血清抗体，结果发现，AECOPD与菌株改变的关系密切，如未定型流感嗜血杆菌（NTHi），稳定期和加重期痰培养都可阳性，若出现新菌株，则多与急性加重相关。血清学的研究也支持这一现象，AECOPD患者痰培养有NTHi新菌株者，1个月后血清可出现新菌株的特异性抗体，直接对暴露于细菌表面的抗原起反应，对机体有保护作用，且杀菌抗体反应只对同源菌株起作用。新致病菌株学说也可能解释其他细菌感染，如肺炎链球菌、卡他莫拉菌和其他病原体引起的AECOPD。因此，AECOPD不仅与细菌负荷的周期性增加有关，可能也与宿主感染了具有新抗原结构的菌株有关，导致气道的免疫和炎症反应，临床表现为急性加重。

（三）炎症介质

细菌感染引起AECOPD的主要机制是气道炎症。与粘液性支气管炎相比，化脓性支气管炎患者炎症介质（髓过氧化物酶、中性粒细胞弹性蛋白酶、IL-8、LTB4、白蛋白、C-反应蛋白等）均显著升高，痰培养细菌菌落＞10^7 cfu/ml者显著增多，主要为细菌感染。COPD急性加重与细菌感染有关的临床、炎症及微生物学表现见表22-2。

表22-2 COPD急性加重与细菌感染有关的临床、炎症及微生物学表现

	指标	解释
临床	存在3种症状	预测对抗生素的反应
	脓性痰	与MPO浓度和细菌负载量相关
	发热	在细菌感染时不常见，但在病毒感染时常出现
炎症	血白细胞增加	记录不详；受口服激素的干扰
	痰中性粒细胞增加	在AECB时增加，但在纵向研究中未得到证实
	痰中性粒细胞弹性蛋白酶增加	与AECB严重度相关
微生物学	痰细菌学（G染色、培养）	稳定期COPD50%阳性（定植）；细菌负载量＞10^6 cfu/ml（或肺炎链球菌＞10^5 cfu/ml）；保护性毛刷采样更为准确，但在临床实践中可行性差

（续表）

	血清学（阳性或滴度增加 4 倍以上）	回顾性诊断；慢性携带者也具有较高的抗体滴度

Wilkinson 分析了 30 例 COPD 患者随访 1 年后气道细菌负荷量的变化与气道炎症和肺功能下降之间的关系，结果显示，FEV_1 下降与气道细菌负荷量增加相关，在整个研究期间，气道定植细菌种类发生变化的患者 FEV_1 下降的程度比未发生变化的患者高，痰 IL-8 水平越高，FEV_1 下降越明显，表明气道细菌负荷增加以及菌株改变导致气道炎症加剧，肺功能恶化，细菌定植是 COPD 疾病进展的一个重要因素。文献报道与 AECB 有关的炎症因子见表 22-3。

表 22-3　与 AECB 有关的炎症因子

	因子	标本
全身反应	C-反应蛋白	血
白细胞	中性粒细胞和（或）嗜酸细胞	痰、血、支气管活检
介质	IL-8，LTB4，MPO，弹性蛋白酶、IL-6	痰
氧化应激标志	活性氧代谢产物、硝基代谢产物	呼出气
	血浆 Trolox 抗氧化当量（trolox-equivalent antioxidant capacity，TEAC）	血
	谷胱甘肽	上皮细胞衬液（Epithelial lining fluid，ELF）

Sethi 等研究 AECOPD 患者痰中的 IL-8、TNF-α 和中性粒细胞弹性蛋白酶水平，发现痰培养细菌阳性者其水平明显高于阴性者。治疗 10 天后细菌已清除或未清除患者痰的 LTB4 和髓过氧化酶测定显示，已清除者水平明显下降，而未清除者则维持在原有水平，说明细菌感染所致急性加重的中性粒细胞炎性浸润比非细菌感染所致急性加重时明显。Chin 等发现，在小鼠气道细菌感染模型中，引起 COPD 急性加重的流感嗜血杆菌与 COPD 稳定期分离的定植菌相比，气道中性粒细胞浸润增加，与气道上皮细胞粘附的恶化菌数高于定植菌，并使 IL-8 释放增加，其作用机制是通过核因子-κB（NF-κB）和 P38 丝裂素活化蛋白激酶（MAPK），表明引起 AECOPD 的恶化菌比定植菌毒力强，加重气道炎症，使患者肺功能下降。

四、抗生素治疗

（一）抗生素治疗指征

长期以来，抗生素在 AECOPD 中的治疗作用一直存在争论。然而，越来越多的证据表明，抗生素治疗能清除细菌，缩短恶化持续时间，并延长无恶化间期。Saint 等进行的 meta 分析表明，在 1957～1992 年进行的 9 项前瞻性随机对照试验中，7 项试验表明抗生素治疗有效，尽管这种差别较小，但抗生素治疗显然能缩短病程，迅速恢复到日常生活水平，减少不能工作的天数，并预防住院。因此，我们面临的重要问题就是正确识别抗生素的应用时机。

AECOPD时，使用抗生素的指征究竟是什么呢？早在1987年加拿大Anthonisen等就进行过一项设计非常严格的安慰剂双盲随机对照研究。按临床呼吸困难加重、痰量增加和脓性痰等3项指标将病人分为3组：Ⅰ组3项指标全部具备；Ⅱ组符合其中2项指标；Ⅲ组仅有1项指标，但加上另5项指标中任何一项。这5项指标包括：(1) 近5天内有上呼吸道感染；(2) 发热；(3) 咳嗽增加；(4) 哮鸣音增多；(5) 呼吸频率和心率较基础值增加20%。结果Ⅰ组和安慰剂组治疗成功率分别为63%和43%，($P<0.05$)；Ⅱ组分别为76%和60%，($P>0.05$)，但安慰剂组短期复发率高；Ⅲ组分别为74%和70%，($P>0.05$)。结论认为，Ⅰ组抗菌治疗有明确指征，Ⅱ组如果过去抗菌治疗有效且无不良反应可以使用抗生素，而Ⅲ组肯定没有必要应用抗生素。这一研究迄今仍被认为“经典”文献，作为指导AECOPD抗菌治疗的依据。Soler等前瞻性评价了Anthonisen标准与AECOPD气道细菌定植之间的关系。40例AECOPD住院患者行痰和支气管镜保护性毛刷（PSB）细菌学检测，多变量分析表明Anthonisen标准1型和2型AECOPD患者与细菌定植独立相关，预测气道定植菌的敏感性为95%，特异性为77%，阴性预测值为94%，进一步验证了对这些患者应给予抗生素治疗。

Jaccard-Stolz等比较了Anthonisen标准与降钙素原（Procalcitonin，PCT）指导抗生素治疗AECOPD患者的预后情况，106位患者（平均年龄71岁），随机分为Anthonisen组（56例）和PCT组（50例）。Anthonisen组中，根据Anthonisen标准将AECOPD患者分为1型、2型和3型，其中1型给予抗生素治疗，而2型和3型不给抗生素治疗。PCT组中，当PCT<0.1ng/ml时，不给抗生素治疗，当PCT>0.25 ng/ml时，给予抗生素治疗。结果发现，Anthonisen组有43例（77%）给予抗生素治疗，PCT组为21例（42%，$P<0.001$）。2组临床和实验室预后指标（呼吸困难评分、生活质量、住院天数、ICU住院天数、病死率）相同，而PCT组用抗生素的比例明显低于Anthonisen组，表明根据PCT高低可以指导AECOPD抗生素治疗，并且能减少抗生素处方。我们研究发现，COPD加重期患者血清PCT浓度比稳定期患者显著增加，细菌学阳性患者血清PCT浓度比细菌学阴性患者显著增加，将加重期患者分为高细菌载量组（$>10^7$ cfu/ml）；低细菌载量组（$<10^7$ cfu/ml）和细菌学阴性组。高细菌载量组血清PCT浓度比低细菌载量组显著增加，表明血清PCT浓度对诊断AECOPD细菌感染可能具有意义。

（二）指南对AECOPD抗生素治疗的规定

对于临床医生来说，何时开始应用抗生素治疗AECOPD是个非常重要的问题，但是应用何种抗生素则更为重要，因为如果应用效果不好的抗生素，则会导致细菌持续存在，并引起持续气道炎症，出现下一次恶化的时间缩短，影响生活质量，增加医疗负担等。根据细菌阈值假说，我们应该选择能迅速清除细菌负荷，缓解临床症状，并延长发作间期的抗生素。

1. AECOPD抗菌药物的选择　加拿大于1997年曾制定指南。后来的各种指南或建议基本相似。该指南将慢性支气管炎分为以下几型。

(1) 单纯型　$FEV_1>50\%$预计值，痰量增加并呈脓性，无附加危险因素。主要病原体为流感和副流感嗜血杆菌、卡他莫拉菌和肺炎链球菌，推荐抗菌药物为氨苄西林、四环素、磺胺甲基异恶唑（SME）-甲氧苄胺嘧啶（TMP）（即复方新诺明，SMES）。

（2）复杂型　痰量增加并呈脓性，$FEV_1<50\%$，老年人，每年加重≥4 次，有明显的并发症，营养不良和长期口服激素。病原体除单纯型常见细菌外，G^-杆菌增加，且常对β-内酰胺类耐药。推荐药物为喹诺酮类、β-内酰胺类/β-内酰胺酶抑制剂、Ⅱ-Ⅲ代头孢菌素、新大环内酯类。

（3）慢性化脓型　常年有脓痰且频繁发作，CT 检查揭示此组患者常有支气管扩张。除上述病原体外铜绿假单胞菌也很常见。建议应用环丙沙星或其他抗假单胞菌抗生素。

有人提出，在以下 12 项指征中凡具备任何 2 项，即需要强化针对G^-杆菌和耐药菌的抗菌治疗。这些指征包括：（1）短期内（＜4 月）加重＞3 次；（2）接受过多种抗菌药物治疗者；（3）已证明呼吸道存在G^-杆菌（肠杆菌科，特别是肺炎克雷伯杆菌、假单胞菌）定植；（4）既往有过抗菌治疗无效便需要机械通气的病史；（5）G^-杆菌下呼吸道定植既往史；（6）长期系统性激素治疗；（7）10 天内多次因症状复发急诊就医；（8）需要氧疗；（9）吸烟；（10）已证明所在地区流行青霉素耐药肺炎链球菌；（11）慢性酒精中毒并曾有G^-杆菌（特别是肺炎克雷伯杆菌）下呼吸道感染史；（12）严重并发症（免疫抑制、HIV 感染、恶性肿瘤）。

GOLD 委员会在 2003 年 6 月通过总结了 2000 年 6 月到 2003 年 3 月期间共 241 篇文献，第 2 次发表了工作报告。其中对于 COPD 急性加重抗生素的使用未做修改，只是指出当 COPD 呼吸困难加重、特别是痰量增加并呈脓性时应给予抗生素治疗（B 类证据）。抗生素的选用需依据患者所在地常见病原菌类型及药物敏感情况决定。

2. AECOPD 抗菌药物选择新指南　在 2004 年，美国胸科学会（ATS）与欧洲呼吸病学会（ERS）共同制定了 COPD 诊断治疗新指南，根据严重度将 AECOPD 分为 3 级：Ⅰ级、Ⅱ级、Ⅲ级，当患者出现脓痰时推荐应用抗生素，应结合当地细菌流行病学资料来选择。

（1）Ⅰ级患者　门诊患者，建议应用的抗生素阿莫西林/氨苄西林、头孢菌素、多西环素、大环内酯。如果患者既往抗生素治疗失败，则考虑应用阿莫西林/克拉维酸、呼吸氟喹诺酮类、头孢地尼、头孢呋辛。

（2）Ⅱ级患者　住院患者，建议应用的抗生素阿莫西林/克拉维酸、呼吸氟喹诺酮类（加替沙星、左氧氟沙星、莫西沙星），如果怀疑为假单胞菌属或其他肠杆菌属感染，建议联合治疗。

（3）Ⅲ级患者　住 ICU 患者，建议应用的抗生素阿莫西林/克拉维酸、呼吸氟喹诺酮类（加替沙星、左氧氟沙星、莫西沙星），如果怀疑为假单胞菌属或其他肠杆菌属感染，建议联合治疗。

（三）AECOPD 抗菌新策略

既往针对 AECB 的临床试验通常都是将新药与特意挑选的对照药物进行疗效比较，观察重点在于疗效不比过去的药物差（作用等同），因此得出的结论往往是所有的抗生素疗效都一样。Anthonisen 曾提出“为何无证据表明新的抗生素优于老抗生素?”。研究入选的患者存在异质性（疾病严重程度、并发症不一，感染证据不足），缺乏可用以评价预后的病人急性加重前病情的资料，对合并用药（如皮质激素）是否影响临床疗效没有评价，并且仅证明抗生素的短期疗效，缺乏长期随访。

根据Miravitlles的“阈值假说”，抗菌治疗存在如下的可能。（1）减少气道内细菌的负荷量，可减少AECOPD发生。（2）早期用抗生素治疗，可缩短急性加重的恢复时间。（3）强力的较广谱的抗生素可以延长急性加重的间期。如果这些可能性都存在，抗生素的预防性治疗、早期或新的抗生素应用可以改善患者的预后。Wilson等报道，应用新氟喹诺酮类莫西沙星，与阿莫西林、克拉霉素和头孢呋辛酯等常用药物对比，临床治愈率、细菌清除率高于常规药物组，且莫西沙星组在治疗过程中较少并用其他抗生素（$P<0.01$），急性加重间隔时间延长28天（莫西沙星131天，标准治疗103天，$P=0.03$）。

临床上，对于细菌感染引起COPD急性加重患者，应该根据患者病情严重程度，可能存在的修正因子，感染的细菌种类及耐药监测，抗生素药代/药效（PK/PD）参数，选择合理的抗菌药物治疗，不仅要考虑近期疗效，更要注意长期疗效，包括延长缓解期，减少发作次数，延缓病程进展，改善患者生活质量及减轻社会负担和经济负担。今后，应从循证医学的角度去研究哪些患者抗生素治疗有益，不同类型患者应用抗生素的种类，观察指标应包括临床症状、肺功能指标，同时还应包括治疗费用、患者生活质量以及社会经济学效应等。

（陈亚红）

本节参考文献

1. Miravitlles M. Exacerbations of chronic obstructive pulmonary disease：when are bacteria important? Eur. Respir . J. ，2002，20（suppl. 36）：9s-19s

2. Sethi S，Evans N，Brydon RN，et al. New strains of bacteria and exacerbations of chronic obstructive pulmonary disease. N . Eng. J. Med. ，2002，347（7）：465-471

3. Murphy TF，Brauer AL，Schiffmacher AT，et al. Persistent colonization by Haemophilus influenzae in chronic obstructive pulmonary disease. Am . J. Respir . Crit. Care Med. ，2004，170（3）：266-272

4. Wilkinson TMA，Patel IS，Wilks M，et al. Airway bacterial load and FEV1 decline in patients with chronic obstructive pulmonary disease. Am . J. Respir. Crit . Care Med. ，2003，167（8）：1090-1095

5. Chin CL，Manzel LJ，Erin E，et al. Haemophilus influenzae from patients with chronic obstructive pulmonary disease exacerbation induce more inflammation than colonizers. Am . J . Respir . Crit. Care Med. ，2005，172（1）：85-91

6. Wilson R，Allegra L，Huchon G，et al. Short-term and long-term outcomes of moxifloxacin compared to standard antibiotic treatment in acute exacerbations of chronic bronchitis. Chest，2004，125（3）：953-964

第二节 病 毒

近年认为病毒感染也是AECOPD的主要原因。在急性加重期的病毒感染明显高于疾病稳定期，大约50%以上的AECOPD患者有上呼吸道病毒感染，稳定期也可检测到病毒，以鼻病毒的关系最为密切。其他还有流感病毒（IV）、副流感病毒（PIV）、冠状病毒、单纯疱疹病毒（HSV）、呼吸道合胞病毒（RSV）和腺病毒（ADV）等。

一、病毒感染种类

呼吸道病毒感染发生率很高，有些病毒侵入人体后，可侵犯到重要器官，并且随着急性呼吸道感染的延续，可能发生以下3种情况。(1) 急性或隐性病毒感染后，病毒潜伏在组织内，形成潜在性感染，无临床症状，在某些条件刺激下，病毒可再度增生而出现急性发作，如HSV、巨细胞病毒（CMV）等。(2) 病毒长期存在组织内，形成慢性感染，不断增生，不排出病毒，在相当一段时间内可无临床症状。(3) 病毒感染后，形成慢性感染，经过很长的潜伏期，以后出现慢性进行性疾病。

急性呼吸道病毒感染对人体可产生较多的影响，虽然大多数患者气道功能可完全恢复，但部分患者病毒感染控制后仍存在持续性气流受限，如儿童急性病毒性支气管炎后就会出现反复发作的喘息。急性病毒感染后还可造成呼吸道上皮的损坏，有利于细菌感染，也可引起COPD的急性发作。

流行病学资料表明，在COPD急性发作期，呼吸道病毒感染的发生率为7%～64%，不同文献报道病毒感染阳性率差别较大。Mygind等研究了AECOPD患者病毒感染情况，共研究200例AECOPD住院患者，痰或气管吸引物采用PCR方法，发现AECOPD病毒感染阳性率为12%，9例为鼻病毒，5例为副流感病毒3型，3例为A型流感病毒，3例为呼吸道合胞病毒，1例为B型流感病毒，无副粘病毒和腺病毒。Güldaval等报告了86例AECOPD住院患者病毒的感染率，采用双份血清酶免疫分析法，发现呼吸道合胞病毒占29%，腺病毒占7%，呼吸道合胞病毒合并支原体感染占5%，合并衣原体感染占2.5%，在20例健康对照组中，呼吸道合胞病毒和腺病毒各占5%。Tan采用PCR方法比较了致命性哮喘、哮喘急性发作、COPD住院患者呼吸道分泌物中常见呼吸道病毒的感染情况，结果发现，3组患者急性期病毒阳性率相近。致死性哮喘患者气管吸引物中病毒阳性者占59%（10/17），哮喘急性发作和COPD患者诱导痰中病毒阳性率分别为41%（12/29）和64%（9/14）。3组恢复期标本病毒阳性率为7%（2/29）。致死性哮喘患者最常见的病毒是小核糖核酸病毒（47%）和腺病毒（24%），而COPD中流感病毒最多见（36%）。病毒阳性组患者呼吸道卡他症状、咽痛、寒战、发热、全身不适等症状显著增加。表明呼吸道病毒应作为上述疾病预防和治疗的靶点。

Rohde采用套式RT-PCR方法分析了AECOPD住院患者和稳定期患者鼻灌洗液、诱导痰中的几种病毒，结果发现，AECOPD患者标本中病毒阳性率高于稳定期COPD患者（分别为56%和19%）。最常见的病毒依次为小核糖核酸病毒（36%），A型流感病毒（25%）和呼吸道合胞病毒（22%）。将2种标本分别统计发现，2组患者诱导痰病毒阳性率存在显著差异（分别为47%和10%），而鼻灌洗液中无差别（分别为31%和17%）。在AECOPD患者中，病毒阳性组发热更多见（分别为25%和5%）。采用实时定量PCR方法，测定AECOPD呼吸道分泌物中呼吸道合胞病毒、A型流感病毒、鼻病毒和3型副流感病毒的负荷量，发现AECOPD组呼吸道合胞病毒阳性率为22/116（19%），A型流感病毒为21/116（18.1%），鼻病毒为13/116（11.2%），3型副流感病毒为8/116（6.9%），而稳定期COPD患者呼吸道合胞病毒阳性率为17/68（25%），鼻病毒为10/68（14.7%），A型流感病毒为6/68（8.8%），3型副流感病毒为4/68（5.9%）。AECOPD呼吸道合胞病毒的负荷量

6.5×10^3 拷贝/毫升，而稳定期患者为 4.8×10^3 拷贝/毫升。3 型副流感病毒的负荷量 2 组都偏低。A 型流感病毒 AECOPD 患者为 $2.6\text{x}10^6$ 拷贝/毫升，显著高于稳定期患者（5.8×10^4 拷贝/毫升），鼻病毒 AECOPD 为 2.0×10^5 拷贝/毫升，稳定期患者为 1.2×10^4 拷贝/毫升。4 种呼吸道病毒的检测率和负荷量差异反映了它们可能起不同的作用，2 组患者呼吸道合胞病毒和 3 型副流感病毒的负荷量较低，表明可能存在低度或持续感染，而 AECOPD 组 A 型流感病毒的负荷量显著增加，提示急性感染对于 COPD 急性加重发挥了重要作用。

McManus 等研究了单纯疱疹病毒（HSV-1）在 AECOPD 中的作用。106 例 AECOPD 患者在入选时测定肺功能、血气分析、MRC 评分以及用药情况。用鼻和咽拭子获取痰标本，提取核酸，采用套式 PCR 测定 HSV-1。22 例患者（21%）HSV-1 阳性，其中 9 例为男性（41%），平均年龄 71.9 岁，84 例患者（79%）HSV-1 阴性，男性 38 例，平均年龄 69.2 岁。HSV-1 阳性组 $FEV_1\%$ 为 30.7%，低于 HSV-1 阴性组（42.6%，$P<0.05$）。吸烟包年史 HSV-1 阳性组更高，但未达到统计学差异。2 组在住院史、家庭氧疗、MRC 评分或 PO_2 等方面无统计学差异。HSV-1 阳性组吸入激素剂量为 $1100\mu g$，高于 HSV-1 阴性组（$640\mu g$）。表明重度 COPD 以及吸入大剂量激素患者 HSV-1 感染更多见。

McManus 等研究了 EB 病毒（EBV）在 AECOPD 中的作用，研究对象包括 COPD 急性加重期和稳定期患者，以无气流阻塞的吸烟者为对照组。采用套式 PCR 测定痰中 EBV。结果发现，108 例 AECOPD 患者，男性 50 例，平均年龄 69.8 ± 9.8 岁，FEV_1 0.84 ± 0.5 L，49%的患者为 EBV 阳性；稳定期患者 20 例，男性 10 例，平均年龄 69.3 ± 11.1 岁，FEV_1 0.82 ± 0.41 L，阳性率为 60%。对照组平均年龄 50.8 ± 5.3 岁，吸烟史为 44 包/年，EBV 阳性率很低（14.3%）。表明 EBV 在 COPD 的发病中具有重要意义。

Seemungal 等研究了 COPD 炎症和慢性感染对 FEV_1 下降的影响。对 148 例中-重度 COPD 患者随访 7 年，其中男性 100 例，吸烟者 56 例，平均年龄 68.5 岁，FEV_1 0.98L，FEV_1 38.5%Pre。FEV_1 每年下降 1.5%，57 例稳定期 COPD 患者中 11 例检测到呼吸道合胞病毒，9 例检测到其他病毒。$FEV_1\%$ 下降速率增加与呼吸道合胞病毒感染相关（$P=0.024$），其他病毒不影响 $FEV_1\%$ 的下降。表明高水平炎症标志或下呼吸道细菌或呼吸道合胞病毒慢性感染能够加速 COPD FEV_1 的下降。

有证据表明，年幼时经常发生上呼吸道感染的人更易导致 COPD，儿童期下呼吸道感染是 COPD 的独立危险因素之一。RSV 和 ADV 是主要的病原体。一些流行病学资料调查和动物实验也初步说明成人 COPD 的发生可能源于早期肺发育不良。如果在婴幼儿时期发生上呼吸道感染、缺氧等情况，可能会影响肺结构和功能的发育，成年后易发展为 COPD。Hogg 等通过对儿童期病毒感染的随访观察发现，急性呼吸道感染约 20%～30%起初是病毒感染引起的，其中 50%是 RSV 感染，儿童期发生下呼吸道病毒感染组成年后 COPD 的发生率显著高于对照组。Falsey 等和 Dowell 等对下呼吸道感染的成人患者研究指出，发生 RSV 感染的患者中许多有基础慢性肺疾患。Matsuse 等通过对 20 例 COPD 患者和 20 例无气道阻塞的病人的肺组织进行研究，且两组病人在年龄、性别、吸烟史上差异无显著性，其中 COPD 组肺组织中可检出腺病毒 E1A 基因存在，提示腺病毒感染在气道阻塞的发生中可能具有重要作用。此外，Vitalis 等使用经鼻吸入腺病毒 5（aden ovirus5，Ad5）的方法，建立豚鼠病毒感染的模型，在急性期使用原位杂交证实了气道上皮细胞核内存在 Ad5E1A 基因，急性病毒感染消退后20天和47天用PCR方法证实了下呼吸道粘膜细胞存在Ad5E1A基因，而且发现这种潜在的病毒感染与持续存在的毛细支气管炎具有相关性。我们采用PCR方法对10例COPD患者，12例慢性支气管炎患者，6例支气管哮喘患者及8名健康志愿者支气管上皮细胞及肺泡巨噬细胞DNA进行腺病毒早期转录单位（EIA）基因检测，结果发现22例COPD与慢性支气管炎患者中检出E1A阳性6例，占27%，其中COPD患者EIA阳性5例，占本组COPD患者的50%，慢性支气管炎患者ElA阳性1例，占本组慢性支气管炎患者的8%，支气管哮喘和健康志愿者均未检出EIADNA，表明在COPD稳定期存在腺病毒潜在感染。

Utokaparch等采用RT-PCR方法，测定GOLD分级为0级和4级的COPD患者切除肺组织中多种病毒水平，包括A、B、C型流感病毒（INF），1型和3型副流感病毒（PIV），冠状病毒229E，呼吸道合胞病毒和小核糖核酸病毒（鼻病毒/肠道病毒），结果表明，5例GOLD0级患者中1例PIV-1阳性，5例GOLD4级患者中2例PIV-1和INF A阳性，其中1例为2种病毒同时阳性。

二、病毒感染在COPD发病机制中的作用

（一）病毒活化炎性细胞，促进细胞因子的产生和释放

呼吸道病毒感染后，可活化炎性细胞，趋化炎性细胞侵入气道，体外实验证实RV和RSV感染时呼吸道上皮细胞分泌粒-巨噬细胞集落刺激因子（G-CSF）、调节激活正常T细胞表达分泌因子（RANTES）、白细胞介素11（IL-11）等，这些细胞因子可明显促进炎性细胞进入呼吸道，尤其RANTES，强力趋化嗜酸细胞（EOS）等，活化的巨噬细胞还释放氧自由基，加强病毒在气道上皮复制造成的上皮层损伤。Busse等发现儿童感染PIVⅢ型后，可使气道干扰素-γ（IFN-γ）产生增加，IFN-γ是宿主抗病毒及激活单核细胞的关键因子，激活单核细胞可释放血小板活化因子，激活肺泡巨噬细胞可释放更多的白三烯B4（LTB4）、血栓素B_2、前列腺素F2α（PGF2α），加重气道炎症。

（二）病毒感染加剧呼吸道炎症和气道阻塞

病毒感染可导致气道上皮细胞受损。研究表明，呼吸道上皮可产生上皮细胞舒张因子（EDRF），如前列腺素E_2（PGE_2），病毒感染后造成气道上皮坏死，EDRF产生减少，造成气道狭窄。呼吸道上皮细胞还可产生抑制粘膜下成纤维细胞增生和代谢的活化物质，病毒感染可致上皮细胞抑制物质合成减少，支气管炎症和肺泡壁结缔组织增生，气道狭窄，有助于COPD的形成与发展。病毒感染使呼吸道上皮细胞坏死，可导致呼吸道壁传入神经暴露，坏死的上皮刺激暴露的神经末梢，使其释放神经多肽，造成呼吸道平滑肌收缩，血管通透性增加，促进肺间质细胞和平滑肌增生，造成气道狭窄。病毒感染还可使粘膜下毛细血管通透性增加，使该区域水肿，组织水肿导致支气管上皮通透性增加，炎性介质进入呼吸道，呼吸道阻力增加。

（三）病毒感染参与免疫反应

呼吸道病毒感染后，导致免疫细胞的生物学特性改变及功能异常，乃至细胞的死亡及清除。$CD4^+$和$CD8^+$ T淋巴细胞均参与终止病毒复制过程，$CD8^+$淋巴细胞起主要作用。大部分研究表明，COPD患者病毒感染后，中央呼吸道、外周气道、肺实质中$CD4^+$淋巴细胞数

或 $CD8^+/CD4^+$ 比值升高，且与 FEV_1 呈负相关。$CD8^+$ T 淋巴细胞的主要功能是对感染和改变的宿主细胞起溶解作用，其过度募集可能是对反复病毒感染的反应，导致了肺的损害。$CD4^+$ 和 $CD8^+$ T 淋巴细胞还可通过产生细胞因子参与细胞免疫过程，这些细胞因子在病毒感染的抗病与致病中发挥着重要的作用，如 $CD8^+$ T 细胞的作用主要是通过分泌 IFN-γ 和 TNF-α 来实现的，这些细胞因子对宿主的急性病毒感染有快速消退作用。还有研究表明病毒感染可能引起 Th2 细胞的活化，使其分泌 IL-4、IL-5、IL-10 等细胞因子增加，IL-4 的分泌增加可促进 B 细胞分泌 IgE 和 IgG，这两种抗体在病毒感染后喘息的发病机制中起重要作用。

Yakovleva 等发现病毒能诱导 COPD 发病的恶性循环。对 250 例 COPD 急性加重期和缓解期患者进行研究，采用免疫荧光法和酶联免疫分析测定支气管刷检和 BALF 细胞中的病毒抗原，血清学方法测定抗体。结果发现，免疫抑制状态可引起急性病毒感染或持续性病毒感染，而急性病毒感染或持续性病毒感染可引起免疫抑制。引起急性感染的病毒为流感病毒，副流感病毒，引起持续感染的病毒为呼吸道合孢病毒、腺病毒、疱疹病毒，急性病毒感染可以激活持续性病毒感染，而持续性病毒感染可使急性病毒感染延长，从而延长炎症反应过程。当病毒抗原持续存在时，就有高浓度的抗体产生，形成细胞毒性复合物。如果病毒感染的时间延长，会形成大量的缺陷型病毒，引起持续性病毒感染的发生。由于存在这些发病机制，因此认为，病毒不仅参与 COPD 恶化，也在其发生中起重要作用。

综上所述，病毒感染与 COPD 密切相关。病毒感染可引起 COPD 的急性加重，并可能与其他病因共同作用，参与了 COPD 的发病机制。

（陈亚红）

本节参考文献

1. Hayashi S. Latent adenovirus infection in COPD. Chest，2002，121（5 Suppl.）：183S-187S
2. Tan WC，Xiang X，Qiu D，et al. Epidemiology of respiratory viruses in patients hospitalized with near-fatal asthma，acute exacerbations of asthma，or chronic obstructive pulmonary disease. Am . J. Med.，2003，115（4）：272-277
3. Mygind LH，Holm A，Nielsen LP，et al. The role of viral infections in patients admitted with acute exacerbation of COPD. Eur. Respir. J.，2004，24（suppl. 48）：408s
4. Rohde G，Wiethege A，Borg I，et al. Respiratory viruses in exacerbations of chronic obstructive pulmonary disease requiring hospitalisation：a case-control study. Thorax，2003，58（1）：37-42
5. Hogg JC. Role of latent viral infections in chronic obstructive pulmonary disease and asthma. Am. J. Respir. Crit. Care Med.，2001，164（10 Pt. 2）：S71-75
6. Seemungal T，Harper-Owen R，Bhowmik A，et al. Respiratory viruses，symptoms，and inflammatory markers in acute exacerbations and stable chronic obstructive pulmonary disease. Am. J. Respir. Crit. Care Med.，2001，164（9）：1618-1623.

第三节　衣原体

COPD 的发病机制已有多种学说，如蛋白酶和抗蛋白酶学说、氧化损伤假说、免疫失衡和感染假说等。吸烟在 COPD 的发病中起了重要作用，但仅仅 15%的吸烟者最终可能患 COPD。目前对 COPD 的发病机制又提出了新的假说，即肺炎衣原体慢性感染学说。

一、肺炎衣原体的形态学和生物学特征

肺炎衣原体的一般生物学特征与其他衣原体相似，系革兰染色阴性，严格的细胞内寄生病原体，在细胞浆产生光镜可见的包涵体，同时具有 DNA 和 RNA 以及与革兰阴性细菌类似的细胞壁，并具独特的发育周期，最初感染是宿主细胞经细胞摄取作用将具有感染性的原体（EB，0.38μm）吸入，在吞噬体内的原体经二分裂繁殖成为大型网状体，又称始体（RB，0.51μm），属繁殖型，后者不适应细胞外环境，在细胞内有新陈代谢和繁殖能力，无传染性，属非感染型。始体呈圆形，胞质疏松呈网状，经组织再生形成包涵体，内含有许多成熟的原体。随后被感染的宿主细胞破裂释放出原体。原体在细胞外较为稳定，适合于细胞外生存，有高度的传染性，属感染型。由于肺炎衣原体不能通过独立的糖代谢合成糖元，故包涵体碘染色呈阴性反应。用冰冻复型法证明原体和始体表面有突起物，负染色可见原体和始体外膜有排列呈六边形的规则结构。肺炎衣原体无质粒 DNA，即无染色体外的 DNA。与沙眼衣原体和鹦鹉热衣原体有近似的 DNAG+C 含量，但 DNA 同源性≤10%，而与同种的同源性≥94%。同其他衣原体相比，主要外膜蛋白（MOMP）的抗原决定簇较少。肺炎衣原体有衣原体属特异性脂多糖抗原（补体结合抗原）和型特异性抗原（98ku 蛋白），迄今为止，仅发现 TWAR 一个血清型。应用属特异性单克隆荧光抗体染色可显示其包涵体，应用型特异性单克隆抗体染色与沙眼衣原体和鹦鹉热衣原体间均无交叉反应，可作肺炎衣原体的鉴定。

二、肺炎衣原体感染与 COPD

研究表明，COPD 患者既往有过肺炎衣原体感染或慢性感染发生率很高，在急性加重期至少部分由肺炎衣原体急性感染引起。Blasi 等 1990 年 1 月至 1991 年 5 月对门诊 142 例 COPD 患者合并有咳脓痰者行肺炎衣原体检测，采用单克隆间接荧光抗体测定法测定咽部拭子标本，同时采用微量免疫荧光法（MIF）检测血清中抗体 IgM 和 IgG。COPD 患者特异性 IgG 阳性率为 63%，对照组为 46%，COPD 患者 IgG 平均滴度明显高于对照组，有 5 例特异性 IgM≥1∶16，其中有 1 例 IgG 滴度增高 4 倍。表明肺炎衣原体感染在 COPD 患者相当多见，至少有 4%患者病情加重是肺炎衣原体急性感染所引起。Verkooyen 等分别采用 MIF 和重组脂多糖酶联免疫吸附试验（rDNALPSEISA）法检测了 271 例 COPD 患者的肺炎衣原体特异性抗体 IgG、IgM 和 IgA，肺炎衣原体既往感染发生率分别为 72%（MIF 法）和 53%（rDNALPSELISA 法），有 7 例（3%）在急性加重期经 MIF 法检测，提示有肺炎衣原体急性感染，其中 5 例亦被 rDNALPSELISA 检测证实。Moguikoc 等研究了 COPD 急性加重期与感染的关系，发现 49 例患者中有 7 例（14%）IgG≥1∶1024，另有 4 例 IgG 滴度增高 4 倍以上（MIF 法），提示有 22.4%（11/49）的急性加重期病例由肺炎衣原体急性感染引起。VonHertzen 等采用 MIF 法检测 COPD 患者血清中肺炎衣原体特异性抗体 IgG、IgA 和 IgM 以及痰液中 IgA 和 IgG，采用酶免疫吸附法（EIA）检测痰液中分泌型抗体 sIgA，发现 51%的患者痰液中 IgA 和 sIgA 抗体阳性，54%的 COPD 患者血清 IgG 和 IgA 水平持

久升高（IgG≥128，IgA≥40），提示有肺炎衣原体慢性感染。VonHertzen 等还发现，COPD的严重程度与肺炎衣原体感染率呈正相关，重症为71%，中度为46%。以上研究表明，肺炎衣原体感染与COPD发病极为相关，肺炎衣原体慢性感染可能参与了COPD的发病机制和病理过程，肺炎衣原体急性感染是COPD急性加重期的一个重要诱因。免疫组织化学染色也证实肺炎衣原体和COPD发病相关。Wu 等对37例因肺癌行肺叶切除术后的切除肺叶进行了免疫组织化学染色，发现全部患者的肺组织均呈染色阳性，但16例合并COPD患者的肺组织中每个视野有14.5个阳性细胞，而另外21例无COPD患者的肺组织中每个视野有9.3个阳性细胞，两者比较差异显著。合并COPD患者有54%的巨噬细胞肺炎衣原体染色阳性，而对照组只有29%的巨噬细胞染色阳性，两者比较差异非常显著。他们还检测了18例因意外死亡青年的肺组织，只有44%的巨噬细胞染色阳性，每个视野有0.4个阳性细胞。这些结果提示，肺炎衣原体的持续感染是普遍性的，而在COPD患者肺炎衣原体的免疫染色有较高的阳性。

我们探讨了肺炎衣原体感染在COPD发病中的作用。在动物模型中，吸烟组大鼠肺病理主要表现为典型的慢性支气管炎、肺气肿，肺功能测定显示为气流阻塞。肺炎衣原体感染组大鼠肺病理主要表现为慢性炎症，未出现慢性支气管炎及肺气肿等表现。吸烟与肺炎衣原体感染组大鼠肺病理表现与吸烟组类似，即出现了典型的慢性支气管炎和肺气肿，且病理及肺功能的改变均较吸烟组严重，其小气道壁炎性细胞浸润及气道平滑肌增生这两项分值明显增高。表明同时香烟烟雾吸入及接种肺炎衣原体比单纯吸烟引起的COPD要重，可以看出单纯肺炎衣原体感染并不能引起COPD，但它可在吸烟所致病变的基础上加重COPD，可能通过炎症反应及平滑肌增生等作用使气流阻塞加重。在临床研究中，发现COPD组患者IgG阳性率（即感染率）为82.4%，IgA阳性率（即慢性感染率）为58.8%，均较健康对照组高，表明COPD患者肺炎衣原体的感染率甚高。

三、肺炎衣原体感染在COPD发病中的作用机制

细胞水平的研究表明，肺炎衣原体主要感染血管内皮细胞、巨噬细胞以及平滑肌细胞，其感染可诱导机体产生种特异性抗体和群特异性抗体，但具体感染机制以及相应的机体免疫应答状况尚不明确，感染诱发的这些抗体是否具有保护性作用目前也正在研究中。Von-Hertzen 等认为，肺炎衣原体的反复感染或持续存在的肺炎衣原体抗原刺激了机体的某种免疫反应。肺炎衣原体在与机体的免疫系统接触时，非特异免疫细胞、巨噬细胞和自然杀伤细胞起决定作用。调节免疫反应抑制可表现为IFN-γ水平降低和IgG水平增加。大量研究表明，肺炎衣原体初次感染早期机体内可检测到活化的$CD4^+$细胞和$CD8^+$ T细胞，而到感染后期只能检测到活化的$CD4^+$细胞，而且$CD4^+$ T细胞在肺炎衣原体感染过程中起双重作用。感染初期起损害作用，感染后期起保护作用。$CD4^+$ T细胞的这种损害性作用与肺内IL-4和IL-10mRNA水平的增高以及IFN-γ的表达延迟有密切关系。COPD患者中，某些潜在的免疫反应有利于产生T辅助细胞（Th2）类型反应。在慢性持久的感染时，以Th2类型的免疫反应占优势，并伴有淋巴增殖反应的增强。大量体外实验证明，肺炎衣原体能感染外周血单核细胞并在细胞内增殖与稳定传代，而被感染的单核细胞在体外以时间、剂量依赖方式分泌多种对于维持炎症反应具有重要意义的细胞因子（如E选择素、IL-1β、IL-6、IFN-γ、

TNF-α 等)，并引起淋巴细胞增殖反应。以 IFN-γ 为基础的细胞调节反应对根除感染尤为重要。因而与其他细胞内感染一样，细胞调节免疫在感染中起了决定性作用。但具体作用机制仍不清楚。Halme 等提出辅助性 T 细胞亚群（Th 亚群）失衡在衣原体免疫中的作用。Th 亚群可分为 Th1 和 Th2 两种类型。IFN-γ 为 Th1 细胞的主要产物，IFN-γ 已被证明可抑制衣原体的生长，IFN-γ 过低会导致肺炎衣原体的慢性感染。IL-4 和 IL-10 是 Th2 细胞的主要产物，IL-10 可诱导人 B 细胞产生 IgA，而 IgA 升高是慢性感染的标志，因而在肺炎衣原体慢性感染时以 Th2 应答反应占优势。Cunningham 等提出肺炎衣原体感染可能通过提高易感者的炎症前 Th2 淋巴细胞的应答反应来促进变应性炎症。Heinenmann 等发现肺炎衣原体可诱导 IL-1β 和 TNF-α 产生，作为炎性细胞因子可通过多重效应参与炎症过程。此外，肺炎衣原体感染可引起支气管粘膜上皮细胞纤毛运动停滞，这有助于其他病原体的入侵以及 COPD 的进展。

四、肺炎衣原体感染的诊断

肺炎衣原体为专性活细胞内寄生微生物，分离培养十分困难，不利于临床快速诊断，诊断方法包括以下几种。

（一）血清学方法

1. 补体结合试验（CF）　该法以属特异性脂多糖（LPS）作为抗原，常用于肺炎衣原体感染的筛选试验。若双份血清中抗体效价增高 4 倍，判断阳性。机体重复感染时可不出现补体结合抗体。

2. 微量免疫荧光试验（MIF）　种特异性 MIF 特异而敏感，通过 IgG 和 IgM 抗体可区分急性和既往感染。初次感染时 IgM 于发病后 3 周出现，IgG 于 6～8 周出现，而 IgA 反应较弱或不出现。重复感染时 IgG 常在 1～2 周出现，且效价很高，而往往无 IgM 出现或效价很低。诊断标准：急性感染时双份血清抗体效价升高 4 倍以上，或 IgM≥1∶16，IgG≥1∶512，既往感染时 1∶16≤IgG≤1∶512。

3. 重组脂多糖酶联免疫吸附试验（rDNALPSELISA）　为当前临床较实用的常规方法。抗原为含致病性衣原体特异性表位的重组 LPS。判定标准，衣原体急性感染时，恢复期血清中特异性 IgG 或 IgA 抗体较急性期增高≥3 倍，或 IgM≥2 倍，或 IgG 和 IgA 均增高 2 倍。

（二）细胞分离培养

该法可作为肺炎衣原体感染诊断的金标准。肺炎衣原体的培养细胞系包括 Hela229、McCoy、HL、Hep 2 以及 RCIH292。其中 Hep 2 和 RCIH292 最为敏感，产生的包涵体明显高于其他细胞系。肺炎衣原体的分离培养比其他衣原体困难，过程复杂以及影响因素较多，临床不易开展。

（三）抗原检测

1. 直接荧光抗体检测法（DFA）　该方法快速，但敏感性不高，荧光标记的特异性单抗能识别原体和包涵体，主要用于培养标本中肺炎衣原体的识别。

2. 酶免疫测定法（EIA）　该方法快速简便，且结果判断客观，适合大批量标本检测。

（四）聚合酶链反应（PCR）

PCR法中选择好靶序列是决定试验特异性和灵敏性的关键。目前所选靶序列主要集中在肺炎衣原体的外膜蛋白基因区，474bpPstI片段基因区，16srRNA基因区以及60ku富含半胱氨酸蛋白（Crp）基因区，PCR法具有快速、简便、灵敏的特点。最近，Jantos等报道了一种新的检测方法，称PCREIA法。该方法通过检测扩增的肺炎衣原体DNA，更具快速、敏感和简便。

五、COPD合并肺炎衣原体感染的治疗

Malinverni等将肺炎衣原体所致的小鼠肺炎模型用于药敏试验研究，试验组在感染2天后腹腔注射强力霉素，剂量为10mg/（kg·d），连续3天，或阿奇霉素，剂量为10mg/kg，治疗1次，结果表明这两种药物均能有效清除病原体。Wolf等利用小鼠肺炎衣原体感染模型，研究比较了阿奇霉素、强力霉素及利福平单独使用和联合使用时的疗效，发现阿奇霉素联合利福平使用具最佳疗效，有很高的肺炎衣原体清除率。Blasi等对6例COPD急性加重期合并肺炎衣原体感染的患者进行了治疗，其中4例使用环丙沙星（1g/d），另2例使用红霉素（3g/d）分别在治疗后10天和14天体征和症状缓解。阿奇霉素为新一代的大环内脂类抗生素，患者对其有良好的耐受性，在组织中能达到较高浓度，且半衰期长。另外，四环素、罗红霉素、甲基红霉素及其他一些氟喹诺酮类药物对肺炎衣原体感染也是有效的。

总之，肺炎衣原体感染与COPD发病密切相关，COPD患者肺炎衣原体慢性感染的长期存在或反复感染以及诱发的混合感染，可能是COPD反复发作难以治愈的一个重要原因，但其是否存在因果关系及具体的作用机制有待进一步研究证实。无论发作期还是稳定期患者应常规检查肺炎衣原体，以排除肺炎衣原体急慢性感染。对于急性发作期的重度COPD患者，特别是那些病情迁延，对一般抗感染治疗疗效不佳者，应加用大环内酯类或喹诺酮类抗生素。

（陈亚红）

本节参考文献

1. Seemungal TA，Wedzicha JA，MacCallum PK，et al. Chlamydia pneumoniae and COPD exacerbation. Thorax，2002，57（12）：1087-1088
2. Blasi F. Atypical pathogens and respiratory tract infections. Eur. Respir. J.，2004，24（1）：171-181
3. Meloni F，Paschetto E，Mangiarotti P，et al. Acute Chlamydia pneumoniae and Mycoplasma pneumoniae infections in community-acquired pneumonia and exacerbations of COPD or asthma：therapeutic considerations. J. Chemother.，2004，16（1）：70-76
4. Rupp J，Kothe H，Mueller A，et al. Imbalanced secretion of IL-1beta and IL-1RA in Chlamydia pneumoniae-infected mononuclear cells from COPD patients. Eur. Respir J.，2003，22（2）：274-279
5. 赵燕妮，赵鸣武，裴斐，等. 肺炎衣原体感染与慢性阻塞性肺疾病关系的研究. 中华内科杂志，2004，43（5）：333-337

第四节 其 他

肺炎支原体（mycoplasma pneumoniae，MP）是肺部感染常见的病原体之一，发生率约

为 20%～40%。近年来 COPD 患者 MP 感染正日益受到人们重视。

Lieberman 采用血清学方法研究了 COPD 急性加重住院患者肺炎支原体感染的情况。240 例患者采集双份血清，EIA 方法测定 MP，IgM，IgG，IgA。34 例（14.2%）MP 阳性，29 例（85%）IgA 滴度显著增加，11 例（32%）仅发现 IgA 的变化。24 例（71%）同时合并其他呼吸道病原体感染。与 206 例 MP 阴性组比较，MP 阳性组患者吸入激素治疗的比例增加（41% vs24%，$P = 0.033$），从出现呼吸困难到住院的时间间隔延长（6.6 +/- 3.8 天 vs5.0 +/- 3.5 天，$P = 0.012$）。2 组之间其他临床资料无显著差异。该作者同时研究发现，72 例（30%）AECOPD 患者至少存在 1 种非典型病原体感染。肺炎军团菌 40 例（16.7%），肺炎支原体 34 例（14.2%）。72 例（30%）存在混合感染。在治疗中选择抗生素应覆盖非典型病原体。

对 187 例 COPD 急性发作期患者采用间接免疫荧光法测定血清抗体，以 MP IgG>1∶16及 MP IgM>1∶8 作为阳性标准，测量 MP 阳性率为 37.4%。尹本义等对 137 例下呼吸道感染住院患者晨痰做 MP 培养，阳性率达 40.9%，原有肺气肿肺心病者为 28.8%，支气管哮喘者则高达 57.1%。国外研究发现感染也为 20%～40%。采用 PCR 方法对 133 例 COPD 急性发作期患者痰作 MP 检测，结果肺心病加重患者感染为 38.7%，慢性支气管炎急性发作患者感染率为 22.58%，支气管哮喘患者为 37.50%。肺心病加重期患者及支气管哮喘患者 MP 感染率与慢性支气管炎急性发作患者相比较，差异有非常显著性（$P<0.01$），提示肺心病及支气管哮喘患者更易发生 MP 感染。

有研究表明，MP 不但能造成长期的心肺功能损害，而且可能导致人免疫功能损害，引起免疫功能进一步下降。目前认为 MP 感染的发病机制主要是支原体粘附于粘膜上皮细胞上，此作用与 MP 表面的电子致密的 P1 蛋白的末端结构有关，主要破坏支气管和细支气管的粘膜层，使上皮纤毛活动停滞，因而出现长时期阵发性咳嗽。国内学者对 MP 在老年 COPD 急性发作及肺炎患者中的感染情况，MP 感染对细胞因子的影响进行了研究，结果表明，以 PCR 法及 MPI gM 作为 MP 急性感染的标准，老年人 COPD 急性发作期 MP 感染阳性率高，并显著高于肺炎组，可能与他们反复的气道慢性炎症、细胞免疫功能低下、全身免疫功能紊乱及随着年龄增长机体免疫力下降等有关。MPIgG 阳性率在两种疾病间差别无显著统计学意义，提示既往 MP 感染率无明显差别。PCR 法具有特异性强、敏感性高等优点。对上述 COPD 患者稳定期随访发现，这部分患者 MPIgM 阳性率与正常对照组比较，差异无显著性。一般认为，IFN -γ 的主要功能起免疫调节作用，增强细胞毒性 T 淋巴细胞（Tc 细胞）和自然杀伤细胞（NK 细胞）的活性，促进淋巴细胞穿透血管移至炎症区。老年肺炎患者 IFN -γ 值显著高于老年 COPD 者，表明前者存在 IFN- γ 显著升高的保护性免疫反应，有利于病原体的清除，而 COPD 可能存在细胞免疫缺陷，导致其容易感染而急性发作，这可通过补充 IFN- γ 治疗来逆转。TNF- α 是重要的促炎症因子，与 IL -6 等一起反映炎症反应程度。老年 COPD 患者 TNF-α、IL -6 值显著高于老年肺炎患者，提示其炎症反应比肺炎更激烈，可能参与了肺功能的恶化机制。

（陈亚红）

本节参考文献

1. Lieberman D, Lieberman D, Ben-Yaakov M, et al. Serological evidence of Mycoplasma pneumoniae infection in acute exacerbation of COPD. Diagn . Microbiol. Infect. Dis. , 2002, 44 (1) : 1-6

2. Lieberman D, Lieberman D, Ben-Yaakov M, et al. Infectious etiologies in acute exacerbation of COPD. Diagn. Microbiol. Infect . Dis. , 2001, 40 (3) : 95-102

第二十三章 COPD的诊断

COPD的诊断包括初始诊断和后续评估两部分内容。初始诊断是医生第一次面对COPD患者时所做出的诊断，而后续评估主要包括对药物治疗反应和疾病发展等进行监测和评估。

第一节 初始诊断

对任何出现慢性咳嗽、咳痰或呼吸困难，和（或）有COPD发病危险因素（见第三章）的患者均应考虑COPD的诊断。COPD的诊断应根据病史、危险因素接触史、体征及实验室检查等资料，综合分析确定。患者临床症状和体征，如气短和用力呼气时间延长，均有助于COPD的诊断。存在不完全可逆性气流受限是诊断COPD的必备条件，而肺功能检查是确定气流受限的金标准。用支气管舒张剂后$FEV_1<80\%$预计值及$FEV_1/FVC<70\%$可确定为不完全可逆性气流受限。COPD早期轻度气流受限时可有或无临床症状。胸部X线检查有助于确定肺过度充气的程度及与其他肺部疾病的鉴别。

在COPD的初始诊断中包括症状评价、体检、肺功能测定、严重度评估和附加检查等6部分。

一、症状的评价

COPD的主要症状为慢性咳嗽、咳痰，和（或）呼吸困难，部分患者还有喘息、胸闷等其他症状。这些症状常在气流受限出现前很多年已出现，但常被误认为是吸烟或其他环境因素的结果而被患者忽视。COPD症状通常是按一定的模式进展的，高危期和轻度COPD患者主要症状是咳嗽、咳痰；中度COPD时患者开始感到呼吸困难并影响日常活动，才引起患者的重视，多数患者在这一阶段开始就医并被诊断为COPD。当气流受限加重并出现一些并发症时，患者进入重度COPD阶段。值得注意的是，部分患者在轻度或中度COPD时没有咳嗽、咳痰或呼吸困难症状，直到出现严重的气流受限或由于呼吸道感染肺功能急剧恶化时才到医院就诊。

由于可能在任何阶段诊断COPD，在患者初次就医时上述各种症状均可能出现，具体表现如下。

（一）咳嗽

慢性咳嗽通常是COPD的首发症状，开始咳嗽为间歇性，后来发展成为持续性。COPD的咳嗽通常为全天性，晨起为重，白天较轻，晚间再次加重，偶尔为完全夜间发作性。由于患者常有吸烟史，因而咳嗽常常被患者认为是吸烟或环境刺激的结果。少数COPD患者无咳嗽症状，在肺功能检查中却发现有明显的气流受限。

（二）咳痰

COPD患者在咳嗽后常有少量粘痰，痰液一般为白色粘液性或浆液泡沫性。在急性加重伴有细菌感染时，痰量增多，痰液变为脓性。由于部分患者可能咽下而不吐出痰液，痰量很难评价。另外，虽然每年咳嗽、咳痰3个月或以上，连续2年或以上，是诊断慢性支气管炎的流行病学定义，但这一定义并不能反映COPD患者实际咳痰的程度，因而在慢性阻塞性肺疾病全球创议（Global Initiative for Chronic Obstructive Lung Disease，GOLD）中已不推荐将这一标准用于COPD的诊断。

（三）呼吸困难

劳累性呼吸困难是COPD的特征性症状，也是大多数患者就医的原因，也是造成患者活动能力下降并对疾病产生焦虑心理的主要原因。即使在病情控制的“好日子”（good days）里，患者出现劳累性呼吸困难的活动强度也明显低于同龄正常人水平。

典型COPD呼吸困难是一种持续性或进行性的呼吸负荷增加、费力，可伴有气短或喘息。可以根据患者对呼吸困难的表述将COPD与其他病因区别开，如哮喘患者对呼吸困难的表述常常为发作性的呼吸负荷增加伴胸闷。COPD的呼吸困难随着疾病进展逐渐加重，疾病初期只在用力（如上楼梯）时才出现气短，而且可以通过适当改变行为而完全避免（如换乘电梯）。随着肺功能的恶化，气短变得更加常见。最终在每天的活动（如穿衣、洗刷），甚至休息时均出现气短，使患者限制在家中。

英国医学研究委员会（British Medical Research Council，MRC）的调查问卷（表23-1）有助于评价呼吸困难对患者健康状态的影响。这一调查问卷与健康状态的其他评价方法相关性很好，但受个人主观因素的影响，呼吸困难指数与FEV_1和动脉血气的相关性较差。

表23-1　呼吸症状对健康影响的调查问卷（MRC）

喘息	
你是否有过胸部喘息或喘鸣？	是□ 否□
如果是，这种症状是否多在白天？	是□ 否□
是否有伴有喘息的气短发作？	是□ 否□
如果是，在发作间期你的呼吸是否正常？	是□ 否□
胸部疾病	
在最近3年内你是否患有令你一周不能正常活动的胸部疾病？	是□ 否□
如果是，在患病期间你的痰液是否多于常时？	是□ 否□
如果是，在过去3年内你是否患有一种以上类似疾病？	是□ 否□
呼吸困难分级评分	
只在剧烈活动时感到呼吸困难	0分□
在快走或上缓坡时感到呼吸困难	1分□
由于呼吸困难比同龄人走得慢或者以自己的速度在平地上行走时需要停下来呼吸	2分□
在平地上步行100米或数分钟后需要停下来呼吸	3分□
因为明显呼吸困难而不能离开房屋或者换衣服时也感到气短	4分□

（四）其他

喘息和胸闷是相对非特异性的症状，在轻度 COPD 患者即可能出现，重度 COPD 时更加明显。喘息和胸闷在几天内或一天中均可能有变化，但不如哮喘变化明显。患者多为活动后胸闷，但这种胸闷较难定位。另外 COPD 患者还可能伴随其他症状，如乏力、体重减轻、心理异常，甚至肋骨骨折等，出现这些症状时应注意和其他疾病的鉴别。

二、病史

病史对 COPD 的诊断非常重要，尤其是早期诊断。因此对每一位考虑诊断 COPD 的患者，都应详细地询问病史。病史调查的内容包括，危险因素接触史、症状进展模式、药物治疗情况、以往急性加重和住院情况、并发症、既往病史和家族史等。

（一）危险因素的接触史

COPD 的危险因素包括吸烟史、职业或环境危险因素等（见第十八章 COPD 危险因素）。其中最常见危险因素是常年大量吸烟史，部分患者的吸烟量超过 20 包年（1 包年＝20 支/天×365 天）。职业性因素主要包括职业性烟尘、化学物质和尘埃的接触史。女性患者还应留意被动吸烟和厨房烟熏的环境接触史。

（二）症状进展的模式

由于 COPD 通常在成人中呈渐进性发展，且症状为非特异性，容易被患者忽视。需要认真询问患者的症状进展，如是否有持续或进行性加重的气短、频发“冬季感冒”等，并且在就医前很多年就有社会活动受限等，以确定其病程。

（三）急性加重或以往由于呼吸疾病而住院治疗的病史

急性加重发生的频率和诊治情况对于评价 COPD 的病情非常重要，需要着重了解。值得注意的是，一些 COPD 患者可能知道自己的症状呈周期性加重，但从未把它作为 COPD 急性加重。

（四）目前的治疗

了解患者所有当前使用的药物及其疗效，对于判断患者病情非常重要；另外还需注意用药的合理性问题，如在合并心脏疾病的 COPD 患者中是否使用了 β_2 阻断剂。

（五）既往病史和并发症

了解患者有无包括哮喘、过敏症、鼻窦炎或鼻息肉、儿童期反复呼吸道感染和其他呼吸系统疾病的既往史以及其他并发症，尤其是那些可能导致活动受限的并发症，如心脏病和风湿病等，有助于鉴别诊断和判断疾病分期。

（六）其他

包括 COPD 或其他慢性呼吸系统疾病的家族史；包括疾病对患者生活和工作的影响，抑郁或焦虑的感觉；社会和家庭对患者可提供的支持以及患者降低疾病危险因素的可能性，比如患者能否戒烟。所有这些将有助于治疗方案的选择。

三、体格检查

尽管体格检查是诊治患者的一个重要部分，但体检对 COPD 的诊断价值较低。因为气流受限的体征通常在肺功能严重损害后才出现，因而体征检出的敏感性和特异性均较低，没有出现相关体征不能排除COPD的诊断。

COPD患者的阳性体征通常与气流受限、呼吸衰竭、低氧血症和高碳酸血症等有关，（见第四章）。对诊断有意义的阳性体征主要有。

（1）呼吸变化　缩唇呼吸和呼吸频率增快。由于残气量增加，为保证通气量充足患者的呼吸频率＞20次/分；为了将肺内残气尽量呼出，患者常采取缩唇呼吸的方式延长呼气时间。

（2）肺气肿体征　肋间隙增宽、桶状胸，心脏搏动减弱、肝缘下移等，呼吸音低，部分患者安静呼吸时可闻及喘鸣和吸气捻发音，前者可提示气流受限，但在用力呼气后出现的喘鸣没有诊断价值。心音在剑突区听诊最清晰。

（3）辅助呼吸肌做功　由于气流阻力增加，患者呼吸时常常有辅助呼吸肌的参与。

（4）其他并发症的表现　如心衰时可见踝部或下肢水肿，而呼吸衰竭时可见中心型紫绀。

四、肺功能检查

气流受限是诊断COPD的关键，肺功能测定是确定气流受限的最佳方法，重复性很好。因此对所有怀疑COPD的患者均应以肺量仪进行肺功能测定。另外为了早期发现疾病，应该对40岁以上出现慢性咳嗽、咳痰并有危险因素接触史的所有患者，进行肺功能的筛查，即使他们没有呼吸困难。肺功能检查内容，除了常规的FEV_1、FEV_1/FVC、IC、IC/TLC等外，有条件的还应进行CO弥散力、气道反应性、呼吸肌功能以及支气管舒张试验等检查（见第五章）。在没有条件以肺量仪进行肺功能检查时，可使用呼气峰流速（PEF）和用力呼气时间测定来简单的判定患者肺功能情况，以帮助诊断和选择治疗方案。

（一）FEV_1、FEV_1/FVC测定

典型的COPD患者FEV_1和FVC均下降，支气管舒张剂使用后，$FEV_1<80\%$预计值，并且$FEV_1/FVC<70\%$，即可证实存在不完全可逆的。加重期患者，常难以完成肺功能检查。$FEV_1<1L$提示严重发作。FEV_1/FVC本身是检测气流受限的一个非常敏感的指标，在FEV_1正常时（$\geqslant 80\%$预计值），就有FEV_1/FVC的下降，$FEV_1/FVC<70\%$而$FEV_1\geqslant 80\%$预计值可以作为气流受限的早期征象。FEV_1和FEV_1/FVC的异常程度大体上反映COPD的严重度，但需注意以下几点：①FEV_1和FEV_1/FVC正常并不能完全排除气流阻塞；②另外近年来的循证医学证据发现，老龄本身就是造成FEV_1和FEV_1/FVC下降的危险因素之一，因而以这一标准评价老年人的肺功能可能高估COPD的发病率；③将FEV_1和FEV_1/FVC作为评价治疗效果的主要指标可能低估重度COPD患者的临床效果，因为他们的FEV_1和FEV_1/FVC变动范围很小。

（二）深吸气量（IC）和深吸气量/肺总量（IC/TLC）

COPD患者有明显的静态和动态肺过度充气，是造成患者劳动耐力下降的主要原因，且与气流受限互为因果。由于静态肺过度充气可能是动态肺过度充气的前提，因此IC和IC/TLC，对于评价患者病情、预测COPD死亡危险度非常重要。IC是评价气体陷闭最好的指标，其在6分钟行走试验中也显著降低，并与呼吸困难程度相关。而且在那些FEV_1相对

固定的重度COPD患者中IC仍有可评价的变化，这对于评价治疗反应，尤其是支气管舒张剂的疗效非常有益。最近Casanova等学者观察了吸气分数（IC/TLC）与COPD患者死亡和呼吸衰竭的关系，结果表明IC/TLC≤25%的患者，死亡危险度为1.97，呼吸衰竭的危险度为2.042。因此吸气分数也能很好的预测患者死亡率和病情严重度，明显优于其他指标如FEV_1和6min行走距离的预测效果。

（三）呼气峰流速（PEF）和用力呼气时间测定

如果不能进行肺量仪检查，也应采用其他可行的工具进行肺通气功能的可逆性检查。PEF是常用的替代检测方法，但应注意多种肺部疾病或操作不正确时均会引起峰流速降低。而且COPD患者的PEF与FEV_1的相关性较差，在一些患者中PEF可能低估气流阻塞的程度。用力呼气时间是一个更加粗糙的气流受限检测方法，但它较实用。用力呼气时间延长超过6s，提示FEV_1/FVC<50%。该检查特异性较差。

五、COPD严重度的评价

根据患者症状、体征、肺功能异常的严重度和并发症等因素综合评价COPD的严重度，包括稳定期和急性加重期的评价。

（一）稳定期严重度评价

1. 界定标准　对于COPD患者稳定期的严重度分级，在2003年版的GOLD文件中有明确的界定，见表23-2。

表23-2　COPD的严重度评价（稳定期）

级别		特点	
级别	分期	症状	肺功能检查
Ⅰ期	轻度	伴或不伴慢性症状	FEV_1/FVC<70%
			FEV_1>80%
Ⅱ期	中度	呼吸困难，伴或不伴慢性症状	FEV_1/FVC<70%
			50%<FEV_1<80%
Ⅲ期	重度	呼吸困难，伴或不伴慢性症状	FEV_1/FVC<70%
			30%<FEV_1<50%
Ⅳ期	极重度	呼吸困难，伴或不伴慢性症状	FEV_1/FVC<70%
		呼吸衰竭的症状*	FEV_1<30%*

*如有患者出现呼吸衰竭的征象，则FEV_1<50%即可诊断为Ⅳ期（极重度）

2. 标准说明　应用GOLD这一界定标准时，需要注意以下几点。

（1）在这一界定标准中采用特殊的肺功能判定点（FEV_1/FVC<70%和FEV_1<80%预计值）来定义COPD的不同阶段，但这些判定点尚未被大规模的临床研究确认。

（2）尽管气流受限出现是目前对COPD认识的关键，但在出现明显的气流受限前从普通健康人中识别出高危的COPD患者也非常有价值，有助于确定应该早期干预治疗的高危人群。

(3) 大多数早期COPD患者至少有一项以上呼吸系统症状，如咳嗽、咳痰、喘息或气短，这些症状可能在肺功能轻度异常甚至没有异常的时候出现。但并不是说所有出现这些症状的患者都将进展到COPD。

(4) 对 FEV_1<40%预计值或出现呼吸衰竭或右心衰竭临床征象的患者应测定动脉血气。

(二) 急性加重期的严重度评估

1. 急性加重期的定义　COPD的病情常表现为周期性的加重和缓解，而且每次加重都造成患者肺功能的显著恶化，因此COPD加重的概念很早就被提出。但一直未能就急性加重期（acute exacerbation of COPD，AECOPD）的定义达成一致意见。1987年Anthonisen等在一项有关抗生素治疗对COPD加重期作用的研究中所采用的定义一直被作为经典，该定义认为AECOPD应具有下列一项以上主要症状：呼吸困难，痰量增加，咳脓性痰。并伴有以下至少一项次要症状：在过去5天内有上呼吸道感染、胸闷、流涕，无原因的发热，喘息加重，呼吸次数和心率比平时增加20%以上。

虽然感染是AECOPD的重要诱发因素，但仍有很多AECOPD并非感染所致，因此这一定义有明显的缺陷性。为此2000年欧美呼吸专业医生对AECOPD的定义进行了讨论，在他们的共识报告中，根据COPD的症状波动性和并发症复杂的特点对AECOPD做了重新定义。在此基础上，2004年ATS/ERS的“COPD诊疗标准工作组”发表的共识报告中，将AECOPD定义为，COPD患者出现超过平常变异的呼吸困难、咳嗽和（或）咳痰变化，需要调整原有治疗方案。2006版GOLD将AECOPD定义为在COPD自然病程中出现呼吸困难、咳嗽和（或）咳痰急性加重，超越了日常状况的变化，并需要改变常规的药物治疗。

根据我国国情，我们认为可以采用以下标准。COPD患者出现下列中2个症状，并至少有一个主要症状，且持续至少2天，则认为有COPD恶化加重。主要症状包括气促（呼吸困难）、痰量增加、脓性痰。次要症状包括咳嗽、喘息、胸闷、感冒等普通症状。

2. 急性加重期的严重程度分级　目前对急性加重期的严重度分级尚无一致意见。在2004年ATS/ERS的COPD共识报告根据医疗资源的利用情况来界定AECOPD的严重度，其分级标准是：Ⅰ级（轻度）患者需要增加药物，但尚可在家中治疗；Ⅱ级（中度）需要住院治疗；Ⅲ级为急性呼吸衰竭，需要收入ICU。由于缺少客观的指标而过分依赖患者对治疗方案的选择，这一严重度分级定义尚不完善。

2003年Burge等根据患者的治疗药物和血气分析检查结果，将AECOPD分为轻度、中度、重度、极重度和威胁生命5级（表23-3）。

表23-3　AECOPD的分级

分级	定义
轻度	无需全身激素治疗，没有呼吸衰竭
中度	非胃肠道激素治疗，联合或无抗生素治疗；没有呼吸衰竭
重度	Ⅰ型呼吸衰竭
极重度	Ⅱ型呼吸衰竭，伴 pH>7.35
危及生命	Ⅱ型呼吸衰竭，伴 pH<7.35

3. 急性加重期的评估内容 AECOPD的评估内容包括患者的病史、症状、体格检查，而且应根据患者的病情有选择的进行肺功能、动脉血气等辅助检查，以评估患者病情和预后（表23-4）。

病史应包括急性加重或新症状出现的时间，气促、咳嗽的严重程度和频度，痰量和颜色，日常活动的受限程度，是否曾出现水肿及水肿持续时间，既往加重情况和有无住院治疗，以及目前的治疗方案等。体检中应注意是否出现辅助呼吸肌参与呼吸运动、胸腹矛盾呼吸、紫绀、外周水肿、右心衰竭、血流动力学不稳定等征象亦有助于判定AECOPD的严重程度。只要有条件均应进行肺功能和动脉血气检查，这些指标前后的相对变化较其绝对值更为重要。严重COPD患者急性加重的主要征象是患者意识状态改变，提示患者需要立即住院治疗。

表23-4 AECOPD的分级评估内容

	Ⅰ级	Ⅱ级	Ⅲ级
临床病史			
合并其他基础病	+	+++	+++
频繁的急性发作	+	+++	+++
COPD的严重程度	轻/中	中/重	重
查体			
血流动力学	稳定	稳定	稳定/不稳定
辅助呼吸肌参与呼吸，呼吸急促	无	++	+++
最初的治疗后症状持续	无	++	+++
辅助诊断			
氧饱和度	Yes	Yes	Yes
动脉血气分析	No	Yes	Yes
胸部X线片	No	Yes	Yes
血常规、电解质、肝肾功能	No	Yes	Yes
血清药物浓度（如茶碱、地高辛、华法林）	如需要	如需要	如需要
痰革兰染色和培养	No	Yes	Yes
心电图	No	Yes	Yes

注：+ 可能性很小；++ 可能存在；+++ 非常可能存在；Yes 需要检查；No 可不检查

（三）COPD病情的整体评估

近年来的研究显示，COPD是一种以不完全可逆的气流受限为特征的全身性疾病，因而对COPD的病情分级也不应单纯依据肺功能（FEV_1）的异常程度，而应包括COPD的病理生理改变和全身性影响。

BODE指数是Celli等新近提出了COPD严重程度的综合评分指标，BODE指数是包括体重指数（body-mass index）、气流阻塞（airflow obstruction）、呼吸困难（dyspnea）和运动耐力（exercise capacity）的综合指数，具体评分系统见表 23-5。这一评分方法全面反映COPD的呼吸和系统性特征，对 COPD 死亡危险度预测的准确性高于单纯应用 FEV_1（0.74 vs 0.65）；BODE 计分每增加 1 分，死亡危险性增加 1.62 倍。

表 23-5 BODE 指数的评分方法

指标	计分			
	0	1	2	3
FEV_1（占预计值%）	≥65	50～64	36～49	≤35
6 分钟步行距离（m）	≥350	250～349	150～249	≤149
MRC 呼吸困难评分	0～1	2	3	4
体重指数（kg/m^2）	＞21	≤21		

六、附加检查

Ⅱ期（中度）以上的 COPD 患者应进行以下附加检查，如支气管舒张试验、胸部Ⅹ线检查、动脉血气分析、α_1-抗胰蛋白酶的筛查等。

（一）支气管舒张试验

以前我们一度曾经认为支气管舒张试验结果可判断 COPD 患者的预后，但目前发现，从肺功能 FEV_1 的进行性下降，生活质量的恶化和反复急性加重频率来看，无论是支气管扩张剂舒张试验还是口服糖皮质激素舒张试验均不能预测 COPD 疾病的进展情况。吸入支气管扩张剂后 FEV_1 的较小变化（例如＜400ml）并不能可靠预测患者对治疗的反应（例如运动耐量的变化）。在不同的时间进行试验，支气管直径的微小变化就可能导致不同的结果。在吸入支气管扩张剂之前 FEV_1 越低，支气管舒张试验阳性的可能性就越大（即使以200mml 作为判断支气管舒张试验阳性的标准）。

而对于某些患者（例如儿童时期有哮喘发作史或由于咳嗽、喘息发生反复夜间觉醒等不典型病史），则可以进行支气管舒张剂或者口服糖皮质激素舒张试验。

（二）胸部Ⅹ线检查

除非出现明显的肺大泡，否则胸部Ⅹ线检查对 COPD 的诊断价值不大。但它对于鉴别诊断具有重要意义。与 COPD 相关的影像学变化包括双侧膈肌平坦，胸骨后气体容积增加，肺透亮度增加和肺纹理稀疏等。一般不常规推荐胸部 CT 检查。如果计划行外科手术，如肺大泡切除术或肺减容术，胸部 CT 有助于确定手术方法和范围；当对 COPD 诊断有疑问时，高分辨率 CT（HRCT）有助于鉴别诊断。

近年来研究发现 HRCT 对肺过度通气和支气管可逆性有一定的诊断价值。Spiropoulos 等对 20 例 COPD 患者进行了多个层面的 HRCT 和肺功能检查，发现 HRCT 的分级与肺功能的各项指标，包括 MVV（$r=-0.681$，$P=0.001$），FVC（$r=-0.477$，$P=0.027$），FEV_1（$r=-0.632$，$P=0.002$）、TLC（$r=0.696$，$P=0.001$）和 FRC（$r=0.752$，$P=0.001$）均密切相关。Kurashima 等最近报告了一项有 516 例患者参加的临床研究，发现 HRCT 对 COPD 诊断的敏感性为 81%，特异性为

57％。

（三）动脉血气分析

对于晚期 COPD 患者，动脉血气的测定是非常重要的。当病人 FEV_1＜40％预计值或临床征象提示有呼吸衰竭或右心衰竭时，均应进行该项检查。在海平面呼吸空气条件下，PaO_2＜ 60 mm Hg 和（或）SaO_2＜ 90 ％，提示呼吸衰竭。如 PaO_2＜ 50 mm Hg，$PaCO_2$＞70 mm Hg，pH ＜ 7. 30，提示病情危重，需加严密监护或住 ICU 治疗。

（四）α1-抗胰蛋白酶的筛查

对年轻起病（＜45 岁）或有明显家族史的 COPD 患者，应进行 α_1-抗胰蛋白酶的筛查以确定是否存在 α_1-抗胰蛋白酶缺乏，这样可以对家庭成员进行筛查和相应的指导。血清 α_1-抗胰蛋白酶低于正常值的 15％～20％时高度提示内源性 α_1-抗胰蛋白酶缺乏。

（五）其他实验室检查

血红细胞计数及红细胞压积有助于了解红细胞增多症或出血。稳定期血白细胞计数通常意义不大，急性加重期部分患者可增高和（或）出现中性粒细胞核左移。血液生化检查有助于确定引起 COPD 加重的其他因素，如电解质紊乱（低钠、低钾和低氯血症等）、糖尿病危象或营养不良（低白蛋白）等，并可以发现合并存在的代谢性酸碱失衡。

七、鉴别诊断

由于 COPD 的症状缺乏特异性，很多胸内、胸外疾病可表现出现慢性咳嗽，和（或）咳痰，甚至呼吸困难，因此需要与一些疾病做鉴别。

（一）支气管哮喘

支气管哮喘是由嗜酸细胞、肥大细胞和 T 淋巴细胞等多种炎症细胞参与的慢性炎症，以气道高反应性为特征，表现为气道的广泛痉挛，气流受限呈可逆性。多与吸入粉尘、病毒性上呼吸道感染，运动、气候改变、精神因素等有关。常于幼年或青年起病，起病突然，多发于夜间或清晨，以反复发作性喘息、呼吸困难、胸闷或咳嗽为特征，一般无慢性咳嗽、咳痰史。发作时两肺可闻及散在弥漫性、高音调的哮鸣音，呼气相延长，胸部叩诊过清音。支气管激发试验及支气管舒张试验阳性。可经治疗或自行缓解，缓解后可无症状。常有个人或家族过敏性疾病史。而 COPD 多见于中、老年人，气流受限不完全可逆，使用支气管舒张剂后 FEV_1＜80％预计值，FEV_1/FVC＜70％预计值。一般以慢性咳嗽、咳痰伴发喘息为主要症状，症状缓慢进展，逐渐加重。多有长期吸烟史或有有害气体接触史。典型病例不难区别，但部分病程长的慢性重度支气管哮喘患者可发生气道重构，气流受限呈不完全可逆，此时可合并 COPD。

哮喘和 COPD 在临床症状和病史中的明显不同，Beeh 等开发了一种简单的调查问卷来鉴别二者。该问卷分别调查患者的发病年龄、吸烟史、遗传性过敏状态和咳嗽性质等，总分 15 分，见表 23-6。结果发现 COPD 患者的平均得分明显高于哮喘患者（10. 5±0. 18 vs. 4±0. 12，P＜0. 0001）；以 7 作为临界点对 COPD 的诊断灵敏性为 87. 6％，特异性为 87. 2％；COPD 和哮喘在 6～8 间存在明显的重叠。

表 23-6　鉴别哮喘和 COPD 的调查问卷

	0	1	2	3	4
年龄（岁）	＜20	20～40	40～60	＞60	
遗传性过敏素质	有				无
吸烟史（包年）	0	0～20	20～40		＞40
咳嗽	干咳		无		有痰

（二）支气管扩张症

支气管扩张症指支气管及其周围肺组织的慢性炎症损坏管壁，以致支气管变形和管腔扩张，典型表现为慢性咳嗽，咳大量脓痰及反复咯血。反复感染者可引起全身中毒症状，如间歇发热、乏力、食欲减退、消瘦、贫血等。多在儿童或青年时期起病，有麻疹、百日咳或支气管肺炎迁延不愈的病史。肺部以湿啰音为主，多位于一侧且固定在下肺，可有杵状指（趾）。X线检查常见下肺纹理粗乱或沿支气管分布的卷发状阴影，或呈蜂窝状，甚至有液平面，有时可见肺叶或肺段不张。胸部CT检查显示管壁增厚的柱状扩张或成串成簇的囊性扩张。COPD患者多见于中老年吸烟者，咳嗽、咳痰在气候多变的冬春季节明显，以白粘痰为主，急性加重时可有脓痰。双肺底可及散在细湿啰音。X线片表现为肺容积增大，胸腔前后径增长，肋骨走向变平，肺野透亮度增高，横膈位置低平，心脏悬垂狭长，肺门血管纹理呈残根状，肺野外周血管纹理纤细稀少等，有时可见肺大泡形成。支气管造影或CT检查可以鉴别。

（三）弥漫性间质性肺疾病（interstitial lung disease，ILD）

弥漫性间质性肺疾病是以肺泡壁和肺泡腔具有不同形式和程度的炎症和纤维化为特征性病理改变，因气体交换障碍和限制性通气功能障碍而导致进行性加重的呼吸困难为主要临床表现的一组弥漫性肺疾病。ILD包括200多种急性和慢性肺部疾病，有常见也有少见病，其中大多数疾病的病因尚不明了。ILD患者的常见肺部体征是在两肺闻及吸气末细小的干性爆破裂音或Velcro啰音。晚期可见杵状指，肺动脉高压和肺心病体征。结缔组织疾病合并的间质性肺病常有发热、乏力、消瘦、关节肌肉酸痛、皮疹、血尿等症状。多数ILD患者实验室检查有指标异常，如血沉增快、类风湿因子、抗核抗体阳性。抗中性粒细胞胞浆抗体（ANCA）阳性提示血管炎。HRCT能准确地显示肺间质病变的程度和范围，对诊断ILD具有重要意义。肺功能检查主要以限制性通气功能障碍和气体交换障碍为特征。为明确ILD的诊断，必要时可行纤维支气管镜肺活检或胸腔肺活检。

（四）闭塞性细支气管炎伴机化性肺炎（bronchiolitisobhterans with organizing pneumonia，BOOP）

Epler等于1985年首先提出的慢性间质性肺病中的一个新病种。主要表现为闭塞性细支气管炎、机化性肺炎和间质性肺炎与纤维化。其细支气管病变不像单纯经典的闭塞性细支气管炎那样广泛，机化性肺炎所占比重较大，间质性病变则主要为肺泡壁炎症，伴轻至中度纤维化，但不出现蜂窝肺。早期表现为流感样症状，如发热、干咳、乏力、周身不适等，体检肺部可闻及爆裂音。部分患者病情进展迅速，急剧恶化，死于呼吸衰竭。胸部X线可表现为游走性多发斑片状影或弥漫性网格影，大都分布在胸膜下和肺野外带。肺功能表现为混合性通气功能障碍。多数患者出现弥散功能减退，可有低氧血症。外周血白细胞和嗜酸粒细胞总数可轻度增高，血沉增快，部分患者抗核抗体（ANA）和类风湿因子（RF）阳性。BALF中淋巴细胞增高，CD4/CD8比例降低（<0.30）。患者对类固醇激素治疗反应甚佳，故与IPF又有明显不同。

（五）弥漫性泛细支气管炎（diffuse panbronchiolitis，DPB）

本病于20世纪60年代末70年代初期由日本学者最先报道，1989年成为世界公认的新疾病。最多见于日本，近年来欧美以及韩国、中国台湾地区有散在的病例报道，与遗传相关，易患性与与HLA-B_{54}基因变异性有关。炎症累及呼吸性细支气管的全层，有管壁增厚、管腔缩窄或闭塞，有时继发支气管扩张。DPB与COPD的鉴别要点如下：①DPB平均年龄50岁，较COPD轻，75%～100%患者合并慢性副鼻窦炎或有既往史。大多与吸烟及职业无关。②肺部听诊可有爆裂音。③胸片示广泛小结节影和肺过度充气。胸部CT可见双肺有增厚、扩张的细支气管壁及痰栓潴留而呈网状“小气道”影或有远端充气征及弥漫约1～2mm的小结节痰栓影。④肺功能改变为阻塞性通气功能障碍伴低氧血症，肺顺应性和弥散功能正常。⑤人类白细胞抗原HLA-B_{54}阳性。血冷凝集试验阳性而支原体抗体阴性。血IgA和CD4/CD8比例增高。⑥激素或小剂量红霉素（200～600mg）治疗有效。

（六）睡眠呼吸暂停综合征（sleep apnea syndrome，SAS）

睡眠呼吸暂停综合征是指7小时睡眠中呼吸暂停及低通气反复发作在30次以上，或呼吸紊乱指数，即睡眠呼吸暂停+低通气指数平均每小时大于或等于5次。SAS可分为阻塞型、中枢型和混合型3种类型。在临床上阻塞性SAS容易被误诊为COPD。阻塞性SAS多为男性、肥胖者，部分患者存在上气道解剖异常。其特点主要为口鼻气流停止或减低，而胸腹呼吸运动仍存在。几乎所有的患者均有不同程度的打鼾和有睡眠中憋醒情况。由于在睡眠中出现反复的呼吸停止，会导致低氧血症、高碳酸血症及睡眠质量低下。这些情况又会引起呼吸、心血管、精神神经、血液、内分泌等多系统的病理生理变化。实验室检查部分患者可出现红细胞和血色素升高，亦可见血糖升高。动脉血气有不同程度的低氧血症和二氧化碳分压升高。肺功能检查部分患者可出现限制性通气功能障碍。做多导睡眠图是确诊本病的检查手段，该项检查同步记录患者睡眠时的脑电图、肌电图、口鼻气流、胸腹呼吸运动、动脉血氧饱和度、心电图等多项指标，可准确地了解患者睡眠时呼吸暂停及低通气的情况。

（七）肺结核

肺结核起病缓慢，病程较长，多有长期低热，午后或傍晚开始，次晨可降至正常，可伴有倦怠、乏力、食欲不振、体重减轻、夜间盗汗、面颊潮红等结核毒性和植物神经紊乱症状。常为干咳或有少量粘液痰，空洞继发感染时可咳大量脓痰，合并支气管内膜结核可有局限性哮鸣，部分患者有不同程度的咯血，咯血后出现持续高热常提示结核播散。肺组织广泛破坏后有气促表现。多发性关节炎、结节性红斑、环形红斑在青年女性中比较多见，与变态反应有关。于肩胛间区闻及细湿啰音也有诊断价值。X线显示结核病灶通常在肺上部有不同的病变类型和性质，可显示为渗出性、增殖性、干酪样改变、纤维钙化或厚壁空洞。结核菌素试验阳性。X线及痰结核菌检查可以明确诊断。老年人、糖尿病、免疫抑制等宿主的临床表现往往不典型，常常容易误诊，应特别注意。

（八）肺癌

患者年龄通常在40岁以上，特别是有多年吸烟史，男性多见。慢性咳嗽是常见表现，少数为高调金属音性咳嗽。咳嗽多为无痰或少痰的刺激性干咳，但反复、持续的痰血较常见。肿瘤阻塞气道引起阻塞性肺炎或肺不张时可有发热、呼吸困难、喘息。此外，由于肿瘤进展及转移，患者还可出现相应的症状和体征，肿瘤或肿大淋巴结压迫喉返神经引起声音嘶哑，食管旁淋巴结转移可引起吞咽困难，肺尖部肿瘤压迫交感神经引起同侧瞳孔缩小、上睑下垂、额部少汗，部分患者还有胸水、腹水、骨痛。中央型肺癌可有典型的倒S状影像学表现。周围型肺癌可表现为分叶状，有脐凹或短毛刺。目前通过痰脱落细胞学及纤维支气管镜检查多数患者可以明确诊断。当COPD患者出现咳嗽性质的改变，或反复发生同一部位的肺炎，抗生素治疗未能完全消散时，应警惕合并肺癌的可能，应及时做必要的检查避免漏诊。

（九）矽肺及其他尘肺

有密切的粉尘接触和详细的职业史。由于矽尘吸入刺激呼吸道引起反射性咳嗽，少数患者可有痰血。早期常感前胸中上部与呼吸体位及劳动无关的针刺样疼痛，常在气候多变时发生。胸闷和气急的程度与病变范围及性质有关。病变广泛且进展快，则气急明显，并进行性加重。患者尚可有头昏、乏力、失眠、心悸、胃纳不佳等症状。早期矽肺可无异常体征。三期矽肺由于大块纤维化使肺组织收缩，导致气管移位和叩诊浊音。随着肺纤维化增多，肺弹性减退，可出现限制性通气功能障碍，如肺活量、肺总量和残气量均降低，而用力肺活量和最大通气量尚属正常。X线检查肺部可见矽结节，肺门阴影扩大及网状纹理增多，有时可见“蛋壳样钙化”的淋巴结。

（十）肺嗜酸粒细胞浸润症

是一组以循环或组织中嗜酸粒细胞增高为特征的疾病。临床上可有不同程度的胸闷、气急、咳嗽、喘息、低热和乏力等症状，可以急性、亚急性或慢性起病。包括单纯性肺嗜酸粒细胞浸润症、哮喘型肺嗜酸粒细胞增多症、热带嗜酸粒细胞增多症和慢性嗜酸粒细胞性肺炎等类型。其中最常见的是单纯性肺嗜酸粒细胞浸润症和慢性嗜酸粒细胞性肺炎，二者均为寄生虫或药物所引起的变态反应，X线示游走性小片或大片模糊阴影。在肺间质、肺泡壁及终末细支气管壁有嗜酸粒细胞浸润灶，后者肺泡中可见细胞内含有嗜酸性颗粒和尖棱结晶的多核巨细胞，此为本病的病理特点。多见于中青年女性，单纯性肺嗜酸粒细胞浸润症临床症状轻，多数仅有轻咳；慢性嗜酸粒细胞性肺炎咳嗽多粘痰，伴气急和咯血、发热、体重减轻、盗汗。周围血嗜酸粒细胞比例多在20％～70％。胸部X片显示不呈段或叶性分布的周围片状阴影，常为双侧分布。单纯性者可自愈，而糖皮质激素治疗后48小时内症状和胸片阴影可迅速消失。

第二节　动态监测和评估

在COPD的治疗过程中需要进行动态监测并评估疾病进展，以确定治疗方案、预测患者预后并指导患者的防治，动态监测和评估是实现治疗目标的重要保证。

一、监测与评估内容

COPD的动态监测和评估包括：(1) 监测危险因素的接触情况，尤其是吸烟量；(2) 监测疾病的进展和并发症的发生；(3) 监测药物治疗和其他治疗；(4) 监测急性加重情况；(5) 监测并发症的情况

(一) 监测危险因素的接触情况

危险因素同首次就诊，但应注意动态变化及其与患者症状和检查结果的关系，如患者吸烟量的变化。

(二) 监测疾病的进展和并发症

COPD是一种渐进性慢性气道疾病，即使采用现有的最佳治疗，COPD患者的病情也会随时间而进行性恶化，甚至出现气胸、肺心病等并发症，而这些都将影响疾病的治疗。有关疾病的进展模式及其参数在第一节已经阐述，这里简要阐述并发症的监测和评估。

1. 气胸和纵隔气肿　COPD患者出现突发的胸闷、气促加重，伴或不伴胸痛，应注意并发气胸或纵隔气肿的可能。听诊时一侧呼吸音降低，胸部X线发现气胸线和肺压缩，则可确定气胸的诊断。如患者胸闷明显但胸部体检无明显异常应注意纵隔气肿的可能，此时颈部常可见到皮下气肿和颈静脉压增高征象，结合胸部X线检查纵隔旁透亮区可确定诊断。

2. 右心衰竭和肺心病　颈静脉压增高和踝部凹陷性水肿对于提示肺心病非常有意义，但由于COPD患者的胸腔压力变化较大，颈静脉压有时较难测定。需要通过多项检查才能确诊肺心病，这些方法包括：胸部X线、心电图（ECG）、超声心动图（UCG）、放射性核素和核磁共振检查等，但所有这些检查都存在某些诊断缺陷，需要综合分析。

3. 继发性红细胞增多症　在动脉低氧血症时患者可发生继发性红细胞增多症，尤其在持续吸烟者。当血红细胞比积＞55％即判断为继发性红细胞增多症。

(三) 监测药物治疗情况

为了能更好根据病情调整治疗方案，除了监测疾病的进展和并发症的发生外，在每一次访视时还应与患者就目前治疗方案进行讨论。监测患者各种药物的剂量、治疗方案的依从性、吸入药物的使用技术，以及药物的有效性和治疗不良作用。

(四) 监测急性加重的情况

在定期的随访中，医生应询问并评价患者出现的任何急性加重，包括急性加重的临床表现和采取的措施。随访中注意询问患者任何痰量增多、呼吸困难加重和出现脓性痰的情况。评价急性加重的发作频率、严重度、可能的原因。可以根据支气管舒张剂和糖皮质激素的需求量增加，以及使用抗生素治疗的情况来评估患者的严重度。

(五) 监测并发症

在COPD患者的治疗中，注意是否存在合并症是非常重要的，常见的并发症有支气管肺癌、肺结核、睡眠呼吸暂停综合征、肺栓塞和左心衰竭等。一旦出现任何提示这些情况的症状（如咯血）时，应采取合适的方法，如胸部X线和心电图检查，尽快明确诊断以开始治疗。患者出现低血压和（或）高流量吸氧后PaO_2不能升至60 mm Hg以上提示肺栓塞可能。心电图上可出现类似心肌梗塞的ST段和T波改变，或类似急性肺心病的P波和QRS波形。血清LDH及D-二聚体可升高。典型者X线出现以胸膜为基底凸面朝向肺门的致密

影对肺栓塞的诊断具有很大的价值。血浆D-二聚体检测，辅以螺旋CT扫描或血管造影是诊断COPD合并肺栓塞的主要手段。当患者出现低氧血症或右心衰竭而气流受限相对较轻，或患者有呼吸睡眠暂停综合征的症状时，应进行睡眠呼吸监测，以除外SAS。

二、动态监测与评估方法

对COPD患者进行动态监测与评估的方法包括询问病史、体检和辅助检查等，尤其对于新出现的征象要加以重视。

（一）询问病史

为了全面监测患者所有症状和健康状况的变化，最好在每次随访时均询问相同的问题，为此GOLD推荐了一些可在COPD患者随访时使用的问题（表23-7）。

表23-7 COPD随访中推荐的问题

目的	问题
危险因素的监测	是否持续戒烟？ 如果没有每天吸几支烟？ 你是否想戒烟？ 你的工作环境是否变化？
监测疾病的进展和并发症的发生	在感到气短前你能做多少？（如上多少楼梯？） 自上次随访以来你的呼吸困难是加重、改善还是维持？ 你是否因为呼吸困难或其他症状而减少活动？ 自上次随访以来你的症状是否加重？ 自上次随访以来是否出现新的症状？ 你的睡眠是否因为呼吸困难或其他症状而干扰？ 自上次随访后，你有没有因为症状加重而失去工作？
监测药物治疗和其他治疗	你目前所服用的药物是什么？ 每种药你多长时间服用一次？ 每次服用多少剂量？ 你是否因为任何原因错过或中断了任何常规治疗？ 你是否对完成处方治疗感到困难？ 请演示一下你是如何使用你的吸入器的？ 你是否尝试使用过其他药物或治疗？ 你所用的药物对控制症状是否有效？ 你的药物是否引起了任何问题？
监测急性加重	自上次随访后，你是否有症状比通常加重？ 如果有，这次加重持续多久？ 你认为是什么原因导致症状加重？ 你采取了什么措施以控制症状？

（二）问卷调查

各国学者设计了多个问卷调查表，以量化评价患者的呼吸困难以及其健康状况影响。其中在COPD患者中最为常用的是由Jones等设计的圣乔治呼吸问卷（St. George's Respiratory Questionnaire，SGRQ）和Gavatt等人设计的慢性呼吸疾病问卷（Chronic Respiratory Disease Questionnaire，CRQ）。SGRQ是由Jones等人在1991年设计的，包含76个问题。该问卷由患者自行评定，15～20分钟完成。主要评定内容为呼吸系统症状、活动能力和疾病的影响。CRQ是由Gavatt等人在1989年所设计，有15问题。内容主要选择5种可产生呼吸短促的活动方法，需要有经验的医师或治疗师进行，15～30分钟完成。主要评定内容：呼吸困难、劳累、情绪功能控制力。这些调查问卷与其他健康状况检测方法的相关性较好，可用于评价病情。

（三）辅助检查

为了更好的了解病情，还应有选择的进行肺功能、动脉血气分析、肺血流动力学检查等一系列辅助检查。

1. 肺功能　最好以肺量仪定期测定肺功能以监测患者肺功能。其他肺功能测定，包括流速-容积曲线、弥散容积（D_{LCO}）和肺容量测定等，可为医生提供更多有关疾病影响的信息，尤其在确定诊断和评价患者是否需要外科手术时有一定价值。

2. 动脉血气检查　任何FEV_1＜40％或者出现呼吸衰竭或右心衰竭临床表现的患者均应进行动脉血气检查。呼吸衰竭是指海平面水平，平静呼吸室内空气，动脉血气PaO_2＜8.0kPa（60mmHg）和（或）$PaCO_2$＞6.7 kPa（50mmHg）。呼吸衰竭和右心衰竭和临床体征包括中央型紫绀、踝部水肿和颈静脉压增高。高碳酸血症没有特异性的临床体征。为了方便患者的选择，对重度以上的COPD患者以脉氧仪监测血氧饱和度（SaO_2），选择SaO_2＜92％的患者进行动脉血气检查。

3. 运动试验　对于轻度COPD患者在休息时很少或没有血气变化，而仅在运动后才出现。而重症的患者也需要对运动受限进行客观评价后方能做出是否需要使用氧疗的决定。几种测验可用于测定患者的运动能力，包括进行性测力计张力测验、六min行走测验等。

4. 肺血流动力学　当患者出现呼吸衰竭时，肺血流动力监测似乎有一定意义。但临床上并不推荐肺动脉压测定，因为它不能提供比PaO_2更多实用性的临床信息。

5. 呼吸肌功能　通常用最大呼气和吸气口压来判定呼吸肌的功能，更加复杂的测定方法仅能用于实验室的研究。当患者的呼吸困难和高碳酸血症不能用肺功能测定来解释或怀疑周围性肌肉无力时，可做呼气肌做功测定。

通过上述检查，动态监测COPD患者的病情变化和用药情况，用以制定治疗策略，争取获得最好的治疗效果，改善患者的生活质量和预后。

（周　新　韩　伟）

本章参考文献

1. Barnes PJ，Kleinert S. COPD-a neglected disease. Lancet，2004，364（9434）：564-565
2. 陈文彬. 慢性阻塞性肺病. 见：朱元珏，陈文彬主编. 呼吸病学. 北京：人民卫生出版社，2000，877-892
3. Bestall JC，Paul EA，Garrod R，et al. Usefulness of the Medical Research Council（MRC）dyspnoea scale as a measure of disability in patients with chronic obstructive pulmonary disease. Thorax，1999，54（7）：581-586

4. Kesten S, Chapman KR. Physician perceptions and management of COPD. Chest, 1993, 104 (1) : 254-258

5. Stanescu D, Veriter C. A normal FEV_1/VC ratio does not exclude airway obstruction. Respiration, 2004, 71 (4) : 348-352

6. Hardie JA, Buist AS, Vollmer WM, et al. Risk of over-diagnosis of COPD in asymptomatic elderly never-smokers. Eur. Respir. J. , 2002, 20 (5) : 1117 - 1122

7. O'Donnell DE, Forkert L, Webb KA. Evaluation of bronchodilator responses in patients with "irreversible" emphysema. Eur. Respir. J. , 2001, 18 (6) : 914-20

8. Casanova C, Cote C, de Torres JP, et al. Inspiratory-to-total lung capacity ratio predicts mortality in patients with chronic obstructive pulmonary disease. Am. J. Respir. Crit. Care Med. , 2005, 171 (6) : 591-597

9. Hadcroft J, Calverley PM. Alternative methods for assessing bronchodilator reversibility in chronic obstructive pulmonary disease. Thorax, 2001, 56 (9) : 713-720

10. Global Initiative for Chronic Obstructive Lung Disease. Global Strategy for the Diagnosis, Management and Prevention of Chronic Obstructive Pulmonary Disease. NHLBI/WHO workshop report. Bethesda, National Heart, Lung and Blood Institute, April 2001; Update of the Management Sections, GOLD website (www. goldcopd. com). Date updated: 11 oct. 2003.

11. Anthonisen NR, ManfredaJ, WarrenCP, et al. Antibiotic therapy in exacerbations of chronic obstructive pulmonary disease. Ann. Intern. Med. , 1987, 106 (2) : 196-204

12. Rodriguez-Roisin R. Toward a consensus definition for COPD exacerbations. Chest, 2000, 117 (5 Suppl. 2) : 398S-401S

13. Celli BR, MacNee W, Agusti A, et al. Standards for the diagnosis and treatment of patients with COPD: a summary of the ATS/ERS position paper. Eur. Respir. J. , 2004, 23 (6) : 932-946

14. Burge S, Wedzicha JA. COPD exacerbations: definitions and classifications. Eur. Respir. J. , 2003, 41 (Suppl) : 46s-53s

15. Celli BR, Cote CG, Marin JM, et al. The body-mass index, airflow obstruction, dyspnea, and exercise capacity index in chronic obstructive pulmonary disease. N. Engl. J. Med. , 2004, 350 (10) : 1005-1012

16. National Institute for Clinical Excellence. National clinical guideline management of chronic obstructive pulmonary disease in adults primary and secondary care. Thorax, 2004, 59 (Suppl. 1) : S1 - 232

17. Aziz ZA, Wells AU, Hansell DM, et al. HRCT diagnosis of diffuse parenchymal lung disease: inter-observer variation. Thorax, 2004, 59 (6) : 506-511

18. Spiropoulos K, Trakada G, Kalamboka D, et al. Can high resolution computed tomography predict lung function in patients with chronic obstructive pulmonary disease? Lung, 2003, 181 (4) : 169-181

19. Kurashima K, Takayanagi N, Sato N, et al. High resolution CT and bronchial reversibility test for diagnosing COPD. Respirology, 2005, 10 (3) : 316 - 322

20. Beeh KM, Kornmann O, Beier J, et al. Clinical application of a simple questionnaire for the differentiation of asthma and chronic obstructive pulmonary disase. Respir. Med. , 2004, 98 (7) : 591-597

21. Jones PW, Quirk FH, Baveystock CM. The St George's Respiratory Questionnaire. Respir. Med. , 1991, 85 (Suppl. B) : 25-31

22. Guyatt GH, Townsend M, Keller J, et al. Measuring functional status in chronic lung disease: conclusions from a randomized control trial. Respir. Med. , 1989, 83 (4) : 293-297

第二十四章 COPD 的治疗

第一节 减少危险因素

确定危险因素，继而减少控制这些危险因素是所有疾病预防和治疗的重要途径。COPD 的危险因素包括：吸烟、职业粉尘和化学物质，室内外空气污染和刺激物等。在全世界范围内，吸烟是 COPD 最主要的危险因素。戒烟是目前降低 COPD 患病风险及阻止疾病进展的最为经济而有效的措施。

因此，在 COPD 防治中卫生行政部门和政府应该积极实行控烟计划，医生更应鼓励所有吸烟者实行戒烟计划。同时，减少其他危险因素（如职业粉尘和化学物质、室内外空气污染等）也是预防 COPD 发生和发展的重要手段。

一、控制烟草

戒烟应该采取综合的控制烟草的政策和计划，并通过所有可行的途径，包括医院、学校、广播、电视、印刷等媒体对禁止吸烟进行明确的、持续的、反复的宣传。公共场所应该组织一定的控烟活动。政府机构应该鼓励立法建立无烟环境（如学校、公共设施、工作场所等）。控烟计划应该面向所有年龄段的人群，包括儿童、青少年、成年人及孕妇等。

初次接触烟草可能在母体的子宫内就已经开始。如果家庭成员有吸烟者，新生儿在家中就已经被动吸烟了。2 岁以下被动吸烟的儿童，呼吸道感染的机率增加，并且以后患慢性呼吸系统疾病的风险也会增加。因此应该教育所有家庭成员不吸烟，医生及健康卫生机构应该鼓励建立无烟家庭。

二、戒烟

戒烟是减少 COPD 危险因素的最经济而有效的惟一措施，可以延缓或阻止气流受限的进行性发展。世界卫生组织（WHO）概括总结了戒烟后在健康及经济上的种种获益（表 24-1）。对所有的吸烟者，包括 COPD 患者及有 COPD 患病风险者均应该提供最强烈而可行的戒烟干预。

对于不同的性别和种族，戒烟干预都是有效的。年龄会影响到戒烟率，年轻人戒烟的可能性要小一些。尽管如此，各个年龄段人群戒烟也都是有效的。关于戒烟的对经济的影响，各个研究结果是明显一致的。成本效益分析显示，戒烟干预要优于医疗干预。目前国外推行的戒烟干预包括：尼古丁替代治疗，医生和健康专业人士的咨询服务，以社区为基础的戒烟比赛等。一项统计数据显示，平均每人每年从戒烟干预中可获益约 990～13000 美元。在英国的研究显示，戒烟计划对英国国家卫生事业作用明显，平均每人每年获益约 212～873 英镑（折合 320～1400 美元）。

表 24-1　WHO 关于戒烟的声明

戒烟是降低烟草相关的各种疾病发病率的重要手段，可以改善全世界的健康状况。吸烟可以引起 25 种危及生命的疾病。通过戒烟，其中很多疾病是可以早期预防或延缓发展的。随着发展中国家人均寿命的增长，慢性疾病的发病率和死亡率也将进一步升高。通过戒烟等积极的努力，可以减轻吸烟相关疾病的负担。研究表明，75%～80%的吸烟者想要戒烟，有三分之一的吸烟者已经进行了 3 次以上的痛苦的戒烟努力。作为一级预防，戒烟不能被忽视，并且要和其他措施结合起来。如果目前 11 亿吸烟者中有一小部分能够戒烟，长期的健康和经济受益将是巨大的。应该呼吁政府、社区、机关、学校、家庭及个人共同努力帮助吸烟者戒掉这一成瘾并且损害巨大的坏习惯。

（一）卫生保健机构和部门在戒烟中的作用

成功的戒烟策略需要多方面的努力，包括公共政策、信息的传播、媒体和学校的健康教育等。然而，卫生保健部门（包括内科医生、护士、牙科医生、心理医生、药剂师等）在传播戒烟信息中的作用是至关重要的。即使患者是因为与 COPD 不相关的原因就诊，或者没有 COPD 的症状及气流受限的证据，也要积极鼓励所有的吸烟者戒烟。有调查显示即使对吸烟者进行短暂，3min 的戒烟劝导教育也是有效的。这项工作最低限度在每个吸烟者的每次就诊时均应做到。

美国健康与社会服务部制定了一个临床实用的戒烟指南，命名为“烟草使用及依赖的治疗”，表 24-2 对其中主要结论进行了总结概括。

表 24-2　烟草使用及依赖的治疗

1. 烟草依赖是一个慢性疾病，需要反复的治疗，直到长期或永久的戒烟。
2. 目前对烟草依赖的治疗方法是有效的，对所有吸烟者都应该提供这些治疗。
3. 医生和卫生保健服务系统必须在每个吸烟者就诊时向其强调治疗的重要性。
4. 烟草依赖的短程治疗是有效的，对每个吸烟者都应该至少提供这一治疗。
5. 烟草依赖咨询服务的强度和效果之间存在明显的剂量-反应关系。
6. 3 种类型的咨询服务最为有效：实际可行的咨询服务，作为治疗一部分的社会支持，安排于治疗之外的社会支持。
7. 对于烟草依赖治疗的 5 种一线药物（缓释盐酸安非他酮、尼古丁口胶、尼古丁吸入剂、尼古丁鼻腔喷雾剂和尼古丁贴片）都是有效的，如果没有禁忌证，应该至少使用其中一种药物。
8. 成本效益分析显示，戒烟干预优于其他的医疗干预。

美国健康与社会服务部指南提出了一个 5 步计划（见表 24-3），有利于协助患者戒烟。指南强调指出，烟草依赖是一个慢性疾病，大部分人最终对烟草的依赖，就像对鸦片、苯丙胺、可卡因等导致的药物依赖一样。与其他成瘾性疾病一样，需要长期的临床干预，对这一本质的认识不足可能会影响到医生长期治疗的积极性。医生必须把这一疾病和糖尿病、高血压、高脂血症等同看待，即需要简单的咨询服务建议，支持以及适当的药物治疗。吸烟复发是常见的，这是疾病的本质，而不完全是医生和患者的失败。并要求医生们认识到这一慢性依赖的本质。

大多数患者在完全戒烟前需要经历几个阶段（见表 24-4）。评估患者戒烟的意愿和决心有助于当时采取最有效的措施。如果患者不打算尝试戒烟，医生应该设计一个简短的干预计划，促使患者产生戒烟动机。

表 24-3 协助戒烟的 5 步策略

1. 询问（ask） 有系统的对每一个吸烟者进行询问，并建立一个相应的办公系统，保证所有的吸烟者每次就诊时的吸烟状态都能够得到详细的记录。
2. 建议（advise） 强烈建议每一个吸烟者戒烟，态度要明确、坚定，有针对性，迫使其戒烟。
3. 评估（assess） 决定吸烟者是否愿意在近期（如 30 天内）进行戒烟尝试。
4. 帮助（assist） 帮助吸烟者制定戒烟计划；提供实用可行的咨询服务；提供治疗范围以内的社会支持；帮助其获得治疗范围以外的社会支持；推荐使用指定的药物；提供辅助措施等。
5. 安排（arrange） 排定随访计划，吸烟者本人亲自来诊或电话联系。

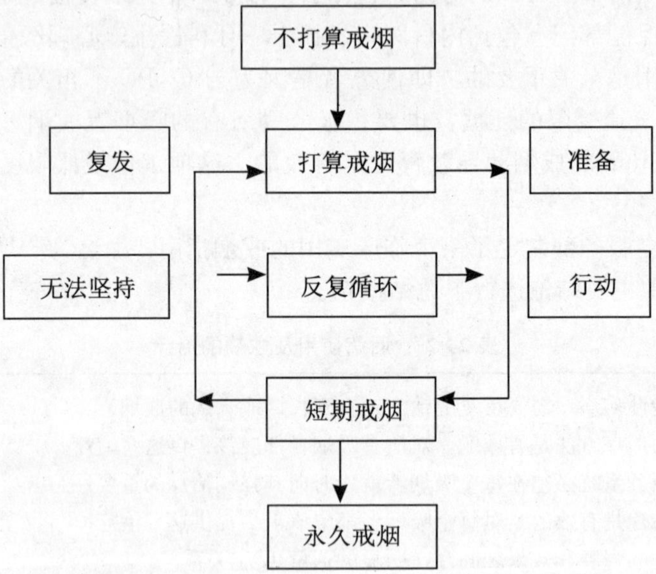

表 24-4 戒烟经历的不同阶段

（二）咨询服务

医生以及其他健康专业人员的咨询服务可以明显增加戒烟率，明显优于完全靠患者自己来戒烟的比率。即使简短的咨询服务（3 分钟）就可以促使吸烟者戒烟，并使戒烟率升高 5%～10%。卫生保健部门在每个吸烟者每次就诊时都应该至少提供这样的咨询服务。

在咨询服务的强度和戒烟成功率之间存在一个明显的“剂量-反应关系”。增加咨询服务强度的方法包括：延长咨询服务治疗的时间，增加咨询服务治疗次数等。3～10 分钟的咨询服务可以使戒烟率增加约 12%，如果再加上更复杂的干预（如技巧的训练、如何解决问题、心理支持等），戒烟率可达到20%～30%。一个多中心的临床对照研究表明，医生的建议、群体的支持、技巧的训练及尼古丁替代联合治疗可使 1 年后戒烟率达 35%，5 年后持续戒烟率达 22%。

个人及群组的咨询服务对戒烟都是有效的，在咨询服务中几个特殊点看起来尤为有效，包括如何解决问题，综合的技巧训练，以及提供治疗支持等。表 24-5 列举了成功的治疗计划中有关支持方面的重要因素。在如何成功地解决患者戒烟中的问题及技巧训练方面有些共同点可以参考如下：1. 认识可能复吸的危险信号 这些危险信号常与复发相关，包括处于其他吸烟者之中，时间紧迫感，与他人辩论，饮酒，心情沮丧等。2. 技巧的训练 需要学会如何转移患者的注意力，憧憬未来，避免紧张和压力等。3. 基本信息 教育患者了解有关吸烟及成功戒烟的基本信息，如吸烟成瘾的本质，戒断的本质和过程，以及可能再复发的事实等，即使只吸一支烟，也会大大增加复发的可能性。

表 24-5 在戒烟计划中给患者提供的支持

1. 鼓励患者努力尝试戒烟。向患者表明，目前的戒烟治疗是有效的。实际上，原来吸烟的人现在有一半已经戒烟了，并相信患者成功戒烟的能力。
2. 表达关心和挂念。询问患者吸烟的感受，是否想戒烟？表达对患者的关心，显示自己的能力并表示愿意提供帮助，消除患者戒烟的恐惧心理。
3. 鼓励患者谈论戒烟过程。告诉患者需要戒烟的原因，戒烟时可能遇到的困难，以及成功戒烟的范例。
4. 提供有关吸烟的危险性，戒烟的益处以及成功戒烟的技巧的基本信息。列举戒断的本质、症状、过程、以及相应的处理技巧等。

（三）药物治疗

对于戒烟，目前有很多有效的药物。当咨询服务不足以令患者戒烟时，推荐使用药物治疗。但对一些特殊人群，如有药物使用禁忌证者，轻度吸烟者（<10 支/日）、孕妇及青少年吸烟者，在使用药物时应该有特殊的考虑。

1. 尼古丁替代产品 尼古丁的精神效应依赖于到达大脑相应的受体的药物剂量和代谢的药物动力学。大量研究表明，任何形式的尼古丁替代治疗（尼古丁口胶、吸入剂、鼻喷雾剂、经皮贴片、舌下含片、锭剂）都能够明显增加长期戒烟率，并且当与咨询服务和行为治疗联合时效果更佳。使用禁忌证包括：不稳定冠心病，未经治疗的消化性溃疡，近期发生的心肌梗塞和中风等。尽管一些患者要求延长治疗时间，防止复发，但到目前为止，针对性的研究显示，不主张治疗时间超过 8 周。

各种形式的尼古丁替代治疗效果均明显好于安慰剂。为了改善用药依从性，应该尽可能根据患者文化背景和生活方式的不同，而选择合适的治疗方案。一般来说，尼古丁贴片比口胶更容易被接受，因为患者不需要太多的技巧训练，并且基本不存在用药依从性问题。

目前还没有研究表明，需要根据吸烟的程度去调整尼古丁贴片的治疗方案。一般情况下，所有的患者开始时（前 4 周）均给予大剂量的贴片（大多数贴片有 3 种不同剂量），在随后 4 周逐渐减至低剂量。在只有两种不同剂量贴片的地区，前 4 周应该使用高剂量，后 4 周使用低剂量。

在使用尼古丁口胶时，医生应该告诉患者，药物是通过口腔粘膜吸收的。因此，在咀嚼一段时间后应该把口胶贴在口腔内壁，以促进药物的吸收。持续的咀嚼会产生很多唾液，吞咽后导致药物吸收减少，有时会出现恶心症状。一些酸性饮品，尤其是咖啡、桔汁及软饮料等会影响尼古丁的吸收。所以，在咀嚼过程中以及之前 15min 内避免任何饮食（除了水）。尽管尼古丁口胶是有效的戒烟治疗方法，但与尼古丁贴片相比存在用药依从性、使用技巧、社会的接受程度，暂时的下颌关节不适，怪异的味道等问题。对于重度吸烟者，一次性使用4mg尼古丁口胶比2mg剂量更有效。

2. 其他药物治疗　抗抑郁药安非拉酮是通过中枢神经系统的多巴胺能途径起作用的。有两项大样本随机前瞻性工作研究了患者使用安非拉酮消除吸烟成瘾性的效果，结果支持安非拉酮可以作为戒烟药物来使用。3环类抗抑郁药去甲替林也可以增加长期戒烟率。虽然对这些还需要进一步的研究，但目前一项随机对照研究表明，联合使用安非拉酮、咨询服务及支持治疗，1年后戒烟率可达30%，如果再加上尼古丁贴片治疗，1年后戒烟率可达35%。抗高血压药物可乐定戒烟效果也不错，但由于其不良作用明显，令其应用受到限制。

三、职业暴露

在发达国家和发展中国家，虽然还不知道有多少人由于职业暴露而处于患呼吸疾病的风险之中，但是确实可以通过很多方法，以减少肺吸入有害颗粒和气体的负荷，降低职业暴露致病的风险性。如加强和完善严格的、合法的工作环境，尽可能减少空气中有害物质的接触。对职业暴露的工人，以及企业经营者，卫生保健部门、保健医生、立法者进行严格而持续的教育。教育工人和立法者，关于吸烟如何加重职业性肺疾病，以及为何在职业暴露地区戒烟更为重要。

职业暴露预防的重点应该放在一级预防，通过消除或减少工作场所各种有害物质可以达到降低COPD发生率。二级预防对COPD的效果非常有限，基于戒烟后FEV_1下降变慢，减缓COPD发展的风险的基本原理，对于COPD患者做出早期诊断和建议戒烟也是重要的。

四、室内、外空气污染

每人每天都要接触各种各样的室内、外环境，每种环境都有其特有的污染物。一般来说，尽管室内和室外空气污染往往是被分开考虑的，但肺吸入有害物质的总负荷可能与COPD关系更为密切。要想减少接触污染空气的风险，政府和个人都需要采取一定的保护性政策和措施。要达到预期的空气质量水平，不是一件容易的事情，需要各个领域工作人员，如流行病学、毒理学、健康与卫生行业、及政府机构的共同努力。实现这一目标，需要立法的参与。程显声等研究了对人群进行COPD的社区干预，包括COPD卫生知识宣教、戒烟、改善炉灶和厨房通风环境，提高了戒烟率，延缓了肺功能下降速度，减少了肺心病死亡率。谢高强等于2005年报道了在我国农村进行大规模社区干预结果，其中取暖方式好转率达到50%，社区综合干预遏制了男性吸烟率的上升趋势，并呈下降趋势，干预区与对照区吸烟率分别下降2.4%和1.3%。总之，社区综合干预对单一危险因素的作用较弱，但人群对疾病认知水平的提高，居住环境的改善吸烟率和吸烟量的降低等各种因素综合起来可以产生较好的防治效果。

五、个体化因素

医务工作者应该采用多种方式对患者进行COPD教育和管理，医生和卫生保健工作者应该考虑到每个患者的个人易感性（包括家族史、室内外空气污染暴露等）。告诉患者有关个人易感性的本质和程度的知识，那些处于高危期的患者在空气污染较重的时段，应避免户外运动。在烹调和取暖时如果产生很多油烟，则应该注意加强通风。严重COPD患者应该关注有关空气质量的报告，在空气质量很差时，尽量呆在家中。使患者尽量避免危险因素，减少COPD风险。在流行病学调查资料的基础上，有针对性地进行危险因素的干预，如卫生知识的宣教，控制幼年时期的呼吸道感染，减少生物燃料的使用，改善居住环境和生活习惯等，对COPD的早期干预有重要作用。

（朱 红）

本节参考文献

1. Britton J, Knox A. Helping people to stop smoking: the new smoking cessation guidelines [editorial]. Thorax, 1999, 4: 1-2
2. Kottke TE, Battista RN, DeFriese GH, et al. Attributes of successful smoking cessation interventions in medical practice. A meta-analysis of 39 controlled trials. JAMA, 1988, 259: 2883-2889
3. 程显声，李景周，张珍祥，等. 慢性阻塞性肺病、肺心病人群防治的研究基线资料分析. 中华结核和呼吸杂志，1998，21：749-752
4. 冉丕鑫，王辰，姚婉贞，等. 我国部分地区慢性阻塞性肺病流行病学研究. 第二届亚太呼吸年会及全国呼吸病年会论文汇编. 2005.
5. 姚婉贞，朱红，沈宁，等. 北京市延庆县慢性阻塞性肺疾病流行病学调查结果. 北京大学学报·医学版，2005，37（2）：121-125
6. 谢高强，程显声，徐希胜，等. 社区综合干预对北京郊区吸烟、慢性支气管炎和哮喘流行的影响. 中国医学科学院学报，2005，27：92-98
7. Tengs TO, Adams ME, Pliskin JS, et al. Five-hundred life-saving interventions and their cost-effectiveness. Risk Anal., 1995, 15: 369-390
8. Parrott S, Godfrey C, Raw M, et al. Guidance for commissioners on the cost effectiveness of smoking cessation interventions. Health Educational Authority. Thorax, 1998, 53 (Suppl. 5 Pt 2): S1-38
9. Fiore MC, Smith SS, Jorenby DE, et al. The effectivenessof the nicotine patch for smoking cessation. A metaanalysis. JAMA, 1994, 271: 1940-1947
10. Sachs DP, Benowitz NL. Individualizing medical treatment for tobacco dependence [editorial; comment]. Eur. Respir. J., 1996, 9: 629-31
11. Tashkin D, Kanner R, Bailey W, et al. Smoking cessation in patients with chronic obstructive pulmonary disease: a double-blind, placebo-controlled, randomized trial. Lancet, 2001, 357 (9268): 1571-1575
12. Jorenby DE, Leischow SJ, Nides MA, et al. A controlled trial of sustained- release bupropion, a nicotine patch, or both for smoking cessation. N. Engl. J. Med., 1999, 340: 685-691
13. The COPD Guidelines Group of the Standards of CareCommittee of the BTS. BTS guidelines for the management of chronic obstructive pulmonary disease. Thorax, 1997, 52 (Suppl. 5): S1-28
14. World Health Organization. Tobacco free initiative: policies for public health. Geneva: World Health Organization. 1999. Available from: URL: www. who/int/toh/worldnottobacco99
15. MacNee W, Calverley PM. chronic obstructive pulmonary disease7: Management of COPD. Thorax, 2003, 58: 261-265
16. Sin DD, McAlister FA, Man SF, et al. Cotemporary management of chronic obstructive pulmonary disease: scientific review. JAMA, 2003, 290: 2301-2312
17. Man SF, McAlister FA, Anthonisen NR, et al. Cotemporary management of chronic obstructive pulmonary disease: clinical applications. JAMA, 2003, 290: 2313-2316

第二节 COPD的社区防治

如同在本书其他章节中所述者，COPD是一种慢性气流受限性疾病，其病变的可逆程度比较小，一旦病变较重后治疗不易。另一方面，COPD起病潜隐，早期可以完全没有症状，因而，早期发现、早期诊断比较困难。目前已知COPD的发病与多种环境因素和个体易患因素有关。环境因素中，吸烟是导致COPD的最重要的因素；其他如空气污染、职业粉尘、生物性燃料、居室内通风等，都与COPD的发病有关。早期针对这些易患因素进行积极的干预，有可能降低COPD的发病率，延缓疾病的进展。

社区是我国人民群众生活组织的基本单位。控制与COPD发病有关的危险因素，主要应该从社区做起。例如通过宣教工作减少人群吸烟率、改善厨房通风情况、改变生活燃料种类、加强居室通风等，都是只能通过艰苦细致的社区工作才能真正落实的措施。COPD病变一般为慢性进展性，除了在急性发作期病情较重时需要到医院进行住院诊治外，大多数时间其治疗应该在社区进行。因此，推动社区人群COPD的预防以及COPD早期发现和早期干预工作，以逐步降低社区人群COPD的发病率，延缓COPD患者病变的进展，改善患者的生活质量，对于整个COPD的防治工作具有重要意义。

尽管COPD的社区防治工作十分重要，但是，目前国内外在这方面开展的工作都还不多，具体的工作模式、工作措施等都还需要广大社区医务工作者和其他社区工作人员不断进行探索，逐步寻找出适合我国城市社区和农村社区实际情况的方法。以下介绍的内容仅仅是国内少数地区初步工作的一点体会。

一、社区COPD防治工作的主要措施

（一）社区卫生人员的COPD防治知识培训

由各地的呼吸专科医师对社区卫生工作者进行有关COPD防治知识的培训工作。重点讲解COPD的主要发病因素、预防措施、主要临床表现、诊断标准和治疗规范等。讲授内容应该符合社区全科医生实际工作的需要，深入浅出，易学易用。

（二）社区全人群COPD防治知识的普及

对全社区人群通过当地广播电台、电视台、乡村广播网、黑板报、宣传栏、讲座等进行多种形式的COPD防治知识宣传。印刷并向全社区人群发放防治COPD的宣传册、宣传单。

（三）劝导戒烟

对社区吸烟者积极开展综合性戒烟工作。例如，通过对中小学学生宣讲吸烟与COPD发病的关系以及COPD的危害，提高他们的知识水平。再由他们向父亲和家里其他吸烟的成年人进行宣教，常常可以取得比较好的效果。成立“戒烟俱乐部”、评选“戒烟先进个人”和“戒烟模范家庭”等，也是行之有效的具体的社区工作方法。采用药物辅助戒烟对于真正下决心戒烟者可以提高成功率，但目前国内尚无这类药物市售。

（四）加强室内通风

因地制宜地采取措施改善室内通风，尤其注意改善厨房内的通风条件。

（五）推广新型燃料，减少生物燃料的使用

有条件的社区可以结合社区建设，改变取暖和炊事燃料，减少生物燃料的使用。

（六）COPD 患者的早期发现

对社区 40 岁以上的人群定期（例如每年一次）测定肺通气功能，主要是 FVC 和 FEV_1，可以采用简易肺功能仪进行测定。并询问与 COPD 发病有关的病史。对肺功能指标符合 COPD 者，拍摄 X 线胸片，采用 Saint George 量表测定生活质量。

（七）COPD 患者的早期干预

对 COPD 患者进行家访。冬季每月 1 次，其他季节每 2 月 1 次。家访时了解患者症状等，指导患者合理用药，积极开展康复锻炼等。

社区卫生院建立 COPD 专科门诊，定人、定地点，保证 COPD 患者在症状加重时能及时就诊。因地制宜地选用药物对 COPD 患者进行治疗。有条件的社区可以进行较大样本量的药物疗效的随机临床实验。

建立社区“COPD 患者之家”或“COPD 患者俱乐部”。定期开展活动，由社区卫生工作者进行与 COPD 有关的卫生指示宣教，COPD 患者互相交流防治经验和体会。

二、社区 COPD 防治工作需要的主要条件

（一）社区工作要在当地政府和卫生行政主管部门的领导下进行。社区各方面的工作人员都要关心和支持 COPD 防治工作，该项工作成绩应被列为社区工作人员工作业绩的考核内容。

（二）社区卫生机构和卫生工作者应全力参与 COPD 的防治工作，将其作为自己日常工作的一个重要的组成部分，纳入工作业绩的考核体系，与奖惩挂钩。

（三）与社区卫生机构建立了业务联系的上级医院应高度重视本项工作，提供必要的人力和物力。例如，免费提供肺功能仪器和肺功能检测的技术人员等。对社区卫生工作者进行培训，指导社区卫生工作者开展防治工作，并直接参与对社区 COPD 患者的诊治。

（四）需要得到一定的资金资助，以支付本项工作所需要的人员经费和其他开支，保证此项工作能够健康地、可持续性地进行。

社区 COPD 防治工作是一项十分艰苦、十分细致的工作，有很多具体问题需要解决，有很多特殊困难需要克服。然而，这是一项造福人民的工作，工作真正落实后肯定可以获得有益的效果。国内个别地区的经验表明，采用上述综合性社区干预措施干预 8 年后，与对照区人群相比，干预区人群的吸烟率明显下降，对 COPD 知识的知晓率明显提高，FEV_1 的下降速率明显减慢。另一方面，采用现有的综合干预措施，所取得的有益效果的幅度尚不够大，与投入的人力和物力相比，产生的效益尚不够理想。如何提高社区干预的效果，尤其是如何提高效益/花费比，仍然有待大家继续深入研究解决。

（徐永健）

第三节　稳定期治疗

COPD 稳定期的整体治疗原则应该是根据疾病的严重程度，逐步增加治疗。由于 COPD

通常是稳定的，但又是进行性发展的，因此，哮喘治疗中的降阶梯疗法不适合于COPD。COPD的治疗包括4个部分：①疾病的评估和监测；②减少危险因素；③稳定期的治疗；④加重期的治疗。所有的治疗应该根据每个患者疾病的严重程度（表24-6）以及不同的治疗反应采取个体化治疗方案，并尽可能减少副作用。

表24-6 影响COPD严重程度的因素

1. 症状的严重程度
2. 气流受限的严重程度
3. 急性发作的频率和严重程度
4. 并发症
5. 呼吸衰竭
6. 并发症
7. 一般生活质量
8. 用来控制疾病的药物的数量

稳定期COPD的分级可以协助把疾病严重程度的个体评估和对治疗的反应合并为COPD的治疗策略，从而有助于卫生保健工作者针对不同的患者采取相应的治疗措施。COPD的治疗取决于很多因素，包括患者的教育水平，对推荐治疗的接受程度，当地的文化背景，以及可获得的药物等。

一、教育

对于所有的慢性疾病来说，教育都是基本的治疗手段。但是，由于监测肺功能需要相对较长的时间，因此，对教育在COPD治疗中的作用的评估很困难，相关的研究自然也就很少。

目前的研究表明，单独进行教育不能改善活动耐量和肺功能。但是教育可以改善用药技巧，提高自身处理疾病的能力，提高生活质量。虽然这些结果不是通过经典的临床研究得出的结论，但由于药物不能改善肺功能的进行性下降，因此，教育的作用就显得很重要。

在对COPD患者的教育中，督促戒烟可以最大程度地影响COPD的自然病程。一个长期多中心的研究表明，如果对戒烟投入有效的资源和时间，可使长期戒烟率达25%。教育可以改善患者对COPD急性发作的反应。另外，前瞻性的死亡讨论有助于患者在临终前做出有效的治疗决定。

理想的教育应该包含于COPD整体治疗方案内，在很多治疗中都包含有教育的成分，如卫生保健工作者的咨询、家庭护理、综合的肺康复治疗计划等。

（一）目标和教育策略

慢性阻塞性肺疾病（chronic obstructive pulmonary disease，COPD）给患者及家庭、社会造成沉重经济负担，成为一个重大的公共卫生问题，因此需要进行长期和规范化的防治。这个过程需要得到广大COPD患者及其家属的大力支持和密切配合。同时应当看到COPD患者到医院的诊治（包括门诊、住院治疗）时间对其一生来说只是一个短暂的片段。其生命中的大部分时间是在家庭、社会中度过的，因而我们对于COPD的防治不能只停留或局限于医院这个小天地，应当尽可能拓展到患者的家庭乃至整个社会。实践表明，广大患者不仅热切渴望学习与其疾病、健康息息相关的一些医学知识、医疗技能，而且大多数患者也确实可以做到这一点。从长远观点来讲，只有当人民群众，包括COPD患者真正掌握了医疗知识和防治技术，他们由以往的消极被动接受治疗变为防病治病的主体时，现代医学才算是实现了最终和最高目标。国内外许多实践都显示，COPD患者的教育、管理是COPD防治工作中不可缺少的重要部分，通过系统的教育和严格的管理，可以提高患者对本病的认识水平，更好配合医生工作，提高防治COPD的依从性，达到减少急性发作、尽可能维持病情稳定、提高生活质量和减少医疗经费开支的目的。自2002年11月20日开始，全球慢性阻塞性肺疾病防治创议（GOLD）启动在全球范围内提高慢性阻塞性肺疾病认识的项目，指出COPD疾病管理的目标如下。

1. 使COPD患者树立战胜疾病的充分信心和乐观精神。

2. COPD患者对医生提供的各项防控措施有良好的依从性。

3. 尽可能控制、减少咳嗽、咳痰和呼吸困难等影响他们工作和生活的症状。

4. 尽可能减少COPD急性发作，使其到医院就诊和住院次数降至最低限度，减轻家庭负担和社会负担。

5. 使其 FEV_1 每年下降幅度变小。

6. 提高生存质量，生活能自理，如可能应参加一些力所能及的社会活动，承担一些家务劳动。

7. 所用药物不良反应最少或无。

8. 尽可能减少医疗经费开支。

9. 延长有效寿命。

“全球数据显示，包括医疗卫生专业人士在内，对COPD疾病缺乏认识的人数高得惊人。”GOLD宣传委员会主席Peter Cakverkey医生发出过这样的感慨。例如，最近的调查显示，只有17%的美国成年人熟悉COPD，这个统计结果自1999年来一直没有增加。正是基于对COPD的严重认识不足的现状，GOLD号召医生、权威部门和国家性组织一起努力，提高对慢性阻塞性肺疾病的认识。通过帮助公众和卫生部门了解慢阻肺的症状，患者可以及早接受适当的治疗，并预防他们肺功能的进一步损害。

GOLD认为，要达到上述目标的策略简要如下：让公众了解慢阻肺的症状；让第一线的医疗卫生工作者，如社区医生等有肺功能仪等COPD诊断工具；可获得并可负担治疗药物；教育卫生权威部门、医生、病人、家庭有效管理慢阻肺的方法；支持减少人们对可导致疾病的环境危险因素的暴露的努力。

（二）教育计划内容、方式和注意事项

与通常使医生难以诊断的其他“沉默的疾病”一样，COPD可在没有明显不适的情况下发病，尤其在其早期阶段，然后通常进展到中度状态才被临床识别。因此，科学家们普遍担心现有的发病率和死亡率数据远远低估了COPD疾病的真正负担。在日本进行的研究有2700名患者参与，他们是从20 000个家庭中随机选出的。这些人年龄大于40岁，抽烟超过15年，并进行肺功能筛选。研究使用GOLD对COPD的定义和疾病严重度的分级标准，结果发现日本的COPD发病率（校正后）为9.1%。与之形成鲜明对比的是日本厚生省之前对

COPD发病率的估计仅为0.2%。因此，研究者认为，日本总的COPD患者数为530万人，远远超过日本厚生省认为的22万人。过去，收集精确的COPD流行病学数据的问题主要集中在使用不同的COPD的疾病定义，而这种定义主要依赖于患者报告的症状。但是根据GOLD，COPD的诊断和严重程度分级应采用肺功能仪检测出的肺功能客观结果。GOLD建议广泛应用肺功能数据作为COPD不同程度的判断标准。如同美国疾病预防控制中心（CDC）的最新数据所显示的一样，采用肺功能的客观检测结果将帮助流行病学的研究人员避免低估COPD的发病率。在2002年8月的报告中，CDC的调查人员估计2470万美国人的肺功能检测结果与GOLD对轻到中度的COPD的定义一致。然而，基于受调查者的医生对COPD的诊断所估计的患病人数只有980万，两者间的差距超过两倍。根据世界卫生组织（WHO）的估计，未来几年中COPD将取代肺结核和呼吸道感染成为全球呼吸系统疾病中致死和致残的第一大原因。

1. 教育内容

通过教育与管理可以提高患者及有关人员对COPD的认识和自身处理疾病的能力，更好的配合治疗和加强预防措施，减少反复加重，维持病情稳定，提高生活质量。主要教育内容包括（表24-7）。

（1）教育与督促患者戒烟。

（2）使患者了解COPD的病理生理与临床基础知识。

（3）掌握一般和某些特殊的治疗方法。

（4）学会自我控制病情的技巧，如腹式呼吸及缩唇呼吸锻炼等。

（5）了解赴医院就诊的时机。

（6）学会如何尽可能减轻呼吸困难症状。

（7）社区医生定期随访管理。

表24-7 COPD教育的主要内容

对于所有患者
关于如何减少危险因素的知识和建议
Ⅰ级～Ⅲ级：轻度至重度以上，外加：
对COPD本质的认识
指导如何使用吸入剂和其他治疗方法
急性发作的判断和处理
如何尽可能减轻呼吸困难
Ⅳ级：极重度以上，外加：
有关并发症的知识
有关氧疗的知识
高级指导以及终止生命的决定

教育应该是卫生健康工作者咨询服务的一部分，在患者初次就诊时就应该开始，并且在每次随访中坚持进行。这些教育的内容和强度取决于患者疾病的严重程度。实际上，患者在

每次就诊时总能向医生提出一系列的问题（见表24-8），清楚并且完整地回答这些问题是很重要的，这样可以使治疗更加有效。

表24-8　患者常见问题举例

COPD是什么？
COPD是如何引起的？
COPD对我会造成什么影响？
COPD可以治疗吗？
如果我的病情进一步恶化，将会出现什么情况？
如果我需要住院，将会出现什么情况？
我该怎么知道什么时候需要在家中氧疗？
如果我不想入ICU行通气治疗，将会出现什么情况？

具体措施包括：(1) 让患者了解COPD的概况，包括COPD的患病率，气道阻塞特点，防治本病的社会经济意义。(2) 使患者相信通过长期规范的治疗，能够有效控制其症状，并不同程度地减缓其病情进展速度。(3) 了解COPD的病因，特别是吸烟的危害以及大气污染，反复发生上呼吸道感染等因素的作用。(4) 了解COPD的主要临床表现。(5) 了解COPD的诊断手段，如何评价相关检查结果，包括X线胸片，肺功能测定结果。(6) 知道COPD的主要治疗原则。了解常用药物的作用、用法和不良反应，包括掌握吸入用药技术。(7) 根据不同病期和病情，医患双方制订出初步治疗方案，以后根据病情变化及治疗反应不断调整和完善之，并制订出相应的随访计划。(8) 了解COPD急性加重的原因，临床表现及预防措施。发生急性加重时能进行紧急自我处理。(9) 知道什么情况下应去医院就诊或急诊。(10) 学会一些最基本的切实可行的判断病情轻重的方法，如6min步行、登楼梯、或呼气流量峰值（PEF）测定。(11) 帮助至今仍旧吸烟者尽快戒烟并坚持下去，包括介绍戒烟方法，提供相关药品。(12) 掌握切实可行的康复锻炼方法，如腹式呼吸、深呼吸、缩唇呼吸。(13) 对于符合指征且具备条件者应指导帮助他们开展长期家庭氧疗。(14) 条件允许时设法增强患者机体免疫力，减少COPD的急性加重。

为了帮助患者在症状早期就诊，需要长期在媒体上进行疾病教育，并进行其他咨询活动。对专业医务工作者的教育也是必需的，要克服对COPD的悲观态度，保证在疾病早期即能给予诊断，并进行积极的治疗。因此，建议对40岁以上的吸烟人群常规进行肺功能检查，从而帮助筛选COPD早期患者或COPD危险期患者。

2. 教育方式

GOLD希望可以采用以下宣传教育方式。

(1) 通过开办COPD患者学习班、俱乐部、联谊会等多种生动活泼的形式集中进行系统的教育，这样做效率比较高，讲授比较系统全面，医患可以面对面进行交流讨论。

(2) 组织患者观看电视节目、录像、VCD或听录音带。

(3) 组织患者阅读有关COPD防治的科普丛书，报纸杂志上刊登的有关科普文章。

(4) 利用网络媒体技术可以更迅速地传播防治COPD知识。

(5) 召开COPD患者防治疾病讨论会、交流会，会上患者可以介绍各自防治疾病的点滴体会，充分发挥某些患者在防治疾病中取得成效的示范、辐射作用。

(6) 更重要的是应当充分利用患者每一次就诊或住院，把宣教工作贯穿于日常医疗工作中。每一位COPD患者初诊时经治医生应当向他（她）介绍一些有关COPD的基本知识，教会一些基本防治技术，其后还需要不断反复和强化。

3. 注意事项

GOLD指出COPD教育计划中有一些需要注意的事项。

(1) 防治COPD是一个艰苦的漫长过程，医护人员必须充分耐心、细心、热心，并取得患者的信任，争取与其建立良好的伙伴和朋友关系。

(2) 在整个过程中尽可能取得患者、家属、朋友、领导的支持。

(3) 教育应当形式多样、生动活泼，为大家乐于接受，要讲求实效，不搞花架子，尤其是应注意将教育管理贯穿于各种医疗活动中，与各种医疗工作结合在一起，这样做更符合患者的需求，效果会更好。

(4) 对患者的教育管理一定要注意个体化，循序渐进，不断强化，逐渐深入和提高，不可操之过急，对于老年COPD患者这一点尤为重要。

(5) 建立健全的定期预防和评估制度，自我管理和评估是一个有机整体，每一位COPD患者每年至少应测定一次全套肺功能，包括FEV_1、肺活量、残气量、肺总量和弥散功能，以便了解肺功能下降规律，预测预后和制定长期治疗方案。

(三) COPD患者教育计划的效价分析

慢性阻塞性肺疾病由于其患病人数多，死亡率高，社会经济负担重，已成为一个重要的公共卫生问题。在世界，COPD居当前死亡原因的第4位。根据世界银行/世界卫生组织发表的研究，至2020年COPD将成为世界疾病经济负担的第5位。在我国，COPD同样是严重危害人民群体健康的重要慢性呼吸系统疾病，2002～2003年钟南山等人进行的我国的流行病学调查，结果显示COPD约占40岁以上人口的8.2%，患病率之高是十分惊人的。

COPD教育计划的价效关系主要取决于影响医疗费用的局部因素，这些因素在不同国家差异很大。一项研究对住院患者进行教育的价效关系进行了分析，每个患者住院后均发给一个包裹，里面包含了COPD的相关知识，包括药物的使用方法，急性发作的预防，峰流速的测定技巧等。结果显示，患者对疾病的认识明显增加，再住院率和复诊率下降。但这项研究入选的患者之间存在很大的差异，65%为吸烟者，88%可能有哮喘成分，如果对于“纯”COPD，结果可能不一定会这样。在一项对轻中度门诊COPD患者的研究中，一个4h的讲座和随后的1～2个护士和物理治疗师的谈话可以改善随后12个月的病情并减低花费。

北京大学人民医院呼吸科何权瀛教授在“积极开展慢性阻塞性肺疾病的教育和管理”的一文中就COPD患者教育计划的效价分析谈到，系统地开展COPD患者宣传教育管理工作，每年定期为COPD患者举办各种形式和内容的讲座讨论会，每次活动后编写会议纪要，发放给没有来开会的人，开设COPD专病门诊（每周2个单元固定专人负责）。在慢性呼吸疾病宣教中心里设专职人员负责此项工作，包括对患者的咨询，建档，随防工作。为COPD患者开展一条龙服务，即首诊诊断、治疗、咨询，建立防治COPD档案、定期随访。具体做法，凡是被确诊为COPD的患者，根据患者病情，身体状况，每半个月或1个月在慢性支气管炎门诊随访，随访内容包括了解病情变化、体检、指导治疗。对所有确诊COPD的患者建立完整的疾病档案，评估生活质量，与患者建立长期的联系。每年对建立档案的COPD患者进行1次全面复查和评估。让每一位COPD患者每年至少应测定一次全套肺功能，包括FEV_1、肺活量、残气量、肺总量和弥散功能，了解肺功能的变化，分析引起肺功能变化的各种因素，以采取相应对策，包括调整治疗方案，这项工作受到广大COPD患者的欢迎和社会好评。

（张惠兰　　张珍祥）

二、药物治疗

（一）药物治疗总论

慢性阻塞性肺疾病是一种具有气流受限特征的疾病，气流受限不完全可逆，呈进行性发展，与肺部对有害气体或有害颗粒的异常炎症反应有关。以咳嗽、咳痰、气短、喘息和胸闷等为主要临床症状。由于其患病人数多，死亡率高，社会经济负担重，已成为一个重要的公共卫生问题。目前，COPD药物治疗的目的是为改善症状和提高生活质量，延缓或减轻肺功能减退，预防和治疗并发症，提高存活率，避免或减少治疗的副作用。然而，目前还没有药物能够改变肺功能进行性下降这一趋势。但这并不能否定药物在COPD治疗中的作用。由于COPD通常是进行性发展的，因此药物治疗的主要原则如下。

在COPD的治疗中应该根据疾病的严重程度，逐步增加治疗（哮喘治疗中的降阶梯治疗策略不适合于COPD）。如果没有出现明显的副作用或病情的恶化，应该在同一水平维持长期的规律治疗。不同患者对治疗的反应不同，应该严密监测，并及时地调整治疗方案。

药物治疗应该按一定顺序排列，以便根据疾病的严重程度来选择合适的治疗方案。同时每套治疗方案也应该个体化，有一定的特异性。因为症状和气流受限的严重程度之间的关系受很多因素影响，如急性发作的频率和程度，有无并发症、慢性呼吸衰竭、并发症（心血管疾病、睡眠相关疾病等），以及一般的生活质量等。

COPD的药物治疗概括如下几个方面：（1）抗菌治疗；（2）支气管扩张剂治疗；（3）糖皮质激素的应用；（4）祛痰剂治疗；（5）抗氧化剂的治疗；（6）呼吸兴奋剂应用。本篇重点讲述支气管扩张剂、糖皮质激素、抗氧化剂等的应用。

支气管扩张剂通过扩张支气管，缓解气流受限，可以减轻COPD患者的症状，增加运动耐力，是当前控制COPD症状的主要治疗措施。短期按需应用可缓解症状，长期规则应用可预防和减轻症状，增加运动耐力。可用于COPD的支气管扩张剂如下：（1）β_2-受体激动剂　β_2-受体激动剂主要有沙丁胺醇、特布他林等。长效β_2-受体激动剂被认为是一线药物，长效β_2-受体激动剂每天2次吸入，不仅可以减少短效β_2-受体激动剂用量，而且可以提高晨起呼吸峰流速值（PEF），并且不会产生耐药性。（2）抗胆碱药物　主要品种为异丙托溴铵气雾剂，可阻断M胆碱受体。长效抗胆碱新药（噻托溴铵）每天1次，可减轻患者呼吸困难等症状，提高生活质量，减少急性发作和住院次数。（3）茶碱　茶碱类药物可解除气道平滑肌痉挛，促进纤毛摆动，增加呼吸肌力量等。研究发现小剂量茶碱长期应用对COPD患者的气促及肺功能（FVC，PEF）有肯定疗效。另外，茶碱还有改善心排血量、扩张全身和肺血管，增加水盐排出，兴奋中枢神经系统，改善呼吸肌功能以及某些抗炎作用等。茶碱血浓度监测对估计疗效和副作用有一定意义。血茶碱浓度＞5mg/L，即有治疗作用；如血茶碱浓度>15mg/L，副作用明显增加。

糖皮质激素有很强的抗炎作用。对 FEV_1<50%预计值（Ⅲ级重度或Ⅳ级极重度）的COPD患者及反复加重要求抗生素或口服糖皮质激素者亦可考虑使用。有关长期吸入激素治疗COPD的效果和安全性目前尚无结论。新近的研究表明COPD稳定期应用糖皮质激素吸入治疗并不能阻止其 FEV_1 的降低。吸入激素的长期规律治疗只适用于具有症状且治疗后肺功能有改善者。不推荐长期口服糖皮质激素治疗。糖皮质激素联合长效 β_2-受体激动剂具有协同作用。

其他药物治疗：⑴抗氧化剂　COPD气道炎症使氧化负荷加重，促使COPD的病理、生理变化。⑵蛋白酶抑制剂　降低蛋白酶的生成和增加抗蛋白酶的生成均有助于阻止COPD气道和肺泡破坏的发展。⑶粘液调节剂　可抑制粘液合成，减少痰液的粘稠度。⑷中医治疗：辨证施治是中医治疗的原则，对COPD的治疗亦应据此原则进行。实践中体验到某些中药具有祛痰、扩张支气管、免疫调节等作用，值得深入的研究。⑸其他：免疫调节药和疫苗等。免疫调节药对降低COPD急性加重严重程度可能具有一定的作用。流感疫苗可减少COPD患者的严重程度和死亡，可每年给予1次（秋季）或2次（秋、冬）。

目前，尚没有证据证明任何一种治疗手段能够阻止COPD患者的肺功能长期进行性恶化。故COPD的药物治疗只能改善症状，减少并发症。治疗时应根据患者的病情及既往对不同治疗措施的反应制定治疗策略。

（二）支气管扩张剂

β_2-受体激动剂（短效、长效），抗胆碱能药物，茶碱。

1. 支气管扩张剂概述　呼气气流受限，是COPD病理生理改变的标志，主要是由气道固定性阻塞及随之发生的气道阻力增加所致。支气管扩张剂可松弛支气管平滑肌，扩张支气管，缓解气流受阻，是控制COPD症状的主要治疗措施。COPD稳定期的药物治疗主要包括支气管扩张剂、糖皮质激素、粘液溶解剂、抗氧化及免疫调节等。其中支气管扩张剂是目前治疗COPD的主要手段之一。虽然使支气管扩张的程度不如在哮喘病人中那样显著（在哮喘病人中通常可以提高 $FEV_1$15%），且对肺功能的改善几乎没有作用，不能减少肺总量及肺过度充气状态，但可以改善呼吸困难，提高运动耐力。此外，支气管扩张剂还可减轻呼吸肌疲劳，提高粘膜清除能力。吸入，治疗为首选，给药方法有定量吸入器（MDI）与经贮纳器（spacer）吸入，干粉定量吸入，雾化器吸入等吸入方法。医务人员帮助患者掌握正确吸入技术十分重要。目前应用的基本的支气管扩张剂包括抗胆碱能药、β_2-受体激动剂和茶碱。不同作用机制和作用时间的药物联合使用可能会增加支气管扩张的程度，而副作用相似或更少。新的长效型或复合型制剂使用更方便。支气管扩张剂在COPD稳定期中的应用总结如表24-9。

表 24-9 支气管扩张剂在 COPD 稳定期中的应用

支气管扩张剂是控制 COPD 症状的主要治疗措施
首选吸入治疗
如何选择 $β_2$-受体激动剂、抗胆碱药、茶碱类或联合使用，取决于药物是否可以获得以及不同个体的反应（包括症状是否能被控制、副作用等）
短期按需使用支气管扩张剂可缓解症状，长期规律使用可预防和减轻症状
吸入长效支气管扩张剂更为方便，而且效果更好，但费用高
与只增加一种支气管扩张剂的剂量相比，联合应用多种支气管扩张剂可以改善疗效，减少副作用

（1）$β_2$-受体激动剂　选择性 $β_2$-受体激动剂除舒张支气管平滑肌外，近来发现还可以减少细菌对气道上皮细胞的粘着，从而减少 COPD 急性发作（AECOPD）的发生。此外，$β_2$-受体激动剂与糖皮质激素合用，可使糖皮质激素受体活性增加。短效的 $β_2$-受体激动剂，例如沙丁胺醇和特布他林，长效 $β_2$-受体激动剂有沙美特罗和福莫特罗。短效 $β_2$-受体激动剂用于轻度 COPD，特布他林定量吸入剂选择性激动支气管平滑肌上肾上腺素 $β_2$-受体后，5 分钟起效，疗效维持 4～6 小时；中、重度 COPD 多选用长效 $β_2$-受体激动剂。

（2）抗胆碱能药物　有研究者认为，抗胆碱能药物是治疗 COPD 的支气管扩张剂中最有效的一类药物，因为迷走神经张力过高是 COPD 气流阻塞惟一可逆的因素。吸入抗胆碱药物，如溴化异丙托品，可阻断节后迷走神经传出支，通过降低迷走神经张力而舒张支气管，其扩张支气管的作用较 $β_2$-受体激动剂弱，起效也缓慢，但不良反应很少，吸入异丙托品每天 4 次能改善健康状态。与 $β_2$-受体激动剂联合吸入治疗时，其支气管舒张作用增强并持久。长效抗胆碱药（如噻托溴铵）持续时间可达 24 小时以上。

（3）茶碱类药物　GOLD 等有关资料认为抗胆碱药物与 $β_2$-受体激动剂的疗效相仿，均优于茶碱类药物，且其安全性更好。但在国内，口服茶碱类药物仍较普遍应用于 COPD 缓解期。该类药物具有支气管舒张作用并能通过改善肺过度充气而减轻症状。茶碱类还可以减轻呼吸肌疲劳，刺激呼吸中枢。改善粘膜纤毛清除能力。此外，它既可舒张冠状动脉，又可舒张肺血管，因此除了可以缓解心绞痛外，还可以降低肺动脉高压。茶碱类对 COPD 的患者有抗炎作用，近来发现低剂量的茶碱类药物可以减少诱导痰中的炎性标志物。茶碱安全的血药浓度是 8～12μg/ml。茶碱的治疗浓度范围 5～20μg/ml，其治疗指数较狭窄。报道小剂量茶碱长期应用，对 COPD 患者的气促及肺功能有肯定的疗效。

除单独应用外，3 种药物联合应用也在临床中取得一定效果。已有实验证实，在 COPD 稳定期的病人中异丙托溴铵和 $β_2$-受体激动剂联用比单独应用引起的支气管扩张反应显著，对 FEV_1 的改善更明显，且没有发生快速耐药性的证据。另有研究发现，在茶碱类和长效 $β_2$-受体激动剂之间存在着协同作用，且标准剂量的茶碱类和 $β_2$-受体激动剂气雾剂联合应用时，对心脏的副作用并未增加。

2. $β_2$-受体激动剂（短效、长效）　$β_2$-受体广泛分布于支气管和肺组织不同效应细胞上，$β_2$-肾上腺素能激动药是产生支气管舒张作用的有效药物，沙丁胺醇（salbutamol）、特布他林（terbutaline）为常用的短效 $β_2$-肾上腺素能激动药；克仑特罗（clenbuterol）、沙美特罗（salmeterol）、福莫特罗（formoterol）及班布特罗（bambuterol）为常用的长效 $β_2$- 肾上腺素能激动药。作用机制为竞争性的占据 β_2-受体后，通过刺激 G 蛋白活化腺苷酸环化酶，从而提高细胞内的环磷酸腺苷酸水平，产生松弛效应；同时能通过抑制炎症细胞释放支气管收缩递质，以及抑制气道神经释放支气管收缩的神经递质，间接产生支气管松弛效应；β_2-肾上腺素能激动药的另一个作用是降低了细菌对气道嗜酸粒细胞的附着作用，可减少感染导致的病情恶化。

长效 β_2-受体激动剂具有作用持续时间长、肺外作用小、耐受性好的优点。有资料显示，长效 β_2-受体激动剂还能阻止平滑肌细胞增生和炎性介质释放，改善粘液纤毛功能，保护呼吸道粘膜细胞，抑制中性粒细胞的聚集和活化。短效制剂亲水性强，能迅速向细胞膜 β_2-受体扩散，作用起效快，但因容易从细胞膜洗脱而维持时间短。长效制剂具有高度脂溶性，极易穿过细胞膜的脂质层进入细胞内，水解后缓慢向细胞膜扩散，到达受体部位并与之结合，故起效较慢，维持时间长。

（1）临床应用及疗效评价　短效吸入 β_2-肾上腺素能激动药（沙丁胺醇、特布他林）通常作为减轻症状的“按需”用药。当患者需大剂量用药而肺功能较差时［1 秒钟用力呼气量（FEV_1）<1L］，由于不能较好地使用定量型喷雾器（metered doses inlnaler，MDI），常用喷雾器给药。沙丁胺醇、特布他林等短效定量雾化吸入剂，数分钟内开始起效，15～30 分钟达到峰值，持续疗效 4～5 小时，每次剂量 100～200μg（每喷 100μg），24 小时不超过 8～12 喷。短效 β_2-受体激动剂用于轻度 COPD，中、重度 COPD 多选用长效 β_2-受体激动剂。沙美特罗与福莫特罗等长效定量吸入剂，作用持续 12h 以上，且规律使用不会出现效应减低。有资料认为前者 50μg，每天 2 次可以改善 COPD 健康状况。长效口服 β_2-肾上腺素能受体激动药班布特罗也是有效的，尤其在患者使用吸入器较困难的情况下。大量文献表明，长效 β_2-受体激动剂治疗稳定期 COPD 具有明显的临床疗效。

（2）不良反应　有高血压、心脏病、甲亢和糖尿病患者使用 β_2-受体激动剂的不良反应主要有心悸、不安、失眠、头痛、恶心和震颤等。COPD 患者使用时可有一过性 PaO_2 下降。有报告可发生高血糖和低血钾。少数患者使用后有手颤，尤以双氯醇胺为常见。

3. 抗胆碱能药物　抗胆碱能药是治疗 COPD 最有效的支气管扩张药，目前较多应用的是异丙托溴铵（Ipratropiumbromide）和噻托溴铵（Tiotropium）。作用机制，抗胆碱能药是毒蕈碱受体的特异性拮抗药，能抑制胆碱能神经诱导的反射性支气管收缩，而对诸如组胺和白三烯等炎性递质的直接作用无明显的阻断效应。抗胆碱能药也可减轻粘液的过度分泌。有研究证实异丙托溴铵在慢性支气管炎和肺气肿方面比吸入性 β_2-受体激动剂更有效，对 β_2-受体激动剂无效的患者亦可产生支气管扩张作用。与 β_2-受体激动剂相比，其起效时间稍慢，但维持时间较持久。吸入短效抗胆碱药一般可维持 8 小时以上，吸入长效抗胆碱药噻托溴胺，药效可持续 24 小时以上。同时，异丙托溴铵的支气管扩张作用比口服茶碱更有效，更安全。

（1）临床应用及疗效评价　异丙托溴铵喷雾吸入，吸入气雾剂后 5～10 分钟起效，作用持续 5～6 小时。剂量为 40～80μg（每喷 20μg），每天 3～4 次吸入。气道毒蕈碱受体亚型的存在提示高选择性的毒蕈碱受体拮抗剂比目前的非选择性的毒蕈碱受体拮抗剂如异丙托溴铵效果好。M_1 受体位于副交感神经节；M_3 受体位于平滑肌及腺体上，介导乙酰胆碱引起的呼吸道平滑肌收缩及粘液分泌。相反，M_2 受体位于胆碱能神经末梢突触前膜，对乙酰胆碱的释放起着负反馈调节作用。非选择性的抗胆碱能药物阻断 M_1 受体和 M_3 受体，导致气管舒张。然而阻断 M_2 受体却导致乙酰胆碱释放增加。噻托溴铵是新一代长效选择性抗胆碱能药，可以与 M_2 受体快速分离而与 M_1 受体和 M_3 受体缓慢分离，因此可以长时间阻断乙酰胆碱对人类气道平滑肌细胞的收缩作用，而促进乙酰胆碱释放的作用是短期的。特点是：①作用持续时间长，可达 24h。是第一个每天仅需 1 次的吸入性药物。②作用强度比异丙托溴铵强。③对 M1、M3 受体有一定选择性。有报告每天一次噻托溴铵，其疗效优于每天 2 次沙美特罗。噻托溴铵代表了支气管扩张剂在 COPD 治疗中的新趋势。

（2）不良反应　异丙托溴铵为阿托品衍生物，水溶性强，脂溶性小。难于穿透生物屏障，口服吸收不良。未见明显的全身吸收，抗副交感神经的不良反应也较少见。对于老年患者雾化吸入异丙托溴铵，如雾化药与眼睛接触，则对眼睛有直接作用，可能导致青光眼的发生。噻托溴铵不良反应是口干症（发生率 10%）。吸入噻托溴铵 21 天，每天 18mg 干粉制剂，对肺的粘液清除没有影响。

4. 茶碱　茶碱类药物为甲基黄嘌呤的衍生物，其主要药理作用是抑制磷酸二酯酶（PDE），减少细胞内环磷酸腺苷（cAMP）的分解，使支气管平滑肌张力降低，气道扩张，另外茶碱拮抗腺苷受体，增加儿茶酚胺水平，抑制炎性介质以及对离子通道的作用均可能在舒张支气管平滑肌中起作用。此外茶碱尚有改善心排血量、扩张全身和肺血管，增加水盐排出，兴奋中枢神经系统、改善呼吸肌功能以及某些抗炎作用等。

（1）临床应用及疗效评价　茶碱类药物的支气管扩张作用较弱，其有效浓度与中毒剂量接近，静脉给药不良反应多，国外不主张作为一线支气管扩张药使用，只有在其他支气管扩张药疗效较差的情况下使用。在我国由于茶碱类药物价格低廉，疗效肯定，仍作为一线药物使用。一般情况下，茶碱血药浓度在 8～12μg/ml 时 COPD 患者可获得较为满意的疗效。睡前口服长效茶碱制剂可控制夜间气道阻塞和改善清晨呼吸道症状，其支气管舒张作用与 M-受体阻滞剂相似，比 β_2-受体激动剂稍弱。对急性严重加重期的 COPD 患者，ATS 推荐方法：⑴初始负荷量 2.5～5.0mg/kg，＞30 分钟静滴完；⑵次负荷量，如病情需要，30 分钟后再给予 3mg/kg，＞20 分钟静滴完；⑶维持量 0.5mg/（kg·h）静滴。如有条件，可监测茶碱的血浓度，保持在 8～15μg/ml，不要超过 20μg/ml，否则可引起心律失常和消化道症状。急性症状控制后，可改为茶碱缓释片或茶碱控释片口服，缓释片 0.2g，每天 2 次，控释片 0.4g，每天 1 次，晚饭后立即服。由于茶碱类药的药物动力学可预测性较好，故其缓释制剂更为合理。缓释型或控释型茶碱每天 1 次或 2 次口服可达到稳定的血浆浓度，对 COPD 有一定效果。如葆乐辉（Protheo）400mg，每天 1 次，晚间用 100ml 温开水送服。舒弗美（Shufumei）100～200mg，每天 2 次，早、晚用 100ml 温开水送服。

茶碱血药浓度监测对估计疗效和副作用有一定意义。血药浓度＞5μg/ml，即有治疗作用，可以改善肺功能；＞15μg/ml 时副作用明显增加。茶碱安全的血药浓度是 8～12μg/ml。额外追加剂量或药物相互作用导致较高的血药浓度，但一般无严重副作用，除非血药浓度达到中毒浓度 20～25μg/ml。吸烟、饮酒、服用抗惊厥药、利福平等可增加肝脏细胞色素 P450 的活性，缩短茶碱半衰期，促进茶碱代谢。老人、持续发热、心力衰竭和肝功能明显障碍者，同时应用西咪替丁、大环内酯类药物（红霉素等）、氟喹诺酮类药物（环丙沙星等）和口服避孕药等，都可抑制茶碱在肝脏代谢的同功酶 p450，使其代谢减慢，血浓度升高，容易引起副作用甚至中毒。在这些情况下，给予通常剂量有可能导致茶碱中毒或不能达到有效血药浓度。因此，当开始应用茶碱或加用另外的药物时，应考虑可能的相互作用，必要时应调整剂量。

（2）不良反应　当茶碱血浆浓度＞20μg/ml 时易出现不良反应，常见的不良反应是头痛、恶心、呕吐、腹部不适以及心脏毒性等。

5. 支气管扩张剂的联合应用　联合应用不同药理机制和不同作用时间的支气管扩张剂可以增加支气管舒张的程度，并可以减少药物副作用。与各自单用相比，联合应用短效 β_2-受体激动剂和抗胆碱药可使 FEV_1 获得更大、更持久的改善。

联合应用 β_2-受体激动剂、抗胆碱药、和（或）茶碱类可进一步改善肺功能和生活质量，但医疗费用会有所增加。如果没有出现明显的药物副作用，通过只增加一种支气管扩张剂的剂量也可达到相同的获益。

（三）糖皮质激素

糖皮质激素系最有效的抗炎药物，主要作用机制包括干扰花生四烯酸代谢，如白三烯及前列腺素合成，减少微血管渗出，抑制细胞因子生成，抑制炎症细胞迁移和活化，增加气道平滑肌对 β_2-受体激动剂的反应性。在 COPD 中炎症控制固然重要，但其获益可能不如其在哮喘患者中明显，因为 COPD 和哮喘炎症性质不同，故糖皮质激素在 COPD 稳定期的应用仅限于部分有适应证的患者。临床应用及疗效评价如下。

1. 口服糖皮质激素（短期）　很多现存的指南推荐短期（2 周）口服糖皮质激素的试验性治疗，以判断患者对长期口服或吸入糖皮质激素的效果。这主要有两个根据：①短期口服糖皮质激素对 FEV_1 的疗效可以预测长期口服糖皮质激素的效果。②有气流受限的哮喘患者，如果对吸入支气管扩张剂反应欠佳，但在短期口服糖皮质激素后再吸入支气管扩张剂可有明显改善。

然而，越来越多的研究表明，对短期口服糖皮质激素的反应并不是预测长期吸入糖皮质疗效的可靠指标。因此，目前对于Ⅱ级-Ⅳ级 COPD 患者以及对吸入支气管扩张剂反应不佳的患者，不推荐常规进行短期口服糖皮质激素试验性治疗。

2. 口服糖皮质激素（长期）　有两项回顾性研究分析了长期口服糖皮质激素对中、重度 COPD 患者远期 FEV_1 的影响，但这两项研究缺乏对照，并且对 COPD 的定义不够严格（其中可能包含哮喘患者）。因此，研究结果缺乏可信度。

长期全身应用糖皮质激素的其中一个副作用为激素性肌病，可导致肌肉无力，功能减低，晚期 COPD 患者可引起或加重呼吸衰竭。同时，考虑到长期全身应用糖皮质激素的其他诸多副作用，因此目前尚没有关于口服激素长期疗效的前瞻性研究。

由于长期口服糖皮质激素对 COPD 的疗效尚无定论，并且副作用众多，因此，不推荐长期口服糖皮质激素治疗。

3. 吸入糖皮质激素　长期规律吸入糖皮质激素不能改善 COPD 患者肺功能的进行性下降。然而，规律吸入糖皮质激素对 FEV_1＜50％预计值（Ⅲ期：重度 COPD 和Ⅳ期：极重度 COPD）的有症状的 COPD 患者和反复急性发作的患者（如 1 年发作 3 次以上）有益。这种治疗可以减少急性发作次数，改善生活质量，在某些患者停止吸入糖皮质激素治疗可以导致疾病加重。吸入糖皮质激素联合长效 β_2-受体激动剂比单一治疗效果好。短期采用吸入糖皮质激素联合长效

β_2-受体激动剂对肺功能和症状的改善比联合使用抗胆碱能药物和短效 β_2-受体激动剂好。

有关吸入激素的剂量-反应关系以及长期使用的安全性问题还不清楚。在目前所有的临床研究中都选用的是中-大剂量吸入激素。有两项研究显示，皮肤瘀斑发生率轻度升高。一项研究显示，长期吸入布地奈德对骨密度和骨折率无影响。而另一项研究表明，长期吸入曲安西龙可引起骨密度下降。在哮喘的治疗中，吸入激素的疗效和副作用和激素的剂量和种类有关，在COPD中可能也是如此，但是仍需要进一步的研究。

吸入性糖皮质激素对COPD病人效果不显著的原因在于糖皮质激素通常对中性粒细胞无效，且通过延缓细胞凋亡延长了中性粒细胞的生存期，也不能抑制COPD诱导痰中IL-8、肿瘤坏死因子-α（TNF-α）水平的升高。所以COPD的炎症可能是糖皮质激素抵抗的。但大量吸入糖皮质激素对于重症患者发生急性加重的频率有一定的降低作用，这显示在恶化过程中，可能有嗜酸粒细胞导致的炎症。

（四）长效 β_2-受体激动剂和激素的联合吸入治疗

20世纪90年代以来，吸入性皮质激素（ICS）联合长效 β_2-受体激动剂（LABA）被视为哮喘治疗领域的突破性进展，但在慢性阻塞性肺疾病（COPD）的治疗领域，ICS的地位尚未得到确认，β_2-受体激动剂特别是LABA尚存在应用不足的问题。糖皮质激素强烈抑制气道炎症，还能上调气道 β_2-受体。糖皮质激素联合长效 β_2-受体激动剂具有协同作用。既可以解除支气管平滑肌痉挛又可以减轻气道炎症。GOLD指出，吸入长效 β_2-受体激动剂是治疗COPD最有效的办法，对需要规则使用支气管扩张剂的中到重度COPD患者，推荐使用长效 β_2-受体激动剂替代抗胆碱药和口服缓释茶碱或联合用药。

1. 现有ICS和LABA的主要种类及剂型　目前用于临床的ICS有二丙酸倍氯米松（BDP）、布地奈德（BUD）、丙酸氟替卡松（FP）、糠酸莫米松（MF）、氟尼缩松（FLU）、曲安奈德（TAA）等，在国内使用的主要是BDP、BUD和FP。其抗炎活性大小依次为：MF≈FP＞BUD＞BDP＞TAA＞FLU。

现有LABA主要有克仑特罗（clenbuterol）、班布特罗（bambuterol）、沙美特罗（salmeterol）和福莫特罗（formoterol）。LABA选择性作用于 β_2-肾上腺素能受体，扩张支气管平滑肌，具有作用持续时间长、肺外作用小、耐受性好的优点。有资料显示，LABA还能阻止平滑肌细胞增生和炎性介质释放，改善粘液纤毛功能，保护呼吸道粘膜细胞，抑制中性粒细胞的聚集和活化。β_2-受体激动剂起效时间和作用维持时间在很大程度上取决于药物的溶解性。短效制剂如沙丁胺醇（salbutamol）亲水性强，能迅速向细胞膜 β_2-受体扩散，作用起效快，但因容易从细胞膜洗脱而维持时间短。沙美特罗具有高度脂溶性，极易穿过细胞膜的脂质层进入细胞内，水解后缓慢向细胞膜扩散，到达受体部位并与之结合，故起效较慢，维持时间长。福莫特罗则具有中度亲水性和亲脂性，能弥散在液相与细胞膜之间，既能立刻与受体结合快速起作用，又能进入细胞再逐步渗透到细胞膜受体部位而延长作用时间。另外，LABA的长效作用机制可能还与其分子结构如较长的侧链有关。

克仑特罗和班布特罗口服后作用时间长，但不适于吸入给药，且班布特罗可能会导致震颤，引发持续的心动过速，故口服 β_2-受体激动剂副作用的发生率高，只在病人不能耐受吸入治疗时使用。福莫特罗和沙美特罗则主要由吸入给药。福莫特罗只在吸入给药时才是长效支气管扩张剂，口服给药时作用时间并不显著长于沙丁胺醇。吸入治疗量的沙美特罗，血浆中浓度非常低，只有当大剂量使用时才出现全身效应。目前沙美特罗的剂型有：气雾剂，通过 MDI 给药；干粉剂，通过 Diskhaler 或多剂量输送装置准纳器（accuhaler）给药。富马酸福莫特罗（formoterolfumarste）口服制剂商品名为安通克（atock），一般通过特殊的吸入装置都保（turbuhaler）给药，商品名奥克斯都保（oxisturbuhaler），系含有福莫特罗富马酸盐二水化合物的干粉吸入装置，起效迅速，作用持续 12 小时，每天只需使用 1～2 次。

2. ICS 联合 LABA 的药理学基础　研究表明，ICS 与 LABA 联合使用，二者既可分别作用于气道炎症和支气管痉挛的不同环节，在某些环节上还具有相互协同的作用。如：⑴ICS可促进 β_2-受体的基因转录，上调细胞表面 β_2-受体的数量，从而增加支气管平滑肌对 β_2-受体激动剂的敏感性。⑵LABA 能够加速皮质激素受体向细胞核的移位，促进激素敏感基因的转录，增强其抗炎活性。⑶与短效 β_2-受体激动剂（SABA）不同，LABA 具有一定的抗炎活性，如减少气道内膜水肿；抑制多种炎性细胞释放炎性介质；抑制感觉神经释放神经肽，对抗神经源性炎症；抑制炎症区域新血管的形成，从而抑制气道重构。

3. ICS 和 LABA 在 COPD 中的应用　GOLD 在其 COPD 治疗的要点中指出，对于稳定期 COPD，只在有症状的患者，且证实对糖皮质激素有反应，或 FEV_1＜50％预计值，或反复急性加重，需要使用抗生素或口服激素者，才推荐规则吸入糖皮质激素。对于急性加重期的 COPD 患者，在使用支气管扩张剂（尤其是吸入 β_2-受体激动剂和（或）抗胆碱能药物）和茶碱的基础上，宜使用全身性（宜选用口服）皮质激素。对于稳定期 COPD 患者，长期使用 ICS 是否能够减少 COPD 急性加重的频率，能否改善肺功能和延缓肺功能的恶化，20 世纪末完成的两项多中心临床试验——EUROSCOP 和 ISOLDE，均未能取得肯定的结论。两项试验均发现，ICS 不能改变 FEV_1 下降的速率，但有可能减少 COPD 加重的频率，减少或减慢健康状况恶化。另一方面，大量资料表明 LABA 对稳定期 COPD 的临床疗效是肯定的。在异丙托溴铵和必可酮治疗的基础上加用沙美特罗，能使症状进一步减轻，肺功能改善，从而提高 COPD 患者的生活质量。福莫特罗也有类似的疗效，对急性加重期 COPD，LABA 如福莫特罗能在数分钟内起效并维持较长时间，按需使用比常规剂量的福莫特罗能使支气管痉挛迅速缓解。

4. 联合治疗在 COPD 中的应用　在 COPD 的临床治疗中，皮质激素常常联合茶碱或抗胆碱制剂，但近期资料表明，这些药物配伍的疗效均不及 ICS 联合 LABA。研究表明，联合吸入可降低 COPD 患者的死亡率和再入院的危险，亦能提高生存。有一个 25 个国家的多中心的随机双盲对照试验，1465 例 COPD 门诊病人随机分为沙美特罗组（50μg，2 次/天）、氟替卡松组（500μg，2 次/天）、沙美特罗/氟替卡松联合组（50μg＋500μg，2 次/天）和安慰剂组。治疗 12 个月后，联合治疗组 FEV_1 比安慰剂组高 133ml（$P<0.0001$），比沙美特罗组高 73ml（$P<0.0001$），比氟替卡松组高 95ml（$P<0.0001$）。联合用药组生活质量改善最明显，日常症状最少。该研究的结论为，联合治疗的疗效优于单用沙美特罗或氟替卡松，而副作用无显著增加，因此对 COPD 患者应考虑使用联合治疗方案。大量临床研究证实，沙美特罗/氟替卡松的多剂量复方干粉吸入剂（舒利迭）在提高患者肺功能和健康相关生活质量（QOL）方面优于单用沙美特罗或氟替卡松。信必可（Symbicort）含有布地奈德和福莫特罗，起效快，一天一次或两次给药，使病人更易坚持，依从性更高。Symbicort 治疗 COPD 已引起了越来越多学者的重视，认为布地奈德/福莫特罗联用可作为中到重度

COPD 长期治疗的策略。

在评估长效 LABA 治疗 COPD 临床疗效的同时，其卫生经济学价值也受到广泛关注。参考最近发表的临床疗效报道，指出联合吸入异丙托溴铵/沙丁胺醇的医疗费用为 788 美元/人/年，沙美特罗为 1059 美元/人/年（1999 年价格）。GOLD 提出，在评估治疗相关费用时，应该将 COPD 患者肺功能的改善，病人满意度（提高生活质量，改善呼吸困难）的提高，以及治疗后果（有无恶化）等因素考虑在内。COPD 病人使用沙美特罗后，FEV_1 增加大于 15%的病人比例更高。症状消失或显著改善的患者更多。药物费用虽然较高，但就诊和住院费用较低，住院费用的减少足以抵消沙美特罗本身较高的费用。最近一项调查表明，使用福莫特罗尽管每年会多花费药物费用，但较异丙托溴铵更能提高病人的生活质量。

就现有证据而言，无论是急性加重期还是稳定期 COPD，以 β_2-受体激动剂为主的支气管扩张剂均是基本的治疗措施。这类药物能够减少急性加重，提高生活质量，但并不能阻止肺功能的进行性下降。根据我们的临床实践，当前我国 COPD 临床治疗中最大的问题是 β_2-受体激动剂（特别是吸入性）使用不足，而在 β_2-受体激动剂中，最大的问题是 LABA 使用不足。另一方面，皮质激素对部分稳定期中重度 COPD 患者和急性加重期患者有明确的指征，但单用 ICS 对于稳定期 COPD 尚未取得公认的疗效。鉴于 ICS 联合 LABA 已在哮喘的治疗中取得巨大的成功，相信这一疗法在 COPD 中亦具有极大的潜能。

（五）根据病情严重程度进行药物治疗

根据病情分级治疗。Ⅰ级（轻度），$FEV_1/FVC<70\%$，$FEV_1\geqslant 80\%$预计值，有或无咳嗽、咳痰症状，根据需要可使用短效支气管扩张剂。Ⅱ级（中度），$FEV_1/FVC<70\%$，$50\%\leqslant FEV_1<80\%$预计值，有或没有症状，治疗规律使用一种或多种支气管扩张剂，并给与康复治疗。Ⅲ级（重度），$FEV_1/FVC<70\%$，$30\%\leqslant FEV_1<50\%$预计值，有或没有症状，治疗规律使用一种或多种支气管扩张剂，反复急性发作者可吸入糖皮质激素。并给予康复治疗。Ⅳ级（极重度），$FEV_1/FVC<70\%$，$FEV_1<30\%$预计值或 $FEV_1<50\%$预计值伴呼衰或右心衰，治疗使用一种或多种支气管扩张剂，吸入激素有明显改善者可吸入激素及康复治疗，治疗并发症，慢性呼衰者长期氧疗，可考虑肺减容手术治疗。

表 24-10 对不同阶段 COPD 患者的推荐性治疗进行了概括总结。对于Ⅰ级 COPD 患者，推荐按需使用短效吸入治疗以控制症状，如果没有吸入剂，可考虑规律应用缓释茶碱。

表 24-10　稳定期 COPD 的推荐治疗方案

分级	Ⅰ级（轻度）	Ⅱ级（中度）	Ⅲ级（重度）	Ⅳ级（极重度）
特征	$FEV_1/FVC<70\%$ $FEV_1\geqslant 80\%$	$FEV_1/FVC<70\%$ $50\%\leqslant FEV_1<80\%$	$FEV_1/FVC<70\%$ $30\%\leqslant FEV_1<50\%$	$FEV_1/FVC<70\%$ $FEV_1<30\%$或 $FEV_1<50\%$预计值 伴有慢性呼吸衰竭
避免危险因素；流感疫苗				
按需使用短效支气管扩张剂				

（续表）

		规律应用一种或多种长效支气管扩张剂 康复治疗	
			反复急性发作，可吸入糖皮质激素 如有呼吸衰竭，长期氧疗可考虑外科治疗

对于Ⅱ-Ⅳ级 COPD 患者，如果按需使用短效支气管扩张剂仍不能很好地控制症状，推荐规律应用长效支气管扩张剂。规律应用长效支气管扩张剂较短效支气管扩张剂简便有效，但价格较贵。具体选择哪一种，目前的研究还不够充分。对于仍需要进一步控制症状者，在以上基础上可加用茶碱类药物。

规律应用短效或长效支气管扩张剂治疗的Ⅱ-Ⅳ级 COPD 患者，还可以按需使用短效支气管扩张剂。有些患者可能会要求规律使用大剂量支气管扩张剂雾化治疗，但目前对这种情况还缺乏足够的证据，建议的方法为，患者可先在家中行雾化治疗，同时每天监测平均呼气峰流速（PEF）变化，如果 PEF 明显改善，则可继续应用。总之，对于稳定期 COPD 患者，除非实践证明雾化治疗比常规吸入剂疗效要好，否则不推荐常规使用。

对于使用支气管扩张剂后 $FEV_1<50\%$ 预计值的Ⅲ级-Ⅳ级 COPD 患者，以及有反复急性加重（如在过去的 3 年内有 3 次）的患者，长期规律吸入糖皮质激素可以减少急性加重的频率，改善生活治疗。同时，对这些患者应联合吸入糖皮质激素和长效支气管扩张剂，不主张长期口服糖皮质激素。

总之应根据患者症状、气流受限程度、伴随其他疾病情况，分级制定个体化的治疗方案。

（六）其他药物治疗　抗氧化剂、蛋白酶抑制剂、粘液调节剂、中药中医等。

1. 抗氧化剂（antioxidants）　氧化剂损伤是 COPD 的病理生理基础之一，近年无创方法研究显示，在 COPD 患者的呼出气中存在高水平氧化应激的指标，尤其在重症患者和急性恶化时。氧化剂可促进蛋白酶介导的肺间质降解，并直接降解肺基质组分，氧化应激可增强炎症反应并削弱对糖皮质激素的反应。因此，认为抗氧化剂治疗应是较有前途的方法。N-乙酰基半胱氨酸（N-acetylcysteine，NAC）最初是作为粘液溶解剂来开发的，但目前已有充分证据表明其具有抗氧化剂作用。NAC 可为谷胱苷肽（GSH）的合成提供半胱氨酸，在体内外均有抗氧化作用，NAC 可以保护 α_1-抗胰蛋白酶，使其避免氧化失活，研究发现该药物可减少 COPD 急性加重期的发病频率和严重程度，长期随访可明显减少肺功能减退的程度。因此，有望用于 COPD 的长期治疗。目前常用的抗氧化剂还有盐酸氨溴索等，氨溴索不但能清除氧自由基，而且可以减少中性粒细胞和巨噬细胞氧化物的释放。另外增加饮食中摄取抗氧化剂，如维生素 C、维生素 E、β胡萝卜素可以改善通气功能，对 COPD 发病具有一定保护作用。

2. 蛋白酶抑制剂　肺实质的弹性破坏是 COPD 的重要特征，可能涉及几个弹性蛋白水解酶，如中性粒细胞弹性蛋白酶（NE）和基质金属蛋白酶（MMPs），后者在吸烟患者中更为重要。体内主要的内源性抗蛋白酶包括：α_1-抗胰蛋白酶（α_1-AT）、丝氨酶蛋白酶抑制药（Serpins）等。降低蛋白酶的生成和增加抗蛋白酶的生成均有助于阻止COPD气道和肺泡破坏的发展。目前NE的小分子抑制药已经开发，在动物实验中无论吸入或静脉用药，均可抑制NE所致的肺损伤。四环素族是非选择性的MMPs抑制药，但其不良反应仍是问题。目前正在寻找MMP9（一种主要的MMPs）的选择型抑制药，α_1-AT已用于临床10余年，但即使在严重的α_1-AT缺乏的患者和肺气肿患者，其对FEV_1下降速率的影响也是相当小的。目前还没有证据显示在血浆α_1-AT水平正常的患者中使用α_1-AT可阻止COPD和肺气肿的发生。

3. 粘液调节剂（muco-regulators） 可抑制粘液合成，减少痰液的粘稠度。减少粘液分泌亢进与祛痰同样重要。避免气道刺激，如吸烟、接触职业粉尘和空气污染，可明显减少气道分泌物，其他措施如控制严重的鼻后滴漏、胃食道反流和感染亦具有类似的疗效。

4. 中药中医 中医认为COPD病多属于本虚标实，本虚多系肺脾肾虚损，标实为痰饮、瘀血。缓解期以本虚为主，但痰饮瘀血贯穿病程的始终，形成虚实错杂之候。辨证论治，中医药对COPD稳定期的治法方药颇多，但都以补虚为治疗大法，补其虚损，补益肺气，或培土生金；或滋补肾阴，或温补肾阳，各有偏甚；泻其有余，多以化痰祛瘀为主。生地注射液可以提高COPD患者细胞免疫中$CD4^+$、$CD8^+$数值和NK细胞活性，改善$CD4^+/CD8^+$比值，从而减少COPD患者肺部感染机会。黄芪注射液也具有调节细胞免疫的作用。参麦注射液不仅能降低COPD患者的血液粘稠度，改善血液流变学和低氧血症，而且还能减轻膈肌疲劳。

5. 其他 免疫调节药、疫苗、炎症介质拮抗剂等。

（1）免疫调节药 对降低COPD急性加重严重程度可能具有一定的作用。但尚未得到确证，不推荐作常规使用。免疫调节剂可刺激机体的免疫系统，诱导粘膜免疫反应，减轻COPD急性发作的严重程度。但这些结果未能被重复。临床使用的药物，如：泛福舒（Broncho-Vaxom）是从8种常引起呼吸道感染的细菌中提取免疫刺激成分。1次7mg，每天空腹1次，连服10天，连续3个月。其他药物如：兰菌净、必思添、卡介苗多糖核酸（斯奇康）等。

（2）疫苗 COPD患者急性恶化常由病毒感染引起，流感病毒疫苗能降低COPD患者的急性发作和病死率，可于每年秋冬季注射1或2次。虽缺乏令人信服的研究结果，但大多学者推荐COPD患者接种流感疫苗。有资料表明，老年患者接种流感疫苗后，流感的死亡率降低70%。此提示严重COPD患者接种流感疫苗可能有效；流感疫苗对轻、中度COPD患者的疗效有待观察。肺炎球菌疫苗也可用于COPD患者，尤其多价多糖胶囊疫苗应用更为方便。有人对1898例COPD老年患者接种肺炎球菌疫苗随访2年，结果显示可使因肺炎住院率下降43%，使各种原因死亡率降低29%。

（3）炎症介质拮抗剂 由于COPD是以气道、肺实质和肺血管的慢性炎症为特征的疾病。在肺的不同部位可见肺泡巨噬细胞、T淋巴细胞（尤其是$CD8^+$）和中性粒细胞浸润。激活的炎症细胞释放多种介质，包括白三烯B4（LTB4）、白介素-8（IL-8）、肿瘤坏死因子-α（TNF-α）等。炎症介质拮抗剂，如LTB4拮抗剂、IL-8拮抗剂、肿瘤坏死因子抑制剂。TNF-α抑制药（TNF-α抗体）已开发出应用于急性类风湿性关节炎和炎症性肠病，已被证实可能在COPD中也有效。LTB4受体拮抗药及阻止LTB4合成的酶拮抗药已在一些国家应用于治疗哮喘，是否对COPD有效尚不清楚。

（4）抗生素　几项大规模的对照试验表明，持续预防性应用抗生素对COPD的急性加重没有效果。另外一项研究对冬季预防性应用抗生素的效果进行了为期5年的观察，结果显示也没有益处。因此，基于目前的资料，除了用于治疗COPD感染性加重以及其他明确细菌性感染，在COPD稳定期，不推荐常规应用抗生素治疗。

（5）镇咳药　虽然咳嗽令患者烦恼，但咳嗽有明显的保护性作用。因此，在COPD稳定期，常规应用镇咳药是禁忌的。

（6）血管扩张剂　有人认为肺动脉高压与COPD预后相关，并试图降低右室后负荷，增加心排血量，以改善氧供和氧合。对很多药物进行了评估（包括吸入NO），但结果均令人失望。在COPD患者中，对于那些低氧血症主要是由通气-血流失衡引起，而不是由肺内分流增加（如非心源性肺水肿）引起者，吸入NO后由于改变了低氧血症调整后的通气-血流平衡，可能会使气体交换恶化。因此，在目前研究基础上，COPD稳定期NO是禁忌使用的。

（7）呼吸兴奋剂　阿米三嗪可以刺激相对特异的外周化学感受器，增加通气量。在COPD稳定期和加重期呼吸衰竭中的研究结果表明，阿米三嗪可改变低氧血症引起的血管收缩反应，改善通气-血流比例。口服阿米三嗪可在一定程度上改善氧合，但效果不如吸入低浓度氧气。目前还没有证据显示，阿米三嗪可改善COPD患者的死亡率和生活质量。同时，阿米三嗪有很多副作用，尤其是外周神经病变。因此，基于目前研究，在COPD稳定期，不推荐常规使用阿米三嗪。多沙普仑，另外一种非特异性但相对较安全的呼吸兴奋剂，也不推荐常规使用。

（张惠兰　　张珍祥）

三、康复治疗

（一）总论

慢性阻塞性肺疾病（COPD）由于其患病人数多，死亡率高，社会经济负担重，已成为一个重要的公共卫生问题。在全世界，COPD居当前死亡原因的第4位。根据世界银行及世界卫生组织发表的研究，至2020年COPD将成为世界疾病经济负担的第5位。

COPD一直是我国重要的公共卫生问题，迄今它仍然居我国农村死因的第1位。据世界卫生组织评估，COPD也居中国疾病负担的首位，是我国个人、家庭、社会和国家的重要负担。近年来，在心、脑血管等疾病患病率明显下降的同时，COPD的患病率有逐年增加的趋势。在美国，1965～1998年间，心脑血管疾病的年死亡率分别下降了59%和64%，与此同时，COPD的年死亡率却增加了163%。

COPD是一种慢性疾病，在疾病的整个发生、发展过程中，时间长，影响因素复杂。疾病的进程与生活环境、受教育程度、就医条件、对疾病的认识明显相关。然而，大众对COPD的认识不足。对COPD预防、治疗和康复的知识严重缺乏。许多患者往往在COPD严重程度加剧，疾病使其不得不停止吸烟，才戒烟。更多的人不知道COPD的治疗不仅仅是药物治疗，还应包括氧疗、运动疗法、物理治疗、对患者的教育、日常生活指导等综合治疗，更不知道呼吸康复适用所有的呼吸系统疾病患者的治疗。在急性发作时掌握正确的呼吸方法，积极配合内科治疗可以减少死亡率。COPD稳定期是康复的黄金时期，对缓解症状、预防疾病的复发和急性加重起到十分重要的作用。总之，对那些呼吸困难等临床症状未得到改善，运动耐力低下，日常生活有障碍的患者都应该进行康复。

本章将从全面康复治疗的角度，从几个方面深入浅出地向读者介绍一些关于COPD的康复治疗的基础知识，以及近年来在欧美等发达国家实施的简单易行、适合医院及家庭的康复训练方法和日常生活指导。虽然COPD不能“去根”，但疾病早期积极的防治，如戒烟，疾病发展过程中积极配合治疗，并主动参与康复，对缓解慢阻肺的发展，提高患者的生活质量起到十分重要的作用。

1. 呼吸康复定义　1974年美国胸部疾病学会将呼吸康复做了如下定义，“呼吸康复可视为临床医学的专门学科，通过精确的诊断、治疗、精神安慰和宣教，制定出多种锻炼程序，以稳定或逆转肺部疾病所引起的病理或精神病理学上的变化。并通过对肺部不利因素和各种生活场合的考验，以期使病人达到最好的功能状态”。

1993年美国NIH（美国国立卫生研究所）和康复医学研究中心共同将至今为止比较抽象的呼吸康复做了如下新的定义：

呼吸康复是通过多种专业的专家队伍协作，即实施团队医疗，为患者提供多方面的医疗服务，并使患者及其家属能够继续实施相关治疗。目标是为了使患者在日常生活中能最大限度的自立，并最大限度地恢复和维持其社会活动能力。

2. 呼吸康复的临床意义及目的　呼吸康复临床意义，尽量改善被损害的肺功能，通过治疗提高呼吸效率，作为一个对社会有用的人回归社会。但实际不能回归社会的严重肺功能不全患者不占少数，对于这些患者，通过治疗使之能够从医院回归家庭具有非常重要的意义。最近，由于医学的进步，呼吸康复不仅仅停留在改善患者的肺功能，提高呼吸效率，使其早日回归社会，已经扩大到包括使患者经过治疗后减少反复住院的次数，提高生活质量，尽量维持长期的家庭生活等内容。

呼吸康复治疗目的如下。

（1）阻止或延缓肺部病变进展，改善生活质量。

（2）有效的利用现存的肺功能，并争取改善肺功能，预防肺功能进行性降低。

（3）提高体力活动能力，防止急性加重，预防和治疗并发症。

（4）改善心理及情绪状态。

（5）延长生命。

3. 呼吸康复适应证　根据1997年美国胸科医师协会（ACCP）和美国心肺康复协会（AACVPR）的呼吸康复指南，呼吸康复适用于所有的稳定期呼吸系统疾病患者的治疗，对于呼吸困难等临床症状未得到改善，运动耐力低下，日常生活有障碍的患者均可以进行呼吸康复。对于呼吸康复的适宜人群不需要根据肺功能来判断，轻症到重症患者均适合于呼吸康复。将呼吸康复确定为对患者实施全面治疗的一部分，其中患者主动参加康复的意愿是非常重要的。

4. 呼吸康复相对禁忌证

（1）严重的关节功能障碍，运动明显受限制的患者。

（2）严重的老年痴呆，认知能力明显低下的患者。

（3）严重的肺动脉高压，不稳定性心绞痛，既往有心脏疾病而最近有心肌梗死发作的患者。

5. 呼吸康复内容

（1）患者及家属的教育和日常生活指导。

（2）呼吸训练。

（3）运动疗法。

（4）排痰训练。

（5）心理治疗。

（6）药物吸入疗法训练。

（7）家庭无创通气治疗。

（8）长期氧疗。

（二）教育和日常生活指导

1. 教育　康复与药物治疗等其他医疗内容不同，其特点是要患者自觉的参加到康复治疗实践活动中来。因此，应尽量让患者参加治疗，使患者抱着一种自己的病自己来治的心态。进一步要使患者了解自己得的是怎样一种疾病，学会如何在患病的情况下能够更好的生活，如何防止病情加重等。为了使患者掌握这种能力，康复小组成员有必要各自从不同的角度对患者及家属进行教育，而其中戒烟教育尤为重要。对患者进行教育最重要的不单纯是进行指导，而且要确认实际实施的情况如何。

2. 生活指导　为了能够顺利完成一天的工作，节省体能是非常重要的。只需稍稍改变一下工作方法，就能达到节省体能的目的。以下为日常生活中一些节省体能的方法。

（1）制定计划

计划好一天将要做的各种事情。

定好什么是必须干的事情，并排好先后顺序。

在家庭内，要养成分工合作的习惯。

把复杂的工作在一周内分开做。

在身体状态最好的时候做一些用力的工作。例如，如果早晨身体状态不好，那么就在前一天的晚上准备早饭。

把简单的工作和复杂的工作交替起来做，为了防止过度疲劳，工作中间要安排休息。

（2）利用工具完成日常活动

如果可能的话，尽量坐着干活。例如，利用厨房的椅子或淋浴用的椅子等。

用带轮子的手推车搬运重物。

设定好干活时操作台的高度。不管是坐位还是立位，都应比肘低 6cm 左右是适当的。

不坐太低的椅子。要使后背和上下肢都能得到充分的放松。一般上身坐直或身体稍稍前倾比较舒服。

3. 出现呼吸困难时的呼吸方法

（1）严重气促

①应急呼吸　出现严重气促时，必须学会控制自己的呼吸方式。应该同时能够进行缩唇

呼吸和腹式呼吸，即应急呼吸。越熟练掌握这种呼吸方法，在需要时越有帮助。

用鼻或嘴大吸一口气，用嘴呼气。

反复练习，一直到能够轻松呼吸为止，慢慢的延长呼气时间。

从气促到缓解，这种呼吸方式大概需要花费15min的时间，请不要停止这种呼吸方法。

如果不进行这种呼吸，只是坐着消极的等待，忍受气促，所需缓解时间会更长。

②放松

先坐下，边用手腕撑住身体，边使身体前倾。

如果身体向后仰或躺下，将会限制胸廓的活动。

③无坐位休息条件时应急措施

在附近找个可以依靠的物体，手腕交叉放到头前能稍微舒服一些。

尽可能的放松腹部、胸部和颌部的肌肉。一边用手触摸这些肌肉一边说："放松"。

闭上眼睛。

(2) 轻至中度气促　出现轻度到中度的气促，对肺没有什么不利的影响。如果一点也不缓解感到需要急救处理的话，就拨打急救电话。这时要一边进行应急呼吸一边往家里打电话，在电话接通前请不要挂断电话。

4. COPD患者如何过性生活

(1) 最重要的是感情或向爱人表示自己的爱情

大多数人可能会有这种想法，如果患了COPD肯定会出现气促，而性生活需要体力，如果连走到厕所都困难的话，还要过性生活，简直太可怕了，绝对不行。但是，请记住"性"是非常自然的事情，是人类的本能。人们通常认为性爱是年轻人健康人的事情，性爱即为性生活，这种观念当然是错误的。当然也有些人碍于面子，羞于启齿。但请不要忘记即使出现了轻微气促对身体也没有什么不利的影响。首先要确定一下是不是身体状态不好，是不是忘记吃药了，也许此时的气促只是比平时用的力气多了一些的缘故。只要掌握正确的呼吸方法，坚持运动训练，按时服药，应该能够将气促控制到最低限度内。进行性生活也会引起气促，这确实是人类健康生活中自然的事情。当然，如果性生活后，气促明显加重，一定要及时就医。

(2) 以下为非常实用的一些建议供参考

在体力最好的时候过性生活比较好。

在性生活前，请不要暴饮暴食。如果吃得过饱，就会影响膈肌的运动。另外，酒能使人感觉迟钝，且容易引起气促。

采用不加重胸部负担的体位。

如果在日常活动时需要吸氧，性生活中也要吸氧。

不要进行剧烈的运动，尽量努力像爱抚一样，这样比较好。

5. 饮食指导

(1) COPD患者饮食原则　COPD患者应摄取有丰富营养的食物。因为对于COPD患者来说营养非常重要，为了保证内脏和肌肉的正常工作，必须摄取充足的能量、维生素和微量元素。有肺部疾病的人和健康人相比，呼吸要花费更多的能量，在选择食物时就应当充分考虑到这一点而选择营养价值高的食物。另外，吃饭的时间必须充足，在放松的心情下非常愉快的进食。要时刻注意“八分饱”，不要吃得太饱。因为吃多了容易腹胀而影响膈肌的运动，引起呼吸困难。

（2）慢阻肺患者需要维生素和矿物质　营养专家们一致认为，如果均衡的摄取水果、蔬菜、乳制品、肉、豆类、淀粉类、油，就能保证充足的维生素和矿物质。但是，如果没有食欲，不能摄取均衡的饮食，或正在吃药等，就有可能需要补充一些维生素。简单的补充一些一般价格的维生素，就能确保必要的维生素。总之，食物是维生素和矿物质的最好来源。

附：＜富含维生素的食物＞

黄绿色蔬菜：海草类、菌类、芋类、菠菜、甜玉米、胡萝卜、南瓜等。

水果：番茄、橙子、草莓、哈密瓜、猕猴桃等。

（3）慢阻肺患者水摄入　水分不足可以使痰变粘稠，引起便秘，导致皮肤、口腔粘膜干燥等。因此，COPD 患者水分的摄取非常重要。根据嗓子是否发干来判断身体是否需要水分是不正确的。COPD 患者每天应饮 8～10 杯水（包括饮料、牛奶）。但在肺心病患者应适当控制水入量。发热或存在肺部感染时，应将水分入量增加。菜汤、叶茶、红茶或果汁等可以替代。在身体恢复之前，控制一下乳制品摄入量，以利于消化及减少腹胀。

（4）COPD 患者盐摄入

①注意不要摄盐过多　摄盐量过多是使体内储存过多水分的原因。因此，平常在做饭时就应当少放些盐或在饭桌上控制盐的摄入等，以达到充分限制盐摄入的目的。如果被告知应限制盐摄入，那么请尽量避免吃咸的食物。

盐摄入过多，不仅会加重心脏的负担，还会引起高血压等疾病。如果出现迅速的体重增加或下肢浮肿等，需及时就医。

附：＜应限制的食物＞

酱油、味素等化学调味品，咸猪肉、咸牛肉、香肠、梅干菜、薯片、年糕等。

＜不含盐的调味品＞

柠檬汁、醋、洋葱粉、大蒜粉、胡椒等可供选用。

② 低盐食物选择　一天三餐的饮食几乎都含有盐。虽然成人每人每天食盐摄入量控制在 1.1 ～ 3.3g 之间较合适，而日常生活中成人每天食盐摄入量多在 10 ～15g，呈现明显的摄取过多状态，世界卫生组织建议一般人群每天摄盐量应控制在 6 g 以下。因此，日常生活中要逐渐养成选择低盐食物的习惯。表 24-11 为选择低盐食物时的替代表格，供参考。

表 24-11　低盐食物替代

需要替代的食品	可以使用的食品
罐头肉（咸牛肉、香肠）	新鲜肉、冷冻肉
加工肉（咸猪肉、火腿、香肠、鱼丸）	自已做的香肠或鱼丸
咸菜或肉干（牛肉、熏烤的鱼）	新鲜的鱼肉、鸡肉或牛肉
腌制的食品（梅干菜、辣白菜、咸萝卜、醋泡圆白菜、橄榄、酸菜）	新鲜或者冷冻蔬菜、醋、柠檬或香料泡菜

（续表）

番茄汁、罐装蔬菜汁	果汁、低盐的番茄汁、自制蔬菜汁
盐、酱油、辣椒酱、炸猪排用酱油、化学调味品	盐的替代品、低盐酱油、蒜或醋、胡椒、蒜、姜、香油、低盐汤料
薯片、鱼干、苏打饼干、咸坚果	无盐薯片、坚果或果脯、苏打、用米或麦做的苏打饼干、无盐爆米花

(5) 注意不要引起缺钙　钙对于维持骨骼肌肉的运动是不可缺少的。此外，应用降压药或利尿剂也是引起钙丢失的原因。因此，要摄取含钙多的食物。

附：＜含钙多的食物＞

广柑、香蕉、山芋、芋头、油菜、豆类、鱼类、肉类、水果脯等。

(6) 进食时出现气促处理方法

首先进行缩唇呼吸，再确认一下是否忘记了吃药。

为调整呼吸，身体尽量靠到饭桌上。

吃饭的时候尽量减少说话。

（三）呼吸训练

平素人们很少注意自己的呼吸方式，在不知不觉中用鼻进行着呼吸运动。气体经过鼻腔有过滤和湿润加温的作用，可以预防空气中的污物侵入肺部和冷空气的刺激。而COPD患者，可引起呼吸运动模式的异常，导致呼吸困难。通过正确的呼吸训练，可改善异常呼吸运动模式，减轻呼吸困难。常用的呼吸训练方法有：缩唇呼吸和腹式呼吸。

1. 缩唇呼吸　缩唇呼吸是经鼻吸气，然后通过鼓腮、缩唇（口形如吹口哨状）缓慢用口呼气，尽量延长呼气时间，呼气时发出“呼”的字音，可产生2～5cmH_2O的阻力，防止气道闭陷，有利于肺内气体充分排出，缓解呼吸困难。练习缩唇呼吸必需达到非常熟练的程度，如果没有引起足够的重视是不容易学会的。

(1) 缩唇呼吸益处

使气道产生预备压力，呼气时，使气道保持扩张。

减轻气促。

排出二氧化碳，增加血氧含量。

一般不会出现疲乏无力、站不住等不适，如果出现以上不适，及时请医生指导。

(2) 缩唇呼吸的方法（图24-1）

先放松，从鼻子自然吸气一次，而不是深吸气。此时请自己数（1、2）。

再放松口唇，从自然状态开始呼气，缩唇把气体呼出来，此时发出近似“呼”的音。不要进行强行呼气。自己一边数（1、2、3、4）一边把气体呼出来（能吹动眼前30cm处的蜡烛）。

注意集中精力，查数有利于掌握这种呼吸方法。

请在头脑中一边数数，一边进行缩唇呼吸。

开始尽量多练习缩唇呼吸，只要没有呼吸急促就可继续练习。

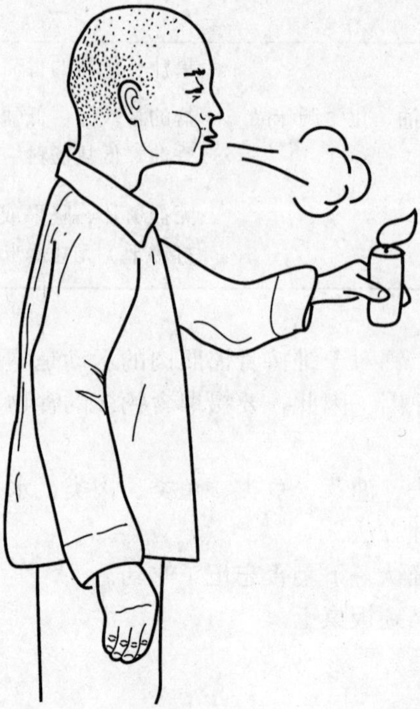

图 24-1 缩唇呼吸

每天最少练 3 次，卧位，坐位，立位各 5 分钟。持续 2 天，自然熟练。

(3) 缩唇呼吸的重点（图 24-2）：

为了确认是否把气呼了出来，请将手伸到面前 30cm 处，手心朝面，感觉一下呼出的空气。

(4) 应用缩唇呼吸法时机

缩唇呼吸法在以下情况使用更为重要。

日常活动时（首先尝试缩唇呼吸）。

突然喘不上气来的时候。

为了放松。

如果掌握了缩唇呼吸方法，可以应用到日常生活当中，能够进一步调节呼气时间。在进行使呼吸加快的活动时，呼气时间稍稍短一些，而在放慢走路速度，或者呼吸困难时则使呼气时间稍稍长一些。

(5) 缩唇呼吸法在生活当中的应用（图 24-2，24-3，24-4，24-5，24-6）常见的有抬东西（图 24-2），推（图 24-3），坐（图24-4），走（图 24-5），登楼梯（图 24-6）。

2. 腹式呼吸　腹式呼吸即为利用膈肌的呼吸方法。吸气时膈肌向腹部方向下降，腹部向外突出，胸部只做轻微活动，肺部扩张吸入新鲜空气。气体呼出后，腹部回缩，膈肌松弛向上恢复原位，呈休息状态，将气体从肺内排出。请观察一下平静呼吸的人。婴儿虽然不知道什么是腹式呼吸，但是却能使腹部起伏着进行呼吸。安静睡眠时的呼吸和婴儿的呼吸均为腹式呼吸。

(1) 膈肌的作用　膈肌是主要的呼吸肌，呼吸运动的 70％主要由膈肌完成。膈肌容易

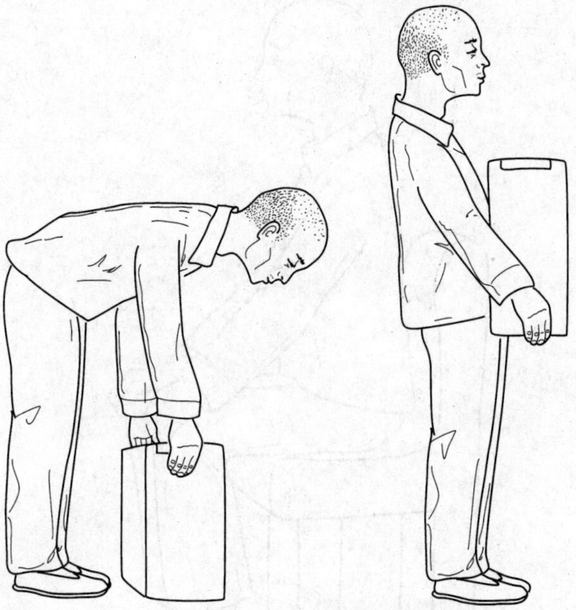

图 24-2　抬东西

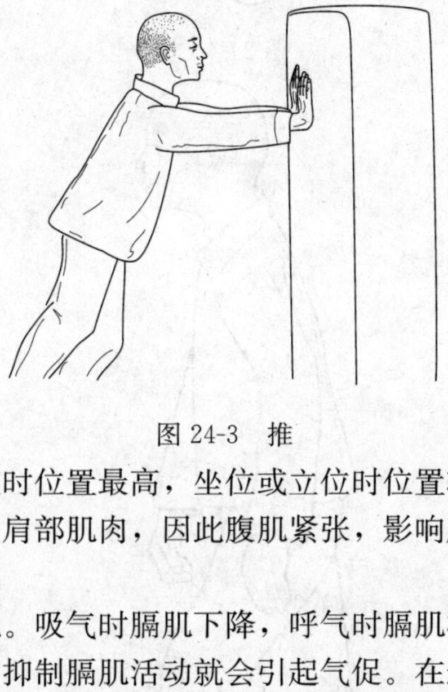

图 24-3　推

受重力和体位的影响，仰卧位时位置最高，坐位或立位时位置较低。有肺部疾病的患者呼吸时，容易使用上胸部、颈部、肩部肌肉，因此腹肌紧张，影响膈肌的活动。这样的呼吸消耗体力且延长气促时间。

人不能有意识地控制膈肌。吸气时膈肌下降，呼气时膈肌松弛向上恢复原位。腹部和胸部紧张都可以抑制膈肌活动，抑制膈肌活动就会引起气促。在运动当中，出现气促时，都应当学习正确的腹式呼吸方法，从而应用到生活各个方面。

首先，请每天练习腹式呼吸 3 次。晨起时躺着练习腹式呼吸数分钟。在车上等人时也可练习腹式呼吸数分钟。

越练习越熟练，腹式呼吸会使您的呼吸更舒适，所以请不要间断。开始练习之前，要解开腰带，更换宽松的衣服。扎紧腰带会影响膈肌活动。

（2）腹式呼吸的方法（图 24-7 ）

取坐位，一只手轻轻放于胸前，呼吸时这只手几乎不动。

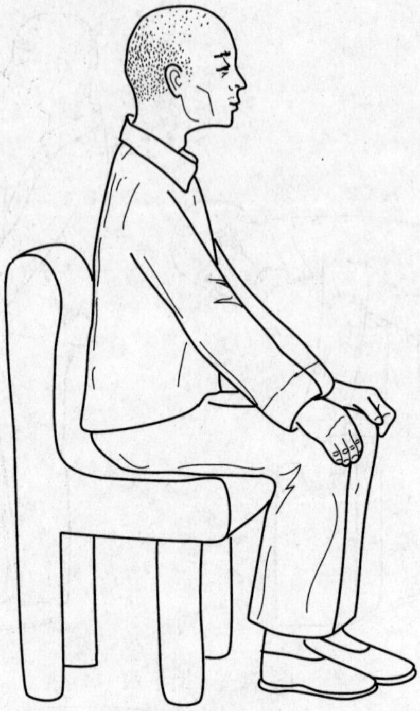

图 24-4 坐

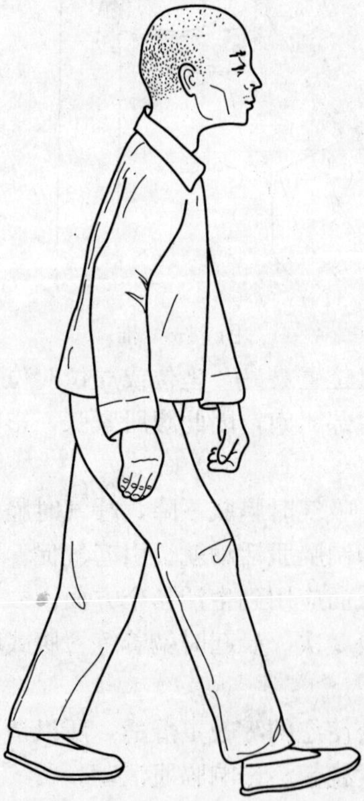

图 24-5 走

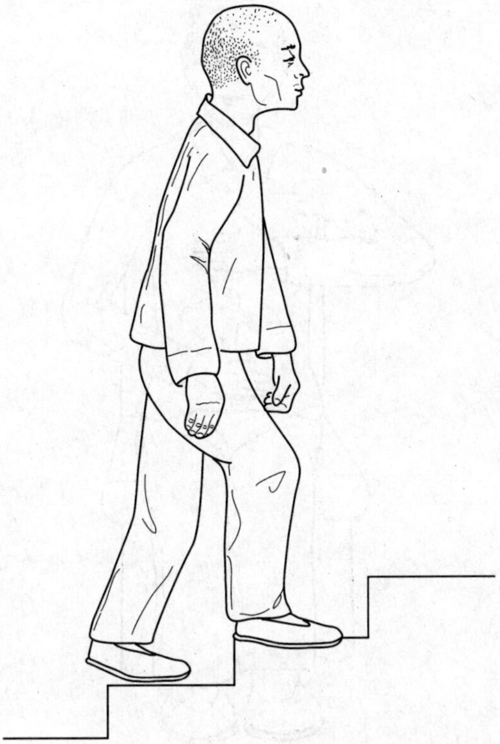

图 24-6 登楼梯

另一只手放于上腹部，使腹部放松。

吸气同时确认腹部突出。想象着使腹中的气球膨胀起来的感觉。不要勉强的突然使腹部向里或向外活动，不要太用力呼吸。

3. 呼吸训练时的注意事项

(1) 感到呼吸困难的患者，首先进行氧疗以减轻呼吸困难。

(2) 不要强迫呼气，呼气必须是放松而被动进行的动作。如果强迫呼气，将使气流紊乱，诱发支气管痉挛，加重闭塞。

(3) 最初不要让患者进行长呼气，因长呼气将引起不规则的呼吸，成为气促的原因。

(4) 吸气初期，不要收缩辅助呼吸肌。

(5) 为了避免过度换气，进行深呼吸练习时以 3～4 次为宜。

4. 体位在呼吸训练中的作用 头低位和前倾位常可以缓解患者的呼吸困难。头低位时让患者斜卧于床上。前倾位是让患者坐位或立位时保持躯干往前倾斜 20°～ 45°，为保持患者的身体平衡，可用手或肘支撑于自己的膝盖或桌上。头低位或前倾位时可使膈肌向头侧移动，改善膈肌的工作效率，使膈肌功能部分恢复，改善呼吸困难。

5. 呼吸训练一般原则

(1) 尽量在安静的场所进行（如果边听音乐边进行更好）。

(2) 向患者说明呼吸训练的目的和合理性。

(3) 指导患者尽量放松并采取舒服的体位，穿宽松的衣服。

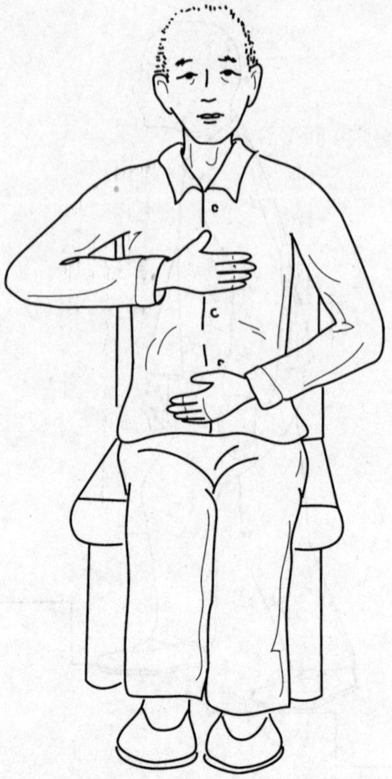

图 24-7 腹式呼吸的方法

（4）如果必要，指导患者学会放松技术，即辅助呼吸肌的放松。

（5）指导患者在休息，活动等各种体位下进行正确的呼吸。

6. 呼吸训练效果

（1）增加每次通气量。

（2）减少呼吸次数。

（3）减少每分通气量。

（4）增加呼吸效率。

（5）升高动脉血氧分压。

（6）降低动脉血二氧化碳分压。

7. 呼吸训练前进行放松训练　呼吸训练的目的是为了熟练掌握腹式呼吸，为了使腹式呼吸更好的发挥作用，必须从全身放松开始。

呼吸系统疾病患者因气促而使用辅助呼吸肌，通常能看到全身肌肉紧张。所以，在开始进行呼吸训练之前，缓解肌肉的紧张是先决条件。放松训练是缓解肌肉紧张的有效方法。

呼吸系统疾病患者运动后容易引起气促，反复气促的后果易形成习惯性的胸式呼吸。如果胸式呼吸成为基本的呼吸方式，就会降低呼吸效率，进一步加重呼吸困难，形成恶性循环（如图 24-8）。呼吸训练的目的就是为了防止形成这种恶性循环，指导患者进行更有效的呼吸。

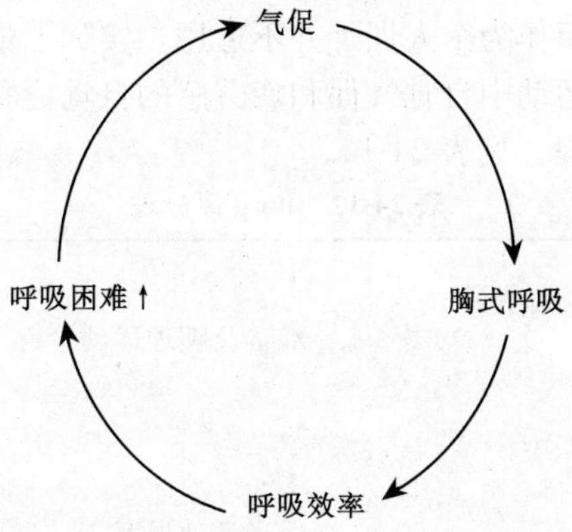

图 24-8　呼吸困难的恶性循环

（四）运动训练

人体主要呼吸肌是膈肌；辅助呼吸肌包括：肋间肌（内肋间肌和外肋间肌）、斜方肌、胸锁乳突肌和胸大肌；腹肌（腹内斜肌、腹外斜肌、腹横肌和腹直肌）。

呼吸肌训练可通过运动训练实施。

1. 运动训练目的　维持身体活动是正常生活的基础。慢性阻塞性肺疾病患者由于气促而限制了运动，有的患者甚至连续几年不运动。患有肺部疾病的患者在初期，其肌肉具有正常的收缩功能。但由于长时间的不运动，肌肉的收缩功能将明显下降。如果所有的生活都在家里或医院的病床上度过，那么必然会引起全身（特别是肌肉）的功能状态低下。做相同的工作，功能低下的肌肉需要更多量的氧耗量，所以很快就觉得疲劳。其结果将进一步增加呼吸功耗，加重呼吸困难（如图 24-8）。运动疗法是预防这种恶性循环的惟一手段，运动训练可以改善呼吸功能，提高包括肌力、耐力等在内的全身运动能力，使之适应日常生活及社会活动。

2. COPD 患者运动能力减退的原因　COPD 往往病程较长，肺功能已遭受不同程度的损害，出现呼吸困难、恐惧、抑郁等。呼吸困难限制了患者的活动，活动减少使身体适应能力下降，病情加重。病情加重使活动进一步受限，导致恶性循环。以上状态长期持续存在容易引起低氧血症、红细胞增多症、肺心病和心力衰竭等并发症，影响病人的生活质量。

3. 运动疗法在 COPD 患者康复中作用　COPD 患者因呼吸困难限制了患者的活动，使下半身肌力下降，全身体力下降，运动能力逐渐下降，在运动时，呼吸困难更加严重，形成恶性循环。打破这一循环，运动疗法是必要的。运动能增加最大摄氧量，增强运动能力；运动能增强运动耐力，减轻再运动时的痛苦，缩短恢复运动所需时间。

4. 适用于呼吸康复的运动方法　适用于呼吸康复的运动方法有床上锻炼，呼吸体操，10 分钟步行，上台阶，蹬自行车等。选择运动方式的关键是因人而异，使患者能够耐受。一般通常采用的是平地步行和呼吸体操。

5. 进行运动训练时的注意事项

（1）根据自觉症状终止运动的标准，胸痛、极剧的气促、极度的疲劳、头晕、恶心等。

（2）运动的正常反应，适度的疲劳感、适度的气促、适度的出汗、适度的肌肉痛。

6. 如何确定运动强度 原则上应根据患者的自觉症状、心率、呼吸次数、血氧饱和度和氧消耗量等测定来确定。但作为个人训练并不适用，实际上最简单实用，适合家庭训练以确定运动强度的方法，是以运动中自觉气促和疲劳感的自觉症状（自觉运动强度）为指标的博格（Borg）评分来灵活掌握。见表 24-12。

表 24-12 Borg 评分表

0	无任何感觉	↓
0.5	非常轻松	准备及整理运动
1	很轻松	
2	轻松	↓
3	有点累	适当运动强度
4	累	
5	比较累	↓
6	非常累	终止运动

具体应用如下。

（1）运动中及运动结束后记录自觉运动强度水平，同时记录心率。

（2）准备体操和整理体操的运动强度在「非常轻松」到「很轻松」水平比较合适。

（3）达到训练目的的运动强度为从「有点累」到「累」负荷之间进行训练。

（4）运动中如果感到「非常累」就是运动负荷量过度。

7. 运动处方举例

（1）决定目标心率 目标心率数 =（220 - 年龄）×（0.85～0.65）

例：60 岁成人

220-60＝160×0.85＝136（135）

160×0.65＝104（105）

目标心率数＝135～105

〈答案〉运动强度以心率：135～105 次/分为适宜的运动量。

（2）运动次数 3～5 次/周，注意不要连续 2 天以上终止运动。

（3）运动时间 20～30 分钟

8. 运动负荷试验 运动负荷试验对于检查患者的呼吸困难程度或活动受限程度，有无活动后血氧饱和度降低是非常有意义的，呼吸系统疾病患者属运动负荷试验禁忌者不多。6 分钟步行试验非常简便易行，不需要特殊的仪器和设备，对患者的负担小，对于设定运动初期处方非常有用，现在临床应用非常广泛。

6 分钟步行试验的具体实施方法是让患者在 6 分钟内以最快的速度进行步行，要有在此时间内“再也不能走了”的感觉。最少应进行 2 次，取距离较长的一次。记录并评价步行距离，步行后心率的上升，血压的变动，呼吸困难，血氧饱和度下降的程度和恢复时间等。

9. 常用运动项目简单易行的步行训练。步行时要进行腹式呼吸，要佩带记步器，从训练前一周的步数平均值开始，每周增加 500 步，目标是每天 5000～6000 步。

具体算法是训练前一周就开始佩带记步器，每天记录所走的步数，将1周的步数总和再除以7，即为训练前一周的步数平均值。

（1）佩带记步器目的

对患者带有目的性的步行有益。

使患者容易确定步行的目标。

容易确定运动处方的运动量。

容易掌握患者的运动量。

（2）步行训练的益处　步行可以得到以下效果，而且是最简单的运动。

消耗能量（防止肥胖）。

强壮骨骼（预防骨折）。

防止老化。

锻炼心脏。

减轻不安与担心。

（3）步行时的注意事项　要抱有“从现在开始也能改善运动能力”的心态。

穿舒适的步行鞋。

步行前15分钟吸入支气管扩张剂。

2次/天缓慢步行，重要的是能走多长时间，而不是速度和距离。从1～2分钟开始，每天增加1～2分钟，数周到数月的时间增加到每天30分钟，2次/天。争取增加到每天能散步1小时。

早晚在平坦的地方进行步行。如果下雨的话，可蹬室内自行车，步行去购物等。

轻度的或适当的气促没有什么危害。

进行缩唇呼吸。

如果参加长期康复小组管理，计划3～4次/周，每天散步1小时，或者4次/周，每天散步30分钟，效果很好。

（4）步行途中出现气促处理

放慢速度。

如果出现非常严重的气促必须停止，靠到墙壁或树上，两手放到大腿或腋下，身体前倾坐下。

然后开始进行应急呼吸（如前述）。呼吸较快时，慢慢延长呼气时间。

为了不影响膈肌的活动，将腰带放松。

10．增强腹部肌肉力量训练的方法

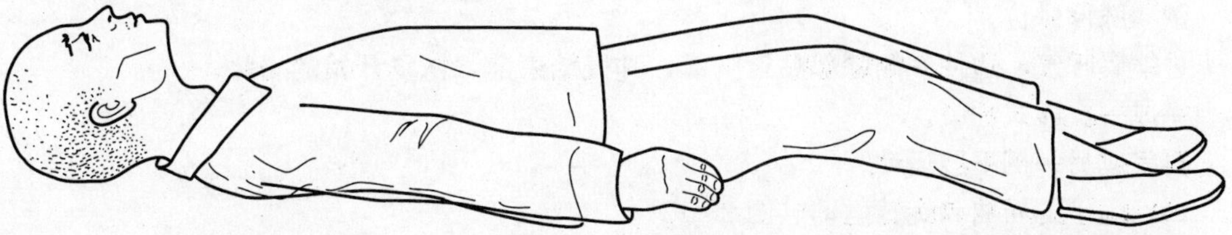

图24-9　骨盆后倾运动

（1）骨盆后倾运动（图24-9）

仰卧位微屈膝。

用嘴呼气，边延长呼气、边向腹部用力（此时，尽量使腰部向床贴近）。

吸气时身体放松，进行腹式呼吸。

（2）腹肌运动（图 24-10）

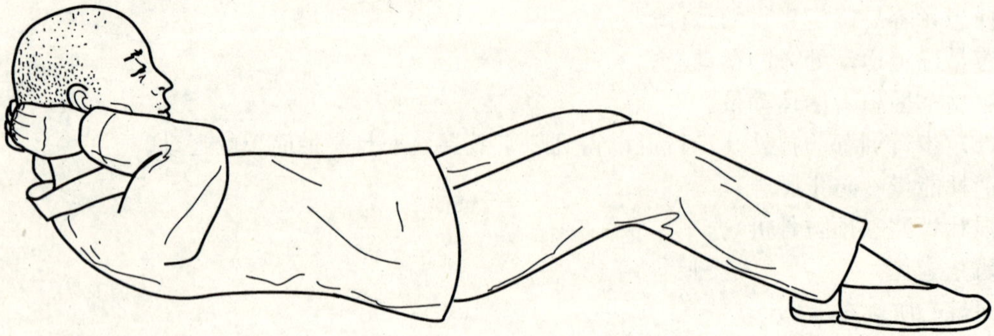

图 24-10 腹肌运动

微屈膝，双手交叉放于脑后。

缩唇呼气，边延长呼气、下颌尽量贴近胸部，使头和肩尽量抬起，呼气结束前，恢复开始的姿势；完成一次腹式呼吸。

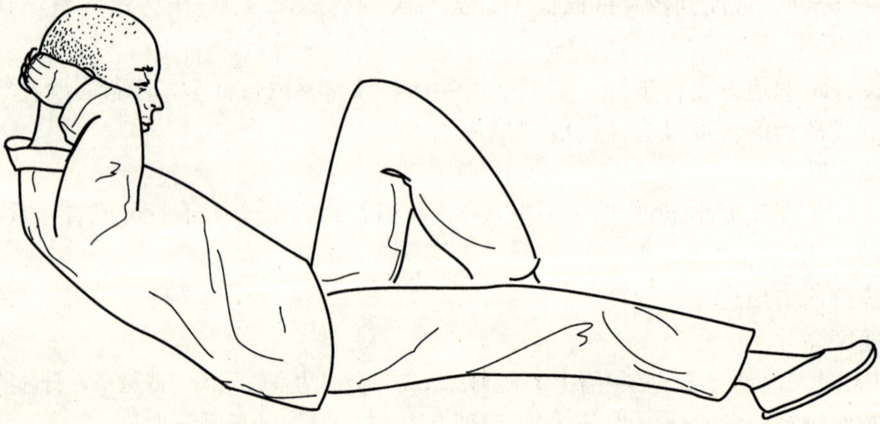

图 24-11 膝屈曲位下肢上举

（3）膝屈曲位下肢上举（图 24-11）

微屈膝仰卧位。

边缩唇呼气，边使一侧膝部贴近胸部，呼气结束前，恢复开始的姿势。

完成一次腹式呼吸。

再完成另一侧下肢运动。

（4）躯干的屈曲和旋转运动（图 24-12）

微屈膝，双手交叉放于脑后。

边缩唇呼气，边使一侧膝部贴近对侧肘部，呼气结束前，恢复开始的姿势。

完成一次腹式呼吸。

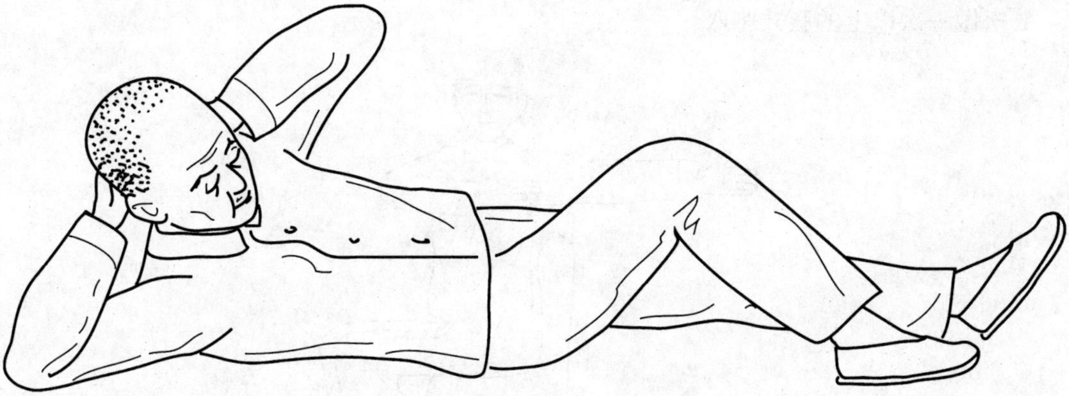

图 24-12　躯干的屈曲和旋转运动

再完成另一侧膝部和对侧肘部的运动。

11. 扩大胸廓活动的方法

目的：慢性呼吸功能不全的患者多数有胸廓活动受限，尤其是下部胸廓更明显。通过活动可维持、增加胸廓的活动性。

注意事项：所有运动都要在椅子上坐位进行；所有运动都要在呼气时完成；每个运动都要完成一次以上的腹式呼吸。

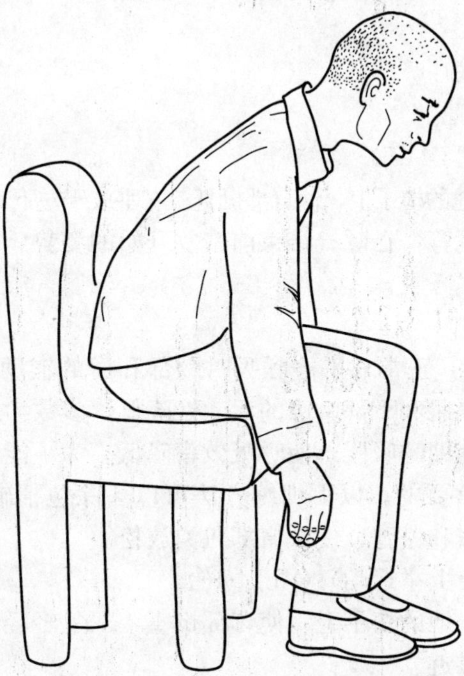

图 24-13　躯干的前屈运动

（1）躯干的前屈运动（图 24-13）

坐在能使两脚掌完全着地的椅子上，使背部挺直，双手轻轻放于双膝上。

呼气同时做行礼动作使躯体屈曲（避免髋关节屈曲）。

在吸气期间恢复开始的姿势。

放松做一次以上的腹式呼吸。

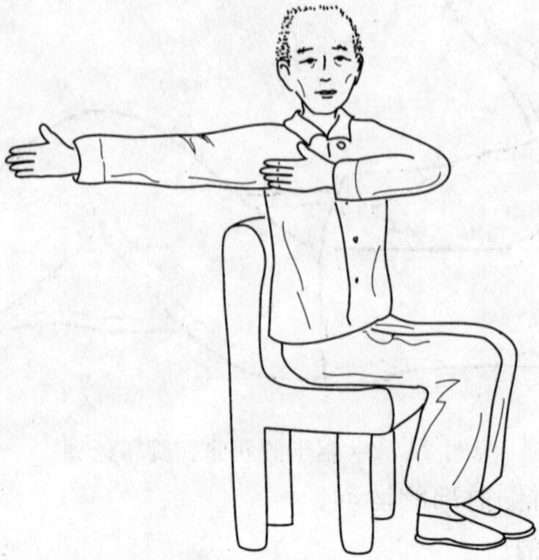

图 24-14 躯干的旋转运动

(2) 躯干的旋转运动(图 24-14)

坐于能使两脚掌完全着地的椅子上，使背部挺直，双手轻轻放于双膝上。

呼气同时做躯体旋转，上肢向后上方伸出，高度比肩高，在呼气结束前恢复开始的姿势。

放松做一次以上的腹式呼吸。

再做对侧上肢。

(3) 躯干侧曲运动(图 24-15)

坐于能使两脚掌完全着地的椅子上，使背部挺直。右手放于左下部胸廓，左手放于左上部胸廓。

呼气同时做躯体向右侧弯，在呼气结束前恢复开始的姿势。

放松做一次以上的腹式呼吸。

再做对侧上肢。

12. 颈肩部的放松运动 正常人平静呼吸时颈部和肩的辅助呼吸肌几乎不活动。但是，慢性阻塞性肺疾病患者，膈肌和下部胸廓的活动性降低，多数为胸式呼吸。这种呼吸方法氧消耗量大，同时动员颈部辅助呼吸肌，使呼吸效率降低。为了能进行有效的呼吸，去除这些辅助呼吸肌群的紧张是很重要的。以下训练方法可以去除包括辅助呼吸肌的颈部肌肉的紧张。练习颈肩部肌肉的紧张和松弛，使颈肩部肌肉放松。

(1) 举肩运动(肩胛带上举运动)(图 24-16)

坐于能使两脚掌完全着地的椅子上，使背部挺直，双手轻轻放于双膝上。

吸气同时使肩向耳部靠近。

呼气时去除肩部用力。

放松做一次以上的腹式呼吸。

(2) 旋转肩部运动(肩关节的旋转运动)(图 24-17)

坐于能使两脚掌完全着地的椅子上，使背部挺直，双手轻轻放于双肩上。

肘部做前后上下旋转运动。

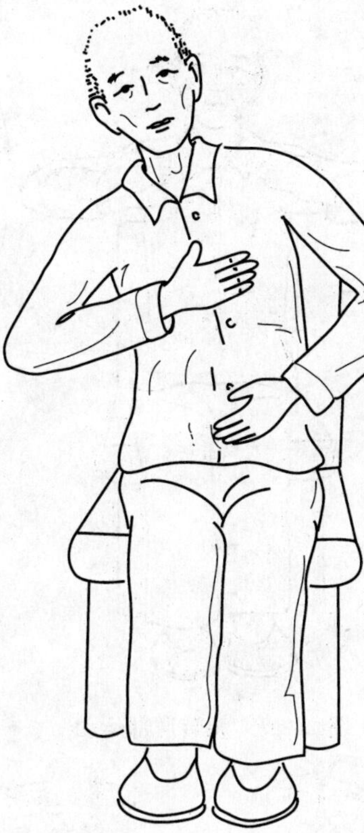

图 24-15　躯干侧曲运动

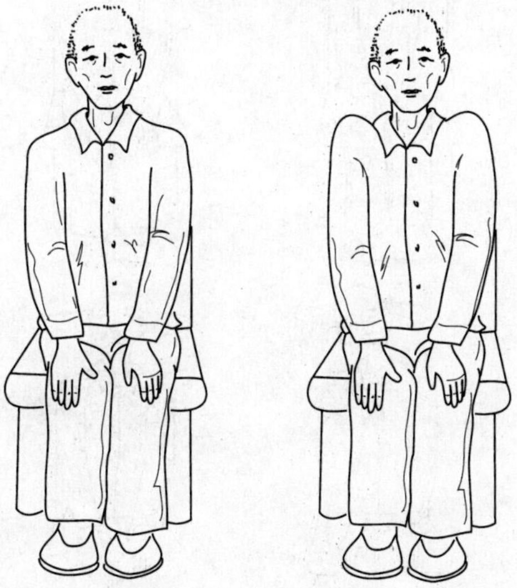

图 24-16　举肩运动

放松做一次以上的腹式呼吸。

(3) 头部的旋转运动（图 24-18）

坐于能使两脚掌完全着地的椅子上，使背部挺直，双手轻轻放于双膝上。

使头部先做轻微的小幅度旋转运动，然后逐渐加大幅度做旋转运动。

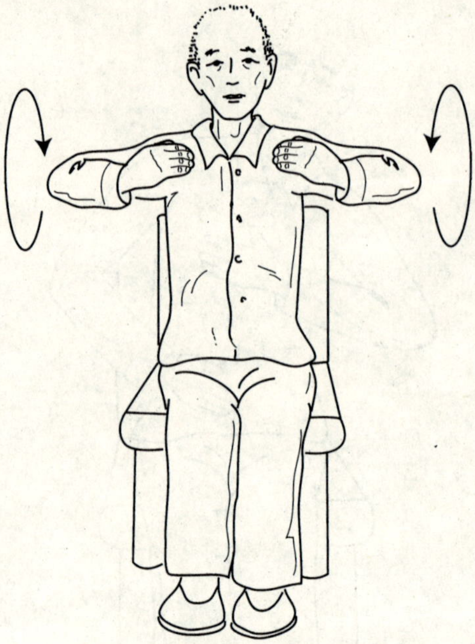

图 24-17　旋转肩部运动

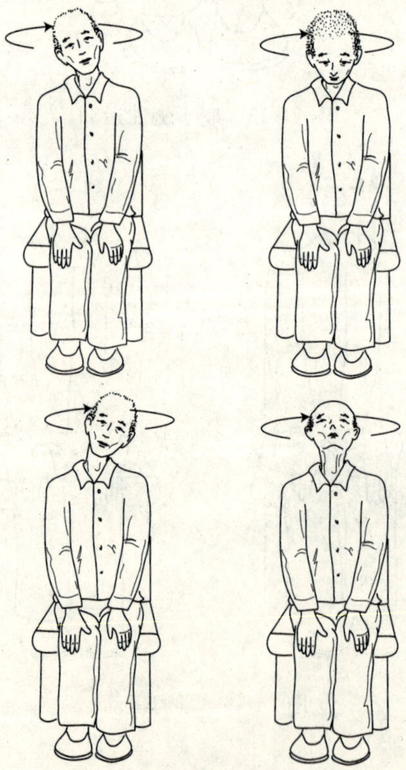

图 24-18　头部的旋转运动

再做相反方向的旋转运动。

放松做一次以上的腹式呼吸。

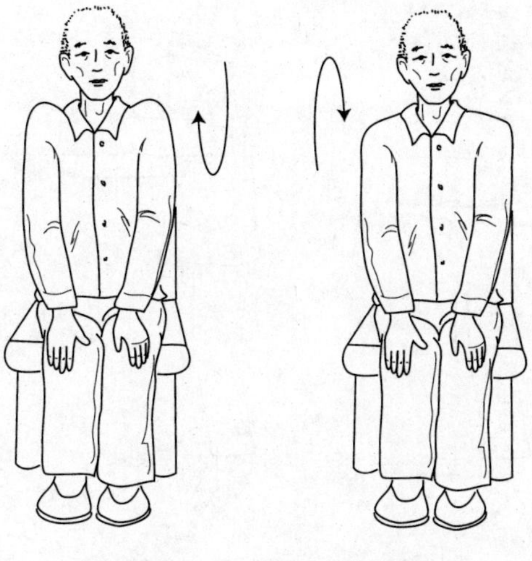

图 24-19（a）　肩胛带的运动

（4）肩胛带的运动（图 24-19（a，b））

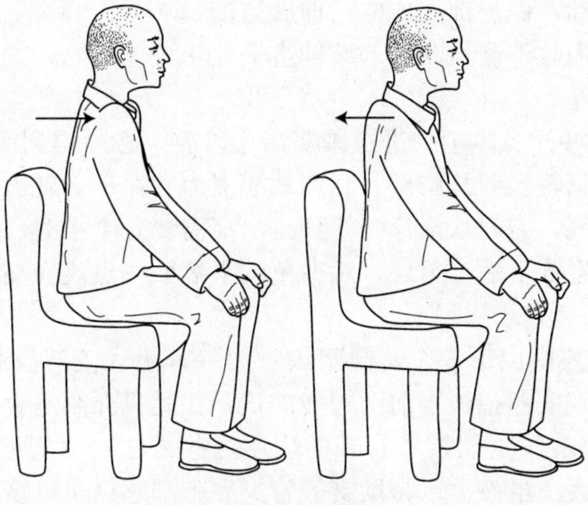

图 24-19（b）　肩胛骨运动

坐于能使两脚掌完全着地的椅子上，使背部挺直，双手轻轻放于双膝上。

举起双肩（接近耳朵）、向后（拉）、向前（突）。

放松做一次以上的腹式呼吸。

13. 增强上肢肌力训练

目的：维持和增强上肢的肌力；学会上肢运动和呼吸的方法。

注意事项：

（1）使用铁哑铃　铁哑铃由轻至重逐渐增加重量（从 1kg 开始）。

（2）微屈膝仰卧位。

（3）放下上肢时应缓慢进行。

（4）所有的动作都要在呼气时进行。

（5）每次运动之间要进行一次以上的腹式呼吸。

上肢肌力训练方法（图 24-20）

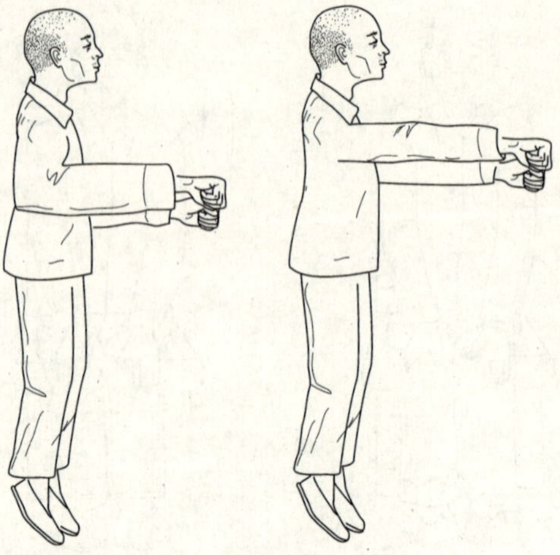

图 24-20　上肢肌力训练

（1）肩关节屈伸运动　肘部伸直，进行上举运动；

（2）肘关节屈伸运动　做肘部的屈曲、伸展运动；

（3）肩关节的水平内收外展运动：上肢伸直横放于身体两侧，进行上举运动。

（五）排痰训练

1. 排痰治疗前的一些注意事项　进行排痰治疗以前，必须得到医生的准许和训练指导。取头朝下的排痰姿势，只轻轻叩打胸部，利用地心引力和振动，就能将痰从肺部排出。治疗中排不出痰不要灰心丧气，有时从治疗开始到排出痰需要几个小时。虽然将痰咽下去也没有关系，但有时也可引起胃部不适。另外，用白色的手纸取一点痰在亮处观察一下痰的颜色也非常重要。

2. 排痰的程序　排痰由以下 3 个步骤组成：第一，吸入支气管扩张剂。第二，雾化吸入。第三，体位排痰及轻度叩拍法（前两种如前述，在此只介绍适合于家庭进行的体位排痰及轻度叩拍法）。只要按着医生的指导合理的应用这些方法，就能够将肺内多余的痰排除，保持肺内清洁。实施排痰法虽然可以帮助支气管炎和肺部感染早日恢复，但是并不能取代抗生素。

3. 体位排痰开始之前应注意的问题

（1）应在饭前或至少饭后一个小时进行该项治疗。

（2）如果出现严重的气促、咯血或者脚踝部明显浮肿的话，在继续治疗之前应与医生取得联系，询问一下是否可以继续治疗，并将情况如实向医生反映。

4. 体位排痰的姿势（图 24-21～图 24-29）

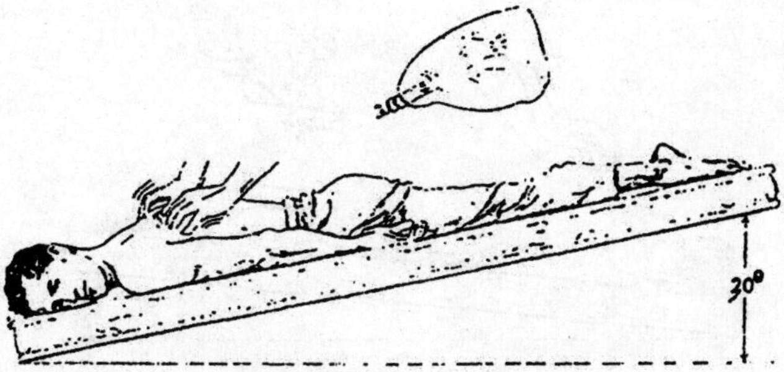

图 24-21　基本引流体位

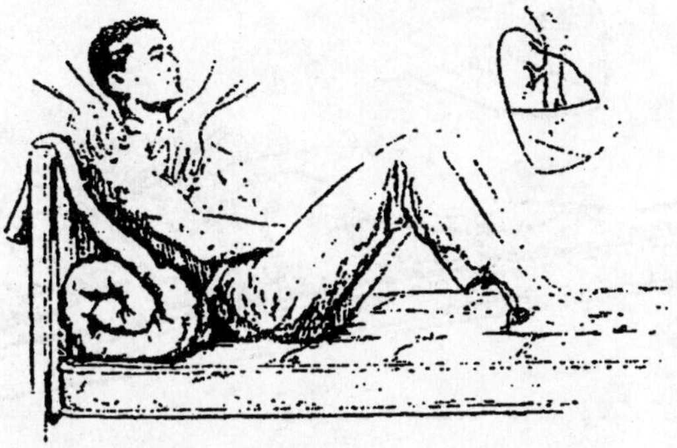

图 24-22　右肺上叶尖段引流体位

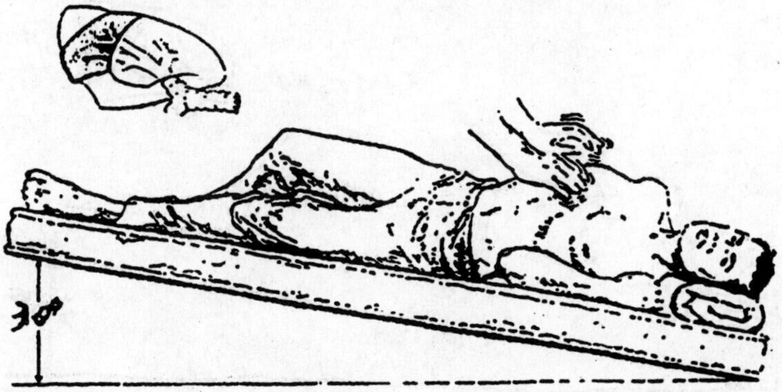

图 24-23　右肺中叶外侧段引流体位

（1）右上叶

①尖段　直坐位或斜坡坐位，稍向左侧倾斜。

②前段　仰卧位，右背部稍垫高。

③后段　左侧卧位，再向左转 45°，前面垫枕头支持体位。

（2）右中叶

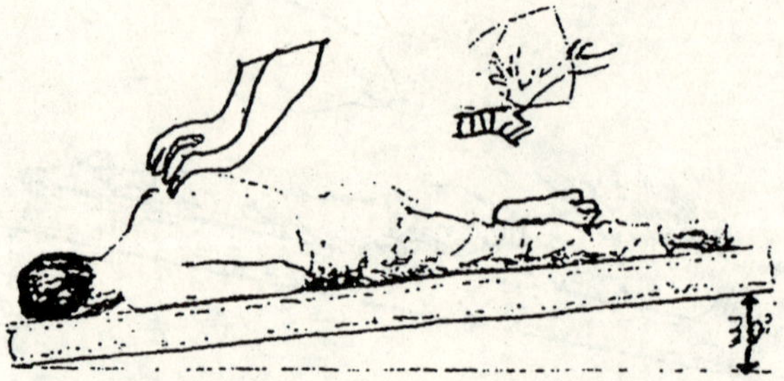

图 24-24　右肺中叶内侧段引流体位

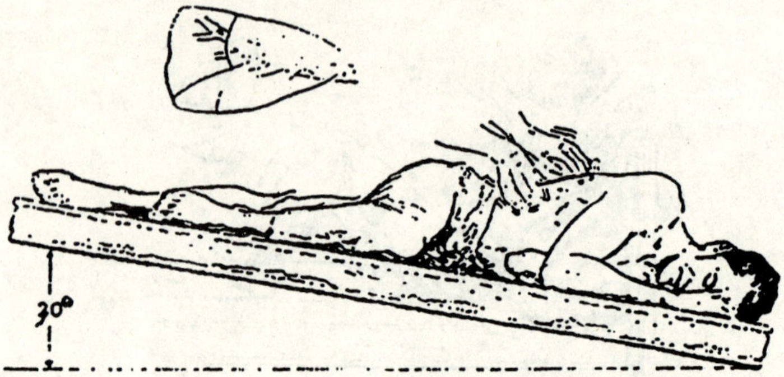

图 24-25　右肺下叶前基底段引流体位

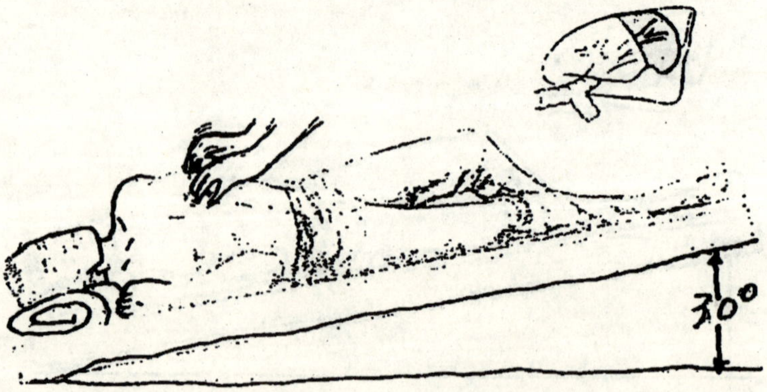

图 24-26　左肺上叶后段引流体位

仰卧，胸腹左转 45°，背后垫枕支撑，右床脚抬高。

(3) 左上叶

①尖后段　直坐或半卧，向右侧倾斜 45°，后面垫枕支撑。

②前段和舌段　仰卧，胸腹向右转 45°，背部垫枕支持体位，左床脚稍抬高。

(4) 下叶（左、右）

①背段　俯卧、稍侧倾（患侧在上）、头下垂。

②基底段　俯卧、侧倾 45°，患侧在上、头低脚高；或健侧卧位，胸腹前转 45°，头低足高、头下垂。

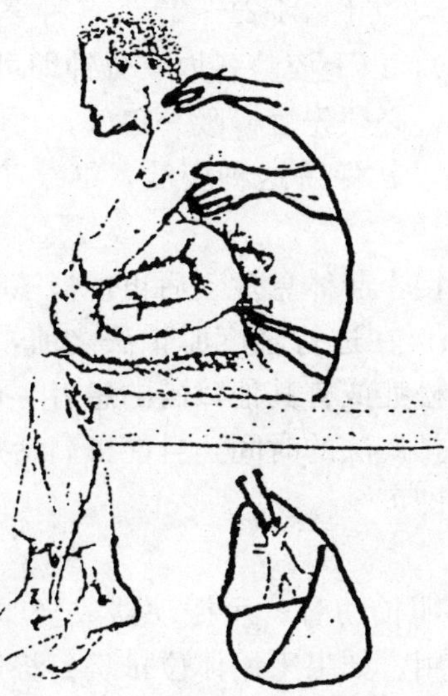

图 24-27　左肺上叶尖后段引流体位

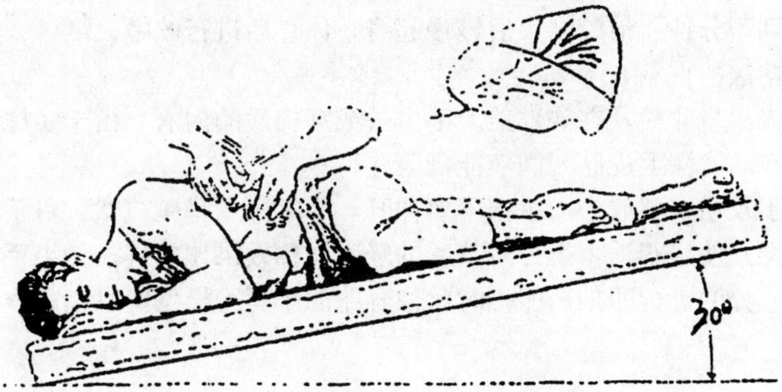

图 24-28　左肺下叶前基低段引流体位

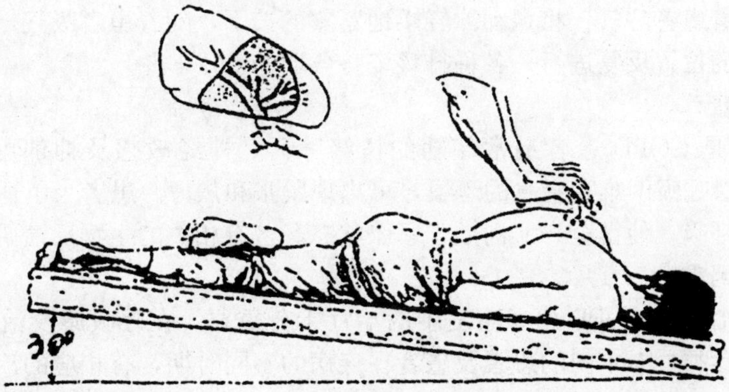

图 24-29　左肺下叶侧基低段引流体位

5. 体位排痰的练习方法

（1）使腰比肩高 10～25cm，如图 24-21～29 的各种姿势各取 10 分钟。如果加入轻度叩拍法（自己操作或由他人帮忙），以上姿势各取 5 分钟即可。

（2）在每次更换体位之前，必须先慢慢吸一口气，再咳嗽 2 下，即使未咳出痰，也不要勉强。如果某种姿势感觉舒适，就保持这种姿势，继续咳嗽。咳嗽时要从胸下部和腹部用力。可听到低沉的咳嗽声。

（3）上述体位排痰后，慢慢坐起休息片刻后再慢慢咳嗽。

6. 轻度叩拍法的注意事项　在进行轻度叩拍法之前，一定要得到医生的许可而且经过训练后实施。有严重的骨质疏松症或有其他障碍的患者，也可能耐受不了这种治疗方法。加用轻度叩拍法后，将缩短体位排痰法的时间，且能提高治疗效果。并用轻度叩拍法，每种体位排痰的姿势可缩短到 5 分钟即可。

（1）轻度叩拍法的方法

在此推荐 2 种方法。用手叩拍肋骨；用振动器或轻叩器叩拍胸部。哪种方法都能振动肺，起到振动气管中痰液的作用。如果采用体位排痰姿势，会使痰液在肺中移动。如果坐起或站起时进行轻度叩拍，只能使痰落到肺部的更深部位，所以需要卧位进行轻度叩拍。

比较理想的方法是由家人或朋友给予帮助，采用体位排痰加用轻度叩拍法。每种体位排痰的姿势可缩短到 5 分钟。治疗结束后慢慢起身，休息后进行咳嗽。

（2）轻度叩拍法的重点

治疗之前首先尽量放松，在胸部盖上毛巾被或穿棉质的内衣。由于实施轻度叩拍法有可能使皮肤发痒，在后背涂上皮肤湿润液能舒服些。

具体方法是手及手腕部放松而手指不要伸开，手掌微屈呈碗口状。将手腕抬起使手的重力落到胸部。要交互使用双手，进行有节奏的轻度扣拍效果比较好。如果手法太轻将起不到振动的效果，要充分的进行叩拍。叩拍时就像奔跑的小马一样发出哒哒的声音比较好。但也不必强迫叩拍。

（3）振动法

振动法是使用振动器或轻叩器，在轻叩手法的相同位置给予振动的治疗方法。此种方法有必要取得患者缓慢呼吸的配合，患者进行缓慢的缩唇呼吸时，打开振动器的开关，确定一下手的位置，随着患者呼气，将振动器轻柔地紧紧的按下，随着患者吸气，拿起振动器。如此在轻叩法相同的位置反复进行，各种排痰姿势各取 5min。

（六）心理治疗

焦虑和抑郁是 COPD 患者最常伴随的情绪障碍，神经敏感及抑郁可引起呼吸短促。COPD 患者由于对呼吸困难和窒息的恐惧，可出现紧张和焦虑。患者为了适应更好呼吸，动用全身肌肉参与呼吸，使得全身肌肉处于紧张状态。曾有相关的生物反馈研究表明，紧张和焦虑可触发呼吸困难。

心理指导及治疗在 COPD 患者康复中的治疗十分重要。在呼吸康复治疗的团队中，必须有心理治疗师参与，对不同的患者及患者在疾病的不同时期，有相应的治疗处方。

（七）吸入治疗

吸入治疗对 COPD 患者急性期和稳定期的治疗都十分重要。

吸入疗法是利用呼吸道的特点，通过各种吸入装置，使药物以气溶胶或干粉形式进入呼吸道，从而与呼吸道粘膜结合，发挥药物的局部治疗作用。呼吸道粘膜和粘膜下层组织有丰富的药物受体，有些药物可以通过吸入疗法发挥作用。

1. 吸入治疗的益处　COPD是呼吸道疾病，支气管粘膜和粘膜下层有丰富的受体，药物吸入后直接达呼吸道表面，就能够迅速发挥药效。其起效速度远比口服给药为快，其原因在于口服给药由胃肠道吸收，然后通过血液才能到达肺部。

此外，吸入疗法较全身用药更为安全。药物吸入后直接达呼吸道表面，所需的药量较全身用药少，对其他脏器的影响少。例如沙丁胺醇的常用吸入量是每次0.5毫克，而口服剂量是5毫克，吸入量远比口服量少，药物的副反应自然也就明显减少。又如，激素的全身副作用随着剂量而增加，而吸入激素一方面用量小，另一方面局部吸收，对全身的副作用很少。

2. 可以吸入治疗的药物　常用于吸入治疗的药物有多种，特别是平喘药，如β_2-受体激动剂沙丁胺醇（万托林），特布他林（喘康速）；抗胆碱能药溴化异丙托品（爱全乐）和糖皮质激素丙酸倍氯米松（必可酮）、布地奈德（普米克）等，在支气管粘膜和粘膜下层都有相应的受体，药物吸入后直达呼吸道表面，能够迅速发挥药效。

3. 吸入治疗的装置　吸入治疗的装置有手控型压力定量吸入器和干粉吸入器，此两者使用方便，起效快，而且体积小，可以随身携带。因此无论是按需使用缓解症状，还是每天定时用药，作为长期预防用药，都可以采用吸入的方法进行治疗。还有电动压缩气泵式超声雾化器，使药物形成雾状微粒，通过面罩或口器吸入，在家庭中可作长期吸入治疗。

（1）压力定量吸入器（可揿式定量气雾剂）　多为铝罐结构，配备定量阀门，以塑料外壳作保护，也叫手揿式定量气雾剂。按压阀门时，通过抛射剂将内存的药物颗粒分散喷出，如沙丁胺醇、溴化异丙托品、丙酸倍氯米松等。压力定量吸入器使用最方便，可随身携带，应用最广泛。如操作熟练，约有10%的药物进入肺部，其余残留在口咽部。大多数患者都能掌握。

使用压力定量吸入器时，强调按压吸入器和吸气同步。错误的使用方法是：先按压吸入器，然后再吸气，使得药物不能进入肺部。如果吸气动作过浅过快，同样使药物不能进入下呼吸道。

（2）干粉吸入器　干粉吸入器有多种结构形式，可将胶囊内的干粉剂借吸气动作，通过吸入器随吸入气体进入肺部。

取下帽盖，转动吸入器底座，露出胶囊坐舱。

将含干粉剂的胶囊置入胶囊坐舱内，然后将吸入器底座恢复原位。

食指同时按压两侧扣子，扣子内侧的针尖即刺向胶囊两端，形成小孔。

用嘴含紧吸嘴，用力深吸气，胶囊即随吸气的气流滚动，胶囊内干粉自两端小孔逸出并随吸气进入肺部。

注意，吸入器和胶囊应避免受潮、日晒或接触高温。

4. 吸入治疗的方法　选择合适的治疗装置，同时掌握正确的操作方法，对治疗效果的发挥起着重要的作用。

认真阅读药物说明书中介绍的吸入治疗方法。此外，应详细询问专科医生，抓住机会学会使用方法。

5. 吸入治疗的副作用　吸入治疗时，如果用药量过大，也会出现全身反应。因此必须按照医生的要求进行，及时调整剂量。

吸入激素类药物后（如必可酮，普米克都保等），在口腔周围易产生沉积，漱口后可避免念珠菌感染。

（八）无创通气治疗

1. 慢阻肺患者急性加重期无创通气（non-invasive ventilation，NIV）治疗

（1）无创通气适应证（至少符合其中 2 项）

①中至重度呼吸困难，伴辅助呼吸肌参与呼吸并出现胸腹矛盾呼吸。

②中至重度酸中毒（pH 7.30～7.35）和高碳酸血症（PCO_2 45～60mmHg）。

③呼吸频率＞25 次/分。

（2）禁忌证（符合下列条件之一）

①呼吸抑制或停止。

②心血管系统功能不稳定（低血压、心律失常、心肌梗死）。

③嗜睡、神志障碍及不合作者。

④易误吸者（吞咽反射异常，严重上消化道出血等）。

⑤痰液粘稠或有大量气道分泌物。

⑥近期曾行面部或胃食道手术。

⑦头面部外伤，固有的鼻咽部异常。

⑧极度肥胖。

⑨严重的胃肠胀气。

（3）无创通气的设备　无创通气的发展经历多个阶段，其出现早于有创通气。20 世纪 50 年代，负压通气用于治疗脊髓灰质炎并发呼吸肌麻痹，是无创通气的开始。20 世纪 80 年代初，澳大利亚沙利文教授以持续气道内正压（CPAP）治疗阻塞性睡眠呼吸暂停（OSAS），是无创通气的重大发展。1991 年，双相气道正压通气（BiPAP）无创呼吸机问世，临床开始以无创通气治疗呼吸衰竭。

无创呼吸机多为单管路，需要有呼气装置，因此存在故意漏气，而且鼻面罩与患者面部间的漏气（非故意漏气）是很难避免的，因此无创呼吸机多以涡轮供气方式满足漏气补偿的需要。无创呼吸机仍采用流速、压力触发，流量跟踪技术的应用可保证较高的触发灵敏度。

无创呼吸机的附属设备十分重要。如空气过滤装置、呼气装置、温湿化器、鼻面罩的使用及管理都直接关系到无创通气治疗的成败。

（4）无创通气的操作　无创通气的操作有其特殊之处。无创通气不行气管插管或切开，呼吸机以鼻面罩与患者相连，要求患者有较好的依从性，因此与患者及家属的交流问题尤为重要，这与有创通气不同。应使患者对医生提供的治疗有信任感，并就无创通气应用中要注意的问题对患者进行必要的说明。

具体的操作可分为两部分。

①适应性连接，指患者初次行无创通气。主要操作为患者体位的选择（多取半坐位）选取合适的设备，正确放置、固定鼻面罩，由小到大逐步调节参数等。

②无创通气期间的监测，包括观察人一机协调性、通气效果等，尤其要随时注意面罩漏气量是否过大，发现问题及时处理。在治疗过程中仍需注意与患者交流。

2. COPD患者家庭无创通气治疗的应用　无创通气技术用于COPD急性加重所致急性呼吸衰竭的治疗，得到了深入广泛的研究。大量随机对照研究显示NIV可改善慢阻肺急性加重患者的血气结果，降低插管率和病死率，现已被公认为标准的治疗措施。但对于严重的COPD稳定期的患者无创通气治疗是否有肯定的疗效尚无结论。

最近的两项较大样本、随机、对照研究取得的结果不甚满意。有学者研究了90例重度稳定期的COPD患者，研究时间为两年，患者分成两组，或接受单独氧疗，或是接受氧疗联合无创通气（NIV）治疗。43例接受通气治疗的患者中有8例脱落，对照组15例脱落，每组均有8例死亡。对照组二氧化碳分压及生活质量治疗后有所恶化，但无创通气（NIV）组没有发现二氧化碳的升高和生活质量的降低。NIV组平均住院日较对照组有降低的趋势（14天和19天，无统计学差异），运动耐力、呼吸肌力量、呼吸困难、睡眠症状等指标无明显变化。尽管本研究样本例数较大，研究时间长，而且获得一定令人安慰的结果，但对睡眠时间和睡眠质量未作研究是它的缺陷所在。

另一项开始于1992年的欧洲多中心的研究中，122例患者平均二氧化碳分压为56mmHg，随机分成两组，一组接受NIV治疗，一组为传统常规的治疗。最近的总结报告提示NIV治疗没有改善生存率的作用，但是对于年龄大于65岁的患者生存率可见到明显较高。以上这些研究没有取得明显的治疗效果，至少大部分研究中的患者中未见到明显的改善作用，这使人们对无创正压通气（NPPV）治疗重度稳定期COPD患者的疗效提出了质疑，而非随机对照研究却得到了相反的结果。这种矛盾的结果促使医学界在此领域进行更为深入的探讨。

（1）无创正压通气（NPPV）治疗重度稳定期COPD患者的指南　虽然NPPV在稳定期COPD的治疗颇具争议，但现实的问题是NPPV在COPD中的应用越来越多，针对这样一个难题，为确定NPPV的适应证，1998年在美国有众多专家参加的一个会议上最终达成一个共识，形成了一致性的意见，确定了针对NPPV治疗重度稳定期COPD患者的指南。专家们一致认为：

①日间二氧化碳分压等于或高于55mmHg，如果排除阻塞性睡眠呼吸暂停低通气综合征（OSAHS）的存在，同时伴有症状的稳定期的COPD患者最适于尝试应用NPPV治疗。

②二氧化碳分压在50～54mmHg时，建议需同时具有客观证据提示夜间加重的低通气，并在氧疗的同时存在5min以上的氧饱和度降低患者适用NPPV治疗。

③因病情加重需要重复入院的患者被认为适于尝试使用NPPV。

（2）稳定期COPD患者家庭无创通气治疗建议　由于存在矛盾的实验研究结果，无法根据有力的证据制定有关重度稳定期的COPD患者NPPV的治疗原则。但是仍然得出一些结论性的指导治疗意见。

①NPPV比负压通气治疗更易为患者所耐受而接受长期的治疗。

②由于方便实用和易于携带并可以消除睡眠呼吸暂停，NPPV成为NIV的首选模式。

③COPD患者如果没有二氧化碳潴留或轻度潴留，无论气道阻塞程度有多重，NPPV的治疗作用甚微。这是由于这样的患者夜间低通气和睡眠相关呼吸障碍的发作次数较少，所以夜间通气支持疗效甚微。

④COPD患者在临床稳定期时静息状态下呼吸肌疲劳并不是十分突出，更为确切地讲，

得益于 NPPV 治疗的患者日间有明显的二氧化碳潴留。

(3) NPPV 治疗重度稳定期 COPD 患者现状

①没有证据显示长期应用 NPPV 可改善重度稳定期 COPD 患者呼吸肌的功能、运动耐力、生活质量和生存率。

②至今也无有力的证据支持其他无创通气模式对重度稳定期 COPD 患者有效。

③国外对家庭 NIV 治疗进行了大量的流行病学调查，但国内除香港外这方面的资料很少。

COPD 患者的康复治疗，是一个综合治疗项目，贯穿于整个疾病发生发展的始终，需要包括呼吸科医生、呼吸科护士、呼吸治疗师、物理康复科医生、心理科医生等康复小组成员的共同参与，其目的是为了患者更好地回归社会。

（俞红霞　林江涛）

（九）长期氧疗

慢性阻塞性肺疾病患者由于通气功能障碍和通气/血流比例失调，常导致缺氧和二氧化碳潴留。低氧血症和高碳酸血症可使肺内肌型小动脉发生痉挛，肺循环阻力增加，并形成肺动脉高压。慢性肺心病患者在急性发作期的急剧肺动脉压力升高，主要是由于肺细小动脉的痉挛所致。

通过治疗纠正低氧血症，肺动脉压可以下降，因此，早期发现和早期治疗可以得到良好的效果。如果长期的低氧血症得不到纠正，持续的肺血管痉挛和肺动脉高压，可使肺小动脉肌层肥厚，内膜纤维性增生，使管腔狭窄和纤维化。肺毛细血管床数目减少，肺循环阻力增加，肺动脉压力则呈显著和持续性升高，右心负荷加重，最终导致右心衰竭。

尽管戒烟、抗感染、舒张支气管等治疗措施是改善症状、控制病情发展的重要方法，但根据国内外一系列的研究资料，长期氧疗（long-term oxygen therapy，LTOT）是影响慢性阻塞性肺疾病预后的主要因素之一。由于新的氧疗技术的产生和氧疗方法的不断改进，不仅提高了氧疗效果，也给患者的使用带来了极大的方便，使长期氧疗的应用更加广泛。

长期氧疗在欧美和发达国家开展较为普遍，在亚洲及一些发展中国家由于受到社会经济发展水平和医疗保险不完善的限制，开展较少。我国关于慢性阻塞性肺疾病患者应用长期氧疗的情况，尚无确切统计数字。世界各国或地区开展长期氧疗的情况见表。美国开展长期氧疗最为普遍，居世界领先地位，每 10 万慢性阻塞性肺疾病患者有 241 人应用长期氧疗。见表 24-13。

表 24-13　世界部分国家或地区开展长期氧疗情况

国家或地区	长期氧疗人数/10 万慢性阻塞性肺疾病患者
加拿大	
全国资料	60
安大略	150
澳大利亚	43
芬兰	21
法国	26

（续表）

国家或地区	长期氧疗人数/10万慢性阻塞性肺疾病患者
日本	19
韩国	1.7
西班牙	
Catalonia	59
其他地区	25～85
瑞典	15
中国台湾地区	1.5
英国	20
美国	241

1. 长期氧疗的定义　长期氧疗是指给慢性低氧血症（包括睡眠性和运动性低氧血症）患者每天吸氧，并持续较长时期。目前大多数学者认为氧疗时间至少应达到6个月以上。标准的长期氧疗应为每天24小时吸氧，即持续氧疗。部分患者由于各种原因难以完成24小时吸氧，因此，每天吸氧18小时以上称为持续氧疗。而把每天仅在夜间（包括睡眠时间）吸氧12小时称为夜间氧疗。目前一致认为，每天吸氧至少15小时，使 PaO_2 至少达到8.0kPa（60mmHg），才能获得较好的氧疗效果。长期家庭氧疗（long-term domiciliary oxygen therapy，LTDOT）是指患者脱离医院环境后返回社区或家庭而施行的长期氧疗。由于便携式供氧装置的发明和不断完善以及各种节氧装置的使用，长期家庭氧疗已逐渐为需要氧疗的患者所接受。

2. 长期氧疗的指征

（1）慢性呼吸衰竭稳定期　经过戒烟、胸部物理疗法和药物治疗后稳定状态的COPD患者，休息状态下存在动脉低氧血症，即呼吸室内空气时，其 PaO_2＜7.3kPa（55mmHg）或 SaO_2＜0.88。这是长期氧疗最主要的适应证。

慢性阻塞性肺疾病患者其 PaO_2 为7.3～8.7kPa（55～65mmHg），伴有以下情况之一者，也应进行长期氧疗。①继发性红细胞增多症（红细胞压积＞0.55）；②肺心病的临床表现；③肺动脉高压。

（2）睡眠性低氧血症　清醒时已有低氧血症的患者睡眠时可加重，主要发生于睡眠的快速眼动相（REM），可伴有肺动脉压力的升高、心律失常、精神改变和睡眠异常。许多患者白天 PaO_2＞8.0kPa（60mmHg），而夜间睡眠时则可出现严重的低氧血症，特别是伴有阻塞性睡眠呼吸暂停者，缺氧表现则更加明显。特别是白天 PaO_2 在8.0～8.7kPa（60～65mmHg）的患者，正位于氧合血红蛋白解离曲线的陡直部分，此部分患者夜间发生低氧血症的危险性更大。慢性夜间缺氧亦可导致肺动脉高压和肺心病发生，其预后比不伴有夜间缺氧的肺心病患者差。因此，监测夜间 SaO_2 的变化具有重要意义。夜间 SaO_2＜0.70～0.75是长期氧疗适应证。目前尚不能确定睡眠性低氧血症患者的具体氧疗方法，但日间氧疗者，夜间应给氧，并且氧流量应适当加大，才能维持一定的 PaO_2 水平。仅在睡眠发生低氧血症的患者，应给予夜间氧疗。

(3) 运动性低氧血症　运动可使低氧血症加重，缺氧反过来又限制活动。由于可携氧装置的发展和应用，为运动性低氧血症的治疗提供了条件，使这类患者亦成为长期氧疗的对象。一系列的研究结果表明，氧疗可以提高肺心病患者的运动耐受性。目前认为仅在运动时出现低氧血症，而在休息状态时消失的患者，进行运动试验如 6 小时行走距离（6MD）测验结果发现吸氧比呼吸空气为好，则只在运动时给予氧疗即可。

3. 长期氧疗的作用　长期氧疗的目的是纠正低氧血症，而又不引起高碳酸血症酸中毒的危险，且有利于提高患者生存率、改善生活质量和神经精神状态，减轻红细胞增多症，预防夜间低氧血症，改善睡眠质量，预防肺心病和右心衰竭的发生以及减少医疗费用包括住院次数和住院天数。

(1) 纠正低氧血症和减缓肺功能恶化　长期氧疗可以纠正慢性缺氧患者的低氧血症，而不会明显加重二氧化碳潴留，同时对肺功能也能产生有利影响。Baudouin 等对 64 例慢性呼吸衰竭患者应用氧浓缩器进行氧疗，每天吸氧 12 小时以上，氧流量为 2L/min，平均吸氧疗程 16 个月。氧疗后大多数患者 PaO_2 明显升高，而没有出现二氧化碳潴留。Goldstein 等观察了 8 例稳定期肺心病患者夜间氧疗对血气的影响，并与非氧疗组进行比较。结果发现夜间氧疗可维持 SaO_2 在 0.90 以上，睡眠时动脉血二氧化碳分压（$PaCO_2$）仅轻度增加，通常 $<$0.8kPa（6mmHg），多于前半夜发生，不呈进行性。认为稳定状态的 COPD 患者夜间氧疗时 $PaCO_2$ 的轻度增高无重要临床意义。在正常成人一秒钟用力呼气容积的降低平均为 30～40ml/年，在慢性阻塞性肺疾病患者下降幅度更大，大约 50～100ml/年，在实施氧疗后肺功能的继续恶化延缓。

(2) 降低肺动脉压和延缓慢性阻塞性肺疾病进展　长期氧疗可以降低肺动脉压，减轻或逆转肺动脉高压的恶化。Fletcher 等对 51 例中度及重度慢性阻塞性肺疾病患者进行了 3 年的长期氧疗观察，所有患者白天 $PaO_2 \geqslant$ 8.0kPa（60mmHg），其中 38 例证实为睡眠减饱和。采用双盲的方法随机分为两个组。第一组 19 例，应用氧浓缩器给氧，氧流量为 3L/min；第二组 19 例，伪装氧浓缩器实际吸入室内空气；另外 13 例为第三组，直接吸入室内空气。第一组和第二组均为睡眠性低氧血症患者。结果表明，第一组患者肺动脉压平均减低为 0.49kPa（3.7mmHg），而第二组患者肺动脉压平均升高为 0.52kPa（3.9mmHg）。Weitzenblam 等报告了 15 例存在严重低氧血症的慢性阻塞性肺疾病患者，发现在氧疗前肺动脉压平均每年上升 0.2kPa（1.5mmHg），而采用持续氧疗后（每天吸氧 15～18 小时），经连续随访 1～6 年，肺动脉压平均每年下降 0.3kPa（2.2mmHg）。

长期氧疗对肺动脉压的影响受以下因素的影响：①氧疗时间　每天氧疗时间越长，肺动脉压的改善越明显；②肺动脉压水平　长期氧疗对轻、中度肺动脉高压效果更好；③个体差异性　慢性阻塞性肺疾病患者对缺氧以及氧疗的反应存在个体差异性。每天吸氧 15 小时以上能够纠正大多数重症慢性阻塞性肺疾病患者肺动脉高压的恶化。但事实上，目前尚不完全清楚慢性阻塞性肺疾病肺小血管结构的改变是否存在潜在性可逆因素，也不清楚这种血管结构改变是否完全是慢性缺氧的结果。有学者观察到在开始长期氧疗前，肺动脉压逐年进行性上升，开始长期氧疗的几年间，肺动脉压逐渐恢复至最初观察水平，但仍未降至正常。因此，可以肯定说长期氧疗能稳定或阻断肺动脉高压的发展，在一部分患者可能缓解肺动脉高压。

另外，长期氧疗尚可使红细胞压积减小、血液粘稠度降低，以及使心肺氧供增加，进一步改善心功能状态，结果可延缓慢性阻塞性肺疾病的发展。长期氧疗降低慢性阻塞性肺疾病患者红细胞压积的作用，常在氧疗后4～6周出现，并且氧疗前红细胞压积越高者（≥0.55）疗效越好。

（3）提高生存率　长期氧疗能延长慢性阻塞性肺疾病患者的生存期，降低病死率。1980年北美夜间氧疗试验小组（NOTT）报告了6个中心203例慢性阻塞性肺疾病低氧血症患者进行持续夜间氧疗的结果，平均随访时间19.3个月。结果发现，夜间氧疗组（每天夜间给氧12小时）1年病死率为20.6%，2年病死率为40.8%；而持续氧疗组（每天持续吸氧至少19h以上）1年病死率为11.9%，2年病死率为22.4%。夜间氧疗组患者死亡的相对危险系数是持续氧疗组的1.94倍。英国医学研究委员会（MRC）报告了在英国的3个中心的87例慢性阻塞性肺疾病低氧血症患者长期家庭氧疗的结果，平均随访时间5年。结果氧疗组（每天鼻导管吸氧至少15小时）病死率为45%，而非氧疗组为67%。

比较美国国立健康研究所（NIH）和英国医学研究委员会的研究资料时可以发现，美国国立健康研究所的资料中每天吸氧18h的患者生存率要比英国医学研究委员会资料中每天吸氧15小时者要高。Cooper认为这一差别并不是给氧时间相差约3小时的缘故，而主要在于给氧的方式。美国国立健康研究所资料中的患者采用的是可移动式氧疗（ambulatory oxygen therapy）装置，而英国医学研究委员会资料中的患者则采用固定装置（fixed installation）氧疗。可移动式氧疗装置可使患者增加身体锻炼，从而可打断慢性呼吸疾病患者由于不能运动而形成的不可避免的恶性循环。

长期氧疗改善预后的机制尚不十分清楚，可能与以下因素有关：①改善肺血液动力学　肺血管阻力降低，肺动脉压稳定，避免了肺动脉压的不断继续恶化。长期氧疗后大多数患者肺血管阻力和肺动脉压降低，心输出量和心脏指数增加，右心衰竭减轻。②纠正低氧血症　严重缺氧时，PaO_2与SaO_2的关系处于氧合血红蛋白解离曲线斜率最大的部分，PaO_2稍微降低，即可引起SaO_2的大幅度下降。任何原因如睡眠、通气功能障碍加重以及通气/血流比例失调均可使SaO_2迅速下降，并导致心律失常、心肌梗塞等而致死。长期氧疗可使PaO_2维持在8.0kPa（60mmHg）以上，可避免或减少上述情况的发生。

（4）提高生活质量　长期氧疗不仅可以减轻静息状态下的呼吸困难，也可减轻活动后气短，增加白天活动范围，提高运动耐力。长期氧疗患者呼吸衰竭发生率下降，住院次数减少，症状减轻，睡眠改善，心理和精神状态也得到改善，使生活质量得到提高。

（5）改善神经精神症状　长期慢性缺氧患者可出现注意力不集中、记忆力和智力减退、定向力障碍、头痛、嗜睡、烦躁等表现。神经精神症状的轻重与慢性低氧血症的程度有关。长期氧疗可以改善大脑的缺氧状态，减轻神经精神症状。

总之，长期氧疗的目标是预防或减少慢性缺氧的不良影响，恢复正常活动水平，达到应用便携式吸氧装置离开家庭进行散步或旅行的目的。

4. 长期氧疗前的临床观察及实验室检查　根据1988年在布达佩斯举行的欧洲肺病学会第七届大会上所提出的长期氧疗前调查方法，在考虑进行长期氧疗前，应对患者进行临床检查（症状、体征）、红细胞压积测定、血气分析、肺功能测定、运动试验、血液动力学检查和睡眠记录。但应强调并非每例患者均有必要进行所有检查项目，应根据临床情况和 PaO_2 水平而选择。当 PaO_2 为 7.3～8.7kPa（55～65mmHg）时应进行运动试验；白天 PaO_2≥7.3kPa（55mmHg）并伴有红细胞增多症、睡眠或运动时出现减饱和状态者，如有可能可进行血液动力学检查。PaO_2 为 7.4～8.7kPa（56～65mmHg）并伴有红细胞增多症或慢性阻塞性肺疾病以及打鼾、肥胖的慢性阻塞性肺疾病患者，如有可能可进行多导睡眠图检查，包括心电图、肌电图、眼动图、氧饱和度、气流量、胸廓和腹部运动等。

5. 给氧方法

（1）鼻导管或鼻塞　鼻导管有单侧鼻导管和双侧鼻导管两种。单侧鼻导管宜柔软，尖端或前端侧应开有小孔，以分散气流冲力，保护鼻腔粘膜。单侧鼻导管给氧法缺点是管端易堵塞、夜间睡眠时容易脱落以及吸入气氧浓度不够稳定等。吸入气氧浓度随患者呼吸深度和频率不同而有变化。当潮气容积为 500ml，呼吸频率为 20 次/分，吸气与呼气时间比为 1∶2 时，若给氧流量 1L/min，吸入气氧浓度为 0.24。其后氧流量每增加 1L，吸入气氧浓度约增加 0.04。氧流量与吸入气氧浓度大致呈以下关系：吸入气氧浓度＝0.24＋0.04×氧流量（L/min）。氧流量可达 4L/min，一般不超过 6L/min，否则患者不能耐受局部冲力和刺激作用。国内医院应用的单侧鼻导管多由导尿管改制而成，应在导管顶端或侧面剪开 4～6 个小孔，使气流分散和防止分泌物堵塞。插入鼻腔应达软腭水平（离鼻孔 8～10cm），插入深度相当于患者鼻尖到耳垂距离的 2/3。每 12 小时更换一条鼻导管，并换另一侧鼻孔插入。

双侧鼻导管插入双侧鼻腔的深度约 2～3cm，每 24 小时更换一次。一般认为双侧鼻导管和单侧鼻导管的吸氧效果近似，但比单侧鼻导管方便和舒适。

鼻塞由塑料或有机玻璃制成，球形或椭圆形，大小以恰能塞进鼻孔为宜，置于一侧或两侧鼻前庭，可取得与鼻导管完全相同的氧疗效果。鼻塞在国内使用较为普遍，其优点是可避免导管插入鼻腔所产生的不适刺激。当患感冒或鼻腔粘膜有炎症时，应使用鼻塞或双侧鼻导管。

鼻导管和鼻塞都属于可变性能装置，吸入气氧浓度随患者呼吸深度而异，在呼气时氧气被浪费 30%～70%。但其优点主要有：①价格低廉；②患者易于接受；③不影响吸痰、进食和谈话。但无论应用鼻导管还是鼻塞，氧流量较高时，因鼻粘膜干燥常有不适感和局部刺激反应，有时可致鼻出血，用口呼吸时（活动、讲话和睡眠等）其氧疗效益减低。

（2）可调氧浓度面罩　可调氧浓度面罩是利用氧射流产生负压，吸入空气以稀释氧浓度，调节空气的进量可控制氧浓度在 0.25～0.50 范围内。为控制性给氧方法之一。根据空气和氧气的比例，常用者有Ⅰ、Ⅱ、Ⅲ号面罩，其吸入气氧浓度分别为 0.24、0.28 和 0.35。此方法优点为：①可保持一定的吸入气氧浓度；②吸入气氧浓度不受潮气容积和呼吸频率的影响。缺点是：①面罩的死腔会影响二氧化碳的排出，增加 $PaCO_2$；②所需氧流量较高（一般≥4L/min），氧消耗量大；③患者感觉不舒适，进食、谈话不便。故此法患者不愿意接受，在家庭氧疗中很少使用。

（3）经气管导管（transtracheal catheters）　常规的气管切开方法应用于自主呼吸或机械通气患者的供氧已有很长的历史，但经气管导管插入供氧于 1982 年首先由 Heimlich 提出。此方法的原理是直接将 1～2mm 内径的导管插入气管隆突上 2cm 的气管。Heimlich 的初步研究结果表明，直接将氧气输送至气管，可使人和实验动物保持正常的血氧饱和度。随后他研制了适合于临床使用的经皮导管，并观察到非常适合于长期氧疗使用，与常规给氧方法比较，大多数患者更喜欢经气管导管给氧。经气管导管氧疗可直接将氧输送到气管，提高了氧疗的效益，并减少了家庭氧疗的费用。

①方法　通常有两种方法，即经皮导管法（percutaneous catheters）和皮下埋置导管法（tunnelled catheters）

经皮导管法是在局部麻醉下，在第2、3气管软骨环水平经皮穿刺导引插入气管。操作过程中应特别注意避免损伤血管丰富的甲状腺组织。导管插入后到通道的形成大约6周，在此期间可能会由于导管的移位而发生通道消失。目前国外市场可供临床选用的品种主要有两种。Oxycath（Laboratoire Cometh，Lyon）主要在欧洲使用，导管的气管内部分有多个小孔。Scoop导管（Transtracheal Systems，Denver，Colorado）与上述导管相类似，在美国广泛应用。

皮下埋置导管法是在局部麻醉但更多是在全身麻醉下行外科手术植入。于胸骨上切迹做一横切口，将导管插入气管，并将它缝于气管壁的外层，远端通过从胸骨延伸到上腹部的皮下隧道引出。此法手术范围较广，但易于维护使用。一般预防性使用抗菌药物可减少导管通道发生术后感染的危险。每天2次用生理盐水2ml冲洗导管以保持导管通畅。国外应用的产品是气管内氧导管（Cook，Critical Care，Bloomington，Wisconsin）是由硅有机树脂制成，气管内部分比经皮导管更短。

②指征　并不是所有患者均适合于经气管导管氧疗，仅对满足下述1项或1项以上的患者才有指征进行经气管导管氧疗。

应用标准氧疗手段不能达到充分氧合的需要。

不能很好在顺从其他氧疗手段。

出现使用鼻导管的并发症。

由于美观的原因患者喜欢使用。

需要更大范围地增加活动。

也可作为睡眠呼吸暂停综合征经鼻持续气道正压（CPAP）不能耐受时的替代治疗方法。

③优点　经气管导管主要有以下几个优点：效益高、美观、舒适，可增加患者的活动范围以及患者易于耐受等。

(a) 提高氧疗效益　与常规经鼻腔途径给氧相比，无论在休息状态还是活动期间，氧消耗量大约减少1/2～3/4。一些患者氧流量降到0.25L/min，仍可达到充足的氧合。供氧不随呼吸方式而改变。减少了氧气在上气道解剖死腔的浪费，并且避免了氧气从鼻腔和口腔中的丢失。可全天24h使用。

(b) 美观　较常规方法如鼻导管和面罩美观，特别是皮下埋置导管法，导管的出口部位在腹部，可完全隐蔽。经皮导管法导管从气管上方的皮肤引伸出，也较常规方法不明显暴露。

(c) 舒适　经气管导管给氧较面罩给氧和鼻导管给氧更舒适，避免了对鼻腔粘膜的刺激。

(d) 增加患者的活动范围　氧气的储存对慢性阻塞性肺疾病患者户外活动期间非常重要。可携氧装置通常是压缩氧气瓶或液氧器，两者储存的氧量是固定的。配合气管内导管方法应用可携氧，可使储存氧供应持续更长时间。因此，可以增加患者的活动性和户外活动的范围。

(e) 改善患者氧疗的顺从性　研究资料表明，应用经气管导管接受长期氧疗的患者每天氧疗时间增加，特别是户外活动的时间明显延长。经气管导管给氧也对以下两种特殊情况的患者非常有用。第一种是需要高流量吸氧而又不产生上气道干燥，并且用鼻导管或面罩难以维持足够的 SaO_2 水平的患者。经气管导管给氧克服了上述困难，给氧通路绕过上气道，低流量给氧即能达到较高的 SaO_2。第二种情况是需要更精确地控制和更稳定地输送已定的吸入氧流量。如在氧疗期间发生二氧化碳潴留而又没有通气辅助对患者是危险的。因此，精确地控制氧流量非常重要。

④并发症　经气管导管给氧具有创伤性，可并发感染及粘液阻塞导管而降低供氧效益，偶可发生导管移位和折断，甚至导管末端转向朝头面部方向。少数患者可出现严重的出血和皮下气肿。皮下气肿的发生率约 6%，但少量的皮下气肿常能在 1～2 天内被吸收，而不再发生。偶有形成粘液栓阻塞气管而需要纤维支气管镜处理的报告，偶可发生支气管痉挛和气胸。其中出血、气胸和支气管痉挛为插管直接所致。

⑤临床氧疗效果　一系列研究结果显示，经气管导管氧疗优于经口鼻腔途径给氧。Heimlich 报告 200 例应用气管导管氧疗 7 年的随访结果，患者症状减轻，呼吸困难缓解，低氧血症明显改善，红细胞数下降，大脑反应性提高，体力、食欲和性欲明显恢复，睡眠质量提高，并且使用支气管舒张剂等药物剂量减少。Hoffman 比较了 40 例应用 Scoop 气管导管给氧与鼻导管给氧 6 个月的治疗效果，发现应用 Scoop 气管导管氧的需要量可减少 50%，患者有较好的适应性，并且便于活动。经气管导管氧疗能缩短住院时间和改善患者的功能。在一组观察资料中，随机分为实验组 22 例和对照组 21 例。实验组应用经气管导管给氧（氧流量为 1.5L/min），对照组应用普通鼻导管给氧（氧流量为 2～3L/min）。共随访 6 个月。结果表明，对照组比实验组住院期长 5 倍，实验组患者较对照组患者活动能力和范围增加。Christopher 总结了 100 例慢性缺氧患者氧疗 2 年的随访结果，发现经气管导管氧疗并发症少，患者愿意接受。经气管导管氧疗成功与否主要取决于患者顺从性以及专业人员的随访。患者应学会常规清洗导管和检查处理常见问题。

⑥禁忌证　颈部过度肥胖、环甲软骨胸骨切迹间隙过度狭窄、Ⅱ度或Ⅲ度气管移位者。

(4) 贮氧导管（reservoir oxygen cannula）　此装置是鼻导管和贮氧容器的结合产物，可提高经鼻腔给氧的效益。贮氧容器容积为 20ml，是一个潜在的空腔，与鼻导管连接，在呼气时空腔张开充满纯氧，贮氧容器内的氧在吸气的极早期被吸入，用氧量可减少 30%～50%。此容器可安放在鼻下方或置于喉平面的环状装饰物内以及下垂安置于前胸壁。在应用便携式氧源运动时，使用此装置可延长使用时间。中日友好医院在国内首先研制和应用了贮氧导管，并与国外同类产品比较，可达到同等的氧疗效果，并且价格便宜，有较好的应用前景。

(5) 按需脉冲阀（pulsed demand valve）　脉冲给氧（pulse oxygen supply）是按需给氧（demand oxygen supply）的一种方法。其特点是仅在吸气相开始时输送氧气，可通过鼻导管由自主呼吸触发。阀门由体温或吸气早期的负压开启。脉冲给氧是依呼吸生理而合理设计的一种给氧方式，克服了持续吸氧浪费大量氧气的缺点。脉冲给氧可以和所有的供氧源连接使用。可节约用氧量约50%～60%，对一些需户外活动的吸氧患者是极为有利的。一种Oxymatic型贮氧导管可在吸气极早期输送高速脉冲氧，节氧量可达86%。持续吸氧时，氧气虽经水瓶湿化，但其相对湿度较低，易造成气道干燥、粘膜纤毛运动功能障碍，不利于气道分泌物的排出，另外也存在湿化瓶的污染问题。脉冲给氧时，氧气不经湿化，但进入气道的气体是经鼻腔的相对湿度较高的周围空气，从而解决了气道的干燥问题。脉冲给氧在患者呼气时不送氧，不会妨碍呼气，患者自觉舒适。总之，脉冲给氧具有高效、节省大量氧气、无需湿化以及舒适等优点。但缺点是较复杂、不美观、价格较贵、维护费用高。可由于导管和感受器移位，感受器通道堵塞，呼吸方式改变以及热敏电阻器故障而出现功能障碍。

广州市第一人民医院采用脉冲给氧的方法观察了28例（其中25例是慢性阻塞性肺疾病）需要氧疗的患者，并与持续吸氧的方法进行对比，两者氧疗效果相同，但节省大量氧气，患者主观感觉舒适。Mccarty对10例患者应用脉冲氧经气管导管给氧化，初步研究结果表明，应用脉冲氧经气管导管氧疗较常规给氧的经气管导管氧疗可进一步节省50%以上的氧量，并且氧疗效果非常可靠。

6. 氧疗系统　目前有3种类型的氧疗系统供选择使用。供氧源的选择见表24-14。

（1）压缩氧气瓶　氧气以压缩气体的形式储存于高压金属瓶内，属高压系统。国内大多数医院采用的是钢制压缩氧气瓶。家庭用氧气瓶规格与可供氧时间见表24-15。

氧气瓶在结合使用节氧装置后更能发挥其作用。压缩氧气瓶主要优点是价格便宜、不存在浪费或耗失以及容易获得等，而缺点是笨重、贮氧量少、需反复充装，适合于用氧量少的患者。

表24-14　长期氧疗供氧源的选择

供氧源	优点	缺点	考虑使用的指征
1. 气态氧（氧气瓶）			
固定式	密闭送氧	①需固定供氧源 ②需经常充氧 ③占据较大空间	①对操作技术要求很低的患者 ②与节氧装置联合使用
便携式	①密闭送氧 ②可以和氧浓缩器交替使用	①再充装困难 ②供氧时间有限	①运动性低氧血症患者 ②与氧气浓缩器互补使用
2. 液态氧			
固定式	①贮氧量极大 ②不需要经常补充	①蒸发丧失 ②必须构成密闭送氧 ③有必要至少治疗20例患者以节省费用	不能离开房间的患者
便携式	①较气态氧贮量大 ②可用于康复治疗	室外使用时可能有心理顾虑	①能在室外活动的患者 ②康复治疗 ③患者强烈要求治疗和恢复正常社会生活

（续表）

氧浓缩器	①非密闭给氧 ②使用较为简单	①属于固定或部分可移动装置，患者活动时不能使用 ②需定期维护 ③不适合于康复治疗	①不能离开室内的患者 ②需要每天氧疗15～16小时的患者 ③交通不便的山区

表 24-15　家庭用小型压缩氧气瓶规格与供氧时间

规格（L）	重量（kg）	供氧时间*（h）
0.7	2.2	1.5
1.0	2.6	2.0
1.3	3.1	2.4
2.0	3.9	4.0
3.0	4.7	6.5
4.0	6.5	8.5
7.0	13.0	16.5
10.0	18.0	24.0

*按贮氧压力为14.7mPa，氧流量1L/min估算

（2）液态氧气系统　氧气以液态形式储存于温度极低的容器内，一般保持在-166.7℃左右，家庭使用的液氧装置由类似于暖水瓶的贮氧器构成。0.028m^3（1立方英尺）液氧等于24.338 m^3（860立方英尺）气态氧。此供氧系统可容纳液氧18.16～45.40kg（40～100磅），在正常液氧瓶工作压力，0.45kg（1磅）液氧约等于344L气态氧，即容纳13 760～34 400L气态氧。按氧流量2L/min计算，能连续提供低浓度吸氧5～12天。一般的便携式小液氧器重约4kg，以2L/min流量使用，可持续使用8小时。液氧器的主要优点是低压系统、贮氧能力大、轻便和再充装容易，适合于长期康复治疗；而缺点是装置费用高、容易泄漏和造成浪费。一般认为当患者每月需要使用10个以上压缩氧气瓶时，通常建议患者使用液氧系统。

（3）氧浓缩器或富氧器（oxygen concentrators or enrichers）　氧浓缩器是一种电动装置，通过物理的方法从室内空气中除掉氮气和二氧化碳，而分离出氧气供患者吸入使用。目前有两种类型的氧浓缩器。一种是分子筛式氧浓缩器（molecular sieve concentrator）；另一种是膜式氧浓缩器（membrane concentrator）。分子筛式氧浓缩器应用气泵压缩和输送已滤过的室内空气，使空气进入两套分子筛的其中一个。筛内充满泡沸石小球（zeolite pellets），即硅酸铝钠，吸收氮气、二氧化碳和水蒸气，而氧气储存于氧聚集器（oxygen accumulator）内。膜式氧浓缩器应用一个薄的可透塑料膜从室内空气分离氧气，通过真空泵提供负压梯度。

氧浓缩器整个系统低压，约103.4kPa. 主要优点是无需贮氧设备及固定供氧源，使用期间特别是需要连续供氧时，费用较低，对持续吸氧者特别是家庭氧疗比较方便。而缺点是设备购入价格较贵、移动不便、有躁声和需要定期维护。吸入气氧浓度随氧流量增加而降低，当氧流量为2L/min时，可提供0.95的氧气；当氧流量达5L/min时，氧浓度仅可达到0.80；当氧流量高达10L/min时，仅可获取0.40的氧。一般要求每两周清洗一次过滤器。

氧浓缩器通常配有氧流量调节装置和湿化装置，并有禁止吸烟，电源故障，需要维护以及清洗过滤器等报警装置。新一代的氧浓缩器配有吸入气氧浓度显示器（OCI）。

7. 氧流量和每天氧疗时间的选择　应根据患者具体情况来确定氧流量和给氧时间。对于慢性阻塞性肺疾病患者特别是伴有慢性二氧化碳潴留的患者，应低流量持续给氧。氧流量一般为1～3L/min，以避免二氧化碳潴留的加重和对呼吸的抑制。选择最适当的氧流量使休息状态下 PaO_2 提高至8.7～10.7kPa（65～80mmHg）。运动性低氧血症或睡眠性低氧血症的患者，流量选择试验应根据临床征象和对用氧的反应定期重新做出估计，通常较平时可再增加1L/min。每天需要氧疗至少12h或者15小时，如果氧疗每天18小时以上，预计可取得更好的临床效果。

8. 长期氧疗疗效的预测　决定慢性阻塞性肺疾病患者预后的重要因素是肺功能的下降和氧疗的应用。即使坚持长期氧疗，预后能否改善以及改善多少并非一致，氧疗结果受多种因素的影响。

（1）肺功能　目前普遍认为肺功能对长期氧疗患者的预后影响最大。FEV_1 是预测长期氧疗预后的最好参数。Cooper等对72例长期氧疗的慢性阻塞性肺疾病患者进行了长达12年的随访观察。所在患者 PaO_2 均 < 8.0 kPa（60mmHg），平均 PaO_2 为6.1kPa（46mmHg），每天吸氧至少15h以上。5年生存率明显提高到62%，而10年生存率仅26%。病死率与气流受限的严重程度有关。并与 FEV_1，用力肺活量（FVC）和 FEV_1/FVC相关。认为当严重呼吸功能不全（FEV_1<0.6L）时，长期氧疗也不能改善患者的预后。一氧化碳弥散系数严重下降者，通常预后较差。哈尔滨医科大学附属第二医院通过对36例慢性阻塞性肺疾病患者的观察，认为氧疗的中后期效果与缓解期肺功能障碍有较密切关系，肺的弥散功能和 $\dot{V}_A$ 降低以及 $\dot{V}_A/\dot{Q}$ 比例失调是影响疗效的重要因素，测定患者缓解期肺功能可用以估计氧疗效果。

（2）血流动力学　基础血流动力学参数特别是氧疗后肺血管的反应性能很好地预测长期氧疗的疗效。由于需要进行侵入性检查，使临床应用受到限制。Timms等报告了6个中心203例稳定期慢性阻塞性肺疾病患者进行长期氧疗的观察结果。发现持续氧疗组患者生存期与基础每搏容积指数相关，而夜间氧疗组患者生存期与基础肺血管阻力密切相关。Ashutosh等观察了28例慢性阻塞性肺疾病患者，根据吸入28%的氧气24小时后平均肺动脉压的改变（△PAP）区分为氧疗反应组和氧疗无反应组。反应组患者△PAP的降低>0.67kPa（5mmHg），2年生存率为88%；无反应组患者△PAP的降低<0.67kPa（5mmHg），2年生存率仅为22%。Timms的研究报告中，也发现无论持续氧疗组还是夜间氧疗组，氧疗后前6个月△PAP的改变与生存率明显相关（$P<0.01$）。

（3）其他　多数研究报告认为，基础 PaO_2 对长期氧疗患者的预后无预测作用，而氧疗后对吸氧的反应性差，即 PaO_2 上升不明显者预后差。1年生存率分析时可以发现，生存和死亡的患者 PaO_2 存在明显的差异。长期氧疗后红细胞压积是否降低以及氧耗量测定对估测预后也有一定的作用。Ashutosh等观察的28例慢性阻塞性肺疾病患者，氧疗反应组中88%的患者，而在氧疗无反应组仅11%的患者达到运动末最大摄氧量<6.5ml/（min·kg）。Timms的研究结果也得出相同的结论。

9. 长期氧疗的注意事项

(1) 吸入气湿化　从压缩氧气瓶放出的氧气，湿度大多<40%，因此在低流量吸氧时，也应接气泡式湿化瓶。

(2) 防火和安全　长期氧疗潜在的危险有火灾和爆炸。吸氧患者应戒烟。患者及家属应熟悉氧疗装置的正确使用和安全标准。医生应给予必要的指导。

(3) 预防感染　供氧装置、给氧器具和湿化装置包括鼻导管、鼻塞和湿化瓶等均应定期消毒，专人使用。

(4) 综合治疗　氧疗只能纠正低氧血症和改善组织缺氧，因此，应采取综合治疗措施如增强体质、呼吸肌锻炼、使用支气管舒张剂等，才能更好地改善慢性阻塞性肺疾病患者的预后。

(5) 定期家庭访视　应指导氧疗患者正确使用氧疗装置，说明长期氧疗的重要性，以提高用氧的顺从性。指导氧疗装置的消毒。注意患者病情变化，根据医疗条件嘱患者每月或三个月到门诊随诊一次，观察症状、体征、血红蛋白含量、红细胞计数、红细胞压积以及肺功能检查和血气分析等。在国外发达国家，通常开具氧疗处方，处方内容包括氧流量或吸氧浓度、用氧频率、每天吸氧时间、吸氧期间、疾病诊断等。

长期氧疗患者的定期复查应间隔多长时间最适合，至今尚无定论。新近美国退伍军人事务医疗中心（VAMC）Cottrell 等对 50 例持续家庭氧疗患者随机分为每 2 个月复查组和每 6 个月复查组，两组患者均随访 1 年。结果发现，两组患者的急诊次数、住院次数、住院天数、病死率以及全年医疗费用方面无显著性差异。但是每 6 个月复查组的复查费用较每 2 个月复查组明显减少。认为复查时间没有必要短于 6 个月。但是，观察的样本数目较少，结论尚待肯定。

（林江涛）

四、外科治疗

（一）肺移植治疗慢性阻塞性肺气肿

肺移植术的开展为许多终末肺疾病患者提供了一种有效的治疗方法，已成为当今胸心外科领域最新最有前途的课题之一，其发展历程经过了半个多世纪。20 世纪 50 年代早期，Metras 以及 Hardin 和 Kitlle 分别报告了犬肺移植的可行性。1963 年 Hardy 首次进行了人肺移植的尝试，病人存活 18 天后死于肾功能衰竭。虽然其后近 20 年里世界各地共完成数十例临床移植，但均未成功，多数在术后 2 周内死亡。直到 1983 年 Cooper 为一名 58 岁的特发性肺纤维化的男性患者施行单肺移植才首次取得了肺移植的成功。此后肺移植术得以不断的开展。其手术适应证由最初只限于肺纤维化发展至肺阻塞性疾病、肺感染性疾病及肺血管疾病等。术式也发展为单肺移植、同期双肺移植、心肺移植、肺叶移植及再次肺移植等。近 10 年来，随着供体和受体选择的完善，供肺的处理保存及手术技术的发展，高级免疫抑制剂及新生抗菌素的问世及对排异监测水平的不断提高使肺移植已取得长足的发展，并在世界范围内成功开展，现每年手术例数超过千例。目前手术死亡率<10%；1 年生存率>80%，2 年生存达 70%，5 年生存率>50%。在我国，20 世纪 70 年代辛育龄教授等曾实施过 2 例单肺移植，开辟了国内先例。1995 年陈玉平教授等成功完成了我国第 1 例长期生存的病例，病人存活5年，是亚洲生存最长的肺移植病例。1997年陈玉平等又成功完成了我国首例双肺移植的病例并获得长期生存。1995～2005年中日友好医院成功地完成了6例单肺移植。目前我国北京、上海、广州、无锡等近10家医院及移植中心多年来也做了大量的实验及临床工作，积累了丰富的尤其是适合我国国情的不可多得的宝贵经验和教训，为我国更进一步开展肺移植工作奠定了基础。

1. 适应证和禁忌证　目前肺气肿已经是肺移植最常见的手术适应证。许多移植中心都把单肺移植作为治疗肺气肿的首选方法。在世界范围内，肺气肿单肺移植在数量上占了单肺移植手术的首位。St. Louis国际肺移植登记中心的资料表明由肺气肿导致的慢性阻塞性肺疾病或α_1-抗胰蛋白酶缺乏症已占全部肺移植病例的40%以上。而在等待行肺移植术的受体中，肺气肿的病人超过了50%。

（1）受体的选择　目前公认的原则是，只有那些晚期肺气肿，预计生存期在1～2年的病人才适合肺移植。由于供肺的短缺及手术的高危险性，因此对尚未面临死亡的患者不应采取肺移植术。受体的心脏功能要正常，右心射分数一般应大于25%，无明显的冠状动脉疾病，能行走，具有康复的可能性，社会心理状态和控制情绪的能力满意，患者要戒烟。合并有其他脏器功能不全的病人不适合肺移植。在过去5年内有恶性病史的患者原则上也不适合。单肺移植年龄一般限制在60岁以下，双肺移植在50岁以下。

接受移植的病人术前肺功能一般很差，大部分需要吸氧，平均吸氧量高于4L/min，第1秒用力呼出量（FEV_1）低于1L，不及正常预计值的20%。既往胸部手术史或胸膜粘连为相对禁忌，依赖呼吸器者不成为手术禁忌。应用泼尼松龙≥20mg/d为手术禁忌，可影响支气管愈合，并易导致术后感染。应用强的松＜10mg/d的患者可以接受肺移植，已进行的肺移植资料表明支气管吻合口并发症并未增加。该病的理想术式尚未确定，以往多认为是双肺的适应证。这是因为肺气肿病人组织弹性明显减退而血管阻力增大，造成肺的低灌注和过度膨胀状态。单肺移植后，存在着一定程度的双肺通气-灌注失衡，过度膨胀的自体肺会压迫移植肺，进一步加重移植肺功能的损害。此外，多数COPD合并有一定程度的慢性感染，故过去视为单肺移植禁忌证。但近些年由于单肺移植技术的明显进步，单肺移植反倒成了一些移植组最多的适应证。目前对年龄＞50岁，体质差的患者多行单肺移植，其手术创伤小，死亡率低。而对合并感染者或年青患者为达到最大程度改善肺功能，在能够获得满意的供体时，仍以行双肺移植为好。体形较大者接受双肺移植更合适，因为很难找到体积太大的供体单肺。而对于体形较小受体，尤其是供肺较大时，采用单肺移植更合适。

（2）供体的选择　供体选择的标准为年龄不超过55岁，性别不限。无肺部疾病史，胸部影像学正常。供体与受体的ABO血型完全相同。目前尚未进行组织相容性抗原（HLA）的配型。供肺必须具有满意的气体交换功能，机械通气越短越好，吸入氧浓度（FIO_2）为1和呼气末正压（PEEP）为0.49kPa（5cmH_2O）时，动脉氧分压（PaO_2）应大于39.9kpa（300mmHg）。纤维支气管镜检查正常，无脓性分泌物，各型肝炎病毒和人类免疫缺陷病毒（HIV）阴性。

要特别重视比较供体与受体之间的大小关系。一般供受体体重及体表面积差应小于20kg或1.5m^2，最大胸围差小于10cm。也有人用供体预计肺总量（TLC）与受体预计及术前实测TLC比较，相差应小于500ml。可靠的办法是比较体积。由于肺气肿病人的胸腔体积很大，因此接受单肺移植供体肺的体积比受体肺预计体积大15%～20%为宜。对于接受双肺移植的患者，供肺与受体胸腔大小最好相当。在双肺移植时，供体选择标准可适度放宽，允许供肺有轻度的浸润性改变。Sundaresan 等分析了100例供体肺，发现经动脉血气分析和影像学检查判定质量为“临界”状态的供体肺与质量很好的供体肺手术后肺功能相同。

2. 术前准备

（1）术前检查　详细了解病史，尤其注意治疗反应及疾病的进展速度。详细记录身高体重、生命体征及阳性体征。测量受体胸径大小，如胸骨长度、胸骨柄到胸廓下缘长度、胸骨柄到肩峰长度、乳头处胸围、最下部胸廓周径等，以寻找胸腔大小相符的供体。

实验室检查应包括血、尿、便常规、凝血功能及全套血生化检查；鼻咽拭子、痰及支气管灌洗液的培养＋药物敏感试验；肝炎病毒、HIV、Epstein-Barr（EB）病毒及巨细胞病毒（Cytomegalovirus-CMV）的血清学检查。

肺功能检查要全面，应包括气道阻力、肺顺应性及弥散功能等。肺通气灌注扫描能了解哪侧肺的功能更差，单肺移植时做功能差的一例，双肺移植时先切除功能差的一侧。胸部X检查应包括后前位、侧位胸片及胸部CT扫描，必要时行MRI检查。常规行心电图、超声心动图及腹部B型超声检查。术前有条件还应行心导管检查、冠状动脉造影、放射性核素右心扫描及肺血管反应性试验等检查，可以充分了解肺动脉高压及右心功能情况。常规进行纤维支气管镜检查，要仔细、全面，同时行灌洗液培养、病毒学检查以及药物敏感试验。

（2）术前准备

①心理准备　全面了解病人的精神心理状态，消除对手术的恐惧心理，增强战胜疾病的信心，配合医护人员治疗。因此，最好选择那些主动要求行移植手术的病例。

②术前康复训练　术前根据病人的具体情况制定出相应的锻炼计划，以改善心肺功能，提高运动耐量，达到增强机体抵抗力和促进术后恢复的目的。康复训练包括在监测血氧饱和度、呼吸频率及脉率下行走、踏车及体操等。很多病人经过术前的康复训练，心肺功能及运动耐量均有不同程度的提高。

③加强全身支持疗法，改善营养状态，同时治疗伴随疾病。

④手术准备同常规开胸手术。

（3）供体准备

①保存液　细胞内液保存液　改良的Euro-collins液（ECS）（表24-16）及University of wisconsin液（UWS），临床上较为常用。6小时冷缺血已获成功，然而对肾保存时限可长达48小时。

表24-16　改良Euro-Collins溶液成分

成分	含量
KH_2PO_4	2.05g/L
K_2HPO_4	7.40g/L
KCL	1.12g/L
$NaHCO_3$	0.84g/L
$MgSO_4$	1.00g/L
糖	38.5g/L
pH	7.3～7.4

细胞外液保存液 低K右旋糖酐液（LPDS）、ET-K液、Kerb's液、Wallwork's液等。尽管临床应用LPDS作肺保存液，但未见保存时间超过6h的报道。动物实验犬肺有长达48h的报道。

②取肺与保存 脑死亡及气管内插管的供体易发生肺部感染、肺水肿等肺部疾病，因此应为供体准备。

定容呼吸机，用40%的氧和0.49kPa（5cmH2O）的PEEP；控制液体的输入，尤其是单位时间内的液体输入量，维持中心静脉<0.981kpa（10cmH2O），平均动脉压在9.33～10.17kpa（70～80mmHg）；要经常吸痰并行胃肠减压。

在国外，取肺小组到达供体医院后，首要任务是对供体进行X线检查和纤维支气管镜检查，然后对供肺进行大体检查。取正中切口，从膈肌至胸膜顶全部切开心包及两侧胸膜，完全暴露并游离出两侧肺门，切断两侧下肺韧带。游离主动脉及上下腔静脉并分别套以阻断带。供体降温，静脉注入肝素3mg/kg。然后经CVP（中心静脉压）管快速注入$PGE_1$500～1000μg（溶于50ml生理盐水），目的是消除肺血管对冷灌注的收缩反应。在阻断主动脉前，先结扎上腔静脉，切除左心耳，从而使左右心充分减压，防止发生肺水肿。在夹闭主动脉同时，经主动脉根部注入4℃心脏停跳液500ml，经肺动脉根部灌注4℃ Euro-Collins液1000～3000ml。将大量盐水冰屑覆盖心肺表面。距肺静脉开口5mm处切断左房，使上下腔静脉与部分左房组织相连，形成一个喇叭口，便于吻合。肺动脉从主肺动脉分叉处切断。从根部切断支气管，避免过份解剖支气管周围组织。标本取下后，放入3层无菌标本袋，再置入冰盒以便运送。

中日友好医院改良了国外的手术技术，采取双侧第4肋间横切口。横断胸骨，视野更开阔，同时大大缩短了缺血时间。开胸后十字切开心包及两侧纵隔胸膜，游离好主肺动脉根部。经右心耳或右肺动脉根部注入肝素3mg/kg，前列腺素E_1 1000μg。剪开左心耳，夹闭主肺动脉，自主肺动脉根部快速注入4℃ Euro-Colins液2000～3000ml同时用冰屑覆盖肺表面降温，灌至肺完全发白。纯氧通气使肺充分膨胀后，在分叉上方5个软骨环水平夹闭气管。剪断主动脉、气管及上下腔静脉，整体取下心肺标本，浸入保存液中。

在肺动脉灌注和保存过程中，肺的膨胀状态可能对移植后的肺功能有显著影响。一般主张肺在灌注和保存时应保持中度膨胀状态，与正常吸气末状态相一致。灌注液的温度为4℃。将肺取出后浸在晶体液中并用冰块包埋，使肺在保存和运输时的温度维持在1～4℃。

3. 肺移植术

（1）单肺移植

①术侧选择 一般情况下选择肺功能较差的一侧，这可以根据术前的核素通气灌注扫描来判定。但也应考虑以下几个因素：供肺的来源；选择既往无开胸史一侧；双侧肺条件相同以选择右肺为佳，因为保留的过大左肺可籍左侧膈肌的下降而膨胀，不至于疝入对侧。也有学者认为应选择左侧，因为左侧支气管较长，同时左肺静脉与左心房内缘之间的距离较大，于其间切断后可分别在左肺和心脏上留下较宽的心房袖，便于技术上的操作。然而目前很多学者的经验表明无论选择哪侧移植，接受单肺移植受体肺功能的结果均无差别。

②麻醉 优良的麻醉技术与设备是保证肺移植成功的关键之一。常规使用左侧双腔气管插管，从而保证单侧或双侧通气。术中需要对病人进行全部血液动力学监测，包括：心电、

呼吸、体温、血氧饱和度监测、中心静脉压、Swan-Ganz管、桡动脉导管及Foley导管。经食管心电图监测，对伴有肺动脉高压合并右心功能不全的患者尤为重要。

插管前后以支气管镜检查，保证插管位置合适，麻醉多以中等到较大剂量的芬太尼及小剂量的异氟醚维持。肌肉松弛剂的应用视肾功能情况决定。通气应用定容型，潮气量12～15ml/kg，FIO_2以维持足够动脉氧饱和度为准。保持轻度过度通气，使$PaCO_2$不超过4kPa（30mmHg），以避免高碳酸血症对肺动脉压的影响。单肺通气时潮气量可维持在10ml/kg左右，FIO_2 1.0。单肺通气时可能出现下列问题：手术操作可使双腔管移位；血液及分泌物堵塞气道；双腔管周围漏气以至潮气量不足；死腔通气致高碳酸血症；低血容量及低心排出量等，需及时处理。血管、支气管吻合完成后，双肺通气后FIO_2可减至维持PaO_2＞12.6kPa（95mmHg）即可。

③受体全肺切除及植肺　选第5肋床后外侧切口进胸。分离粘连，要特别注意不要损伤膈神经和喉返神经。夹闭肺动脉，同时对侧单肺通气5分钟，观察气体交换和血液动力学的变化以确定能否耐受全肺切除和植肺，是否需要体外循环。体外循环的适应证：高碳酸血症和酸中毒用药物不能纠正；PaO_2＜6.7kPa（50mmHg）；循环不稳定。体外循环可经股动静脉进行，右肺移植时亦可直接经主动脉和右房。对侧单肺通气而不夹闭移植侧肺动脉的作法要严格避免，因为严重的右-左分流将进一步降低血氧饱和度，造成严重低氧血症，是很危险的。所以，一定不要一开胸就单肺通气，而应在游离好肺动脉后，单肺通气同时夹闭肺动脉。心包内游离出主肺动脉及肺静脉予以钳夹阻断。动脉阻断应尽可能地靠近端，肺静脉阻断钳夹在心房壁上，但要注意不要影响对侧肺静脉回流。上、下肺静脉在开口远端剪断，肺动脉在第一分支以远剪断，支气管在靠近上叶开口处切断，将肺切除。然后将供肺放入胸腔，在整个吻合过程中其表面用冰屑覆盖降温。先吻合支气管，用4～0可吸收Prolene缝线连续缝合膜样部，间断缝合前方的软骨部。若供肺的支气管较小，可采用套迭法吻合。用支气管周围组织、带蒂心包或胸腺脂肪瓣覆盖支气管吻合口。目前已不再主张使用大网膜包裹支气管。将供肺与受体的肺动脉修剪成口径一致，然后用5～0不吸收缝线连续外翻缝合肺动脉，在吻合完毕前，局部用肝素盐水冲洗一下再打结。供肺与受体的肺动脉所留的长度要合适，过长可造成肺动脉在充盈后屈曲。最后用4～0不吸收缝线行肺静脉吻合（心房-心房吻合）。打结之前局部也用肝素盐水冲洗一下，使肺稍加充气，同时暂时松开肺动脉钳，经开放的心房吻合口排气。吻合完毕后，静脉注射甲基强的松龙500～1000mg，松开心房阻断钳，恢复血流，移植肺开始通气。胸腔内放置2～3根引流管。手术结束时，改换单腔气管插管，用纤维支气管镜检查支气管吻合口并吸净气道内血块及分泌物。

（2）双肺移植　开始阶段的双肺移植是采用整体双肺移植。由于该术式采用气管吻合，吻合口并发症发生率相当高，因此后来改用序贯式同期双肺移植，即对病人依次做两侧单肺移植术，目的是用两侧支气管吻合代替气管吻合，以减少气道并发症，同时也避免使用体外循环。该术式的缺点是第2个肺的缺血时间较长，约长1h30min左右。随着手术技术、设备、药物及监测水平的提高，有些作者又重新主张行整体双肺移植术。

①整体双肺移植

a. 供体标本的采取与修整　取正中胸骨劈开或贝壳式横切口，整体移除双肺，包括含有4个肺静脉口的左心房袖。

以备行心房-心房吻合 。主肺动脉紧贴肺动脉瓣上方切下，在距隆突上 4～5 个软骨环处夹闭切断气管。尽量多带供体心包，术中缝合固定在受体心包上。

b. 受体大网膜的游离　取上腹正中切口，自横结肠游离大网膜，要注意仔细保留网膜带的血液供应，将游离好的网膜置于剑突下方待用，逐层关腹。

c. 受体全肺切除及植肺　正中切口，切开心包并准备好带蒂大网膜提至胸腔。安放体外循环，暂不阻断主动脉。然后阻断肺循环。心包内以血管缝合器紧贴心脏将 4 条肺静脉封闭，暂不切断。在主动脉与上腔静脉间缝闭右肺动脉，心包外缝闭左肺动脉。在心包外切断 4 条肺静脉及左右肺动脉。在双排缝合器之间切断左右主支气管即可分别移出两肺。剪开心包侧壁直至 4 排肺静脉缝合器的侧方，以便安放供体双肺。然后从右侧牵拉右主支气管，将左右主支气管残干游离直至隆突上 1 个环水平，注意保护好下段气管血运，避免一切不必要的解剖。于隆突上 1 个环切断气管，移走隆突及左右主支气管。上提大网膜，平铺在心脏后面食管前方，向上直至下段气管后方，留待包绕吻合口。

用一把长钳从主动脉与腔静脉间，自心脏后方向下伸，夹住气管向上牵拉，就势即可将两肺置入相应胸腔，气管牵至主动脉与腔静脉之间。适当修剪后，间断吻合，以大网膜包绕固定吻合口。然后阻断主动脉，心脏停跳。将心尖抬向右方，暴露左房，紧贴左侧上、下肺静脉缝合器边缘内侧切下两条肺静脉残干，于左房造成一个理想的开口。同法剪下右侧上、下肺静脉残干并修剪左房缺口，使与供体心房吻合。吻合完毕心脏复位，再于肺动脉瓣上方切开主肺动脉，吻合肺动脉。

②序贯式同期双肺移植　目前临床上多采用两侧前外侧第 4 或第 5 肋间横切口（即所谓贝壳式切口），从腋中线至胸骨缘并横断胸骨。该切口可以充分显露两侧胸腔内从胸膜顶到膈肌以及后纵隔，因此能比较容易地游离两肺及肺门的结构。要在靠近肺静脉根部处切开心包，右侧必要时游离房间沟。全肺切除和植肺方法同单肺移植。根据术前的肺通气灌注扫描结果确定先移植功能较差的一侧。若两侧功能一样，先移植右侧。

手术当中出现下述情况需采用体外循环：①在切除或置换第一个肺时，对侧肺不能保证满意的气体交换或出现血液动力学的改变。②在移植完第一个肺之后，移植肺不能充分保证受体的循环和气体交换，此时临床上表现为肺动脉压力进行性增加，即：出现肺水肿并伴有低氧血症，可能是由于肺保存不善或受体存在系统性菌血症所致。③气道较细不适合双腔插管者，在游离完双肺后即应建立体外循环。因此在准备行序贯式同期双肺移植时应在术前充分做好行体外循环的准备，只要临床上出现上述情况就应立即使用体外循环，而不应等到病情出现急性恶化。

（3）心肺联合移植

①适应证　该术式主要适合于终末期肺病合并不可逆的右心或双心功能不全的病人，他们不能用单独的肺移植或单独的心脏移植来治疗。也有的学者认为，心肺移植切除了所有患病的心肺组织，避免残肺引起的感染和双肺通气灌注不平衡，同时也保留了供者冠状动脉与支气管动脉的侧支循环，使气管吻合口两端立即有血液供应，从而减少吻合口瘘的发生。一般要求受者年龄＜45 岁，供者年龄＜35 岁以下。

②供体心肺切除和保护　取正中胸骨劈开切口，切除前部心包壁及胸腺，游离新主动脉、无名动脉及上、下腔静脉，结扎奇静脉。游离气管至隆突上方 5cm 处。肝素化并静注

PGE_1 500～1000μg。在阻断主动脉前，先结扎上腔静脉，切断下腔静脉，切除左心耳尖，从而使左右心充分减压，防止肺水肿发生。然后夹闭新主动脉，经主动脉根部注入4℃心脏停跳液500ml，自主肺动脉灌注4℃改良的Euro-Collins液1000ml，灌注压2.7kPa，肺灌注期间用低潮气量通气，使肺处于半膨胀状态，可使灌注液均匀地分布。将大量盐水冰屑覆盖心肺表面降温。在无名动脉平面切断新主动脉、上腔静脉，在距隆突上5cm处夹闭，切断气管，连同椎体前的后纵隔胸膜返折部分及肺韧带一并切除，将心肺移出胸腔，浸泡在4℃林格液中。避免解剖椎体前方软组织，目的是尽量减少气管支气管血管床的破坏。术中要特别注意彻底行肺灌注，操作要轻柔。

③受体心肺切除　取正中劈开胸骨切口，纵行切开心包，前切开两侧胸膜。肝素化后，高位主动脉插管，经右房上、下腔静脉插管，建立体外循环。心肺切除分3步：先切除心脏，然后分别切除左肺及右肺。

在主动脉瓣连合平面切断主动脉，于主肺动脉中点处切断肺动脉，房室交界处切开左右心房，切除心脏。

于左膈神经前后平行膈神经纵行切除多余的心包组织，上至左肺动脉，下至膈肌，做一条含有左膈神经的带状心包片。注意勿损伤膈神经和迷走神经。在两侧肺静脉之间纵行切开心房后壁，进入斜窦，自后纵隔游离左肺肺静脉并小心拉出。分离时应紧靠肺静脉、避免损伤其后面食管上方的迷走神经。结扎切断左肺韧带，游离后肺门。结扎或夹闭支气管动脉，游离切断左肺动脉。用直线气管闭合器夹闭左主支气管，在其远端切除并切除左肺。

按左肺处理方法一样，做一条带状心包片。上至上腔静脉，下至下腔静脉入口。结扎切断右肺韧带。纵行切开左房，并向上、向下适当延长切口，将右心房与右肺静脉分开，同左侧一样，游离右肺静脉和右支气管，切除右肺。术中要特别加以注意勿损伤膈神经、迷走神经及右心房后壁。最后，在切除主肺动脉时，在动脉导管韧带周围留下约2×2cm的部分肺动脉壁，用以保护喉返神经。

④心肺的植入　供体气管的修整应在紧靠隆突的上方进行。右肺经受体右心房、膈神经心包片的后方放入右胸腔，左侧经左膈神经心包片的后方放入。双侧胸腔内均应放入冰盐水及冰屑以保护心脏及肺组织。先吻合气管，次之行心房与心房吻合，最后吻合主动脉。用3～0 Prolene线连续缝合。气管吻合口需用周围组织包埋，气管吻合后即可轻度通气。主动脉吻合后，开放上、下腔静脉，彻底排出心腔内的气体，开放主动脉。在心脏复苏时，缝合左心耳和肺动脉灌注点。用40%的氧，0.49kPa（5cmH_2O）PEEP机械通气，静脉点滴异丙肾上腺素，使心率维持在110次/分左右。停止体外循环。彻底止血，冲洗胸腔，每侧胸腔各置2根胸腔引流管，逐层关闭胸腔。

4. 术后处理及并发症防治

（1）术后处理

①呼吸管理　术后病人继续机械通气，一般用定容型呼吸机。要使气道最大压力维持在最低的可能界限，而且吸入氧浓度也应维持在最低可能界限，使患者能维持PaO_2＞9.33kPa（70mmHg）的水平。肺气肿患者与肺血管及限制性肺疾病不同，潮气量要比肺移植的标准潮气量12～15ml/kg要低，而且要尽量避免使用PEEP。如果肺活量及吸气力量足够，F_iO_2 0.3～0.5，血气稳定，即可拔管。多数患者在术后数小时至24小时即可拔管。拔管前、后

都应摄胸部正侧位胸片。对于个别患者，出现早期供肺功能不全、排异或感染，需延长通气时间，应果断行气管切开术。

②血液动力学管理　保留 Swan-Ganz 管 2～3 天，调节心血管功能，维持合理的脱水状态。监测体重，慎重输液，避免输液过量或过快。用胶体而不用晶体补充血容量的短缺。术后早期应积极使用强心利尿剂。术后 2～3 天静脉维持低浓度的多巴胺，3～4μg/(kg·min)，减轻左室后负荷，扩张肾血管。再灌注肺水肿术后 8～12 小时最严重，以后逐渐减轻。

③预防感染　术后早期常规连续使用较强的抗生素，如 Ceflazidime（头孢拉啶）和 Vancomycin（万古霉素）等。以后根据供体及受体支气管分泌物的培养及药物敏感试验的结果，调整抗生素的应用。同时给予雾化吸入多粘菌素 E 或沐舒坦等。常规使用 Acyclovir（阿昔洛韦）预防单纯疱疹病毒。Ganciclovir 常规预防巨细胞病毒（CMV）方案为：Ganciclovir 5mg/kg，静脉注射第 2～8 周每天 2 次；第 8～12 周每天 1 次；第 12～16 周每周 3 次。预防真菌感染的药物不必常规应用，但若移植后供体支气管分泌物培养发现有比较严重的酵母菌生长，则需用酮康唑预防感染。对于卡氏肺囊虫可能导致的肺感染可常规预防性使用增效磺胺甲基异恶唑。

④免疫抑制剂的应用　免疫抑制在整个移植过程中均非常重要。采用的药物有 3 类：环孢菌素 A、硫唑嘌呤和类固醇激素或他克莫司、骁悉、激素联合用药，效果肯定。

（2）并发症的防治

①排斥反应　由于目前免疫配型只采取 ABO 配型以及免疫抑制措施尚不完善，肺移植后出现排斥反应不足为奇。几乎所有病人在术后早期均会发生不同程度的急性排斥反应，这在临床上已不再是主要问题，而慢性排斥反应由于其病因还不十分清楚，且尚无有效的治疗方法，成为肺移植术后晚期死亡的最常见因素。诊断排斥反应主要还是靠临床表现和放射学的依据以及纤维支气管镜检查。首选方法是在 X 线监测下经支气管镜肺活检，该方法安全有效。排斥反应特征性的组织学表现为血管周围淋巴细胞浸润。

a. 排斥反应的分类和分级（表 24-17）

表 24-17　肺排斥反应的分类及分级

急性排斥反应		
	0 级	无明显异常
	1 级	极轻度急性排斥反应 *
	2 级	轻度急性排斥反应 *
	3 级	中度急性排斥反应 *
	4 级	重度急性排斥反应 *
无瘢痕形成的活动性气道损伤		
	1. 淋巴细胞性支气管炎	
	2. 淋巴细胞性细支气管炎	
慢性气道排斥反应		
	1. 闭塞性细支气管炎，累及大部分	
		a. 活动性
		b. 非活动性

（续表）

2. 闭塞性细支气管炎，累及全部
a. 活动性
b. 非活动性
慢性血管排斥反应
血管炎

* 根据支气管炎症反应可进一步分为 4 级：
a. 有细支气管感染的表现
b. 无细支气管感染的表现
c. 大气道感染
d. 无细支气管

b. 急性排斥反应　急性排斥反应典型的临床表现为呼吸困难、低热（升高 0.5℃即有意义）、肺门周围间质性浸润、低氧血症、胸腔积液以及白细胞中度升高。常发生在术后一周时，并在术后 10 天达到高峰。术后两个月内出现数次排斥反应并不罕见。肺功能检查有周围气道阻塞的表现。在某些情况下，患者可无任何临床表现，只有肺功能改变，特别是 FEV_1 曲线具有诊断意义。因此应常规术后每天测床旁肺功能。准确的诊断方法是经支气管镜肺活检。Cooper 等认为经支气管镜活检是确诊肺排异反应的首选方法。尤其是对伴有类固醇治疗无效而无法解释的肺浸润性病变患者极为重要。建议应在术后 3 周，3、6、9 和 12 个月常规行支气管肺泡灌洗术和支气管活检术。如果是急性排斥反应，静脉注射甲基泼尼松龙 500～1000mg 试验性治疗通常在 8～12 小时内可使气体交换、肺功能指标、X 线表现均得以改善。此后每天继续连续静脉注射甲基泼尼松龙 500～1000mg/d 两天，再改为口服泼尼松 1mg/kg，并逐渐减至维持量。赵凤瑞组报告 2 例出现超急性反应，均在术后 24h 内发生。

心肺联合移植术后排斥反应的临床表现是逐渐加重的咳嗽、气短，动脉血氧饱和度下降，心电图 QRS 波电压降低及心功能不全。排斥反应时，心内膜活检组织学所见为间质淋巴细胞浸润，一部分病人可有局灶性心肌细胞坏死。排斥反应的组织学改变早于临床表现 48～72h。但目前普遍认为，移植的心脏通常不发生急性排斥，或仅为肺排斥反应的继发表现。因此，国际上许多移植中心已不再将心内膜活检作为常规监测手段，而把诊断都集中在肺的排斥反应上。Oyer 研究证实，循环 T 细胞计数对急性排斥反应非常敏感，可早于活检组织学证据 1～5 天。支气管肺泡灌洗液中淋巴细胞毒性增加也有显著意义。

c. 慢性排斥反应　慢性排斥反应的临床表现为进行性 FEV_1 降低，实际上在临床上出现呼吸困难症状之前即已存在，此时的胸片和 CT 检查可能正常。其病理特征为闭塞性细支气管炎，然而并不是所有移植术后闭塞性细支气管炎都是由免疫反应所导致的，误吸或慢性感染亦可导致该并发症。早期用大剂量激素治疗有效，晚期效果不佳。目前常把特征性肺功能参数改变（FEV_1 降低）作为该并发症的诊断标准。当诊断缺乏组织学依据时，则称其为闭塞性细支气管炎综合征。评分标准如下（表 24-18）。

表 24-18　闭塞性细支气管炎综合征评分标准

0. 无明显异常　FEV_1＞基础值的 80％
1. 轻度闭塞性支气管炎综合征　FEV_1 为基础值的 66％～80％＊
2. 中度闭塞性支气管炎综合征　FEV_1 为基础值的 51％～65％＊
3. 重度闭塞性支气管炎综合征　FEV_1≤基础值的 50％

＊0～3 级又可分为：a. 无闭塞性细支气管炎的病理表现；或 b. 有闭塞性细支气管炎的病理表现。

直到目前，闭塞性细支气管炎的治疗方法有限。标准方案为加强免疫抑制治疗，采用大剂量的类固醇激素或应用溶细胞疗法。然而，绝大多数患者均因进行性闭塞性细支气管炎或因免疫抑制的加强出现感染而死亡。

②感染

感染是肺移植最常见的并发症及致死原因。最常见者为细菌性肺炎。目前革兰阴性菌感染较多，常出现高热、呼吸困难、脓痰等症状。应积极采取措施明确特异性致病菌，方法有痰培养＋药敏，经气管镜行支气管肺泡灌洗、刷洗及活检巨细胞病毒（CMV）也是常见的继发性致病原，免疫抑制治疗可激活受体内 CMV。Etting 总结 Washington 大学的工作，表明有 92％的病人发生 CMV 感染，其中 75％经活检证实为 CMV 肺炎。此外真菌感染也不容忽视。导致移植后严重真菌感染最常见的致病菌为曲霉菌。然而困难在于曲霉菌成为寄生菌之后很难清除。

③支气管并发症　支气管并发症常表现为吻合口狭窄或裂开。在手术室内移植后用支气管镜检查即能明确吻合口径是否满意，如不满意，需要立即重新吻合。术后早期气管镜下显示正常的支气管吻合口缝线处为一窄缝，即表明已基本愈合。有时可见到供肺支气管上皮片状浅表坏死区，对此不必担心，均能愈合。无并发症发生的支气管轻度撕裂对长期结果的影响很小。膜样部缺损通常能够愈合，不会导致呼吸道并发症；而软骨部缺损则经常会导致一定程度的晚期狭窄。严重撕裂（超过周长 50％）可引起呼吸道并发症，可导致与胸腔或心包相通；也可与纵隔相通，导致纵隔气肿。气道狭窄可在纤支镜下用气囊导管进行扩张，目前较多采用硅胶支气管支架，效果较好。硅胶支架具有很好的耐受性，但病人需每天吸入 N-乙酰半胱氨酸以保持支架通畅。对绝大多数病人支架只需临时使用，数月之后，大部分病人能维持满意的通气，气道通畅而无需留置支架。对于采用扩张或支架治疗无效的病人可考虑进行再移植。

④胸膜腔并发症

a. 气胸　可见于以下两种情况。一种是气道破裂与胸膜腔相通，比较少见，即使发生，通常经胸腔闭式引流使肺膨胀即可治愈。另一种是双肺移植后供肺明显小于受体胸腔所致，表现为双侧小量气胸，可给予观察，一般情况，气体可完全吸收，残腔被积液充填。

b. 胸腔积液　比较常见，尤其多见于供肺体积小于受体胸腔的患者。伴有临床症状的积液可能与进行性肺部感染或排斥反应有关。在对肺实质病变进行恰当治疗后积液可完全吸收。

c. 脓胸　较少发生。可继发于接受大剂量激素治疗患者开放性肺活检造成长期漏气之后，形成慢性残腔而发生感染。治疗可采用开放引流或开窗术等。支气管破裂与胸腔相通时却很少发生脓胸，经胸腔闭式引流使肺膨胀后吻合口多能满意愈合而不发生胸腔感染。

（石　彬）

（二）慢性阻塞性肺气肿的肺减容术治疗

肺减容术（lung volume reduction surgery，LVRS）是一项新的手术方式，最初是为了避免在等待肺移植期间因肺功能恶化死亡失去了移植的机会，作为肺移植的过渡手术。后来逐渐发展为治疗内科疗效不佳的部分重度阻塞性肺气肿的有效方法。LVRS 的治疗原理是，通过手术切除过度充气而膨胀破坏的无功能肺组织，减少胸腔的容量，使受压缩的正常肺组织正常膨胀，恢复胸膜腔负压，恢复细小支气管壁及呼吸肌的弹性回缩力，改善肺通气换气功能，改善心血管血液动力学，消除或缓解肺气肿患者的呼吸困难。

国内从 1997 年开始有关 LVRS 应用于临床的报道，现全国已有数十家医院开展了该项手术。经过几年来临床经验的积累和总结，目前对于手术适应证、禁忌证、手术时机、手术方式的选择及并发症的预防和手术后功能改善的认识均取得了较为一致的看法。

1. 手术适应证与禁忌证　经验证明，正确选择手术适应证是提高手术疗效、改善患者生活质量、延长生存期的关键。

（1）LVRS 手术适应证

重度肺气肿诊断明确，经内科正确积极治疗，症状进行性加重。

呼吸困难指数 3～4 级为宜，部分 5 级也可考虑手术。

吸入支气管扩张剂后一秒钟用力呼气容积（FEV_1）＜35％ 预计值。

残气容积＞160％预计值。

肺总量（TLC）＞120％ 预计值。

肺弥散功能（DLCO）＞30％。

胸片、胸部 CT 及肺通气灌注同位素扫描（ECT）示肺气肿呈非均质性改变，存在通气血流低灌注高通气潴留的无功能区域（靶区），较为理想的是两肺野中不均质肺气肿占 30％。

一般情况：年龄≤75 岁，营养状况为 70％～130％标准体重，戒烟＞4 个月。

（2）LVRS 禁忌证

年龄＞75 岁。

肺动脉压的收缩压≥45mmHg，平均压≥35mmHg；$PaCO_2$≥55mmHg。

呼吸机依赖者。

不稳定冠心病。

患有其他限制生命疾病，如：未控制恶性肿瘤、严重肝硬化、尿毒症等。

慢性支气管炎，支气管扩张或严重哮喘。

每天服用泼尼松龙≥15mg。

（3）呼吸困难指数判定　（美国医疗研究委员会修订，1990）分级如下。

0 级　剧烈活动时有呼吸困难；1 级　爬坡时有呼吸困难；2 级　平地行走时需停下来呼吸；3 级　每走 100 码或每走几分钟需停下来呼吸；4 级　仅能在室内活动，或穿衣时有气短；5 级　休息时有呼吸困难。

2. 手术方式的选择　LVRS手术总的原则是切除部分无功能的肺组织，使原本充气膨胀的肺总体积缩小。其术式目前并无统一。有双侧手术，也有单侧手术。双侧手术又有同期和分期之分。有胸骨正中切口双侧同期手术，也有双侧开胸同期或分期手术。有经电视胸腔镜（video-assisted thoracic surgery，VATS）操作，也有VATS辅助腋下小切口完成或激光治疗手术。但LVRS的相对标准手术技术是双侧应用缝合器（Stapler或Endo-GIA）手术。因为从目前统计结果来看该术式的效果更好，肺功能改善时间更长，并有较好的生存率。但该术式手术创伤大，术后并发症及手术死亡率较单侧手术高，因此，国内的一些医生现逐渐倾向于分期单侧手术，先做肺破坏严重的一侧，后做另一侧。

（1）麻醉特点及麻醉注意事项

①COPD患者表现为慢性阻塞性通气功能障碍，呼吸功能差，麻醉过程中，特别是单肺通气时难以保证氧饱和度。但同时由于长期中枢耐受，一定的血二氧化碳分压又是维持呼吸动力的需要。这要求术中应对动脉血气严密监测，需要在允许一定高碳酸血症的情况下，随时调整通气，维持血氧分压；围手术期避免使用对呼吸中枢有抑制作用的镇静和麻醉药物。阻塞性通气障碍也要求呼气时间适当延长，防止肺过度膨胀，干扰血流动力学稳定。

②终末期肺气肿患者的肺组织破坏严重，组织强度低，易于破裂，胸外科手术中常规的正压通气，可引起肺破裂，甚至致命的张力性气胸。肺减容手术后切缘漏气是最常见的手术并发症。漏气＞7天者将近50%，正压通气也将增加并发症的发生。因此要求尽量避免使用正压通气，术后也强调尽早拔管。此外，麻醉和拔管过程中剧烈的咳嗽也可能造成破坏严重的肺组织破裂漏气，拔管时应尽量减少对患者的刺激，可于尚有一定麻醉深度时拔管。

③麻醉前用药、麻醉诱导　麻醉前的基本用药包括抗生素预防感染，东莨菪碱以减少麻醉过程中气道内分泌物及酌情使用支气管扩张剂或少量激素。由于患者呼吸功能严重受损，吗啡类禁用。晚期肺气肿患者，精神状态多不稳定，对于安放各种监测和置硬膜外管反应较大，必要时可予小量安定类药物，但宜慎重。开放较粗的静脉通道，建立桡动脉直接动脉测压和血气监测，连接监测血氧饱和度、心电图等，必要时置中心静脉导管或Swan-Ganz导管，静脉诱导麻醉后，置双腔气管导管，如肺气肿时呼吸音弱，可行纤维支气管镜定位。

④机械通气 LVRS患者存在严重的阻塞性通气功能障碍，为避免自发性的内源性呼气末正压（PEEPi）及肺过度膨胀，影响静脉回流和心输出量，应适当减小潮气量，国外经验为7～8ml/kg，以及延长呼气时间。调整吸：呼比达1∶5，呼吸频率则依据动脉血二氧化碳分压（$PaCO_2$）调整。对于LVRS，为防止过度充气，可允许$PaCO_2$达60mmHg以上。单肺通气出现明显低氧血症时，可予手术一侧持续呼吸道正压（CPAP）。通常情况下，双侧LVRS时，病变较重的一侧先手术，对侧单肺通气，先手术一侧术毕，对侧再手术时，则换为病变较重的一侧单肺通气。此时由于病变较重，肺组织强度低，更由于新鲜切缘，难以耐受压力，强调小潮气量，甚至低达150～200mL，允许一定程度低氧血症和高碳酸血症存在，必要时可提高手术侧CPAP压力。

⑤拔管及术后镇痛为防止肺气压伤和肺破裂、漏气的发生，拔管指征应放宽，手术结束尽早拔管。国外经验表明，有90%以上的患者可做到这一点，其中50%拔管后$PaCO_2$超过70mmHg，有25%超过80mmHg。术后镇痛对减少各种并发症至为重要。一般来说，VATS术后疼痛最轻，而后外侧开胸较胸骨正中切口疼痛明显。应避免使用吗啡类镇痛药

物，而尽量采用手术后肋间神经阻滞、冷冻或术后硬膜外镇痛药物滴注，以减少对呼吸的抑制。

（2）切除肺组织的定位　切除肺组织的定位应由术前检查结果与术中观察共同完成，一般来说，理想的切除组织应具备：①解剖定位　胸部X线检查，特别是CT显示局部组织有严重破坏，血管纹理减少和肺纹理稀疏，存在大量含气空腔。②功能定位　ECT通气显像显示大量滞留气体。灌注显像显示局部血流呈明显减少。显著非均质型表现为，左肺或右肺中2个或2个以上相邻肺段的灌注成像强度与其余肺组织差别显著。中等非均质型表现为左肺或右肺中1个或1个以上不相邻肺段的灌注成像强度与其余肺组织差别显著。均质型，全部肺野中灌注成像强度无差别或差别很小。其中显著非均质型的手术效果最好，均质型最差。③术中直视下定位　术侧肺充气后停止通气，静待数分钟，相对存在功能的区域由于气体吸收而出现萎陷。相反，无功能的“靶区”含气量不见减少，若用手触之，该区域有“捻发感”或“泡泡糖”样感觉。

胸部高分辨率CT（HRCT）主要反映肺组织结构，因此与ECT的评价结论有时并非完全一致，两种方法可相互补充。若CT评价为“均质型”，ECT则可能发现其中血流灌注不良的“靶区”；ECT对肺的轮廓显示不甚清楚，当病变局限于周围肺组织（如上叶顶部）时ECT可能评价为“均质型”，此时ECT却能发现“靶区”。

（3）胸骨正中切开双侧肺减容术　切口同常规正中开胸手术，但需要注意的是在劈开胸骨前，应暂时停止通气，以卵圆钳夹持纱布，将疝入纵隔的气肿肺组织和胸膜于胸骨后自剑突出向上推开，避免撕裂。一般选择先做病变较重的一侧，仔细游离并切开切口下胸膜，以免损伤其下方粘连的肺组织，用温盐水充满术侧胸腔，即可检出含气量多、萎陷缓慢的“靶区”肺组织，用肺直线切割缝切器配合牛心包片将其切除。上叶的肺减容，整个切缘呈“∩”形，切除量约为上叶的1/3～1/2。右侧的肺减容操作从前正中接近水平裂的位置开始，左侧则自上、下舌段交界处的位置开始，切除线经肺尖向后外侧延伸，终止于斜裂上端。每一次操作形成的切缘应相互重叠，切缘处再喷以生物蛋白胶。术毕充气，以测试肺切口是否漏气。减容后的肺应能很容易充填胸腔，应切断下肺韧带，增加肺的活动度，有利胸腔顶残腔的消灭。如果“靶区”集中于肺下叶，则可用相同的方法作下叶的肺减容术。在行对侧手术之前应再使术侧肺充气，仔细检查、处理漏气，严密对合纵隔处胸膜之后方可调整麻醉插管进对侧手术。

术中应注意，即使整个肺叶病变严重，也不宜行肺叶切除术，否则可造成切除量过多，术后残留空腔大，漏气时间长，使胸腔感染机会增多，倘若为肺裂不完整的患者，肺叶切除可能引起更严重的漏气。已手术一侧的肺组织通气时（包括LVRS后的肺）应避免做任何的过度充气，避免因通气压力过大而破裂漏气，应低压力和低潮气量通气，即使病人需忍受低通气所带来的暂时性的高碳酸血症也不例外。术后常规放置2根胸腔引流管，一根经前方置于胸顶部，另一根经后方脊肋沟置于肺底部，引流管接水封瓶。

（4）胸腔镜肺减容术　体位以侧卧位为首选，若为双侧手术，一侧术毕，再改变体位，进行对侧操作。胸腔镜套管切口一般选在腋中线第7或第8肋间。另外2～3个操作套管切口位置依手术的需要而定，多选在第4肋间腋前线和第7肋间腋后线听诊三角处。胸腔镜多使用30°硬式镜，利于上叶顶部和前后肺门的观察。从后侧操作孔用卵圆钳提起待切除的肺组织，从前操作孔用内镜缝合切开器配合牛心包行肺切除。所有操作均应细致，避免撕裂糟脆的肺组织，造成肺漏气。VATS肺减容的“靶区”定位、切除顺序、切除量、漏气的检查和处理及胸引管的放置同胸骨正中切口肺减容术。

手术中若遇到胸腔粘连、肺萎陷度不好或“靶区”判定不清等情况时，应改为开胸术或辅助以腋下小切口来完成，确保肺减容术的疗效。

3. 围手术期的处理及并发症的防治　LVRS的对象均为终末期肺气肿的患者，这就决定了其术后处理远较普通开胸手术复杂，应根据病理生理的特殊变化进行其特殊处理。LVRS术后病人需进入重症监护病房（ICU）监护与治疗。

（1）呼吸及循环功能监测应使患者$SaO_2>95\%$，$PaCO_2<60mmHg$，血$pH>7.30$。定时监测中心静脉压，控制输液量及速度，防止肺水肿的发生。可使患者处于轻度液体“负平衡”，对于多数患者输液可维持在60～80ml/h。接受LVRS的患者大多数营养状况较差，应注意有无电解质紊乱，注意补充营养，纠正低蛋白血症。

（2）良好的止痛能有效防止肺部并发症发生。常采用的方法有，于术前麻醉时即留置硬膜外管，术后第一天用布比卡因或再配合芬太尼通过硬膜外输液控制泵连续输入；术中肋间神经冷冻法、肋间神经封闭阻滞法或静脉自控止痛泵注入吗啡或度冷丁等。

（3）应用有效抗生素控制感染5～7天，并于术前、术后常规痰培养，以调整用药。给予雾化吸入4次/天。术后常规吸氧治疗，并根据病人术前有无慢性通气不足及血氧和血气分析监测，选择和调整吸氧浓度。

（4）术后尽早拔除气管插管，减少机械通气时间。绝大多数患者均能在手术结束和术后24h内拔管。即使机械通气也不提倡加用PEEP。对于这种COPD病人，术前血气指标已经很低，并经过很多年的耐受，所以术后不必靠加大呼吸机条件达到“理想”的血气水平，只要能达到病人感觉无呼吸困难即可。拔除气管插管后有条件的情况下最好能再应用无创呼吸机支持1～2天，能明显增加及早拔管的安全性。

（5）胸腔引流管一般不加负压吸引，但漏气时间长且胸腔内有残腔时，或出现>30%的气胸，或严重的皮下气肿时，则可加5～10cmH_2O的负压支持吸引。

（6）LVRS患者多伴有哮喘病，可用解除支气管痉挛的药物预防和治疗。如氨茶碱、喘定、特布他林、激素或雾化内加入异丙托溴胺，该药不增加心率和分泌物粘稠度，对COPD病人较为适宜。

（7）LVRS的手术死亡率为1.5%～10%，围手术期主要死亡原因是呼吸衰竭，近期的死亡原因还有，心脑血管卒中，长期严重的感染，消化道出血和穿孔。最常见的并发症为漏气（>7天），发生率为30%～60%，也是长期以来困扰胸外科医生和限制该手术推广的重要原因。随着切开缝合器的应用，加固切缘的各种垫片及生物蛋白胶等的出现，肺漏气已逐渐减少。而今，St. Louis医院所进行的肺减容术的总并发症和死亡率仅为1.5%。其他并发症还有，二次手术（漏气、活动性出血、残腔）、心率失常、心功能不全、深静脉血栓形成、精神障碍等。

4. 手术效果评价　大量随访证实，LVRS 1～3年的近期疗效是肯定的，术后患者的主观症状、运动耐力、肺功能指标都得到了很大的改善。由于LVRS属于姑息性减症治疗，随着时间延长，手术的疗效会逐渐减弱，Cooper报道的150例胸骨正中手术双侧LVRS平均年龄61岁，住院13.5天，死亡率4.0%，FEV_1增加51%。Mckenna报道的154例VATS双侧LVRS，平均年龄67岁，住院9.3天，死亡率4.5%，FEV_1增加52%。作者统计514例胸骨正中双侧LVRS，病死例数36例（7.0%），住院16天，FEV_1增加49%。而统计单侧LVRS205例，病死例数7例（3.4%），住院天数14天，FEV_1增加33%。比较以上资料不难看出，双侧LVRS手术的疗效优于单侧LVRS，但其手术风险更大。VATS术后恢复快，住院时间短。因此，从疗效讲，如果各方面条件允许，双侧LVRS仍为终末期肺气肿患者外科治疗的首选。但综合各方因素，目前国内外许多专家认为单侧LVRS也不失为一种较好选择，而且有逐渐替代双侧LVRS的趋势。因为该术式并发症和手术死亡率较低，费用低廉，而且手术适应证和禁忌证较双侧LVRS而言，相对放宽等。

（石　彬）

本节参考文献

1. Hurd S, Pauwels R. Global Initiative for Chronic Obstructive Lung Diseases (GOLD). Pulm. Pharmacol. Ther., 2002, 15: 353-355
2. Buist AS. Guidelines for the management of chronic obstructive pulmonary disease. Respir. Med., 2002, 96: S11-16
3. Goolsby MJ. Chronic obstructive pulmonary disease. J. Am. Acad. Nurse Pract., 2001, 13: 348-353
4. Tan WC. The global initiative for chronic obstructive lung disease: Gold standards and the Asia-Pacific perspective. Respirology, 2002, 7: 1-2
5. Fath R. World-wide initiative against chronic obstructive bronchitis GOLD (Global Initiative for Chronic Obstructive Lung Disease) should save lungs. MMW Fortschr Med., 2002, 144: 14
6. Gomez FP, Rodriguez-Roisin R. Global Initiative for Chronic Obstructive Lung Disease (GOLD) guidelines for chronic obstructive pulmonary disease. Curr. Opin. Pulm. Med., 2002, 8: 81-86
7. Pauwels R. Global initiative for chronic obstructive lung diseases (GOLD): time to act. Eur. Respir. J., 2001, 18: 901-902
8. 何权瀛．积极开展慢性阻塞性肺疾病的教育和管理．中华全科医师杂志，2004，3：234-235
9. Barnes PJ. Chronic obstructive pulmonary disease. N. Engl. J. Med., 2000, 343: 269-280
10. ZuWallack RL, Mahler DA, Reilly D, et al. Salmeterol plus theophylline combination therapy in the treatment of COPD. Chest, 2001, 119: 1661-1670
11. Barnes PJ. Scientific rationale for inhaled combination therapy with long-acting $beta_2$-agonists and corticosteroids. Eur. Respir. J., 2002, 19: 182-191
12. Dowling RB, Johnson M, Cole PJ, et al. Effect of salmeterol on Haemophilus influenzae infection of respiratory mucosa in vitro. Eur. Respir. J., 1998, 11: 86-90
13. Beeh Beeh KM, Wiewrodt R, Salem AE, et al. Efficacy and safety of salmeterol in long-term therapy in patients with chronic obstructive airway diseases. Pneumologie, 2000, 54: 225-231
14. Joos GF, Brusselle G, Derom E, et al. Tiotropium bromide: a long-acting anticholinergic bronchodilator for the treatment of patients with chronic obstructive pulmonary disease. Int. J. Clin. Pract., 2003, 57: 906-909
15. van Noord JA, Bantje TA, Eland ME, et al. A randomised controlled comparison of tiotropium nd ipratropium in the treatment of chronic obstructive pulmonary disease. The Dutch Tiotropium Study Group.

Thorax，2000，55： 289-294

16. Culpitt SV，de Matos C，Russell RE，et al. Donnelly LE，Effect of theophylline on induced sputum inflammatory indices and neutrophil chemotaxis in chronic obstructive pulmonary disease. Am. J. Respir. Crit. Care Med.，2002，165： 1371-1376
17. Pauwels RA，Lofdahl CG，Laitinen LA，et al. Long-term treatment with inhaled budesonide in persons with mild chronic obstructive pulmonary disease who continue smoking. European Respiratory Society Study on Chronic Obstructive Pulmonary Disease. N. Engl. J. Med.，1999，340： 1948-1953
18. Burge PS. EUROSCOP，ISOLDE and the Copenhagen city lung study. Thorax，1999，54： 287-288
19. Vestbo J，Sorensen T，Lange P，et al. Long-term effect of inhaled budesonide in mild and moderate chronic obstructive pulmonary disease： a randomised controlled trial. Lancet，1999，353： 1819-1823
20. Celli B，Halpin D，Hepburn R，et al. Symptoms are an important outcome in chronic obstructive pulmonary disease clinical trials： results of a 3-month comparative study using the Breathlessness，Cough and Sputum Scale（BCSS）. Respir. Med.，2003，97： S35-43
21. Boyd G，Morice AH，Pounsford JC，et al. An evaluation of salmeterol in the treatment of chronic obstructive pulmonary disease（COPD）. Eur. Respir. J.，1997，10： 815-821
22. Pride NB，Vestbo J，Soriano JB，et al. Inhaled glucocorticoids in COPD： immortal time bias. Am. J. Respir. Crit. Care Med.，2003，168： 127
23. Calverley P，Pauwels R，Vestbo J，et al. Combined salmeterol and fluticasone in the treatment of chronic obstructive pulmonary disease：a randomised controlled trial. Lancet，2003，361：449-456
24. Friedman M，Hilleman DE. Economic burden of chronic obstructive pulmonary disease. Impact of new treatment options. Pharmacoeconomics，2001，19： 245-254
25. Schwizer B. GOLD and COPD. Schweiz Rundsch Med. Prax.，2004，93： 1087-1089
26. Kasielski M，Nowak D. Long-term administration of N-acetylcysteine decreases hydrogen peroxide exhalation in subjects with chronic obstructive pulmonary disease. Respir. Med.，2001，95： 448-456
27. O，Ryan J，BuRNS DG. Pulmonary rehabilitation：from hospital to home. Chicago：Year Book Publisher，1984
28. Hodgkin JE，Connors GL，Bell CW. Pulmonary rehabilitation：guidelines to success. 2nded，Philadelphia：JB Lippincott，1993
29. 林江涛．慢性阻塞性肺疾病患者的康复治疗．中华全科医师杂志，2004，3：230-231
30. ACCP/AACVPR Pulmonary Rehabilitation Guidelines Panel. Pulmonary rehabilitation：joint ACCP/AACVPR evidencebasedguidelines. Chest. 1997，112：1363-1396
31. Lacasse Y，Wong E，Guyatt GH，et al. Meta-analysis of respiratory rehabilitation in chronic obstructive pulmonary disease. Lancet，1996，348：1115-119
32. Lacasse Y，Guyatt GH，Goldstein RS. The components of a respiratory rehabilitation program：a systematic overview. Chest，1997，111：1077-1088
33. Mackay，L. Health education and COPD rehabilitation：a study. Nurs. Stand.，1996，10（40）：34-39
34. Frith P，Walker P，Rowland S，et al. Using an education program for improving quality of life in patients with chronic obstructive pulmonary disease [abstract]. Chest，1993，103：181S
35. 林江涛．缓解期慢性阻塞性肺疾病患者的营养状态与营养治疗．中华结核和呼吸杂志，1996，19，(5）：261-264
36. 张全华，田丽，苏桂芬．我国北方COPD、肺心病患者膳食营养调查．中国康复医学杂志，1996，11：107-109

37. 杨勤并，林江涛．稳定期慢性阻塞性肺疾病和肺心病患者营养状况分析．中国临床营养杂志．2000，11：85-87
38. Carrieri-Kohlman V，Gormley JM，Douglas MK，et al. Exercise training decreases dyspnea and the distress and anxiety associated with it：monitoring alone may be as effective as coaching. Chest. 1996，110：1526-1535
39. 孙银香，阎启英，李长深，等．呼吸体操在肺心病和COPD缓解期的应用研究．中国康复医学杂志，1996，11：1-5
40. 阎启英，孙银香，林江涛．呼吸体操改善呼吸肌功能的量化研究．中华内科杂志，1996，35：235-238
41. Ramirez-Venegas A，Ward JL，Olmstead EM，et al. The effect of exercise training on dyspnea measures in patients with chronic obstructive pulmonary disease. J. Cardiopulm. Rehab.，1997，17：103-109
42. O' Donnell DE，Mc Guire M，Samis L，et al. The impact of exercise reconditioning on breathlessness in severe chronicairflow limitation. Am. J. Respir. Crit. Care Med.，1995，152：2005-2013
43. Maltais F，LeBlanc P，Simard C，et al. Skeletal muscle adaptation to endurance training in patients with chronic obstructive pulmonary disease. Am. J. Respir. Care Med.，1996，154：442-247
44. Scott JA，Mahler DA. How to prescribe exercise for patients with COPD. J. Respir. Dis.，1996，17：527-536
45. Couser JI Jr，Martinez FJ，Celli BR. Pulmonary rehabilitation that includes arm exercise reduces metabolic and ventilatory requirements for simple arm elevation. Chest. 1993，103：37-41
46. 林江涛，林友华，孔繁亮．慢性阻塞性肺疾病患者呼吸肌肌力和耐力的测定．中华结核和呼吸杂志，1995，18：293-296
47. Ries AL，Ellis B，Hawkins RW. Upper extremity exercise training in chronic obstructive pulmonary disease. Chest，1988，93：688-692
48. Rosser R，Denford J，Heslop，et al. Breathlessness in and psychiatric morbidity in chronic bronchitis and emphysema：a study of psychotherapeutic management. Psychol. Med.，1983，13：93-110
49. Cllinical indications for noninvasive positive pressure ventilation in chronic respiratory failure due to restrictive lung disease，COPD，and nocturnal hypoventilation-a consensus conference report Chest，1999，116：521-534
50. Nicholas Hill. Noninvasive ventilation for chronic obstructive pulmonary disease. Respir. Care，2004，49（1）：72-78
51. Corrado A，Gorini M. Negative pressure ventilation：is there still a role? Eur. Respir. J.，2002，20（1）：187-197
52. Nocturnal Oxygen Therapy Trial Group. Continuous or nocturnal oxygen therapy in hypoxemic chronic obstructive lung disease：A clinical trial. Am. Intern. Med.，1980，93：391-398
53. Medical Research Council Working Party. Long term domiciliary oxygen therapy in chronic hypoxic cor pulmonale complicating chronic bronchitis and emphysema. Lancet，1981，1：681-685
54. 林江涛．慢性阻塞性肺疾病和慢性阻塞性肺疾病患者的长期氧疗．中华结核和呼吸杂志，1998，21：71-73
55. 俞红霞，林江涛，曾梅英．节氧鼻导管的研制及其在氧疗中的节氧效率的观察．中华结核和呼吸杂志，1999，22：598-601
56. Edwards M. Caring for patients with COPD on long-term oxygen therapy. Br. J. Community Nurs.，2005，10：404-410
57. Chambellan A，Chailleux E，Similowski T，et al. Prognostic value of the hematocrit in patients with severe COPD receiving long-term oxygen therapy. Chest，2005，128：1201-1208
58. Haidl P，Clement C，Wiese C，et al. Long-term oxygen therapy stops the decline of endurance in COPD

patients with reversible hypercapnia. Respiration，2004，71：342-347

59. Farrero E，Escarrabill J，Prats E，et al. Impact of a hospital-based home-care program on the management of COPD patients receiving long-term oxygen therapy. Chest，2001，119：364-369
60. Hardy JD，Webb WR，Dalton MJ Jr，et al. Lung homotransplantation in man：report of the initial case. JAMA，1963，186：1065
61. 辛育龄，蔡康甫，胡启邦，等，人体肺移植一例报告．中华外科杂志，1979，17：323
62. Reitz BA，Wollwork JL，Hunt SA，et al. Heart-lung translantation：successful therapy for patient with pulmonary vascular disease. N. Eng. J. Med.，1982，306：557
63. Toronto lungs transplant group. Unilateral lunt transplantation for pumonary fibrosis. N. Engl. J. Med.，1986，314：1140
64. Cooper JD，Pearaon FG，Patterson GA，et al. Technique of successful lung transplantation in humans. J. thorac. Cardiovasc. Surg.，1987，93：173-181
65. Patterson GA，Cooper JD，Goldmen B，et al. Technique of successful clincal double-lung transplantation. Ann. Thorac. surf.，1988；45：626
66. Mal H，Andreassian B，pamela F，et al. Unilateral lung transplantation in end stage pulmonary emphysema. Am. Rev. Respir. Dis.，1989，40：797
67. Egan TM，kaiger LR，Cooper. JD. Lung transplantation . Curr. Probl. Sueg.，1989，26：673-752
68. Cooper JD，Lung transplantation. Ann. Thorac. Surg.，1989，47：28-44
69. Couraud L，Baudet E，Velly JF，et al. Lung and heart-Lung transplantation for end-stage lung disease. Eur. J. Cardiothorac. Surg.，1990. 4：318
70. McCarrthy PM，Starnes VA，Theodore J，et al. Improved survival aaaafter heart-lung transplantation. J. Thorac. Cardiovasc. Surg.，1990，99：54-60
71. Kaiser LR，Cooper JD，Trulock EP，et al. The evolution of singl lung hasplatation for emphysema. J. Thorac. Cardiovasc. Surg.，1991. 102：333
72. Trulock EP. Recipient selection. Chest Surg. Clin. N. Am.，1993，3：1
73. Briffa NP，Dennis C，Higenbottan T，et al. Single lung transplantation for end stage emphysema. Thorax，1995，50：562
74. Bando K，paradis IL，Similo S，et al. Obliterative bronchiolitis after lung and heart-lung transplantation. An analysis of risk factors and management. J. Tharac. Cardiovasc. Surg.，1995，110：4-13
75. Becker FS，Martinez FJ，Brunating LA，et al. Limitations of spirometry in detecting rejection after single-lung transplantation. Am. J. Respir. Crit. Care Med.，1994，150：159-166
76. Raichenspurner H，Girgis RE，Robbins RC，et al. Stanford experience with obliterative bronchiolitis after lung and heart-lung transplantation. Ann. Thorac. Surg.，1996，62：1467-1472
77. 陈玉平，张志泰，韩玲，等，肺移植治疗肺纤维化一例报告．中华外科杂志，1996，34：25
78. Lee A，Wagner FM，Chen MF，et al. A novel charcoal-induced model of obliterative-bronchiolitislike lesions of chronic non-specific airway inflammation in the development of posttransplantation obliterative bronchiolitis. J. Tharoc. Surg.，1998，115：822-827
79. Florian M，Wagner MD，Andreas Weber，et al. New telemetric system for daily pulmonary function surveillance of lung transplant recipients. Ann. Thorac. Surg.，1999，68：2033-2038
80. Yasuo Sekine，Stefan Fischer，Marc de Perrot，et al. Bilateral lung transplantation using a donor with a tracheal right upper lobe bronchus. Ann. Thorac. Surg.，2002，73：308-310
81. Stephen D. Cassivi，Bryan F. Meyers，Richard J. Battafarano，et al. Thirteen-year experience in lung trans-

plantation for emphysema. Ann. Thorac. Surg., 2002, 74：1663-1670
82. Stig Steen, Qiuming Liao, Per N. Wierup, et al. Transplantation of lungs from non-heart-beating donors after functional assessment ex vivo. Ann. Thorac. Surg., 2003, 76：244-252
83. Carsten Schröder, Frank Scholl, Emmanuel Daon, et al. A modified bronchial anastomosis technique for lung transplantation. Ann. Thorac. Surg., 2003, 75：1697-1704
84. D. Y. Keum, CK. Park, K. Y. Kwon, et al. Comparison of canine single and sequenlat bilateral lung transplantation model for lung preservation study. Transp. proc., 2004, 36：2403
85. F. Fleiner K, Budde D, Dragun M, et al. Differences in reporting of acute rejections between American and Eurspean publication of large immunosuppressive Trials impair copmarabilily of study results. Transp. proc., 2005, 37：2048
86. Michael E. Bowdish, Renzo Pessotto, Richard G. Barbers, et al. Long-term Pulmonary Function After Living-Donor Lobar Lung Transplantation in Adults. Ann. Thorac. Surg., 2005, 79：418-425.
87. Rantigan OC, Mueller E, Kress MB. A surgical approach to pulmonary emphysema. Am. Rev. Respir. Dis., 1959, 80：194-204
88. Cooper JD. Technique to reduce air leaks after resection of emphysematous lung. Ann. Thorac. Surg., 1994, 57：1038-1039
89. Cooper JD, Trulock EP, Triantafillou AN, et al. Bilateral pneumectomy (volume reduction) for chronic obstructive pulmonary disease. J. Thorac. Cardiovasc. Surg., 1995, 109：106-119
90. 王俊．胸腔镜肺减量手术1例．中华胸心血管外科杂志，1997，13：198
91. Chen JC, Serna DL, Powell LL, et al. Diffusing capacity limitation of the extent of lung volume reduction surgery in an animal model of emphysema. J. Thorac. Cardiovasc. Surg., 1999, 117：728
92. Uz S, Walter K, Georgios S, et al. Buttressing the staple line in lung volume reduction surgery: a randomized three-center study. Ann. Thorac. Surg., 2000, 70：1820-1825
93. 李彤，叶博善，候生才．14例肺减容术治疗重度肺气肿．中华胸心血管外科杂志，2001，17（4）：263-264
94. Pauwels RA, Buist AS, Calverley PM, et al. Global strategy for the diagnosis, management, and prevention of chronic obstructive pulmonary disease. Am. J. Respir. Care Med., 2001, 163：1256
95. Ari M, Brian FK, Anita K, et al. Lung volume reduction surgery in a ventilated patient with severe pulmonary emphysema. Ann. Thorac. Surg., 2001, 71：1037-1038
96. Shrager JB, Kim DK, Hashmi YJ, et al. Sarcomeres are added in series to emphysematous rat diaphragm after lung volume reduction surgery. Chest, 2002, 121 (1)：210
97. Fishman A, Martinez F, Naunheim K, et al. A randomized trial comparing lung volume reduction surgery with medical therapy for severe emphysema. N. Engl. J. Med., 2003, 348 (21)：2059
98. 赵凤瑞，刘德若，石彬，等．肺减容术治疗晚期肺气肿．中华外科杂志，2002，40（3）：194-197
99. 梁朝阳，刘德若，石彬，等．单侧肺减容术治疗慢性阻塞性肺疾病的疗效评价．中华结核和呼吸杂志，2003，26（12）：769-771
100. Usen RD, Lefrak SS, Gierada DS, et al. A prospective evaluation of lung volume reduction surgery in 200 consecutive patients. Chest, 2003, 123 (4)：1026-1037
101. lundell R, Harrison DJ, Wallace WA. Emphysema: the challenge of the remodelled lung. J. Pathol., 2004, 202 (2)：141
102. Tramacere A, Rizzardi R, Cilione C, et al. Effects of Respiratory Therapist-Directed Protocol on Prescription and Outcomes of Pulmonary Rehabilitation in COPD Inpatients. Respiration, 2004, 71 (1)：60-65

第四节　COPD急性加重期的治疗

一、COPD急性加重的定义和严重程度的评价

(一) COPD急性加重期（AECOPD）的定义

众所周知，COPD的急性加重将会增加医疗费用和死亡率。COPD患者平均每年经历1.7次的急性加重，尤其是当患者基础肺功能状况较差时，AECOPD很可能是致命的。在美国，由于AECOPD而入院的患者住院死亡率为10%，1年死亡率为40%，超过65岁的患者死亡率可高达59%。由于医疗体系的不同和ICU病房建制的差异，这些数据在各个国家中有所不同。目前关于COPD急性加重的流行病学资料较少，其主要原因之一就在于缺乏一个简明的、适用于大规模人群调查的AECOPD的确切定义。

AECOPD的定义应当覆盖从轻度发作到重度发作的所有患者，前者只需要卧床数日，而后者则需要入住ICU以及需要通气支持以挽救生命，因此要下一个确切的定义的确很难。目前最常见的用于评估COPD急性加重的评估标准由Anthonisen等提出，该标准仅以症状描述为依据，即AECOPD是指患者出现下列3个症状之一：①咳嗽及痰量增加；②脓性痰增加；③呼吸困难加重。换句话说，COPD常见症状中任何一种症状加重都可以认为是AECOPD。Ⅰ度（重度）急性加重患者具有上述3个症状，Ⅱ度（中度）急性加重有上述3个症状中的任两个，Ⅲ度（轻度）急性加重患者有上述症状中的任何一个。除此之外还需要参考下列临床指标：过去5天有上呼吸道感染，无其他明显诱因引起的发热，患者咳嗽增加、哮鸣音增加，或呼吸频率、心率较基线水平增加20%以上。其后有许多学者提出其他的定义，但所有的定义都包含了上述临床症状。

美国胸科学会（ATS）认为，由于COPD发病机制尚未阐明，且患者肺功能受损还可以导致呼吸衰竭需要进行机械辅助通气，因此很难给AECOPD下一个准确的定义。欧洲呼吸协会（ERS）在处理COPD的共识中也同样回避了关于AECOPD定义的内容。2002年关于COPD诊断和治疗的ATS/ERS联合委员会统一提出以下定义：AECOPD是COPD自然病程中的一个事件，其特征为患者呼吸困难、咳嗽、咯痰较平日加重，超过了日间变异，其症状的加重需要增加药物治疗或住院进行机械通气等其他措施进行干预。2006版GOLD提出COPD急性加重的定义是指在COPD自然病程中出现呼吸困难、咳嗽和（或）咳痰急性加重，超越了日常状况的变化，并需要改变常规的药物治疗。

(二) COPD急性加重期的临床表现

1. COPD急性加重期的症状　呼吸困难、咳嗽、伴或不伴咯痰以及喘息是稳定期COPD患者最常见的症状。大多数稳定期患者病情时好时坏，一般来说很难有症状完全缓解的时候。因此评估急性加重期患者最重要的就是了解患者原有症状加重或新症状出现的详细病史，包括喘息和咳嗽发作的程度和频率，痰液的量和颜色，日常活动受限的严重程度，患者目前的治疗方案等。对症状严重程度的了解有助于确认患者当前的症状是新出现的还是在原有基础上恶化的。尽管症状的定量评估比较困难，但对病情的评估常常是必要的。

呼吸困难和喘憋是AECOPD最重要的症状。呼吸困难是指患者主观感到空气不足，呼

吸费力，客观表现为呼吸运动用力，严重时可出现张口呼吸、鼻翼扇动、端坐呼吸，甚至紫绀、辅助呼吸肌参与呼吸运动，并且可有呼吸频率、深度和节律的改变。呼吸困难是患者的主观症状，与呼吸过程中口腔阻断压，胸膜腔压力摆动，动态肺过度充气等因素有关。动脉血气指标特别是动脉血二氧化碳分压（$PaCO_2$）的变化，可以对患者主观通气努力的情况进行较好的评估。

呼吸困难的量化测定是 COPD 患者全面评估中的重要部分，可以对各种治疗方案和患者病情稳定性评估提供一个基本的参考。医学研究委员会（英国）（MRC）呼吸困难量表是描述患者主观憋气感的调查问卷，因其简单且兼顾了患者活动度受影响的程度，因此可用于呼吸困难等级的划分。该问卷由 5 个描述组成。

1 级　“我只是在剧烈运动中感到憋气”。

2 级　“我在平地快走或爬斜坡时会感到呼吸不畅”。

3 级　“我在用平时的步调行走时因感到憋气而停下来，这样使我在同等水平时比同龄人走得更慢”。

4 级　“平路步行 100 米或走了几分钟后我得停下来喘口气”。

5 级　“稍活动即感喘憋严重以至于我完全无法离开室内外出”。

还有一些用于量化呼吸困难的方法，如可视模拟量表（visual analog scale，VSA）、氧消耗图表（oxygen cost diagram，OCD）、基线呼吸困难指数（baseline dyspnea index，BDI）以及 Brog 分类量表（Brog category scale）等。可视模拟量表（VSA）是由一条垂直的 100mm 长的直线和两点连接组成，两点代表“无憋气”和“最严重的憋气”。患者在线上划一个与自己憋气相对应的点，该点与“无憋气”点之间的距离就是呼吸困难严重程度的指标。氧消耗图表是可视模拟量表（VSA）的一种类型，沿 100mm 直线将患者每天活动量按比例与氧气消耗量相对应。基线呼吸困难指数（BDI）主要根据患者呼吸做功强度和呼吸功能受损的严重程度对患者呼吸困难进行量化。Brog 分类量表则是测定运动试验中的患者喘憋的发生率。上述临床测量呼吸困难的方法可以重复进行，能在几分钟内完成，其结果与患者的肺功能和呼吸肌强度有良好的对应关系。

尽管通过肺功能仪能够精确地测量 COPD 患者的肺功能状况，但在临床上对急性加重期患者即使进行简单的肺功能测量也是很困难的。而且呼吸困难受多种因素影响，相同肺功能状况的患者表现出的呼吸困难强度也是不相同的。Sahebhami 等在 33 例体重不足和 56 例体重正常的 COPD 患者中，采用 MRC 呼吸困难量表来测量患者的呼吸困难状况，发现在肺功能相同的情况下，体重不足的患者更容易发生呼吸困难。因此，仅仅依靠肺功能检测来评估患者呼吸困难程度是不准确的。

咳嗽是一个重要的呼吸防御机制，能清除过量的粘液分泌物，防止有害颗粒的吸入。在 COPD 病程中，咳嗽是对过多的粘液分泌物产生的正常的非特异生理反应，还是应该归因于气道特异的病理改变，目前尚无定论。一般来说，稳定期 COPD 患者，咳嗽通常较轻，偶尔发作，晨起时加重，很少因为咳嗽而影响睡眠。而在 AECOPD 时，患者咳嗽的特点也会改变。

咳痰是 COPD 患者常有的主诉，但要精确地计算痰量并不容易。正常人一般每天产生 10ml 左右的无色痰，常常不自觉地随吞咽动作吞下。因此任何患者对痰液量的描述都可能是不准确的。此外，由于气流受限的严重程度不同，痰量的变化可能会很大，有些患者甚至每天只有很少量的痰液。目前尚不清楚这是否与粘液腺只分布在小气道或与杯状细胞功能减退有关。某些急性加重期的患者在咯痰的过程中，由于气道阻力的变化造成动态的气道陷闭，因而无法将痰液排出，这也是有些患者在急性加重期的恢复阶段痰液反而增多的原因。基于上述理由，临床上评估病情不能完全依赖痰量，痰液性状和颜色的改变反而更有价值。那些平时只有晨起时咳白色粘液痰的COPD患者，如果全天痰量增加，痰液颜色变为黄色或出现脓性痰等改变，则可能是支气管感染所致的急性加重。需要注意的是，黄痰并非都是脓性痰，痰中出现较多嗜酸性粒细胞聚集可能引起黄痰，炎性细胞崩解释放的过氧化物酶也可能使痰液呈黄绿色。AECOPD很少出现恶臭痰，如果出现应高度怀疑厌氧菌感染。

COPD急性加重期的患者出现喘息症状并非少见，这也说明此类患者的气道阻塞可能有一定程度的可逆性。一项调查显示，35%～70%的急性加重期患者伴有喘息，且与患者吸入支气管舒张剂的反应性呈正相关。但是支气管痉挛并非是引起喘息的惟一因素。许多患者有活动后喘息的出现，可能是由于气流通过炎症或瘢痕引起的狭窄气道所致。某些严重的COPD急性加重患者，由于强烈的腹肌收缩也可以引起喘息发作。COPD患者很少发生夜间喘息，如出现这种情况，需注意是否由哮喘或左心功能不全引起。

近30%的急性加重期患者伴有发热，但发热并非是AECOPD的主要症状，也不是评估急性加重的主要指标。但是由于COPD患者肺炎的发生率较高，且死亡率亦会因之增加，因此凡是出现发热时，应通过X线胸片排除肺炎。

COPD患者偶尔会诉及胸痛或咯血。但胸痛通常不是由于COPD本身所致。在重度吸烟人群中缺血性心脏病发生率较高，而据统计胃食管返流（GER）在COPD患者中的发生率高达40%，二者是引起胸痛的常见原因。此外胸痛亦可能与膈肌动力不足，黄嘌呤类药物的使用以及吸烟有关。如果患者突然出现胸部刺痛感，伴呼吸困难、出汗，则高度提示肺栓塞或气胸，而并非AECOPD。气胸在COPD患者中的发生率并非特别高，但一旦发生则可能由于患者呼吸储备有限而导致严重的后果。肺栓塞也可以使COPD病情恶化，特别是存在右心功能不全或肺动脉高压时。

咯血可能在COPD急性加重期发生，出血多来自感染的气道，通常表现为痰中带血，整口血痰并不常见。当出现咯血时，应考虑到肺炎、肿瘤、支气管扩张和心功能不全等情况。

最后，还应仔细评估患者的心理状况。在稳定期COPD患者中心理问题发生率较高，这可能与疾病引起的社交隔绝、慢性迁延的病程以及低氧对神经系统功能的影响等因素有关。此外，疾病加重过程中可以出现睡眠质量的降低，与异常的神经精神状况也有一定关系。急性或亚急性的精神状态改变可能提示病情的急性加重以及急性呼吸衰竭的发生，这些患者通常需要入住ICU进行治疗。

2. COPD急性加重期的体征　体格检查虽然是AECOPD病情评估的一个独立部分，但通常不作为AECOPD定义的一部分。事实上，体征只有在气流严重受限时才具有一定的敏感性和特异性，而在稳定期的COPD患者中体格检查多数并无特殊发现。

如果患者在轻微活动时即出现呼吸窘迫，则提示着患者肺功能严重受损，这些患者FEV_1通常低于预计值的50%。呼吸窘迫是由于呼气末气流受限所致，主要表现为呼吸急促、说话不连续，是病情严重的一个征象。这些患者即使在轻微活动时也必须提高呼气末肺容量（即动态过度充气）来适应机体高通气的需要，但是从能量学的角度来看这样的努力是没有任何帮助的。患者通常采用手臂随身体前倾的体位，利用与四肢和肋骨相连接的肌肉如背阔肌等来辅助呼吸运动的完成。也有一些患者采用缩唇呼气法，出现这种情况的原因并不十分清楚，但可能与呼气过程中阻塞点以下气道变形所致的气流受限有关。由此也说明阻塞点以下的气道塌陷可以增加患者呼吸困难的感觉。缩唇呼气通过增加大气道的腔内压来减轻呼气末气道塌陷所致的不适感，也可以有助于减低呼吸频率，从而减少肺的动态过度充气、改善气体交换。

检查时还应仔细评估患者的呼吸模式，一般来说呼吸频率大致与疾病的严重度成正比。稳定期 COPD 患者静息时呼吸频率为 16 次/分左右，当病情加重伴高碳酸血症时可增加至 20～25 次/分。但是呼吸频率并不是判断高碳酸血症或低氧血症的可靠体征，更不能作为动脉血气分析的替代方法。辅助呼吸肌参与呼吸运动，说明患者病情严重、呼吸功增加、膈肌功能障碍或疲劳，这些患者的 FEV_1 通常少于 1L。胸锁乳突肌在 COPD 稳定期是不做功的，一旦发现患者静息状态下胸锁乳突肌参与呼吸运动，则说明病情加重，预示患者存在急性呼吸衰竭。

在 COPD 急性加重期，有几种呼吸模式与过度通气导致的呼吸肌效率减低有一定关联。但要确切定义呼吸肌疲劳是很困难的，并且这两者之间的相关性并未得到充分证实。严重通气障碍的患者一旦出现矛盾呼吸运动或交替呼吸（respiratory alternans），则提示有急性呼吸衰竭的发生。

矛盾呼吸是指在吸气过程中上腹壁不向外膨出反而凹下的现象。COPD 急性加重期患者出现矛盾呼吸通常是由膈肌疲劳所致。严重的肺过度充气时，患者的呼吸几乎接近肺总量，此时膈肌变得平坦，吸气时膈肌收缩推动低位肋骨向内，加上肋间吸气肌群收缩时胸内压降低导致腹腔负压形成，因此吸气时腹围不增大反而缩小。此时肋间肌是惟一的功能吸气肌群，不能维持患者足够的通气，如不及时处理呼吸肌疲劳和呼吸衰竭将必然接踵而至。

交替呼吸是一种呼吸运动循环改变的征象。开始是由膈肌控制的一系列呼吸运动，吸气时腹壁向外膨出；继后肋间肌肉在呼吸运动中占据优势，吸气时胸廓扩张，腹壁的运动减弱，甚至有时与正常呼吸腹壁运动相矛盾。这种征象仅在病情急性加重或呼吸衰竭发生时发生。Hoover 征是指吸气时下外侧肋骨向内运动的征象，只有在严重的 COPD 患者中才会出现，还有一些其他因素也可以导致 Hoover 征出现，其临床意义可能与反式呼吸类似。

周围性水肿、颈静脉怒张以及肝脏肿大通常是肺心病的体征，但并非肺心病所特有。重度 COPD 患者可以出现低蛋白血症、肾功能不全或静脉血栓形成，都可以导致周围性水肿的发生。呼吸肌过度运动和动态肺过度充气均可引起胸腔内压升高，因而重度 AECOPD 患者的颈静脉压很难准确评估。膈肌下移引起的肝脏下移也可以影响对肝脏肿大程度的评估。

胸部叩诊在 AECOPD 患者中的价值不大。胸部叩诊过清音是肺过度充气的体征，但敏感性和特异性不高。叩诊鼓音时需要注意排除气胸的存在。有些医生利用叩诊来评估吸气过程中的膈肌运动，这一方法的准确性仍存争议。

胸部听诊可以给 COPD 急性加重的评估提供有价值的信息，特别是在稳定期患者发现有异常的呼吸音如哮鸣音、湿啰音以及呼吸音减低等情况常可提示病情的加重。

在自然潮式呼吸过程中闻及哮鸣音是气流受限的特异性体征，它的强度与支气管舒张的状态、气流受限的严重程度均有关。但是哮鸣音不是一个敏感性的特征，缺乏哮鸣音时仍可能存在着气流受限。

在急性加重期 COPD 患者胸部听诊常可闻及湿啰音，在稳定期患者也常有这样的体征。这些啰音在吸气时开始，持续时间少于 20ms，常在肺底部容易闻及，是由于分泌物中的气泡爆裂所致。要注意它的出现时间与充血性心衰或限制性肺疾病时的吸气末湿啰音不同。

呼吸音减低是肺气肿的常见体征，主要是由于气流受限所致。Schreur 等比较了正常肺和气肿肺在不同流速气流下肺部呼吸音的强度，发现在任何流速下正常肺和气肿肺中产生的呼吸音强度并没有显著差异，说明肺气肿患者呼吸音减低主要归因于气流受限所致。

如果在上一次呼气和下一次吸气过程中闻及持续性的呼吸音，说明有动态肺过度充气存在。Kress 等研究显示，持续的呼吸音结合呼气末胸壁的内陷对动态肺过度通气的判定有很较高的特异性（0.91），但是敏感性较差（0.72）。在使用机械通气的患者中，通过呼吸机参数能更好判断动态肺过度通气，但其临床价值仍低于这些体格检查的结果。

心脏听诊是 AECOPD 患者必要的检查。由于肺过度充气和肺部呼吸音的干扰使得心脏的听诊有一定的困难。一般来说，COPD 患者的心音在剑突下最容易闻及。心动过速和心律不齐是常见的体征，18%的急性加重期患者心率高于 100 次/分。右室奔马律或肺动脉瓣第二心音增强提示有肺动脉高压存在，而肺动脉瓣或三尖瓣杂音则提示可能存在急性或慢性右心衰竭。但是这些体征在 COPD 急性加重期的患者并不经常存在，而且仅依赖这些体征来判断肺动脉高压或右心室功能不全也并非可靠。

3. 病情严重度的评估　对 AECOPD 的严重度进行评估有几个方面的考虑。首先评估有助于临床医师判断哪些患者需要哪种治疗，并且帮助确定治疗方案的强度，也有助于预后的判断。其次，从卫生经济学的观点来看，这种评估可以有助于更加合理地分配卫生资源。再者对疾病严重度进行评估可以为各种研究提供一个标准，在新治疗方法的评价和流行病调查中这一点非常重要。

COPD 是多因素交织的临床综合表现，其特征为进行性肺功能的下降。肺功能的下降可以导致机体活动受限和临床症状的逐渐加重。导致 COPD 的急性加重的原因不同，这些不同的病因都可以引起病情加重，因此 COPD 急性加重可以表现出不同的临床症状。因此对 COPD 的急性加重尚无一个完全令人满意的定义，对疾病加重的严重程度也没有一个理想的评估方法。尽管目前对病情的加重很难给出一个确切的定义，但现有研究提示有些临床特征与 COPD 病程之间有高度的相关性。或许在临床上更需要的是一个能反映出疾病加重多样性的分类法，而不是一个孤立的定义和严重程度分级。

（1）临床病情严重程度的评估　症状加重和生理稳态改变是病情加重的关键内容。评估病情加重的症状包括咳嗽、痰量和痰液性状、呼吸困难、喘息、日常活动能力等方面。在病情加重时还可以出现其他非特异的症状，如疲倦、乏力、失眠、嗜睡和精神错乱等。一般来说，病情加重最主要的表现是呼吸运动的改变，包括呼气相延长（提示气道阻塞加重），辅助呼吸肌运动、呼吸频率和呼吸模式的改变，端坐呼吸等。肺动脉瓣第二心音增强或周围性水肿加重，提示肺心病右心功能不全加重。

对 COPD 急性加重期严重程度的评估还应该包括肺功能、动脉血气分析、血电解质的测定、全血细胞计数和胸部 X 线检查，后 3 项检查主要是为了发现是否合并有其他疾病，因为合并其他疾病可能出现类似 COPD 加重的症状或使 COPD 的病情进一步恶化。胸部 X 线表现与疾病严重度之间没有相关性。

尽管有些 COPD 患者在急性加重时出现高碳酸血症，但是高碳酸血症并非一个判断预后的良好指标。Costello 等对存在可逆性高碳酸血症的患者进行了长期研究，发现在吸空气或低流量吸氧的条件下，好转出院的患者和死亡的 AECOPD 患者住院期间 $PaCO_2$ 并没有显著差异。他们认为高碳酸血症并非是预测 COPD 生存率的指标。不过，与那些没有高碳酸血症或可逆性高碳酸血症患者相比，有不可逆高碳酸血症患者的生存时间很少超过 5 年。

气流受限的肺功能检测指标如 FEV_1 和 PEFR 等是判断 COPD 气流受限的主要参数。如果肺功能指标与平时基线水平相比有所下降也提示病情恶化。通常内科医师对肺功能的估计常常不足，并倾向于过高估计患者的 FEV_1 水平。肺功能的测定并不能可靠地预见动脉血气结果，但 $PaCO_2$ 与 FEV_1，FEV_1 占预计值的百分比之间存在着一定的相关性。通常 FEV_1＞50％预计值时患者不会发生严重的低氧血症，此类患者也不必做血气分析。而当 FEV_1＜50％预计值时则应做吸空气时的动脉血气分析，测定氧和二氧化碳分压。

由于 COPD 是一个渐进性疾病，早期防范尤为重要。应根据临床分级采用相应的治疗措施。同时应注意不少 COPD 患者在慢性咳嗽、咳痰症状数年后，方出现气流受限的自然病程。对这部分患者应尽早采取一些预防干预措施，定期进行肺功能监测，及早发现气流受限。

从对急性加重定义的讨论中可以看出，在评估病情是否加重以及加重的严重程度时，症状的评估起着重要的作用。业已知道气道炎症改变了气体交换的动态平衡，在大多数 AECOPD 中起着重要的作用。因此有许多学者认为测定炎症标志物是判断病情加重开始时间和评估其严重程度的一个方法（表 24-19）。测定炎性标志物是一种无创手段，在临床上简便易行，但是如何评价患者间或同一患者不同时间所测数值的临床意义还有待于进一步的研究。

表 24-19　COPD 急性加重的生物学标志

痰、肺泡灌洗液或组织	血清	尿液
中性粒细胞升高	中性粒细胞升高	赖氨素增加
嗜酸性粒细胞增加	嗜酸性粒细胞增加	异赖氨素增加
白三烯 B4 增加	纤维蛋白原增加	
髓过氧化物酶增加	内皮素-1 升高	
嗜酸性阳离子蛋白增加	C-反应蛋白增加	出现异味
弹性蛋白酶增加		NO 增加
SLPI 降低		
α_1-蛋白酶抑制物增加		
	细胞因子/细胞因子受体增加	
GM-CSF	GM-CSF	
TNF-α	IL-6	

（续表）

痰、肺泡灌洗液或组织	血清	尿液
IL-6	TNF-R55	
IL-8	TNF-R75	
RANTES	IL-1RⅡ	
	sFas	

（2）患者入院和入住ICU的指标　当患者病情加重伴有严重内环境紊乱或合并其他疾病时，应建议患者入院。目前国际上各种指南对患者入院治疗，入住ICU治疗有较为明确的规定（表24-20）。

表24-20　COPD患者入院和入住ICU的指标

建议指征	相关指南
入院	
症状明显加重（如休息时出现呼吸困难、日常活动受限、生活不能自理）	ATS、BTS、ERS、GOLD
门诊治疗失败	ATS、BTS、ERS、GOLD
出现新的体征（如紫绀、周围性水肿、肺心病等）	ATS、BTS、ERS、GOLD
家庭治疗管理不完善	ATS、BTS、GOLD
精神状态改变	ATS、BTS、ERS、GOLD
合并其他情况（如高龄、胸部X线异常、类固醇性肌病、压缩性骨折、长期接受镇静/止痛治疗）	ATS、BTS、GOLD
COPD病情严重（如需要LTOT等）	BTS、GOLD
pH<7.35	BTS
诊断不确定者	GOLD
出现了新的心律失常	GOLD
入住ICU	
严重的呼吸困难急诊处理效果欠佳	ATS、GOLD
精神错乱、嗜睡、昏迷或呼吸肌疲劳（出现矛盾呼吸运动）	ATS、ERS、GOLD
吸氧状态下出现持续的或进行性加重的低氧血症（PaO_2<6.7kPa或<50mmHg）；吸氧和无创正压通气（NIPPV）情况下仍存在严重的、进行性加重的高碳酸血症（$PaCO_2$>9.3kPa或>70mmHg）或呼吸性酸中毒（pH<7.30）	ATS、GOLD
需要辅助机械通气支持（ETT或NIPPV）	ATS

ATS：美国胸科学会；BTS：英国胸科学会；ERS：欧洲呼吸协会；GOLD：COPD全球倡议；
BTS：没有提供入住ICU的适应证。

（3）患者死亡危险性的评估　患者需要入院治疗说明病情严重度增加，而死亡危险性的预测因素增多则提示病情极其严重。目前针对COPD急性加重死亡风险最全面的研究是SUPPORT试验。该试验纳入的都是预计6月内死亡率为20%～80%的COPD患者。这些患者入院时都存在高碳酸血症（$PaCO_2$≥50mmHg），由于病情加重出现呼吸困难、呼吸衰竭和精神状态的改变。多因素分析发现有8个独立变量指标与患者死亡率的增高有相关性，分别是高急性生理学及慢性健康状况（APACHE）评分、高日常生活行动（ADL）积分、高龄、低BMI、低蛋白血症、低氧合指数（$PaO2/FiO_2$ 比值）、肺心病和充血性心力衰竭。

二、药物治疗

（一）支气管扩张剂

COPD的急性加重是由多种因素诱发的，这些诱发因素可以引起气道炎症、粘液分泌增多和气道痉挛，加重气流受限。气流受限加重可以引起肺过度充气，增加患者呼吸功耗，引起通气血流比例失调导致低氧血症。对于COPD患者来说，尽管支气管痉挛只是引起气流受限的一个原因，但却是一个可逆性的因素。因此，使用支气管扩张剂解除支气管痉挛是急性加重期COPD治疗的主要措施之一。临床上常用的支气管扩张剂有3类：β_2-受体激动剂、抗胆碱能类药物和茶碱制剂。

1. β_2-受体激动剂

（1）β_2-受体激动剂的作用机制

① 肺内 β_2--受体的分布和功能　肾上腺素能受体分为α、β-两个亚型，根据β-受体激动剂在组织选择性和生理学效应范围的不同将β受体再分为 β_1 和 β_2 两种。在人类气道和肺组织中 β_2 受体分布十分广泛。气道平滑肌中所有的β受体几乎均为 β_2 受体，其效应主要为舒张支气管、促进纤毛运动；终末气道和肺泡则有 β_1 和 β_2 受体混合分布。此外上皮和粘膜腺体亦含有 β_2 受体，在调控粘液分泌方面发挥重要作用。肺内β受体的分布和功能见表24-21。

表24-21　肺内β-肾上腺素能受体的分布及其效应

效应细胞	β-受体	
	效应（功能）	β-受体亚型
气道平滑肌	舒张	β_2
血管平滑肌	舒张	β_2
粘膜下腺体	增加粘液分泌	β_1
杯状细胞	促进粘液分泌，增加粘液中粘蛋白含量	β_1、β_2
上皮细胞	促进离子和液体的运送	β_2
纤毛上皮细胞	增强纤毛运动，加速粘液运送速度	β_2
Clara细胞	增加分泌	β_2
胆碱能神经	调节神经递质释放（抑制）	β_2
肺泡Ⅱ型细胞	增加肺泡表面活性物质的分泌	β_2
血管内皮细胞	降低通透性	β_2
肥大细胞	抑制过敏介质分泌	β_2
嗜酸性细胞	作用不明确	β_2
淋巴细胞	抑制淋巴细胞增值、淋巴因子产生、淋巴因子受体的表达等	β_1、β_2

②β-受体激动剂的作用及其机制　舒张支气管作用　β-受体激动剂通过激动气道平滑肌细胞膜上的β受体而引起气道平滑肌松弛。研究表明，cAMP能调节细胞收缩的许多重要环节。气道平滑肌对组胺和乙酰胆碱的反应，目前认为是由于细胞内Ca^{2+}增加所致，即细胞内第二信使1，4，5-三磷酸肌醇与肌浆网中特异性受体结合的结果。β_2-受体激动剂舒张支气管平滑肌的机制在于其能激活气道平滑肌细胞内的腺苷环化酶，使胞内cAMP含量增加，蛋白激酶A活化，从而抑制肌浆球蛋白的磷酸化，导致细胞内Ca^{2+}浓度下降，使气道平滑肌松弛。

抗炎作用　β-受体激动剂还能抑制肥大细胞、嗜酸性粒细胞脱颗粒，使炎症介质如组胺、白三烯（LTs）、前列腺素（PGs）及血小板活化因子（PAF）等释放减少，以及通过副交感神经突触前膜上存在的β_2-受体，抑制胆碱能神经递质乙酰胆碱的释放，从而松弛气道平滑肌。但这些结果是从体外实验中获得的，是否具有临床意义还不是很清楚。

对纤毛清除功能的作用　对实验动物、健康志愿者以及慢性支气管炎患者进行的研究中发现沙丁胺醇、特布他林具有促进支气管粘液分泌、增加纤毛摆动频率和运送速率的作用。福莫特罗有明显增强纤毛运动的功能。

镇咳作用　丙卡特罗有明显镇咳作用，对不同原因引起的急性和慢性咳嗽均有明显效果。对健康志愿者用生理盐水诱发的咳嗽，沙丁胺醇具有明显的抑制作用。但是其他β-受体激动剂却未发现有此作用。

对于稳定期COPD患者，使用β_2-受体激动剂扩张支气管，可以减少动态肺过度充气、提高运动耐力和生活质量。但是目前并没有随机对照的临床研究观察β_2-受体激动剂单独应用于COPD急性加重的治疗效应。大多数的试验只是观察β_2-受体激动剂与抗胆碱能类药物之间的比较。研究表明COPD患者应用β_2-受体激动剂可以改善临床症状，轻度提高FEV_1和FVC。尽管对于COPD患者来说，使用β_2-受体激动剂产生的支气管舒张效应不如哮喘患者明显，但β_2-受体激动剂仍是临床上缓解急性症状的一线药物。

(2) 常用的β-受体激动剂　常用β-受体激动剂可分为非选择性β-受体激动剂和选择性β_2-受体激动剂两类。选择性β_2-受体激动剂又可根据其作用时间的长短分为短效和长效制剂。

非选择性β-受体激动剂如肾上腺素（epinephrine）、异丙肾上腺素（isoproteremol；isoprenaline）和麻黄素是以往治疗哮喘的主要药物，由于其具有兴奋β_1受体的作用，可产生一系列心血管系统的副作用。且这些制剂作用时间短，使用剂量大，近年来已逐渐被选择性β_2-受体激动剂所取代。

选择性β_2-受体激动剂目前已普遍应用于临床（见表24-22）。短效制剂如沙丁胺醇和特布他林可以口服或吸入给药，一次给药可以维持4～5小时，临时使用可以缓解急性症状。长效制剂如沙美特罗和福莫特罗吸入，其药效可维持10～12小时，主要用于预防发作。β_2-受体激动剂的支气管舒张作用与给药剂量的大小和间隔时间的长短密切相关。下面将各种β_2-受体激动剂的作用特点比较于表，供参考（见表24-23）。

表 24-22 临床上常用的 β_2-受体激动剂

药名	商品名	给药途径	成人每次剂量		对受体的作用			药效维持时间（h）
			吸入（μg）	口服（mg）	α	β_1	β_2	
沙丁胺醇 (Salbutamol)	喘乐宁	吸入	100～200		—	+	+++	4～5
	舒喘宁		2～4					
特布他林 (Terbutaline)	博利康尼	口服		2.5	-	+	+++	4～6
	喘康速	吸入	100～200					
氯丙那林 (Clorprenaline)	氯喘	吸入 口服	500	5～10	±	++	+++	4～5
奥西那林 (Orciprenaline)		吸入 口服	500	10～20	-	++	+++	4～5
非诺特罗 (Fenoterol)		吸入 口服	200～400	2.5	-	+	+++	4～6
利米特罗 (Rimiterol)		吸入 口服	200～400	4～8	-	+	+++	4～5
克仑特罗 (Clenbuterol)	安喘素	吸入 口服	5～10	20～40	-	±～+	+++	4～6
	咳喘素							
妥洛特罗 (Tulobuterol)	息克平	口服		0.5	-	±～+	+++	10
丙卡特罗 (Procaterol)	美普清	口服		0.025～0.05	-	±～+	+++	10～12
沙美特罗 (Salmeterol)	施立稳	吸入	50～100		-	±～+	+++	12
福莫特罗 (formoterol)		吸入	4.5～9		-	±～+	+++	12

表 24-23 短效和长效 β_2-受体激动剂作用的比较

作用特点	长效	短效
支气管舒张作用		
起效时间	<10～20 分钟	<10 分钟
峰值时间	2～4 小时	0.5～1.5 小时
维持时间	>12 小时	4～8 小时
抑制下列因素所致的支气管收缩		
	+++	++

（续表）

作用特点	长效	短效
过敏原引起的速发反应	+++	±
气道炎症引起的迟发反应	+++	-
气道高反应性	>12小时	<4～6小时
运动、过度通气、冷空气	>12～24小时	<4～6小时
乙酰甲胆碱		
减少峰流速的昼夜波动率	+++	+
减轻症状		
白天	+++	++
夜间	+++	+

①短效 β_2-受体激动剂

短效 β_2-受体激动剂一般数分钟内起效，10～30分钟达作用高峰，作用时间维持4～6小时。不同制剂的起效时间和对 β_1-受体的选择性有所不同。β_2-受体激动剂可以全身给药或吸入，全身给药方法包括口服、皮下注射。全身给药有很多副作用，所以一般只用于不能吸入给药的患者使用。

表24-24　常用的吸入短效 β_2-受体激动剂

药物	单剂剂量	达峰时间（min）	作用时间（h）	β-受体选择性
沙丁胺醇（salbutamol）	25微克/喷（MDI）* 1.5mg（雾化）	30～90	3～6	β_2>>β_1
特布他林（terbutaline）	5～10 mg（雾化）	15～60	4～7	β_2>>β_1
非诺特罗（fenoterol）	100～200微克/喷（MDI） 0.5～2.5 mg（雾化）	30～60	6～8	β_2>β_1
吡布特罗（pirbuterol）	200微克/喷（MDI）*	30～60	3～5	β_2>>β_1
奥西那林（mataproterenol）	650微克/喷（MDI）*	60～90	3～6	β_2>β_1

*MDI：定量型喷雾器

常用的短效 β_2-受体激动剂主要有以下制剂（表24-24）。

沙丁胺醇（salbutamol）　为第一个具有高度选择性的 β_2-受体激动剂，经口服、气雾吸入或静脉滴注后，具有明显的支气管扩张作用。一般以吸入给药，可迅速缓解哮喘急性症状，吸入后5分钟起效，10～15分钟后出现最大效应，作用维持时间4～5小时。气雾剂含0.2%沙丁胺醇，每次吸入100～200ug，每天3～4次。口服后15分钟起效，1～3小时呈现最大疗效，作用维持4～6小时，口服常用剂量每次2～4mg，每天3～4次。静脉注射每次

0.4mg，用5%葡萄糖注射液20ml稀释后缓慢静脉注射；或0.4mg用5%葡萄糖注射液100ml稀释后缓慢静滴。但是静脉使用时肌肉震颤和代谢紊乱较为常见，临床应用较少。

特布他林（terbutaline） 其支气管扩张作用较沙丁胺醇稍弱，口服本品5mg的疗效与沙丁胺醇4mg相当；气雾吸入0.5mg与沙丁胺醇0.25mg相当；静脉注射500μg与沙丁胺醇250μg作用相当。本品可以多种途径给药。气雾吸入后5～15分钟起效，0.5～1小时达最大作用，维持4小时，一般每次吸入0.25～0.5mg，每天3～4次；口服每次2.5～5mg，每天3次，口服后30分钟起效，2～4小时达最大效应，维持4～7小时。对于急性发作的患者，采用皮下注射可迅速控制症状，不良反应较肾上腺素为少，每次成人0.25mg或儿童5μg/kg，可代替肾上腺素皮下注射。

克仑特罗（clenbuterol） 强效选择性β_2-受体激动剂，其松弛支气管平滑肌的作用强而持久，约为沙丁胺醇的100倍，并具有增强纤毛运动的作用。可以雾化吸入、口服、注射或直肠内给药。气雾吸入后5分钟起效，作用维持2～4小时，每次吸入10～20μg，每天3～4次。口服20～40μg，每天3～4次，口服后10～20分钟起效，2～3小时达最大作用，维持6小时以上。直肠给药维持时间更长，可达24小时，每次60μg睡前使用。

丙特卡罗（procaterol） 支气管扩张作用强度和维持时间均明显优于沙丁胺醇。不仅可抑制速发型的气流阻力增加，也可抑制迟发型气道高反应性，且具有明显的镇咳作用和抗过敏作用。口服后30分钟起效，2小时达最大效应，维持8～12小时。一般口服每次25～50μg，每天2次。

氯丙那林（clorprenaline） 对β_2-受体的选择性低于沙丁胺醇，对心脏的兴奋作用较弱。可以气雾吸入或口服，气雾吸入5分钟起效，1～2mg，每天3～4次；口服后15～30分钟起效，1小时达最大作用，维持4～6小时，每次5～10mg，每天3～4次。

其他 其余还有非诺特罗（fenoterol）、奥西那林（orciprenaline）、妥洛特罗（tulobuterol）、利米特罗（rimiterol）、比托特洛（bitolterol）、海索那林（hexoprenaline）、瑞普特罗（reproterol）、吡布特罗（pirbuterol）、芬司匹利（penspireide）等β_2-受体激动剂可供临床使用。溴沙特罗（broxaterol）是近年研发的新的β_2-受体激动剂，可吸入或注射给药，用于哮喘和COPD的治疗。

② 常用的长效β_2-受体激动剂

沙美特罗（salmeterol） 是沙丁胺醇的衍生物，带有10个碳的长侧链，该长链可与β_2-受体的外位点（exo-site）结合，使之不易被解离而发挥长效作用。除具有明显的支气管扩张作用外，尚具有明显的抗炎作用和降低血管通透性作用，可抑制组胺诱导的血浆外渗、炎症细胞浸润，亦可明显抑制抗原介导的肺组织释放组胺、前列腺素D_2（PGD_2）和LTC_4、D_4、E_4；对脂多糖或血小板激活因子（PAF）介导的豚鼠肺组织中性粒细胞聚集和嗜酸性粒细胞增多具有显著的抑制作用。本品对夜间症状的控制较好，其疗效高于缓释茶碱（300mg）与酮替芬（1mg）合用。该药对COPD患者的支气管有明显的扩张作用，临床研究表明，沙美特罗可明显改善COPD患者的肺功能、FEV_1和最大呼气流速。但由于起效慢，因此在急性加重期使用时需要联合其他短效支气管扩张剂，病情缓解后可应用于COPD的长期维持治疗。每天吸入100ug，每天2次。目前沙美特罗和氟替卡松的联合制剂舒利迭已在临床上广泛应用。

福莫特罗（formoterol）　是一种新型的长效选择性β_2-受体激动剂。其扩张支气管的作用长而持久，雾化吸入可产生剂量依赖性的FEV_1、FVC和呼气峰流速（PEF）的增加，而且具有明显的抗炎作用。主要用于慢性哮喘和COPD的维持治疗以及急性发作的预防，尤其适用于有明显夜间症状的患者。气雾吸入后2分钟起效，2小时达最大效果，作用时间维持12小时左右。富马酸福莫特罗（商品名奥克斯都保）每次4.5～9μg，每天1～2次，每天最大吸入剂量不超过36μg。

（3）不良反应　β_2-受体激动的心血管效应是β_1-、β_2-受体直接兴奋的综合作用以及随后由β-受体介导的代偿性血管扩张效应共同作用的结果。尽管心输出量代偿性增加，β-受体激动剂仍可引起外周血管阻力下降和血压降低。应用选择性β_2-受体激动剂时，心率增加一般较为少见，但其发生与否取决于给药途径、病情严重程度和其他药物联合应用的情况。β_2-受体激动剂吸入给药时心动过速一般不常见，但当大剂量吸入仍可发生，全身给药时则较常见。β_2-受体激动剂对肺动脉高压患者有扩张肺血管的作用，可轻度降低肺动脉压。

有研究观察到，使用奥西那林的患者用药后曾出现PaO_2的降低，90min后恢复正常。应用β-受体激动剂后PaO_2可发生波动，其反应取决于两种β-受体的综合效应。β-受体激动剂引起心输出量增加和混合静脉血PaO_2升高的效果，可导致PaO_2升高；但由于肺血管扩张引起通气不良区域的灌注增加，又可使PaO_2降低，然而这种PaO_2下降的幅度一般较小，约0.5kPa（3～4mmHg）。PaO_2增高常见于大剂量β-受体激动剂吸入或静脉给药后，这时心输出量增加的效应占主导地位。

总的来说，β_2-受体激动剂不良反应较少，主要有：①肌肉震颤，常见于四肢及面部肌肉，为骨骼肌慢收缩纤维的β_2-受体兴奋，使之收缩加快而干扰慢性收缩纤维的融合所致。②心脏反应，主要为窦性心动过速，很少出现心律失常，亦未见中毒致死的报道。③代谢紊乱，β_2-受体激动剂可以促进钾向骨骼肌细胞内转移因而可以导致低钾血症，严重者可以导致心律失常。一般在治疗剂量下极少发生，有剂量依赖性，常规剂量应用时血钾下降幅度不大，约0.4～0.9mmol/L；亦可促进糖原异生而引起血糖升高，对糖尿病患者有可能诱发酮症酸中毒。治疗剂量的β_2-受体激动剂很少引起血中胰岛素和游离脂肪酸的增加。④头痛、恶心。⑤长期用药可形成耐受性，致使疗效降低，甚至引起哮喘加重，可能与β受体下调有关。对甲状腺功能亢进、心律失常、心功能不全及糖尿病患者应慎用。

2. 抗胆碱能类药物　抗胆碱能类药物很早就应用于哮喘患者的治疗。阿托品等传统的抗胆碱能药物对M受体作用缺乏选择性，虽然可以阻断支气管平滑肌上的M3受体而舒张支气管，但具有负反馈调节的M2受体亦同时被阻断，故不但可削弱支气管舒张效应，偶尔还可出现反常的反射性支气管收缩。因此这一类抗胆碱能制剂逐渐被拟交感药物特别是β_2-肾上腺素激动剂所取代。

异丙托溴铵为水溶性季胺化合物，对支气管平滑肌M受体有较高的选择性，它的问世重新激起了人们对抗胆碱能药物治疗哮喘的兴趣。现在异丙托溴铵和其他抗胆碱能药物如溴化氧托品、噻托溴胺已广泛应用于COPD的治疗。

（1）抗胆碱能药物的作用及机制　对于稳定期COPD患者，抗胆碱能药物可以缓解呼吸困难、增加运动耐力、改善气血交换，但并不能影响患者的自然病程。单独使用抗胆碱能药物治疗COPD急性加重的临床试验很少。Rebuck等研究显示，使用异丙托溴铵

45～90 分钟后 FEV_1 显著提高。Karpel 等观察到使用异丙托溴铵吸入后 FEV_1 增加 25%、FVC 增加 22%。大多数研究证实异丙托溴铵在 COPD 急性加重期患者中可以产生确切的支气管扩张效应。

研究表明 M 受体至少具有 5 种亚型，其中 3 种与呼吸系统密切相关。M1 受体属于哌仑西平敏感性受体，在肺内存在于粘膜下腺体和肺泡壁，但不分布于平滑肌。M2 受体作为自身受体分布于胆碱能神经末梢突触前膜上，对胆碱能神经递质 Ach 的释放起“负反馈”调节作用。M3 受体存在于人类大小气道的平滑肌和粘膜下腺体，激活后可引起支气管收缩和粘液腺分泌。神经受体学说认为支气管粘膜上皮细胞和粘膜下存在着与迷走神经直接联系的感受器，各种理化刺激可通过兴奋感受器，使迷走神经兴奋，从而分泌 Ach 作用于气道平滑肌细胞表面的 M3 受体，活化鸟苷酸环化酶（GC），使三磷酸鸟苷（GTP）转化为环磷酸鸟苷（cGMP），导致肥大细胞释放各种炎症介质。抗胆碱能药物通过阻断气道平滑肌上的 M3 受体，抑制细胞内 cGMP 的合成，降低迷走神经张力，使支气管舒张和气道分泌物减少。因为肥大细胞表明亦有 M 受体分布，故抗胆碱能药物也能通过降低细胞内 cGMP 途径，提高 cAMP/ cGMP 比值，抑制肥大细胞释放介质，从而获得平喘效果。

（2）目前临床上常用的抗胆碱能类药物　目前临床上常用的抗胆碱能类药物多为阿托品的溴化季胺盐吸入制剂，由于是水溶性的季胺类化合物，很少通过生物膜，不易被吸收，全身性及心血管的副反应极少，局部应用非常安全。患者对该类药物无减敏或耐药现象，长期用药仍能保持敏感性。虽然其起效较 β_2-受体激动剂稍缓，但具有维持时间较长、剂量小、副反应少、平喘效果强等优点，且与 β_2-受体激动剂和茶碱类药物联合应用能发挥相加的作用，达到最佳的支气管舒张效应，因此抗胆碱能类药物已成为治疗 COPD 和哮喘的主要药物之一（见表 24-25）。

表 24-25　常用吸入的抗胆碱能类药物作用的比较

药物	剂量（μg）	起效时间（min）	高峰时间（min）	持续时间（h）
硫酸阿托品	25～75	15～30	30～170	3～5
异丙托溴铵	40～80	3～30	90～120	3～8
溴化氧托品	0.5	15～30	90～180	8～10
溴化环扁吡酯	4.4	15～30	30～45	2～8

① 异丙托溴铵（ipratropium bromide）为阿托品的异丙基衍生物，主要阻断 M3 胆碱受体，抑制胆碱能神经对支气管平滑肌的控制，产生支气管舒张作用。但对 M1、M2 和 M3 受体无选择性作用。本品口服不易吸收，一般采用气雾吸入，5 分钟起效，30～60 分钟达最大作用，维持 4～6 小时，气雾吸入每次 40～80μg，每天 4 次。异丙托溴铵与沙丁胺醇的复合制剂可必特（combivent），每次 2 喷，每天 3 次。

② 溴化氧托品（oxitropium bromide）为东莨菪碱衍生物，对 M1、M2 和 M3 受体无选择性作用。具有较强的支气管平滑肌松弛作用，本品 100μg 的作用与 40μg 异丙托溴铵相当，但作用时间维持更长，可达 8 小时。本品口服不易吸收，一般采用雾化吸入，每次 100μg，每天 3 次。

③噻托溴胺（tiotropium）为一种新型长效抗胆碱能药物，属于选择性M3受体拮抗剂。与异丙托溴铵相比，其支气管舒张作用更强，维持时间更长。一次吸入后作用可维持15～35小时。气雾吸入每次10～20μg，每天1～2次。

(3) 抗胆碱能药物吸入的副作用　因气道粘膜对该类药物吸收较少，故一般不会引起全身副作用，不会改变心率和心输出量，对尿流量和膀胱内压亦无影响。仅少数病人出现口干、咽部刺激感、恶心和咳嗽。如使用不当，气雾剂进入眼内可引起轻度可逆性眼调节障碍。对阿托品类药物过敏者应避免使用，青光眼和前列腺肥大患者宜慎用。异丙托溴铵具有适度调节腺体分泌，不影响粘液粘稠度，亦不抑制纤毛运动，故不会引起排痰困难，不影响气道清除功能，长期用药未见明显不良反应。

3. 茶碱类药物

茶碱在哮喘的治疗中亦有50多年的历史，至今在有些国家和地区仍将茶碱作为一线平喘药物用于临床。但是由于对其疗效和副效应的争议，一些发达国家已将其作为第3线平喘药。近年来研究发现小剂量的茶碱具有抗炎和免疫调节作用，再次引起了人们对茶碱药物的兴趣。茶碱类药物的药理作用极为广泛，除舒张支气管平滑肌外，尚有兴奋呼吸中枢、增加膈肌收缩力、强心利尿和降低肺血管张力及减少肺血管渗出的作用。此外研究表明茶碱还具有气道抗炎作用、免疫调节作用和支气管保护作用。

(1) 茶碱类药物的作用及机制

①支气管舒张作用　研究表明，茶碱具有舒张支气管的作用，但其作用机制尚未完全阐明，一般认为通过多个环节的作用而产生支气管舒张。a. 抑制磷酸二酯酶（PDE）传统认为茶碱平喘的作用机制在于它能抑制PDE，减少细胞内cAMP分解，从而增高细胞内cAMP浓度，使支气管平滑肌松弛。但该作用需要其血浆浓度在＞10mg/L以上时才能表现出来，常规剂量的氨茶碱最多只能使组织内20％的PDE活性受到抑制。b. 刺激内源性儿茶酚胺的释放　应用茶碱后血中肾上腺素、去甲肾上腺素、血糖、游离脂肪酸、胰岛素均呈剂量依赖性的增高。尽管茶碱可促进肾上腺素髓质分泌肾上腺素，但血浆浓度的增加很低，不能完全解释其支气管扩张效应。c. 拮抗腺苷作用　近年发现治疗浓度的茶碱是有效的腺苷受体抑制剂。丙基黄嘌呤扩张支气管的作用比茶碱强，但在治疗剂量对腺苷受体并无抑制作用，说明对腺苷的拮抗作用并非是茶碱扩张支气管的重要机制。茶碱的一些副作用如刺激中枢神经、心律失常和利尿效应则与其腺苷拮抗作用有关。d. 对Ca^{2+}的调节　茶碱抑制细胞内Ca^{2+}的释放和Ca^{2+}在平滑肌细胞内的重新分布，可能与气道平滑肌舒张有关，但有关的证据较少。e. 其他　茶碱还有抑制前列腺素、抑制肥大细胞释放介质以及增强β-受体激动剂活性等作用，一些研究还提示茶碱引起cAMP增加可介导电导钾通道开放。

② 茶碱的抗炎效应　在体外，茶碱对多种炎症细胞具有抑制作用。包括T淋巴细胞、嗜酸性粒细胞、肥大细胞和巨噬细胞等的活化；抑制T淋巴细胞（CD4和CD8）自外周血循环向气道内转移；干扰肿瘤坏死因子-α（TNF-α）的活性，抑制由TNF-α诱发的气道高反应性，以及诱发人外周血B细胞的凋亡。治疗剂量的茶碱可抑制人中性粒细胞氧化代谢产物的生成，且茶碱可增加异丙肾上腺素的抑制作用。茶碱可抑制外周血单核细胞和肺泡巨噬细胞释放活性氧，可显著抑制过敏原刺激所致的哮喘患者气

道粘膜中嗜酸性粒细胞数增加，亦可抑制过敏原所致的外周血 $CD4^+$ 和 $CD8^+$ 淋巴细胞的增加。对大剂量吸入皮质激素或口服激素的慢性哮喘患者，茶碱可以改善其夜间峰流速和夜间症状。

（2）茶碱的药代动力学　茶碱吸收后迅速分布全身，血药浓度达峰时间为 60～120 分钟，注射后 1 小时血浆和组织间的浓度则达到平衡，其生物利用度为 75%～80%。茶碱的半衰期个体差异很大，平均为 4～12 小时，充血性心衰患者半衰期明显延长（最长可达 23 小时）。由于茶碱具有相对恒定的分布容积，所以不同的血浆浓度则可反映茶碱清除率的差异。茶碱绝大部分经肝脏生物转化后于体内清除，仅 10%～15%以原形排出体外，故肾功能减退时几乎无需调整剂量。血浆茶碱水平主要取决于清除率，因此临床应用时必须了解影响茶碱清除率的有关因素（表 24-26）。

表 24-26　影响茶碱清除率的有关因素

清除率增高	清除率降低
年龄 1～16 岁	肝硬化
吸烟	COPD、低氧血症、高碳酸血症
低碳水化合物、高蛋白饮食	心、肾功能不全
诱导酶药物	病毒感染
苯妥英钠	老年或新生儿
利福平	肥胖
异烟肼	高碳水化合物、低蛋白饮食
苯巴比妥	抑制酶药物
卡马西平	大环内酯类抗生素
七烯抗霉菌药	喹诺酮类药物
	甲氰咪胍
	心得安
	口服避孕药

（3）常用茶碱制剂　临床上茶碱制剂很多，大体可分为无水化合物和盐类两种。常用的作为支气管扩张剂的主要盐类制剂有氨茶碱和胆茶碱两种。氨茶碱是惟一可用于静脉注射的制剂，肌肉注射因其强烈的刺激性而难以推广。口服氨茶碱和胆茶碱制剂的合成，目的在于改善盐类的水溶性，以提高口服后茶碱的吸收量。

复方茶碱制剂应用于临床者品种较多，大多为茶碱或其衍生物与巴比妥类药物配伍而成，由于巴比妥类药物具有呼吸抑制和镇静作用，可掩盖呼吸功能代偿失调的表现，一般认为是不可取的。

近年来开发的茶碱缓释片如舒弗美、控释片如葆乐辉，可以保持血药浓度平稳的维持在 10～20μg/ml 范围内，既可避免一般茶碱制剂口服后高峰浓度所致的毒副反应，又可克服其谷浓度时疗效下降的缺点。该类制剂生物利用度高达 100%，每天只需服药 1～2 次，对胃粘膜刺激性小，病人易于接受。

目前临床上应用的茶碱，可分为以下4类。

①茶碱与不同盐或碱基的结合物　如氨茶碱与胆茶碱。

氨茶碱（aminophylline）　为茶碱与乙二胺形成的复盐药物，其水溶性比茶碱高20倍。可口服或静脉给药。本品局部刺激性较大，口服后易引起胃肠道反应，部分患者不能耐受，故宜在饭后服用或选用肠溶片剂。口服效果较静脉滴注为差，但是静脉滴注时药物浓度不宜太高，注射速度不能过快，以免发生严重不良反应甚至死亡。一般口服100～200mg，每天3～4次；静脉滴注一般选择0.25g，以5%葡萄糖注射液250～500ml稀释后滴注，每天1～2次。

对于严重的COPD急性加重期患者，静脉茶碱的使用为：负荷量5～6mg/kg给药30分钟以上，维持剂量0.5mg/（kg·h）。老年人的维持剂量应0.3mg/（kg·h），充血性心衰、肺心病者为0.2mg/（kg·h）。长期使用口服茶碱制剂的患者，可以不再使用负荷量给药以避免发生毒性反应。

胆茶碱（choline theophylline）　为茶碱与胆碱形成的复盐制剂。本品对胃肠道刺激较小，口服后迅速起效，3小时达到最大作用，一般每次0.2g，每天3次。

②茶碱N-7位以不同基团取代的衍生物　这类药物的水溶性增加，但半衰期缩短，作用强度不如茶碱，一般用于对茶碱或氨茶碱不能耐受的患者。

二羟丙茶碱（diprophylline）　为茶碱的N-7位连接二羟甲基的衍生物。作用与氨茶碱相似，但较弱。口服对胃肠道刺激性小，患者易于耐受。口服后1～3小时达最大作用，一般每次口服0.2g，每天2～3次。

羟丙茶碱（proxyphylline）　为茶碱N-7位连接羟丙基的衍生物。其特点与二羟丙茶碱相似，但生物利用度高，半衰期长。口服每次0.1～0.3g，每天2～3次；肌注或静脉注射，每次0.2g，静脉注射时用葡萄糖注射液稀释。

多索茶碱（doxofylline）　为茶碱的N-7位连接1，3-二氧环戊基-2-甲基的衍生物。其支气管扩张作用为氨茶碱的10～15倍，作用时间较长，具有镇咳作用，但无腺苷拮抗作用，因而没有茶碱的中枢和胃肠道不良反应，亦无药物依赖性，一般口服每次400mg，每天2次。

③ 恩丙茶碱（enprophylline）　为一种3-丙基取代茶碱的3-甲基而新开发的黄嘌呤衍生物。其支气管扩张作用为茶碱的5倍，且无抑制腺苷受体、利尿以及中枢兴奋等作用，较茶碱安全，但半衰期较茶碱为短，为达到稳态血药浓度需频繁给药。一般口服每次3.5mg/kg，每天2次。

④ 茶碱缓释剂或控释剂　单纯的茶碱制剂吸收迅速，产生血药浓度的明显波动、短暂的支气管扩张作用和较多的不良反应。茶碱缓释剂或控释剂则可提供较为稳定的血药浓度。

茶碱缓释剂　茶喘平（theovent）　为无水茶碱缓释胶囊，口服每次250～500mg，每天2次；舒弗美　为茶碱缓释片，口服每次100～200mg，每天2次。

茶碱控释片　葆乐辉（protheo）为无水茶碱控释片，具有独特的序放核结构，可稳定地释放茶碱，口服吸收完全，不受食物的影响。口服每次400mg，每天1次；或每次200mg，每天1～2次。

(4) 茶碱的不良反应和血药浓度监测　茶碱的支气管舒张效应及毒副作用与其血药浓度密切相关，一般认为较理想的血药浓度为10～20μg/ml，少数人只需要＞5 μg/ml即可生效，血药浓度＞15μg/ml时则可出现毒副反应，当＞25 μg/ml时为中毒浓度。茶碱的不良反应有胃肠道不适、头痛、心悸、神经兴奋性增加、心律失常，严重者出现抽搐和昏迷。因茶碱有效血药浓度的高限与发生毒副反应的浓度十分接近，不同病期、病情程度不同的患者，其有效剂量亦存在很大的差异，且临床上常常同时有改变茶碱清除率的影响因素存在，因此临床用药时有一定困难。近年来开展了定期对应用茶碱的患者急性血药浓度监测，为临床上合理应用茶碱提供了良好的途径。一般于静脉给药后36小时和口服1～2周后则应开始。危重患者必要时每天或间日监测一次，门诊病人每周复诊时监测一次，根据监测结果和临床病情需要适当调整茶碱用量，使患者的血浆茶碱水平控制在有效治疗的安全范围之内。

(二) 糖皮质激素

过去20年中，COPD急性加重时使全身性激素被认为是一个重要的有效治疗措施。很多医师逐渐认为使用激素是COPD急性加重期门诊或住院治疗的标准方案。为了缓解部分被认为是“激素依赖”患者的临床症状，防止病情反复发作，医生常给予吸入激素或全身使用小剂量激素。

然而目前大多数临床研究并没有提供确凿的证据支持激素治疗COPD的有效性，同时激素的多种不良反应也是必须考虑的因素。然而由于激素在哮喘治疗中所取得的成功，使得医生轻率地将这种治疗模式从哮喘照搬到COPD中。其中一个原因部分在于在老年患者很难准确地将哮喘和COPD区分开来。COPD患者有时可以出现一些哮喘的特定征象，如喘息、气道高反应、痰或血液中查见嗜酸性粒细胞。而那些早年曾患有哮喘的患者继续发展其临床症状也很难与COPD区分。

迄今已进行了大量的临床试验以验证激素用于COPD急性加重期治疗的有效性以及如何在临床实践中正确应用。尽管并非所有的问题都找到了答案，但这些研究已提供了很多有价值的信息。

气道炎症在COPD急性加重时非常显著。研究报道，COPD急性加重患者痰液中细胞总数特别是是淋巴细胞和嗜酸性粒细胞增高；痰液中IL-6水平显著增高，且痰液中高细胞因子（IL-6、IL-8）水平与COPD频繁恶化有明显相关性。与那些很少出现急性加重的COPD患者相比，频繁加重的COPD患者痰液中分泌型蛋白酶抑制剂水平也较低。

在COPD稳定期和加重期激素抑制炎症的作用机制涉及到复杂的细胞和生物学过程，对此尚了解不多。就已知的效应中，全身激素的使用可以使循环中的淋巴细胞、嗜酸性粒细胞、嗜碱性粒细胞减少，也可以使哮喘患者肺内粘膜上皮的肥大细胞减少。激素可以抑制MIP-1α、MCP-1、ICAM-1、E-选择素、IL-1、IL-2、IL-3、IL-4、IL-5、IL-6、IL-8、IL-11、IL-12、IL-13和TNF-α的表达和释放。激素的其他抗炎活性包括增加白介素受体抑制物和脂皮质素-1（磷脂酶A_2抑制剂）的基因转录，以及抑制血小板激活因子（PAF）和NO合酶的活性。除了通常认为的抗炎活性外，激素还可以对气道产生其他有益的效应，如增加β-肾上腺素能受体的转录后调节，抑制支气管收缩物质内皮素-1的产生。此外，激素还能减少气道粘液分泌，减少微血管渗漏。

表 24-27　COPD 治疗中常用的糖皮质激素

	皮质激素	相当剂量 (mg)	抗炎活性	潴钠作用	血浆半衰期 (h)	下丘脑-垂体-肾上腺皮质轴 (HPA)* 抑制作用 (d)
短效	氢化可的松	20	1.0	1.0	1.5	0.25～1.50
中效	泼尼松	5	4.0	0.3	1.0	1.25～1.50
	泼尼松龙	5	4.0	0.3	3.5	1.25～1.50
长效	甲基泼尼松龙	4	5.0	0	3.5	1.25～1.50
	地塞米松	0.75	30.0	0	6.0	2.75
吸入	二丙酸倍氯米松	1	300.0	0	-	-
	布地耐德	1	600.0	0	-	-

* HPA：下丘脑-垂体-肾上腺皮质轴

1. 激素的全身应用　全身激素越来越普遍地用于 COPD 急性加重期的治疗，但对于其临床疗效目前尚有一些争议。目前认为，全身使用糖皮质激素对 COPD 急性加重期治疗有益，能够加快病情缓解，改善肺功能（FEV_1）和低氧血症，降低短期内复发和治疗失败的风险，缩短住院日。如果患者的基础 FEV_1＜50％预计值，除支气管扩张剂外可考虑加用糖皮质激素，推荐口服泼尼松龙每日 40mg，用 7-10 天。最近有临床研究显示，COPD 急性加重期患者静脉注射甲基强泼尼松龙后，某些临床指标如生活质量评估等有明显改善，还可以降低治疗失败率、缩短住院时间，但是对肺功能指标和死亡率没有影响。虽然目前大约 15％的进展期 COPD 患者将口服激素作为常规治疗方案，但是没有多少公开发表的证据支持 COPD 的口服激素治疗，口服激素对 COPD 急性加重的间期和频率均无明显影响，且没有观察到口服激素有比吸入激素更好的临床效应。

从这些临床研究中得出的主要经验是，在 COPD 急性加重的治疗中，全身激素使用对促进病情恢复有一定效果。对于 COPD 急性加重的住院患者，使用短期激素治疗（不超过 14 天）可以缩短住院时间 1～2 天。COPD 急性加重的门诊患者接受泼尼松治疗也可以有类似效应。合理地短期使用糖皮质激素，其严重副反应发生率可以降低到能接受的水平。当患者接受全身糖皮质激素治疗时，应监测高血糖、机会感染、肌病和精神障碍等不良反应。

关于全身糖皮质激素治疗 COPD 急性加重还存在一些应用上的问题，如最佳的初始剂量，最优的给药方式等，要回答这些问题还需要进行更多的研究。一个研究认为小剂量口服泼尼松（30mg/d）可以取得较好疗效，而在另一个研究中却显示大剂量甲基泼尼松龙（125mg q6h）效果较好。SCCOPE 研究结果认为，最佳的治疗时间不超过 2 周。最近发表的一个小型研究显示，对于肺量计检测指标的改善方面，10 天激素治疗效果优于 3 天。但是这个研究尚不能对临床应用的有效性得出肯定的结论。对于泼尼松的减量方面通常都遵从既往的方案。有些临床医师试图通过吸入激素的方法来进行安全减量，即所谓“序贯疗法”。然而这一方法的有效性尚未得到大型临床试验的证实。实际上同哮喘治疗一样，激素减量过程对 COPD 治疗并非必要。

全身用糖皮质激素包括可的松（cortisone）、氢化可的松（hydrocortisone）、泼尼松

(prednisone)、泼尼松龙（prednisolone)、甲基泼尼松龙（methylprednisolone)、曲安西龙(triamcinolone)、地塞米松（dexamethasone)（见表 24-27)。在 COPD 急性加重病情严重或伴有明显喘鸣时，可以选用全身使用糖皮质激素，以作用迅速、水溶性强的药物经静脉给药，如琥珀酸氢化可的松、甲基泼尼松龙。一般来说，糖皮质激素类药物起效较慢，需要一定的时间方出现疗效。如氢化可的松 4mg/kg 静脉注射后，需经 4～8 小时才能出现呼吸功能的改善，3 天内才会有症状明显好转。故在控制急性严重发作时，不能单独使用糖皮质激素，而需与支气管扩张剂等药物合用。使用方法多采用短效制剂大剂量突击性治疗，如氢化可的松每天100～300mg，病情控制后减量。长效制剂地塞米松对下丘脑垂体肾上腺轴抑制作用较强，一般不推荐使用，仅在存在脑水肿时可以短期应用。

2. 吸入激素治疗　COPD 的长期治疗目标是改善慢性症状，延缓疾病的进展过程，减少急性加重的发生，降低死亡率。早期针对吸入激素治疗稳定期 COPD 的研究没有发现这些临床结果的确切改善。在欧洲进行的 ISOLDE 研究和 LHS 研究观察到，吸入激素并不能显著改善 COPD 患者 FEV_1 下降的速率，但其他次要研究指标如呼吸系统症状，就诊率，住院时间等都有显著改善，特别令人注意的是平均疾病恶化率（即单独或联合使用全身激素、抗生素治疗后呼吸道症状继续加重），从安慰剂组的 1.32/年到氟替卡松组的 0.99/年($P=0.026$)。这些结果提示激素治疗组疾病恶化率降低，但是试验没有对终点指标进行直接评估。国际 COPD 学会仅有一个已发表的研究是关于吸入激素对 COPD 急性加重治疗有效性的评估。该研究共纳入了 281 名中、重度 COPD 患者（平均 FEV_1 为预计值的 57%)，这些患者既往每年至少因疾病加重就诊或住院一次。研究发现吸入氟替卡松可以降低中、重度的 COPD 急性加重频率（安慰剂组 86%，氟替卡松组 60%，$P<0.001$)。除气短症状和按需使用支气管扩张剂的次数外，氟替卡松治疗后咳嗽症状、每天痰量和运动耐量（6 分钟步行测试）等均有改善。最近一个大样本（n＝22 620）的群体队列研究也支持吸入激素可以控制进展期 COPD 患者的重度加重化。应用加拿大安大略省的管理数据库，Sin 和 Tu 通过 5 年时间对所有初诊为 COPD 的患者进行分析。他们发现在诊断 1 年后，接受吸入激素治疗的患者再入院的相对危险度减少至 24%，死亡的相对危险度减少至 29%。但是由于描述性研究本身的局限性，还需要大样本的随机临床试验来证实这一重要发现。

如果根据 FEV_1 下降率来定义疾病进展，那么吸入激素并不能改变 COPD 的自然病程。对于重度 COPD 患者来说，吸入激素可以减少急性加重的发生，改善某些临床指标。但是值得注意的是，这些改善的临床指标都不是试验设计的主要观察结果，且必须是在吸入激素剂量增大直到出现全身效应时才会出现。

因此，必须权衡吸入激素治疗对 COPD 控制治疗的效益与副反应发生的危险性。特别需要引起重视的是，COPD 患者的高龄、吸烟、久坐的生活习惯，会使这些副反应发生的危险性更高。相当多的证据显示长期口服激素导致的副反应的发生率相当高，且与使用剂量和时间有密切关系。从效应-危险度比值来看，吸入激素远比激素全身应用更好。但是也应该认识到吸入激素，尤其是大剂量使用时，也不可避免地产生全身效应。几个描述性的研究显示吸入激素可能会引起老年患者白内障和骨质疏松的发生。临床使用激素的种类繁多，即使是一些很轻的全身效应也会导致一些重大的公众健康问题，并且这些不良反应即使存在多年也许不为人所注意。由于试验规模和周期的限制，目前研究所提供的关于激素治疗长期效应的信息有限，必须经过多种类型的观察研究才能得到更为可靠的结论。

吸入用的糖皮质激素包括丙酸氟替卡松（fluticasone propionate，FP）、二丙酸倍氯米松（beclomethasone dipropionate，BDP）、布地奈德（budesonide，BUD）、曲安奈德（triamcinolone acetonide，TAA）和氟尼缩松（flunisolide，FNS）（见表24-27）。理想的吸入激素应该是与糖皮质激素受体亲和力高，局部抗炎活性强，口服生物利用度低，全身不良反应小，这些特性受激素脂溶性高低的影响，常用吸入激素的脂溶性依次为FP＞BDP＞BUD＞TAA＞FNS。但是吸入激素起效较慢，一般需要1周以上才可以出现明显效果，因此在使用时需要与全身激素的使用有一段时间的重叠。

倍氯米松（商品名为必可酮Becotide） 是一种强效局部用糖皮质激素，吸入后直接作用于气道而起抗炎作用，吸入后全身生物利用度为10%～25%，作用可维持4～6h。倍氯米松气雾剂为50微克/喷，一般每次100～200μg，每天2～3次，最大使用剂量1000微克/天。

布地奈德（商品名为普米克Pulmicort） 为不含卤素的局部用糖皮质激素，咽下部分90%迅速灭活，半衰期只有2h。由于布地奈德具有极高的肝脏首过代谢效应（90%），故在较大的剂量范围内对局部抗炎作用具有良好的选择性。其局部抗炎作用为倍氯米松的2倍。目前有气雾剂、都保和令舒3种剂型可供临床选择。常用剂量为200～1600微克/天，分2～4次使用。此外还有布地奈德和福莫特罗的复合制剂信必可都保160微克/4.5微克，既可长期治疗，又可按需使用，每天最大剂量不超过8喷。

丙酸氟替卡松（商品名为辅舒酮flixotide） 脂溶性是丙酸倍氯米松的3倍，布地奈德的300倍。吸入后主要分布于肺内，对糖皮质激素受体具有高度的选择性，其亲和力是地塞米松的18倍，全身生物利用度小于1%。局部抗炎作用明显高于丙酸倍氯米松和布地耐德。目前已生产的剂型有定量气雾剂和干粉粉雾剂两种，使用剂量为250～1000微克/天。此外还有氟替卡松和沙美特罗的复合制剂舒利迭（Seretide）干粉吸入剂，有3种规格：50微克/100微克、50微克/250微克和50微克/500微克（沙美特罗/丙酸氟替卡松）。治疗的第一天即可见效，可用于成人及4岁以上儿童，每次1吸，每天2次。

3. 激素使用的副作用和并发症 糖耐量减低是COPD急性加重治疗过程中短期全身激素使用时最常见的一个副反应。对非糖尿病患者来说，全身激素短期使用造成糖耐量减低并不少见。Allbert等发现接受激素治疗的患者平均血糖水平增高25mg/dl。Davies等报道在29名接受激素治疗的患者有6名出现了一过性尿糖。尽管在SCCOPE研究中没有常规检测血糖，但是研究还是发现接受激素治疗的患者出现需要特殊治疗的高血糖症的几率增高4倍。现有的试验和综述都没有证实吸入激素会增加糖耐量减低发生的危险性。

短暂的全身使用激素也可以轻度增加发生致死性或非致死性继发感染的危险性。Meta分析包括4198例肺疾病或其他疾病患者的71个随机临床研究，发现口服泼尼松大于10毫克/天或总量超过700mg的患者，发生感染的相对危险度为1.6（95%CI为1.3～1.9）。吸入激素发生严重感染的情况非常少见，但是有两例使用了大剂量氟替卡松的患者出现了肺部曲霉菌感染。

吸入激素通常可以引起非特异的口腔刺激感、鹅口疮和发音困难。在大型临床研究中发现大约有10%的患者可以出现这样的副反应。吸入激素还可以诱发口咽部白色念珠菌感染，偶可发生声嘶。一般建议患者吸入激素后即刻漱口以减少局部并发症。

因 COPD 反复加重而经常接受泼尼松治疗的患者，可以出现吸气肌和外周肌肉肌力的减退，这与激素使用剂量有关。有报道在全身大剂量使用激素治疗 COPD 或哮喘时出现严重肌病的病例。

很多临床医生担心全身激素治疗过程中出现消化道出血的并发症。但是有关的系统综述没有发现在这方面的任何危险性；较早的研究中发现的这类相关性是因为没有对同期非甾体药物使用进行校正所致。

长期口服激素治疗的患者中约 50%～80%者出现皮肤变薄和容易受伤。有些长期接受泼尼松治疗的患者出现库欣综合征的征象如满月脸、水牛背、向心性肥胖、体重增加、体液潴留等。小剂量吸入激素治疗过程中皮肤改变并不常见，但大剂量使用的患者约一半可出现皮肤容易受伤的情况。几个关于吸入激素治疗 COPD 的多中心研究中发现皮肤挫伤发生的危险性大约增加两倍。

激素全身使用可能导致严重的精神障碍。两者之间存在显著的剂量依赖关系。但精神方面的并发症发生率相当低，且一旦停药或减量后大多数很快可以完全缓解。

其他一些已知的激素副反应如白内障、肾上腺功能低下和骨质疏松等，仅见于长期激素使用时发生。长期全身激素使用可使发生白内障的危险性增加。大剂量吸入激素与眼内压增高、开角型青光眼的发生有相关关系。全身激素长期应用后停药可引起肾上腺功能不全和应激所致的血流动力学不稳，这种并发症后果严重但是出现的几率相当低。吸入激素也可以抑制肾上腺的功能，但是程度相对较低。所有吸入激素制剂对肾上腺功能的抑制作用呈剂量依赖关系，与相当剂量的其他激素相比，氟替卡松的抑制作用相对较强一些。这种轻度的肾上腺功能抑制并没有多少临床表现，但是皮质醇水平降低作为机体代谢的一个标志，可能会继发其他具有临床意义的副反应。骨质疏松是长期激素治疗的一个有争议的严重并发症，可以引起疼痛、胸椎压缩性骨折，并且可以增加死亡率。一个大型回顾性的病例对照研究（288 470 例）报道，因各种基础疾病接受长期口服激素治疗患者，发生多部位骨折的危险性增高，且呈剂量依赖关系。激素使用剂量越大，其效应也越明显。

曾有研究提示长期泼尼松治疗会引起高血压，但是其中大部分试验是回顾性，没有设立对照的研究，不能校正年龄的相关影响。一个 Meta 分析显示全身激素使用可以增加高血压发生的危险性，但是研究中包含的很多临床试验缺乏对病例的定义和方法学的描述。吸入激素对血压是否有影响尚不清楚。在一个针对吸入激素治疗 COPD 的多中心研究中并没有观察到有血压的改变。

（三）抗生素的治疗

细菌感染是 AECOPD 的主要诱因。随机安慰剂对照研究证明 COPD 急性加重期抗生素治疗对肺功能有一定益处。下呼吸道细菌的定植和反复感染促使 COPD 患者肺功能状况进行性恶化。细菌定植还可以损伤气道上皮，抑制纤毛活动，降低局部免疫球蛋白和吞噬细胞的功能。作为机体的炎症防御反应，中性粒细胞在肺内聚集并释放多种炎症介质和细胞因子，导致弹性蛋白酶活性增加。而炎症产物又进一步损伤机体防御体系，引起细菌的定植和感染，最终形成恶性循环，导致呼吸道损伤，肺功能下降。这一过程已被 Kanner 等的研究所证实。Seemungal 等的研究还显示约有 7.5%的 COPD 患者经历急性加重 91 天后肺功能仍无法完全恢复至发病前水平。Anthonisen 和他的同事们进行了一项具有里程碑意义的研究，证实了抗感染治疗在AECOPD治疗中的重要性。该研究对173例COPD患者进行了为期3.5年的观察，其中180名患者接受安慰剂治疗，另外182名患者接受抗生素治疗。他们采用的AECOPD临床定义指标和分型同前所述。如果患者21天内所有症状恢复到发病前的水平则定义为“有效”，症状没有完全恢复判定为“无效”，症状加重则为“治疗失败”。结果发现抗生素治疗组患者治疗有效率远高于安慰剂组（68.1%vs55%），抗生素组治疗失败率为9.9%而安慰剂组为18.9%。进一步对亚组进行的分析显示，重度急性加重（Ⅰ型）的COPD患者抗生素治疗的有效率最高；中度急性加重（Ⅱ型）的COPD患者抗生素治疗的有效率次之，但仍高于安慰剂组；轻度加重（Ⅲ型）COPD患者与安慰剂组相比临床有效率没有差异。同样治疗失败率在Ⅰ型和Ⅱ型患者中也较低。对AECOPD患者使用抗生素治疗，可以减少气道内细菌数量，避免发展为肺炎；可预防病毒感染继发细菌性感染；能够打破感染的恶性循环，使气道免于进一步的损伤。此外Saint等对1955～1994年所有发表的临床随机对照研究进行的Meta分析结果都证明了抗生素治疗的临床效应。

1. 呼吸系统抗感染治疗的特殊问题　病原菌诊断困难给抗感染治疗带来诸多的不确定性。人体口咽部寄居菌较多，经口咳痰标本常为唾液所污染，培养结果特异性很低。通常认为口咽部寄居菌是不致病的“正常菌群”，但致病与否除受细菌本身的致病毒力的影响外，很大程度上还与宿主免疫状态有关。另一方面，许多致病菌如肺炎链球菌、金黄色葡萄球菌、流感嗜血杆菌都可以在健康人上呼吸道定植，所以不能以所分离到的细菌本身来判定是否属于致病菌。有创性下呼吸道防污染采样技术有助于避免标本污染，但对大多数患者来说并不适用。由于标本污染、病原菌的低检出率以及病原学诊断在时间上的滞后使大多数患者的抗感染治疗，特别是最初始的抗菌治疗都是经验性的，而且还有相当一部分病例在整个治疗过程都是在没有病原学结果下进行治疗的。因此药物选择和治疗方案的制定在很大程度上受医生个人因素影响。经验性治疗包含医生的个人经验，但决不意味着从个人用药习惯或主观臆断出发，而是应当根据不同类型的下呼吸道感染病原学分布和细菌耐药性的流行病学规律和现状出发，结合临床资料推测可能的病原菌，从而运用抗菌药物的有关知识选择药物和确定治疗方案。由于临床症状和影像学检查对病原学诊断缺少特异性，因此参考本地区细菌的流行病学资料尤为重要。目前许多国家都制定了经验性抗菌治疗指南，但是必须指出，这些指南属于一般性、原则性的指导文件，临床医生使用时还应参考本地区甚至本医院的有关流行病学资料，特别是细菌耐药性的流行病学资料。

血液/支气管-肺屏障使支气管分泌物或肺内药物浓度可能明显低于血药浓度靶器官的化疗效果在很大程度上取决于抗菌药物到达感染部位的浓度。某些药物浓度在呼吸系统内的浓度远低于血药浓度，因此根据血药浓度与MIC比值所制定的体外药物敏感性不一定完全适用于肺部的感染。某些穿透力较低的药物在呼吸系统内浓度颇低，尽管按照血药浓度是敏感的，但对呼吸系统感染而言可能就不敏感。此外，呼吸道分泌物的pH、钙、镁离子可以灭活氨基糖甙类抗生素，而其中所含的核蛋白也可以结合氨基糖甙类，使其游离浓度降低。还有研究表明，呼吸道定植菌可以是产酶定植菌株，尽管它不是真正的致病菌，但同样可以使β-内酰胺类抗生素失活。所以在评价药敏结果选择敏感抗生素时必须考虑到体外试验结果与在体内抗菌治疗之间存在的差异。

感染菌株的耐药率较高。耐药监测资料显示下呼吸道感染，尤其是入住监护病房的患者，其分离菌株的耐药率明显高于普通病房的其他疾病患者。

2. 抗生素的使用　AECOPD抗生素的合理使用，是指选用适当的、针对性强的抗菌药物，使用合适的剂量、途径和疗程，以达到控制肺部感染的目的。治疗过程中应尽可能防止药物所致的各种不良反应和细菌耐药性的产生。不合理的临床用药有，选用无效的抗生素，药物剂量不足或过量，用药途径不适当，在细菌发生耐药后仍继续使用该种抗生素，不重视病原学检查，不合理的联合用药，忽视患者的全身状况和气道粘液分泌物的引流，导致患者得不到积极有效的治疗，也使耐药菌株急剧增加。

(1) 明确病原学诊断　正确的病原学诊断是合理选用抗生素的重要条件。AECOPD患者入院时就需要进行呼吸道分泌物的病原学检测，争取在抗生素使用前或更改抗生素前留取标本进行细菌培养和药敏试验。痰培养是最简便的病原学诊断方法，应教会患者如何正确留取合格的痰标本。确定标本是否来源于下呼吸道，需做痰标本的湿涂片检查，如每个低倍镜视野内中性粒细胞数多于25个，鳞状上皮细胞少于10个，或两者比例大于2.5∶1时则为合格标本。

金黄色葡萄球菌90%以上由于产青霉素酶而对青霉素耐药，如药敏显示对苯唑西林敏感，可选用耐酶青霉素；如为耐甲氧西林金黄色葡萄球菌（MRSA），万古霉素则是惟一可以单独使用的有效抗生素，这时即使体外药敏显示β-内酰胺类抗生素敏感，但实际上治疗往往失败，应避免选用。对于肺炎链球菌，20世纪90年代以来耐青霉素的肺炎链球菌（PRSP）在欧洲、东南亚呈逐年上升趋势，从1991年的3%～6%已增加到1997年的43.8%，并对其他抗生素有交叉耐药性。据估计它对头孢菌素的耐药率不到30%，但对大环内酯类的耐药率高达60%～70%，目前在欧洲进行的研究尚未发现PRSP对氟喹诺酮类抗生素耐药的情况。我国高耐药的PRSP发生率为10%～30%左右。

对于克雷伯菌、大肠杆菌等G-肠杆菌科的细菌，目前由于产超广谱酶的数量增多，对头孢菌素耐药率增高，因此一般应选用氨基糖甙类或碳青霉烯类抗生素。氟喹诺酮类抗生素对G-肠杆菌科细菌敏感性较高，而且肺组织内药物浓度也较高，可以选用。但是需要注意的是近年来大肠杆菌对于氟喹诺酮类的耐药性增长十分迅速，对明确为大肠杆菌感染的患者应严格根据药敏选药。肠杆菌属耐药情况严重，三代头孢、氟喹诺酮类以及氨基糖甙类抗生素仍是可选用的药物，提倡联合用药以减少耐药性产生。流感嗜血杆菌由于产β-内酰胺酶对氨苄西林耐药率已高达40%以上，因此应选用加酶抑制剂的β-内酰胺类抗生素如氨苄西林/舒巴坦，阿莫西林/克拉维酸等，氟喹诺酮类对流感杆菌仍有较高的敏感性，可作为二线药物。表24-28列出了常见病原菌的抗生素选择参考。

表24-28　常见病原菌抗生素的选择

病原菌	首选药物	可选药物
肺炎链球菌		
青霉素敏感 最低抑菌浓度［（MIC）＜0.1μg/ml］	青霉素G或V，阿莫西林	头孢菌素*，大环内酯*，克林霉素、新喹诺酮类*，多西环素

（续表）

病原菌	首选药物	可选药物
青霉素中度耐药（MIC 0.1-1μg/ml）	青霉素（大剂量静脉给药）、头孢曲松或头孢噻肟、阿莫西林、新喹诺酮类、其他按体外药敏选择	克林霉素、多西环素、二、三代头孢菌素*
青霉素高度耐药（MIC＞2μg/ml）	按体外药敏选择，新喹诺酮类*、万古霉素	亚胺培南
流感嗜血杆菌	Ⅱ、Ⅲ代头孢菌素，多西环素，β-内酰胺类/β-内酰胺酶抑制剂，氟喹诺酮类	SMZCo△△△△
卡他莫拉菌	Ⅱ、Ⅲ代头孢菌素，SMZ酰Co△△△△，阿莫西林/克拉维酸	喹诺酮类，β-内酰胺类/β-内胺酶抑制剂
金黄色葡萄球菌		
MSSA△△	甲氧西林或苯唑西林±利福平或庆大霉素	头孢唑啉或头孢呋肟，万古霉素，克林霉素，SMZCo△△△△，喹诺酮类（环丙沙星）
MRSA△△△	万古霉素±利福平或庆大霉素	按体外药敏给药，SMZCo△△△△
肠杆菌科（大肠杆菌、克雷伯杆菌、变形杆菌）	Ⅲ代头孢菌素±氨基糖甙类，碳青霉烯类	氨曲南，β-内酰胺类/β-内酰胺酶抑制剂，喹诺酮类（环丙沙星）
肠杆菌属（阴沟杆菌）	Ⅳ代头孢菌素	替卡西林/克拉维酸，环丙沙星，碳青霉烯类
绿脓杆菌	氨基糖甙类±抗假单胞菌β-内酰胺类，替卡西林，哌拉西林，美洛西林，头孢他啶，头孢吡肟，氨曲南，或碳青霉烯类	
不动杆菌	碳青霉烯类、喹诺酮类±阿米卡星或头孢他啶	含舒巴坦复方制剂＋环丙沙星
沙雷菌	阿米卡星、第Ⅲ、Ⅳ代头孢菌素、碳青霉烯类、喹诺酮类	氨曲南
军团菌	大环内酯类±利福平、喹诺酮类*克林霉素	多西环素±利福平
厌氧菌	克林霉素	青霉素，甲硝唑，头孢西丁
肺炎支原体	多西环素、大环内酯类、喹诺酮类	

（续表）

病原菌	首选药物	可选药物
肺炎衣原体	多西环素、大环内酯类、喹诺酮类	

* 静脉给药　头孢唑啉、头孢呋辛、头孢噻肟、头孢曲松；口服　头孢泊肟、头孢丙烯、头孢呋辛

* 红霉素、克拉霉素或阿奇霉素

* 左氧氟沙星、加替沙星和莫西沙星

△MIC　最低抑菌浓度

△△　甲氧西林敏感金黄色葡萄球菌

△△△　耐甲氧西林金黄色葡萄球菌

△△△△　复方新诺明

（2）抗生素的经验性选择．病原学检查常常需要一段时间，常规细菌培养和药敏试验报告时间至少也需要 2～3 天，部分病原菌所需时间更长，同时也由于取不到合格的标本或培养条件、技术设备等原因不能分离出病原菌。而 AECOPD 患者需要及时治疗，故在等待病原学检查结果的同时，应仔细收集患者的临床资料，包括起病原因、症状体征、周围血象、痰液性状和颜色，以及患者基础肺功能状况，既往病情加重的频率，有无合并其他疾病，院外抗生素使用情况等，结合以往积累的病原学诊断和治疗的经验以及本地区、本医院肺部感染常见的病原菌及其耐药情况，分析本次感染可能的病原菌和药物敏感特点，选择可能敏感的抗生素进行抗感染治疗，即所谓经验性治疗。

AECOPD 最常见的 3 种病原菌是流感嗜血杆菌、肺炎链球菌和卡他莫拉菌。Fagan 等用纤维支气管镜和保护性毛刷取得的呼吸道分泌物培养证实，最常见者为流感嗜血杆菌（11/44），其次为肺炎链球菌（7/44），卡他莫拉菌（3/44），其他还有少许 G^-菌（8/44）、G^+菌（9/44）。反复接受抗生素治疗的患者和支气管扩张症患者气道内定植和感染的 G^-杆菌中还包括有铜绿假单胞菌。与 COPD 急性加重相关的病原菌见表 24-29。

表 24-29　与 COPD 急性加重相关的病原菌

病原菌类别	出现频率（%）	病原菌	占该类病原菌的百分比（%）
病毒	30～50	流感病毒 A、B 型	30～40
		副流感病毒 1、2 型	20～30
		副流感病毒 3 型	15～25
		鼻病毒	10～20
		冠状病毒	5～10
		腺病毒	5～10
		呼吸道合胞病毒	
非典型病原菌	5～10	肺炎衣原体	90～95
		M 肺炎支原体	5～10

（续表）

病原菌类别	出现频率（%）	病原菌	占该类病原菌的百分比（%）
细菌	50	流感嗜血杆菌	40～60
		肺炎链球菌	15～30
		卡他莫拉菌	15～30
		副流感嗜血杆菌	
		铜绿假单胞菌	
		肠杆菌属（大肠杆菌和克雷伯菌等）	

尽管目前没有相关的前瞻性研究，但是一般认为进行危险度分层可以确定高危患者，才能对可能存在的耐药菌株进行有针对性的治疗以避免临床治疗失败导致疾病进一步恶化。现有研究表明，COPD病情严重度是决定感染病原微生物种类的重要因素。在轻度COPD急性加重的患者中主要是肺炎链球菌。对于FEV1下降、急性加重频繁发作和（或）合并症增加的患者，流感嗜血杆菌和卡他莫拉均更常见。铜绿假单胞菌可见于严重气流受限的患者。见表24-30。

Wilson、Grossman等人先后对AECOPD患者进行了简单的分层（如表24-30）。将患者分为简单型和复杂型两类，简单型患者仅有轻-中度肺功能损伤（FEV_1＞50%预计值），每年急性加重的次数少于4次，患者尽管一般早期有病毒感染的存在，但病情继续进展多有流感嗜血杆菌、肺炎链球菌或卡他莫拉菌的定植和感染。这类患者病情并不一定十分危重，使用一线抗生素药物即可。复杂型的患者基础肺功能较差（FEV_1＜50%预计值），每年急性加重的次数超过4次，同时合并有其他慢性疾病（如糖尿病、充血性心衰、慢性肾功能不全或慢性肝脏疾病等）。这些患者的感染一般多以流感嗜血杆菌、肺炎链球菌和卡他莫拉菌为主，但是如果一旦治疗失败其后果严重，因此选用抗生素时应考虑到耐药菌株的可能性，最好选用二线药物。有些患者病情反复发作可能并发有支气管扩张症存在，此时应考虑到铜绿假单胞菌的感染。经验性选用具有抗铜绿假单胞菌活性的β-内酰胺类抗生素或喹诺酮类药物，并根据痰培养药敏结果对治疗方案进行调整。

表24-30　COPD急性加重患者抗生素治疗分层及各组的潜在病原微生物

分组	定义*	微生物
A组	轻度急性加重：不存在影响转归的危险因素	流感嗜血杆菌 肺炎链球菌 卡他莫拉菌 肺炎衣原体 病毒

（续表）

分组	定义*	微生物
B组	中度急性加重同时存在影响转归的危险因素	A组加耐药菌 （产β-内酰胺酶，对青霉素耐药的肺炎链球菌）， 肠杆菌科 （肺炎克雷伯菌、大肠埃希氏菌、变形杆菌属、阴沟肠杆菌，等等）
C组	严重急性加重同时存在铜绿假单胞菌感染的危险因素	B组加铜绿假单胞菌

*影响COPD急性加重患者转归的危险因素：存在并发症、重度COPD、频繁发生急性加重（>3次/年）和3月内使用抗生素

表24-31 慢性阻塞性肺疾病患者急性加重期应用抗生素参考表

组别	病原微生物	抗生素
Ⅰ级及Ⅱ级COPD急性加重	流感嗜血杆菌、肺炎链球菌、卡他莫拉菌等	青霉素、β内酰胺/酶抑制剂（阿莫西林/克拉维酸）、大环内酯类（阿奇霉素、克拉霉素、罗红霉素等）、第一代或第二代头孢菌素（头孢呋辛、头孢克洛）、多西环素、左氧氟沙星等，一般可口服
Ⅲ级及Ⅳ级COPD急性加重无铜绿假单胞菌感染危险因素	流感嗜血杆菌、肺炎链球菌、卡他莫拉菌、肺炎克雷白菌、大肠杆菌、肠杆菌属等	β内酰胺/酶抑制剂、第二代头孢菌素（头孢呋辛）、氟喹诺酮类（左氧氟沙星、莫西沙星、加替沙星）、第三代头孢菌素（头孢曲松、头孢噻肟）等
Ⅲ级及Ⅳ级COPD急性加重有铜绿假单胞菌感染危险因素	以上细菌及铜绿假单胞菌	第三代头孢菌素（头孢他啶）、头孢哌酮/舒巴坦、哌拉西林/他唑巴坦、亚胺培南、美洛培南等，也可联合用氨基糖苷类、氟喹诺酮类（环丙沙星等）

为了规范经验性治疗，避免用药混乱，提高治疗成功率和减少耐药，许多国家都根据肺部感染病原体的流行病学分布和药物开发与药敏情况拟定了最初经验性抗菌治疗指南。AECOPD经验性抗感染治疗时也可以参考我国CAP、HAP指南的相关内容对可能的致病菌进行估计，以提高经验性治疗的成功率。表24-31提供了COPD急性加重期抗生素治疗的建议。

（3）抗生素的耐药问题 虽然新的抗生素不断的开发并应用于临床，诊断和治疗技术日益进步，但是细菌并没有得到完全有效的控制。相反，近10年来耐药病原菌不断产生和传播，尤其是产酶菌的不断增多，β-内酰胺类抗生素的疗效远不如前，病原菌对抗生素的耐药已成为AECOPD抗感染治疗中的重要问题。

β-内酰胺类抗生素的有效抗菌活性主要取决于：①穿透细菌外膜的能力 抗生素穿透细

菌外膜的多少取决于其分子量大小，分子量越小其通过细菌外膜间孔越容易，进入菌体的药量亦越多。②抵御β-内酰胺酶的水解和破坏，并保持其抗菌活性。③与青霉素结合蛋白（PBPs）的结合能力。

细菌耐药是指细菌通过各种方式逃避了抗生素的有效抗菌活性作用。细菌耐药的机制主要有：①细胞内抗生素药物浓度的降低　包括外排增加，细菌外膜通透性降低而阻止抗生素进入细胞内，以及胞浆内运输功能降低。②作用位点结构的改变　由于PBPs位点结构的改变，进入细菌体内的抗生素不能与PBPs位点结合产生作用，无法发挥杀菌效能。③药物的灭活　病原菌产生β-内酰胺酶、修饰酶和灭活酶等，尤其是β-内酰胺酶可水解破坏进入细菌体内的抗生素。β-内酰胺酶按分子结构不同分为4类。①类包括G+菌的青霉素酶，质粒介导的TEM和SHV酶及其衍生物组成的超广谱β-内酰胺酶（ESBLs），羧苄青霉素酶等。②类为铜绿假单胞菌属、不动杆菌、产碱杆菌、脆弱拟杆菌属、沙雷菌属和嗜麦芽窄食单胞杆菌属产生的可水解碳青霉烯类的金属酶。③类为染色体介导的头孢菌素水解酶（AmpC），多由G-菌如铜绿假单胞菌、肠杆菌、不动杆菌和克雷伯菌等产生。④类包括不能为克拉维酸完全控制的苯唑西林酶（OXA）。

3. AECOPD治疗中需要注意的几种耐药致病菌

（1）耐青霉素的肺炎链球菌（PRSP）　青霉素自问世以来就成为治疗肺炎链球菌的首选药物，20世纪40年代肺炎链球菌对青霉素相当敏感。20世纪60年代后期和20世纪70年代世界各地陆续发现对青霉素耐药的肺炎链球菌（PRSP），20世纪80年代趋于稳定，但20世纪90年代以来，美国、欧洲、澳大利亚及东南亚等国家PRSP以前所未有的速度上升，而且有相当部分的菌株呈现多重耐药。所幸的是PRSP在我国目前尚未构成威胁，1997年北京地区的监测显示PRSP约15%，大多为中介耐药，高耐药菌株仅占1.3%。

对于耐青霉素肺炎链球菌的治疗选用有效的抗生素，应根据美国临床检验委员会对肺炎链球菌对最低抑菌浓度（MIC）和纸片敏感试验标准探讨其疗效。一般选用Ⅱ、Ⅲ代头孢菌素，对于高度耐药菌株应用万古霉素或亚胺培南，对中度耐药菌株可选用大剂量青霉素，根据药敏试验也可使用克林霉素。

（2）耐甲氧西林的金黄色葡萄球菌（MRSA）　MRSA最早出现于20世纪60年代，目前MRSA已遍布全球。它不仅对甲氧西林耐药，而且对现有的多数β-内酰胺类均耐药，对氟喹诺酮类耐药可高达80%。MRSA的耐药机制主要是细菌染色体上的外来DNA上存在*mec*A基因，产生青霉素结合蛋白PBP2a，PBP2a和β-内酰胺的亲和力极低，能在高浓度药物环境下维持细菌细胞壁合成而耐药。

MRSA感染的首选治疗药物为万古霉素，庆大霉素和万古霉素在体外有协同作用，可以联合治疗MRSA败血症，利福平对金葡菌敏感有快速杀菌作用，利福平和万古霉素联合应用经临床验证是有效的。

（3）多重耐药的G^-杆菌　G^-杆菌耐药性呈普遍持续上升趋势，其规律是：①医院内菌株耐药率明显高于社区感染者，ICU高于普通病区。②铜绿假单胞菌属、不动杆菌属、产碱杆菌等非发酵菌主要产β-内酰胺酶或外泵机制，导致对广谱青霉素、第Ⅲ代头孢菌素普遍耐药，耐药率一般在20%或更高，亚胺培南仍是目前最敏感的药物（但对铜绿假单胞菌，国内不少大型医院耐药率高达30%）。对阿米卡星的敏感性与头孢他啶相当，环丙沙星略差。嗜麦芽窄食单胞菌对绝大多数药物高度耐药，仅复方新诺明（SMZco）、替卡西林/克拉维酸和环丙沙星有一定的敏感性。③肠杆菌科细菌对广谱青霉素和Ⅱ代头孢菌素呈现较高耐药率。第Ⅲ代头孢菌素的耐药率也在迅速上升。耐头孢他啶菌株对阿米卡星和环丙沙星的耐药率分别达 27.06%和 30.59%。此类细菌对阿米卡星仍较敏感，大肠杆菌对环丙沙星高度耐药，国内报道在 50%～60%之间。尽管已有产碳青霉烯酶对亚胺培南耐药菌株的不断涌现，但整体上肠杆菌细菌对碳青霉烯类仍保持较高的敏感率。④就药物而言，总体上目前对G-杆菌敏感性覆盖率居前 3 位仍是亚胺培南、阿米卡星、加酶抑制剂的β-内酰胺类抗生素以及头孢吡肟，最后是环丙沙星（大肠埃希氏菌除外）。

随着β-内酰胺类抗生素的广泛应用，G-杆菌产生β-内酰胺酶，从而出现了更多的耐药病原菌，其中最常见的是大肠埃希氏菌、肺炎克雷伯菌和耐药性极强的阴沟肠杆菌、嗜麦芽窄食单胞菌、不动杆菌和铜绿假单胞菌。这些细菌的主要耐药机制是产生β-内酰胺酶。20 世纪 80 年代后从肺炎克雷伯菌和大肠杆菌中又出现了超广谱β-内酰胺酶（ESBLs）。ESBLs 的出现使临床抗感染治疗面临更严峻的挑战，ESBLs 不但破坏老一代的头孢菌素和氨苄青霉素，而且还能水解新型青霉素和第Ⅲ代头孢菌素。

β-内酰胺酶抑制剂可以保护青霉素类和头孢菌素类抗生素免受部分内酰胺酶（主要是 A 类酶）的灭活，因而可以保持有效的抗菌活性。目前常用的β-内酰胺类抗生素与β-内酰胺酶抑制剂联合制剂有：氨苄西林-舒巴坦、阿莫西林-克拉维酸、哌拉西林-他唑巴坦、替卡西林-克拉维酸、头孢哌酮-舒巴坦等。产β-内酰胺酶 G^- 菌的有效抗生素见表 24-32。

表 24-32　产β-内酰胺酶 G^- 菌的有效抗生素

酶型	所属菌	酶特点	有效抗生素
质粒广谱酶	肠杆菌科	TEM1-2，13；SHV-1	头孢菌素
	铜绿假单胞菌		碳青霉烯类
	嗜血杆菌		头孢西丁
质粒超广谱型	肠杆菌科 特别是克雷伯菌属和大肠埃希菌	TEM3-12，14-21 SHV2-8，CTX-M 酶	头孢西丁、碳青霉烯类、合酶抑制剂的β-内酰胺类 头孢美唑、头孢替坦
质粒超广谱型	肺炎克雷伯菌 大肠杆菌	来源于 AmpC、头孢菌素酶	碳青霉烯类
质粒特殊酶	铜绿假单胞菌	金属酶	单环类如氨曲南
染色体诱导型 (AmpC)	肠杆菌属 弗劳地枸橼酸杆菌	头孢菌素酶	碳青霉烯类 第Ⅳ代头孢菌素
	粘质沙雷菌		
	铜绿假单胞菌		
	摩根菌		

（续表）

酶型	所属菌	酶特点	有效抗生素
	沙雷菌属		
染色体体质型	肠杆菌属		碳青霉烯类
	弗劳地枸橼酸杆菌		
	不动杆菌属		
	拟杆菌属		
染色体广谱型	克雷伯菌属		广谱头孢菌素
	类杆菌属		碳青霉烯类
	军团菌		头孢西丁
	卡他莫拉菌		单环类
染色体特殊型	嗜麦芽窄食单胞菌	碳青霉烯酶	复方新诺明（SMZCo）、替卡西林/克拉维酸
	脆弱类杆菌		
	粘质沙雷菌		
	阴沟肠杆菌		

（四）祛痰治疗

正常人气道内仅有少量分泌物覆盖，保护粘膜，参与呼吸道异物的清除。在呼吸道炎症疾病时痰液分泌增多，可以刺激粘膜下感受器和传入神经末梢，使咳嗽加剧。大量痰液可以引起气道阻塞，而且痰液还是很好的培养基，有利于病原菌滋生，导致感染不易控制，进一步损伤呼吸道粘膜造成恶性循环，直接影响病情进展和患者的主观感受。丹麦的一项为期10年的临床研究显示，在COPD患者中，粘液分泌过多可以加速FEV_1的丧失。随着粘液产生的增多，病人住院的危险性、疾病恶化频率及病人死亡的危险性随之增高。因此使用药物促进气道内分泌物的尽快排出是COPD急性加重期治疗的辅助措施之一。

祛痰药物（expectorants）是一类能促使痰液粘稠度降低使之易于咳出的药物。祛痰药物又可加速呼吸道粘膜纤毛运动，改变痰液转运功能，所以又称为粘液促动剂（mucus secretagogue drug）。祛痰药物可以促进呼吸道内痰液的引流，改善通气功能，减少痰液对呼吸道粘膜的刺激，间接起到镇咳和平喘作用，有利于感染的控制。这类药物主要通过几个方面促进痰液外排。促进气道粘膜上皮纤毛运动，加速粘液转运；通过改变粘液成分的理化结构使痰液粘稠度降低以利于排出；抑制粘蛋白的产生和分泌。根据药物作用机制不同将其分为粘液分泌促进剂和粘痰溶解剂两大类。

1. 粘液分泌促进剂　如氯化铵、碘化钾、愈创甘油醚以及吐根、桔梗和远志等，这些药物口服后刺激胃粘膜引起轻微恶心，反射性的促使呼吸道腺体分泌增多，使痰液稀薄易于咳出，而且这些分泌物又可以覆盖在气道粘膜上皮表面，保护粘膜少受刺激从而减轻咳嗽症状。目前单剂临床应用较少，多与其他祛痰药物制成复方制剂供临床使用。一般COPD患者痰液粘稠不易咳出，粘液分泌促进剂的疗效有限，临床常使用粘痰溶解剂。

2. 粘痰溶解剂　是一类使痰中粘性成分分解或粘性降低，从而使痰液易于排出的药物。一般分为4类。

（1）蛋白分解酶制剂　该类药物能使糖蛋白的蛋白质部分裂解，使痰液粘度降低，同时也有利于抗菌药物在局部充分发挥作用。如糜蛋白酶、胰蛋白酶、脱氧核糖核酸酶、溶菌酶、中性蛋白酶和菠萝酶等均属于该类制剂。

α-糜蛋白酶（α-chymotrypsin）　是一种蛋白分解酶，对氨基酸羟基肽键具有分解作用，使痰液稀释，对脓性或非脓性痰液均有效。该药可产生过敏反应，严重肝脏疾病和凝血功能异常者忌用。使用时用生理盐水配制为0.5mg/ml的液体，用1～2ml进行雾化吸入或气管内滴入，每天2～4次。由于超声雾化后糜蛋白酶效价下降明显，因此如要进行雾化吸入，超声雾化的时间应控制在5分钟内。此外亦可进行肌肉注射，每次5mg，每天1～2次，连续5～7天。

胰蛋白酶（trypsin）　可以分解氨基酸羧基肽键，对粘痰中粘蛋白和纤维蛋白均有分解作用。一般每次用1.25万～5万单位以3ml生理盐水稀释后雾化吸入，每天1～3次。

脱氧核糖核酸酶（desoxyribonuclease）　是一种DNA酶，吸入后可使脓痰中的大分子脱氧核糖核酸迅速水解为核苷酸，并使原来与DNA结合的蛋白质失去保护，进而产生继发性蛋白溶解作用，使痰液粘度降低易于咳出。与抗生素合用，可使抗生素易于到达感染部位，充分发挥其抗菌作用。一般用于有脓痰而不易咳出者。使用时每次5万～10万单位，以2～3ml生理盐水稀释后立即雾化吸入，每天3～4次，可连续用药4～6天。

（2）多糖纤维分解剂　该类药物能分解糖蛋白的多糖纤维部分，使其断裂致痰液粘稠度降低。如链激酶、透明质酸酶及溴己新等。最近新开发的新型粘痰溶解剂氨溴索能增加支气管腺体分泌，刺激Ⅱ型肺泡上皮细胞分泌表面活性物质，增加浆液腺分泌，以利于支气管上皮修复，从而调节浆液和粘液性分泌物的比例，降低痰液粘稠度，改善纤毛上皮粘液层的运输功能，同时使抗菌药物能进一步渗入至痰液中，使痰量增多，痰液稀薄易于咳出。

盐酸溴已新（bromhexine hydrochloride）　可作用于支气管腺体，导致粘液分泌细胞的溶酶体释放，裂解粘多糖和抑制酸性糖蛋白的合成；亦有一定的恶心性祛痰作用。能增加四环素类、红霉素类和β-内酰胺类抗生素在呼吸道和痰液中的分布浓度，合用时可增加其抗菌疗效。但是对胃粘膜有一定刺激作用，可以引起恶心、胃部不适。一般口服8～16mg，每天3～4次，连用5～7天；或用0.2%溶液2ml雾化吸入，每天2～3次；深部肌肉注射或静脉注射每次4～8mg，目前其针剂基本为氨溴索取代。

盐酸氨溴索（ambroxol hydrochloride）　为溴已新在体内的代谢产物，其作用较溴已新更为强大，具有粘痰溶解和调节作用。使痰液中的多粘纤维断裂而稀释痰液，并抑制糖蛋白的合成降低痰液粘滞度，还可以激活肺泡Ⅱ型细胞合成表面活性物质，降低粘液的附着力，改善粘液在呼吸道中的输送，以利于痰液排出，达到对呼吸道粘膜廓清的作用，直接保护肺功能。此外，该类药物还有一定的镇咳作用，作用强度相当于可待因的1/2。是目前临床上疗效肯定且应用最广泛的粘液促动剂。其代表药物沐舒坦口服30mg，每天2～3次。静脉滴注每天1.2～1.6mg/kg，分2～3次给药。由于其注射液中含有防腐剂，有导致气道痉挛的报道，气道反应性高的患者雾化吸入应慎重。

（3）二硫键裂解剂　能分裂糖蛋白分子间的二硫键，使分子变小，痰液粘稠度降低。如乙酰半胱氨酸、羧甲司坦等。

乙酰半胱氨酸（acetycysteine）　可直接溶解粘痰中的二硫键，降低痰液粘度，使痰液液化易于咳出。还能使脓性痰中的DNA纤维断裂，因此对白色粘痰和脓性痰均有效。对于一般祛痰药物无效的患者，使用本品仍然有效。目前还有研究认为其药理机制涉及了抗炎、抗氧化损伤的作用，但这方面的效应还有待更多的临床研究证实。以10%溶液喷雾吸入，每次1～3ml，每天2～3次。也可以20%的乙酰半胱氨酸与5%碳酸氢钠混合后使用。现已有N-乙酰半胱氨酸泡腾片（商品名富露施）溶于凉开水中口服，每天400～600mg，分1～3次服用。

羧甲司坦（carbocisteine）　其作用与乙酰半胱氨酸相似，胃肠道吸收快而完全，可渗入肺和呼吸道组织中。每次口服0.5mg，每天3次。

（4）新型粘痰溶解剂　强力烯化粘素（gelomyrtol forte）　为桃金娘科树叶的标准提取物，具有溶解粘痰，刺激腺体分泌，稀释呼吸道粘稠的分泌物，促进呼吸道粘膜纤毛摆动，加速液体流动，促进分泌物排出等作用。此外，该药还具有消炎作用，能通过减轻支气管粘膜肿胀从而舒张支气管；亦具有一定程度的抗菌作用。适用于痰液粘稠不易咳出，并伴有气促的患者。代表品种为吉诺通口服300mg，每天3～4次。

厄多司坦（erdostein）　可降低痰液粘滞度和粘液多糖蛋白，减少痰中炎性产物，增加纤毛运动，尚有一定镇咳作用。与抗生素合用可使痰液中抗生素浓度增加。还能清除自由基，有效地保护α_1-抗胰蛋白酶免受烟、尘诱发的氧化灭活作用，防止对肺弹性蛋白及中性粒细胞的损伤，可望防止空气污染和吸烟等所致的肺功能障碍，延缓肺气肿病程进展。代表品种坦通每次300mg，每天2次。

福多司坦（fudosteine）　能抑制气道杯状细胞增生，使痰液中岩藻糖/唾液酸的比值正常，改善痰液的粘性和弹性，促进纤毛运动，促进浆液分泌，并具有抗炎作用。2001年在日本上市，目前我国正在进行该药的上市前临床研究。

附　湿化治疗

在祛痰治疗的过程中，除了祛痰药物的使用外，COPD急性加重期患者还需注意气道湿化的问题。呼吸道湿化不足会消弱纤毛运动，影响分泌物的清除。分泌物阻塞气道，可使肺泡表面活性物质破坏，易形成肺泡不张陷闭。从而使通气-血流比例失调，肺内动静脉血的分流增加、弥散量减少，导致动静脉氧分压差增加，动脉血氧分压和肺顺应性下降。而且由于气道分泌物引流不畅，易继发细菌感染。

湿化疗法是指应用湿化器将水分散成极细微粒以增加吸入气体中的湿度，使呼吸道和肺吸入含足够水分的气体，达到湿润气道粘膜、稀释痰液、保持粘液纤毛正常运动和廓清功能的一种物理疗法。当COPD患者吸入气体过于干燥，呼吸急促或过度通气，痰液粘稠，咳痰困难时，以及那些采用了气管插管或气管切开的患者，均需要考虑使用湿化疗法。常用的湿化方法和装置有鼓泡式湿化器、热湿交换器、加热“主流式”湿化器、雾化器等。

鼓泡式湿化器在氧疗中是最常应用的。氧气筒或中心供氧管道释放出的氧湿度很低，一般在4%左右，因此在吸入人体之前常需要湿化。通过湿化瓶内的筛孔、多孔金属或泡沫塑料，形成细小气泡，增加氧气和水的接触面。增加湿化瓶的高度，也可增加水-气接触时间，从而提高湿化效果。鼓泡式湿化器一般用于低流量（如1.5～5L）给氧，无论经鼻导管或面罩给氧均可应用。良好的鼓泡式湿化器在室温下正常使用，一般可使吸入气湿度达到40%左右。鼓泡式湿化器在临床应用中很少发生技术问题。需要注意的是及时添加水（最好是蒸馏水），每次加水不能超过刻度线，以避免气泡的搅拌作用使水溢入管道。筛眼需经常刷洗以避免水垢阻塞网孔。

热湿交换器俗称“人工鼻”，主要应用于人工气道的患者。它是利用患者呼出气体来温热和湿化吸入气体，并不额外提供热量和水分，相对的可避免湿化不足或过度的情况，但是对于原来就存在脱水的分泌物阻塞患者来说并不是理想的选择。此外该装置还存在着内部死腔，对于因通气需要而撤机困难的患者也许不利。

加热“主流式”湿化器是以物理加热的方法为干燥气体提供恰当的温度和充分的湿度。一般是以蒸馏水作为湿化剂，所谓“主流式”是指患者吸入的全部气体都是通过湿化器湿化的。几乎所有的加热式湿化器都能使湿化后气体达到100%湿度，对于存在呼吸道分泌物异常粘稠、粘液栓或气管导管内有痰痂形成的患者都应选用加热式湿化器。加热式湿化器的功能广泛，已广泛应用于临床，既适合低流量也适合高流量的通气。但是需要注意的是在加热湿化的过程中，应避免温度过高，如吸入气温度>40℃可以损害气道粘膜纤毛运动；湿化过度会引起粘膜水肿、支气管痉挛，增加气道阻力，使肺顺应性下降。

雾化吸入装置如超声雾化器和喷射式雾化器均可用以湿化气道。

常用的湿化剂有蒸馏水、高渗盐水、生理盐水和0.45%的盐水，它们的渗透压不同，各有特点，应根据不同特点和临床应用目的来选择。蒸馏水是低渗液体，有渗透细胞膜和进入细胞内的特点，因此蒸馏水既可用于湿化较粘稠的痰液，又可以湿润气道内细胞。但用量过多时可以增加气道粘膜水肿，致使气道阻力增加。雾化吸入高渗盐水溶液有刺激性，因为它的渗透压比呼吸道粘膜细胞内的渗透压高。因此在支气管内高渗盐水有从粘膜上皮细胞内吸入液体的倾向，这些液体通支气管分泌物相混合而稀释痰液并使之易于咳出。它主要应用于排痰，尤其是对咳痰量很少难以获得痰液标本进行检查的患者。早上用超声雾化器吸入3%高渗盐水20ml直到取得所需痰标本为止。生理盐水与身体细胞的渗透压相同，常用小剂量在短期内作用湿化剂使用。以3～5ml生理盐水雾化吸入。雾化后水分自雾液中蒸发，留下较高浓度的盐水，因此雾化时间过长时，生理盐水可变成高渗性并刺激呼吸道粘膜细胞。由于生理盐水有这种再浓缩的现象，故一般不长期用超声雾化吸入生理盐水。湿化剂中较常用的是0.45%盐水，它经吸入后在气道内发生再浓缩，浓缩后溶液浓度接近生理盐水，对支气管没有刺激作用。湿化剂并没有特殊的粘痰溶解作用，只是湿化气道分泌物、增加吸入气湿度和润滑支气管壁。对粘痰产生较多且不易咳出的患者，如湿化剂尚不能使患者排痰顺利，可以采用祛痰剂雾化吸入。

此外气道内直接滴入液体也可作为一种简便的湿化方法。在没有任何湿化器情况下，可通过一细塑料管向气管插管或气管切开套管内滴入生理盐水，一般0.2～0.3ml/min（250～375ml/d）。确切的滴液量可根据痰的性质来决定，滴入液体量以使痰液稀薄容易咳出为宜。如痰液过稀过多、咳嗽频繁、需经常吸痰即表明湿化过度；痰液粘稠结痂，则表明湿化不足。

在整个湿化过程中，为避免医院内交叉感染，必须对多种湿化用具进行定期消毒，如鼓泡式湿化器、加热湿化器、连接管道和面罩等。

三、氧气疗法

氧气疗法是通过增加吸入氧浓度（FiO_2），提高肺泡氧分压（PAO_2），加大肺泡膜两侧氧分压差，促进 O_2 弥散，提高动脉血氧分压（PaO_2）和血氧饱和度（SO_2）的一种治疗方法。合理的氧疗使体内可利用氧明显增加，并可减少呼吸做功，降低缺氧性肺动脉高压。氧疗目标是维持 PaO_2＞8kPa（60mmHg）或者 SO_2＞90％，以避免组织缺氧。

（一）适应证

一般而言，只要 PaO_2 低于正常即可氧疗，但是在实践中往往采取更为严格的标准。目前对于成年患者，PaO_2＜60mmHg 是比较公认的氧疗指征，对于急性呼吸衰竭患者，可适当放宽标准。

COPD 急性加重期由于肺泡通气不足，因此出现的呼吸衰竭多为Ⅱ型呼吸衰竭，氧疗的原则为＜35％的低浓度持续给氧。由于高碳酸血症的呼吸衰竭患者其呼吸中枢化学感受器对 CO_2 反应性差，呼吸的维持主要靠低氧血症对颈动脉窦主动脉体的化学感受器的驱动作用，若吸入高浓度氧，PaO_2 迅速上升，使外周化学感受器丧失低氧血症的刺激，患者呼吸变慢而浅，$PaCO_2$ 随之升高，严重时可以陷入 CO_2 麻醉状态，其神志改变往往与 $PaCO_2$ 上升的速度有关。吸入高浓度氧，解除了低氧性肺血管收缩，使高肺泡通气血流比肺单位的血流向低肺泡通气血流比的肺单位，加重通气血流比例失调，引起生理死腔与潮气量（V_D/V_T）增加，从而使有效肺泡通气量减少，$PaCO_2$ 进一步升高。根据血红蛋白氧解离曲线的特性，严重缺氧时 PaO_2 与 SO_2 的关系处于氧解离曲线的陡直段，PaO_2 稍有上升，SO_2 即有较多的增加，但仍有缺氧，能刺激化学感受器。吸入不同浓度的氧时，肺泡氧分压与肺泡通气量的关系曲线都有前段陡直、后段平坦的特点。同样处于肺泡低通气状况下，当吸入氧浓度在30％以上时，$PaCO_2$ 上升的程度远远高于低浓度吸氧时。

但是对于有些 COPD 急性加重期患者，肺泡通气障碍伴换气损害时缺氧非常严重，需要高浓度氧疗，这时为了防止 CO_2 麻醉，可以在氧疗的同时加用呼吸兴奋剂，注意监测，如疗效欠佳，应考虑机械辅助通气氧疗。

实践证明间歇氧疗并不能防止 CO_2 进一步潴留，且停止吸氧会加重缺氧和 CO_2 潴留。目前对于伴 CO_2 潴留的低氧血症患者应给予持续低浓度吸氧，使 SO_2 达 90％。

（二）氧疗的装置和方法

临床上有各种各样的给氧装置可供选择和应用，这些装置在价格、效果、送氧的精确性和操作的复杂性方面均存在着差异。总的来说，可将它们分为两大类。低流速给氧系统和高流速给氧系统。所谓低流速给氧系统是指它的气流速并不希望为患者提供全部吸入的需要，即每次潮气量均含有数量不等的室内空气，结果进入气道的吸入氧浓度有较大的差异，因为它取决于氧气流速、患者的潮气量和呼吸频率，如鼻导管或鼻塞、简单面罩、附储气囊面罩。高流速给氧系统提供的气流速可以完全满足患者吸入的需要，患者的通气方式对 FiO_2 没有影响，如 Venturi 面罩。需要指出的是气体流速和氧气浓度是两个不同的概念，无论低流速给氧系统还是高流速给氧系统都能为气道提供高 FiO_2、中 FiO_2 或低 FiO_2。

1. 鼻导管或鼻塞给氧　因其用具简单、方便和价廉的优点，不影响患者咳嗽、咳痰、进食和说话，为国内外最常用的轻、中度低氧血症的治疗工具。鼻导管为顶端和侧面开孔的橡胶、塑料导管，使用时需要插入鼻腔到达软腭水平。已有试验证实鼻咽部给氧的效果并不比鼻前庭好，反而对患者有刺激，增加管腔阻塞的机会。鼻前庭一般插入深度约2cm。为了减轻鼻导管对患者的不舒适感觉，现在多改用鼻塞，鼻塞由塑料或有机玻璃制成球形或椭圆状，大小以能塞入鼻孔为宜，氧疗时置于鼻前庭部分，与前庭壁基本密接，给氧效果大致与鼻导管相当。

但是鼻导管或鼻塞吸入氧的浓度不稳定，主要与吸入氧浓度、患者的通气量和吸入时间占呼吸周期的比值有关。吸氧浓度与氧流量的关系的经验公式为：FiO_2（%）＝21＋4×吸氧流量（L/min）。这种吸入氧浓度的估算较为粗略，因为经验公式没有考虑通气量和吸呼时间比的变量因素。所以当患者低通气量或吸呼比较长时，实际吸入氧浓度要比经验公式计算的值要高，而在高通气量，吸呼比较短时，则实际吸入氧浓度比计算值低。

一般来说，吸氧流量5L/min以上时，对局部有刺激作用，干燥氧气致鼻粘膜及痰液干燥；若吸氧流量7L/min以上，患者不能忍受，因此一般吸入氧浓度不超过50%。此外该方法吸入氧浓度不恒定，且易于阻塞。

2. 面罩给氧　面罩给氧浓度比较恒定，提供中等氧浓度，可根据需要调节，可部分或基本避免重复呼吸，适用于需氧浓度较高的患者。主要缺点是使用时不能咳痰、进食和说话。常用的面罩有以下几种。

（1）简单面罩一般用塑料或橡胶制作，面罩需要紧贴患者的口、鼻周围，用绑带固定于患者头面部后应松紧合适而不漏气，面罩两侧有气孔以防呼气时面罩内压过高而影响呼气。简单面罩覆盖住患者口鼻以后，一般FiO_2能达40%以上。如果给氧流量太低，不仅FiO_2下降，而且呼出气的CO_2可在面罩内积聚，所以一般给氧流量需大于4L/min。简单面罩的耗氧量较大，提高的氧浓度较高，适用于缺氧严重而无CO_2潴留的患者。

它的缺点是影响患者进食和咳痰，夜间睡眠变换体位时容易移位或脱落。与鼻导管或鼻塞相比，面罩虽然有不方便之处，但好处在于能提供较好的湿化。

（2）附储气囊面罩　这类面罩是在简单面罩上装配一个乳胶或橡胶制的储气囊，目的是用于以较低流速氧来提供高FiO_2，因为在呼吸或呼吸间歇期间，氧气进入储气囊，吸气时则由储气囊供氧。如果面罩和储气囊之间没有单向活瓣，就成为部分重复呼吸面罩，即呼出的气体部分能进入储气囊，与囊内氧气混合再重复吸入呼吸道。该面罩在提供高浓度氧的同时，又可以吸入一定浓度的CO_2，适用于严重低氧血症伴过度通气呼吸性碱中毒的患者。如果面罩和储气囊之间有单向活瓣，即为无重复呼吸面罩，这时患者只能从储气囊吸入气体，呼出气体从气孔逸出而不能再进入储气囊。

附储气囊面罩比简单面罩的耗氧量要小，如果面罩合适能紧贴面部不漏气，应用这种面罩可达到很高的吸氧浓度。

（3）Venturi面罩　面罩根据Venturi原理制成，即氧气经过狭窄的孔道进入面罩时在喷射气流的周围产生负压，携带一定量的空气从开放的边缝流入面罩。因输送氧的孔道有一定的口径，因此从面罩边缝进入的空气与氧混合后可以保持固定的比率，调整面罩边缝大小可以改变空气与氧的比率，比率的大小决定吸入氧浓度的高低。常用的氧浓度有24%、26%、28%、30%、35%和40%等。由于喷射入面罩的气体流速超过患者吸气时的最高流速和潮气量，所以它不受患者通气量变化的影响，耗氧量亦少，吸入氧浓度恒定，不受张口呼吸的影响。因高流速的气体不断冲洗面罩内部，呼出气中的CO_2难以在面罩内滞留，故基本无重复呼吸，面罩也不必与面部紧密接触，佩戴舒适，患者不感觉面罩内有明显的潮热感。应用Venturi面罩虽然也可提供40％以上的FiO_2，但是不如低FiO_2时准确可靠。如今Venturi面罩已广泛应用于临床，尤其是需要严格控制的持续低浓度氧疗时应用更为普遍，其效果和可靠性已得到反复证实。这类面罩对于COPD患者尤为适宜，因为这些患者常常是需要控制吸入氧浓度以避免CO_2潴留的加重。

3. 呼吸机给氧　COPD呼吸衰竭严重时，常规氧疗已不能将PaO_2升至安全水平、或给氧后加重CO_2潴留和呼吸抑制者，均可使用呼吸机通气，详细内容参见机械通气章节。

（三）氧疗的注意事项

氧疗过程中需要监测动脉血气分析，包括PaO_2，$PaCO_2$和pH。指测血氧仪测量SO_2可用于观察变化趋势，调整吸氧设置。防止组织缺氧的同时要注意二氧化碳潴留的问题。如发生二氧化碳潴留，要监测血酸碱度。如有酸中毒明显，考虑机械通气。

注意吸入气的湿化。从氧气瓶或中心供氧管道放出来的氧气，湿度较低，应注意气体的湿化。低流量给氧一般采用鼓泡式湿化瓶，高流量给氧宜用加热湿化器。

预防交叉感染。所有供氧装置、给氧装置等一切氧疗用品均应注意消毒，防止交叉感染。注意防火和安全。

四、机械通气

大多数合并呼吸衰竭的COPD急性加重期患者并不需要机械通气，在常规治疗后得以好转出院。然而有部分患者，常规治疗效果不佳，病情继续恶化，需要机械通气才能度过危险期。机械通气包括两类：无创通气和有创机械通气。

由于建立人工气道（气管插管和气管切开）可引起一系列气道并发症，增加细菌性鼻窦炎、咽喉、声带和气管损伤以及呼吸机相关性肺炎的危险性，也妨碍了患者的语言交流、经口进食等能力，给患者的身体和心理均造成痛苦和创伤。而无创正压通气的好处是可以避免气管插管和气管切开，经面罩或鼻罩进行正压辅助通气，也可以一定程度的达到改善通气、增加气体交换和氧合的目的。无创通气近年来逐渐受到人们的重视，有文献报道高达40％～50％的本来需要气管插管机械通气的患者在应用无创通气后最终避免行气管插管。与有创性通气相比，无创通气的感染并发症显著减少，机械通气时间和RICU住院时间明显缩短，显著降低了医疗费用。

（一）无创通气

无创通气（non-invasive ventilation，NIV）是指不经气管插管而增加肺泡通气的一系列方法的总称，包括体外负压通气、经鼻面罩正压通气、胸壁振荡和膈肌起搏等。通常我们所说的NIV主要是指经口、鼻面罩进行的正压通气。长期以来，在治疗呼吸衰竭时经气管插管或气管切开连接呼吸机一直是机械通气治疗的首选途径，NIV并未得到足够的重视和发展。直到20世纪80年代，随着对有创通气所带来严重副作用认识的深入，以及传感技术和人机连接界面材料的不断改进，经面罩实施持续气道正压通气（continuous positive airway pressure，CPAP）和间歇正压通气（intermittent positive pressure ventilation，IPPV）的应用才逐渐增多。CPAP是在自主呼吸的条件下，在整个呼吸周期内，人为的施加一定程度的气道正压，也成为自主呼吸下的呼气末正压，与吸气末正压相比，它不仅可以明显降低患者的呼吸功，还能更好的防止气道萎陷、增加功能残气量，并改善肺的顺应性及扩张上气道。经鼻或口鼻面罩的无创间歇气道正压通气（non-invasive intermittent positive pressure ventilation，NIPPV）是在患者自主呼吸触发的前提下，每次吸气都接受事先设定好的一定水平的正压支持，以辅助患者的吸气努力，称为压力支持通气（PSV）。1990 年双水平气道正压（bi-level positive airway Pressure，BiPAP）通气机的出现（见表 24-33），进一步完善了 CPAP 通气机的功能。目前已有很多大规模的随机对照临床研究进一步证实了 NIPPV 对 COPD 急性发作伴呼吸衰竭治疗的有效性和可依从性，并逐渐成为了 COPD 呼吸衰竭患者的重要治疗方法。

COPD 呼吸衰竭的主要呼吸生理改变为气道阻力增加，呼吸中枢驱动增强，肺动态过度充气和内源性 PEEP（PEEPi）生成，呼吸肌疲劳等。PEEPi 的存在使呼吸功显著增加，有研究表明，克服 PEEPi 所需的呼吸功约占总呼吸功的 43%±5%。COPD 缓解期患者的 PEEPi 平均为 2.4±1.6cmH_2O，而急性加重期患者 PEEPi 平均高达 6.5±2.5 cmH_2O。PEEPi 是导致呼吸肌疲劳的重要因素之一，泵衰竭在 COPD 急性加重期呼吸衰竭中占主导作用，这时常规的药物治疗对降低呼吸功耗和减轻呼吸肌疲劳的作用十分有限，过量应用呼吸兴奋剂反而加重呼吸肌疲劳。因此对于严重 COPD 呼吸衰竭的患者，早期应用 NIPPV 辅助患者的自主呼吸可以减轻呼吸肌疲劳，降低呼吸功耗，防止呼吸生理功能的进一步恶化，保护重要脏器的功能，避免或减少气管插管率。在通气过程中，PSV 主要辅助和支持患者的自主呼吸，减少呼吸肌负荷，增加肺泡通气量。低水平 CPAP（低于 85%的 PEEPi）能有效抵消 PEEPi 而显著降低吸气负荷和呼吸功。应注意，所加 CPAP 水平应低于 85%的 PEEPi，否则会加重肺过度充气的程度，增加肺泡死腔，使 CO_2 潴留加重，对血流动力学产生不利影响。联合应用 PSV 和 CPAP 可增强疗效。便携式无创通气机能自动提供双水平的压力支持，相当于 PSV+CPAP。它具有同步、分别调节吸气正压（IPAP）和呼气正压（EPAP）设置的水平，并有漏气补偿以维持呼吸压力稳定在预设值等功能，使呼吸同步性能提高。

NIPPV 的基本操作程序为：（1）合适的工作/监护条件；（2）掌握适应证和禁忌证；（3）患者的理解与配合；（4）摆好体位；（5）选择合适的连接器；（6）选择适宜的呼吸机；（7）开动呼吸机、参数的初始化设定并与患者连接；（8）逐渐增加辅助通气的压力（适应过程）；（9）严密的监护（漏气、咳痰等）；（10）疗效判断；（11）决定治疗的时间和疗程；（12）防治并发症和不良反应；（13）辅助治疗（加湿、排痰等）。对于 COPD 急性加重期合并呼吸衰竭的患者使用 NIPPV，要注意疾病本身的特点，选择合适的通气参数和监测指标，我们就 COPD 急性加重期使用 BiPAP 的应用介绍如下。

1. 使用指征和排除标准　BiPAP 在 COPD 急性加重期的选用标准为：中至重度呼吸困难，有辅助呼吸肌参与呼吸并出现矛盾呼吸；中至重度酸中毒（pH＜7.30～7.35）和高碳酸血症（$PaCO_2$＞45～60mmHg）；呼吸频率＞25 次/分。符合上述标准至少 2 条者即可应用 BiPAP。

有以下情况之一者不使用 BiPAP：呼吸抑制或停止；心血管系统功能不稳定（低血压、心律失常、心肌梗死）；严重脑病患者（应注意，神志障碍不是 COPD 高碳酸血症呼吸衰竭的禁忌证）；易误吸者（吞咽反射异常、严重上消化道出血）；痰液粘稠或有大量气道分泌物；近期曾行面部、上气道或胃食道手术；头面部外伤；固有的鼻咽部异常；上气道阻塞；极度肥胖；严重的胃肠胀气。

当患者出现以下情况时应及时终止 BiPAP：因疼痛或不适不能耐受面罩；气体交换无改善或呼吸困难加重；呼吸道分泌物多需要气管插管引流分泌物或需要保护气道（如有急性消化道出血、呕吐等）；血流动力学不稳定（低血压、严重室性心律失常）；使用30分钟后神志状况无改善或因缺氧烦躁不安者。

2. 呼吸机的连接　鼻和口鼻面罩与患者固定装置的舒适性、密封性和稳定性对疗效和患者的耐受性影响很大。由于不同患者的脸形和对连接方法的偏好不一样，应根据情况选择不同的面罩和连接方法。通常轻症患者多采用鼻罩进行通气，以方便患者咳痰、说话和进食。当病情严重需要较高的压力进行通气时常选用面罩。选择时还要注意死腔的大小（死腔增加可引起 CO_2 重复呼吸），一般面罩的死腔约 80～100ml，鼻罩的死腔约为 50～80ml。

在吸氧状态下将鼻或面罩连接，调整好头带松紧度后，再连接呼吸机管道。千万不能在较高的吸气压力参数下将呼吸机管道与面罩连接后再接到患者面部，以致在连接过程中由于漏气而使患者感到明显的不适，也会引起面罩与脸部密闭不严。对于自理能力较强的患者，应教会患者和家属佩戴和拆除的方法。

3. 通气参数的设置　通气参数应按照患者的具体情况来调节。如果一开始就用比较高的压力，患者会感觉不适而拒绝接受呼吸机；如果持续使用比较低的压力，则达不到理想的辅助通气的效果，影响疗效。因此为了提高舒适性和依从性，参数调节的原则是从低支持水平（IPAP 8～12 cmH_2O）开始，待患者耐受后再逐渐上调，直到满意的通气水平，或调至患者可耐受的最高通气支持水平。一般而言大多数患者可以耐受不高于 20cmH_2O 的 IPAP。由于存在 PEEPi，吸气负荷增加，可能出现触发困难，这时宜加用外源性 PEEP（即 EPAP），初始设置 0～4cmH_2O，并逐渐上调压力水平，保证患者每次吸气动作都能触发呼吸机送气，人机协调同步。有些无创呼吸机可以设定预置压力上升的速度（RAMP），对于呼吸驱动越强的患者，相应的压力上升速度应越快，使呼吸机的送气速度与患者的吸气速度相匹配，以增加人机同步性。

通气治疗一般采用同步/时间（S/T）模式，维持 SaO_2 在 90%以上。不足以维持 SaO_2 达 90%，可增加 IPAP，适当增加 EPAP 和或增加吸入氧浓度来解决。正常人上段食管括约肌的张力是 33±12cmH_2O，为避免通气时发生胃胀气，IPAP 的选择应由低向高调，IPAP 不宜超过 25cmH_2O。而对 COPD 高碳酸血症呼吸衰竭者，出气孔加用单向活瓣，EPAP 不超过 4 cmH_2O 可减低重复呼吸及 $PaCO_2$ 增高。

表 24-33　BiPAP 常用的通气参数的参考值

参数	参考值
潮气量	7～15ml/kg
呼吸频率	16～30 次/分
吸气流量	递减型，峰值 40～60L/min
吸气时间	0.8～1.2 s（T 模式时）
吸气压力（IPAP）	10～25 cmH_2O
呼气压力（EPAP）	3～5 cmH_2O（Ⅰ型呼吸衰竭用 4～8 cmH_2O）

4. 监护 对接受 BiPAP 治疗的患者，密切的综合临床监测，判断疗效，发现治疗过程中的问题和可能出现的不良反应，及时处理和调整，是提高患者的耐受性和疗效的重要因素，也是避免因 BiPAP 治疗无效而延误气管插管的重要措施，监测应包括下列内容：①心电监护 一般生命体征的监测；②呼吸系统症状和体征 呼吸困难的程度、呼吸频率、胸腹活动度、辅助呼吸肌活动程度、呼吸音、人机同步性等；③循环指标 如心率、血压等；④呼吸机监测参数 潮气量、压力、频率、吸气时间、漏气量等；⑤SaO_2 和动脉血气分析指标；⑥不良反应 神志障碍加重、呼吸困难加重、漏气、胃胀气、误吸、面罩压迫、幽闭恐惧、口咽干燥、鼻梁皮肤损伤、角膜溃疡、排痰障碍等。

5. 疗效判断和疗程 BiPAP 疗效的临床判断需要综合临床和动脉血气指标。有效者临床上表现为气促改善，呼吸、辅助呼吸肌动用减轻或反常呼吸消失，呼吸频率减慢，SaO_2 增加，心率减慢等。如果没有上述临床改善，提示治疗效果差。通常建议治疗 1～2 小时后复查动脉血气。如临床情况改善，$PaCO_2$ 下降＞16％，pH＞7.30，PaO_2＞40mmHg，提示初始治疗有效，建议继续无创通气治疗，否则应尽快调整治疗方案或改为气管插管机械通气，以免延误治疗时机。

有关每天治疗的时间和疗程，目前尚没有明确的标准。多数文献报道每次使用 3～6 小时，每天 1～3 次。无创通气的成功率取决于开始治疗时低氧的严重程度和治疗后通气及气体交换的改善程度。

治疗过程中 $PaCO_2$ 不能改善常常是由于口鼻面罩漏气和（或）IPAP 不足。由于可允许高碳酸血症机械通气概念应用于临床，如机械通气患者能维持患者足够的氧合，就是 $PaCO_2$ 增高达 90～110mmHg，pH＞7.20，也并不需要立即换成有创通气。可配合呼吸兴奋剂的使用，多能取得较好的改善。

6. 经鼻面罩通气的湿化问题 采用经鼻面罩机械通气，尽管保留了上呼吸道的加湿加温作用，但由于 BiPAP 通气量大，流速快，气体比较干燥，因此要注意气道的温化和湿化。特别是接受 BiPAP 的 COPD 患者多有呼吸急促，从呼吸道失水较多；感染严重时，更需要加强湿化促进分泌物的排出。目前常用的加热“主流式”湿化器湿化效果好、阻力小，可以配合不同流量的通气形式。采用鼻罩经鼻咽部吸入空气者湿化的目标为温度 28℃，相对湿度 100％；采用面罩经口咽部吸入空气者湿化目标为温度 29～32℃，相对湿度 100％。尽管采取了上述装置进行温化湿化，但是在患者通气量较大时，仍难以保证满意的温化湿化，此时应注意口咽部的局部湿化和水的充分摄入。

7. 并发症的防止 （1）温化湿化 温化湿化不充分的相关并发症如口干、眼干和痰不易咳出等。多见于通气量大、张口呼吸和痰液较多的患者。应注意水的摄入和出入量的把握，鼓励排痰，必要时进行人工辅助排痰。

（2）幽闭恐惧 部分患者对带罩，尤其是全面罩有恐惧心理，导致紧张或不接受无创通气治疗。耐心、正确的教育和解释通常能减轻或消除恐惧。观察其他患者成功地应用 NIPPV 的治疗，有利于提高患者的信心和接受度。

（3）面部压伤 关键在于鼻面罩的选择和佩戴。间歇松开鼻面罩，轮换使用鼻罩或面罩，加用额垫和防压贴膜等措施有利于减少面部压伤。

（4）胃肠胀气 主要是由于反复的吞气或者上气道内的压力超过食管贲门括约肌的压

力，使气体直接进入胃内。多见于张口呼吸和通气压力较高的患者。防治的方法是优先选用鼻罩，在保证疗效的前提下避免吸气压力过高（$<25cmH_2O$）。有明显胃胀气者，可留置胃管持续开放或负压引流。有的鼻面罩专门设计有一开孔放置胃管，若胃管过细，会增加此孔的漏气；若胃管过粗又可能在摘鼻面罩时将胃管带出，需加以注意。

（5）误吸　口咽部分泌物、返流的胃内容物或呕吐物的误吸可以造成吸入性肺炎和窒息。尽管发生率较低，但后果严重。所以应该避免在返流、误吸可能性高的患者中使用 BiPAP。在治疗过程中，应避免饱餐后使用无创通气，选择头高位或半卧位，以及使用胃动力药物均有助于减少误吸。

（6）排痰障碍　由于没有人工气道，排痰主要依靠患者的咳嗽。咳嗽排痰能力较差的患者，由于痰液阻塞而影响 BiPAP 的疗效，也不利于感染的控制。建议在 BiPAP 治疗期间鼓励患者间歇主动咳嗽排痰，必要时经鼻导管吸痰（清除口咽部分泌物和刺激咳嗽），震动排痰或用纤维支气管镜吸痰后再进行 BiPAP 治疗。

8. 治疗失败的原因分析　BiPAP 治疗的失败，除了本身的局限性外，需要注意下列原因：①适应证掌握不合适　由于基础疾病严重或者一些特殊的基础疾病（如：大气道阻塞等），无创通气的成功率比较低。②通气模式和参数设定不合理　常用的通气模式和参数如上述，如果应用的潮气量和气道压力过低则无法达到理想的辅助通气效果。③不耐受　由于患者的不耐受（原因如上述，有时与罩的位置不合适、罩的大小形状不合适或头带固定过紧有关），使得治疗的时间过短或辅助通气不足，造成治疗失败。④罩和管道的重复呼吸　面罩本身可以产生死腔效应，部分呼吸机存在管道的重复呼吸，影响 CO_2 的排出，使治疗失败。选用低死腔的连接方法和避免管道重复呼吸（如选用排气量较大的平台排气阀或加用非重复呼吸阀），可以明显提高疗效。⑤气道阻塞　由于痰液的阻塞，睡眠时上呼吸道阻塞或使用鼻罩时的鼻腔阻塞，均可增加气道阻力，影响辅助通气的效果，经常鼓励或刺激咳嗽排痰和处理鼻塞等措施，有利于改善气道阻力，提高疗效。⑥漏气　罩与面部之间漏气或者使用鼻罩时经口漏气，会明显影响辅助通气效果和同步性，调整罩的位置和固定带的张力减少漏气，用鼻罩时使用下颌托可以减少经口漏气。

如果应用 BiPAP 后如患者出现的血流动力学不稳定，呼吸困难没有缓解或进一步加重，意识状况恶化，分泌物不能有效清除，或不能耐受面罩等情况，应及时改用气管插管和有创性机械辅助通气。

（二）有创性机械通气

大多数 COPD 呼吸衰竭患者并不需要机械通气，在经过药物和无创通气治疗后都可以缓解。然而有部分 COPD 急性加重期患者，经常规治疗效果不佳，病情继续恶化，确实需要气管插管和机械通气才能度过危险期。但是一般说来，无论任何时候，只要可能就应该尽量避免有创性机械通气。

1. 机械通气的目的和适应证　当药物治疗和一般常规治疗不能有效逆转患者的呼吸衰竭，或进行性的气流阻塞进一步损害患者的气体交换时，为挽救患者生命进行机械通气是难以避免的，也是十分有效的措施。进行机械通气的目的是为 COPD 急性加重期呼吸衰竭患者提供必要的气体交换和适当的氧合，以帮助患者度过危险期；排出 CO_2，纠正严重的呼吸性酸中毒，缓解严重的呼吸肌疲劳和患者的呼吸窘迫，改善患者的意识和神志，为患者的抗感染、平喘等各种治疗争取时间并创造良好的内环境。

我国COPD诊治指南中COPD急性加重期应用有创性机械辅助通气的应用指征如下：①严重呼吸困难，辅助呼吸肌参与呼吸，并出现胸腹矛盾呼吸。②呼吸频率>35次/分。③危及生命的低氧血症（PaO_2<40mmHg，或PaO_2/FiO_2<200 mmHg）。④严重的呼吸性酸中毒（pH<7.25）及高碳酸血症。⑤呼吸抑制或停止。⑥嗜睡，神志障碍。⑦严重心血管系统并发症（低血压、休克、心力衰竭）。⑧其他并发症（代谢紊乱、脓毒血症、肺炎、肺血栓栓塞症、气压伤、大量胸腔积液）。⑨NIPPV失败或存在NIPPV的排除指征。

是否需要有创机械通气是一个困难的决定，动脉血气指标和一些生理参数并不能作为建立机械通气的绝对标准，而应视临床情况来决定，主要根据对患者基础肺疾病及其功能状态的了解，诱发严重呼吸呼吸衰竭病因的可逆性，以及当时患者的症状体征和实验室检查结果来决定，动脉血气分析可作为参考指标。大多数情况下，决定气管插管的主要因素是患者的意识状态。如果患者是清醒的，能够配合治疗，那么一般可以暂时不插管和机械通气。但如果患者意识状态恶化，出现意识模糊、迟钝、嗜睡、烦躁不安等不能配合治疗的情况，初始治疗措施不能改善意识状态，那么就应该考虑气管插管和机械通气，而不管血气异常的严重程度如何。

不论何时COPD患者都要尽可能避免有创机械通气的一个理由是对气道分泌物清除的效果。有效的咳嗽反射是分泌物廓清的主要手段，严重COPD患者因不能提供很高速的气流来有效的排出气道分泌物，因而其咳嗽能力是受损的。通过咽部插入气管导管阻碍了会厌的闭合，因此进一步损害了咳嗽机制。虽然护理人员可通过气管导管吸出中心气道的分泌物，但在远端气道分泌物的清除和防止下呼吸道感染方面，均不如咳嗽那样有效。因为分泌物廓清和院内感染是COPD急性加重期呼吸衰竭患者特别是气管插管患者的主要问题，因此无论何时只要有可能，就应该保护和鼓励咳嗽。但如果患者对常规治疗效果不佳，出现神志改变或极度疲劳，已经不能有效咳嗽，此时气管插管机械通气对患者分泌物廓清的不良影响已不存在了。

另一方面也反对掌握气管插管和机械通气指征过严。如果等到患者完全昏迷，或呼吸不规则、呼吸暂停时才紧急插管，则可能错失良机。有准备的选择性插管比紧急插管并发症要少，预后要好。

因此对COPD合并严重呼吸衰竭患者是否需要机械通气，何时进行气管插管机械通气是一个不容易截然做出决定的问题，依赖于医生的临床经验，对病情严重程度的了解，医院的条件和机械通气临床应用水平，原发病和伴发病的可逆程度等，权衡利弊，综合判断。

2. COPD患者机械通气模式的选择和参数的调节

（1）通气模式　由于我们缺乏COPD患者呼吸肌疲劳的相关认识，因此COPD急性加重期患者用哪种通气模式比较理想仍有争论。研究显示在辅助通气或同步间歇指令通气时，患者做了相当大量的吸气功。而在控制通气时，如果呼吸机参数设置恰当，那么自主呼吸功可以被大大的减少（见表24-34）。理论上说，如果存在明显的外周吸气肌疲劳，那么让呼吸肌完全休息可以达到更有效的恢复。但是尚无资料表明，为防止患者呼吸肌萎缩或肌力下降需要的呼吸肌活动最低水平是多少。因此临床上对于COPD呼吸衰竭的患者进行通气时，我们通常选用辅助-控制通气模式以减少患者的呼吸功和不适感，然而事实上有些患者仍在做相当大的呼吸功。

现在不少的医生喜欢应用压力支持通气（PSV）模式。PSV以预设的正压辅助每次自主呼吸，直至患者的吸气流量减少到呼吸机预定水平而自动切换为呼气。由于PSV每次呼吸启动必须由患者触发，因此患者必需要有完整的呼吸驱动。潮气量则由患者吸气用力压力支持水平、吸气时间和呼吸系统阻抗来决定。由于是依靠加用的气道正压与肺泡之间的压力差驱动吸气流量，因此PEEPi的存在将减少预定压力支持水平的潮气量。因此不少学者认为，在COPD急性加重期机械通气的初始阶段，PSV作为通气模式来应用是不可靠的。

此外还有同步间歇指令通气（SIMV）模式在COPD急性加重期通气治疗中也有不少学者喜欢使用，在开始通气时，应用较高的指令通气频率，以便让患者的呼吸肌得到较好的休息，随着患者呼吸肌疲劳的恢复，再逐渐减少指令通气频率，降低通气支持水平，让患者的呼吸肌得到适当的锻炼，并逐渐过渡到撤机。为了减少患者通过呼吸机自主呼吸时的阻力，可以在SIMV基础上加用低水平（5～7cmH_2O）的压力支持通气。

（2）呼吸机的参数调节　常规机械通气的潮气量为10～15ml/kg，但很容易引起过度通气和PEEPi，因此一般COPD患者常用的潮气量为7～9ml/kg，在容量辅助或控制通气时用的吸气流速为60L/min。研究显示COPD患者应用高吸气流速（100L/min）可改善氧合，这是由于增加总的$\dot{V}/\dot{Q}$比值，增加吸气流速也可降低动态过度充气和PEEPi的危险。然而高吸气流速将增加气道峰压，这曾经被认为是可增加气压伤的危险，但是现在的观点认为高吸气流速引起的气道峰压增高主要作用于气道，如果平台压没有受到明显影响，那么气压伤的危险性并没有明显增加。如果存在明显的PEEPi，增加吸气流速至100L/min也是合理的。吸氧浓度应调整到维持SaO_2≥90%，如果用脉氧计来监护SaO_2，那么应维持脉氧计读数>92%而不是90%。

传统上，COPD患者机械通气时应避免加用PEEP，因为COPD患者在机械通气后适当的氧合是很容易达到的。在患者已有过度充气的基础上，加用PEEP可能进一步加重过度充气而导致不良后果。然而许多严重的COPD患者在潮气呼吸时有呼气流量受限，如加用的PEEP小于临界闭合压，则可以以下游压力对抗上游压力，避免呼气时小气道的萎陷，并且不影响呼气流量，不增加呼气末肺容量。而且加用PEEP可改善呼吸机触发敏感度的有效性，减少无效触发，从而减少辅助通气时患者的呼吸功。但是如果加用的PEEP过高或患者没有气流受限存在，那么外加PEEP将使动态过度充气加重引起潜在不良的后果。在加用PEEP时监测气道压和呼气末肺容量将有助于我们判断患者是否能从这种治疗中获益。如果加用PEEP后，气道峰压和平台压几乎没有改变，那么可以认为患者原来存在气道萎陷，加用PEEP是有好处的。如果峰压和平台压随着所加的PEEP平行升高或更明显增高，则提示加用PEEP加重了肺过度充气，外加PEEP是有害的。

COPD患者突出的呼吸生理学改变是气道阻力明显增高，气体从肺排出需要的时间明显延长，即使在自主呼吸时也存在一定程度的肺动态过度充气和PEEPi。当患者进行机械通气治疗时如果呼气时间设置不当，更容易导致PEEPi的产生。因此如何降低PEEPi水平也是COPD机械通气治疗的关键之一。当采用压力控制通气时，可通过降低吸气时间而使呼气时间延长。当采用容量控制通气时，降低吸气时间的方法有两种：一是降低潮气量；二是增加吸气流速。其中以后者最常用。吸气流速的增加会伴随气道峰压增高，但增加的气道压力主要消耗在狭窄的气管壁上，肺泡内压力并无明显增高，不必过分担心引起气压伤的危险。如果患者存在气道阻塞严重且伴有显著的 $PaCO_2$ 增高和 pH 降低，此时患者的通气需求明显增加，但为了减轻 PEEPi 的产生，可采用降低潮气量和呼吸频率的方法，无需将 $PaCO_2$ 和 pH 纠正至正常水平，允许存在轻、中度的呼吸性酸中毒，即容许性高碳酸血症策略。

此外，在机械通气的初期阶段，适当应用镇静剂和肌松剂有助于减轻患者的人机对抗，降低呼吸驱动，克服 PEEPi，最终减少气压伤发生率。因此在开始时可以使用镇静剂，以增加呼吸机和自主呼吸的同步，增加患者的舒适感，减少耗氧量，随着基础疾病好转应逐渐减量或停用，以便于撤机。一般情况下 COPD 患者很少需要应用肌松剂。

表 24-34 COPD 疾病的机械通气调节方法

使用容量控制通气，维持 I∶E>1∶2
采用高吸气流速，保证足够的呼气时间，避免产生 PEEPi
为使 PEEPi 降至最低，可采用降低分钟通气量、容许性高碳酸血症策略
适当加用低于 PEEPi 的外源性 PEEP 可降低呼吸功
尽量维持平台压低于 $35cmH_2O$
机械通气初始短期使用镇静剂或肌松剂能预防气压伤的发生

（3）控制性低通气和容许性高碳酸血症　传统的呼吸机治疗采用大潮气量（12～15ml/kg），慢呼吸频率的方法，来达到维持 PaO_2 和 $PaCO_2$ 于正常生理水平。慢性气流阻塞性疾病的患者机械通气时在 FiO_2 小于 50%情况下，维持适当的氧合一般是可以做到的。但是有些 COPD 患者，尽管每分通气量正常或增加，仍存在严重的高碳酸血症，此时高碳酸血症是由于生理死腔量/潮气量（V_D/V_T）增加引起。研究表明，V_D/V_T 增加与动态过度充气的严重性呈正相关。因此，靠进一步增加每分通气量来降低 $PaCO_2$ 的希望常由于肺过度充气恶化引起的 V_D/V_T 增加而落空。同时，肺容量使患者血流动力学进一步受损，并极大的增加了气压伤的危险。

处理高碳酸血症的替代策略主要是允许它增加，而把重点放在预防肺泡过度扩张引起的并发症上。采用小潮气量的通气策略，允许动脉血 $PaCO_2$ 有一定程度的升高，不强求维持血气指标于正常水平，即所谓的容许性高碳酸血症（permissive hypercapnia，PHC）。一般情况下，$PaCO_2$ 维持在 60mmHg 左右、pH>7.25 时大多数患者都能很好耐受。如缓慢的使 $PaCO_2$ 升高至 70～80mmHg，维持 pH>7.2，对机体也不会有很大的不良作用，至少在没有颅内病变和没有显著心功能受损的患者来说是这样。颅内病变的存在可能增高颅内压，是控制性低通气策略的禁忌证。当患者有明显心室功能受损时，严重的呼吸性酸中毒也应避免。

还有一部分 COPD 患者，平时已有慢性二氧化碳潴留，存在代偿或部分代偿的呼吸性酸中毒。在 COPD 急性加重期合并呼吸衰竭并建立正压通气后，体内的 CO_2 可较快的排出，使 $PaCO_2$ 下降过快，体内为代偿呼吸性酸中毒而潴留的 HCO_3^- 排出较慢，而导致代谢性碱中毒，或通气量过大导致呼吸性碱中毒。对于这些患者通气量应适当减小，一般为 7～9L/min，通气频率 12～20 次/分，希望患者的 $PaCO_2$ 逐渐减低，在 2～3 天内降至目标水平。慢性呼吸衰竭患者的通气目标主要是纠正异常的 pH 至正常，而不是去纠正 $PaCO_2$ 至正常。$PaCO_2$

一般维持于50～60mmHg或病情恶化前水平则可认为是理想的。这样做的结果可避免患者体内酸碱状态过大的变动（从通气前的呼吸性酸中毒，转变为通气后代谢性或呼吸性碱中毒，又变成撤机后的呼吸性酸中毒），从而避免其对心血管系统和其他脏器的不良影响。

3. COPD患者机械通气的撤离　撤机是指缓慢、逐渐地减低呼吸支持的过程。正确掌握撤机指征，评估和纠正各种影响撤机的因素，选择适合的撤机方法对提高机械通气的成功率具有重要意义。COPD患者撤离机械通气有时比较困难，导致撤机困难的原因是多种多样的，最主要的原因是患者基础肺功能受损严重，不少患者合并有严重的慢性阻塞性肺气肿、肺心病，有的平时就已经处于慢性呼吸衰竭状态，动脉血气异常并伴呼吸肌无力、营养不良、呼吸系统机械力学的紊乱，以及呼吸衰竭和机械通气引起的并发症如肾功能衰竭、冠状动脉缺血和心力衰竭等情况。在呼吸衰竭的众多病因中，COPD患者发生撤机困难最多，平均撤机时间也最长，通常用来撤机的时间可占整个机械通气时间的60%左右。有少数基础肺功能极差的患者最终难以撤机。

（1）影响撤机的因素　撤机是否成功受3方面因素影响：合适的肺部气体交换、正常的呼吸肌功能和神经精神因素。COPD患者撤机失败最常见的原因是由于呼吸肌的衰竭。由呼吸力学异常引起的肺过度通气是造成呼吸肌力量和耐力下降的最主要因素。肺过度充气时，膈肌位置低平，肌纤维处于明显不利的初长位置，此时膈肌的张力不能有效的转换为跨膈压，导致膈肌功能障碍。此外营养不良在COPD危重患者中十分常见，它可以降低机体对低氧的通气反应，并使呼吸肌总量和厚度减低，从而降低呼吸肌的力量和耐力。当存在心输出量降低时，呼吸肌的供氧量也降低。酸中毒可以降低膈肌的收缩力和耐力。各种代谢异常如低钙、低磷、低钾和低镁血症都影响呼吸肌功能。某些内分泌异常如甲状腺功能亢进或减退也能影响呼吸肌的力量。糖皮质激素可以引起呼吸肌功能障碍。通气过程中使用了肌松剂的患者在停药后很长一段时间内可以持续存在肌肉无力。这些都可能成为撤机困难的原因。此外长期依赖机械通气也可使呼吸肌发生废用性萎缩，导致撤机困难。

发热、疼痛、紧张、烦躁等原因可能增加通气需要量，对撤机过程有一定的影响。还需要注意的是患者的精神因素在撤机过程中的影响，但是目前尚无法确定精神因素在呼吸机依赖中所起的作用究竟占多大成分。

（2）撤机的预测指标　如何选择最佳的撤机时机是每一个临床医生十分关心的问题，如过于保守延迟撤机，则发生严重呼吸机相关并发症的机会增高；而过早撤机可能影响患者的心肺功能，甚至加重病情。一般来说，决定撤机最基本的条件是引起呼吸衰竭的原因基本消除，且患者能够维持自主呼吸。除了详细的临床评估外，某些客观指标有助于帮助做出撤机决定。如在$FiO_2 \leqslant 0.35$的情况下，$PaO_2 \geqslant 60$mmHg，P（A-a）＜350mmHg，$PaO_2/FiO_2 > 200$时，成功撤机可能性大。当$FiO_2 \geqslant 0.4$时$PaO_2 \leqslant 55$mmHg，则一般难以撤机。

（3）撤机方法　对预计撤机困难的患者应制定周密的撤机计划并由专人负责实施。撤机前需要做好以下几方面准备。①控制疼痛、发热、心律失常和感染。②纠正电解质紊乱和酸碱失衡，特别是存在代谢性碱中毒时会抑制呼吸中枢。③注意镇静剂和肌松剂对呼吸肌功能的影响，撤机前尽量减少镇静剂用量。④保证足够的营养供应，避免输入大量碳水化合物加重呼吸负荷。⑤做好患者撤机前的精神准备，减少对撤机的恐惧和担心。⑥彻底清除呼吸道分泌物。

COPD患者撤机时常常采用的撤机法是自主呼吸撤机法和PSV撤机法。自主呼吸撤机法是每天在一定的时间内（如2小时）使患者脱离呼吸机进行自主呼吸，如患者能够耐受，逐步增加脱机时间，至最后完全撤机。PSV撤机法用预设的压力水平支持患者的自主呼吸，每次递减压力水平，逐步恢复患者的呼吸肌做功。一定水平的压力支持能帮助克服在气管插管和管道上产生的呼吸功，当递减的压力支持降至该水平时，绝大多数患者可以撤机。但是有些严重的COPD患者，由于存在严重的气道阻塞，吸气时气流速度下降缓慢，而PSV模式吸气相向呼气相的转换取决于流速的下降，此时可能在呼吸机仍处于吸气相时，患者的呼气肌已开始收缩，从而产生人机对抗，增加呼吸功。如撤机过程出现这种情况应换用其他撤机方法。

对COPD患者撤机时还可以应用无创通气的方法进行序贯治疗，能增加撤机的成功率。但是目前尚缺乏设计较好的临床随机对照研究来证实NIPPV在撤机领域的独特作用。

五、AECOPD的管理

AECOPD的治疗目标是：阻止疾病的发展、减轻症状、增加运动耐力、提高生活质量、预防和治疗并发症、预防和处理急性发作、降低死亡率。对AECOPD的管理也分为几个部分，即急诊或住院治疗、监护和抢救、出院及随访。

（一）急诊室的处理

1. 病情严重度的评估　当患者到急诊室之后，应该对患者的病情进行迅速的判断以决定治疗方案，见表24-35。表24-20中列出了急诊医师对AECOPD进行最初评估需要了解的要点，包括病史、体格检查、胸部X线、动脉血气分析，这些资料可以有助于确立AECOPD的诊断、评估严重程度、确定疾病加重的诱发因素、决定是否需要住院治疗和（或）呼吸支持。患者发病前的气流受限程度对COPD急性加重期严重度的评估价值不大。此外还需要注意是否合并有心力衰竭、肺栓塞、肺炎和（或）服用镇静剂等情况，这些因素可以加重COPD患者的病情，但并不一定是AECOPD的诱因。

表24-35　急诊时对AECOPD患者病情的最初评估

病史	
	呼吸道的基础状况
	吸烟
	既往是否有病情的加重，加重时是否需要入院治疗
	痰量和颜色
	静息时呼吸困难状况
	既往的肺功能和动脉血气指标
	症状发作的频率和持续时间
	日常活动能力
	家庭治疗的方案和设施
	社区环境

（续表）

病史	
	并发症情况
	症状严重程度
	肺心病
	支气管痉挛
	肺炎
	血流动力学稳定状态
	神志状况
	腹壁矛盾运动
	辅助呼吸肌参与呼吸运动
	急性并发症
辅助检查	
	动脉血气分析
	ECG
	胸部X线检查
	血常规和生化检查
	痰培养

2. 急诊室的处理

（1）氧疗　氧疗的目的是使 PaO_2 维持在60mmHg或 SaO_2 在90％之上，为了避免 $PaCO_2$ 的潴留导致pH的下降，应尽可能降低吸入氧浓度。如病情许可，可以在开始氧疗前进行一次血气分析。

（2）支气管扩张剂　在治疗AECOPD时，支气管扩张剂首选吸入短效 β_2-受体激动剂。如临床症状不能迅速缓解，则需联合使用抗胆碱能类支气管扩张剂。不推荐常规静脉途径使用 β_2-受体激动剂，只有当症状发作危及生命且患者不能吸入给药时方可考虑。

（3）糖皮质激素　糖皮质激素的使用在AECOPD的治疗中是有效而重要的，国外学者推荐作为常规使用，常用甲基泼尼松0.5mg/kgq6～8h。为了减少激素全身应用的副作用，有些医师倾向于使用较低剂量的激素，但是较低剂量的激素是否能取得同等疗效尚需要进一步研究。

（4）抗生素　AECOPD使用抗生素治疗尚有争论。即使采用有侵袭性的复杂技术，AECOPD患者呼吸道分泌物中细菌检出率也仅有65％左右，但是这些技术并不能作为呼吸道病原菌常规检查方法，因此目前推荐符合以下标准两条或两条以上的AECOPD患者给予抗生素治疗。喘息加重、痰量增多、痰液性状发生改变。这些标准对合并有急性呼衰或慢性呼衰急性加重的AECOPD患者同样适用。

（5）其他治疗　对患者的基本状况进行评估后可决定其他治疗措施的使用，如补液、补充电解质、利尿、抗凝、以及针对患者基础疾病的相应处理。

（二）住院治疗

1. 入院标准　经过急诊室对患者病情进行基本的评估和处理之后，随即应该决定患者是应该住院治疗还是可以回家服药，或者入住 ICU。目前并没有一个简单的标准可以采用，必须综合考虑患者的病情，对药物治疗的反应，以及其他并发症等情况后才能做出决定。表 24-36 列出了有助于决定是否入院治疗的一些标准供参考。需要注意的是并不是符合所有标准的患者才有入院指征，只是具有这些特征越多的 AECOPD 患者更需要入院治疗。

表 24-36　AECOPD 的入院指征

最初的药物治疗效果不佳
呼吸困难加重，加上不能进食、睡眠和室内行走
家庭医疗护理措施不足
精神状态改变
紫绀
症状急性发作
症状持续并逐渐加重
严重的并发症或基础情况很差
外周性水肿逐渐加重
胸部影像学征象发生改变
动脉血 pH＜7.35
体温＞38.5℃
呼吸频率＞25 次/分
心率＞110 次/分
急性呼吸衰竭
诊断不明

2. 住院期间的治疗

（1）药物治疗

①支气管扩张剂　短效 β_2-受体激动剂和抗胆碱能药物是 AECOPD 舒张支气管治疗的基础。尽管两种药物扩张支气管效应相同，由于 β_2-受体激动剂起效迅速，因此常作为首选药物。当大剂量短效 β_2-受体激动剂效果欠佳时，应联合抗胆碱药物使用。但是两种药物联合使用是否比加大单一药物剂量更为有效尚无定论。

AECOPD 住院治疗过程中，短效 β_2-受体激动剂和抗胆碱能药物一般每 4～6h 给药一次，如病情需要也可缩短给药间期。吸入制剂具有高效、副作用小的特点，因而推荐使用。住院患者一般通常采用雾化吸入治疗，但如果患者能够较好地掌握吸入技术，定量型气雾剂（MDI）也可达到同样的效果。

如果吸入短效 β_2-受体激动剂和抗胆碱能药物效果不佳，可以静脉给予氨茶碱，条件许可的情况下，最好进行氨茶碱血药浓度的监测。

一般情况下并不推荐长效 β_2-受体激动剂用于治疗 AECOPD，但是对那些在稳定期一直接受长效 β_2-受体激动剂治疗的患者，急性加重期是否推荐应用长效制剂还有待进一步研究。AECOPD 使用的气管扩张剂见表 24-37。

表 24-37　AECOPD 使用的支气管扩张剂

定量型气雾剂	(MDI)* (μg)	雾化吸入 (mg)	静脉注射 (mg)	起效时间 (min)	达峰时间 (min)	维持时间 (h)
非诺特罗	200～400	0.4	—			4～6
沙丁胺醇	100～200	0.2	0.4	3～5	60～90	4～6
特布他林	250～500	0.25～0.5	0.25	3～5	60～90	3～6
福莫特罗	4.5～9	—	—	5	60～90	11～12
沙美特罗	50～100	—	—	45～60	120～240	11～12
异丙托溴铵	40～80	0.25～0.5	—	5～15	60～120	6～8

* MID：定量型喷雾器

②糖皮质激素　AECOPD 患者住院治疗时推荐使用糖皮质激素。糖皮质激素可以改善气流受限的程度，缩短住院时间，减少 AECOPD 的住院次数。激素的剂量没有统一的规定，通常推荐在入院初 72 小时内给予甲基泼尼松 0.5mg/kg q6～8 小时，然后逐渐减量至停药，总的使用时间不超过 2 周。

③抗生素　如前所述 AECOPD 使用抗生素治疗目前尚有一些争议。通常认为感染是 AECOPD 的主要诱因，但不是惟一的因素。因为通过侵袭性的方法有大约 65%AECOPD 患者的气道分泌物中可以分离出细菌，而通常在稳定期 COPD 患者中约有 35%左右的患者存在着细菌的长期定植。这样看来只有 30%的 AECOPD 患者存在着新出现的细菌感染。因此现有的证据支持细菌在 AECOPD 的发病中占有一定的地位，但并不是全部。理论上讲抗生素治疗应只针对这些患者，但困难在于如何去确定这一部分人群。目前对同时符合下列标准中任何两项的 AECOPD 患者推荐使用抗生素治疗：喘息加重、痰量增多、痰液性状发生改变。此外合并有急性呼吸衰竭或慢性呼吸衰竭急性加重的 AECOPD 患者也是抗生素治疗的指征。

AECOPD 最常见的病原菌是肺炎链球菌、流感嗜血杆菌和卡他莫拉菌。严重的 AECOPD 患者（$FEV_1 \leqslant 35\%$预计值）可能有 G-杆菌如绿脓杆菌的感染。基于这些考虑，AECOPD 住院治疗抗生素选择的推荐方案包括具有抗假单胞菌活性的 β-内酰胺类抗生素、喹诺酮类和碳青霉烯类药物。

④其他药物治疗　对于活动受限的患者，显著红细胞增多和（或）容量不足者，既往有肺栓塞的 AECOPD 患者，通常推荐使用低分子肝素。

利尿剂适用于有显著外周性水肿、颈静脉压增高的右心功能不全患者。

镁、钙、磷、钠的缺乏在 COPD 患者中并不少见，且 AECOPD 时更为明显，因此需要严密监测和维持水、电解质平衡。

COPD 患者通常营养状况较差，因此需要相应的营养支持治疗。只有不能进行胃肠营养的患者才推荐使用胃肠外营养支持。

（2）非药物治疗的方法

①氧疗　很多需要住院治疗的 AECOPD 患者都存在着不同程度的呼吸衰竭。氧疗的目的是使患者的 PaO_2 升至 60mmHg（或 $SaO_2>90\%$）以上，并尽可能避免显著的 CO_2 潴留。通常情况控制 FiO_2 在 24%～28%之间就足够了。

AECOPD 住院患者可以选择鼻导管吸氧（简便舒适）或面罩吸氧（可更准确的控制 FiO_2）。如果患者需要 $FiO_2>40\%$才能维持足够的氧合状况，则推荐使用带有单向活瓣储气囊的非重复呼吸面罩。

呼吸衰竭的患者吸入氧浓度过高容易引起 CO_2 潴留和 pH 值的改变，因此每次调整 FiO_2 后 30 分钟需要检测动脉血气指标，以便较好的调节 FiO_2 以适合患者的个体情况。同样，任何时候患者病情发生改变或调整 FiO_2 时，都应该常规进行血气分析检查。只有在患者 pH 和 $PaCO_2$ 纠正后，脉搏血氧仪和其他一些无创的血氧饱和度检测方法才具有可信度。

②无创呼吸通气支持（NIVS）　无创呼吸通气支持可以纠正呼吸衰竭患者的低氧和二氧化碳潴留，但是需要进行严格的监测。普通病房监测手段有限，对无创呼吸通气支持还尚有一些争议。因此，应严格掌握适应证，对患者可能出现的情况权衡利弊，做出对患者最有益的决定。

（三）ICU 的治疗

ICU 入住的治疗指征见表 24-38。

表 24-38　入住 ICU 指征

严重呼吸困难且对初始治疗反应不佳
精神状态的改变（精神紊乱、嗜睡、昏迷）
经氧疗和无创通气后，低氧血症（$PaO_2<5.3$ kPa，40 mmHg）仍持续或呈进行性恶化，和（或）高碳酸血症（$PaCO_2>8.0$ kPa，60 mmHg）严重或恶化，和（或）呼吸性酸中毒（pH<7.25）
严重或恶化
需要有创机械通气
血流动力学不稳定-需要血管加压药

1. 一般药物治疗　对于 AECOPD 入住 ICU 的患者，所有上述讨论的住院治疗措施都同样适用，无需再进行说明。

2. 机械通气　严重的 AECOPD 患者需要接受机械辅助通气治疗。一般有无创通气（使用鼻罩或面罩而不用气管插管）和有创通气（通过气管插管连接呼吸机）两种方式。不论哪种方式，其治疗目标都是相同的：改善患者症状，减少病残率和病死率。

3. 无创通气支持　最近有一个针对 NIVS 治疗 AECOPD 和呼吸衰竭的专题讨论 NIVS 的适应证和禁忌证见表 24-39。在这些患者中，NIVS 可以减轻 CO_2 潴留；改善患者的呼吸肌疲劳；缩短住院时间；减少气管插管率，降低住院死亡率。

表 24-39　NIVS 的适应证和禁忌证

适应证	禁忌证
中至重度呼吸困难，伴辅助呼吸肌参与呼吸并出现胸腹矛盾运动	呼吸停止
中至重度酸中毒（PH≤7.35）和高碳酸血症（$PaCO_2$>6.0kPa，>45mmHg）	心血管系统功能不稳定（低血压、心律失常、心肌梗死）
呼吸频率>25次/分	精神状态改变；不合作者
	易误吸者
	分泌物多或粘稠
	近期曾行面部或胃食道手术
	头面部外伤
	固有的鼻咽部异常
	烧伤
	极度肥胖

目前国际上学者一致认为NIVS只能在ICU或者其他能保证严密监测的病房里进行。普通病房里进行NIVS尚有争议。原则上来说，普通病房里NIVS仅限于治疗反应欠佳，因临床情况不允许入住ICU或由于ICU床位紧张不能入住的AECOPD患者。只有在配备有经验医生和足够监测手段的病房容许对AECOPD患者进行NIVS。

正确使用NIVS需要注意以下几点。①监测SaO_2、动脉血气分析指标和生命体征。②让患者逐渐适应通气装置，避免大量漏气，保留可以清理呼吸道分泌物的通道。③有足够的人员和设备可以解决通气过程中可能出现的各种问题。

有4种通气模式可供AECOPD患者选择。定容型NIVS、正压通气支持、压控型NIVS和双水平正压通气。应根据患者情况、设备条件和个人经验选择合适的通气模式。

NIVS需要面罩连接患者和呼吸机，目前有两种面罩可供使用。口鼻面罩和鼻罩，没有证据支持哪一种面罩更好。一般来说，口鼻面罩有可以容许更高的压力水平、漏气相对较少、允许张口等优点，但是它的舒适性不如鼻罩，且影响患者说话和进食。鼻罩的使用更多的依赖于患者的配合，应避免张口漏气。应根据患者和所在医疗机构的具体情况选择适合的面罩。每天间断使用NIVS。

4. 有创通气　有创通气的适应证见表24-40。

表 24-40　有创通气的适应证

绝对适应证	相对适应证
呼吸暂停	严重的呼吸困难，有辅助呼吸肌参与呼吸活动、腹壁矛盾运动
NIPPV治疗失败或不适合应用NIPPV	呼吸频率>35次/分
难以纠正的低氧血症（PaO_2<40mmHg）	有心血管并发症（休克、心力衰竭）
难以纠正的酸中毒（pH<7.25）	其他并发症（肺炎、肺栓塞等）

（1）气管插管　在紧急情况下选择经口的气管插管较为适宜。经鼻的气管插管增加鼻窦炎的发生率、增加气道阻力，并且限制了雾化治疗的使用。对于困难气道可以在纤维支气管镜引导下进行气管插管。

（2）通气策略　AECOPD患者有两种通气策略可以使用。持续控制通气（CMV）和压力支持通气（PSV）。目前尚无研究对这两种策略在COPD治疗中的效益进行比较。

①（CMV）　AECOPD患者接受机械通气的一个重要目的就是降低内源性PEEP（PEEPi）和动态过度肺充气。为了这一目的，选择CMV模式时通常采用小潮气量(8～10ml/kg)和延长呼气时间。这就需要较高的吸气流速，和（或）加用PEEP对抗PEEPi。加用PEEP对抗PEEPi可以减少呼吸做功，避免气体陷闭，避免加重动态肺过度充气，选择的PEEP一般应较PEEPi低。另外一种可供AECOPD治疗选择的通气策略是允许性高碳酸血症的控制性低通气，它是一种广泛应用于ARDS的一种通气模式，可以避免CMV的副作用。在AECOPD和严重气流受限的患者，允许性高碳酸血症可以降低PEEPi，改善过度肺充气。使用CMV时，需严密观察PEEPi，气道峰压和平台压，PEEPi反应了气道阻力的改变，而气道峰压和平台压反应了肺过度充气和肺膨胀程度。注意平台压不能超过30～35cmH_2O，以免引起气压伤。

②PSV　与同步间歇指令通气（SIMV）和CMV相比，PSV由患者自己控制通气可以让他们感觉很舒适，而且还可以降低动态肺过度充气和PEEPi。PSV的选择必须考虑患者自身的潮气量和呼吸频率，只有那些有足够潮气量和呼吸频率的AECOPD患者可以使用PSV模式。而那些呼吸肌需要完全休息的AECOPD患者，选择CMV可能更为恰当。

对于使用机械通气的患者，一定程度的镇静和镇痛是必要的，因为患者与呼吸机良好的配合可以减少动态肺过度充气。如无禁忌证，丙泊酚可以帮助AECOPD患者达到这一目的。该药还有一定程度的支气管扩张作用，并可以减少麻醉剂的用量。氟哌啶醇一般在撤机时选用，因为它不会影响呼吸中枢。这些药物都是需要时才使用，不能作为常规治疗。持续的镇静将会延长带机时间和增加医疗费用。严重的动态肺过度通气患者由于人机配合较差可能需要使用麻醉剂。

（3）带机时的雾化吸入治疗　AECOPD带机的患者接受支气管扩张剂的治疗效果是确切的。可以使用MDI装置或雾化吸入装置，两者效果没有太大差异。

全身支气管扩张剂和糖皮质激素使用的适应证和剂量与普通病房的AECOPD患者相同。

（4）撤机　AECOPD患者临床症状稍稳定后即可考虑撤机问题。但需注意过早撤机可以引起死亡率增加（由于心脏骤停、肺炎和（或）吸入），ICU住院日延长。对于AECOPD患者，NIVS可以缩短撤机时间、ICU住院时间，减少院内获得性肺炎的发生率，提高出ICU后60天生存率。

5. 转出ICU

采用了机械辅助通气的AECOPD患者何时可以转出ICU并没有一个确切的标准。临床经验认为，符合以下标准的患者可以考虑离开ICU：AECOPD的诱因得到纠正，没有相关可能引起患者病情不稳定的其他情况存在，不需要呼吸支持，不需要加强监护。

AECOPD患者治疗后何时可以出院常常是基于医生的经验，目前缺乏一个很明确的客观指标来界定。GOLD的出院标准如表24-41。

表24-41 AECOPD的出院标准

吸入β_2-激动剂治疗需求的间隔时间在4小时以上
平时能自行活动的病人可以步行房间宽度的距离
能正常饮食和睡眠，不会因为夜间呼吸困难而憋醒
临床病情稳定12～24小时
动脉血气稳定12～24小时
病人（或家庭照顾者）能完全了解药物的正确应用
随访工作和家庭护理安排妥当（如随访护士、氧气和饮食）
病人、家属、医生都确定患者能成功地进行家庭治疗

AECOPD患者出院后4～6周内应进行随访，表24-42列举了几个需要观察的指标。如果患者在COPD急性发作期间出现了呼吸衰竭，随访时应进行动脉血气分析，以决定患者是否需要进行家庭氧疗，而不是依靠出院时的血气指标来决定。此后的随访安排同其他稳定期COPD患者一样。

表24-42 出院后4～6周的随访评估

FEV_1检查
对患者掌握吸入技巧进行评估
患者对推荐治疗方案的了解程度
是否需要进行长期家庭氧疗或家用雾化器（对严重的COPD患者）

（冯玉麟）

本节参考文献

1. Anthonisen NR, Manfreda J, Warren CP, et al. Antibiotic therapy in exacerbations of chronic obstructive pulmonary disease. Ann. Intern. Med., 1987, 106 (2): 196-204
2. Celli BR, MacNee W, Agusti A, et al. Standards for the diagnosis and treatment of patients with COPD: a summary of the ATS/ERS position paper. Eur. Respir. J., 2004, 23 (6): 932-946
3. Burge S, Wedzicha JA. COPD exacerbations: definitions and classifications. Eur. Respir. J., 2003, 41 (suppl): 46s-53s
4. 朱元珏，陈文彬主编．呼吸病学．北京：人民卫生出版社，2000.
5. Fishman AP. One hundred years of chronic obstructive pulmonary disease. Am. J. Respir. Crit. Care Med., 2005, 171: 941-948
6. Global initiative for chronic obstructive lung disease. Global strategy for the diagnosis, management, and prevention of chronic obstructive pulmonary disease. Updated 2005 (Based on an April 1998 NHLBI/WHO Workshop)

第二十五章 COPD的预后

COPD为一种缓慢进展的疾病，其中位生存年限变化很大，多方面因素决定患者预后。长期以来，高龄、静息状态下的血氧分压降低和支气管舒张后的一秒量（FEV_1）下降一直被公认为COPD患者死亡的主要预测因素。近年研究表明体重下降，COPD急性加重（AECOPD）住院治疗，AECOPD住ICU治疗和运动耐量等因素也与COPD预后密切相关。

（一）FEV_1

FEV_1 是预测COPD患者预后的经典指标，FEV_1 下降至预计值的25％以下时，则可能发生呼吸衰竭，首次发生呼吸衰竭后5年生存率仅为15％～20％。一般估计 FEV_1＞1.2L的患者可生存10年，FEV_1 为1.0L的患者大约生存5年，FEV_1＜0.7L的患者生存期约为2年。

（二）体重下降

体重下降是提示COPD患者预后差的重要危险因素。进展期COPD常伴发体重下降，这是患者营养不良的结果，随后出现呼吸肌疲劳、呼吸困难和运动受限。体重下降的主要原因包括：与呼吸功增加相应的能量需要过大，气道炎症引发全身循环中炎症介质升高而导致机体高分解状态，长期口服糖皮质激素的全身副作用和长期组织缺氧等。一项研究显示重度COPD伴低氧血症患者的体重指数（BMI）＜$25kg/m^2$，则死亡风险明显增加。另一研究发现BMI＜$20kg/m^2$ 的重度COPD患者尽管接受长期氧疗，但5年生存率只有24％。目前认为体重下降是气流阻塞程度以外预测COPD患者死亡的独立危险因素。

（三）AECOPD住院治疗

AECOPD住院治疗既是患者近期死亡的危险因素，也是其远期死亡的危险因素。Patil等报告72891例AECOPD住院治疗的患者院内死亡率为2.5％。Groenewegen等研究表明171例因AECOPD住院治疗的重度COPD患者出院后1年内死亡率为23％，住院期间的高碳酸血症和长期口服糖皮质激素与患者近期和远期死亡独立相关。另有研究发现前一次因AECOPD住院治疗是AECOPD住院治疗患者近期死亡的强烈危险因素。

（四）AECOPD住ICU治疗

因AECOPD发生呼吸衰竭而须住ICU治疗的患者死亡率显著升高。Seneff等发现因AECOPD而住ICU治疗的患者院内死亡率高达24％，出院后1年死亡率为59％，而需要行机械通气治疗似乎与院内死亡率和出院1年内死亡率并不相关。另一项研究显示250例因AECOPD发生呼吸衰竭而住ICU治疗的患者院内死亡率为15％，死亡者急性生理学及慢性健康状况-Ⅱ（Apach-Ⅱ）评分更高，感染中毒综合征发生率更高，衰竭器官数更多。

（五）运动耐量

运动耐量与COPD患者预后密切相关。Oga等观察150例稳定期中度COPD患者，发现反映运动耐量的最大摄氧量（VO_2 max）与患者死亡密切相关，多元回归分析表明 VO_2 max是较年龄、FEV1更敏感的死亡预测因素。另有研究显示反映运动耐量的另一指标——

6分钟步行试验（6MWT）中的步行距离（6MWD）是COPD患者死亡预测的精确指标，发现6MWD预测重度COPD患者死亡较FEV_1和BMI更为精确，6MWD低于100m的患者1年生存率不足40%，6MWD中每增加50米距离将降低患者1年内死亡风险（其RR值为0.82）。反映功能状态的运动耐量在决定严重COPD患者预后过程中起重要作用。

（张立强）

本章参考文献

1. Pauwels RA, Buist AS, Calverley PM, et al. The Gold Scientific Committee: Global Strategy for the Diagnosis, Management and Prevention of Chronic Obstructive Pulmonary Disease: NHLBI/WHO Global Initiative for Chronic Obstructive Pulmonary Disease (GOLD) workshop summary. Am. J Respir. Crit. Care Med., 2001, 163: 1256-1276
2. Chailleux E, Laaban JP, Veale D. Prognostic value of nutritional depletion in patients with COPD treated by long-term oxygen therapy. Chest, 2003, 123: 1460-1466
3. Patil SP, Krishnan JA, Lechtzin N, et al. In-hospital mortality following acute exacerbations of chronic obstructive pulmonary disease. Arch. Intern. Med., 2003, 163: 1180-1186
4. Groenewegen KH, Schols AM, Wouters EF. Mortality and mortality related factors after hospitalization for acute exacerbation of COPD. Chest, 2003, 124: 459-467
5. Afessa B, Morales IJ, Scanlon PD, et al. Prognostic factors, clinical course, and hospital outcome of patients with chronic obstructive pulmonary disease admitted to an intensive care unit for acute respiratory failure. Crit. Care Med., 2002, 30: 1610-1615
6. Seneff MG, Wagner DP, Wagner RP, et al. Hospital and 1-year survival of patients admitted to intensive care units with acute exacerbation of chronic obstructive pulmonary disease. JAMA, 1995, 274: 1852-1857
7. Oga T, Nishimura K, Tsukino M, et al. Analysis of the factors related to mortality in chronic obstructive pulmonary disease. Am. J Respir. Crit. Care Med., 2003, 167: 544-549
8. Pinto-Plata VM, Cote C, Cabral H, et al. The 6-min walk distance: change over time and value as a predictor of survival in severe COPD. Eur. Respir. J., 2004, 23: 28-33
9. Berry JK, Baum C. Reversal of chronic obstructive pulmonary disease-associated weight loss: are there pharmacological treatment options? Drugs, 2004, 64: 1041-1052
10. Schols AM, Slangen J, Volovics L, et al. Weight loss is a reversible factor in the prognosis of chronic obstructive pulmonary disease. Am. J. Respir. Crit. Care Med., 1998, 157: 11791-11797
11. Dolan S, Varkey B. Prognostic factors in chronic obstructive pulmonary disease. Current Opinion in Pulmonary Medicine, 2005, 11: 149-152

后　记——

未来的研究

COPD是威胁人类健康的重大疾病，近年来许多疾病的病死率在下降，而COPD的病死率却在上升。据WHO统计，COPD的病死率居第6位，至2025年可能上升到第3位。2005年约有400万人死于慢性呼吸道疾病，如果现在不采取行动的话，在未来10年死亡总数将增加30%。这无疑对社会的和谐发展及经济负担产生重要的影响，但整个社会对COPD的关注远不及其他一些慢性疾病。近年来呼吸界对COPD的研究越来越重视，也取得了不少的成果。从国家“十五”攻关项目COPD的流行病学调查到一些临床与基础研究，对COPD的防治工作均起到了积极的作用，但仍有许多问题，有待深入研究。

(一) 进一步开展对COPD病因及发病机制的研究

1. COPD炎症细胞和分子生物学机制，非吸烟者、戒烟者和吸烟者，及其他因素影响，比较其炎症反应的结果。COPD的持续炎症反应的机制有待明确，为什么COPD的炎症反应对糖皮质激素治疗效果差？除糖皮质激素以外，何种治疗能有效抑制COPD的炎症反应？

2. 暴露于不同危险因素，不同人群的发病机制是什么？在我国流行病学调查中，部分农村女性非吸烟者COPD的患病率高，可能的危险因素为生物燃料造成的室内空气污染。这一发病机制目前尚无深入的研究。

3. 儿童时期呼吸道反复感染与日后COPD进展的关系。

4. COPD急性加重的病因是什么，在我国病毒感染诱发急性发作的机制亦很少有人研究。

5. 遗传机制和在特殊人群中遗传危险因素和环境因素的相互作用，以发现为什么有人发病，有人不发病的原因。在我国COPD患者α_1-抗胰蛋白酶缺乏者甚少，蛋白酶/抗蛋白酶、氧化抗氧化在发病中的作用，有待深入研究。

(二) COPD的诊断与病情评价

诊断与国际标准比较一致，但过去对COPD病情常以FEV_1作为评价标准，比较片面。COPD病情的评价需要从感知（气促）、全身状态、（活动受限，体块指数等）以及呼吸功能（肺功能、血液气体分析）全面评价。目前尚缺乏统一的临床评价标准，因此制定一个标准对于病情的估计，疗效的判断均十分重要。

(三) 临床研究

1. 临床研究应具有中国特色，早期无症状的COPD患者病情发展规律是什么？如果早期干预有无可能在早期逆转？

2. 进一步研究 COPD 与其他气流阻塞性疾病之间的关系，探讨 COPD 特征性的表现是什么?

3. COPD 的分期与自然进程每个患者均不同，目前将 COPD 分为 4 期，主要根据 $FEV_1\%$，为了更全面更好的反映患者的病情严重程度，指导临床认识和治疗，如何分级，根据哪些指标更能符合临床情况。

4. 适合中国病人治疗的药物，如氨茶碱在国外极少研究，常用的药物剂量及药物经济学也缺乏严格的临床研究资料。

5. 中医药对于改善患者全身状态（非单纯的 FEV_1）及提高机体的免疫功能有待探讨。中医太极拳、气功对 COPD 的治疗和康复作用尚缺乏有说服力的研究结果。

6. 对一些药物或治疗方案进行大样本的前瞻性多中心、随机对照临床研究，获得循证医学证据，以指导临床治疗。

(四) 预防、教育与管理

1. 到目前为止，COPD 是一种慢性、不可逆转的疾病，尚无有效的阻止病程进展或根治的方法，因此预防尤为重要。

减少吸烟、戒烟是最经济有效的方法。有关策略需要进行评估和推广。需要进一步研究减低空气污染城市化进程，反复儿童时期呼吸道感染，职业暴露的危险性，减少采用生物燃料进行烹饪和取暖，改善通风条件等相关性研究和教育工作，以及社会推动工作，仍需做大量的工作。

2. 教育与管理

（1）探索适合我国国情的管理模式及组织机构，管理和教育病人，并建立有效的评价工具，以便以后的推广应用。

（2）建立 COPD 的教育大纲并对各级医师进行培训。

（3）推动在健康体检中开展肺功能检测，以便发现无症状 COPD 和 COPD 的早期诊断。

（4）设计适合我国国情的肺康复治疗方案，并评价其可行性及效价关系。

（钟南山　姚婉贞）

附　录

一、呼吸困难分级评分（英国医学研究委员会 MRC）

0 分　只在剧烈活动时感到呼吸困难
1 分　在快走或上缓坡时感到呼吸困难
2 分　由于呼吸困难比同龄人走得慢或者以自己的速度在平地上行走时需要停下来呼吸
3 分　在平地上步行 100m 或数分钟后需要停下来呼吸
4 分　因为明显呼吸困难而不能离开房屋或者换衣服时也感到气短

二、呼吸困难评估修正的 Borg 分级

向患者询问以下问题。
“总的来讲，近一周来，在进行平时那些令您气短的活动时（如走路、拎东西、爬楼等），您的呼吸困难情况怎么样了?”
患者将参照以下分级表回答上述问题。答案不一定为整数（如 3．7 亦可）。

气喘评估表

0	完全没有气喘
1	非常非常轻微（刚刚能察觉）
2	非常轻微
3	一般
4	有点严重
5	严重
6	
7	非常严重
8	
9	非常非常严重（几乎最严重）
10	最严重

三、基础呼吸困难指数（BDI）、过渡期呼吸困难指数（TDI）

基础呼吸困难指数（baseline dyspnea index，BDI）

功能受损

4级　没有受损。可以进行日常活动和工作，没有气短。

3级　轻度受损。至少有一项活动受限，但没有活动完全被禁止。工作或日常活动减少，但由气短引起的可能性小或不确定。

2级　中度受损。患者因气短更换工作和（或）放弃至少一项日常活动。

1级　重度受损。患者因气短不能工作或放弃大多数或所有的日常活动。

0级　极重度受损。因气短不能工作且放弃大多数或所有的日常活动。

W　量不确定。患者因气短受限，但量不确定。功能受损不能分级。

X　不知道。不能获得有关功能受限的信息。

Y　由气短以外其他原因所致功能受损。

日常活动是指日常生活所需的活动，如花园工作、购物、家务等。

工作的最大限度

4级　非常大。只有当进行非常大的活动量如在平地上抬重物、上坡时轻负重或跑步时发生气短。

3级　较大。只有当进行较大的活动量如在陡坡行走，爬3层以上的楼梯或在平地上中度负重时气短。

2级　中度。中等度活动量如在缓坡上行走，爬3层以下楼梯或在平地上轻度负重时气短。

1级　轻度。轻度活动量如在平地上行走，洗衣服或站立时气短。

0级　无法活动。坐着或躺着休息时气短。

W　量不确定。患者活动量因气短受限，但量不确定。功能受损不能分级。

X　不知道。不能获得有关工作量的信息。

Y　由气短以外其他原因所致活动量受损。如骨骼肌肉问题或胸痛。

劳力的最大限度

4级　非常大。只有当用可以想象的最大的劳力时出现气短。普通劳力没有气短。

3级　较大。用较大的劳力时出现气短。除非当工作需求非常大的的劳力时才需要停歇。

2级　中度。中度劳力时出现气短。工作需要间断的停歇且比一般人完成工作所需时间长。

1级　轻度。轻度劳力时出现气短。只能完成需要很小劳力的工作，完成相对困难的工作需要频繁的停歇并且比一般人耗时长50%～100%。

0级　无法劳动。坐着或躺着休息时气短。

W　量不确定。患者劳力因气短受限，但量不确定。劳力受损不能分级。

X　不知道。不能获得有关劳力受损的信息。

Y　由气短以外其他原因所致劳力受损。如骨骼肌肉问题或胸痛。

过渡期呼吸困难指数（Transition Dyspnea Index，TDI）

功能受损的变化

－3 较大程度恶化。以前的工作必须停止并且因为气短完全停止了一些日常活动。

－2 中度恶化。以前的工作必须停止或因为气短完全停止了一些日常活动。

－1 轻度恶化。更换了一个较轻的工作和（或）因气短减少了活动量或时间。包括任何比上 2 级轻的恶化。

0 没有改变。因气短所致的功能受损没有改变。

＋1 轻度改善。因气短改善能够在减缓工作速度的情况下回归工作或有更多精力继续一些日常活动。

＋2 中度改善。能够用接近正常的工作速度回归工作和（或）在中度受限的情况下进行大多数活动。

＋3 较大改善。因气短改善能够用正常的工作速度回归工作且回复正常活动而仅有轻度受限。

Z 因气短以外其他原因进一步受损。患者因其他原因必须停止工作、减少工作或放弃或减少活动。例如其他健康问题，被解雇等。

工作最大限度的改变

－3 较大程度恶化。较基础状态恶化 2 级或 2 级以上。

－2 中度恶化。较基础状态恶化至少 1 级但不到 2 级。

－1 轻度恶化。较基础状态恶化不到 1 级。患者在同级内有明确恶化，但分级没有改变。

0 没有改变。和基础相比没有改变。

＋1 轻度改善。较基础状态改善不到 1 级。患者在同级内有明确改善，但分级没有改变。

＋2 中度改善 较基础状态改善至少 1 级但不到 2 级。

＋3 较大改善 较基础状态改善 2 级或 2 级以上。

Z 因气短以外其他原因进一步损害。患者必须减少工作量，但不是由于气短所致。例如，骨骼肌肉问题或胸痛。

劳力最大限度的改变

－3 较大程度恶化。劳力较基础状态明显减低以避免气短。完成活动比基础耗时长 50％～100％。

－2 中度恶化。劳力较基础状态有所减低以避免气短，但比上一级轻。在一些活动时有更多的停歇。

－1 轻度恶化。为避免气短不需要更多停歇，但工作较前确有劳力的下降。

0 没有改变。劳力的限度没有改变。

＋1 轻度改善。有较大的劳力工作而没有气短发生。例如，完成某些任务比以前快。

＋2 中度改善。工作较以前停歇少且有更大劳力而不发生气短。改善较上一级显著，但不是很大部分改善。

+3 较大改善 较以前有更大的劳力工作而几乎没有停歇。例如，完成活动较基础快50%～100%。

Z 因气短以外其他原因进一步损害。患者必须减少工作量，但不是由于气短所致。例如，骨骼肌肉问题或胸痛。

四、圣·乔治呼吸问卷（the St George's respiratory questionnaire，SGRQ）

该问卷是帮助我们更多地了解您的呼吸系统疾病是如何困扰您以及您的生活的。与其由医生和护士确定您的问题所在，不如利用该问卷以期发现您疾病的哪些方面是您的最大困扰。

请仔细阅读问卷中的问题，如有不明白之处请提问。请不要花费太多的时间来确定您的答案。

问卷完成日期：

在完成问卷的其他部分之前，请勾选下面一栏以描述您目前的健康状况。

非常好	□1
好	□2
一般	□3
差	□4
非常差	□5

第一部分

在过去3个月内，你曾经有过多少呼吸问题？

请在每一题中勾选一栏

	几乎每天都有	一周中有几天	一个月中有几天	仅在有肺部感染时	没有
1、在过去3个月内，我咳嗽的情况	□4	□3	□2	□1	□0
2、在过去3个月内，我咳痰的情况	□4	□3	□2	□1	□0
3、在过去3个月内，我出现呼吸困难	□4	□3	□2	□1	□0
4、在过去3个月内，我喘息发作的情况	□4	□3	□2	□1	□0

5、在过去3个月内，有过几次严重或极不舒服的呼吸困难发作？请选择一项

超过三次 ……………… □4
三次 ……………… □3
二次 ……………… □2
一次 ……………… □1
从未发作 ……………… □0

6、最严重一次呼吸困难发作，曾持续多久？（如果没有发作过，请直接做答第7题）请选择一项

一周以上 ……………… □3
3～6天 ……………… □2
1或2天 ……………… □1
少于1天 ……………… □0

7、在过去3个月内，每周平均有几天你的呼吸属于呼吸正常（几乎没有呼吸困难问题）。请选择一项

都不正常 ……………… □4
1或2天正常 ……………… □3
3或4天正常 ……………… □2
几乎每天都正常 ……………… □1
每天都正常 ……………… □0

8、当你喘气时，是否在凌晨比较严重？

不是 ……………… □0
是 ……………… □1

第二部分

第一大题　你如何描述你的呼吸状况？请慎选下列一项。

使我受到最严重的困扰 ……………… □3
造成我很多的困扰 ……………… □2
造成我一些困扰 ……………… □1
没有使我受到困扰 ……………… □0

假如你曾有过工作，请选下列一项。

我的呼吸问题，使我完全中止工作 ……………… □1
我的呼吸问题，使我更换工作 ……………… □3
我的呼吸问题，并不影响我的工作 ……………… □5

第二大题　最近从事哪些活动会让你感到呼吸不畅？

请针对每一项目，就你的情况勾选对或错。

	对	错
静坐或静躺	□1	□0
洗澡或穿衣	□1	□0
在屋内走动	□1	□0

在户外平地上走动 …………	□1	□0
爬楼梯 …………	□1	□0
爬坡 …………	□1	□0
跑步或打球 …………	□1	□0

第三大题　以下是有关最近你的咳嗽及呼吸不顺畅的一些问题，

请针对每一项目，就你的情况勾选对或错。

	对	错
咳嗽使我感到痛苦 …………	□1	□0
咳嗽使我感到疲倦 …………	□1	□0
当我说话时，会感到喘不过气来 …………	□1	□0
当我弯腰时，会感到喘不过气来 …………	□1	□0
咳嗽或呼吸不畅会干扰我的睡眠 …………	□1	□0
我很容易疲惫不堪 …………	□1	□0

第四大题　以下是关于最近你的呼吸问题对你其他方面的影响，

请针对每一项目，就你的情况勾选对或错。

	对	错
在公共场合，我的咳嗽和呼吸问题令我感到局促不安 …………	□1	□0
我的呼吸问题，让我的家人、朋友、或邻居感到烦恼 …………	□1	□0
当我喘不过气来时，我十分害怕或惊惶失措 …………	□1	□0
我感到无法控制我的呼吸问题 …………	□1	□0
我觉得自己的呼吸问题不会改善 …………	□1	□0
我的呼吸问题使我变得很虚弱 …………	□1	□0
运动对我不大安全 …………	□1	□0
我好像做什么事都很吃力 …………	□1	□0

第五大题　以下问题是关于你的用药。如果没有用药，请直接回答第六大题。

请针对每一项目，就你的情况勾选对或错。

	对	错
我的药物对我没有多大帮助 …………	□1	□0
在公共场所用药，我感到不好意思 …………	□1	□0
我用药有不良的副作用 …………	□1	□0

服用药物造成我生活上很多不便 …………………………………	□1	□0

第六大题　以下问题是有关你的呼吸问题如何妨碍你的活动。

如果一项以上的活动限制是因为拟定呼吸问题，则勾选对，否则勾选错。

	对	错
我需要花费较长时间在盥洗或更衣上 ………………………………	□1	□0
不能自己洗澡或淋浴，或需花较长时间 …………………………	□1	□0
我走路比别人慢，或者需要走走停停 ……………………………	□1	□0
做家务也费时较长，或者需停下来歇一会 ………………………	□1	□0
当我爬一小段楼梯时，必须慢慢走，甚至停下来休息 …………	□1	□0
假如我赶时间或走快一点时，必须停下来休息或放慢速度 ………	□1	□0
我的呼吸问题让我难以爬坡、提物上楼梯、在花园除草、跳舞、打保龄球、或打乒乓球 ………………………………………………	□1	□0
我的呼吸问题让我难以提重物、种菜、在花园挖土、慢跑 或走快一点或游泳 ………………………………………………………	□1	□0
我的呼吸问题让我难以做非常吃重的工作、跑步、骑自行车、快速游泳或从事比赛式的运动 …………………………………………	□1	□0

第七大题　你的呼吸问题通常如何影响你的日常生活。

必须是因为你的呼吸问题令你不能作某事，才勾对，否则勾错。

	对	错
我不能运动或游戏 ………………………………………………	□1	□0
我不能外出娱乐或消遣 …………………………………………	□1	□0
我不能外出购物 …………………………………………………	□1	□0
我不能做家务 ……………………………………………………	□1	□0
我不能离开床或椅子太远 ………………………………………	□1	□0

以下一些由于你的呼吸问题而可能使你不能做的其他活动。

（你不需要选择对或错，它只是提醒你，你的呼吸困难在某些方面可能影响你）

散步

在家里或花园中干活

性生活

去娱乐场所

在坏天气里外出或者进入有烟味的房间

拜访家人亲友或与小孩玩耍

请写下任何其他因为呼吸问题而使你不能做的重要活动

____

____

____

请在下列叙述中只勾选一栏最能描述你的呼吸问题对你的影响。

它不会使我停止做任何我想要做的事 .... □0
它会使我停止做 1 或 2 件我想要做的事 .... □1
它会使我停止做大部分我想要做的事 .... □2
它会使我停止做每一件我想要做的事 .... □3

谢谢完成这份问卷，请你再检查一次是否回答了所有问题。

五、健康状况调查问卷（SF-36）

下列的问题是询问您对自己健康状况的看法，您的感觉如何以及您进行日常活动的能力如何。如果您没有把握如何回答问题，尽量做一个最好的答案，打一个勾，并在第 10 个问题之后的空白处写上您的建议。

1. 总的来讲，您觉得您的健康状况是：

非常好□　很好□　好□　一般□　差□

2. 跟一年前相比，您觉得您现在的健康比一年前：

好多了□　好一些□　差不多□　差一些□　差多了□

3. 您的健康状况是否限制了下面这些活动？如果有限制，程度如何？

	明显受限	部分受限	完全不受限
(1) 重体力活（跑步、举重物、激烈运动）	□	□	□
(2) 适度活动（如移桌子、扫地、做操）	□	□	□
(3) 手提日常用品（如买菜、购物等）	□	□	□
(4) 上几层楼梯	□	□	□
(5) 上一层楼梯	□	□	□
(6) 弯腰、屈膝、下蹲	□	□	□
(7) 步行 3 里左右的路程	□	□	□
(8) 步行 800m（不到 2 里）的路程	□	□	□
(9) 步行 100m 的路程	□	□	□
(10) 自己洗澡、穿衣	□	□	□

4. 在过去的一个月里，又没有因为身体健康的原因影响您的工作和日常活动，比如：

	有	没有
（1）减少了工作或其他活动的时间	□	□
（2）本来想要做的事情只能完成一部分	□	□
（3）想要做的工作或活动的种类受到限制	□	□
（4）完成工作或其他活动有困难（比如需要额外的努力）	□	□

5. 在过去的一个月里，有没有因为情绪（如感到消沉或忧虑）影响您的工作和日常活动？如：

	有	没有
（1）减少了工作或其他的活动时间	□	□
（2）本来想要做的事情只能完成一部分	□	□
（3）工作或其他活动不如平时仔细	□	□

6. 在过去的一个月里，您的身体健康或情绪不好在多大程度上影响了您与家人、朋友、邻居或集体的正常社交活动？

根本没有影响□　很少有影响□　有中度影响□　有较大影响□　有极大影响□

7. 在过去的一个月里，您有身体上的疼痛吗？

根本没有疼痛□　有很轻微疼痛□　有轻微疼痛□　有中度疼痛□　有严重疼痛□　有很严重疼痛□

8. 在过去的一个月里，身体的疼痛影响您的正常工作吗（包括上班工作和家务活动）？

根本没有影响□　很少有影响□　有中度影响□　有较大影响□　有极大影响□

9. 以下的这些问题有关过去一个月里您的感觉和感受（对每一条问题勾出最接近您的感觉的那个答案，请在每一行打一个勾）。

在过去的一个月里，您有多少时间？	全部时间	大部分	较多	部分	小部分	没有
（1）觉得生活充实	□	□	□	□	□	□
（2）觉得精神紧张	□	□	□	□	□	□
（3）感到垂头丧气，什么事都不能使您振作起来	□	□	□	□	□	□
（4）觉得心里平静	□	□	□	□	□	□
（5）觉得精力充沛	□	□	□	□	□	□
（6）觉得情绪低落	□	□	□	□	□	□
（7）觉的筋疲力尽	□	□	□	□	□	□

(8) 觉的快乐	□	□	□	□	□	□
(9) 感觉疲劳	□	□	□	□	□	□
(10) 您的健康限制了您的社交活动(如走亲访友)	□	□	□	□	□	□

10. 请对下面的每一句话,选出最符合您情况的答案(每一行只打一个勾)。

	绝对正确	大部分正确	不能肯定	大部分错误	绝对错误
(1) 好像比别人容易生病	□	□	□	□	□
(2) 我跟我认识的人一样健康	□	□	□	□	□
(3) 我认为我的健康状况在变坏	□	□	□	□	□
(4) 我的健康状况非常好	□	□	□	□	□

您的批评或建议:

关于您的 姓名:

您的 性别:1 男 2 女

您的 年龄 ( )岁

六、生存质量测评(SF-12)

请回答所有的问题,如果不能确定,请尽可能选最接近的答案。每个问题选一个答案。

1. 总体而言,您认为您的健康状况是(选一项)。
   棒极了□1; 很好□2; 好□3; 一般□4; 差□5
2. 您现在的健康状况影响了您下列的日常活动吗(在每一栏中选一项)?
   A. 做点体力活动,如移动桌子、打扫卫生、打门球等。
   明显受限□1; 部分受限□2; 完全不受限□3
   B. 爬几层楼梯。 明显受限□1; 部分受限□2; 完全不受限□3
3. 在过去 4 周内,是否由于身体健康(生理方面)的原因而影响工作或日常活动?例如:
   A. 本来要做的事未做完? 是□1; 否□2
   B. 限制了某些工作或活动种类,有的事情不能做? 是□1; 否□2
4. 过去 4 周内,是否因为情绪问题(如压抑、焦虑)而影响工作或日常活动?例如:
   A. 未完成您预期的工作? 是□1; 否□2
   B. 干事情不如平时仔细、认真? 是□1; 否□2
5. 在过去 4 周内,您身体上的疼痛影响到您的正常工作和做家务吗?
   完全没有□1; 有一些□2; 中等□3; 影响很大□4; 影响非常大□5
6. 下面的问题是关于您对自己和周围事情的感受和感觉。请在每一行选一个答案。

在过去4周内，有多少时间？	全部时间 90%～100%	大部分 70%～80%	较多 50%～60%	部分 30%～40%	小部分 10%～20%	没有 <5%
A. 您觉得心里很平静	□1	□2	□3	□4	□5	□6
B. 您精力充沛	□1	□2	□3	□4	□5	□6
C. 您觉得意志消沉、情绪低落	□1	□2	□3	□4	□5	□6

7. 在过去4周内，有多少时间因为身体状况和情绪问题而影响到您的社会交往（如，走亲访友等）？
   所有时间□1；　大部分时间□2；　有些时间□3；　较少时间□4；　没有□5

七、KAP问卷

编号　　　　　　　　　　经济状况　1. 好　2. 一般　3. 差
姓名　　　　　　　　　　职业　1. 工人　2. 农民
性别　　　　　　　　　　3. 干部　4. 技术人员
出生年月（年/月）□□/□□　　5. 经商　6. 家务
接受教育年数 □□年　　7. 退休　8. 其他
地址　　　　　　　　　　电话

（以下是一个调查，请你按你所知道的如实填写，不要猜测，不要讨论）

1. 您知道慢性阻塞性肺疾病或COPD吗？
   1. 知道很多　2. 知道一点　9. 不知道
2. 您知道那些疾病与慢性阻塞性肺疾病或COPD有关系？
   1. 慢支　2. 肺气肿　3. 肺心病　4. 肺结核
   5. 糖尿病　6. 高血压　7. 冠心病　9. 不知道
3. 慢性阻塞性肺疾病或COPD会传染吗？
   1. 会　2. 不会　3. 可能会　9. 不知道
4. 下列哪些与慢性支气管炎、肺气肿有关系？
   1. 职业粉尘　2. 空气污染　3. 烧煤　4. 反复感冒
   5. 烧木柴、柴草　6. 高血压　7. 吸烟　9. 不知道
5. 您知道哪些疾病与吸烟有关？
   1. 高血压　2. 冠心病　3. 中风　4. 肺癌
   5. COPD　6. 皮肤病　7. 其他　9. 不知道
6. 您觉得家人经常在家吸烟对您的健康有害吗？
   1. 无害　2. 有一些　3. 很大　9. 不知道
7. 有人说，公共场所我抽烟与别人无关，您是否赞同？
   1. 赞同　2. 反对　3. 无所谓
8. 与去年相比，你吸烟的情况
   1. 我从不吸烟　2. 去年以前已经戒了烟　3. 去年戒了烟
   4. 现在仍吸烟，但准备戒烟　5. 不准备戒烟
9. 您觉得慢性阻塞性肺疾病（COPD）治疗困难吗？
   1. 困难　2. 一般　3. 不困难　9. 不知道
10. 有人说慢性阻塞性肺疾病或COPD病人有气短，应该少活动，您认为呢？

1. 赞同　　2. 不赞同　　3. 无所谓　　9. 不知道

11. 慢性阻塞性肺疾病 COPD 病人的饮食

1. 很重要　　2. 不重要　　3. 无特别要求　　9. 不知道

12. 您觉得下列哪些不适可能与慢性阻塞性肺疾病（COPD）有关系？

1. 咳嗽、咳痰　　2. 气喘　　3. 气短　　4. 咯血　　9. 不知道

13. 肺功能检测可以知道您是否有慢阻肺或 COPD 吗？

1. 不可以　　2. 可能可以　　3. 可以　　9. 不知道

14. 您觉得参加慢性阻塞性肺疾病（COPD）防治知识讲座有必要吗？

1. 很有必要　　2. 有些必要　　3. 无所谓　　4. 没必要　　5. 不知道

15. 您接受过慢性阻塞性肺疾病（COPD）卫生宣教吗？

1. 经常（3 次以上）　　2. 偶尔（1～2 次）　　3. 没有（0 次）

16. 您觉得预防感冒对慢性阻塞性肺疾病（COPD）患者来说很重要吗？

1. 很重要　　2. 比较重要　　3. 不重要　　4. 很不重要　　9. 不知道

17. 下列哪些观点正确吗？

1. 得了感冒要及时治疗　　2. 人老了都要咳嗽、喘

3. 厨房应有排烟设备　　4. 慢性咳嗽应坚持服药

18. 请回答下列问题

你感冒后吃药吗？　　1. 是　　2. 否

厨房有排烟设施吗？　　1. 是　　2. 否

平时锻炼身体吗？　　1. 是　　2. 否

19. 去年到现在，您感冒的次数　　____次

20. 去年到现在，您因呼吸到症状就诊____次，共花费____元

21. 去年到现在，您因呼吸道疾病住院 ____次，共花费____元。

八、BODE 指数

BODE 指数是 Celli 等新近提出了 COPD 严重程度的综合评分指标，BODE 指数是包括体重指数（body-mass index）、气流阻塞（airflow obstruction）、呼吸困难（dyspnea）和运动耐力（exercise capacity）的综合指数，具体评分系统见下表。这一评分方法全面反映 COPD 的呼吸和系统性特征，对 COPD 死亡危险度预测的准确性高于单纯应用 FEV_1（0. 74 vs 0. 65）；BODE 计分每增加 1 分，死亡危险性增加 1. 62 倍。

BODE 指数的评分方法

指标	计分			
	0	1	2	3
FEV_1（占预计值%）	≥65	50～64	36～49	≤35
6min 步行距离（m）	≥350	250～349	150～249	≤149
MRC 呼吸困难评分	0～1	2	3	4
体重指数（kg/m^2）	>21	≤21		

九、6分钟步行距离（6MWD）

1. 适应证

(1) 测量患者功能情况：慢性阻塞性肺疾病、肺纤维化、心力衰竭、周围血管病、纤维肌痛综合征、老年患者。

(2) 评价中重度心肺疾病患者的疗效：COPD、肺移植、肺切除术、肺部分切除术、肺复张、肺动脉高压、心力衰竭。

(3) 预测发病率和死亡率：COPD、心力衰竭、特发性肺动脉高压。

2. 禁忌证

(1) 绝对禁忌证。近一个月出现过不稳定型心绞痛或心肌梗死。

(2) 相对禁忌证。静息心率大于120次/分，收缩压高于180mmHg，舒张压低于100mmHg。

3. 安全问题

(1) 禁忌证患者应遵医嘱，如临床要评价患者情况或要指导下一步措施必须要试验的患者，应在监视下进行。

(2) 试验地点应能快速恰当处理急症。急救车的安放位置应由监管医生决定。

(3) 急救物品必须随时可用，包括氧气、舌下含化的硝酸甘油、阿司匹林、沙丁胺醇（带刻度的吸入器或喷雾器）。电话或其他通讯工具应保持畅通，以便随时呼救。

(4) 技师要掌握心肺复苏技术。需要时能立即找到合格的护士、呼吸科医生、肺功能技师等技术人员。

(5) 试验时医生可以不在场。申请试验的医生或本研究负责医生可决定试验是否要医生参加。

(6) 长期吸氧患者，应按原先速率吸氧，或按医嘱、试验方案给氧。

4. 立即中止6MWT的原因

胸痛；难以忍受的呼吸困难；下肢痉挛；步履蹒跚；冒虚汗；面色苍白。

5. 试验场地

室内封闭走廊（气候适宜可在户外进行）；平直，有坚硬地面；很少有人走动；路长须达50m；每3m做个标记，折返处放上锥形标志（如橙色锥形路标）。起始处地板上有鲜艳的彩带，标记每圈的开始和终止。

6. 设备要求

倒计时器（或秒表）；自动圈数计数器；标记折返点的两个小锥形标志；一把便于沿走道推动的椅子；笔记板上的记录表；氧源；血压计；电话；自动电击除颤器。

7. 患者准备

穿舒适的衣服；穿合适的鞋子；患者使用习惯的行走辅助器（拐杖、走路使用的支持物等）；患者平时的医学养生法要继续进行；前半上午或前半下午进行试验的患者试验前可少量加餐；试验前2h患者不要做剧烈运动。

8. 测量方法

(1) 再次试验要在一天中的相同时间进行。

(2) 在试验前不应进行热身活动。

(3) 试验前患者在起点旁坐椅子休息至少10min，核查有无禁忌证、测量脉搏和血压，检查衣服鞋子是否舒适。填写记录表的前几项。

(4) 选用脉动测氧计。

(5) 患者站起来，用Borg scale分级评价患者运动前呼吸困难和全身疲劳情况 。

(6) 圈数计数器清零，计时器设定为6min。

(7) 向患者做介绍 。

(8) 帮助患者站在起跑线上。

(9) 行走时不要说话。试验时必须用规范化的语言（如前所述）鼓励患者。不要使用其他鼓励性的语言（或身体语言）来加速。

(10) 让患者在6min内以最快的速度进行步行，要有在此时间内“再也不能走了”的感觉。最少应进行2次，取距离较长的一次。

(11) 试验后，记录患者呼吸困难和疲劳的Borg分级，并问：“你觉得走不动的最主要原因是什么?”。记录步行后心率的上升，血压的变动，呼吸困难，血氧饱和度下降的程度和恢复时间等。

(12) 根据墙上的距离标示，测量最后不足一圈的距离。计算走过的总距离，四舍五入精确到米，记录在登记表上。

(13) 给患者递杯水，并祝贺他取得好成绩。

(14) 如用脉动血氧计，记下血氧计的 SpO_2 和脉率读数，取下传感器。

(15) 记下计数器记录的圈数。

9. 影响因素

患者试验经验；技师的培训和经验；鼓励；吸氧；药物。其他，身高、性别、求胜欲望、年龄、走廊长度、合并心肺运动系统疾病等。

10. 评价

优势：

技术简单易于操作。

患者容易接受、更能反映日常活动情况。

不需要运动设备和培训的高级技师。

行走是人们日常生活中司空见惯的活动方式 ，更好地反映患者日常活动的运动功能情况。

评价生活质量的指标相关性更好。

十、常用与COPD有关的网址

www. goldcopd. com（慢性阻塞性肺疾病全球创义）

www. thoracic. org（美国胸科学会）

www. ersnet. org（欧洲呼吸病学会）

www. atsqol. org（美国胸科学会生活质量）

erj. ersjournals. com（欧洲呼吸杂志）

www. chestjournal. com（chest）

ajrccm. atsjournal. org（美国呼吸与危重监护杂志）

www. nejm. org（新英格兰杂志）

英中文词汇对照表

A

abdominal breathing	腹式呼吸
accuhaler	准纳器
actual bicarbonate，AB	实际碳酸氢盐
acute exacerbation of chronic bronchitis，AECB	慢性支气管炎急性加重
acute exacerbation of chronic obstructive pulmonary disease，AECOPD	慢性阻塞性肺疾病急性加重
Acute lung injury，ALI	急性肺损伤
Acute physiology and chronic health evaluation，APACHE	急性生理学和慢性健康状况评分
acute respiratory distress syndrome ，ARDS	急性呼吸窘迫综合征
adenosine triphosphate ，ATP	三磷酸腺苷
adenovirus，ADV	腺病毒
affinity immunocytochemistry technique	亲和免疫细胞化学技术
airflow obstruction	气流阻塞
air trapping	气体陷闭
air velocity of index	气速指数
airway conductance，Gaw	气道传导率
airway hyperreactivity or hypervespensiveness，AHR	气道高反应性
airway hyperresponsiveness，AHR	气道高反应性
airway remodeling	气道重塑
airway smooth muscle，ASM	气道平滑肌
airway surface liquid ，ASL	气道表面液体
alkaline phosphatase，AP	碱性磷酸酶
allergy	变态反应
alternative pathway	旁路途径
alveolar dead space	肺泡无效腔
alveolar macrophage，AM	肺泡巨噬细胞
alveolar type Ⅰ cell ，AT Ⅰ	肺泡Ⅰ型上皮细胞
alveolar type Ⅱ cell ，AT Ⅱ	肺泡Ⅱ型上皮细胞
alveolar ventilation	肺泡通气量
ambroxol hydrochloride	盐酸氨溴索
ambulatory oxygen therapy	可移动式氧疗
American thoracic society，ATS	美国胸科学会
Amplified restriction fragment length polymorphism，AFLP	扩增限制性片段长度多态性分析
anaerobic threshold，AT	无氧阈
anatomical dead space	解剖无效腔
angiotensinogen	血管紧张素原
angiotensin I，AngI	血管紧张素 I
angiotensin converting enzyme，ACE	血管紧张素转换酶
angiotensin II，AngII	血管紧张素 II
anion gap，AG	阴离子间隙
antiboby dependent cell－mediated cytotoxicity，ADCC	抗体依赖性细胞介导的细胞毒作用

antibody forming cell，AFC 抗体形成细胞
α_1-antichymotrypsin，α_1-ACT α_1-抗糜蛋白酶
antigen presenting cell，APC 抗原呈递细胞
antigen retrieval 抗原修复
antileukoprotenase 抗白细胞蛋白酶
antimicrobial peptide 抗微生物肽
antioxidants 抗氧化剂
α_1-antitrypsin，α_1-AT α_1-抗胰蛋白酶
apnea 窒息
apoptosis 细胞调亡
arachidonic Acid，AA 花生四烯酸
arbitrarily primed-PCR，AP-PCR 随机引物 PCR
arterial oxygen saturation，SaO_2 动脉血氧饱和度
artery partial pressure of carbon dioxide，$PaCO_2$ 动脉血二氧化碳分压
artery partial pressure of oxygen，PaO_2 动脉血氧分压
artificial respiration 人工呼吸
atrial natriuretic polypeptids ，ANP 心房利钠多肽
α_2-macroglobulin α_2-巨球蛋白
azotorrhea 氮溢

B

basal cell 基底细胞
base buffer，BB 缓冲碱
baseline dyspnea index，BDI 基线呼吸困难指数
basement member 基底膜
basophilic granulocyte 嗜碱性粒细胞
beclomethasone dipropionate，BDP 二丙酸倍氯米松
bicarbonate，HCO_3^- 碳酸氢盐
bi—level positive airway pressure，BiPAP 双水平气道正压
bioelectrical impedance analysis，BIA 生物电阻抗分析法
body mass index，BMI 体重指数
bovine serum albumin，BSA 牛血清白蛋白
bradykinin，BK 缓激肽
breath reserve，BR 呼吸储备
British thoracic society，BTS 英国胸科学会
Brog category scale Brog 分类量表
bromhexine hydrochloride 盐酸溴已新
bronchial hyperresponsiveness，BHR 支气管高反应性
bronchiectasis 支气管扩张
bronchiole 细支气管
bronchiolitisobliterans with organizing pneumonia BOOP 闭塞性细支气管炎伴机化性肺炎
bronchoalveolar lavage fluid，BALF 支气管肺泡灌洗液
bronchoconstriction 支气管收缩
bronchodilator reversibility 支气管舒张试验
bronchus associated lymphoid tissues，BALT 支气管相关淋巴样组织
brush cell 刷细胞
budesonide，BUD 布地奈德
buffer excess，BE 碱剩余
bullous emphysema 大泡型肺气肿

C

cachexia	恶病质
calcitonin，CT	降钙素
calcitonin gene-related peptide，CGRP	降钙素基因相关肽
catalase，CAT	过氧化氢酶
catecholamine，CA	儿茶酚胺
Cathelicidins	Cathelicidins
Cathepsin-G	组织蛋白酶 G
CD_4^+ T cell	CD_4^+ T 细胞（Th_1）
CD_8^+ cytotoxic T lymphocyte，CD_8^+ CTL	CD_8^+T 细胞毒性细胞
cell adhesion molecules，CAM	细胞粘附分子
central airways	中央气道
chemokine	趋化因子
chronic airway obstruction，CAO	慢性气道阻塞
chronic obstructive airway disease，COAD	慢性阻塞性气道疾病
Chronic obstructive pulmonary disease，COPD	慢性阻塞性肺疾病
Chronic Respiratory Disease Questionnaire，CRQ	慢性呼吸疾病问卷
chymase	胃促胰酶
α-chymotrypsin	α-糜蛋白酶
cigarette smoke extract，CSE	香烟烟雾提取物
ciliated pseudostratified columnar epithelium	纤毛柱状上皮细胞
Clara cell	Clara 细胞
classic pathway	经典途径
closing capacity，CC	闭合容量
closing volume，CV	闭合容积
cluster of differentiation，CD	分化群
collagenase	胶原酶
colony-stimulating factor，CSF	克隆刺激因子
complement	补体
complementary DNA，cDNA	互补 DNA
computed tomography，CT	计算机断层扫描
concentration-contractile response curve，CRC	浓度-收缩效应曲线
connective tissue mast cells	结缔组织型肥大细胞
continuous positive airway pressure，CPAP	持续气道正压
cor pulmonale	肺源性心脏病
cough reflex，CR	咳嗽反射
cyclic adenosine monophosphate，cAMP	环磷酸腺苷
cyclic guanosine monophosphate，cGMP	环磷酸鸟苷
cysteine-X-cysteine receptor，CXCR	半胱氨酸-X-半胱氨酸趋化因子受体
cystic fibrosis，CF	囊性纤维化
cytokine	细胞因子
Cytomegalovirus，CMV	巨细胞病毒
cytotoxic T cell，Tc or CTL	细胞毒性 T 细胞

D

dead space-like ventilation	死腔样通气
deconditioning	去适应

defensin	防御素
delayed type hypersensitivity，DTH	迟发型超敏反应
delayed type hypersensitivity T lymphocyte，T_{DTH}	迟发型超敏反应性 T 细胞
demand oxygen supply	按需给氧
dendritic cell，DC	树突状细胞
deoxyribonucleic acid，DNA	脱氧核糖核酸
desaturation	去饱和
desoxyribonuclease	脱氧核糖核酸酶
diffuse panbronchiolitis，DPB	弥漫性泛细支气管炎
dithiocarbamate	二硫氨基甲酸
dorsal respiratory group，DRG	背侧呼吸组
dual-energy X—ray absovptometry DEXA	双能量 X 线吸收测定法
the Dutch hypothesis	荷兰假说
dynamic compliance，Cdyn	动态顺应性
dyspnea	呼吸困难

E

effector T lymphocyte	效应性 T 细胞
elastase	弹性蛋白酶
elastic resistance	弹性阻力
electrocardiogram，ECG	心电图
emphysema	肺气肿
end-expiratory lung volume，EELV	呼气末肺容积
end-inspiratory lung volume，EILV	吸气末肺容积
endothelin ET	内皮素
eNOS	内皮型一氧化氮合成酶
enterobacterial repetitive intergenic consensus，ERIC	肠杆菌科基因间重复序列
enzyme immunoassay，EIA	酶免疫测定
enzyme linked immunosorbent assay，ELISA	酶联免疫吸附试验
eosinophil，Eos	嗜酸性粒细胞
eosinophil cationic protein，ECP	嗜酸粒细胞阳离子蛋白
eosinophil derived neurotoxin，EDN	嗜酸性粒细胞衍生神经毒素
eosinophil peroxidase，EPO	嗜酸性粒细胞过氧化酶
eotaxin	嗜酸性粒细胞趋化因子
epidermal growth factor，EGF	表皮生长因子
Epstein-Barr Virus	EB 病毒
E-selectin	内皮细胞选择素
eupnea	平静呼吸
European respiratory society，ERS	欧洲呼吸协会
exercise load	运动负荷
expiratory reserve volume，ERV	补呼气量
exercise capacity	运动耐力
extracellular matrix，ECM	细胞外基质

F

Fas ligand，FasL	Fas 受体
fat-free mass，FFM	去脂体重
fat mass，FM	体脂重量

fibroblast growth factor，FGF 成纤维细胞生长因子
fibronetin 纤维连接蛋白
fibronectin-albumin-vitrogen，FAV 纤维连接蛋白-白蛋白-晶体类胶原
fixed installation 固定装置
flunisolide，FNS 氟尼缩松
fluticasone propionate，FP 丙酸氟替卡松
follicular dendritic cells 滤泡树突样细胞
forced expiratory volume，FEV 用力呼气量
forced expiratory volume in 1 second，FEV_1 第1秒用力呼气容积
forced vital capacity，FVC 用力肺活量
formoterol 福莫特罗
fragment of crystalline ，Fc 可结晶片断
Frequency dependent of dynamic compliance，FDC 频率依赖性肺动态顺应性
functional residual capacity，FRC 功能残气量
functional shunt 功能性分流

G

gel layer 凝胶层
Global Initiative for Chronic Obstructive Lung Disease，GOLD 慢性阻塞性肺疾病全球创议
glucose-6-phosphate dehydrogenase，G6PD 葡萄糖-6-磷酸脱氢酶
glutathione，GSH 谷胱甘肽
glutathione S-transferase，GST 谷胱甘肽S转移酶
goblet cell 杯状细胞
goodpasture' s syndrome 肺出血-肾炎综合征
granulocyte colony-stimulating factor，G-CSF 粒细胞集落刺激因子
granulocyte-macrophage colony—stimulating factor，GM—CSF 粒细胞-巨噬细胞集落刺激因子
granzyme 颗粒酶
growth factor，GF 生长因子
growth-related oncogene，GRO 生长相关癌蛋白

H

haptoglobin-hemopexin 结合珠蛋白-血液结合素
heat induced antigen retrieval，HIAR 加热抗原修复
hematoxylin & eosin，HE 苏木精 & 伊红
hemeoxygenase，HO 血红素加氧酶
herpes simplex virus，HSV 单纯疱疹病毒
heterogenous 异质性
high resolution computed tomography，HRCT 高分辨率计算机断层扫描
histamine，HA 组胺
homogeneous 同质性
horseradish peroxidase，HRP 辣根过氧化物酶
human immunodeficiency virus，HIV 人类免疫缺陷病毒
human leukocyte antigen，HLA 人类白细胞抗原
human mucosal lymphocyte，HML 人类粘膜淋巴细胞
5 hydroxyindole acetic acid 5-羟吲哚乙酸
5-hydroxytryptamine ，5-HT 5-羟色胺
hypersensitivity pneumonitis 过敏性肺炎
hypersensitivity reaction 超敏反应

hypoxic pulmonary vasoconstriction，HPV	低氧性肺血管收缩

I

idiopathic pulmenary fibrosis，IPF	特发性肺纤维化
immunocytochemistry，ICC	免疫细胞化学
immunoenzyme cytochemistry technique	免疫酶细胞化学技术
immunoferredoxin chemistry technique	电子显微镜免疫细胞化学技术
immunofluorescence assay，IFA	免疫荧光检测
immunofluorescence cytochemistry technique	免疫荧光细胞化学技术
immunoglobulin-A，IgA	免疫球蛋白-A
immunoglobulin-D，IgD	免疫球蛋白-D
immunoglobulin-E，IgE	免疫球蛋白-E
immunoglobulin-G，IgG	免疫球蛋白-G
immunoglobulin-M，IgM	免疫球蛋白-M
immunogold-silver chemistry technique	免疫胶体金-银化学技术
immunohistochemistry，IHC	免疫组织化学
inducer-helper T cell，T_I/T_H	辅助性 T 细胞
inducible cell adhesion molecule，INCAM	诱导性细胞粘附分子
inducible nitric oxide synthesase，iNOS	诱导型一氧化氮合成酶
influenza virus，IV	流感病毒
inhaled capacity，IC	吸气量
inhaled corticosteroid，ICS	吸入糖皮质激素
inspiratory reserve volume，IRV	补吸气量
inspiratory capacity，IC	深吸气量
inspiratory oxygen fraction，FiO_2	吸入气氧浓度
insulin like growth factor，IGF	胰岛素样生长因子
intensive care unit，ICU	重症监护病房
intercellular adhesion molecule，ICAM	细胞间粘附分子
interferon，IFN	干扰素
interferon-α，INF-α	α 干扰素
interferon-γ，INF-γ	γ 干扰素
interferon-γ-inducible protein 10，IP-10	γ 干扰素诱导蛋白 10
interferon-γ inducing factor，IGIF	γ 干扰素诱导因子
interferon-inducible T cell alpha chemoattractant，I-TAC	干扰素诱导的 T 细胞 α 趋化因子
interleukin，IL	白细胞介素
intermediate cell	中间型细胞
intermittent positive pressure ventilation，IPPV	间歇正压通气
interstitial lung disease，ILD	间质性肺疾病
intrapleural pressure	胸膜内压
intrapulmonary pressure	肺内压
intrinsic positive end-expiratory pressure，PEEPi	内源性呼气末正压
Ipratropiumbromide	异丙托溴胺
isoprostanes	异丙前列环素

K

kakkidin	胰激肽
Kohn’s pore	科恩氏孔

L

lactofernin 乳铁蛋白
lamina propria 固有层
larynx 喉
leucine zipper 亮氨酸拉链
leu-enkaphalin 亮脑啡肽
leukin 白细胞素
leukotrien，LTs 白三烯
lipopolysaccharide，LPS 脂多糖
15-Lipoxygenase，15-LO 15-脂氧化酶
long acting beta-2 agonist，LABA 长效β2受体激动剂
long-term domiciliary oxygen therapy，LTDOT 长期家庭氧疗
long-term oxygen therapy，LTOT 长期氧疗
lung-associated lymphnode，LALN 肺相关淋巴结
lung cancer 肺癌
lung resistance，LR 肺阻力
Lung Volume Reduction Surgery，LVRS 肺减容术
lymphocyte 淋巴细胞
lymphoid aggregates 淋巴样细胞丛
lyso-PAF 溶血性血小板激活因子
lysosome 溶酶体
lysozyme 溶菌酶

M

macrophage chemotactic factor，MCF 巨噬细胞趋化因子
macrophage chemotactic protein，MCP 巨噬细胞趋化蛋白
macrophage colony-stimulating factor，MCSF 巨噬细胞集落刺激因子
macrophage inflammatory protein，MIP 巨噬细胞炎症蛋白
macrophage migration inhibition factor 巨噬细胞移动抑制因子
major basic protein，MBP 主要碱性蛋白
major histocompatibility comex，MHC 主要组织相容性抗原复合体
malnourishment 营养不良
mannan-binding lectin-associated pathway MBL途径
mast cell，MC 肥大细胞
matrilysin 基质溶菌素
matrix antigen 基质抗原
matrix metalloproteinase，MMP 基质金属蛋白酶
Maximal expiratory flow-volume，MEFV 最大呼气流速容积
maximal exercise ventilation，VEmax 最大运动通气量
maximal midexpiratory flow Volume，MMEF 最大呼气中段流量
maximal oxygen uptake，VO_2max 最大摄氧量
maximal voluntary ventilation，MVV 最大通气量
maximum expiratory pressure，MEP 最大呼气压
maximum inspiratory pressure，MIP 最大吸气压
Medical Research Council，MRC 医学研究委员会（英国）
membrane concentrator 膜式氧浓缩器
messenger ribonucleic acid，mRNA 信使核糖核酸

metabolic equivalent，MET	代谢当量
metallothionein，MT	金属硫蛋白
methicillin resistant staphylococcus aureus，MRSA	耐甲氧西林金黄色葡萄球菌
methionyl kallidin	蛋胺酰胰激肽
microfold cell	M 细胞（微皱褶细胞）
micro- immunofluorescence test	微免疫荧光试验
mid-upper arm muscle circumference，MAMC	上臂肌围长
6 minute walking distance，6MWD	6 分钟行走距离
minute ventilation volume	分钟通气量
mitogen-activated protein kinose，MAPK	丝裂原激活蛋白激酶
mitogen-induced	丝裂原诱导
molecular sieve concentrator	分子筛式氧浓缩器
monoamine oxidase ，MAO	单胺氧化酶
monocyte chemoattractant protein，MCP	单核细胞趋化蛋白
monokine-induced by interferon-γ	γ 干扰素诱导单核因子
mucins	粘蛋白
mucocitiary transport system	粘液纤毛运输系统
muco-regulators	粘液调节剂
mucosal mast cells	粘膜组织型肥大细胞
mucus	粘液
mucous blanket	粘液毯
mucus secretagogue drug	粘液促动剂
multi-colony stimulating factor ，multi-CSF	多重集落刺激因子
multiple inert gas elimination technique，MIGET	多种惰性气体清除技术
mycoplasma pneumoniae，MP	肺炎支原体
myeloperoxidase，MPO	髓过氧化物酶
myofibroblast	成肌纤维细胞

N

N-acetyl-cysteine，NAC	N 乙酰半胱氨酸
nasal-associated lymphoid tissue ，NALT	鼻相关淋巴组织
national heart lung blood institute，NHLBI	国家心肺血液研究所
National Institute for Clinical Excellence，NICE	英国国立临床规范研究院
natural killer cell ，NK	自然杀伤细胞
nicotinamide adenine dinucleotide phosphate，NADPH	还原型辅酶Ⅱ
neuropeptides	神经肽
neutral protease，NP	中性蛋白酶
neutrophil	中性粒细胞
neutrophil elastase，NE	中性粒细胞弹性蛋白酶
N-formyl-methionyl-leucine-phenylalanine，fMLP	甲酸基-亮氨酸-苯丙氨酸
nitric oxide，NO	一氧化氮
nitric oxide synthase，NOS	一氧化氮合成酶
non-adrenergic non-cholinergic，NANC	非肾上腺素能非胆碱能
non-elastic resistance	非弹性阻力
noninvasive positive pressure ventilation，NPPV（NIPPV）	无创正压通气
non-invasive ventilation，NIV	无创通气
non-invasive ventilation support，NIVS	无创呼吸通气支持
non-rapid eye movement，NREM	非快速眼动
noradrenaline ，NA	去甲肾上腺素

nNOS	神经型一氧化氮合成酶
nose	鼻
nuclear factor-κB, NF-κB	核因子-κB
nucleotide sequence analysis	核酸序列测定
nucleus parabrachialis medialis, NPBM	臂旁内侧核
nutritional abnormalities	营养异常

O

obstructive sleep apnea-hypopnea syndrome, OSAHS	阻塞性睡眠呼吸暂停低通气综合征
Obstructive sleep apnea syndrome, OSAS	阻塞性睡眠呼吸暂停综合征
Odds ratio, OR	比值比
Oligoclonal	寡克隆
Opsonozation	调理作用
oxidative stress response	氧化应激反应
oxygen accumulator	氧聚集器
oxygen concentrators or enrichers	氧浓缩器或富氧器
oxygen cost diagram	氧消耗图表

P

Parainfluenzavirus, PIV	副流感病毒
Peak expiratory flow, PEF	呼气峰流速
peptiele lipid leukotrien	肽脂白三烯
percent of ideal body weight, IBM%	理想体重百分比
percutaneous catheters	经皮导管法
perforin , PF	穿孔素
periodic acid schilff, PAS	过碘酸希夫染色
peripheral airways	外周气道
peroxidase antiperoxidase method, PAP	过氧化物酶抗过氧化物酶法
permissive hypercapnia, PHC	容许性高碳酸血症
peripheral blood mononuclear cell, PBMC	外周血单个核细胞
peroxyl and alkoxyl radical	过氧基和烷氧基
peroxynitrite $ONOO^-$	过氧化亚硝酸盐
phagocytin	吞噬素
phagosome	吞噬体
phagolysosome	吞噬溶酶体
pharynx	咽
phorbol ester tumor promoter	佛波酯肿瘤启动子
phosphodiesterase, PDE	磷酸二酯酶
Phospholipase A_2, PLA_2	磷脂酶 A_2
physiological dead space	生理无效腔
plasma cell, PC	浆细胞
platelet-activating factor , PAF	血小板激活因子
platelet derived growth factor, PDGF	血小板源性生长因子
pneumothorax	气胸
polymerase chain reaction, PCR	聚合酶链反应
polymorphonuclear, PMN	多形核白细胞
positive end-expiratory pressure, PEEP	呼气末正压
precursor	前体细胞

pressure support ventilation，PSV	压力支持通气
programmed cell death，PCD	程序性细胞死亡
prostacyclin，PGI_2	前列环素
prostaglandin，PGs	前列腺素
prostaglandin D_2，PGD_2	前列腺素 D_2
protected specimen brush，PSB	保护性毛刷
protein kinase C，PKC	蛋白激酶 C
proteintyrosinekinase，PTK	蛋白酪氨酸激酶
protooncogene	原癌基因
pulmonary alveolar macrophage，PAM	肺泡巨噬细胞
pulmonary artery hypertension，PAH	肺动脉高压
pulmonary artery pressure，PAP	肺动脉压力
pulmonary capacity	肺容量
pulmonary diffusion function	肺弥散功能
pulmonary epithelial cell	肺上皮细胞
pulmonary granuloma	肺肉芽肿性病变
pulmonary macrophage	肺巨噬细胞
pulmonary parenchyma	肺实质
pulmonary surfactant，PS	肺泡表面活性物质
pulmonary tuberculosis	肺结核
pulmonary vascular remodeling	肺血管重建
pulmonary vascular resistance，PVR	肺血管阻力
pulmonary ventilation	肺通气
pulmonary volume	肺容量
pulsed demand valve	按需脉冲阀
pulse-field gel electrophoresis，PFGE	脉冲场凝胶电泳
pulse oxygen supply	脉冲给氧

R

Radioimmunoassay，RIA	放射免疫分析
Radioligand binding assay of receptors，RBA	受体放射配基结合分析法
Random amplified polymorphic DNA，RAPD	随机扩增多态性 DNA
rapid eye movement，REM	快速眼动
reactive nitrogen	反应性氮
reactive oxygen species，ROS	活性氧
recruitment	募集
reduced upon activation normal T expression and secreted，RANTES	正常 T 细胞表达和分泌的、活化时减少的因子
regulated on activation normally T cell expressed and secreted	调节活化正常 T 细胞表达和分泌因子
renin-angiotensin system，RAS	肾素-血管紧张素系统
repetitive extragenic palindromic elements，REP	基因外重复回文序列
reservoir cannula	贮氧导管
residual volume，RV	残气量
respiration membrane	呼吸膜
respiratory alternans	交替呼吸
respiratory exchange ratio，R	呼吸交换率
respiratory movement	呼吸运动
respiratory quotient，RQ	呼吸商
respiratory syncytial virus，RSV	呼吸道合孢病毒

restriction fragment length polymorphism, RFLP	限制片段长度多态
reverse transcription polymerase chain reaction, RT-PCR	反转录聚合酶链反应

S

Salbutamol	沙丁胺醇
Salmeterol	沙美特罗
sarcoidosis	结节病
secretory piece, SP	分泌片
secretory immunoglobulin-A, SIgA	分泌型 IgA
secretory leukoprotease inhibitor, SLPI	分泌型白细胞蛋白酶抑制剂
sero layer	浆液层
severe acute respiratory syndrome, SARS	严重急性呼吸综合征
short-acting β2 agonist, SABA	短效 β2 受体激动剂
signal transducer and activator of transcription, STAT	信号传递激活转录因子
sleep apnea syndrome, SAS	睡眠呼吸暂停综合征
slow-reacting substance of anaphylaxis, SRS-A	过敏性慢反应物质
smooth muscle cells, SMCs	平滑肌细胞
sneezing reflex, SR	喷嚏反射
solid phase EIA	固相酶免疫测定
soluble tumor necrosis factor receptor 55, sTNF－R55	可溶性肿瘤坏死因子受体 55
spacer	贮雾罐
specific airway conductance, SGaw	比传导率
specific compliance	比顺应性
sprouty genes	芽生基因
standard bicarbonate, SB	标准碳酸氢盐
stem cell factor, SCF	干细胞因子
steroid induced myopathy, SIM	激素相关性肌病
St. George's Respiratory Questionnaire, SGRQ	圣・乔治呼吸问卷
strong ion difference, SID	主要离子差别
substance P	P 物质
sulfidopepide leukotriene	硫肽白三烯
superoxide dismutase, SOD	超氧化物歧化酶
suppressor T cell, Ts	抑制性 T 细胞
surfactant associated proteins, SP	肺表面活性物质相关蛋白
surface membrane immunoglobulin, SmIg	膜表面免疫球蛋白

T

T cell growth factor, TCGF	T 细胞生长因子
T cell receptor, TCR	T 细胞受体
Tenascin	细胞粘合素
Terbutaline	特布他林
Thiobarbituricacid-reactive substances, TBARs	脂质过氧化代谢产物
thoracic breathing	胸式呼吸
thoracic compliance, C_T	胸廓顺应性
thromboxane A_2, TXA_2	血栓素 A_2
tidal volume, VT	潮气量
Tiotropium	噻托溴胺
tissue inhibitor of matrix metalloproteinases, TIMPs	基质金属蛋白酶组织抑制物

total lung capacity，TLC	肺总量
transbronchial lung biopsy，TBLB	经支气管肺活检
transferrin	转铁蛋白
transferrin-lactoferrin	铁传递蛋白-乳铁传递蛋白
transforming growth factor，TGF	转化生长因子
transtracheal catheters	经气管导管
triamcinolone acetonide，TAA	曲安奈德
tricips skinfold thickness，TSF	肱三头肌皮褶厚度
triple acid-base disturbances	三重酸碱失衡
trypsin	胰蛋白酶
tryptase	类胰蛋白酶
Trolox-equivalent antioxidant capacity	Trolox 抗氧化当量
tunmor necrosis factor-α，TNF-α	肿瘤坏死因子-α
tunnelled catheters	皮下埋置导管法
turbuhaler	都保
type Ⅰ hypersensitivity	Ⅰ型超敏反应
type Ⅱ hypersensitivity	Ⅱ型超敏反应
type Ⅲ hypersensitivity	Ⅲ型超敏反应
type Ⅳ hypersensitivity	Ⅳ型超敏反应
tyrosine kinase	酪氨酸激酶

V

Vascular cell adhesion molecule，VCAM	血管细胞粘附分子
Vascular endothelial growth factor，VEGF	血管内皮生长因子
vasoactive intestinal contractor ，VIC	血管活性肠收缩肽
vasoactive intestinal peptide ，VIP	血管活性肠肽
V_A/Q	通气血流比
Ventilator associated pneumonia，VAP	呼吸机相关肺炎
ventilatory equivalent for CO_2，$EQCO_2$	二氧化碳通气当量
ventilatory equivalent for O_2，EQO_2	氧通气当量
ventral respiratory group，VRG	腹侧呼吸组
very late antigen，VAL	极晚期抗原
Video－Assisted Thoracic Surgery，VATS	电视胸腔镜术
Vimentin	波形蛋白
visual analog scale，VSA	可视模拟量表
vital capacity，VC	肺活量

W X Z

western blotting	蛋白质免疫印迹技术
wheezing	喘鸣
work of breathing	呼吸功
World Health Organization，WHO	世界卫生组织
Xathoma	黄色瘤
zeolite pellets	泡沸石小球